高级卫生专业技术资格考试用书

检验医学习题集

（含解析）（第2版）

（副主任医师/主任医师）

主　编　李玉忠　丛长伟

副主编　朱　琳

编　者　（按姓氏笔画排序）

马建娥　王宝国　丛长伟　朱　琳　刘广旭

李玉忠　张　乐　季　欢　赵　森　赵洪铁

中国协和医科大学出版社

北　京

图书在版编目（CIP）数据

检验医学习题集：含解析 / 李玉忠，丛长伟主编．—2 版．—北京：中国协和医科大学出版社，2023.7

（高级卫生专业技术资格考试用书）

ISBN 978 -7 -5679 -2161 -0

Ⅰ.①检…　Ⅱ.①李… ②丛…　Ⅲ.①医学检验 - 资格考试 - 习题集　Ⅳ.①R446 -44

中国国家版本馆 CIP 数据核字（2023）第 026037 号

高级卫生专业技术资格考试用书

检验医学习题集（含解析）（第 2 版）

主　　编： 李玉忠　丛长伟

责任编辑： 魏亚萌

封面设计： 邱晓俐

责任校对： 张　麓

责任印制： 张　岱

出版发行： **中国协和医科大学出版社**

（北京市东城区东单三条 9 号　邮编 100730　电话 010 - 65260431）

网　　址： www. pumcp. com

经　　销： 新华书店总店北京发行所

印　　刷： 三河市龙大印装有限公司

开　　本： 787mm × 1092mm　　1/16

印　　张： 58. 75

字　　数： 1270 千字

版　　次： 2023 年 7 月第 2 版

印　　次： 2023 年 7 月第 1 次印刷

定　　价： 248. 00 元

ISBN 978 －7 －5679 －2161 －0

前 言

为进一步深化卫生专业技术职称改革工作，不断完善卫生专业技术职务聘任制，根据中共中央组织部、人事部、卫生部《关于深化卫生事业单位人事制度改革的实施意见》（人发〔2000〕31号）文件精神和国家有关职称改革的规定，人事部下发《加强卫生专业技术职务评聘工作的通知》（人发〔2000〕114号），高级卫生专业技术资格采取考试和评审结合的办法取得。为了更好地帮助广大考生复习备考，编者根据多年的临床实践，结合考试的实际情况，编写了这本《检验医学习题集（含解析）》（第2版）。

本书涵盖高级卫生专业技术资格考试的所有相关内容及考试题型。全书共六篇四十六章，内容包括医学实验室质量管理、临床检验基础、临床医学检验各学科专业知识等。题型包括A1型题、A2型题、A3/A4型题、B型题、X型题、案例分析题。

本书第1版出版后，受到广大读者的一致好评，也帮助众多考生顺利通过高级卫生专业技术资格考试。为了更好地服务读者，提升图书品质，出版了第2版图书。本书在第1版的基础上，补充了详尽的解析，以帮助考生理解及记忆。同时对上一版中存在的不足与疏漏之处进行了修订与补充。

本书实用性强，可用于考前复习和自测，以便考生顺利通过考试。

尽管力臻完善，但书中难免存在疏漏和不足之处，敬请广大读者批评指正，以便进一步修正。

编 者

2023年5月

前言

[illegible]

目 录

第一篇 实验室质量管理

第二篇 临床检验基础

第三篇 临床医学检验（临床生物化学专业）

第四篇　临床医学检验（临床免疫学专业）

第五篇　临床医学检验（临床血液专业）

第六篇　临床医学检验（临床微生物学专业）

第一篇

实验室质量管理

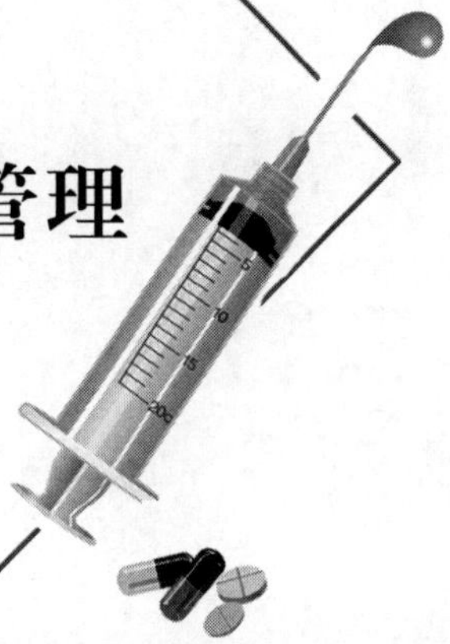

第一章　ISO 15189 的主要内容

一 A1 型题

1. 为防止检验报告单填写的结果发生过失性错误，应采取下列哪种措施防止
   A. 将标本复查　　B. 观察是否为正常结果
   C. 建立核查制度　　D. 观察当天室内质控记录
   E. 以上皆不是
2. 关于标本外送，下列哪项描述是错误的
   A. 送检实验室可以要求参考实验室提供室内质控和室间质评报告
   B. 参考实验室必须对送检实验室有检测时效性的承诺
   C. 检验报告单是否包含参考实验室的名称和地址，可视双方协议而定
   D. 当参考实验室的检测报告与患者病情不相符时，送检实验室应对结果给予新的解释
   E. 参考实验室可以将检验报告直接送给申请检验负责人士

二 B 型题

（1~2 题共用备选答案）
   A. ISO 15189—2003（E）　　B. ISO 17025
   C. ISO 15190　　D. ISO 15193
   E. CB/T 15481—2000
1. 更适合医学实验室的是
2. 2003 年国际化标准组织颁布的是

三 X 型题

1. 下列对检验报告单的叙述，哪些是正确的
   A. 是医生用于诊断、治疗的医疗文件组成部分
   B. 是检验信息的载体
   C. 是减少医疗纠纷的工具
   D. 体现了检验人员劳动的成果

E. 是具有法律效力的医疗文件

2. 检测报告是分析后质量控制的重要环节，对检测报告的要求，以下哪些说法是正确的

A. 检测报告必须有检测实验室的名称

B. 实验室应有具体措施来保证检验结果的及时、准确、可靠和保密性

C. 实验室不需写明检验工作者的姓名

D. 实验室应向申请检测的人士提供可靠的参考范围

E. 实验室检测结果只给申请检测的人士

参考答案与解析

一、A1 型题

1. C【解析】建立核查制度是为防止检验报告单填写的结果发生过失性错误。

2. D【解析】首先要明白“检测结果与临床不符”并非一个客观的评价，而是一种主观感觉，来源于个人的经验判断。因此并不一定就是检测结果有误，可能有其他方面的原因。对此需要进行良好的沟通和全面客观的分析，才能得出合理的结论。

二、B 型题

1. A【解析】ISO 15189 蕴含了有关医学实验室的国际先进质量管理理念。

2. A【解析】2003 年国际化标准组织颁布了 ISO 15189—2003（E）。

三、X 型题

1. ABDE【解析】检验报告单不是减少医疗纠纷的工具。

2. ABDE【解析】一份完整的检验报告应包含的内容有医院名称、实验室名称、报告题目、患者姓名、出生日期（年龄）、性别、科室、病床号、申请医生姓名、样本种类、样本采集时间、实验室接收时间、报告时间、检测项目、检测结果（包括单位）、参考区间及异常提示。检验报告单发出前，除操作人员签字外，还应由另一位有资格的检验人员核查并签名，最好由本专业室负责人核查签名。

第二章 医学实验室质量管理

一 A1 型题

1. 实验室要求记录并形成文件的项目有
   A. 校准和校准验证工作
   B. 纠正措施
   C. 方法性能规格的建立及确认
   D. 仪器和检测系统的维护和功能检查
   E. 以上全对
2. 关于实验室认可和质量体系认证，下列哪些说法是错误的
   A. 认证是由第三方进行的
   B. 认可是权威机构正式承认
   C. 认可对象是检测实验室或/和校准实验室
   D. 认证是证明被认证对象具备某种能力，是对能力的审核
   E. 通过认可的检测和校准实验室，其运作也符合 ISO 9001 和 ISO 9002
3. 质量管理体系的建立，以下哪一说法是错误的
   A. 对供应商进行必要的培训，以提高其供应合格检验产品的能力
   B. 确保诊疗方案有效实施的检验手段是实验室最高管理者的任务之一
   C. 学习进修人员不属于培训对象
   D. 对质量管理体系的有效性和充分性应定期进行评审
   E. 全员参与首先必须全员培训
4. 临床化学质控品要求：冻干品复溶后的稳定性，2~8℃时一般不应小于
   A. 24 小时
   B. 12 小时
   C. 18 小时
   D. 36 小时
   E. 48 小时
5. 医学实验室认可与工业检测实验室从标本来源的角度来说，它们之间最重要的区别在于
   A. 结果解释难度大
   B. 仪器自动化程度高
   C. 标本取材要求高
   D. 标本存在基质效应
   E. 标本数据量大
6. 目前我国临床实验室状况，存在最薄弱的问题是
   A. 增加检验项目
   B. 引进和更新仪器设备

C. 提高检验人员技术水平　　D. 改善实验室的工作环境
E. 提高实验室管理水平

7. 关于实验室认可和质量体系认证，下列哪一种说法是错误的
A. 当今美国是按照 CLIA′88 对临床实验室进行强制性认可
B. 目前使用的 ISO 17025，源自 ISO/CERTICO 导则 25—1978，是 1999 年版
C. 经认可的实验室具有从事某个领域检测或/和校准工作的能力
D. 质量体系认证同样要求实验室具备一定的技术能力
E. 实验室认可对象是检测实验室或/和校准实验室；认证对象是产品、过程或服务

8. 临床实验室建立质量管理体系的首要原则是
A. 持续改进　　B. 以患者为中心
C. 领导作用　　D. 决策方法
E. 全员参与

9. ISO 9000:2000 标准关于质量控制的定义是
A. 质量管理的一部分，致力于满足质量要求
B. 质量管理的一部分，致力于稳定质量的活动
C. 质量管理的一部分，致力于增强满足质量要求的能力
D. 质量管理的一部分，致力于提供质量要求会得到满足的信任
E. 质量管理中致力于设定质量目标并规定必要的作业过程和相关资源以实现其质量目标的部分

10. 临床实验室各级管理者永恒的目标是
A. 决策方法　　B. 领导作用
C. 以患者为中心　　D. 持续改进
E. 全员参与

11. 下列描述的临床实验室质量管理的历史发展过程正确的是
A. 现场检查→质量控制→质量改进→质量体系→质量管理→全面质量管理
B. 现场检查→质量控制→质量改进→质量体系→质量管理→质量保证→全面质量管理
C. 现场检查→质量控制→质量保证→质量改进→质量体系→质量管理→全面质量管理
D. 现场检查→质量控制→质量保证→质量管理→质量改进→质量体系→全面质量管理
E. 现场检查→质量控制→质量保证→质量体系→质量改进→质量管理→全面质量管理

二 B 型题

（1~2 题共用备选答案）
A. 科主任　　B. 全员参与
C. 科室领导　　D. 卫生行政部门

E. 医院主管医疗负责人

1. 实验室的质量方针和质量目标应由谁来确定

2. 对管理体系的适宜性、有效性和充分性定期进行系统的评审工作主要由谁负责

三 X 型题

1. 编制质量管理体系文件时，下列哪些做法是正确的
   A. 全员参与
   B. 可以由相关的咨询服务机构代为完成
   C. 可以借鉴其他实验室的文件
   D. 既能体现自身特点，又能满足质量需求
   E. 形成必要的控制文件是实施质量体系评价的基础和依据

2. 国际标准化组织于 1999 年起草的与生产厂家关系比较密切的标准是
   A. CNACL 201—2001　　B. ISO/DIS 17511
   C. ISO/IEC 17025　　D. ISO/DIS 18153
   E. ISO/FDIS 15189

3. 质量管理体系的建立不能忽视与供应商关系，下列哪些提法是正确的
   A. 使供应商清楚地认识到患者的需求
   B. 检验结果的准确性与供应商相关
   C. 邀请供应商参与对实验室质量管理体系的制定
   D. 主要仪器设备应由供应商定期校准
   E. 应与供应商建立及时有效的联系方式

4. 下列哪些机构或实验室属于临床实验室的范畴
   A. 从事法医检验的实验室
   B. 医院内的检验科
   C. 检验结果不用于临床诊治的科研实验室
   D. 卫生防疫部门从事人体健康检查的实验室
   E. 收集或制备样本的机构

5. 在危重患者抢救时，急诊检验结果可用电话报告，但必须做到
   A. 要求“接收者”复述结果　　B. 事后尽快补发正式报告
   C. 记录报告时间　　D. 直接电话报告给抢救医生
   E. 记录检验结果“接收者”姓名

参考答案与解析

一、A1 型题

1. E【解析】实验室要求记录并形成文件的项目包括校准和校准验证工作、纠正措施、方法性能规格的建立及确认、仪器和检测系统的维护和功能检查。

2. D【解析】由定义可清楚看出实验室认可和质量体系认证是有区别的。表现在：①对象不同：认可对象是检测实验室或/和校准实验室。认证对象是产品、过程或服务。②负责机构不同，认定方不同：认可由权威机构进行，不少国家是由政府机构进行的，这是为了确保认可的权威性。认证则由第三方进行，权威性不如政府机构。③性质不同：认可是权威机构正式承认医学，说明经批准可从事某项活动，常得到国家的承认。认证是书面保证，通过由第三方认证机构颁发的认证证书，使其他方面确信经认证的产品、过程和服务满足质量体系的要求。④结果不同：认可是证明具备能力，是对能力的审核，说明经认可的实验室具有从事某个领域检测或/和校准工作的能力。认证是证明符合性，证明产品、过程或服务符合特定标准的要求，是对符合性的审核。

3. C【解析】实验室学习进修人员也要进行相应培训，确保其在工作中具备相应的能力，以保证质量与安全。

4. A【解析】临床化学质控品要求：冻干品复溶后的稳定性，2~8℃时一般不应小于24小时，-20℃时不少于20天。某些不稳定成分在复溶后的前4小时变异应小于2%。

5. D【解析】基质效应（matrix effect）是指检测系统在分析样品中的分析物时，处于分析物周围的基质对分析物测定结果的影响。医学实验室认可与工业检测实验室从标本来源的角度最重要的区别在于患者标本存在基质效应。

6. E【解析】提高实验室负责人管理水平是我国临床实验室的迫切需要。

7. D【解析】参见A1型题第2题解析。

8. B【解析】以患者为中心是临床实验室建立质量管理体系的首要原则。

9. A【解析】质量控制即QC（quality control），其在ISO 9000∶2000中的定义是“质量管理的一部分，致力于满足质量要求。”

10. D【解析】持续改进是临床实验室各级管理者永恒的目标，也是一个永恒的主题。

11. C【解析】临床实验室质量管理的历史发展过程：现场检查→质量控制→质量保证→质量改进→质量体系→质量管理→全面质量管理。

二、B 型题

1. C【解析】实验室质量方针和质量目标一般是由管理者代表，也就是科主任授权的科室领导确定，由科主任批准发布。

2. A【解析】对实验室管理体系的评审工作主要由科主任负责。

三、X 型题

1. ACDE【解析】实验室编制质量管理体系文件时，实验室应自主编制适合自身实际情况又符合现行规章制度的记录管理制度，不应由相关的咨询服务机构代为完成。

2. BD【解析】国际标准化组织（ISO）于 1999 年起草了 5 个相关标准，其中与生产厂家关系比较密切的是 ISO/DIS 17511“校准物质和质控物质定值的计量学溯源性”和 ISO/DIS 18153“酶催化浓度校准物质和质控物质定值的计量学溯源性”。

3. ABDE【解析】实验室编制质量管理体系文件时，实验室应自主编制适合自身实际情况又符合现行规章制度的记录管理制度，供应商不应参与管理体系的制定。

4. BD【解析】目前，我国的临床实验室的主要存在形式：①医院内的检验科、部分临床科室的实验室。②门诊部、诊所的实验室。③妇幼保健院（所）的实验室。④性病、结核病防治院（所）的实验室。⑤采供血机构的实验室。⑥卫生防疫部门从事人体健康检查的实验室。⑦卫生检疫部门对出入境人员进行健康检查的实验室。⑧独立的临床检验机构。⑨疗养院等机构的实验室。⑩其他。

5. ABCE【解析】在危重患者抢救时，急诊检验结果可用电话报告，但必须：记录报告时间，记录检验结果“接收者”姓名，要求“接收者”复述结果并事后尽快补发正式报告。不可直接电话报告给抢救医生。

总体均数的估计和假设检验

第三章　医学检验的质量过程控制

一 A1 型题

1. 患者送检的血液标本如果出现溶血或乳糜，检验报告单上必须注明，其主要原因是
   A. 表示检测结果不准确　　B. 没有特殊用意
   C. 表示检测结果缺乏再现性　　D. 为了追查责任
   E. 检测结果可能受干扰，防止解释结果时被误导
2. 对于不是由于未参加而造成的不满意的室间质量评价（EQA）成绩，实验室
   A. 不作规定　　B. 不作任何处理
   C. 重新校准仪器　　D. 必须进行适当的培训及采取纠正措施
   E. 由检验科主任决定
3. 关于室间质量评价（EQA），下列哪种说法是错误的
   A. EQA 计划必须文件化，检测结果应留底
   B. 为了 EQA 结果的准确可靠，可以安排专人做 EQA 标本
   C. EQA 标本检测结果在发出之前，实验室负责人应审核签字
   D. 对于不能参加 EQA 计划的检测项目，实验室应建立与参考实验室进行结果比对的文化体系
   E. 对于相同项目用不同仪器进行检测的，实验室必须建立一个定期评估体系
4. 参加室间质量评价活动中出现不及格项目时，应采取的措施中不包括
   A. 与室间质评组织者讨论靶值确定是否适当
   B. 首先检查是否由书写错误所致
   C. 研究是否由方法学问题所致
   D. 调查是否由操作技术上的问题所致
   E. 不采取任何措施
5. 患者数据质量控制的方法是
   A. 直接监控患者标本的结果　　B. 比利用质控物进行质控的方法好
   C. 间接控制患者标本的结果　　D. 可以取代质控物进行质控的方法
   E. 与利用质控物进行质控的方法一样

6. 室间质评工作的中心目标是

A. 评价常规测量方法　　B. 提高实验室结果的精密度

C. 为某些参考物质定值　　D. 提高检验结果的室间可比性

E. 以上均不正确

7. 假定血糖在常规实验室 20 天测定的质控结果的均数为 5.5mmol/L，标准差为 0.5mmol/L，如果采用 1_{2s}规则，其失控界限为

A. 下限为 4mmol/L，上限为 7mmol/L

B. 下限为 5mmol/L，上限为 6mmol/L

C. 下限为 4.5mmol/L，上限为 6.5mmol/L

D. 下限为 3.5mmol/L，上限为 7.5mmol/L

E. 下限为 4mmol/L，上限为 6.5mmol/L

8. 一个质控结果超过 $\bar{x}\pm 2.5s$，提示存在随机误差，其规则应为

A. $1_{0.05s}$　　B. $1_{2.5s}$

C. 1_{2s}　　D. 1_{3s}

E. $1_{3.5s}$

9. 某实验室血糖参加室间质量评价活动，5 个标本均在可接受范围之内，得分为 100%，且 5 个标本的偏倚均为正偏倚，可提示测定系统存在的误差类型为

A. 过失误差　　B. 小的系统误差

C. 随机误差　　D. 试剂误差

E. 操作误差

10. 某实验室血糖参加室间质量评价活动，5 个标本中有 2 个结果不在可接受范围之内，得分为 60%，并且其偏倚均为正的偏倚，可提示测定系统存在的误差类型为

A. 随机误差　　B. 过失误差

C. 操作误差　　D. 系统误差

E. 试剂误差

11. 根据正态分布下面积规律，血糖的 1 组质控数据的均值为 5.0mmol/L，其标准差为 0.2mmol/L。其概率为 68.2% 的区间为

A. 5.0 ±0.2　　B. 5.0 ±0.4

C. 5.0 ±0.57　　D. 5.0 ±0.3

E. 5.0 ±0.392

12. 在临床化学室间质量评价全年的两次活动中，对于血钾检测，第 1 次得分为 80%，第 2 次得分仍为 80%，其全年的质评成绩应判断为

A. 不满意的 EQA 成绩　　B. 满意的 EQA 成绩

C. 成功的EQA成绩　　D. 不成功的EQA成绩
E. 满足要求

13. 假定血糖在常规实验室20天测定的质控结果的均数为5.5mmol/L，标准差为0.5mmol/L，在以此数据绘制单值控制图进行下个月的室内质控监测时，某天测定质控样本的结果为4.8mmol/L，应判断为
A. 失控　　B. 在控
C. 警告　　D. $\bar{x} \pm 1s$ 范围内
E. $\bar{x} \pm 2s$ 范围内

14. 同一批号浓度的质控品，血糖在A实验室20天测定结果的极差（R_1）为0.5mmol/L，B实验室20天测定结果的极差为（R_2）为0.3mmol/L。对于血糖的变异度，下列哪项是正确的
A. A实验室等于B实验室　　B. A实验室大于B实验室
C. A实验室和B实验室难以比较　　D. A实验室小于B实验室
E. 需要用其他的统计量描述

15. Z-分数（Z-score）是
A. （测定结果-均值）/标准差　　B. 标准差/均值
C. 标准差/均值×100%　　D. （测定结果-靶值）/靶值
E. （测定结果-均值）/均值

16. 某实验室血糖参加室间质量评价活动，5个标本中有2个结果不在可接受范围之内，得分为60%，并且其偏倚1个为正，另1个为负，可提示测定系统存在的误差类型为
A. 随机误差　　B. 试剂误差
C. 系统误差　　D. 过失误差
E. 操作误差

17. 在常规实验室中，血糖正常浓度水平质控品测定均值为5.5mmol/L，S_1 为0.220mmol/L；其病理浓度水平质控品测定的均值为8.25mmol/L，S_2 为0.275mmol/L。以此数据绘制质控图。正常浓度水平质控品的控制线为
A. 5.06~5.94mmol/L　　B. 4.84~6.16mmol/L
C. 5.28~5.72mmol/L　　D. 7.425~9.075mmol/L
E. 7.70~8.80mmol/L

18. 测得血糖20天室内质量控制数据，计算出其均值为5.0mmol/L，标准差为0.25mmol/L，其变异系数应为
A. 1%　　B. 2%
C. 3%　　D. 4%
E. 5%

19. 一个质控结果之差值超过 $4s$，即一个质控结果超过 $\bar{x}+2s$，另一质控结果超过 $\bar{x}-2s$，表示存在随机误差，此规则应为

A. $1_{0.05}$
B. R_{4s}
C. $1_{0.01}$
D. 1_{2s}
E. 2_{2s}

20. 目前，我国各级临床检验中心组织的室间质量评价为

A. 实验室间检测计划
B. 定性计划
C. 已知值计划
D. 测量对比计划
E. 分割样品检测计划

21. 室内质量控制中的平均值控制图主要观察测量值的平均变化情况，用于考察

A. 误差
B. 精密度
C. 准确度
D. 特异性
E. 敏感性

22. 对真空采血管的评价，哪一种说法是不正确的

A. 可控制采血量
B. 减少溶血的发生
C. 操作方便，减少工作强度
D. 减少采血过程中的生物性污染
E. 即使不加添加剂，也可快速分离出血清

23. 测量结果与在重复性条件下，对同一被测量进行无限多次测量所得结果的平均值之差，称为

A. 随机误差
B. 相对误差
C. 系统误差
D. 不确定度
E. 绝对误差

24. 最早在临床检验领域建立室内质量控制图的人是

A. JO Westgard
B. Levey 和 Jennings
C. Belk 和 Sunderman
D. WA Shewhart
E. TP Whitehead

25. 假定血糖在常规实验室 20 天测定的质控结果的均数为 6.5mmol/L，标准差为 0.5mmol/L，在绘制单值质控图时，其控制图的控制线是

A. 3.5~7.5mmol/L
B. 4.0~7.0mmol/L
C. 4.5~6.5mmol/L
D. 5.0~6.0mmol/L
E. 5.0~8.0mmol/L

26. 对分析前误差敏感的质控方法是

A. 多规则控制方法
B. Delta 法
C. 患者结果的比较
D. 患者标本的双份测定

E. 利用质控品进行质控的方法

27. 经常用计量标准或标准物质对测量仪器进行调整或校准，是为了尽可能消除

A. 总误差
B. 人为干扰
C. 随机误差
D. 不确定度
E. 系统误差

28. 室间质量评价活动中出现不及格结果时，实验室本身的问题中不应包括

A. 技术问题
B. 书写错误
C. 单位换算问题
D. 评价标准
E. 方法学问题

29. 室内质量控制图的理论依据是

A. 卡方分布
B. 二项分布
C. 正态分布
D. 泊松分布
E. 偏态分布

30. 下列对临床化学质控品要求的描述，错误的是

A. 无传染性
B. 到实验室后有效期应在2年以上
C. 人血清基质
D. 瓶间变异小
E. 添加剂和抑菌剂的数量尽可能少

31. $10_{\bar{x}}$ 指的是

A. 一个质控结果超过 $\bar{x}\pm 3s$，为违背此规则，提示存在随机误差

B. 两个连续质控结果同时超过 $\bar{x}+2s$ 或 $\bar{x}-2s$，为违背此规则，表示存在系统误差

C. 同批两个质控结果之差值超过 $4s$，即一个质控结果超过 $\bar{x}+2s$，另一质控结果超过 $\bar{x}-2s$，表示存在随机误差

D. 一个质控品连续的4次测定结果都超过 $\bar{x}+1s$ 或 $\bar{x}-1s$，两个质控品连续2次测定都超过 $\bar{x}+1s$ 或 $\bar{x}-1s$，为违背此规则，表示存在系统误差

E. 10个连续的质控结果在平均数一侧，为违背此规则，表示存在系统误差

32. 操作过程规范图中的操作点指的是

A. 不准确度
B. 不精密度
C. 允许不准确度
D. 允许不精密度
E. 不精密度和不准确度

33. 某实验室在血糖测定进行室内质控时，采用2个浓度水平质控物，正常浓度水平质控物测定结果的均数为5.5mmol/L，标准差为0.5mmol/L；病理浓度水平测定结果的均值为8.25mmol/L，标准差为0.25mmol/L。某天正常浓度水平质控物测定结果为5.0mmol/L，病理浓度水平质控物测定结果为8.00mmol/L，两个浓度水平测定结果的 Z-分数是

A. +0.5 和 -0.5
B. -0.5 和 +0.5

C. +1 和 +1　　D. 0 和 0

E. −1 和 −1

34. 10 个连续的质控结果在平均数一侧，为违背此规则，表示存在系统误差，此规则应为

A. $7\bar{x}$　　B. $8\bar{x}$

C. $9\bar{x}$　　D. $10\bar{x}$

E. $12\bar{x}$

35. 目前我国常规化学测定项目在室间质量评价活动中的评价标准不包括

A. 固定范围（例如：±4mmol/L）

B. 固定百分数（例如：±10% 的靶值）

C. 范围基于组标准差（s）（例如：±$2s$）

D. 以上两者的结合（例如：±6mg/dl 或 ±10% 靶值，取较大的值）

E. SDL

36. 建立质量-计划模型中的数学表达式中的 z 值一般定为

A. 1.96　　B. 2

C. 1.65　　D. 2.58

E. 3

37. Levey-Jennings 质控图中中心线为

A. $\bar{x}$ 线　　B. $\bar{x}\pm s$ 线

C. $\bar{x}\pm 2s$ 线　　D. $\bar{x}\pm 3s$ 线

E. $\bar{x}\pm 4s$ 线

38. 根据正态分布下面积规律，血糖的一组质控数据的均值为根据正态分布下 5.0mmol/L，其标准差为 0.2mmol/L。其概率为 99.00% 的区间为

A. 5.0 ±0.2　　B. 5.0 ±0.3

C. 5.0 ±0.392　　D. 5.0 ±0.4

E. 5.0 ±0.57

39. 分析前阶段质量保证的主要目的是保证检验结果的

A. 稳定性　　B. 准确性

C. 重复性　　D. 再现性

E. 反映患者当前病情的真实性

40. 如果实验室在室内质控中采用了 1_{3s} 规则，$N=1$（一个质控物），根据正态分布规则，该质控规则的假失控概率应为

A. 1%　　B. 2%

C. 4%　　D. 4.5%

E. 0.3%

41. 操作过程规范图来自

A. 成本-效率模型　　B. 质量-成本模型

C. 质量-计划模型　　D. 质量-失效模型

E. 质量控制预测值模型

42. 功效函数图与操作过程规范图之间的关系基础是

A. 不精密度　　B. 临界系统误差

C. 系统误差　　D. 不准确度

E. 随机误差

43. 利用 AON（患者结果均值法）质量控制方法时，不必考虑的参数或统计量是

A. 分析标准差　　B. 患者标本数据的均值

C. 控制界限确定的误差检出概率　　D. 计算患者标本均数的标本量

E. 患者标本测定结果的总体标准差

44. 某实验室血糖参加室间质量评价活动，5 个批号的测定结果分别为 5.00mmol/L、4.60mmol/L、4.00mmol/L、3.20mmol/L、3.70mmol/L，相应的 5 个批号的靶值分别为 5.25mmol/L、5.00mmol/L、4.50mmol/L、3.50mmol/L、4.00mmol/L；其评价标准为靶值 ±10% 。此次血糖室间质量评价的成绩为

A. 满意的 EQA 成绩　　B. 不成功的 EQA 成绩

C. 不可接受的成绩　　D. 不满意的 EQA 成绩

E. 成功的 EQA 成绩

45. 测量结果中系统误差与随机误差的综合，表示测量结果与真值的一致程度的是

A. 精密度　　B. 准确度

C. 总误差　　D. 允许误差

E. 不精密度

46. 在同一条件下，对同一被测量进行无限多次测量所得结果的平均值与被测量的真值之差，称为

A. 绝对误差　　B. 随机误差

C. 系统误差　　D. 相对误差

E. 不确定度

47. 在室内质量控制规则中，对随机误差检出敏感的规则是

A. R_{4s}　　B. 2_{2s}

C. 4_{1s}　　D. $10_{\bar{x}}$

E. 连续 3 个质控结果中有 2 个同时超出 $+2s$ 或 $-2s$

48. 组织若干实验室，共同在规定的时间内，测得同批号血清，收集测得结果作出统计学分析，目的在于调查各实验室的工作质量，观察试验的准确性；比较各实验室间的数值，

并采取相应的措施，使各实验室结果渐趋一致。此过程被称为

A. 方法比较　　B. 质量保证

C. 质量计划　　D. 室间质量评价

E. 室内质量控制

49. 某实验室血糖参加室间质量评价活动，5 个批号的测定结果分别为 5.00mmol/L、4.60mmol/L、4.00mmol/L、3.20mmol/L、3.70mmol/L，相应的 5 个批号的靶值分别为 5.25mmol/L、5.00mmol/L、4.50mmol/L、3.50mmol/L、4.00mmol/L；其评价标准为靶值 ±10%。此次血糖室间质量评价的得分为

A. 20%　　B. 40%

C. 80%　　D. 60%

E. 100%

50. 如果实验室在室内质控中采用了 1_{2s} 规则，$N=1$（一个质控物），根据正态分布规律，该质控规则的假失控概率应为

A. 1%　　B. 4.5%

C. 2%　　D. 4%

E. 10%

51. 4_{1s} 规则的控制界限是

A. $\bar{x}$ 线　　B. $\bar{x} \pm s$ 线

C. $\bar{x} \pm 2s$ 线　　D. $\bar{x} \pm 3s$ 线

E. $\bar{x} \pm 4s$ 线

52. 拟更换新批号的质控品时，最好在“旧”批号质控品使用结束前，新批号质控品与“旧”批号质控品一起测定，目的是

A. 建立新的均值和标准差　　B. 质量控制

C. 节省时间　　D. 提高误差检出能力

E. 增加质控物数量

53. 假定血糖在常规实验室 20 天测定的质控结果的均数为 5.5mmol/L，标准差为 0.5mmol/L，在以此数据绘制单值控制图进行下个月的室内质控监测时，某天测定质控样本其结果 4.7mmol/L，应判断为

A. 在控　　B. 警告

C. 失控　　D. $\bar{x} \pm 1s$ 范围内

E. $\bar{x} \pm 3s$ 范围内

54. 在室内质量控制规则中，下列哪一规则对随机误差不敏感

A. $1_{0.05s}$　　B. 1_{2s}

C. $1_{2.5s}$　　D. 2_{2s}

E. 1_{3s}

55. 假定血糖在常规实验室20天测定的质控结果的均数为5.5mmol/L，标准差为0.5mmol/L，某天质控测定结果为5.0mmol/L，该测定结果的Z-分数为

A. -0.5
B. 0
C. +0.5
D. +1
E. -1

56. R_{4s}规则的控制界限是

A. $\bar{x}$线
B. $\bar{x}\pm s$线
C. $\bar{x}\pm 2s$线
D. $\bar{x}\pm 3s$线
E. $\bar{x}\pm 4s$线

57. 所有评价的项目连续2次活动或连续3次中的2次活动未能达到满意的成绩称为

A. 及格
B. 不成功的EQA成绩
C. 满意的EQA成绩
D. 成功的EQA成绩
E. 不满意的EQA成绩

58. 经典的Westgard多规则指的是

A. 1_{2s}（警告）/1_{3s}
B. 1_{2s}（警告）/1_{3s}/2_{2s}
C. 1_{2s}（警告）/1_{3s}/2_{2s}/R_{4s}/4_{1s}/$10\bar{x}$
D. 1_{2s}（警告）/1_{3s}/2_{2s}/R_{4s}
E. 1_{2s}/1_{3s}/2_{2s}/R_{4s}/4_{1s}/$10\bar{x}$

59. ROC确定的临界值反映了

A. 最佳的特异度
B. 最佳的敏感度
C. 最佳阳性预测值
D. 最佳阴性预测值
E. 敏感度与特异度处于最满意状态

60. 所有送检标本，皆应视作具有下列何种潜在性危害的标本

A. 毒性
B. 致癌性
C. 生物危害性
D. 致畸性
E. 过敏性

61. 室内质控图中控制限为$\bar{x}\pm 2s$表示

A. 95.5%的质控结果在此范围之内
B. 68.27%的质控结果在此范围之内
C. 99%的质控结果在此范围之内
D. 90%的质控结果在此范围之内
E. 99.7%的质控结果在此范围之内

62. 室内质控图中控制限位$\bar{x}\pm 3s$表示

A. 68.2%的质控结果在此范围之内
B. 95.5%的质控结果在此范围之内
C. 90%的质控结果在此范围之内
D. 99.7%的质控结果在此范围之内
E. 99%的质控结果在此范围之内

63. Levey-Jenning 质控图中用来确定界限的是

A. 极差
B. 标准差
C. 标准误
D. 平均值和标准差
E. 变异系数

64. 在评价方法精密度的过程中常用的统计学指标是

A. 极差
B. 标准差和变异系数
C. 平均数
D. 标准误
E. 相关系数

65. 患者标本双份测定结果的差值可以绘制在何种质控图上

A. Z-分数图
B. 极差控制图
C. 均值控制图
D. 标准差控制图
E. Levey-Jennings 控制图

66. 室间质量评价活动中出现不及格结果时，与室间质量评价组织有关的问题中不应包括

A. 靶值
B. 质控品不恰当的复溶
C. 评价标准
D. 输入错误
E. 室间质评物问题

67. 目前室间质量评价活动主要评价的是

A. 总误差
B. 精密度
C. 准确度
D. 灵敏度
E. 特异性

68. 当测量结果是由若干其他量的值求得时，按其他各量的方差和协方差算得的标准不确定度，称为

A. 范围不确定度
B. 扩展不确定度
C. 合成标准不确定度
D. B 类标准不确定度
E. A 类标准不确定

69. 室内质量图中控制限位 $\bar{x} \pm 2s$ 表示

A. 0.3% 的质控结果在此范围之外
B. 2% 的质控结果在此范围之外
C. 3% 的质控结果在此范围之外
D. 4.5% 的质控结果在此范围之外
E. 1% 的质控结果在此范围之外

70. 送检标本唯一性标志不可少的内容是

A. 姓名
B. 性别
C. 饮食
D. 年龄
E. 妊娠

71. 为保证检验结果的准确可靠，实验室必须有措施以确保能可靠地识别患者标本，以下哪

项措施不可能可靠地识别患者标本

A. 患者的住院号　　B. 患者的病房号

C. 患者的诊断　　D. 标本的唯一性编号

E. 患者的姓名及其他信息

72. 在室内质量控制规则中，对系统误差检出敏感的规则是

A. 1_{2s}　　B. $1_{2.5s}$

C. 1_{3s}　　D. 2_{2s}

E. 4_{1s}

73. 同批号浓度的质控品，血糖在A实验室20天测定结果的变异系数（CV_1）为3.2%，B实验室20天测定结果的变异系数（CV_2）为2.1%。对于血糖的精密度，下列哪项是正确的

A. A实验室等于B实验室　　B. A实验室小于B实验室

C. A实验室大于B实验室　　D. A实验室和B实验室难以比较

E. 需要用其他的统计量描述

74. 最常用的室内质控方法评价和设计的工具有

A. Z-分数图　　B. ROC曲线

C. 患者标本的双份测定　　D. Levey-Jennings质控方法决定图

E. 操作过程规范（OPSpecs）图

75. R_{4s}指的是

A. 同批两个质控结果之差值超过4s，即一个质控结果超过$\bar{x}+2s$，另一质控结果超过$\bar{x}-2s$，表示存在随机误差

B. 一个质控结果超过$\bar{x}\pm3s$，为违背此规则，提示存在随机误差

C. 10个连续的质控结果在平均数一侧，为违背此规则，表示存在系统误差

D. 两个连续质控结果同时超过$\bar{x}+2s$或$\bar{x}-2s$，为违背此规则，表示存在系统误差

E. 一个质控品连续的四次测定结果都超过$\bar{x}+1s$或$\bar{x}-1s$，两个质控品连续两次测定都超过$\bar{x}+1s$或$\bar{x}-1s$，为违背此规则，表示存在系统误差

76. 正态曲线下面积有一定的规律，$\mu\pm1\sigma$的面积占总面积的

A. 50.5%　　B. 55.2%

C. 62.8%　　D. 68.2%

E. 69.2%

77. 正态分布的两个参数是

A. 均数μ和标准差σ　　B. 标准差和方差

C. 平均数和标准误　　D. 均数和标准差s

E. 标准差和变异系数

78. 我国常规化学、临床血液学室间质评活动的可接受成绩为

A. ≥80%　　B. ≤80%

C. ≥90%　　D. ≤90%

E. 100%

79. 最早组织开展临床检验室间质量评价活动的人是

A. Belk 和 Sunderman　　B. WA Shewhart

C. TP Whitehead　　D. JO Westgard

E. Levey 和 Jennings

80. 某组数值中最大值与最小值的差值是

A. 均数　　B. 方差

C. 标准差　　D. 极差

E. 变异系数

81. 正态曲线下面积有一定的规律，$\mu \pm 2\sigma$ 的面积占总面积的

A. 80.5%　　B. 85.5%

C. 88.5%　　D. 90.5%

E. 95.5%

82. 某天对某浓度水平的血糖质控品进行 4 次重复检测，测定结果分别为 5.2mmol/L、5.3mmol/L、5.4mmol/L、5.4mmol/L，其极差（R）为

A. 0.0mmol/L　　B. 0.1mmol/L

C. 0.2mmol/L　　D. 0.3mmol/L

E. 0.4mmol/L

83. 比较均数相差悬殊的几组资料的变异度时可用

A. 变异系数　　B. 标准差

C. 偏倚　　D. 极差

E. 方差

84. 控制图是由谁最先提出并在生产管理中应用的

A. Shewhart　　B. Henry

C. Segalove　　D. Levey 和 Jennings

E. JO Westgard

85. N（0，1）为

A. 卡方分布　　B. 标准正态分布

C. 泊松分布　　D. 正态分布

E. 二项分布

86. 以均数为中心、左右完全对称的钟形曲线，在横轴上方均数处曲线位置最高的是

A. 偏态分布　　B. 二项分布

C. 正态分布　　D. 泊松分布

E. 双峰分布

87. 测量不确定度说明了测量之值分散性的参数，其表示量为

A. 总误差　　B. 标准差

C. 变异系数　　D. 不确定度

E. 算术平均值

88. 根据正态分布下面积规律，血糖的一组质控数据的均值为 5.0mmol/L，其标准差为 0.2mmol/L。其概率为 95.00% 的区间为

A. 5.0 ±0.2　　B. 5.0 ±0.3

C. 5.0 ±0.392　　D. 5.0 ±0.4

E. 5.0 ±0.57

89. 某实验室血糖参加室间质量评价活动，其测定结果为 5.25mmol/L，靶值为 5.0mmol/L，其偏倚为

A. 1%　　B. 2%

C. 3%　　D. 5%

E. 10%

90. 在使用经典的 Westgard 多规则质控方法时（$N=2$），要判断分析批为失控时，只需要其中任一规则失控即可；如果要判断为分析批在控，其所有的规则都必须在控。并且在失控时不同规则可提示其发生的误差类型，下列哪项是正确的

A. 1_{2s}作为失控规则　　B. R_{4s}失控提示系统误差

C. $10\bar{x}$ 作为警告规则　　D. 2_{2s}失控提示系统误差

E. 1_{3s}提示小的系统误差

91. 在常规实验室中，血糖正常浓度水平质控品测定均值为 5.5mmol/L，S_1 为 0.220mmol/L；其病理浓度水平质控品测定的均值为 8.25mmol/L，S_2 为 0.275mmol/L。以此数据绘制质控图。病理浓度水平质控品的警告线为

A. 4.84~6.16mmol/L　　B. 5.06~5.94mmol/L

C. 5.28~5.72mmol/L　　D. 7.70~8.80mmol/L

E. 7.425~9.075mmol/L

92. 在临床生物化学室间质评某次活动中，对于血钾 5 个不同批号的检测结果，其中有 1 个批号结果超过规定的范围，其成绩判断为

A. 满意的 EQA 成绩　　B. 不成功的 EQA 成绩

C. 成功的 EQA 成绩　　D. 不满意的 EQA 成绩

E. 满足要求

93. 某全血标本，在室温中放置了 4 小时方送检，这时可能引起下列何种变化

A. 两者皆增高　　B. 血钾增高、血糖降低

C. 对结果无影响　　D. 两者皆降低

E. 血钾降低、血糖增高

94. 在临床化学室间质评某次活动中，血钾 5 个不同批号的检测结果均在可接受范围之内，其得分应为

A. 0　　B. 40%

C. 60%　　D. 80%

E. 100%

95. 误差检出概率指的是

A. 真失控批数/(真失控批数 + 假失控批数) ×100%

B. 真失控批数/(真失控批数 + 假在控批数) ×100%

C. 真在控批数/(真在控批数 + 假在控批数) ×100%

D. 假失控批数/(假失控批数 + 真在控批数) ×100%

E. 假在控批数/(真在控批数 + 假在控批数) ×100%

96. 每个月的月末，要对当月室内质控数据的平均数、标准差、变异系数及累积平均数、标准差、变异系数进行评价，查看与以往各月的平均数之间、标准差之间、变异系数之间是否有明显不同。如果发现累积的标准差或变异系数发生显著性变化，就要进行

A. 增加质控规则

B. 对质控图的均值、标准差进行修改，并要对质控方法重新进行设计

C. 增加质控物个数

D. 增加质控物个数，减少质控规则

E. 减少质控物个数，增加质控规则

97. 极差控制图主要观察测量值分散程度的变化，用于考察测定的

A. 精密度　　B. 误差

C. 特异性　　D. 准确度

E. 敏感性

98. 在规定的回报时间内实验室未能将室间质评的结果回报给室间质评组织者，将定为

A. 不作规定　　B. 不计任何分

C. 请补上结果　　D. 不作任何处理

E. 不满意的 EQA 成绩，该次活动的得分为 0

99. 检测值达到临床上必须采取措施的检测水平称为

A. 危急值
B. 正常参考均值
C. 正常参考范围上限
D. 正常参考范围下限
E. 医学决定性水平

100. 均数适用于

A. 卡方分布资料
B. 二项分布资料
C. 正态分布资料
D. 泊松分布资料
E. 偏态分布资料

101. 检测结果得出后，判断该批检验结果是否可靠的主要依据是

A. 无特殊异常结果
B. 试剂在有效期以内
C. 室内质控“在控”
D. 检测仪器在检测中运行正常
E. 以上皆不是

102. 在室内质控规则中，对系统误差不敏感的规则是

A. 1_{3s}
B. 2_{2s}
C. 4_{1s}
D. $10\bar{x}$
E. (2 of 3) $2s$

103. 在常规实验室中，血糖正常浓度水平质控品测定均值为5.5mmol/L，S_1 为0.220mmol/L：其病理浓度水平质控品测定的均值为8.25mmol/L，S_2 为0.275mmol/L。以此数据绘制质控图。病理浓度水平质控品的控制线为

A. 4.84~6.16mmol/L
B. 5.06~5.94mmol/L
C. 5.28~5.72mmol/L
D. 7.70~8.80mmol/L
E. 7.425~9.075mmol/

104. 室间质量评价活动中，偏倚的计算公式是

A. (测定结果-靶值)/靶值×100%
B. 测定结果-均值
C. 测定结果/均值×100%
D. 测定结果-靶值
E. (测定结果-均值)/标准差

105. 在临床检验质量控制中，其敏感度的指标是

A. 失控效率
B. 误差检出概率
C. 假失控概率
D. 失控预测值
E. 在控预测值

106. 在临床化学室间质评某次活动中，对于血钾5个不同批号的检测结果，其中有1个批号结果超过规定的范围，其得分应为

A. 20%
B. 40%

C. 60%　　D. 80%

E. 100%

107. 临床化学质控品要求：冻干品复溶后的稳定性，-20℃时一般不应小于

A. 5 天　　B. 10 天

C. 15 天　　D. 20 天

E. 25 天

108. 如果要将不同浓度水平质控结果标记在同一控制图上，应采用

A. $\bar{x}$-R 控制图　　B. Z-分数图

C. $\bar{x}$-s 控制图　　D. Shewhart 图

E. Levey-Jennings 控制图

109. 假定血糖在常规实验室 20 天测定的质控结果的均数为 6. 0mmol/L，标准差为 0. 5mmol/L，在绘制单值质控图时，其控制图的中心线是

A. 4. 5mmol/L　　B. 5. 0mmol/L

C. 5. 5mmol/L　　D. 6. 0mmol/L

E. 6. 5mmol/L

110. 以最初 20 个数据和 3~5 个月在控数据汇集的所有数据计算的累积平均值作为

A. 算术平均数　　B. 累积平均数

C. 几何平均值　　D. 作为质控品有效期内常规中心线

E. 作为质控品有效期内的暂定中心线

111. 正态均值法需要计算患者数据的

A. 均值　　B. 标准误

C. 变异系数　　D. 标准差

E. 均值和标准差

112. Grubbs 法实际上是

A. 异常值检验法　　B. 正常值检验

C. 正态分布检验法　　D. 负偏态分布检验法

E. 正偏态分布检验法

113. 临床化学质控品中酶类项目的瓶间 $CV\%$ 一般应小于

A. 1%　　B. 2%

C. 3%　　D. 4%

E. 5%

114. 在临床检验室内质量控制中，如果质控结果出现失控信号，下列哪一做法是对的

A. 寻找失控的原因，并采取一定的措施加以纠正，然后重新测定，再决定是否可发出

报告

B. 发出患者结果，不寻找原因

C. 先发出患者结果，然后寻找原因

D. 增加质控规则，提高误差检出能力

E. 增加质控物个数，提高误差检出能力

115. “咨询服务”不包括

A. 检验结果的解释　　B. 检验项目合理选择

C. 新检验项目的推荐　　D. 治疗方案的确定

E. 提出采集标本的要求

二 A2型题

某医生欲比较单纯西药和中西药联合治疗某疾病的效果，西药组共治疗18例，有效9例；中西药联合治疗组治疗20例，有效17例。检验两疗法的疗效有无差异，检验方法可以用

A. 四格表资料的校正公式　　B. 配对设计的χ^2检验

C. 四格表资料χ^2检验或u检验　　D. 配对χ^2检验的校正公式

E. 确切概率法

三 A3/A4型题

（1~2题共用题干）

某地调查18岁男大学生110名，身高的平均数为171cm，身高的标准差为4.10cm；体重的平均数为55.18kg，体重的标准差为4.12kg。

1. 若评价此110名大学生的身高与当地其他18岁人群的身高有无差别，需进行

A. 样本均数与总体均数的显著性检验　　B. 秩和检验

C. 两个样本均数的显著性检验　　D. 无法评价

E. 同一批对象处理前后的显著性检验

2. 如果进行显著性检验，此资料的自由度（v）为

A. 18　　B. 109

C. 108　　D. 110

E. 171

四 B型题

（1~2题共用备选答案）

A. 散点图　　B. 百分比条图

C. 条形图　　　　　　　　D. 普通线图
E. 柱形图

1. 以统计图表示连续性变量，可选用
2. 以统计图表示各科室住院患者的构成情况，可选用

五 X 型题

1. 临床实验室定量测定项目的常用室内质控图有
A. Z-分数图　　　　　　　　B. 单值控制图
C. 平均数-卡方控制图　　　　D. 平均值-极差控制图
E. 百分数变异
2. 质量控制方法设计的工具有
A. 方法决定图　　　　　　　B. 质控图
C. 功效函数图　　　　　　　D. 操作过程规范（OPSpecs）图
E. ROC 曲线
3. 系统误差的特点是
A. 误差的符号偏向同一方向
B. 增加测定次数不能使系统误差减小
C. 可按照它的规律对它进行校正和设法消除
D. 引起误差的因素在一定条件下是恒定的
E. 增加测定次数可使系统误差减小
4. 关于质控品的使用，下列做法错误的是
A. 质控品必须按患者标本那样进行检测
B. 使用质控品时实验室要重复检测来决定每一批号质控品在本室的统计学参数
C. 可以直接使用定值质控品的定值作为室内质量控制的靶值
D. 若使用定值质控品的定值作为室内质量控制的靶值，要保证声称的定值和所用的方法学与仪器相匹配，并被实验室所证实
E. 更换新批号的质控品，不需重新确立统计学参数
5. 室内质量控制单值控制图每次测定一个观察值，不作重复测定，一般连续测定 20 次，并根据测定数据平均值 $\bar{x}$ 和标准差（s）绘制，其包括
A. 均数 ±3.5s 为控制线
B. 均数 ±1.5s 为警告线
C. 均数 ±3s 为控制线
D. 均数 ±2s 为警告线
E. 以均数为控制基线

6. 导致室间质量评价失败的主要原因为
   A. 未做室内质控或室内质控失败
   B. 检测仪器未经过校准及有效维护
   C. 上报的检测结果计算或抄写错误
   D. EQA 的样品处理不当及样品本质存在质量问题
   E. 试剂质量不稳定和实验人员的能力不能满足实验要求
7. 下列哪些项目应建立危急值报告制度
   A. K
   B. PLT
   C. 抗 HIV 阳性
   D. Glu
   E. 血 pH
8. 根据 OPSpecs 设计质控方法时，质量控制方法的性能特征有
   A. 误差检出概率
   B. 检出限
   C. 假失控概率
   D. 灵敏度
   E. 特异性
9. 溶血能使血清中何种物质的测定值明显增高
   A. K
   B. LDH
   C. AST
   D. ALT
   E. Glu
10. 标准差的应用
   A. 表示变量值的离散程度
   B. 计算变异系数和标准误
   C. 结合均数描述正态分布特征
   D. 可用于比较不同浓度样品重复测定的误差
   E. 根据正态分布原理，应用于求参考值范围
11. 过失误差是
   A. 没有一定规律可循
   B. 一种显然与事实不符的误差
   C. 主要是分析人员的粗心或疏忽而造成的
   D. 只要分析人员加强工作责任心，这种误差是完全可以避免的
   E. 系统误差加随机误差
12. 利用患者数据的质量控制方法包括
   A. 差值检查
   B. 患者结果均值法
   C. 患者标本双份检测
   D. 患者结果的多参数核查法
   E. 实验室内检测计划

13. 对参加室间间评价实验室的基本要求是
A. 有参加该活动的文件化程序
B. 有明确的职责以确保参加室间质评活动
C. 提供出现不满意结果时所采取的纠正活动的证明资料
D. 室间质评结果必须获得满意的结果
E. 执行该程序并提供证明参加活动的记录及室间质评结果

14. 影响正常参考范围的因素有
A. 年龄　　B. 性别
C. 民族　　D. 检验方法
E. 居住地域

15. 实验室间比对可用于
A. 识别实验室间的差异
B. 增加实验室用户的信心
C. 确定新的检测和测量方法的有效性和可比性，并对这些方法进行相应的监控
D. 确定某个实验室进行某些特定检测或测量的能力，以及监控实验室的持续能力
E. 识别实验室中存在的问题并制定相应的补救措施，这些措施可能涉及诸如个别人员的行为或仪器的校准等

16. “咨询服务”包括
A. 检验结果的解释　　B. 检验项目合理选择
C. 新检验项目的推荐　　D. 治疗方案的确定
E. 提出采集标本的要求

17. 随机误差的特点是
A. 具有统计规律的误差
B. 引起随机误差的因素是无法控制的
C. 随机误差的变化不能预先确定，因此这类误差也不能修正
D. 当测定次数足够多时，出现各种大小偏差的概率遵循着统计分布规律
E. 通过增加测定次数的办法在某种程度上不能将它减小

18. 如果要将不同浓度水平质控结果绘制在同一张控制图上，应采用
A. $\bar{x}$-R 控制图　　B. Z-分数图
C. Youden 图　　D. $\bar{x}$-s 控制图
E. Levey-Jennings 控制图

19. 定性测定项目的室内质控应监测
A. 检测能力　　B. 特异性
C. 干扰能力　　D. 阴性预测值

E. 阳性预测值

20. 下列人物是质量管理专家的是

A. 斯洛克、菲利浦
B. 休哈特、戴明
C. 松下幸之助、索罗斯
D. 朱兰
E. 石川馨

21. 检测标本采集后，影响被测成分稳定性的因素有

A. 温度
B. 水分的蒸发
C. 微生物的分解
D. 渗透压的改变
E. 血细胞的代谢

22. 每月末室内质控数据的周期性评价的指标为

A. 当月的平均数、标准差和变异系数
B. 累积的平均数、标准差和变异系数
C. 中位数
D. 众数
E. 方差

23. 关于患者检测管理的评估，以下哪些说法是正确的

A. 是否按检测的优先顺序（急诊、常规等）及时地报告患者检测结果
B. 应对检测报告信息的完整性、有效性和准确性进行评估
C. 应对标本拒收标准的应用情况进行评估
D. 应对检测结果解释的合理性进行评估
E. 患者不应对检测信息提出疑问

24. Grubbs 的计算公式包括

A. $SI=(X-\bar{x})$
B. SI 上限 = (X 最大值 $-\bar{x})/s$
C. SI 下限 = ($\bar{x}-X$ 最小值)$/s$
D. $SI=(\bar{x})/s$
E. $SI=(X-\bar{x})/s$

25. 与操作过程规范（OPSpecs）图有关的指

A. 质量要求
B. 不精密度
C. 质控方法
D. 不准确度
E. 总误差

26. 使用质控图监测质控结果时，如果出现某一结果超过控制界限，下列哪些做法是正确的

A. 检查仪器状态
B. 用新的校准液重新校准仪器
C. 将此结果从质控图中剔除
D. 新开一瓶质控品，重测失控项目
E. 立即重新测定同一质控品

27. 关于室间质量评价标本的检测，下列说法正确的是

A. 测定次数必须和常规检测患者样本次数一样
B. 实验室不能将 EQA 样品送到另一实验室进行分析

C. 在规定回报 EQA 结果的日期之前，实验室之间不能进行关于 EQA 样本检测结果的交流

D. 必须按实验室常规工作、由进行常规工作的人员测试，必须使用实验室的常规检测方法

E. 为使测定结果准确，可以进行重复测定，取其平均值

28. 利用质控品进行质量控制的局限性是

A. 质控品不稳定

B. 质控品价格昂贵

C. 通常只监测分析阶段，忽略分析前阶段

D. 质控品可能显示出不同于患者标本的特征

E. 可控制分析后阶段

29. 变异系数常用于

A. 比较均数相差悬殊的几组资料的变异度

B. 比较度量衡单位不同的多组资料的变异度

C. 比较多个样品重复测定的误差

D. 室间质量评价

E. 准确度的比较

30. 室间质量评价组织者的工作有

A. 质评计划的组织和设计　　B. 检测结果的接受和录入

C. 靶值的确定　　D. 分析评价报告

E. 接受质控品

31. EQA 的作用，下列正确的是

A. 评价实验室是否具有胜任其所从事检测工作的能力

B. 作为外部措施以补充实验室内部的质量控制程序

C. 增加患者和临床对实验室能力的信任度

D. 对权威机构进行的实验室现场进行补充

E. 确定实验室能力

32. 质量控制图在实验室工作中起到的重要作用是

A. 及时直观地反映出分析工作的稳定性和趋向性

B. 在例行实验室工作中，它是决定观察值取舍的标准和依据之一

C. 能及时发现检测过程是否存在明显的系统偏差，并指出偏差的方向

D. 及时发现分析中的异常现象和缓慢变异，如用标准偏差和极差控制图，可以估计例行检测过程的变动性

E. 为评定实验室分析工作质量唯一依据，是检验各实验室间的数据是否一致的唯一有

效方法

33. 关于室间质评样本的检测，错误的是

A. 实验室必须在最佳条件下检测室间质评样本

B. 实验室必须以与其测试患者样本一样的方式来检测室间质评样本

C. 实验室必须在检测室内质控样本后检测室间质评样本

D. 实验室必须使用配套的检测系统进行检测室间质评样本

E. 实验室必须在重新维护仪器、重新校准后检测室间质评样本

参考答案与解析

一、A1型题

1. E【解析】标本溶血对检验结果的影响：①溶血是临床检验中最常见的一种干扰和影响因素，红细胞、血小板、白细胞等血细胞被破坏后释放的某种成分会干扰或影响检测指标的测定，以红细胞被破坏最为常见。红细胞破坏使细胞内高浓度成分逸出到细胞外，导致血浆或血清中成分的浓度升高，如钾、镁、LDH、AST、ALT、ACP、CK、CI、精氨酸、叶酸、维生素E、醛缩酶、丙酮酸激酶等；同时细胞内含量低的物质进入血清，使血清稀释，导致检测结果降低。被破坏的粒细胞系统会释放谷氨酸脱氢酶等酶类，使被测血清酶含量升高。血小板被破坏后，可使钾、镁、酸性磷酸酶、醛缩酶等量升高。②严重溶血标本原则上不能使用，应重新抽血送检。因特殊原因不能重新采样者应在报告单上标注“溶血”字样，提醒医生注意。

标本乳糜血（脂血）对检验结果的影响：饮食中蛋白和脂肪摄入过多，血液中可出现乳糜微粒，此时甘油三酯含量显著升高，ALT、胆红素、无机磷和糖都有不同程度的升高，其他一些生化指标也会受到影响。因此，要使检验结果准确，应嘱采血患者禁食10~12小时再采血。对特殊检查，如血液流变学和血液渗透压检验，除空腹外还应嘱其禁食12小时方能采血。因特殊原因必须检验的应在报告单上标注“乳糜”字样，提醒医生注意。

2. D【解析】对于不是由于未参加而造成的不满意的EQA成绩，实验室必须进行适当的培训及采取纠正措施。

3. A【解析】实验室室间质量评价（EQA）计划是由组织者制定的，并选择指控品，分发给参加计划的实验室进行检测，实验室检测结果应留底。

4. E【解析】参加室间质量评价活动，出现不及格项目时，不采取任何措施为错误。

5. A【解析】患者数据质量控制方法是直接监控患者标本的结果。

6. D【解析】室间质评工作的中心目标是提高检验结果的室间可比性。

7. C【解析】具有 $\bar{x}\pm2s$ 质控界限的失控界限计算为 $5.5\pm0.5\times2$，即下限为4.5mmol/L，

上限为 6.5mmol/L。

8. B【解析】一个质控结果超过 $\bar{x} \pm 2.5s$，提示存在随机误差其规则为 $1_{2.5s}$。

9. B【解析】系统误差是与分析过程中某些固定的原因引起的一类误差，它具有重复性、单向性、可测性。即在相同的条件下，重复测定时会重复出现，使测定结果系统偏高或系统偏低，其数值大小也有一定的规律。在对同一被测量进行多次测量过程中，出现某种保持恒定或按确定的方法变化的误差，就是系统误差。

10. D【解析】得分 60% 为不满意的 EQA 成绩，因其不可接受的结果均为正偏倚，符合系统误差的特点：具有倾向性，可重复出现，有一定规律。

11. A【解析】正态曲线下的面积有一定的分布规律。正态曲线总面积为 1 或 100%，则理论上曲线下面积为：$\mu \pm 1\sigma$ 的面积占总面积的 68.2%；$\mu \pm 2\sigma$ 的面积占总面积的 95.5%；$\mu \pm 3\sigma$ 的面积占总面积的 99.7%。其中，μ 代表均数，σ 代表标准差。则概率为 99.00% 的区间为 $\mu \pm 2\sigma$ 与 $\mu \pm 3\sigma$ 之间。

12. C【解析】每次活动每一分析项目未能达到至少 80% 可接受成绩，称为本次活动该分析项目不满意的 EQA 成绩（细菌学专业除外）；每次室间质评所有评价项目未能达到至少 80% 得分，称为不满意的 EQA 成绩。

对同一分析项目，连续两次活动或三次中的两次活动未能达到满意的成绩，称为不成功的 EQA 成绩（细菌学专业除外）；所有评价的项目连续两次活动或连续三次中的两次活动未能达到满意的成绩，称为不成功的 EQA 成绩。

13. B【解析】根据题中的均值和标准差，其质控图中均值 $\pm 2s$ 范围为 4.6~6.6mmol/L，4.8mmol/L 在此范围之内，属在控。

14. B【解析】实验数据极差 R 越大，离散程度越大，变异度越大；反之，离散程度越小，变异度越小。

15. A【解析】某质控品的“Z-分数”（Z-score）是该质控品的某次测定值与其均值之差，除以该质控品的标准差。

16. A【解析】随机误差也称为偶然误差和不定误差，是由于在测定过程中一系列有关因素微小的随机波动而形成的具有相互抵偿性的误差。其产生的原因是分析过程中种种不稳定随机因素的影响，如室温、相对湿度和气压等环境条件的不稳定，分析人员操作的微小差异及仪器的不稳定等。随机误差的大小和正负都不固定，但多次测量就会发现，绝对值相同的正负随机误差出现的概率大致相等，因此它们之间常能互相抵消，所以可以通过增加平行测定的次数取平均值的办法减小随机误差。

17. B【解析】质控图中 $\bar{x}$ 线为靶线（基线），$\bar{x} \pm 2s$ 为警告线，$\bar{x} \pm 3s$ 为失控线（上下控制线）。本题中，靶线为 5.5mmol/L，s 为 0.220mmol/L。质控图最低控制线 $\bar{x} - 3s =$ 4.84mmol/L，最高控制线为 $\bar{x} + 3s = 6.16$mmol/L。

18. E【解析】变异系数（简记为 CV）是标准差（s）与平均值（z）之比，用百分数表示，计算公式为：$CV = s/z \times 100\%$。

19. B【解析】R_{4s}：一个质控结果之差值超过 4s，即一个质控结果超过 +2s，另一质控结果超过 −2s，表示存在随机误差。

20. A【解析】我国各级临床检验中心组织的室间质量评价为实验室间检测计划。

21. C【解析】均数控制图又称平均值图，用于控制重复测定的准确度。

22. E【解析】采血管内需含有促凝剂，才可加速凝血过程，快速分离出血清。快速血清管可在 5 分钟内使采集的血液凝固，适用于急诊血清系列实验室检查。

23. A【解析】测量结果与在重复性条件下，对同一被测量进行无限多次测量所得的结果的平均值之差，称为随机误差。随机误差大抵来源于影响量的变化，这种变化在时间上和空间上是不可预知的或随机的，它会引起被测量重复观测值的变化，故称之为“随机效应”。

24. B【解析】质控图由美国 Shewhart 于 1924 年首先提出。Levey 和 Jennings 在 20 世纪 50 年代初把质控图引入临床检验中，他们描述的质控方法，是建立在单个质控物双份测定值的平均数和极差的基础上。这种质控图从 60 年代起已在临床检验中普遍使用，并被称为 Levey-Jennings 质控图。

25. E【解析】参见 A1 型题第 17 题解析。

26. B【解析】Delta 检查法对分析前或分析后误差还是较敏感的。

27. E【解析】经常用计量标准或标准物质对测量仪器进行调整或校准，就是为了尽可能消除系统误差。

28. D【解析】室间质量评价活动的评价标准由质评组织者制定，与实验室本身无关。

29. C【解析】室内质量控制图的理论依据是正态分布。

30. B【解析】作为理想的生化检验质控品，至少具备以下特性：①人血清基质。②无传染性。③添加剂和抑菌剂（防腐剂）的含量尽可能少。④瓶间变异小，酶类项目的瓶间 CV 应小于 2%，其他分析物 CV 应小于 1%。⑤冻干品复溶后的稳定性，2～8℃时一般不应小于 24 小时，−20℃时不少于 20 天。某些不稳定成分在复溶后的前 4 小时的变异应小于 2%。⑥到达实验室的有效期应在 1 年以上。

31. E【解析】$10\bar{x}$ 是指本次结果与前 4 次结果连续分析，2 个质控品 5 次结果连续在均值的同一侧。或一个质控品连续 10 次结果在均值的同一侧。属系统误差表现，失控。

32. E【解析】操作过程规范图是临床实验室工作中的重要质量管理工具，用于规范化、标准化检验操作过程。在操作过程规范图中，每个操作点都会有相应的容忍度要求，即该测试结果和真实值之间允许存在的误差范围。容忍度通常包括两个部分：允许不准确度和允许不精密度。其中，允许不准确度是指测试结果与真实值之间的偏差（bias）所允许的最大值；允许不精密度是指同一样本在不同测试时间或使用不同试剂/仪器时得到的测试结果之间所允许的最大误差（CV）。

33. E【解析】参见 A1 型题第 15 题解析。

34. D【解析】10 个连续的质控结果在平均数一侧，违背了 $10\bar{x}$，表示存在系统误差。

35. E【解析】目前我国常规化学测定项目在室间质量评价活动中的评价标准不包括 SDL。

36. C【解析】建立质量-计划模型中的数学表达式中的 z 值一般定为 1.65。

37. A【解析】Levey-Jennings 质控图中中心线为 $\bar{x}$ 线。

38. E【解析】参见 A1 型题第 11 题解析。

39. E【解析】分析前阶段的质量保证的主要目的是保证检验结果能真实、客观地反映患者当前病情或健康状态所应采取的必要保证措施。

40. E【解析】根据正态曲线下的面积的分布规律，$\mu \pm 1\sigma$ 的面积占总面积的 68.2%；$\mu \pm 2\sigma$的面积占总面积的 95.5%；$\mu \pm 3\sigma$ 的面积占总面积的 99.7%。当实验室在室内质控中采用了 $1\sim3s$ 规则时，该质控规则的假失控概率应为 0.3%。

41. C【解析】操作过程规范图来自质量-计划模型。

42. B【解析】功效函数图与操作过程规范图之间的关系基础是临界系统误差。

43. C【解析】利用 AON（患者结果均值法）质量控制方法时，不必考虑的参数或统计量是控制界限确定的误差检出概率。

44. A【解析】每次活动每一分析项目测定结果达到至少 80% 可接受成绩，称为本次活动该分析项目满意的 EQA 成绩。

45. B【解析】随机误差是测量结果与在重复性条件下对同一被测量进行无限多次测量所得结果的平均值之差；而系统误差是在重复性条件下，对同一被测量进行无限多次测量所得结果的平均值与被测量的真值之差。当两者综合，表示测量结果与真值的一致程度的是准确度。

46. C【解析】在同一条件下，对同一被测量进行无限多次测量所得结果的平均值与被测量的真值之差，称为系统误差。

47. A【解析】在室内质量控制规则中，对随机误差检出敏感的规则是 R_{4s}。

48. D【解析】室间质量评价应在室内质控的基础上进行，方法是组织若干实验室，共同在规定的时间内，测定同一批血清，收集测定结果作出统计学分析。目的在于调查各参加实验室的工作质量，观察试验的准确性；比较各实验室间的数值，并采取相应措施，使各实验室结果渐趋一致。

49. C【解析】此次室间质评 5 次实验中，有 1 次结果在评价标准之外，得分为 80%。

50. B【解析】1_{2s}规则是指将所有测得的质控数据计算平均值和标准差，然后根据正态分布规则判断是否有超出平均值 ±2 或 3 倍标准差的异常值。$N=1$ 表示每次室内质控中只使用一个质控物进行检验，假失控概率即为误判为失控的概率。根据正态分布规则，当 $N=1$ 时，假失控概率可用以下公式计算：假失控概率 $=0.317\times100\%\times(2/13)\approx0.045=4.5\%$。

51. B【解析】4_{1s}有 2 种表现，一种是同一质控品连续前 3 次结果和本次结果在同方向超出 1*s* 范围；另一种是 2 个质控品的前 1 次结果和本次结果，均同方向超出 +1*s* 或 -1*s* 范围。

52. A【解析】拟更换新批号的质控品时，应在“旧”批号质控品使用结束前，新批号质控品与“旧”批号质控品一起测定，设立新的均值与标准差。

53. A【解析】根据题中的均值和标准差，其质控图中均值 ±2*s* 范围为 4.6~6.6mmol/L，4.7mmol/L 在此范围之内，属在控。

54. D【解析】2_{2s}属于系统误差。

55. E【解析】“*Z*-分数”是控制测定值与各自平均数之间的差，除以控制物的标准差所得到的。

56. C【解析】在同一批测定中，两个控制结果极差超出 4*s* 范围，例如其中有一个超出了 +2*s* 限值，另一个超出了-2*s* 限值。

57. B【解析】参见 A1 型题第 12 题解析。

58. C【解析】本题考查室内质量控制规则。Westgard 多规则为：1_{2s}（警告）/1_{3s}/2_{2s}/R_{4s}/4_{1s}/$10\bar{x}$。

59. C【解析】ROC 曲线最靠近左上方那个点的临界值为最佳临界值，是最佳阳性预测值。

60. C【解析】所有标本是具有生物危害性的物品。

61. A【解析】通常规定 95%（实际上应为 95.45%）或 99%（实际上应为 99.73%）作为统计学上的可接受置信区间，相当于质控测定值落在 $\bar{x}\pm2s$ 或 $\bar{x}\pm3s$ 的范围内。在此范围内，则应认为该批测定在控。

62. D【解析】参见上一题解析。

63. D【解析】质控界限通常由受控的特定分析方法对已知标本作重复测定获得结果的平均值（$\bar{x}$）和标准差（*s*）计算。

64. B【解析】在评价方法精密度的过程中，常用的统计学指标是标准差和变异系数。标准差是反映各组数据离散程度的量度，可以衡量数据集合的稳定性和可靠性。标准差越小，数据的分散程度越小，数据的精密度越高。变异系数是标准差与平均值之比，通常表示为百分数，其大小不受量纲影响，可以用来比较不同单位或不同数量级的数据集合的精密度。一般来说，变异系数越小，数据的精密度越高。其他选项如极差、平均数、标准误和相关系数也都是常用的统计学指标，但在评价方法精密度时并不是最常用的。

65. B【解析】双份测定结果的差值可以绘制在极差控制图上，其质控界限可以从差值的标准差计算出来。

66. B【解析】质控品不恰当的复溶是参控实验室操作人员的人为因素，与室间质评组织无关。

67. C【解析】室间质量评价的主要目的是提高实验室常规检测的准确度。

68. C【解析】合成标准不确定度是指当测量结果由若干其他量的值求得时，按其他各量的方差或/和协方差算得的标准不确定度。

69. D【解析】室内质控图中控制限为 $\pm 2s$ 表示 95.5% 的质控结果在此范围之内。

70. A【解析】因为姓名有一定确定性，是患者的主要标识。

71. C【解析】患者的诊断具有重复性，不能可靠地识别患者标本。

72. D【解析】在室内质量控制规则中，对系统误差检出敏感的规则是 2_{2s}。

73. B【解析】对于血糖的精密度，B 实验室高于 A 实验室。

74. E【解析】功效函数图和操作过程规范图是室内质控方法设计和评价的工具，两者相比，后者简化了设计质控方法的过程，不需要计算临界误差并减少了不要的操作，只要将测定方法的不精密度和不准确度标记在操作过程规范图上，就能直接选择合适的质控方法，保证质控工作的质量。

75. A【解析】R_{4s} 指的是在同一批测定中，两个控制结果极差超出 $4s$ 范围，例如其中有一个超出了 $+2s$ 限值，另一个超出了 $-2s$ 限值，或一个超出了 $+2.5s$，另一个超出了 $-1.5s$ 时，属随机误差过大，属失控。

76. D【解析】参见 A1 型题第 11 题解析。

77. A【解析】在实际应用的统计学中，标准的正态分布需要满足 $\mu=0$，$\sigma=1$。

78. A【解析】对于全部调查项目，如果有 80% 或 80% 以上测定值为满意，则该次室间质评成功。

79. A【解析】最早组织开展临床检验室室间质量评价活动的人是 Belk 和 Sunerman。

80. D【解析】极差是一组数值中最大值与最小值的差值。极差越大，变异度可能越大，各变量值离均值越远，数据越分散，均数的代表性越差，反之亦然。

81. E【解析】参见 A1 型题第 11 题解析。

82. C【解析】极差（简记 R）是一组数值中最大值与最小值的差值。可以算出，极差 $=5.4-5.2=0.2$（mmol/L）。

83. A【解析】变异系数是标准差与平均值之比，用百分数表示。常用于：①比较均数相差悬殊的几组资料的变异度；②比较度量衡单位不同的多组资料的变异度；③比较多个样品重复测定的误差。

84. A【解析】控制图由美国休哈特（Shewhart）于 1924 年首先提出，并以数理统计的方法预测和预防产品质量变动来保证工业产品的质量。

85. B【解析】N（0，1）是标准正态分布。标准正态分布，是一个在数学、物理及工程等领域都非常重要的概率分布，在统计学的许多方面有着重大的影响力。

86. C【解析】正态分布曲线是以均数为中心、左右完全对称的钟形曲线，它表示变量值出现的概率。

87. B【解析】测量不确定度用标准差表示。

88. C【解析】参见 A1 型题第 11 题解析。

89. D【解析】偏倚的计算公式：偏倚 =（测量值的平均值-基准值）/基准值 ×100% 。

90. B【解析】常用的质控规则有：①$1_{2s}$：一个质控结果超过 $\bar{x}\pm2s$，违背此规则，提示警告。②$1_{3s}$：一个质控结果超过 $\bar{x}\pm3s$，违背此规则，提示存在随机误差。③R_{4s}：同批两个质控结果之差超 4s，即一个质控结果超过 $\bar{x}+2s$，另一个质控结果超过 $\bar{x}-2s$。违背此规则，提示存在随机误差。④$2_{2s}$：两个连续质控结果同时超过 $\bar{x}+2s$ 或 $\bar{x}-2s$，违背此规则，提示存在系统误差。⑤$4_{1s}$：一个质控品连续四次超过 $\bar{x}+1s$ 或 $\bar{x}-1s$，两个质控品连续两次的结果都超过 $\bar{x}+1s$ 或 $\bar{x}-1s$，违背此规则，提示存在系统误差。⑥$10_{\bar{x}}$：十个连续结果在平均数的一侧，违背此规则，提示存在系统误差。

91. D【解析】参见 A1 型题第 17 题解析。

92. A【解析】参见 A1 型题第 44 题解析。

93. B【解析】标本放置时间过长对不同项目结果产生的影响：①血糖：室温下血液标本 Glu 每小时约降解 5%，导致血糖浓度随放置时间的延长而逐渐下降。②电解质：随着血液离体时间的延长，由于 ATP 产生障碍、细胞膜通透性增加，导致离子发生细胞内外的转移，4 小时后 K^+、Na^+水平升高，放置 8 小时后发生较大程度的波动。

94. E【解析】室间质评活动中，所有检测结果均在可接受范围之内，得分为 100% 。

95. B【解析】误差检出概率指的是真失控批数/（真失控批数 + 假在控批数） ×100% 。

96. B【解析】如果发现累积的标准差或变异系数发生显著性变化，就要对质控图的均值、标准差进行修改，并要对质控方法重新进行设计。

97. A【解析】平均值控制图主要观察测量值的平均值变化情况，用于考察测定的准确度。极差控制图主要观察测量值分散程度的变化，用于考察测定的精密度。

98. E【解析】在规定的回报时间内，实验室未能将室间质评的结果回报给室间质评组织者，将定为：不满意的 EQA 成绩，该次活动的得分为 0。

99. E【解析】检测值达到临床上必须采取措施的检测水平称为医学决定性水平。

100. C【解析】均数适用于呈正态分布的资料，因为它位于分布的中心，最能反映分布的集中趋势。对于偏态分布资料，均数不能很好地反映分布的集中趋势，可用几何均数、中位数等描述。

101. C【解析】检测结果得出后，判断该批检验结果是否可靠的主要依据是：室内质控“在控”。

102. A【解析】质控规则 1_{3s}：一个质控结果超过 $\bar{x}\pm3s$，违背此规则，提示存在随机误差，对系统误差不敏感。

103. E【解析】质控图中 $\bar{x}$ 线为靶线，$\bar{x}\pm2s$ 为警告线，$\bar{x}\pm3s$ 为失控线（上下控制线）。

104. A【解析】室间质量评价活动中，偏倚的计算公式是（测定结果－靶值）/靶值×100%。

105. B【解析】在质控方法的性能特征中，误差检出概率（Ped）即检出超过允许分析误差那部分误差的概率，理想控制方法 Ped 应为 1.00，即可 100% 地检出有误差的分析批次。Ped 相当于临床医生通常提到诊断试验的灵敏度。

106. D【解析】5 个批号检测结果中，有一个批号结果超出规定范围，其得分为 80%。

107. D【解析】临床化学质控品要求：冻干品复溶后的稳定性，-20℃时一般不应小于 20 天。

108. B【解析】日常工作中如果每天使用高低不同浓度水平的几个质控品，要在同一个质控图上点出这些质控品的测定结果就有所不便，可采用各个质控品测定值的“Z-分数”的方法解决这个问题。

109. D【解析】常规中心线的设定：以最初 20 个数据和 3~5 个月在控数据汇集的所有数据计算的累积平均数作为控制有效期内的常规中心线，并以此作为以后控制图的中心线。

110. D【解析】连续 3~5 个月，以最初 20 个数据和至 5 个月在控数据汇集的所有数据计算累积平均数和标准差，以此作为该质控品有效期内的常用靶值和常用标准差。

111. E【解析】正态均值法需要计算患者数据的均值和标准差。

112. A【解析】Grubbs 检验法是在异常值检测中的一种较常用的质控方法。

113. B【解析】酶类项目的瓶间 *CV* 应小于 2%，其他分析物 *CV* 应小于 1%。

114. A【解析】在临床检验室内质量控制中，如果质控结果出现失控信号时应寻找失控的原因，并采取一定的措施加以纠正，然后重新测定，再决定是否可发出报告。

115. D【解析】“咨询服务”主要注意的是标本质量问题、传染性疾病“窗口期”、采取标本时间及患者状态、患者检验结果的解释。

二、A2 型题

E【解析】当总例数 $n \geq 40$ 且所有理论频数 $T \geq 5$ 时，用 Pearson 卡方检验。若所得 $P \approx \alpha$，改用确切概率法；当 $n \geq 40$ 但有 $1 \leq T < 5$ 时，用校正的卡方检验；当 $n < 40$ 或有 $T < 1$ 时，改用确切概率法。

三、A3/A4 型题

1. A【解析】显著性检验（significance test）就是事先对总体（随机变量）的参数或总体分布形式作出一个假设，然后利用样本信息来判断这个假设（备择假设）是否合理，即判断总体的真实情况与原假设是否有显著性差异。或者说，显著性检验要判断样本与我们对总体所做的假设之间的差异是纯属机会变异，还是由我们所做的假设与总体真实情况之间不一致所引起的。显著性检验是针对我们对总体所做的假设做检验，其原理就是“小概率事件实际不可能性原理”来接受或否定假设。

2. B【解析】在统计学中，自由度（degree of freedom，df）是指当以样本的统计量来估计总体的参数时，样本中独立或能自由变化的数据的个数，称为该统计量的自由度。

（1）单样本 T 检验：df = n–1，n 为样本量。

（2）独立 T 检验：df = n–2，n 为总样本量。

（3）配对 T 检验：df = n/2–1，n 是总样本量。

四、B 型题

1. D【解析】表示连续性变量，可选用普通线图。

2. B【解析】表示各科室住院患者的构成情况，可选用百分比条图。

五、X 型题

1. ABCD【解析】此题仅百分数变异不是室内质控图。

2. CD【解析】质量控制方法设计的工具有功效函数图和操作过程规范（OPSpecs）图。

3. ABCD【解析】系统误差的主要特点是可重复性、单向性和可测性。在相同的测量条件下，重复测定时测定结果会重复出现，误差为固定确切的数值。而当测量条件进行了改变，误差也会遵循特定的规律而变化，具有可重复性。系统误差大小是可以测量的。而且测量结果向一个方向偏离，其数值按一定规律变化，具有单向性。

4. CE【解析】以最初 20 个数据和 3~5 个月在控数据汇集的所有数据计算的累积平均数作为质控品有效期内的常用靶值，并以此作为以后室内质控图的平均数。更换新批号的质控品，需重新确立统计学参数。

5. DE【解析】参见 A1 型题第 17 题解析。

6. ABCDE【解析】导致室间质量评价失败的主要原因有：①检测仪器未经校准并有效维护；②未做室内质控或室内质控失控；③试剂质量不稳定；④实验人员的能力不能满足实验要求；⑤上报的检测结果计算或抄写错误；⑥室间质评的样品处理不当；⑦室间质评样品本质存在质量问题。

7. ABDE【解析】K、PLT、Glu、血 pH 项目应建立危急值报告制度。

8. AC【解析】质量控制方法的性能特征有误差检出概率、假失控概率。

9. ABCD【解析】溶血是临床检验中最常见的一种干扰和影响因素，红细胞、血小板、白细胞等血细胞被破坏后释放的某种成分会干扰或影响检测指标的测定，以红细胞被破坏最为常见。红细胞破坏使胞内高浓度成分逸出到细胞外，使血浆或血清中成分的浓度升高，如 K、MG、LDH、AST、ALT、ACP、CK、CI、精氨酸、叶酸、维生素 E、醛缩酶、丙酮酸激酶等。

10. ABCE【解析】标准差不可比较不同浓度样品重复测定的误差。

11. ABCD【解析】过失误差，是操作失败，结果不能报出，是可以避免的。

12. ABCD【解析】实验室内检测计划未使用患者数据。

13. ABCE【解析】室间质评结果真实反映实验室检测水平。不用必须取得满意结果。

14. ABCDE【解析】选项均是可影响正常参考范围的因素。

15. ABCDE【解析】实验室间比对可用于：①确定某个实验室进行某些特定检测或测量的能力，以及监控实验室的持续能力；②识别实验室中的问题并制定相应的补救措施，这些措施可能涉及诸如个别人员的行为或仪器的校准等；③确定新的检测和测量方法的有效性和可比性，并对这些方法进行相应的监控；④增加实验室用户的信心；⑤识别实验室间的差异；⑥确定某种方法的性能特征通常称为协作试验；⑦为标准物质（RMs）赋值，并评估他们在特定检测和测量程序中使用的适当性。

16. ABCE【解析】治疗方案的确定不属于咨询服务范畴。

17. ABCD【解析】参见 A1 型题第 16 题解析。

18. BC【解析】*Z*-分数图、Youden 图满足条件。

19. AB【解析】定性项目的室内质控应监测检测能力、特异性。

20. BDE【解析】休哈特是现代质量管理的奠基者，是美国工程师、统计学家、管理咨询顾问，被尊称为“统计质量控制之父”；戴明是美国著名的质量专家之一，他的主要观点是引起效率低下和不良质量的原因主要在公司的管理系统而不在员工；朱兰是美国的著名质量专家，认为质量来源于顾客的需求，并把质量管理的 3 个普遍过程，即质量策划、质量控制和质量改进称为构成质量管理的三部曲；石川馨是日本著名质量管理专家，是因果图的发明者，是日本质量管理小组的奠基人之一。

21. ABCDE【解析】选项均为影响被测成分稳定性的因素。

22. AB【解析】每个月的月末，都要对当月室内质控数据的平均数、标准差、变异系数及累积平均数、标准差、变异系数进行评价，查看与以往各月的平均数之间、标准差之间、变异系数之间是否有明显不同。如果发现有显著性的差异，就要对质控图的均值、标准差进行修改，并对质控方法重新进行设计。

23. ABCD【解析】患者有权对检测信息提出疑问，管理人员应解答。

24. BC【解析】Grubbs 的计算公式包括 SI 上限及 SI 下限的计算。

25. ABCD【解析】总误差与操作过程规范无关。

26. ABDE【解析】不可将质控结果从质控图中剔除。

27. ABCD【解析】室间质评结果应上报原始数值，不得取平均值上报。

28. ABCD【解析】质控品的质量控制不可控制分析后阶段。

29. ABC【解析】变异系数是一个无量纲量，因此在比较两组量纲不同或均值不同的数据时，应该用变异系数而不是标准差来作为比较的参考。比较均数相差悬殊的几组资料的变异度；也可以比较度量衡单位不同的几组资料的变异度。

30. ABC【解析】室间质量评价组织者的工作流程：质评计划的组织和设计→邀请书的发放→质控品的选择和准备→质控品的包装和运输→检测结果的接受→检测结果的录入→检测结果的核对→靶值的确定→报告的发放→与参加者的沟通。

31. ABCD【解析】室间质量评价（EQA）的目的：EQA是为确定实验室能力而进行的活动，是指按照预先规定的条件，由2个或多个实验室对相同或类似被测物品进行检测的组织、实施和评价。进行EQA的目的可归纳为以下6点：①确定实验室进行测量的能力，以及对实验室质量进行持续监控的能力。②识别实验室存在的问题，并制定相应的补救措施。这些措施可能涉及诸如个别人员的行为或仪器的校准等。③确定新的测量方法的有效性和可比性，并对这些方法进行相应的监控。④增加实验室用户的信心。⑤识别实验室间的差异。⑥确定某种检测方法的性能特征。

32. ABCD【解析】质量控制图在实验室工作中起着重要作用，但不是唯一依据，也不是唯一有效方法。

33. ACDE【解析】室间质评样本的检测必须与其测试患者样本一样的方式进行。

第四章 循证医学与循证检验医学

一 A1 型题

1. 两个临床应用目的相同的试验，评价它的临床应用价值大小的可靠方法是
   A. 特异度
   B. 预测值
   C. 敏感度
   D. ROC 曲线下覆盖的面积
   E. 临界值确定是否合理
2. 用于确诊目的时，选择的检验项目应注意的是
   A. 稳定度
   B. 敏感度
   C. 特异度
   D. 准确度
   E. 灵敏度

二 B 型题

（1~2 题共用备选答案）

A. 敏感度
B. 准确度
C. 特异度
D. 阳性似然比
E. 稳定度

1. 计算公式为 $+LR=\frac{TPR}{FPR}=\frac{a}{a+c}/\frac{b}{b+d}=\frac{Sen}{1-Spe}$的是
2. 计算公式为 $SPE=\frac{d}{b+d}$的是

（3~4 题共用备选答案）

A. 敏感度
B. 准确度
C. 特异度
D. 阳性似然比
E. 稳定度

3. 又称真阳性率的是
4. 又称假阳性率的是

三 X型题

1. ROC曲线的应用包括
   A. 确定临界值　　B. 诊断性比较
   C. 系统评价　　D. 技术评估
   E. 稳定度
2. 循证检验医学系统评价的论证强度取决于
   A. 原始研究的质量是否存在重大缺陷　　B. 合成效应值的大小和方向
   C. 是否存在剂量-效应关系　　D. 干预措施对患者的利弊
   E. 研究对象的社会背景

参考答案与解析

一、A1型题

1. D【解析】ROC曲线下覆盖的面积是评价临床应用价值的可靠方法。

2. C【解析】对于确诊项目，应注意项目的特异度。临床灵敏度可用来衡量某种试验检测出患病者的能力，灵敏度是将实际患病的人正确地判定为真阳性的比例。临床特异度是衡量试验正确地判定无病者的能力，特异度是将实际无病的人正确地判定为真阴性的比例。

二、B型题

1. D【解析】阳性似然比的计算公式为 $+LR=\frac{TPR}{FPR}=\frac{a}{a+c}/\frac{b}{b+d}=\frac{Sen}{1-Spe}$。

2. C【解析】特异度的计算公式为 $SPE=\frac{d}{b+d}$。

3. A【解析】敏感度又称真阳性率、假阴性率。

4. C【解析】特异度又称真阴性率、假阳性率。

三、X型题

1. AB【解析】ROC曲线的应用：①确定临界值；②诊断性能比较；③SROC曲线及其实践。

2. ABC【解析】循证检验医学系统评价的论证强度取决于原始研究的质量是否存在重大缺陷、合成效应值的大小和方向、是否存在剂量-效应关系。

第五章　临床检验量值溯源

一　A1 型题

1. 不能溯源至 SI 单位的临床检验项目是

A. 尿素　　B. 胆固醇

C. 糖化血红蛋白　　D. 葡萄糖

E. 甲状腺激素

2. 溯源等级图

A. 不同于溯源性体系表　　B. 用 n 等级校准（n-1）等级

C. 由（n-1）等级向 n 等级溯源　　D. 两个等级间的不确定度之比是固定的

E. 要指明测量不确定度的类型

3. 溯源至 SI 单位的检验项目的参考系统主要来自

A. 美国 NIST　　B. 有关国际组织

C. 欧共体标准局（BCR）　　D. 大学的专业实验室

E. 德国临床化学会（DGKC）

4. 下列说法正确的是

A. 电解质类物质不能溯源至 SI 单位

B. 国际参考测量方法就是一级参考测量方法

C. 不能溯源至 SI 单位的检验项目一般不能用于临床

D. 一些生物大分子类物质的量值溯源只能停止在较低水平

E. 目前国际上常用的临床检验项目大多数能溯源至 51 单位

5. 临床检验的量值溯源的中心内容是

A. 建立参考实验室

B. 常规测定方法具有特异性

C. 用一级参考测量方法直接测量样品

D. 各测量方法的测量值与公认的标准发生联系

E. 参考物质与实际样品具有相同的基质

6. 在不同溯源阶段中测量参考物质或标准品时，测量方法测量结果与用这些测量方法测量

实际样品时测量结果的数字关系的一致程度，是指临床检验参考物质或校准品的

A. 互换性　　B. 准确性
C. 特异性　　D. 一致性
E. 有效性

7. 量值溯源的前提是

A. 不存在基质效应　　B. 必须有一级参考物质
C. 常规测量方法特异性高　　D. 测量方法对基质效应不敏感
E. 参考物质的理化性质与实际临床样品接近

8. 二级参考测量方法所用的校准物质一般是

A. 一级参考物质　　B. 常规测量方法
C. 二级参考物质　　D. 一级参考测量方法
E. 二级参考测量方法

9. 根据 ISO/CD 17511 简化的量值溯源图其链的顶端理想的是

A. 决定性方法　　B. 国际单位制（SI）单位
C. 一级参考物质　　D. 一级参考测量方法
E. 二级参考测量方法

二 B 型题

（1~3 题共用备选答案）

A. 准确性　　B. 一致性
C. 互换性　　D. 有效性
E. 溯源性

1. 临床检验量值溯源均需最后验证其
2. 参考物质物学理化性质与实际临床样品的接近程度是
3. 所有的同种量值都可以溯源到同一测量基准是指计量具有

三 X 型题

1. 一级参考物质可由下列哪些方法定值

A. 一级参考测量方法直接定值　　B. 通过可靠杂质分析间接定值
C. 厂家校准物直接定值　　D. 一种二级参考测量方法定值
E. 多种二级参考测量方法定值

2. 一级参考测量方法的特点是

A. 具有最高计量学特性的参考测量过程

B. 特异的

C. 无须同量校准而能溯源至 SI 单位

D. 具有低不确定度的测量原理

E. 具有高的不精密度

3. 溯源至 SI 单位的前提是必须有

A. 常规方法　　B. 二级参考物质

C. 二级参考测量方法　　D. 一级参考物质

E. 一级参考测量方法

4. 建立溯源等级图的目的是要对所进行的测量在其溯源途径中

A. 尽量能减少中间环节

B. 正确选择不同等级测量标准

C. 尽量降低测量不确定度，并能给出适当的置信度

D. 尽量增加中间环节

E. 尽量提高测量不确定度

参考答案与解析

一、A1 型题

1. C【解析】糖化血红蛋白不能溯源至 SI 单位。

2. E【解析】溯源等级图是一种代表等级顺序的框图，用以表明计量人的计量特性与给定量的基准之间的关系，要指明测量不确定度的类型。

3. B【解析】溯源至 SI 单位的检测项目的参考系统（主要是参考物质）主要来自有关国际组织，如世界卫生组织（WHO）、国际临床化学会（IFCC）等。

4. D【解析】有些大分子有国际约定的参考方法和参考物质，如糖化血红蛋白。

5. D【解析】临床检验的量值溯源可以有不同模式，但其中心内容是使各测量方法的测量值与公认的标准发生联系。

6. A【解析】临床检验参考物质或校准物质的互换性，指用不同测量过程测量该物质时，各测量过程测量结果之间的数字关系，与用这些测量过程测量实际临床样品时测量结果的数字关系的一致程度，亦即该物质理化性质与实际临床样品的接近程度。

7. C【解析】常规测量方法特异性高，所测量的量与参考测量方法测量的量完全一致，是量值溯源的前提。

8. A【解析】二级参考测量程序是由一级校准物校准的可靠测量程序。

9. B【解析】SI 单位是计量学溯源的理想终点，计量学溯源性应尽量指向 SI 测量单位。

二、B 型题

1. D【解析】临床检验量值溯源均需最后验证其有效性。

2. C【解析】互换性是指参考物质物学理化性质与实际临床样品的接近程度。

3. E【解析】溯源性是指任何一个测量结果或测量标准的值，都能通过一条具有规定不确定度的不间断的比较链，与测量基准联系起来的特性。

三、X 型题

1. AB【解析】一级参考物质可由下列方法定值：一级参考测量方法直接定值、通过可靠杂质分析间接定值。

2. ABCD【解析】一级参考测量方法具有高的精密度，是用于对物质的一种或多种特性值进行测量的方法。该方法已经证明具有与预期用途相称的准确度及其他性能。

3. CDE【解析】溯源至 SI 单位的前提是必须有一级参考测量方法、一级参考物质和二级参考测量方法。

4. AC【解析】建立溯源等级图的目的，是要对所进行的测量在其溯源到计量基准的途径中，尽量能减少环节和降低测量不确定度，并能给出适当的置信度。

第二篇

临床检验基础

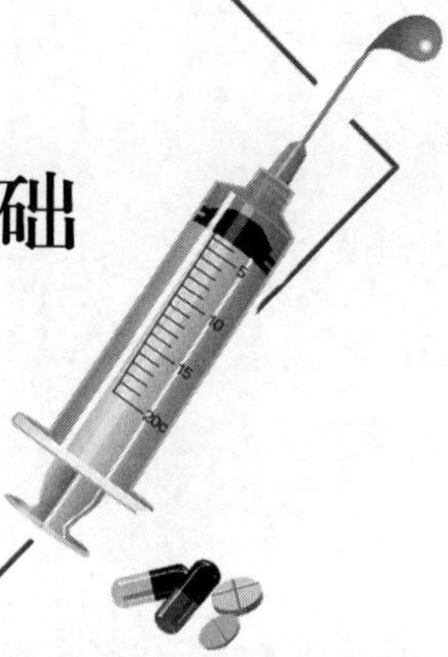

血涂片制备

第六章　标本采集与处理

一 A1 型题

1. 关于抗凝剂，错误的叙述是
   A. 枸橼酸钠可用于血液保养液
   B. 枸橼酸钠可用于红细胞沉降率测定
   C. EDTA 盐与血浆中钙离子形成螯合物
   D. 肝素作为抗凝血酶Ⅲ的辅因子而发挥抗凝作用
   E. $EDTA-Na_2$溶解度大于 $EDTA-K_2$
2. 关于真空采血法的叙述，错误的是
   A. 为封闭式采血技术
   B. 容易发生溶血现象
   C. 可避免对医护人员的感染
   D. 采血量由真空负压严格控制
   E. 根据实验要求选择相应的真空采血管
3. 浆膜腔积液标本采集后，如不能及时送检应加入适量的
   A. 乙醚
   B. 糖盐水
   C. 酒精
   D. 蒸馏水
   E. 生理盐水
4. 夏季，从尿液标本采集到完成检验的时间应为
   A. 1 小时
   B. 2 小时
   C. 3 小时
   D. 4 小时
   E. 5 小时
5. 适合于卟啉尿保存的防腐剂是
   A. 甲醛
   B. 戊二醛
   C. 浓盐酸
   D. 碳酸钠
   E. 冰乙酸
6. 红细胞上有 A 抗原，血清中有抗 B 抗体的是
   A. A 型
   B. B 型
   C. AB 型
   D. O 型
   E. 亚型

7. 最适合收集尿胆红素标本的器皿是

A. 无色玻璃瓶
B. 白色玻璃瓶
C. 无色塑料瓶
D. 白色塑料瓶
E. 棕色玻璃瓶

8. 为检验病理性蛋白尿、糖尿，首选的标本是

A. 晨尿
B. 餐后尿
C. 24 小时尿
D. 随机尿
E. 上午 2 小时尿

9. 阿米巴痢疾粪便常为

A. 中性
B. 酸性（pH 6.1~6.6）
C. 强酸性
D. 强碱性
E. 碱性（pH 约 8.0）

10. 卧位 8 小时尿是指

A. 12 小时尿
B. 24 小时尿
C. 随机尿
D. 晨尿
E. 餐后尿

11. 关于检验后尿液与容器的处理，错误的是

A. 尿液直接倒入下水道
B. 一次性用品消毒后，毁型、烧毁
C. 尿液加 10g/L 过氧乙酸后，倒入下水道
D. 尿液加 30~50g/L 含氯石灰，倒入下水道
E. 可重复使用物品加 70% 酒精浸泡后，清水冲洗后再使用

12. 红细胞上有 B 抗原，血清中有抗 A 抗体的是

A. A 型
B. B 型
C. AB 型
D. O 型
E. 亚型

13. 尿常规检验，从标本采集到完成检验的时间一般应为

A. 2 小时
B. 4 小时
C. 6 小时
D. 8 小时
E. 10 小时

14. ICSH 建议，血细胞计数时首选抗凝剂是

A. 肝素
B. EDTA
C. $EDTA-K_2$
D. $EDTA-Na_2$
E. 枸橼酸钠

15. 成人静脉采血时，通常采血的部位是

A. 股静脉　　B. 手背静脉

C. 内踝静脉　　D. 肘部静脉

E. 颈外静脉

16. 冷藏保存尿液的温度一般是

A. -8～-2℃　　B. 0～4℃

C. 2～8℃　　D. 4～12℃

E. 6～18℃

17. 在正常饮食条件下，晨尿 pH 范围为

A. 3.5～4.5　　B. 4.5～5.5

C. 5.5～6.5　　D. 6.5～7.5

E. 7.5～8.5

18. 可用于血液保养液的抗凝剂是

A. 草酸钠　　B. 双草酸盐

C. 草酸钾　　D. 枸橼酸钠

E. EDTA-K_2

19. 精液标本收集后，应在（　　）内送检

A. 10 分钟　　B. 20 分钟

C. 30 分钟　　D. 50 分钟

E. 60 分钟

20. 有关 CSF 标本的采集和处理，正确的描述是

A. 通过腰椎穿刺采集最为常用　　B. 颅压与穿刺无关

C. 采集后不需立即送检　　D. 采集 CSF 的量越多越好

E. 第 1 管标本最好用于细胞计数

21. 采集尿液标本时容器的容量一般应大于

A. 10ml　　B. 20ml

C. 30ml　　D. 40ml

E. 50ml

22. 随机尿标本适合于

A. 细菌培养　　B. 激素的检测

C. 急诊和门诊患者的尿液筛检试验　　D. 尿有形成分的检查

E. 泌尿系统疾病的定位诊断

23. 正常精液的液化时间不应超过

A. 15 分钟　　B. 20 分钟

C. 30分钟　　D. 50分钟

E. 60分钟

24. 冷藏保存尿液最好不超过

A. 1小时　　B. 3小时

C. 6小时　　D. 12小时

E. 24小时

25. 尿液防腐保存时，每升尿液加甲苯

A. 1~5ml　　B. 5~20ml

C. 25~40ml　　D. 45~60ml

E. 65~70ml

二 A2型题

1. 患者，女性，26岁。停经40天就诊，考虑为妊娠，检查hCG的最佳标本是

A. 3小时尿　　B. 12小时尿

C. 餐后尿　　D. 中段尿

E. 晨尿

2. 患者，男性，40岁。因尿频、尿急和尿痛于8：30就诊，需要进行尿液常规检验，但因特殊情况，其尿液常规检查需要在当天14：00时进行，保存上午采集的尿液标本的方法是

A. 硼酸　　B. 甲苯

C. 甲醛　　D. 加麝香草酚

E. 于2~8℃冰箱中

3. 患者，男性。因尿频、尿急、尿痛就诊，细菌学检查时最适宜的标本是

A. 晨尿　　B. 24小时尿

C. 随机尿　　D. 清洁中段尿

E. 尿道口拭子

4. 患儿，男，5岁。贫血貌。外周血检查结果：RBC 3.5×10^{12}/L，Hb 75g/L，HCT 0.26。该患儿可能是

A. 大细胞性贫血　　B. 小细胞低色素性贫血

C. 正常细胞性贫血　　D. 单纯小细胞性贫血

E. 正常体积非均一性贫血

三 A3/A4 型题

（1~2 题共用题干）

患者，女性，27 岁。贫血貌，往日查血常规红细胞计数减低，HCT 偏低，今日来医院查血常规。

1. 给此患者采血，错误的是
   A. 采血后及时送检
   B. 嘱患者空腹进行血常规检查
   C. 一次性采集足够的血液，以免重复采血
   D. 采血至抗凝管后及时颠倒混匀，使血液与抗凝剂充分混匀
   E. 压脉带不宜束臂时间过长，以免血小板检测结果出现偏差
2. 血涂片制备和染色的注意事项，正确的是
   A. 崭新的载玻片拆开包装后直接进行推片，以免落上尘埃
   B. 血滴要大，推满整个载玻片，以方便在显微镜下充分观察
   C. 对此患者应用较大的角度和较快的推片速度，以获得满意的效果
   D. 染色后显微镜下红细胞和有核细胞均被染成淡粉色，显示染色良好
   E. 由于患者以往贫血，染色的时候应时间稍长，染色充足，才能获得良好的血涂片

（3~6 题共用题干）

患者，男性，67 岁。消瘦体征，患有缺铁性贫血，为住院患者，24 小时输液治疗。

3. 给此患者采血检验时
   A. 如条件允许，则尽可能采用动脉血进行检测
   B. 嘱患者必须采取坐位，以保证抽血检测结果的准确性
   C. 根据不同的检测项目，选择不同的抗凝管，一次性采集足够的血液
   D. 不管检测什么项目，必须采集全血，才能进行准确的检验
   E. 直接在输液侧将输液针拔掉，直接进行采血，以减轻患者的痛苦
4. 采血检验选择抗凝剂时
   A. 肝素一般用于凝血试验和血液保养
   B. 急诊生化试验时，则应用含促凝剂的采血管
   C. 抗凝剂要适当增加，保证血液充分抗凝
   D. 红细胞沉降率测定时选用 EDTA 抗凝，即黑色的抗凝管
   E. 1 个抗凝管可以采集足够血液用于所有检测，所以每次只采集 1 管即可
5. 对标本可以不拒收的是
   A. 标本所用的抗凝剂与检测项目不符　B. 申请和标本标识不一致

C. 标本量勉强能重复做两次检测　　D. 标本已受污染
E. 标本在室温下放置48小时以上

6. 对此患者进行皮肤采血的时候，错误的是
A. 采血动作要迅速，防止流出的血液发生凝固
B. 采血时要注意严格消毒和生物安全防范，采血针为一次性使用
C. 取血时可稍加挤压，但切忌用力过大，以免挤出过多组织液混入血液
D. 如果采血目的是进行多项常规检验，血液标本采集顺序为血小板计数、红细胞计数、血红蛋白测定、白细胞计数及白细胞分类计数
E. 采血后采血点不需要进行按压止血

（7~8题共用题干）

脑脊液的细胞学检查，因检测目的不同选用不同的染色方法。

7. 鉴别腺癌细胞和原始淋巴细胞可选用
A. 吖啶橙荧光染色　　B. 过氧化物染色
C. 苏丹Ⅲ染色　　D. 过碘酸希夫染色
E. 硝基四氮唑蓝染色

8. 检查肿瘤细胞可选用
A. 过氧化物染色　　B. 苏丹Ⅲ染色
C. 吖啶橙荧光染色　　D. 过碘酸希夫染色
E. 硝基四氮唑蓝染色

四 B型题

（1~3题共用备选答案）

A. 枸橼酸钠　　B. 肝素
C. EDTA-K_2　　D. 双草酸钠
E. 草酸铵

1. 用于凝血功能测定用的抗凝剂是
2. 红细胞沉降率测定所用的抗凝剂是
3. 适用于全血细胞分析用的发热抗凝剂是

（4~5题共用备选答案）

A. 嗜酸性颗粒　　B. 淋巴细胞胞质
C. 嗜碱性颗粒　　D. 中性颗粒
E. 原始红细胞胞质

4. 既能与伊红结合，又能与亚甲蓝结合的是
5. 属于嗜酸性物质的是

(6~7 题共用备选答案)

A. 亚甲蓝　　B. 伊红
C. 沙黄　　D. 甲醇
E. 甘油

6. 瑞氏染液中起固定作用的是
7. 瑞氏染液中的酸性染料是

(8~10 题共用备选答案)

A. 抗凝剂　　B. 促凝剂
C. 防腐剂　　D. 溶血剂
E. 分离胶

8. 为更好地分离血清，应使用含有什么成分的真空采血管
9. 需要使用全血检测的标本，应使用含有什么成分的真空采血管
10. 为加快血清分离的速度，应使用含有什么成分的真空采血管

(11~14 题共用备选答案)

A. 瑞氏染色　　B. 吉姆萨染色
C. 巴氏染色　　D. HE 染色
E. 瑞-吉复合染色

11. 最常用的血细胞染色法是
12. 可用于观察妇女激素水平的是
13. 最适用于痰液涂片做癌细胞检查的是
14.《全国临床检验操作规程》推荐的血细胞染色法是

五 X 型题

1. 对粪便标本收集方法正确的描述是
A. 便盆和便池里的标本可以送检
B. 装标本容器用前需用消毒剂清洗消毒
C. 细菌培养与常规标本一样需用干燥、清洁容器
D. 涂片和接种均应选择含有黏液、脓血部分
E. 原虫检查，标本应及时送检，并注意保温

2. 静脉采血和血浆分离过程中，易导致溶血的原因包括
   A. 注射器和容器不干净
   B. 抗凝血混合时用力过猛
   C. 分离血细胞时操作不慎
   D. 未取下针头直接用力将血液注入容器
   E. 抽血速度缓慢
3. 脑脊液标本采集后应立即送检，是因为
   A. 放置过久将影响细胞计数和分类
   B. 细菌自溶或死亡影响其检出率
   C. 放置过久使隐血出现阳性
   D. 放置过久使葡萄糖测定结果偏低
   E. 细菌繁殖使结果出现假阳性
4. 真空采血的优点是
   A. 可减少溶血现象
   B. 不易污染实验室和采血室环境
   C. 可避免对医护人员的感染
   D. 特别适用于病房和野外流动采血
   E. 不易控制采血量
5. 毛细血管采血时应注意
   A. 采血部位不能有水肿等异常
   B. 采血针刺入深度以4~5mm为宜
   C. 消毒后，一定要待酒精挥发干后再穿刺
   D. 严格按照无菌技术操作
   E. 进行多项手工法检查时，应考虑采血顺序
6. 积液标本不能及时送检时，可加适量
   A. 酒精以固定细胞成分
   B. 生理盐水稳定细胞成分
   C. 乙醚以固定细胞成分
   D. 生化检查加肝素抗凝剂
   E. 理学和细胞学检查用 EDTA-K_2抗凝剂
7. 有关疑难配血的血液标本采集和准备的说法，正确的是
   A. 溶血的血液标本不得使用
   B. 血液标本应该抗凝
   C. 混入静脉输注液体而致标本稀释的血液标本不得使用
   D. 必须使用输血前1周以内采集的血液标本
   E. 每次输血后，患者的血液标本必须在1~4℃至少保存3天
8. 适用于尿液有形成分检验的是
   A. 晨尿
   B. 餐后尿
   C. 3小时尿
   D. 随机尿
   E. 12小时尿
9. 影响血涂片质量的原因是
   A. 推片时用力不匀
   B. HCT高于正常

C. 用未处理的新玻片　　D. 冬天应适当延长染色时间

E. 将刚制成的血膜在空气中挥动，使之迅速干燥

六 案例分析题

(1~3 题共用题干)

某患者血涂片，经瑞氏染色后，观察时发现血涂片异常蓝染，且布满颗粒。

1. 异常蓝染的原因最可能的是

A. 用自来水冲洗　　B. 缓冲液偏碱

C. 染料配制时间过长　　D. 用新推片制备血涂片

E. 用已处理过的新玻片制备血涂片

2. 出现大量颗粒的原因是

A. 血涂片太厚　　B. 先弃去染液后再用水冲洗

C. 冲洗时间长　　D. 细胞中的异常结构

E. 缓冲液与染液的比例大于 1:1

3. 可与血液中钙离子形成螯合物的抗凝剂有

A. 草酸钾　　B. EDTA 盐

C. 草酸钠　　D. 肝素

E. 枸橼酸钠

(4~11 题共用题干)

患儿，男。体重 5.5kg，出生 7 天，贫血面容，严重黄疸。需做血常规、凝血、尿常规和便常规检查。

4. 新生儿作血细胞计数时，常用的采血部位是

A. 足跟　　B. 耳垂

C. 无名指　　D. 肘前静脉

E. 颈外静脉

5. 关于真空采血法的叙述，正确的是

A. 真空采血为封闭式　　B. 真空采血法又称负压采血法

C. 目前有套筒式和头皮静脉式两种　　D. 可避免对医务人员的感染

E. 不足之处是更易发生感染

6. 关于抗凝剂作用的叙述，正确的是

A. EDTA-Na_2溶解度比 EDTA-K_2小　　B. 肝素需在 37~50℃烘干使用

C. 枸橼酸钠可用于血液检验　　D. 枸橼酸钠可用于输血保存

E. 草酸盐能与血浆中钙离子生成可溶性螯合物

7. 关于抗凝剂作用的叙述，正确的是

A. EDTA 盐与血浆中钙离子生成螯合物

B. $EDTA-Na_2$不影响血小板功能实验

C. 枸橼酸钠可用于红细胞沉降率测定

D. 肝素作为抗凝酶Ⅲ的辅助因子而起抗凝作用

E. 草酸盐抗凝作用是与血浆中钙离子形成草酸钙沉淀

8. 关于草酸钠抗凝剂的叙述，错误的是

A. 常用浓度为0.5mol/L
B. 可用于血细胞计数
C. 可与血液按1∶9的比例使用
D. 对Ⅴ因子有保护作用
E. 可与血中钙离子生成可溶性螯合物

9. 与钙离子结合的抗凝剂是

A. 草酸钠
B. 肝素
C. $EDTA-K_2$
D. 枸橼酸钠
E. $EDTA-Na_2$

10. 凝血象检验首选抗凝剂为

A. 肝素
B. 草酸盐
C. 双草酸盐
D. $EDTA-K_2$
E. 枸橼酸钠

11. 关于血液标本处理的叙述，正确的是

A. 接到标本后应尽快检查

B. 血液标本采集后应立即送检

C. 血细胞计数的标本可在4℃冰箱保存24小时并保持稳定

D. 应根据检验项目选择最佳的保存条件

E. 做凝血因子活性检验的血浆不能置4℃冰箱保存

（12~14题共用题干）

患者，男性，23岁。头痛、发热、恶心、呕吐。查体示颈项强直。脑脊液穿刺，取3管标本均呈白色浑浊状。实验室检查：葡萄糖1.4mmol/L，白细胞9.5×10^9/L。镜检见革兰阴性球菌。

12. 如果采用葡萄糖氧化酶法进行脑脊液糖定量，应排除的干扰因素是

A. 果糖
B. 乙醇
C. 氟化钠
D. 维生素C
E. 过氧化氢
F. 半乳糖

13. 脑脊液葡萄糖含量减低，可见于

A. 脑震荡　　B. 脑血栓
C. 脑膜肿瘤　　D. 脑弓形虫病
E. 化脓性脑膜炎　　F. 颅脑外伤

14. 本病例的可能诊断是

A. 脑膜肿瘤　　B. 结核性脑膜炎
C. 化脓性脑膜炎　　D. 流行性乙型脑炎
E. 新型隐球菌脑膜炎　　F. 脑膜脑炎

（15~19 题共用题干）

患者，男性，58 岁。因低热，面部、眼睑水肿，乏力，食欲缺乏来院就诊。曾查尿蛋白（++），门诊医生疑拟“肾炎”而申请尿液检查。

15. 下列关于尿液标本的留取正确的是

A. 首次晨尿标本的特点是浓缩程度高，偏碱性，血细胞形态较完整
B. 随机尿标本适用于门诊、急诊患者的常规实验室检查
C. 空腹尿标本适用于测定尿液葡萄糖
D. 24 小时尿标本常用于尿液 Addis 计数
E. 12 小时尿标本常用于检测体内的肌酐和尿素等代谢产物
F. 中段尿标本常用于细菌培养
G. 乳糜尿标本常用于丝虫病的诊断

16. 下列关于化学防腐的叙述错误的是

A. 麝香草酚常用于尿浓缩结核分枝杆菌检查
B. 甲苯防腐剂的用量是每 100ml 尿液中加入甲苯约 0.5ml
C. 甲苯是作尿液化学检查最好的常用防腐剂
D. 福尔马林不适用于尿液 Addis 计数的防腐
E. 福尔马林主要适用于尿液化学检查的防腐
F. 浓盐酸防腐的用量为每 1000ml 尿液中加浓盐酸 1ml，使尿液 pH 维持在 2 左右
G. 浓盐酸主要用于尿液 17-酮类固醇等测定时的防腐

17. 下列关于尿蛋白定性试验的方法学评价正确的有

A. 试带法只有在测定尿清蛋白时结果准确
B. 加热醋酸法的灵敏度较低
C. 磺柳酸法可使尿液清蛋白、球蛋白、糖蛋白和本周蛋白均呈阳性
D. 磺柳酸法灵敏度高，可产生一些假阴性结果

E. 加热醋酸法的结果可靠，常用于前两者的复查

F. 试带法测定尿蛋白时对清蛋白和球蛋白同样敏感

18. 试带法测定尿液成分的原理中，哪些正确

A. 白细胞是利用粒细胞中的脂酶间接检测

B. 红细胞是利用一般隐血试验的原理

C. 酮体根据 Legal 试验原理设计，对丙酮酸特别敏感

D. 葡萄糖为特异性的葡萄糖氧化酶法

E. 尿液 pH 利用指示剂变色来检测

F. 蛋白质采用 pH 指示剂蛋白质误差的原理，对尿中的球蛋白敏感

19. 哪些疾病和情况时尿液 pH 可呈现碱性

A. 代谢性碱中毒

B. 呼吸性碱中毒

C. 大量食用肉食时

D. 肾小管性酸中毒

E. 食用大量蔬菜及水果时

F. 尿液标本室温放置过久时

参考答案与解析

一、A1 型题

1. E【解析】$EDTA-Na_2$溶解度 < $EDTA-K_2$。

2. B【解析】封闭式采血，无须容器间转移，减少了溶血现象。

3. C【解析】浆膜腔积液标本采集后应及时送检，不能及时送检的标本可加乙醇以固定细胞成分。

4. A【解析】一般尿标本应在采集后 2 小时内分析完毕，但是由于夏天温度高，细菌繁殖快，故应尽快检测。

5. D【解析】碳酸钠常用于卟啉尿的保存。

6. A【解析】A 型红细胞膜表面有 A 抗原，B 型红细胞膜表面有 B 抗原，AB 型红细胞膜表面有 A、B 抗原，而 O 型则无 A、B 抗原，但有大量未起变化的 H 物质，这个物质即为 A、B 抗原的前身。

7. E【解析】胆红素在阳光照射下，易转为胆绿素，为避光宜用棕色玻璃瓶。

8. B【解析】进餐后胃肠的负载加重，减低了尿糖、尿蛋白的肾阈值。

9. B【解析】正常人粪便为中性弱酸或弱碱性；肉食者粪便呈碱性；高度腐败时呈强碱性；食糖或脂类时，粪便为酸性；异常发酵时，粪便为强酸性；阿米巴痢疾时，粪便为酸性 pH 6.1~6.6；细菌性痢疾时，粪便为碱性 pH 约 8.0。

10. D【解析】晨尿是指清晨起床，未进早餐和做运动之前排出的尿液。通常晨尿在膀胱中的存留时间达6~8小时，各种成分较为浓缩，已达检测或培养所需浓度。

11. A【解析】检验后标本一律视为有传染性生物污染源，必须经过10g/L过氧乙酸或漂白粉消毒处理后才能排入下水道。

12. B【解析】红细胞表面上只有A抗原的为A型血，其血清中有抗B抗体（又称“凝集素”）；红细胞上只有B抗原的为B型血，其血清中有抗A抗体；红细胞上A、B抗原都有的为AB型血，其血清中没有抗A、抗B抗体；红细胞上A、B两种抗原皆无者为O型，其血清中抗A、抗B抗体皆有。

13. A【解析】尿液常规检验，标本采集完，在2小时内送检。

14. C【解析】国际血液学标准化委员会（International Council for Standardization in Haematology，ICSH）建议，血细胞计数时首选抗凝剂是EDTA-K_2。

15. D【解析】正确采集血标本是获得准确可靠实验结果的关键。静脉采血法：凡位于体表的浅静脉均可采用，首选肘静脉，也可用手背静脉、内踝静脉或股静脉。幼儿可用颈外静脉采血。

16. C【解析】冷藏保存尿液多保存在2~8℃冰箱内，或保存于冰浴中。

17. C【解析】在正常饮食条件下，晨尿多偏弱酸性，多数尿标本pH 5.5~6.5，平均pH 6.0。

18. D【解析】枸橼酸钠能抗凝，对V因子有保护作用，能防止细胞溶解，对细胞毒性小，在输血后被机体利用。故常用于凝血象检查和血液保养液的抗凝。

19. C【解析】精子活力与妊娠率有关，评估应在精液液化后尽快进行，最好在30分钟内，务必在射精后1小时内进行。

20. A【解析】脑脊液由临床医生进行腰椎穿刺采集，穿刺成功后首先进行压力测定，然后根据检查目的留取脑脊液（CSF）标本于3个无菌管中，每管1~2ml，第一管用于细菌学检验，第二管用于临床化学或免疫学，第三管用于常规检查。采集后立即送检并于1小时内检测完毕。

21. E【解析】采集尿液标本时容器的容量一般应大于50ml。

22. C【解析】随机尿即留取任何时间的尿液，适用于门诊、急诊患者。

23. E【解析】参见A1型题第19题解析。

24. C【解析】尿液标本冷藏保存时最多不超过6小时。

25. B【解析】每升尿中加入5ml福尔马林，或5~20ml甲苯，或10ml浓盐酸，或0.5~1.0g麝香草酚（根据检验目的只加入一种即可），混匀后室温保存或放入冰箱中冷藏。

二、A2型题

1. E【解析】首次晨尿常偏酸性，其中的血细胞、上皮细胞、病理细胞、管型等有形成分，以及如人绒毛膜促性腺激素（hCG）等浓度较高。因此，hCG 检查的最佳标本是晨尿。

2. E【解析】为防止细菌的繁殖和有形成分的破坏，尿液标本采集后一般在 2 小时内完成检验，最好在 30 分钟内完成检验。不能及时检验的标本可在 2~8℃冰箱中保存 6 小时。

3. D【解析】留尿前先清洗外阴，在不间断排尿过程中，弃去前、后时段的尿，用无菌容器接留中间时段的尿。

4. B【解析】经计算：MW = HCT/RBC = 74fl，MCH = Hb/RBC = 21pg，MCHC = Hb/HCT = 288g/L，MW、MCH、MCHC 均下降为小细胞低色素性贫血。

三、A3/A4 型题

1. B【解析】血常规属于最基本的血液检验手段，在就诊的任何时刻都可以做这个检查。测量的结果不影响对疾病的判断。

2. C【解析】HCT 偏低、血液较稀时，应采用大血液滴大角度、快推。

3. C【解析】静脉血是最常用的标本，毛细血管采血主要用于儿童，血气分析多使用动脉血。采血时，患者应采取坐位或卧位。采血前要按照检验项目准备好相应的容器，如空白试管、抗凝管或促凝管。若患者正在静脉输液，则不宜在输液同侧手臂采血，以免影响结果。

4. B【解析】促凝剂促进激活凝血机制，加速血液凝固，缩短血清分离时间。特别适用于急诊生化检验。

5. C【解析】标本拒收的常见原因：①溶血：抗凝标本出现凝固；②血液采集容器不当；③采血量不足或错误；④转运条件不当；⑤申请单和标识不一致；⑥标本污染、容器破损等。

6. E【解析】采血结束后，用无菌干棉签压住采血部位以止血。

7. D【解析】①吖啶橙荧光染色：肿瘤细胞的辨认。②过氧化物染色：鉴别形态相似的幼稚细胞。③苏丹染色：鉴别脂类吞噬细胞。④过碘酸希夫染色：鉴别肿瘤细胞和原始淋巴细胞。⑤硝基四氮唑蓝染色：鉴别成熟和幼稚的中性粒细胞。

8. C【解析】参见上一题解析。

四、B 型题

1. A【解析】肝素可以保持红细胞的自然形态，是红细胞渗透脆性试验的理想抗凝剂；枸橼酸钠对凝血因子有较好的保护作用，使其活性缓慢减低，故常用于凝血项的检查，也用于红细胞沉降率的测定，因毒性小，是输血保养液的成分之一；EDTA-K_2 对血细胞的影响最小，是全血细胞分析的理想抗凝剂；草酸铵对红细胞破坏力较强，保持血小板形态完整，适用于血小板计数。

2. A【解析】参见上一题解析。

3. C【解析】参见 B 型题第 1 题解析。

4. D【解析】中性颗粒呈等电状态，与伊红和亚甲蓝均可结合。

5. A【解析】血液蛋白及嗜酸性颗粒为碱性蛋白质，与酸性伊红蛋白结合，染红色，称为嗜酸性物质。

6. D【解析】瑞氏染液由酸性染料伊红（E-）和碱性染料亚甲蓝（M +）组成，将适量伊红、亚甲蓝（又名美蓝）溶解在甲醇中，即为瑞氏染液。甲醇的作用：溶解伊红和亚甲蓝、固定细胞形态。

7. B【解析】参见上一题解析。

8. E【解析】高黏度凝胶在血清和血块间形成隔层，达到分离血细胞和血清的目的，能快速分离血清标本，有利于标本冷藏保存。

9. A【解析】能够阻止血液凝固的物质称为抗凝剂，使用全血和血浆标本时通常需要抗凝。

10. B【解析】促凝剂促进激活凝血机制，加速血液凝固，缩短血清分离时间，特别适用于急诊生化检验。

11. A【解析】瑞氏染色具有方法简单、染色时间短、对白细胞特异性颗粒和细胞质着色较好等优点，故为血液细胞分析的最常用方法。

12. C【解析】巴氏染色的特点是细胞具有多色性、色彩丰富鲜艳、胞内结构清晰、染色效果好，是细胞病理学检查常用的方法，尤其用于观察女性雌激素水平对阴道上皮细胞的影响。

13. D【解析】HE 染色在脱落细胞学检查上应用广泛，特别是对黏稠度较高的痰、宫颈刮片利用价值大，该染色穿透力强，适合厚涂片标本，对癌细胞及非癌细胞的着色有明显不同。

14. E【解析】吉姆萨染液对细胞核、寄生虫（如疟原虫等）着色较好，但对细胞质成分的着色能力略差。采用瑞-吉复合染液可使细胞胞质、颗粒、胞核等均获得满意的染色效果。

五、X 型题

1. DE【解析】容器需灭菌处理，A 不正确。便盆和便池中的粪便常混有尿液消毒剂及污水等，可破坏粪便的有型成分，B 不正确。细菌培养应用专用的灭菌有盖的容器，C 不正确。

2. ABCD【解析】因容器不洁、接触水、强力振荡、操作不慎等可引起溶血，使血细胞计数、血细胞比容、血浆或血清化学成分（如钾、镁、转氨酶、胆红素）等多项指标检验结果发生变化。

3. ABD【解析】细菌繁殖使结果出现假阴性，E 不正确。放置过久会使隐血出现假阴性，C 不正确。

4. ABCD【解析】真空采血法又称负压采血法，有真空采血装置套筒式、头皮静脉式两种。封闭式采血无须容器之间的转移，减少了溶血现象，能有效地保护血液有形成分，使检验结果更可靠；同时，样本转运方便，能有效避免医护人员和患者间交叉感染。

5. ACDE【解析】采血针刺深度为2~3mm，其余均为毛细血管采血注意事项。

6. ADE【解析】积液不能及时送检可加入适量乙醇以固定细胞成分；理学检查和细胞学检查宜采用 $EDTA-K_2$抗凝；化学检查宜采用肝素抗凝；另外还需要留取1份不加任何抗凝剂，用于积液的凝固性。

7. AC【解析】血液标本应是不抗凝血，以避免纤维蛋白、抗凝剂干扰血清学试验，需用输血前3天内采血的血液标本，输血后患者的血标本必须在1~4℃至少保存7天。

8. ACE【解析】随机尿不受时间的限制，易获得但是容易受到运动、饮食、药物等因素影响，适用于门诊或急诊检验。餐后尿可对餐后排出成分进行检查，适用于尿胆原、尿糖、尿蛋白等项目的检测。

9. ABC【解析】血涂片的质量问题和可能原因：①不规则间断和尾部太长：推片污染、推片速度不均匀、载玻片污染。②有空洞：载玻片被油脂污染。③血膜太长或太短：推片角度不佳。④血膜无尾部：血滴太大。⑤血膜很短：血滴太小。⑥血膜边缘无空隙：推片太宽或血滴展开太宽。⑦血膜太厚：血滴大、血黏度高推片角度大、推片速度快。⑧白细胞破损：推片用力过猛。⑨细胞蜕变：固定时间短、固定延迟、甲醇污染。⑩白细胞和血小板尾部分布不规则：制片技术差。

六、案例分析题

1. B【解析】在偏碱性环境中，负电荷增多，易与亚甲蓝结合，所有细胞呈灰蓝色，颗粒呈深暗，染色偏蓝。

2. B【解析】冲洗时应以流水冲洗，不能先倒掉染液，以防染料沉着在血涂片上。

3. ABCE【解析】肝素加强抗凝血酶（AT）灭活丝氨酸蛋白酶作用，阻止凝血酶形成，并阻止PLT聚集，从而阻止血浆液凝固。EDTA盐、草酸盐、枸橼酸盐均能与 Ca^{2+} 形成螯合物。

4. A【解析】手指采血操作方便，检查结果比较恒定，WHO推荐采集左手无名指端内侧，婴幼儿可采大踇趾或足跟内外侧边缘血液。

5. ABCD【解析】参见X型题第4题解析。

6. ABCD【解析】草酸盐能与 Ca^{2+}形成草酸钙沉淀，使 Ca^{2+} 失去凝血作用，阻止血液凝固。

7. ACDE【解析】EDTA常用的有 $EDTA-Na_2$、$EDTA-K_2$，能与血液 Ca^{2+}结合成螯合物，使 Ca^{2+}失去凝血作用，阻止血液凝固，因此不适用于凝血检查、血小板功能试验。

8. ABDE【解析】草酸钠通常用0.1mol/L浓度，与血液按1∶9比例使用，过去主要用于凝血检查。实践发现草酸盐对V因子保护功能差，影响凝血酶原时间测定，另外草酸盐与钙离子结合形成沉淀，而且浓度过高还会导致溶血，改变血液 pH。

9. ACDE【解析】A、C、D、E 选项均能与钙离子结合形成螯合物。肝素加强抗凝血酶灭活丝氨酸蛋白酶作用，阻止凝血酶形成，并阻止血小板聚集等作用，从而使血液凝固。

10. E【解析】枸橼酸钠对凝血因子有较好的保护作用，使其活性缓慢减低，故常用于凝血检查。

11. ABDE【解析】低温 4℃保存血液可使血小板计数结果减低。

12. CDE【解析】葡萄糖氧化酶法原理：葡萄糖氧化酶将葡萄糖氧化为葡萄糖酸，同时释放过氧化氢，过氧化氢酶催化 H_2O_2 氧化色素原，并使色素原氧化成红色醌类化合物。其生成量与葡萄糖成正比。葡萄糖氧化酶法测定葡萄糖非常特异，仅测定葡萄糖。还原物质如维生素 C 可与色素原性物质竞争过氧化氢，使测定结果偏低。氟化钠抑制糖分解。

13. CDE【解析】脑脊液葡萄糖减低见于：①化脓性脑膜炎和真菌性脑膜炎，以化脓早期减低最显著；②脑寄生虫病；③脑肿瘤；④神经梅毒；⑤低血糖状态。

14. C【解析】化脓性脑膜炎患者，脑脊液外观浑浊，蛋白质显著增加，葡萄糖明显减少，氧化物略有下降，细胞总数显著增加，且以中性粒细胞为主，脑脊液沉淀物涂片见革兰染色 G^- 双球菌，因此该患者符合化脓性脑膜炎。

15. BCFG【解析】首次晨尿较为浓缩，常呈酸性，其中红细胞和管型、上皮细胞等浓度高。12 小时尿用于 Addis 计数。24 小时尿用于化学成分定量。

16. BDEF【解析】甲苯可在尿液表面形成薄膜，防止细菌繁殖，用量 1.0~2.0ml 甲苯/100ml 尿液，适用于尿肌酐、尿糖、蛋白质、丙酮等生化项目的测定。甲醛又称福尔马林，对尿细胞管型有形成分的形态结构，有较好的固定作用，适用于 Addis 计数。浓盐酸用于定量测定 17-羟皮质类固醇、17-酮类固醇、儿茶酚胺、草酸盐、钙、磷等测定的尿标本防腐，每升尿液加 10ml 浓盐酸。

17. ACE【解析】加热醋酸法对清蛋白和球蛋白的灵敏度基本一致，影响因素少，准确性较好。磺柳酸法灵敏度高，可产生假阳性。试带法测尿蛋白时对清蛋白敏感，球蛋白仅为清蛋白的 1/100~1/50。

18. ABDE【解析】根据 Legal 试验原理检测完全不能测出 β-羟丁酸。丙酮的灵敏度也比乙酰乙酸小 5~10 倍。

19. ABDEF【解析】进食含蛋白质高的食物过多或饥饿状态等尿 pH 下降。而进食过多蔬菜、水果等碱性物质较多的食品时尿 pH 上升。病理性尿 pH 上升见于呼吸性或代谢性碱中毒、细菌分解毒素、肾小管酸中毒、感染性膀胱炎等。

第七章　血液一般检验

一　A1 型题

1. 成熟红细胞的形态异常与疾病的关系中，错误的叙述是

A. 裂红细胞提示 DIC　　B. 嗜碱性点彩红细胞提示铅中毒

C. 靶形红细胞提示 HbS 增高　　D. 镰状红细胞提示 HbS 增高

E. 棘形红细胞提示 β-脂蛋白缺乏症

2. 外周血涂片中嗜多色性红细胞明显增多常见于

A. 骨髓纤维化　　B. 多发性骨髓瘤

C. 急性失血性贫血　　D. 再生障碍性贫血

E. 血小板减少性紫癜

3. 外周血中网织红细胞降低见于

A. 缺铁性贫血　　B. 溶血性贫血

C. 巨幼细胞贫血　　D. 放射治疗和化学治疗以后，造血恢复时

E. 再生障碍性贫血

4. 在尿液中呈菱形、黄色、暗棕色的结晶是

A. 碳酸钙结晶　　B. 尿酸结晶

C. 草酸钙结晶　　D. 磷酸铵结晶

E. 磷酸钙结晶

5. 对肝脏疾病所致贫血，错误的说法是

A. 可以是大细胞性贫血

B. 酒精性肝病患者外周血涂片中不能见到棘形红细胞

C. 可以是正常细胞性贫血

D. 合并脾功能亢进者，全血细胞减少

E. 胆道阻塞患者外周血涂片中能见到靶形红细胞

6. 缺铁性贫血患者经铁剂治疗有效，首先观察到的是

A. 网织红细胞、RBC 和 Hb 都无变化

B. 网织红细胞先升高，随后 RBC 和 Hb 升高

C. 网织红细胞无变化，RBC 和 Hb 升高

D. 网织红细胞先下降，随后 RBC 和 Hb 升高

E. RBC 和 Hb 先升高，随后网织红细胞升高

7. 红细胞直方图显示曲线主峰右移，峰底增宽，常提示

A. 溶血性贫血　　B. 缺铁性贫血

C. 铁粒幼细胞贫血　　D. 巨幼细胞贫血

E. 轻型珠蛋白生成障碍性贫血

8. 外周血中网织红细胞升高最明显的是

A. 缺铁性贫血　　B. 再生障碍性贫血

C. 巨幼细胞贫血　　D. 急性溶血性贫血

E. 珠蛋白生成障碍性贫血

9. 急性溶血性贫血患者外周血中不会出现

A. MCH 正常　　B. MCV 正常

C. 幼稚红细胞　　D. 网织红细胞减少

E. MCHC 正常

10. 外周血涂片中靶形红细胞增多常见于

A. HbS 病　　B. 恶性贫血

C. 再生障碍性贫血　　D. 珠蛋白生成障碍性贫血

E. 巨幼细胞贫血

11. 与遗传性疾病无关的红细胞形态异常是

A. 口形红细胞增多　　B. 棘形红细胞增多

C. 球形红细胞增多　　D. 靶形红细胞增多

E. 椭圆形红细胞增多

12. 大细胞性贫血患者外周血涂片中易见到

A. 小红细胞　　B. 口形红细胞

C. 镰状红细胞　　D. 椭圆形红细胞

E. 裂片红细胞

13. 成人外周血检查结果，属病理现象的是

A. 嗜多色性红细胞占 1%　　B. 裂红细胞 >2%

C. 球形红细胞 <4%　　D. 椭圆形红细胞占 1%

E. 嗜碱性点彩红细胞占 0.01%

14. 下列关联组合中，错误的叙述是

A. 红细胞缗钱状排列见于低球蛋白血症

B. 裂红细胞见于弥散性血管内凝血
C. 镰状红细胞见于镰状红细胞性贫血
D. 球形红细胞见于自身免疫性溶血性贫血
E. 红细胞形态不齐常见于巨幼细胞贫血

15. 珠蛋白生成障碍性贫血患者外周血中可见到的异常红细胞是
A. 靶形红细胞
B. 球形红细胞
C. 镰状红细胞
D. 泪滴形红细胞
E. 椭圆形红细胞

16. 关于红细胞沉降率的临床意义，错误的叙述是
A. 风湿热静止期红细胞沉降率正常，活动期红细胞沉降率加快
B. 多发性骨髓瘤患者红细胞沉降率加快
C. 可用于良恶性肿瘤的辅助鉴别
D. 红细胞沉降率减慢意义不大
E. 心绞痛时红细胞沉降率加快，心肌梗死时红细胞沉降率减慢

17. 准确度和精密度都较差的Hb测定方法是
A. 叠氮高铁血红蛋白法
B. 溴代十六烷基三甲胺（CTAB）血红蛋白法
C. 碱羟血红蛋白法（AND575）
D. 氰化高铁血红蛋白法（HiCN）
E. 十二烷基月桂酰硫酸钠（SLS）血红蛋白法

18. 对巨幼细胞贫血患者用维生素B_{12}治疗有效后，外周血中最先观察到的是
A. Hb升高
B. RBC升高
C. 血小板升高
D. 网织红细胞升高
E. 杆状核粒细胞升高

19. 关于红细胞平均指数，正确的叙述是
A. MCHC单位为pg/fl
B. MCV是指每个RBC的平均体积
C. MCHC是指每个RBC的平均Hb量
D. MCH是指平均每升RBC所含的Hb浓度
E. 红细胞的3个平均指数都是直接测定出来的

20. 若计数5个中方格中红细胞总数为350个，按法定计量单位，应报告为
A. $3.5\times10^{12}/L$
B. 350万/mm^3
C. $3.5\times10^{9}/L$
D. $3.5\times10^{6}/L$
E. $3.5\times10^{13}/L$

21. 与巨幼细胞贫血检查结果无关的是
A. MCH >31pg
B. MCV >92fl

C. RDW < 15%　　D. 中性粒细胞核分叶增多

E. MCHC 为 320~360/L

22. 典型的缺铁性贫血，红细胞与 Hb 浓度间的关系为

A. Hb 浓度升高，红细胞数量减低

B. 红细胞数量与 Hb 浓度平行减少

C. Hb 浓度减少比红细胞数量减少更明显

D. 红细胞数量减少比 Hb 浓度减少更明显

E. 红细胞数量减少，而 Hb 浓度在正常范围内

23. 关于巨幼细胞贫血，错误的说法是

A. DNA 是细胞增殖的基本物质条件　　B. 红细胞大小不均

C. 维生素 B_{12}是 DNA 合成所必需的　　D. 叶酸是 DNA 合成所必需的

E. 红细胞发育过程中，胞质发育落后于胞核

24. 外周血涂片中嗜多色性红细胞减少见于

A. 白血病性贫血　　B. 溶血性贫血

C. 巨幼细胞贫血　　D. 珠蛋白生成障碍性贫血

E. 再生障碍性贫血

25. 外周血涂片出现有核红细胞，最常见于

A. 腹泻　　B. 溶血性贫血

C. 烧伤　　D. 大手术后

E. 急性胰腺炎

26. 属于小细胞均一性贫血的是

A. 缺铁性贫血　　B. 再生障碍性贫血

C. 急性失血性贫血　　D. 轻型珠蛋白生成障碍性贫血

E. 铁粒幼细胞贫血

27. 血涂片经瑞氏染色后红细胞染色较浅，中央淡染区扩大，这种情况称为

A. Hb 含量低，着色浅　　B. Hb 含量高，着色深

C. 正常染色　　D. Hb 含量高，着色不均

E. Hb 含量低，着色不均

28. 临床上初筛本周蛋白用

A. SDS-PAGE 电泳　　B. 热沉淀-溶解试验

C. 免疫固定电泳　　D. 醋酸纤维薄膜电泳

E. 免疫速率散射浊度法

29. 有输血史患者，再次输血应注意其血中有无

A. IgG　　B. IgA

C. IgM　　D. IgD

E. IgE

30. 符合大细胞性贫血的是

A. 缺铁性贫血　　B. 再生障碍性贫血

C. 铁粒幼细胞贫血　　D. 恶性贫血

E. 珠蛋白生成障碍性贫血

31. 交叉配血时出现主侧（+）、自身（-）、抗体筛选（+），可能的原因是

A. 患者或供血者 ABO 错误

B. 患者血清中的同种抗体与供血者红细胞上相应抗原反应

C. 患者血清可能含 ABO 抗体

D. 供血者红细胞直接抗球蛋白试验阳性

E. 患者血清中有抗体，但筛选细胞上无相应抗原

32. 外周血涂片中不会出现幼稚红细胞的疾病是

A. 白血病　　B. 红白血病

C. 溶血性贫血　　D. 再生障碍性贫血

E. 类白血病反应

33. ABO 血型抗体一般分为两类，实际上都是

A. 遗传而来　　B. 免疫产生的

C. 种属特性不同　　D. 免疫原作用而产生

E. 异型抗原刺激而来

34. 成人淋巴细胞增多是指外周血淋巴细胞绝对值

A. $>4\times10^9/L$　　B. $>2\times10^9/L$

C. $>2.5\times10^9/L$　　D. $>3\times10^9/L$

E. $>3.5\times10^9/L$

35. 白细胞显微镜法计数时，白细胞稀释液通常加

A. 0.36ml　　B. 0.38ml

C. 0.39ml　　D. 0.40ml

E. 2.0ml

36. 对红细胞沉降率的描述，正确的是

A. 球蛋白可使红细胞沉降率减慢　　B. 红细胞沉降率管倾斜使红细胞沉降率减慢

C. 卵磷脂可使红细胞沉降率加快　　D. 红细胞数量减少，红细胞沉降率加快

E. 红细胞沉降率的改变具有较高的特异性

37. 魏氏红细胞沉降率管的刻度为

A. 0~20cm　　B. 0~10cm

C. 0~15cm
D. 0~25cm
E. 0~30cm

38. ICSH 推荐的红细胞沉降率测定的参考方法是
A. 魏氏法
B. 潘氏法
C. 温氏法
D. ZSR 法
E. 库氏法

39. 关于红细胞沉降率，正确的叙述是
A. 男性比女性快
B. 儿童常比老年人快
C. 女性月经期加快
D. 高原地区居民比平原地区居民快
E. 良性肿瘤患者加快，恶性肿瘤患者正常

40. 不会引起红细胞生理性增多的因素是
A. 恐惧
B. 兴奋
C. 高气压
D. 冷水浴
E. 剧烈体力劳动

41. 中性粒细胞反应性增多常见于
A. 急性髓性白血病
B. 再生障碍性贫血
C. 系统性红斑性狼疮
D. 慢性粒细胞白血病
E. 化学物质或药物中毒

42. 疑为血友病，首选的筛选试验为
A. 复钙时间测定
B. APTT 测定
C. 凝血时间测定玻片法
D. 凝血酶原消耗试验
E. 凝血时间测定玻璃试管法

43. 瑞氏染色后，油镜下胞核呈单个、圆形，染色质粗大块状，胞质呈透明、淡蓝色的白细胞为
A. 单核细胞
B. 中性粒细胞
C. 淋巴细胞
D. 嗜酸性粒细胞
E. 嗜碱性粒细胞

44. 关于魏氏法测定红细胞沉降率，正确描述的是
A. 应于 37℃ 条件下测定
B. 需用专用的魏氏红细胞沉降率管，内径为 2.5mm
C. 枸橼酸钠按 1∶9 比例抗凝血液
D. 室温 25℃ 测定结果需进行温度校正
E. 红细胞沉降率管用后经水冲洗即可再次使用

45. 凝血检查时，抗凝剂最好用

A. 肝素 B. EDTA-K_2

C. 草酸钠 D. 109mmol/L 枸橼酸钠

E. 38g/dl 枸橼酸钠

46. 枸橼酸钠用于红细胞沉降率检查，抗凝剂与血液的比例是

A. 1:2 B. 1:6

C. 1:8 D. 1:4

E. 1:9

47. 将 20μl 血液加入 0.38ml 血小板稀释液中，计数 5 个中方格血小板数为 98 个，则该标本血小板数为

A. 9.8×10^9/L B. 98×10^9/L

C. 49×10^9/L D. 490×10^9/L

E. 980×10^9/L

48. 显微镜法计数白细胞时，通常加外周血

A. 10μl B. 30μl

C. 20μl D. 40μl

E. 50μl

49. PLT 正常，BT 延长可见于

A. 白血病 B. 血友病 A

C. 血友病 B D. 再生障碍性贫血

E. 血管性血友病

50. 正常血小板的平均寿命为

A. 1~2 天 B. 2~4 天

C. 7~14 天 D. 15~21 天

E. 120 天

51. 确定有无贫血的最佳指标为

A. 红细胞沉降率 B. RDW

C. 网织红细胞计数 D. RBC、Hb

E. MCV、MCH、MCHC

52. 通常情况下，显微镜下计数白细胞的区域是

A. 1 侧计数室，4 角 4 个大方格 B. 1 侧计数室，对角 2 个大方格

C. 1 侧计数室，中间 1 个大方格 D. 2 侧计数室，共 10 个大方格

E. 2 侧计数室，对角共 4 个大方格

53. 铅中毒时外周血涂片中易见
A. 嗜碱性点彩红细胞
B. 球形红细胞
C. 小红细胞
D. 嗜多色性红细胞
E. 有核红细胞

54. 红细胞对红细胞沉降率的影响，正确的叙述是
A. 贫血对红细胞沉降率无影响
B. 镰状红细胞使红细胞沉降率加快
C. 红细胞直径越大，红细胞沉降率越快
D. 球形红细胞使红细胞沉降率加快
E. 红细胞增多症可见红细胞沉降率加快

55. 红细胞膜缺陷所致的贫血是
A. Hb 病
B. 缺铁性贫血
C. 巨幼细胞贫血
D. 铁粒幼细胞贫血
E. 遗传性球形红细胞增多症

56. 引起红细胞绝对性增多的因素不包括
A. 新生儿
B. 大面积烧伤
C. 慢性肺心病
D. 法洛四联症
E. 真性红细胞增多症

57. 有关血小板数量的生理性变化，正确的叙述是
A. 冬季比春季低
B. 妊娠中晚期降低
C. 正常人每天血小板数有一定波动
D. 女性月经前可增高
E. 静脉血比外周血略低 10%

58. 红细胞沉降率测定中，错误的要求是
A. 避免阳光直射
B. 37℃测定的结果可直接报告
C. 测定时最好是 18~25℃
D. 采血后室温下必须 2 小时内完成
E. 37℃测定的结果需校正后报告

59. 有关红细胞的描述，正确的是
A. 红细胞平均寿命为 100 天
B. 晚幼红细胞已丧失分裂能力
C. 正常红细胞膜表面带正电荷
D. 衰老的红细胞主要在肝脏被破坏
E. 正常成人红细胞来自骨髓和脾脏

60. ABO 血型系统的分型是根据
A. 红细胞上存在的抗原
B. 遗传基因
C. 血清中存在的抗体
D. 天然抗体和免疫抗体不同

E. 红细胞上存在的抗原和血清中存在的抗体

61. BT 延长，PLT 减低，首先考虑的疾病是

A. 原发性血小板减少性紫癜
B. 单纯性紫癜
C. 血管性紫癜
D. 过敏性紫癜
E. 血小板增多症

62. 造血干细胞和造血微环境的损害所致的贫血是

A. 缺铁性贫血
B. 溶血性贫血
C. 巨幼细胞贫血
D. 再生障碍性贫血
E. 遗传性球形红细胞增多症

63. 显微镜下分类计数白细胞时，应选择血涂片的

A. 头部
B. 体部
C. 体尾交界处
D. 尾部
E. 头体交界处

64. 慢性粒细胞白血病患者外周血中白细胞总数通常为

A. $(10\sim20)\times10^9/L$
B. $(20\sim30)\times10^9/L$
C. $(30\sim40)\times10^9/L$
D. $(50\sim100)\times10^9/L$
E. $(100\sim600)\times10^9/L$

65. 血小板聚集试验反映了

A. 血小板数量
B. 血小板的释放功能
C. 血小板膜糖蛋白水平
D. 血小板 GPⅡb/Ⅲa 活性
E. 血小板 GPⅠb/Ⅸ复合物的活性

66. 有关网织红细胞，错误的说法是

A. 通常比成熟红细胞大
B. 可用网织红细胞百分率表示
C. 也可用网织红细胞绝对值表示
D. 网织红细胞百分率是指油镜下计数 1000 个红细胞中网织红细胞所占的百分数
E. 胞质中含有 DNA 等嗜碱性物质经新亚甲蓝活体染色后可见到网状结构

67. 关于网织红细胞，错误的说法是

A. 经瑞氏染色后可见到连成线状或网状的结构
B. 可用于判断骨髓的造血功能
C. ICSH 将网织红细胞分为Ⅰ~Ⅳ型
D. 胞质中含有 RNA 核糖体等嗜碱性物质
E. 它是介于晚幼红细胞和成熟红细胞之间的未完全成熟红细胞

68. 生理情况下，外周血中性粒细胞核通常以（ ）为主

A. 1 叶
B. 2~3 叶
C. 4 叶
D. 5 叶
E. 6 叶

69. 正常情况下，外周血中中性杆状核细胞与分叶核细胞的比值为

A. 1∶10
B. 1∶13
C. 1∶11
D. 1∶12
E. 1∶14

70. 显微镜法计数白细胞的计算公式为

A. 白细胞 =（2 个大方格内的白细胞数/20）$\times 10^9$/L
B. 白细胞 =（4 个中方格内的白细胞数/20）$\times 10^6$/L
C. 白细胞 =（5 个中方格内的白细胞数/20）$\times 10^9$/L
D. 白细胞 =（4 个大方格内的白细胞数/20）$\times 10^9$/L
E. 白细胞 =（10 个大方格内的白细胞数/20）$\times 10^9$/L

71. 采用 Miller 窥盘计数网织红细胞时，如计数 10 个视野小方格中的红细胞总数为 120 个，同时计数到大方格中的网织红细胞总数为 16 个，则网织红细胞百分率应报告为

A. 1.48%
B. 0.16%
C. 0.148%
D. 0.83%
E. 1.2%

72. 外周血中嗜多色性红细胞增多，表示骨髓造红细胞功能

A. 恶性变
B. 增生正常
C. 增生低下
D. 增生重度低下
E. 增生活跃

73. 麻醉中的手术患者输几十毫升血后即出现手术区渗血和低血压，应考虑可能发生

A. 输血相关低血压
B. 变态反应
C. 溶血反应
D. 细菌污染反应
E. 非溶血性发热反应

74. 关于平均红细胞血红蛋白浓度（MCHC），错误的叙述是

A. 正常细胞性贫血时正常
B. 巨幼细胞贫血时升高
C. 单纯小红细胞性贫血时正常
D. 小细胞低色素性贫血时降低
E. 正常人的参考范围是 320~360g/L

75. 显微镜法计数白细胞时，以测定值和靶值差值的绝对值与靶值相比来表示的质量控制方法为

A. 经验控制
B. 常规考核标准

C. 变异百分率评价法　　D. 两差比值评价法

E. 双份计数标准差评价法

76. 有关网织红细胞计数临床意义，错误的叙述是

A. 贫血治疗有效后，网织红细胞一直升高

B. 反映了骨髓的造红细胞功能

C. 可作为贫血病情观察的指标

D. 可作为贫血治疗的疗效观察指标

E. 网织红细胞减少，表示骨髓造血功能低下

77. 紧急情况下，某A型血患者欲接受少量O型血，交叉配血时将出现

A. 主管、次管都不凝集　　B. 主管不凝集，次管凝集

C. 主管、次管都凝集　　D. 主管凝集，次管不凝集

E. 以上结果都有可能

78. 预防血小板无效输注最有效的方法是

A. 输手工血小板　　B. 输前应用小剂量激素

C. 输HLA配型相合的血小板　　D. 输前尽量不用抗生素

E. 延长血小板输注的间隔时间

79. CPD保养液对红细胞的保存时间为

A. 1周　　B. 2周

C. 3周　　D. 4周

E. 5周

80. 某人的红细胞与B型血的血清凝集，其血清与B型血的红细胞不凝集，此人血型为

A. A型　　B. B型

C. O型　　D. AB型

E. 亚型

二 A2型题

1. 患儿，男，5岁。贫血貌。外周血检查结果：RBC 3.5×10^{12}/L，Hb 75g/L，HCT 0.26。该患儿贫血可能是

A. 大细胞性贫血　　B. 正常细胞性贫血

C. 单纯小细胞性贫血　　D. 小细胞低色素性贫血

E. 正常体积非均一性贫血

2. 患者，女性，16岁。头晕、乏力2年，加重3个月。平时以素食为主。13岁月经来潮，每次量多。查体：贫血外貌，肝脾无增大。血常规：Hb 61g/L，MCV 67.2fl，MCH

24.2pg，MCHC 280g/L，WBC 4×10^9/L，PLT 120×10^9/L，RET 0.012，红细胞中央淡染区扩大，RDW 25.2%。其最可能的诊断为

A. 失血性贫血　　B. 巨幼细胞贫血

C. 铁粒幼细胞贫血　　D. 缺铁性贫血

E. 珠蛋白生成障碍性贫血

3. 患者外周血检查结果：RBC 3.5×10^{12}/L，Hb 95g/L，HCT 0.30。其 MCH 应为

A. 27pg　　B. 22pg

C. 25pg　　D. 27pg/L

E. 27g/L

4. 患者红细胞计数为 2.3×10^{12}/L，白细胞计数为 1.8×10^9/L，其红细胞计数结果应报告为

A. 2.12×10^{12}/L　　B. 2.0×10^{12}/L

C. 2.1×10^{12}/L　　D. 2.25×10^{12}/L

E. 2.3×10^{12}/L

5. 患者，女性，30 岁。月经量增多，皮肤瘀点、瘀斑半年。实验室检查：Hb 90g/L，WBC 8.9×10^9/L，PLT 42×10^9/L，血小板相关抗体阳性；骨髓检查显示巨核细胞增生明显活跃，以幼稚细胞为主，由此推断

A. BT 延长，CT 正常，TT 正常，血块退缩不佳

B. BT 正常，CT 正常，TT 延长，血块退缩不佳

C. BT 延长，CT 延长，TT 延长，血块退缩不佳

D. BT 延长，CT 正常，TT 正常，血块退缩正常

E. BT 正常，CT 延长，TT 正常，血块退缩正常

6. 患者，女性，28 岁，教师。乏力、头晕近 1 年，近日加重入院。查体：贫血貌，余无异常。外周血检查结果：MCV 103fl，MCH 36pg，MCHC 350g/L。该患者贫血属

A. 正常细胞性贫血　　B. 单纯小细胞性贫血

C. 大细胞均一性贫血　　D. 巨幼细胞贫血

E. 小细胞性低色素性贫血

7. 患者外周血检查结果：RBC 4.5×10^{12}/L，Hb 105g/L，HCT 0.32。其 MCV 应为

A. 23fl　　B. 71fl

C. 30fl　　D. 51fl

E. 144fl

8. 患者，男性，40 岁。贫血外貌。外周血检查结果：MCV 82fl，MCH 29pg，MCHC 350g/L。该患者贫血属

A. 正常细胞性贫血　　B. 单纯小细胞性贫血

C. 巨幼细胞贫血　　D. 小细胞低色素性贫血

E. 大细胞均一性贫血

9. 患者，女性，25岁。15岁时开始乏力、头晕、月经量过多，曾服用铁剂治疗，症状无明显改善。查体：皮肤黏膜苍白，贫血貌，余无异常。外周血检查结果：Hb 82g/L，RBC 3.2×10^{12}/L，HCT 0.29，RDW 18.5%。该患者最可能的诊断是

A. 缺铁性贫血　　B. 再生障碍性贫血

C. 慢性感染性贫血　　D. 急性失血性贫血

E. 珠蛋白生成障碍性贫血

10. 患儿，男，5岁。无明显诱因出现左膝关节巨大血肿伴剧烈疼痛与功能障碍，有血友病家族史。对患儿进行实验室检查不可能出现的结果是

A. CT 延长　　B. APTT 延长

C. PT 延长　　D. PLT 120×10^9/L

E. 凝血活酶生成不佳，可被正常人新鲜血浆纠正

11. 患者，女性，30岁。头晕乏力，贫血貌；脾大肋下2cm，中等硬度。实验室检查：Hb 70g/L，正细胞正色素，RC增高。直接抗人球蛋白试验阳性。4个月内无输血及特殊药物史，尿胆原强阳性，大便颜色加深，该患者应考虑

A. 蚕豆病　　B. ABO 溶血病

C. 温抗体性自身免疫性溶血性贫血　　D. 药物诱发性溶血性贫血

E. 冷抗体性自身免疫性溶血性贫血

12. 患者，女性，34岁。查体：消瘦，贫血貌。易患感冒。外周血检查结果：MCV 75fl，MCH 26pg，MCHC 332g/L，RDW 17.5%，WBC及DC正常。该患者贫血属

A. 小细胞均一性　　B. 大细胞均一性

C. 大细胞非均一性　　D. 小细胞非均一性

E. 正常细胞均一性

13. 患者，女性，42岁。左颈淋巴结肿大，做淋巴结穿刺，涂片见核仁巨大，>5μm；胞核大，染色质疏松，呈网状；细胞体积大，直径100~2005μm。提示为

A. 腺癌细胞　　B. 原淋巴细胞

C. 霍奇金细胞　　D. 类上皮细胞

E. 树突状细胞

14. 患者需要输注血小板，但血小板取来时正值患者高热40℃，医生嘱待体温退至38℃以下再输注，取来的血小板如何处理

A. 退回血站保存　　B. 废弃

C. 放在室温下保存　　D. 直接放入-20℃冰箱

E. 放在血库4℃冰箱内保存

15. 患者无输血史，现检测到其血浆中有抗 A，该抗 A 最可能是

A. IgA　　B. IgD

C. IgM　　D. IgE

E. IgG

16. 患者白细胞总数及中性粒细胞均增高，其中杆状核粒细胞 >10%，并伴有少数晚幼粒细胞及中毒性改变，推测其核象改变最可能为

A. 核右移　　B. 轻度核右移

C. 中度核右移　　D. 中度核左移

E. 重度核左移

17. 患者红细胞平均指数为：MCV 75fl，MCH 22pg，MCHC 293g/L。最可能是

A. 尿毒症　　B. 再生障碍性贫血

C. 急性失血性贫血　　D. 缺铁性贫血

E. 急性溶血性贫血

18. 使用 Miller 窥盘计数网织红细胞，错误的说法是

A. 计数前要将 Miller 窥盘装入目镜筒

B. 计数大方格内所有红细胞，计数小方格内的网织红细胞

C. 选择涂片上红细胞分布均匀的部位计数

D. Miller 窥盘可将网织红细胞计数的 CV 值控制在 10% 左右

E. Miller 窥盘有 2 个方格，其小方格的面积是大方格面积的 1/9

19. 患者外周血涂片示红细胞较小、中心淡染，RDW 为 18.6%，其最可能的诊断是

A. 巨幼细胞贫血　　B. 缺铁性贫血

C. 再生障碍性贫血　　D. 轻型珠蛋白生成障碍性贫血

E. 自身免疫性溶血性贫血

20. 患者外周血细胞计数值为 $10 \times 10^9/L$，但在分类时计数 100 个 WBC 时，见到 25 个有核 RBC，则白细胞计数的真值为

A. $4 \times 10^9/L$　　B. $8 \times 10^9/L$

C. $10 \times 10^9/L$　　D. $12.5 \times 10^9/L$

E. $15 \times 10^9/L$

21. 患者红细胞平均指数为：MCV 78fl，MCH 26pg，MCHC 303g/L。该患者贫血可能是

A. 巨幼细胞贫血　　B. 正常红细胞性贫血

C. 单纯小红细胞性贫血　　D. 小红细胞低色素性贫血

E. 大红细胞高色素性贫血

三 A3/A4 型题

(1~2 题共用题干)

患者，女性，28 岁。妊娠 30 周，平时有偏食习惯。外周血检查结果：RBC $2.8\times10^{12}/L$，Hb 112g/L，MCV 118fl，MCH 40pg，MCHC 338g/L，RDW 19.5%，并有中性粒细胞分叶过多现象。

1. 患者的贫血属于
   A. 小细胞均一性
   B. 大细胞均一性
   C. 正常细胞均一性
   D. 小细胞非均一性
   E. 大细胞非均一性
2. 患者最可能的诊断为
   A. 缺铁性贫血
   B. 溶血性贫血
   C. 再生障碍性贫血
   D. 巨幼细胞贫血
   E. 铁粒幼细胞贫血

(3~4 题共用题干)

患者血型正定型为 AB 型，用盐水试验与 5 例 AB 型库存血配血，发现主侧均为“+”凝集。

3. 在继续检测的程序中应首先
   A. 检查患者血清中是否存在不规则抗体
   B. 检查患者 Rh 血型
   C. 显微镜检查是否有缗钱状凝集
   D. 检查患者自身红细胞与自身血清反应
   E. 将配血结果放置于 37℃环境，检查是否有冷凝集素存在
4. 若患者自身红细胞和自身血清在盐水中有凝集反应，最可能的情况是
   A. 存在冷抗体或血浆蛋白异常
   B. 存在温自身抗体
   C. 存在不规则抗体
   D. 存在球蛋白升高
   E. 存在冷自身抗体

(5~6 题共用题干)

患者，男性，55 岁。3 年前因胃癌行全胃切除术，近 1 年来渐感头晕、乏力，活动后心悸、气促。外周血检查结果：RBC $2.5\times10^{12}/L$，Hb 95g/L，Ret 0.15%，MCV 115fl，MCH 38pg，MCHC 330g/L。

5. 根据外周血检查结果，该患者可初步诊断为

A. 单纯小细胞性贫血　　B. 正常细胞性贫血

C. 大细胞性贫血　　D. 小细胞低色素性贫血

E. 大细胞低色素性贫血

6. 患者最可能的诊断为

A. 缺铁性贫血　　B. 溶血性贫血

C. 骨髓病性贫血　　D. 巨幼细胞贫血

E. 再生障碍性贫血

（7~8 题共用题干）

患者，男性，32 岁。在拉萨工作 12 年，外周血检查结果：RBC $6.5\times10^{12}/L$，Hb 190g/L，HCT 0.65。

7. 按常规操作进行外周血涂片，最可能出现

A. 血膜过薄　　B. 血膜过厚

C. 血膜过长　　D. 血膜过窄

E. 血膜分布不均

8. 为得到满意结果，涂片时应注意采用

A. 大血滴，大角度，快速推片　　B. 大血滴，大角度，慢速推片

C. 大血滴，小角度，快速推片　　D. 小血滴，小角度，慢速推片

E. 小血滴，大角度，慢速推片

（9~12 题共用题干）

患者，男性，29 岁。既往体健，最近 2 个月乏力伴全身关节痛，近 2 周出现皮肤成片瘀斑，经常鼻出血。查体：贫血面貌，巩膜不黄，浅表淋巴结轻度肿大，胸骨压痛（++），心肺正常，腹软，肝肋下 1.5cm，脾肋下 2.0cm，四肢关节无红肿畸形、活动受限；上、下肢皮肤各有两处 3cm×3cm 大小的新鲜出血斑，无压痛，无破溃。

9. 怎样安排检查可快捷确诊

A. 血常规检查　　B. 血常规＋骨髓细胞学检查

C. 淋巴结活检　　D. X 线检查＋肝功能

E. 血小板计数＋出、凝血时间测定

10. 根据选择的检查，可考虑以下哪种疾病的可能性较大

A. 多发性骨髓瘤　　B. 慢性肝炎

C. 再生障碍性贫血　　D. 急性白血病

E. 淋巴结反应性增生

11. 从患者临床表现推测，下列哪项不符合其外周血的改变

A. 血红蛋白减少　　B. 红细胞减少

C. 血小板减少　　D. 中性粒细胞增加

E. 血片有幼稚细胞出现

12. 患者的骨髓象检查，不会出现下列哪项结果

A. 骨髓有核细胞增生明显活跃

B. 其他系列造血细胞的增生被抑制

C. 增生的原始或幼稚细胞出现形态学异常

D. 某系列的原始或幼稚细胞明显增加（≥30%）

E. 转移瘤细胞

（13~14题共用题干）

某患者血涂片，经瑞氏染色后，观察时发现血涂片异常蓝染，且布满颗粒。

13. 异常蓝染的原因最可能的是

A. 用自来水冲洗　　B. 缓冲液偏碱

C. 染料配制时间过长　　D. 用新推片制备血涂片

E. 用已处理过的新玻片制备血涂片

14. 出现大量颗粒的原因是

A. 血涂片太厚　　B. 先弃去染液后再用水冲洗

C. 冲洗时间长　　D. 细胞中的异常结构

E. 缓冲液与染液的比例大于1:1

（15~16题共用题干）

患者，男性，20岁。从西藏到内地学习1个月，体检发现HCT明显增高。

15. 做血涂片检查，如按正常操作最可能会出现下列哪种情况

A. 血膜过长　　B. 血膜过厚

C. 血膜过窄　　D. 血膜过薄

E. 血膜分布不均

16. 为得到满意结果，制备血涂片时需用

A. 小血滴，大角度，慢推　　B. 小血滴，小角度，慢推

C. 大血滴，大角度，快推　　D. 大血滴，大角度，慢推

E. 大血滴，小角度，快推

(17~18 共用题干)

患者，女性，35 岁。主诉乏力、头晕、食欲缺乏 1 个月，近半年月经量增多。查体：面色苍白，睑结膜苍白，心率每分钟 100 次。实验室检查结果：RBC $3.1\times10^{12}/L$，Hb 75g/L，HCT 0.24，MCV 77fl，MCH 24pg，MCHC 12g/L，RDW 17.5%。

17. 患者的贫血属于

A. 小细胞均一性　　B. 小细胞非均一性

C. 大细胞均一性　　D. 正常细胞均一性

E. 大细胞非均一性

18. 患者最可能的诊断为

A. 肾性贫血　　B. Hb 病性贫血

C. 溶血性贫血　　D. 慢性失血性贫血

E. 再生障碍性贫血

(19~20 共用题干)

患儿，女，2 岁。消瘦，经常感冒。查体：贫血貌。血液检查结果：RBC $3.2\times10^{12}/L$，Hb 90g/L，MCV 72fl，MCH 24pg，MCHC 280g/L，RDW 18.9%，WBC 及 DC 正常。

19. 患儿的贫血类型属于

A. 小细胞均一性　　B. 小细胞非均一性

C. 大细胞均一性　　D. 正常细胞均一性

E. 大细胞非均一性

20. 最可能的诊断是

A. 蚕豆病　　B. 地中海性贫血

C. 巨幼细胞贫血　　D. 再生障碍性贫血

E. 缺铁性贫血

(21~23 共用题干)

患者，男性。主诉咽部疼痛、吞咽困难。体温 39℃，检查见咽部明显充血，扁桃体红肿，颌下淋巴结大、压痛。血常规：白细胞 $28\times10^{9}/L$，中性粒细胞占 0.86（杆状核细胞为 0.08），伴有中毒颗粒、空泡。

21. 正常人中性粒细胞占白细胞分类的比例为

A. 0.1~0.3　　B. 0.2~0.3

C. 0.3~0.4　　D. 0.5~0.7

E. 0.7~0.8

22. 下列一般不引起白细胞增高的是

A. 急性溶血　　B. 急性失血

C. 病毒性感染　　D. 化脓性感染

E. 粒细胞白血病

23. 根据以上资料，下列解释正确的是

A. 感染轻，抵抗力差　　B. 感染轻，抵抗力强

C. 中度感染，抵抗力差　　D. 感染严重，抵抗力强，预后好

E. 感染严重，抵抗力差，预后差

（24~25 题共用题干）

患者，男性，23 岁。重度贫血 2 个月，发热 3 天，伴皮肤出血点和鼻出血。外周血检查：RBC $2.1\times10^{12}/L$，Hb 40g/L，WBC $2.8\times10^{9}/L$；白细胞分类见原粒细胞 4%，早幼粒细胞 47%，中幼粒细胞 3%，中性粒细胞 22%，淋巴细胞 24%；血小板 $40\times10^{12}/L$。

24. 3 分群血细胞分析仪白细胞直方图上主要的异常为

A. 小细胞区异常

B. 中间细胞区减低

C. 大细胞区右侧区域异常

D. 小细胞区正常，中间细胞区与大细胞区融合增高

E. 小细胞区左侧区域异常

25. 患者红细胞参数可能会出现

A. MCV 正常，RDW 增高　　B. MCV、RDW 均正常

C. MCV 减低，RDW 增高　　D. MCV 减低，RDW 正常

E. MCV 增高，RDW 增高

（26~27 题共用题干）

献血员和患者 Rh 血型均为阳性，欲进行 ABO 血型交叉配血。

26. 如献血员为 O 型，患者为 AB 型，则交叉配血的结果为

A. 主、次侧均凝集　　B. 主侧不凝集，次侧凝集

C. 主、次侧均不凝集　　D. 主侧凝集，次侧不凝集

E. 无法判断

27. 如献血员为 AB 型，患者为 B 型，则交叉配血的结果为

A. 主侧凝集，次侧不凝集　　B. 主、次侧均凝集

C. 主、次侧均不凝集　　D. 主侧不凝集，次侧凝集

E. 无法判断

四 B 型题

（1~3 题共用备选答案）

A. 瑞氏染色
B. 碱性亚甲蓝染色
C. 煌焦油蓝染色
D. 墨汁染色
E. 抗酸染色

1. 结核分枝杆菌
2. 白细胞分类
3. 网织红细胞

（4~6 题共用备选答案）

A. $(4.0\sim5.5)\times10^{12}/L$
B. $(4.5\sim6.0)\times10^{12}/L$
C. $(3.5\sim5.0)\times10^{12}/L$
D. $(6.0\sim7.0)\times10^{12}/L$
E. $(5.0\sim6.0)\times10^{12}/L$

4. 新生儿红细胞计数参考值
5. 成年男性红细胞计数参考值
6. 成年女性红细胞计数参考值

（7~10 题共用备选答案）

A. 球形红细胞
B. 裂红细胞
C. 镰状红细胞
D. 口形红细胞
E. 棘形红细胞

7. β-脂蛋白缺乏症易见到
8. 弥散性血管内凝血易见到
9. 自身免疫溶血性贫血易见到
10. 红细胞含 HbS 易见到

（11~14 题共用备选答案）

A. 红细胞丢失过多
B. 红细胞寿命缩短
C. 造血原料不足
D. 骨髓造血功能减退
E. 神经、体液调节异常

11. 铁粒幼细胞贫血

12. 遗传性球形细胞增多症
13. 蚕豆病
14. 消化性溃疡

五 X 型题

1. 关于白细胞，正确的叙述是
   A. 正常人外周血内白细胞数明显少于红细胞
   B. 它可以携带氧气
   C. 它可以通过不同方式消灭入侵的病原体
   D. 它可以消除变应原
   E. 显微镜下，根据白细胞的形态特征将其分为 3 类
2. 白细胞总数反应性增多见于
   A. 急性化脓性感染　　B. 急性心肌梗死
   C. 急性中毒　　D. 慢性白血病
   E. 急性白血病
3. 溶血性贫血时外周血涂片可见到
   A. 红细胞寿命缩短　　B. 有核红细胞
   C. 网织红细胞　　D. 较多的嗜多色性红细胞
   E. 明显的缗钱状形成
4. 关于网织红细胞计数，错误的说法是
   A. 使用 Miller 窥盘辅助显微镜计数，可提高精密度
   B. 在显微镜计数法中，玻片法优于试管法
   C. 目前国内主要采用显微镜计数法
   D. WHO 推荐用煌焦油蓝染液
   E. 国内多用新亚甲蓝染液
5. 关于椭圆形红细胞，正确的说法是
   A. 置于高渗、低渗溶液内其椭圆形会发生改变
   B. 因红细胞膜缺陷所致
   C. 可见于大红细胞性贫血
   D. 正常人血涂片中此类细胞约占 2%
   E. 超过 25%，对遗传性椭圆形红细胞增多症有诊断价值
6. 关于红细胞沉降率，正确的说法是
   A. 卵磷脂可使红细胞沉降率加快　　B. 正常情况下红细胞沉降率较快

C. 球蛋白可使红细胞沉降率加快
D. 红细胞越少红细胞沉降率越慢
E. 红细胞沉降率管倾斜使红细胞沉降率加快

7. 浓缩红细胞适用于以下哪些情况
A. 小儿、老年人
B. 高钾血症患者
C. 各种急性失血的输血
D. 各种慢性贫血患者
E. 肝、肾、心功能障碍者输血

8. 不宜用肝素作抗凝剂的检查项目是
A. 临床生化分析
B. 血细胞比容测定
C. 红细胞渗透脆性试验
D. 白细胞分类计数
E. 血小板凝集功能检查

9. 引起生理性贫血的因素是
A. 妊娠剧烈呕吐
B. 长期高原生活
C. 妊娠中、晚期
D. 6 个月~2 岁的婴幼儿
E. 老年人

10. 巨幼细胞贫血患者外周血涂片可见
A. 易见靶形红细胞
B. 易见大红细胞
C. 红细胞大小不均
D. 红细胞中央淡染区消失
E. 常见有核红细胞

11. 关于网织红细胞计数，正确的说法是
A. 可用于判断骨髓的造血功能
B. 胞质中含有 RNA、核糖体等嗜碱性物质
C. 经瑞氏染色后可见到连成线状或网状的结构
D. ICSH 将网织红细胞分为Ⅰ~Ⅳ级，其中Ⅰ级最成熟
E. 是介于晚幼红细胞和成熟红细胞之间未完全成熟的红细胞

12. 造成计数室内血细胞分布不均的原因包括
A. 产生气泡
B. 稀释倍数不准
C. 充液过多
D. 充液后盖片被移动
E. 充液前细胞悬液混匀不充分

13. 一张良好的血涂片的标准是
A. 厚薄适宜
B. 头体尾明显
C. 血膜边缘要整齐
D. 细胞分布要均匀
E. 血膜长度占载玻片长度的 3/4 左右

14. 失血量 >50% 且大量输入库血时，以下哪些成分将缺乏，应给予补充
A. 清蛋白
B. 血浆

C. 血小板　　D. 凝血因子

E. 红细胞

15. 影响红细胞沉降率测定的因素有

A. 温度　　B. 红细胞沉降率管内径

C. 红细胞沉降率管是否干净　　D. 红细胞沉降率管垂直竖立与否

E. 枸橼酸钠抗凝剂

16. 交叉配血时出现：主侧（+）、自身（-）、抗体筛选（-）。可能的原因是

A. 患者或供血者 ABO 错误

B. 患者血清中的同种抗体与供血者红细胞上相应抗原反应

C. 患者血清可能含 ABO 抗体

D. 供血者红细胞直接抗球蛋白试验阳性

E. 患者血清中有抗体，但筛选细胞上无相应抗原

17. 交叉配血时出现：主侧（+）、自身（+）、抗体筛选（+）。可能的原因是

A. 患者使用了血浆扩容物　　B. 交叉配血过程存在污染

C. 患者清蛋白/球蛋白比值不正常　　D. 供血者红细胞直接抗球蛋白试验阳性

E. 患者血清中可能同时存在自身抗体和同种抗体

六　案例分析题

（1~8 题共用题干）

患者，男性，成年。白细胞计数 15.6×10^9/L，血涂片经瑞氏染色后有异常的细胞和正常白细胞异常变。

1. 关于改良 Neubauer 计数板构造的叙述，正确的是

A. 在计数室两侧各有一条支柱，比计数室高出 1mm

B. 计数板分两个计数室

C. 每个计数室边长均为 3mm

D. 每个计数室分成 9 个大方格

E. 白细胞计数采用计数室四角 4 个大方格

2. 关于血细胞计数中固有误差的叙述，正确的是

A. 与计数域内细胞计数总和成正比　　B. 这种误差不能消除

C. 属于偶然误差的 1 种　　D. 固有误差也称计数域误差

E. 是由每次充液后细胞在计数室内分布不完全相同所造成的

3. 对于严重贫血患者，制备血涂片时需要（　　），对于血黏度高非贫血的患者，制备血涂片时需要

A. 大血滴、大角度、慢推；小血滴、小角度、慢推

B. 大血滴、大角度、快推；小血滴、小角度、快推
C. 大血滴、大角度、快推；大血滴、小角度、慢推
D. 大血滴、大角度、快推；小血滴、小角度、慢推
E. 小血滴、大角度、慢推；大血滴、大角度、慢推
F. 小血滴、大角度、慢推；小血滴、小角度、慢推
G. 小血滴、小角度、慢推；大血滴、大角度、慢推
H. 小血滴、大角度、快推；小血滴、小角度、慢推

4. 引进血膜过厚的因素是

A. 血滴大　　B. 速度慢
C. 血液黏度高　　D. 速度快
E. HCT 偏大　　F. 角度小
G. 角度大　　H. 血滴小

5. 关于瑞氏染色的叙述，正确的是

A. 天青是染液中碱性染料
B. 伊红是酸性染料，能与碱性物质结合
C. 亚甲蓝（美蓝）是碱性染料，能与酸性物质结合
D. 嗜酸性的物质是指能与酸性染料结合的物质
E. 嗜碱性的物质是指能与酸性染料结合的物质
F. 苏木素是染料中酸性染料，能与细胞中的酸性物质结合
G. 如果染色液偏酸性其被染色的细胞偏红
H. 如果染色液偏碱性其被染色的细胞偏红
I. 如果染色液偏酸性其被染色的细胞偏蓝
J. 如果染色液偏碱性其被染色的细胞偏蓝

6. 血涂片经瑞氏染色后白细胞核不着色或着色浅，而胞质着色尚可，最可能的原因是

A. 染液浓度低　　B. 缓冲液偏碱
C. 冲洗时间太长　　D. 缓冲液偏酸
E. 瑞氏染液放置过久

7. 瑞氏染色后显微镜下发现血涂片布满染料颗粒，解决办法错误的是

A. 复染　　B. 用水浸泡
C. 再用流水冲洗几分钟　　D. 加缓冲液溶解后再用水冲洗
E. 加甲醇溶解后再用水冲洗

8. 关于瑞氏染色的叙述，错误的是

A. 复染时不可先加染液　　B. 染色时间与温度有关
C. 血涂片干透后方可染色　　D. 染色过淡可复染

E. 染色过深只有重新涂片再染　　F. 染色过深时不可用甲醇脱色

G. 复染时应先加缓冲液再加染液

（9~16题共用题干）

患者，女性，32岁。关节疼痛半年。因腹痛入院就诊。尿常规结果：PRO（-），WBC（+），RBC（+++），结晶（+）。红细胞沉降率32mm/h。血常规：WBC 15.4×10^9/L，RBC 3.2×10^{12}/L，PLT 38×10^9/L。白细胞分类：中性杆状细胞2%、中性粒细胞55%、淋巴细胞28%、单核细胞7%、嗜酸性粒细胞7%、嗜碱性粒细胞1%。

9. 关于中性粒细胞核象右移的叙述，下列哪些是正确的

A. 中性粒细胞核分叶过多，过度成熟

B. 感染恢复期可出现一过性核象右移

C. 巨幼细胞贫血和应用抗代谢药物治疗后出现核象右移

D. 是由于缺乏造血物质使脱氧核糖核酸合成障碍或造血功能减退

E. 巨多分叶中性粒细胞直径达16~25μm，核分叶常在5叶以上，甚至在10叶以上，核染色质疏松

10. 关于间接血凝试验错误的是

A. 以（+++）凝集的标本稀释报告试验结果

B. 红细胞呈（++）凝集为滴度终点

C. 根据凝集程度判断阳性反应的强弱

D. 红细胞沉积于管底集中呈圆点为凝集

E. 红细胞沉积于管底集中呈圆点为不凝集

11. 血浆中能使红细胞沉降率减慢的物质有

A. 胆固醇　　B. 巨球蛋白

C. 纤维蛋白原　　D. 清蛋白

E. 卵磷脂

12. 尿液hCG检测可用于

A. 流产辅助诊断　　B. 急腹症鉴别诊断

C. 早期妊娠辅助诊断　　D. 侵蚀性葡萄胎辅助诊断

E. 甲状腺功能亢进辅助诊断

13. 可产生尿酸盐沉淀，不适合尿液中尿酸测定的防腐剂为

A. 甲苯　　B. 盐酸

C. 草酸钾　　D. 二甲苯

E. 麝香草酚

14. 关于 ABO 血型的叙述，下列哪些是正确的

A. 红细胞上有 B 抗原，血清中有 A 抗体为 B 型

B. 红细胞上具有 A 抗原，血清中有 B 抗体的为 A 型

C. ABO 血型是根据人血中红细胞表面所含抗原而命名

D. 红细胞上有 A 和 B 抗原，血清中不含抗 A 和抗 B 抗体者为 AB 型

E. 红细胞上均不具有 A 和 B 抗原，而血清中有抗 A 和抗 B 抗体者为 O 型

15. 输血不良反应包括下列哪些表现

A. 溶血反应　　B. 发热、寒战

C. 变态反应　　D. 颅内出血

E. 循环系统反应（血压下降、心力衰竭、肺水肿等）

16. 尿蛋白定性试验主要有以下哪几种方法

A. 加热凝固法　　B. 加热乙酸法

C. 干化学试带法　　D. 邻甲苯胺法

E. 磺基水杨酸法

参考答案与解析

一、A1 型题

1. C【解析】靶形红细胞提示珠蛋白生成障碍性贫血、血红蛋白 C 病（HbC）。

2. C【解析】嗜多色性红细胞主要指网织红细胞，而急性失血时，网织红细胞增多。

3. E【解析】外周血中网织红细胞降低见于再生障碍性贫血（简称“再障”）。

4. B【解析】尿酸结晶在尿中呈黄色、暗棕色，性状有菱形、哑铃形、蝴蝶形及不规则形。

5. B【解析】棘形红细胞见于遗传性获得性 β-脂蛋白缺乏症、脾切除、酒精性肝病、尿毒症等。

6. B【解析】网织红细胞先增多表明红细胞系增生加强，随后红细胞个数和血红蛋白浓度增加，贫血得到改善。

7. D【解析】主峰右移提示大细胞，峰底变宽提示细胞大小不一，常为巨幼细胞贫血。

8. D【解析】外周血中网织红细胞明显增高见于溶血性贫血、放疗和化疗治疗后。

9. D【解析】急性溶血性贫血患者外周血网织红细胞增多，常大于 10%。

10. D【解析】靶形红细胞增多提示低色素性贫血，如珠蛋白生成障碍性贫血。

11. B【解析】棘形红细胞增多的机制是磷脂代谢异常，与遗传无关。

12. D【解析】正常人外周血涂片中椭圆形红细胞约占 1%，不超过 15%，大细胞性贫

血时可达 25% 。

13. B【解析】正常人裂红细胞小于 2% 。

14. A【解析】红细胞缗钱状排列是由血浆中某些蛋白（纤维蛋白原、球蛋白增高）使红细胞正负电荷发生改变所致。

15. A【解析】靶形红细胞中央染色较深，其外围为苍白区域，而到细胞边缘又深染，形如射击之靶。此种细胞的出现主要是由于红细胞内血红蛋白组合和结构发生变异，其生存时间仅约为正常红细胞的一半或更短。常见于各种低色素性贫血，尤其是珠蛋白生成障碍性贫血（地中海贫血）常超过 20% ，也见于阻塞性黄疸、脾切除后状态。

16. E【解析】组织损伤、手术创伤使红细胞沉降率增快，若无并发症 2~3 周内恢复正常；心肌梗死 2~3 天红细胞沉降率增快，持续 1~3 周；而心绞痛多正常。

17. B【解析】CTAB 法试剂溶血性强又破坏白细胞，适用于仪器上自动检测 Hb 和白细胞。缺点是测定结果的准确度和精密度不佳。

18. D【解析】治疗贫血最开始都是网织红细胞增多，随后红细胞和血红蛋白升高。

19. B【解析】①MCV：每个红细胞平均体积大小，以 fl 为单位。②MCH：每个红细胞内平均所含血红蛋白的量，以 pg 为单位。③MCHC：平均每升红细胞中所含血红蛋白浓度，以 g/L 为单位。血液分析仪能直接导出 MCV 值，再结合直接测定的 RBC、Hb 计算出 MCH 和 MCHC。

20. A【解析】红细胞/L = $\frac{N \times 25}{5} \times 10 \times 10^6 \times 200 = 3.5 \times 10^{12}$/L。其中，$N$ 为 5 个中方格内的红细胞数。

21. C【解析】巨幼细胞贫血的特点：MCV↑、MCH↓、MCHC 正常、RDW↑，属于大细胞正色素不均一性贫血，白细胞和血小板可减少，中性粒细胞核分叶过多。

22. C【解析】缺铁性贫血血象：Hb、RBC 均↓，以 Hb 减少更明显。

23. E【解析】巨幼细胞贫血时，巨幼红细胞较正常红细胞胞体大，核浆发育不平衡，胞核发育迟缓，呈“幼核老浆”改变。

24. E【解析】嗜多色性红细胞为尚未完全成熟的红细胞，增多表示骨髓造血活跃；再障、骨髓增生减退时，常小于 1% 。

25. B【解析】溶血性贫血的骨髓幼红细胞代偿性增生，外周血较常出现有核红细胞。

26. D【解析】再生障碍性贫血属于正细胞均一性贫血，巨幼细胞贫血为大细胞不均一性贫血，轻型珠蛋白生成障碍性贫血为小细胞均一性贫血。

27. A【解析】红细胞中央生理性浅染区扩大，称为环形红细胞，提示 Hb 含量明显减少，常见于缺铁性贫血。

28. B【解析】加热沉淀法简便易行，但敏感度较低，也不能确定轻链的型别，故常用作本周蛋白筛查试验。

29. A【解析】输血产生的血型抗体主要是免疫性的抗体 IgG。

30. D【解析】恶性贫血病因为内因子缺乏导致维生素 B_{12} 吸收不良，缺乏维生素 B_{12} 可导致巨幼细胞贫血，即大细胞性贫血。

31. B【解析】抗体筛查（+）是由于自身存在不完全抗体，使患者血清中的抗体与供血者红细胞上相应的抗原反应。

32. D【解析】再生障碍性贫血骨髓象表现为造血增生减退，固不会出现幼稚红细胞。

33. B【解析】ABO 血型抗体，一般分为二类——“天然”抗体和免疫抗体，都是通过免疫产生的。

34. A【解析】成人淋巴细胞的绝对值 $>4\times10^9/L$ 时，为淋巴细胞增多。

35. B【解析】白细胞显微镜计数时，通常加白细胞稀释液 0.38ml、血液 20ml。

36. D【解析】小分子蛋白如清蛋白、卵磷脂使红细胞沉降率减慢。大分子蛋白如球蛋白使红细胞沉降率加快。红细胞数量减少时，红细胞沉降率加快，但数量太少则影响红细胞缗钱状形成，使红细胞沉降率减慢。红细胞沉降率管倾斜，红细胞沉降率加快。单纯的红细胞沉降率偏差无临床意义，需结合疾病特征动态观察。

37. A【解析】ICSH 规定红细胞沉降率管为全长（300 ± 1.5）mm，两端相同，一端有规范的 200mm 刻度魏氏管（玻璃制）。

38. A【解析】ICSH 推荐的红细胞沉降率测定方法为魏氏法。选用 109mmol/L 枸橼酸钠溶液作抗凝剂，室温低于 18℃时，应将红细胞沉降率架置于（20 ± 2℃）的温箱中。

39. C【解析】女性红细胞沉降率比男性快；妇女月经期、妊娠 3 个月以上时，红细胞沉降率增快；因生理性贫血，血浆纤维蛋白增加，红细胞沉降率增快；老年人红细胞沉降率增快；良性肿瘤红细胞沉降率多正常，恶性肿瘤红细胞沉降率增快。

40. C【解析】高原低气压导致红细胞生理性增多。

41. E【解析】中性粒细胞反应性增多常见于化学物质或药物中毒。

42. B【解析】疑为血友病，首选的筛选试验为 APTT 测定。

43. C【解析】淋巴细胞形态：胞体圆形、胞核位于中央或稍偏一侧，核染色质排列紧密成大块状，胞质较多，呈清澈的淡蓝色。

44. B【解析】魏氏法测红细胞沉降率，在室温条件测定红细胞 1 小时沉降率，选用魏氏红细胞沉降率管，内径为 2.5mm，外周血与枸橼酸钠 4∶1 的抗凝血置于红细胞沉降率管。由于红细胞沉降率管较细，不易清洗干净，易造成误差，手工法通常不进行温度修正、测量误差等。

45. D【解析】参见 A1 型题第 38 题解析。

46. D【解析】枸橼酸钠用于红细胞沉降率检查，抗凝剂与血液的比例为 1∶4。取 109mmol/L 枸橼酸钠 0.4ml，加静脉血 1.6ml，混匀，用红细胞沉降率管吸入混匀血液，并直立于红细胞沉降率架上，1 小时准确读取红细胞下沉后的血浆段高度，即红细胞沉降率。

47. B【解析】血小板数 $= N \times 5 \times 10 \times 20 \times 10^6 = 98 \times 10^9/L$，其中 N 为 5 个中方格血小板数；也可直接用 5 个中方格内血小板数 $\times 10^9/L$。

48. C【解析】显微镜法计数白细胞时，通常加外周血 20μl。

49. E【解析】BT 延长见于：①血小板数量异常，PLT 正常；②血小板功能缺陷；③某些凝血因子缺乏，如血管性血友病、低纤维蛋白原血症、DIC 等。

50. C【解析】正常血小板平均寿命为 7~14 天。

51. D【解析】确定有无贫血，根据 RBC、Hb 和 HCT，以 Hb 和 HCT 最常用。

52. A【解析】白细胞显微镜计数区为 1 侧计数室的 4 角 4 个大方格。

53. A【解析】嗜碱性点彩红细胞出现的原因为重金属损伤细胞膜，使嗜碱性物质变性，见于铅中毒。

54. C【解析】红细胞数量减少，引起红细胞沉降率加快，数量多使红细胞沉降率减慢。红细胞直径越大，红细胞沉降率越快，但球形、镰状红细胞不易聚集，使红细胞沉降率减慢。贫血 Hb <90g/L 使红细胞沉降率轻度增快。

55. E【解析】遗传性球形红细胞增多症是一种红细胞膜先天性缺陷所致的溶血性贫血。

56. B【解析】大面积烧伤因创面过度失水导致血液浓缩，使红细胞相对增多。

57. C【解析】PLT 数量随时间和生理状态的不同而变化：①午后略高于早晨；②春季低于冬季；③平原居民低于高原居民；④月经前减少，月经后增高；⑤妊娠中晚期增高，分娩后减低；⑥静脉血比毛细血管高 10%。

58. B【解析】红细胞沉降率测定要在 18~25℃测定，温度过高时需要校正后才能报告。

59. B【解析】红细胞是血液中数量最多的有形成分，起源于骨髓造血干细胞，经数次分裂成为晚幼红细胞，晚幼红细胞经过脱核成为网织红细胞，这一过程需要 72 小时，在骨髓中进行。网织红细胞经 48 小时后成为成熟的红细胞释放入血液，平均寿命为 170 天。红细胞表面带有负电荷。衰老红细胞被脾脏破坏。

60. E【解析】根据红细胞上存在的抗原和血清中存在的抗体，ABO 血型系统分为 4 型：A 型、B 型、AB 型、O 型。

61. A【解析】原发性血小板减少性紫癜：实验室检查多次 PLT 明显减低、MPV 升高，BT 延长，血小板寿命缩短。

62. D【解析】再生障碍性贫血的发病机制包括造血干细胞缺陷、造血微环境功能缺陷、免疫功能紊乱等。

63. C【解析】因为白细胞相对于血液的其他成分而言，体积更大一些，所以推片的过程多位于涂片的尾部和两侧。通常涂片尾部中性粒细胞较多，淋巴细胞较少，单核细胞沿涂片的长轴均匀分布。幼稚细胞分布在涂片的尾部和边缘，淋巴细胞、嗜碱性粒细胞分布在涂片头部和体部。

64. E【解析】慢性粒细胞白血病，患者白细胞总数显著增高，常可达（100~600）×

$10^9/L$，个别患者可超过 $1000\times10^9/L$。

65. D【解析】PLT 聚集机制：在 Ca^{2+} 存在条件下，活化的 PLT 通过 GPⅡb/Ⅲa 复合物与纤维蛋白原结合发生聚集。反映了血小板 GPⅡb/Ⅲa 活性。

66. E【解析】网织红细胞其胞质中残存嗜碱性物质 RNA，经新亚甲蓝染色后形成深染的颗粒状或网状结构。

67. A【解析】网织红细胞经活体染料（新亚甲蓝）染色后可见网状结构，瑞氏染色对细胞进行了固定，即使网织红细胞核酸物质着色也很难识别。

68. B【解析】正常中性分叶核粒细胞中，2 叶核占 10%~30%，3 叶核占 40%~50%，4 叶核占 10%~20%，5 叶核小于 5%。

69. B【解析】正常外周血中性粒细胞的分叶以 2~3 叶居多，杆状核与分叶核之间的正常比值为 1∶13。

70. D【解析】白细胞稀释液 0.38ml，加血 20ml 稀释了 20 倍，低倍镜下计数，白细胞总数 $=\dfrac{4\text{个大方格内白细胞总数}(N)}{4}\times10\times20\times10^6=\dfrac{N}{20}\times10^9/L$。

71. A【解析】Miller 窥盘大小方格面积比为 9∶1，故网织红细胞计数结果为 16（大方格中的网织红细胞总数）除以（120×9）（小方格视野中的红细胞总数乘 9）。

72. E【解析】嗜多色性红细胞：刚脱核尚未完全成熟的红细胞，细胞质内残存少量嗜碱性物质 RNA，瑞氏染色后呈淡灰蓝或紫灰色。嗜多色性红细胞增多提示骨髓造红细胞功能活跃，见于增生性贫血，尤以溶血性贫血最多见。

73. C【解析】手术中患者输血后发生溶血反应，最早出现的征象是不明原因的血压下降和手术区渗血。

74. B【解析】巨幼细胞贫血为大细胞正色素贫血，MCHC 正常。

75. C【解析】以测定值和靶值差值的绝对值相比表示的质量控制方法为变异百分率评价法。

76. A【解析】贫血治疗用药 3~5 天，Ret 开始上升，7~10 天达高峰。2 周后 Ret 逐渐下降，表明治疗有效。

77. B【解析】见表 7-1。

表 7-1　A 型与 O 型交叉配血试验

	细胞膜抗原	血清中抗体
次管——患者	A	抗 B→无凝集
主管——供者	O	抗 A、B→凝集

注：次管，患者红细胞与供者血清，A、抗 A 凝集。主管，患者血清与供者红细胞，无凝集。

78. C【解析】选择患者血小板和 HLA 相配的供血者，可提高输注浓缩血小板效果。

79. E【解析】CPD 保存液中加有腺嘌呤及磷酸盐，因此可延长红细胞的保存期达到 35 天。

80. D【解析】某人的红细胞于 B 型血的血清凝集——说明此人的红细胞能与抗 A 抗体反应，就是有 A 抗原，此人血型可能是 A 型或 AB 型（AB 型血的血清中没有抗 A 和抗 B 抗体，AB 型血的红细胞上有 A、B 抗原）。而其血清于 B 型血的红细胞不凝——说明此人的血清中没有抗 B 抗体（也就是说不可能是 A 型血）。此人血型是 AB 型。

二、A2 型题

1. D【解析】MCV = HCT/RBC ≈74fl，MCH = Hb/RBC ≈21pg，MCHC = Hb/HCT = 288g/L，MCV、MCH、MCHC 均↓，因此为小细胞低色素贫血。

2. D【解析】MCV、MCH、MCHC 均下降，RDW↑，为小细胞低色素不均一性贫血，多见于缺铁性贫血。

3. A【解析】MCH = Hb/RBC = 95g/L ÷ (3.5×10^{12}) /L≈27pg。

4. A【解析】红细胞计数校正 = 患者红细胞数 - 白细胞数 = 2.12×10^{12}/L。

5. A【解析】由上述描述符合血小板减少性紫癜，故 BT 延长、CT 正常、TT 正常，血块收缩不佳。

6. D【解析】MCV↑、MCH↑、MCHC 正常，符合巨幼细胞贫血。

7. B【解析】MCV = HCT/RBC = 0.32 ÷ (4.5×10^{12}) /L≈71fl。

8. A【解析】MCV、MCH、MCHC 均正常，为正细胞正色素性贫血。

9. A【解析】经测 MW 正常、MCHC↓、RDW↑，符合缺铁性贫血。由于症状出现了 10 年，确定体内储存铁丢失过多，铁剂治疗需长期进行，短期症状无明显改善。

10. C【解析】血友病是遗传因子Ⅷ和Ⅳ基因缺陷缺失等导致，内源凝血途径激活，凝血酶原的功能障碍所引起的出血性疾病。PT 为外源性凝血途径，无影响。

11. C【解析】抗人球蛋白强阳性是温抗体型自身免疫性溶血性贫血的重要诊断指标。

12. D【解析】MCV↓、RDW↑，符合小细胞非均一性贫血。

13. C【解析】霍奇金细胞三大形态特征：细胞体积大、细胞核巨大、细胞核仁大。

14. A【解析】血小板保存条件：需 (20 ±2)℃且要振荡保存。

15. C【解析】患者无输血史，血型为天然抗体，以 IgM 为主。

16. D【解析】①轻度核左移，杆状核 >5%；②中度核左移杆状核 >10%，并伴少数晚幼粒细胞及中毒性改变；③重度左移，白细胞总数及中性粒细胞明显升高，杆状核 >25%，并出现幼粒细胞。

17. D【解析】MW、MCH、MCHC 均减低，符合缺铁性贫血。

18. B【解析】使用 Miller 窥盘计数网织红细胞，在大方格内计数网织红细胞，在小方格内计数成熟红细胞。

19. B【解析】红细胞较小、中心淡染、RDW 升高，最可能是缺铁性贫血。

20. B【解析】校正后白细胞数 = 校正前白细胞数 $\times \frac{100}{100+Y} = 8 \times 10^9/L$。$Y$：计数 100 个白细胞时，有核红细胞的数。

21. D【解析】红细胞平均体积（MCV）、红细胞平均血红蛋白（MCH）和红细胞平均血红蛋白浓度（MCHC）的测定，有助于贫血的形态学分类。例如，MCV、MCH 均高于正常，MCHC 正常，为大红细胞性贫血，多见于巨幼细胞贫血和正常幼红细胞性贫血；三者均在正常范围，为正常红细胞性贫血，多见于急性失血性贫血、溶血性贫血、再障性贫血及骨髓病性贫血；三者均低于正常范围，为小红细胞低色素性贫血，常见于缺铁性贫血、铁粒幼细胞贫血、地中海贫血和异常血红蛋白病；如果 MCV、MCH 低于正常，MCHC 正常，为单纯小红细胞性贫血，常见于慢性感染贫血。

三、A3/A4 型题

1. E【解析】RDW↑、MW↑、MCH↑、MCHC 正常，符合巨幼细胞贫血，为大细胞正色素不均一性贫血。

2. D【解析】参见上一题解析。

3. A【解析】患者 AB 型正常交叉配血，主侧应为（-），出现（+），应先检查患者血清中是否存在不规则抗体。

4. A【解析】患者自身红细胞和自身血清在盐水中有凝集反应，最可能是患者自身存在冷抗体或血浆蛋白异常。

5. C【解析】MCV↑、MCH↑、MCHC 正常，符合大细胞性贫血。由于胃切除，内因子缺乏造成维生素 B_{12}吸收障碍导致巨幼细胞贫血。

6. D【解析】参见 A3/A4 型题第 5 题解析。

7. B【解析】HCT 增高，血液黏度，应采用小血滴，小角度，慢速推片。正常推片可出现血膜过厚。

8. D【解析】参见 A3/A4 型题第 7 题解析。

9. B【解析】临床不明原因的发热、出血、肝脾淋巴结肿大，为骨髓细胞学检查的适应证。

10. D【解析】临床表现胸骨压痛，肝、脾、淋巴结增大，同时出现不同程度贫血、出血、感染，考虑急性白血病。

11. D【解析】急性白血病，红细胞减少、血红蛋白减少、血小板减少，白细胞可增高或减低，以幼稚细胞为主。

12. E【解析】急性白血病骨髓象检查：有核红细胞增生明显活跃；原始或幼稚细胞明显增加（≥30%），可见异常形态；其他系造血增生被抑制；无转移瘤描述。

13. B【解析】瑞氏染色在偏碱性环境中，易与亚甲蓝结合，导致异常蓝染。

14. B【解析】冲洗时应先以流水冲洗，不能先倒掉染料，以防染料沉着在血涂片上。

15. B【解析】参见 A3/A4 型题第 7 题解析。

16. B【解析】参见 A3/A4 型题第 7 题解析。

17. B【解析】MCV、MCH、MCHC 均↓，RDW↑为小细胞低色素非均一性贫血。患者月经量增多，考虑为慢性失血导致的缺铁性贫血。

18. D【解析】参见 A3/A4 型题第 17 题解析。

19. B【解析】MCV、MCH、MCHC 均↓，RDW↑为小细胞非均一性贫血，符合缺铁性贫血。

20. E【解析】参见 A3/A4 型题第 19 题解析。

21. D【解析】正常人中性粒细胞占白细胞分类的 0.5~0.7。

22. C【解析】白细胞病理性升高见于急性感染或炎症、广泛组织损伤或坏死、急性溶血、急性失血、急性中毒等。还可见于异常增生性增多，如白血病、病毒感染白细胞一般不升高。

23. D【解析】WBC $>20\times10^9/L$，感染严重，中性粒细胞百分率明显升高，伴有明显核左移和中毒改变，说明机体反应良好，抵抗力强，预后好。

24. D【解析】未成熟的中性原始细胞、幼稚细胞增多，为中间细胞区↑，中间细胞区增高与大细胞区融合。

25. B【解析】原始与幼稚细胞增多以早幼粒细胞为主，符合急性粒细胞白血病，M3 白血病性贫血呈正细胞均一性贫血。

26. B【解析】见表 7－2。

表 7－2　AB 型与 O 型交叉配血试验

	红细胞膜	血清
次管——患者	AB	无→无凝聚
主管——供者	O	抗 A 抗 B→凝聚

27. A【解析】见表 7－3。

表 7－3　B 型与 AB 型交叉配血试验

	红细胞膜	血清
次管——患者	B	抗 A→凝聚
主管——供者	AB	无→无凝聚

四、B 型题

1. E【解析】抗酸染色是检查抗酸杆菌的一种办法，引起抗酸染色阳性的细菌有结核分枝杆菌和非结核分枝杆菌。临床上大部分以结核分枝杆菌为主。

2. A【解析】瑞氏染色法是最经典、最常用的白细胞分类计数染色法，尤其对于细胞质成分、中性颗粒等可获得很好的染色效果。

3. C【解析】煌焦油蓝染色液多用于网织红细胞活体染色，网织红细胞是尚未完全成熟的红细胞，在周围血液中的数值可反映骨髓红细胞的生成功能。

4. D【解析】成年男性红细胞计数参考值为（4.0~5.5）$\times 10^{12}$/L，成年女性红细胞计数参考值为（3.5~5.0）$\times 10^{12}$/L，新生儿红细胞计数参考值为（6.0~7.0）$\times 10^{12}$/L。

5. A【解析】参见 B 型题第 4 题解析。

6. C【解析】参见 B 型题第 4 题解析。

7. E【解析】获得性 β-脂蛋白缺乏症时易见到棘形红细胞。

8. B【解析】裂片红细胞为红细胞碎片或不完整的红细胞，大小不一，外形不规则，系红细胞通过因阻塞而管腔狭小的微血管所致。正常人血涂片中裂片红细胞小于 2%。弥散性血管内凝血（DIC）、微血管病性溶血性贫血时增多。

9. A【解析】球形红细胞易见于遗传性球形红细胞增多症，如自身免疫性溶血。

10. C【解析】镰状红细胞是含有异常血红蛋白 S 的红细胞，见于镰状红细胞贫血。

11. C【解析】维生素 B_{12} 及叶酸缺乏可致巨幼细胞贫血。铁缺乏或失利用可致缺铁性贫血和铁粒幼细胞贫血。

12. B【解析】在遗传性球形红细胞增多症中，因红细胞膜骨架蛋白缺乏，故膜通透性增加，从而导致细胞处于球形。在实验室中，可见渗透脆性增加。球形红细胞的寿命缩短。

13. B【解析】红细胞寿命缩短：与此相关的是各种原因引起的溶血，比如输血的溶血反应、蚕豆病、遗传性球形红细胞增多症等。

14. A【解析】各种原因的出血可致急性、慢性红细胞丢失过多，见于消化性溃疡、痔疮、十二指肠钩虫病等。

五、X 型题

1. ACD【解析】白细胞根据形态特征可分为两类：有粒和无粒。只有红细胞才能携带氧气。

2. ABC【解析】白细胞增高多见于急性化脓性感染、尿毒症、白血病、组织损伤、急性出血等。

3. BCD【解析】溶血性贫血：红系增生活跃，网织红细胞↑，嗜多色性红细胞↑，异形红细胞↑，可见有核红细胞。

4. BDE【解析】网织红细胞计数的试管法操作简便、重复性较好。玻片法取血量少、染色时水分易蒸发，造成结果偏低。因此试管法优于玻片法，B 选项错误。WHO 推荐的染料是新亚甲蓝，D 选项错误。常用煌焦油蓝染色，E 选项错误。

5. BCE【解析】椭圆形红细胞：细胞呈椭圆形、杆形，两端钝圆，长轴增大，短轴缩短，长是宽的 3~4 倍，长径为 12.5μm，横径为 2.5μm。其红细胞生存时间一般正常也可缩短，血红蛋白正常，与遗传性细胞膜异常基因有关。细胞成熟后呈椭圆形，置于高渗、等渗、低渗、正常血清内，其椭圆形保持不变。见于遗传性椭圆形细胞增多症（可达 25%~75%）、大细胞性贫血（可达 25%）、缺铁性贫血、骨髓纤维化、巨幼细胞贫血、镰形细胞性贫血、正常人（约占 1%，不超过 15%）。

6. CE【解析】小分子蛋白卵磷脂可使红细胞沉降率减慢。红细胞数量减少，红细胞沉降率加快。

7. ABCDE【解析】浓缩红细胞：最小限度扩充血容量减少受血者循环负荷，并减少血液添加剂对患者影响，适用于老人，婴幼儿，各种慢性贫血患者，手术患者的输血，肝、肾、心功能不全者等。

8. BDE【解析】肝素是红细胞渗透脆性试验中的抗凝剂之一，可用于血浆的生化检验、免疫等检测，但不适用全血细胞计数（CBC）、细胞形态学检查。肝素可阻止血小板聚集，不能用血小板凝集检查。

9. CDE【解析】引起生理性贫血的原因：①生长发育过快导致造血原料相对不足，如 6 个月至 2 岁婴幼儿。②造血功能减退，如老年人。③血容量增加，如妊娠中晚期。④长期饮酒。

10. BCD【解析】巨幼细胞贫血血象呈大细胞正色素性贫血，可见大红细胞细胞淡染消失，红细胞大小不一。

11. ABE【解析】经活体染色亚甲蓝染色后可见颗粒状或网状结构，ICSH 将网织红细胞分为Ⅰ~Ⅳ级，Ⅳ级最成熟，易见于外周血。

12. ACDE【解析】稀释倍数不准属于技术误差，不是造成计数室内细胞分布不均的原因。

13. ABCD【解析】一张好的血涂片应是厚薄适宜、头体尾分明、细胞分布均匀、两侧留有空隙、血膜边缘整齐。

14. ACD【解析】当失血量超过 50% 且大量输入库血时，还应及时发现某些特殊成分如清蛋白（清蛋白）、血小板及凝血因子的缺乏，并给予补充。

15. ABCD【解析】影响红细胞沉降率测定结果的主要因素：①血浆因素：血浆纤维蛋白、球蛋白、胆固醇、甘油三酯升高，红细胞沉降率加快。②RBC 因素：红细胞数量（数量多，红细胞沉降率慢）；质量和形态（直径大，薄，红细胞沉降率快）。③红细胞沉降率管架放置：倾斜，红细胞沉降率快。④血标本：血液与抗凝剂的比例为 4∶1。⑤室温：温度高红细胞沉降率快，温度低红细胞沉降率慢。⑥红细胞沉降率管规格：不干净、血柱含气泡，红细胞沉降率慢。

16. ACDE【解析】自身抗体（-）可排除患者血清中的同种抗体，与供血者红细胞上相应抗原反应。

17. ABCE【解析】抗体筛查（+），患者红细胞直接抗人球蛋白试验阳性。

六、案例分析题

1. BCDE【解析】每块计数板由“H”形凹槽分为2个相同计数室，计数室2侧各有一条支持柱，较计数室平面高出0.1mm。计数室划有长宽分别为3.0mm的方格，平均为9个大方格，中央大方格用于血小板红细胞计数，4角的4个大方格是白细胞计数区域。

2. BCDE【解析】固有误差主要指计数域误差，是由于每次充液后血细胞在计数室内分布不可能完全相同造成的误差，属于偶然误差，可通过增加计数室计数面积或计数更多的细胞减少误差，但不能消除。

3. D【解析】对于严重贫血HCT减低，血液较稀时，应采用大血滴，大角度、快推。对血液黏度较高，HCT增高时应采用小血滴、小角度、慢推。

4. ACDEG【解析】引起血膜过厚的原因：血滴大、角度大、速度快、HCT大、血滴黏度高。

5. BCEGJ【解析】瑞氏染色中亚甲蓝为碱性染料，能与酸性物质结合。伊红是酸性染料，能与碱性物质结合。

6. D【解析】瑞氏缓冲液偏酸，染色后的细胞核不着色或色浅，而胞质尚可。

7. ABCD【解析】染料沉积，用甲醇冲洗2次，并立即用水冲掉甲醇，待干后复染。

8. EF【解析】染色过深，可用甲醇或Wright染液适当脱色，也可用清水冲洗一定时间。

9. ABCDE【解析】核右移：中性粒细胞核分叶5叶以上者超过3%，常伴有WBC总数↓，为造血物质缺乏，脱氧核糖核酸减低，骨髓造血功能减退所致，常见于营养性巨幼细胞贫血、恶性贫血和应用抗代谢药（如阿糖胞苷、6-巯基嘌呤等），炎症恢复期。

10. AD【解析】凡红细胞沉积于孔底，集中呈一圆点的为不凝集（-），如红细胞凝集，则分布于孔底周围，根据红细胞凝集的程度判断阳性反应强弱以（++）凝集的孔为滴度终点。

11. DE【解析】清蛋白、卵磷脂属小分子蛋白，使红细胞沉降率减慢。

12. ABCD【解析】尿hCG可用于：①早期妊娠诊断；②流产诊断和监测；③异位妊娠；④妊娠滋养细胞疾病的诊断与病情观察，如侵蚀性葡萄糖；⑤急腹痛患者女性应首先排除是否宫外孕。

13. ABD【解析】甲苯、二甲苯、盐酸能与尿中尿酸产生尿酸盐沉淀，不适于作为尿中尿酸的防腐剂。

14. ABCDE【解析】A、B、O血型是根据人血中红细胞膜表面所含抗原而命名。见表7-4。

表7-4　血型及其抗原、抗体

血型	红细胞膜	血清
A	A抗原	抗B
B	B抗原	抗A
AB	A、B抗原	无抗体
O	无抗原	抗A、抗B

15. ABCE【解析】输血不良反应：①有溶血，非溶血发热反应，变态反应，荨麻疹。②非心源性肺水肿，移植物抗宿主病，输血后紫癜等。③非免疫性：高热（休克）、充血性心力衰竭、出血倾向、空气栓塞等。

16. ABCE【解析】尿蛋白定性实验的方法：①干化学试带法：利用pH指示剂蛋白误差原理。②加热乙酸法：加热使蛋白变性凝固。③磺基水杨酸法：被美国临床实验室标准化委员会（NCCLS）作为干化学法测尿蛋白的参考方法。

第八章 血液分析仪检验

一、A1 型题

1. 关于十二烷基月桂酰硫酸钠（SLS）血红蛋白测定法，正确的叙述是
   A. 不能用于同时测定白细胞计数和 Hb 测定的血细胞分析仪
   B. 突出优点是简便
   C. 是 Hb 测定的参考方法
   D. 十二烷基月桂酰硫酸钠不破坏 WBC
   E. 能用吸光度“A”值直接计算 Hb 浓度
2. 关于电阻抗法血细胞分析仪，错误的叙述是
   A. 仪器法分群不能完全替代镜检分类
   B. 仪器分类的准确性肯定高于手工分类法
   C. 可根据体积大小不同将白细胞分为三群
   D. 目前血细胞分析仪多是利用电阻抗法原理
   E. 经溶血素处理后的白细胞体积不能反映其实际体积大小
3. 供血细胞分析仪进行细胞计数时，血液标本应保存在
   A. -20℃　　B. -70℃
   C. 4℃　　D. 室温
   E. 37℃
4. 血细胞计数仪计数血细胞时，抗凝剂应选用
   A. 肝素　　B. 草酸钠
   C. EDTA-K_2　　D. 草酸钾
   E. 枸橼酸钠
5. 红细胞直方图显示曲线主峰左移，峰底正常，常见于
   A. 缺铁性贫血　　B. 小细胞均一性贫血
   C. 再生障碍性贫血　　D. 铁粒幼细胞贫血
   E. 巨幼细胞贫血
6. 关于 RDW，错误的说法是
   A. 可用于新的贫血形态学分类

B. 可定量表示红细胞体积分布的离散程度
C. 是反映外周血中红细胞体积差异的参数
D. 是由血细胞分析仪直接测定而得
E. RDW 升高与红细胞直方图基底变宽意义相同

二 A2 型题

患儿，男，6 岁。发热、咽痛、咳嗽 1 周。查体：体温 39℃，咽部充血，扁桃体红肿，颌下淋巴结肿大、压痛。外周血检查结果：Hb 110g/L，RBC 4.0×10^{12}/L，WBC 18.5×10^{9}/L，LYM 0.08，MID 0.06，GRAN 0.86，涂片中性杆状核粒细胞增多，胞质中可见中毒颗粒和空泡。此病例白细胞直方图变化可显示
A. 小细胞区异常
B. 小细胞区降低，中间细胞区增高
C. 大细胞区增高，小细胞区明显降低
D. 中间细胞区与大细胞区之间区域异常
E. 小细胞区右侧和中间细胞区之间区域异常

三 A3/A4 型题

（1~2 题共用题干）

患者血常规检查结果显示：白细胞计数（WBC）为 2.5×10^{9}/L，红细胞计数（RBC）为 4.0×10^{12}/L，血红蛋白（Hb）为 120 g/L，血小板计数（PLT）为 80×10^{9}/L。

1. 请根据此检测结果选择下列哪一项最有可能是引起患者以上异常检测结果的原因
A. 测量前未均匀混合标本　　B. 抗凝剂浓度过高
C. 溶血现象　　D. 测量后未及时分析样本
E. 营养不良

2. 患者血液分析仪检测结果异常，取出样本后未及时进行处理，导致样本凝固。以下哪一项操作可以使用这个样本重新做血常规检测
A. 加入抗凝剂重复进行检测
B. 将凝固的样本离心，取上清液进行检测
C. 直接将凝固的样本送至实验室，让技术人员处理
D. 无法使用该样本进行血常规检测
E. 用 0.9% 氯化钠溶液稀释后再次检测

（3~5 题共用题干）

患儿，7 岁。“感冒” 3 周后突发全身皮肤大量散在出血点。查体：一般状况尚可，肝、脾及

浅表淋巴结未见阳性体征。皮肤、黏膜大量出血点。血液检验的结果为：WBC 10.2 $\times 10^9$/L，中性粒细胞 40%，嗜酸性粒细胞 10%，淋巴细胞 50%，Hb 112g/L，RBC 3.7 $\times 10^{12}$/L，HCT 35%，MCV 85fl，MCH 29.8pg，MCHC 325g/L，RDW 12.5%，PLT 27 $\times 10^9$/L，MPV 12.5fl，PDW 17.9%，PCT 0.01%。医生收到血液检验报告单后，给患儿糖皮质激素治疗，复查血常规。

3. 根据病史和血液检验结果，该患者可初步诊断为

A. 失血性贫血　B. 药物性紫癜　C. 特发性血小板减少性紫癜　D. 过敏性紫癜　E. 病毒感染

4. 临床在血液检验报告单中最关心的指标和目的是

A. 观察红细胞变化，判断是否有贫血

B. 观察 MPV 和 PDW 变化，判断疗效和预后

C. 观察白细胞变化，监测药物副作用

D. 观察血小板数量变化，评价骨髓造血能力

E. 观察血小板直方图变化，评价血小板功能

5. 患儿治疗 3 周后，检验结果为：WBC 12 $\times 10^9$/L，中性粒细胞 86%；淋巴细胞 14%。PLT 130 $\times 10^9$/L，MPV 10.5fl，PDW 14%，PCT 0.2%。红细胞相关指标无明显变化，可以判断为

A. 红细胞无明显变化，贫血尚未得到纠正

B. MPV 及 PDW 降低，预后不良

C. 血小板相关参数恢复正常，治疗有效

D. 白细胞及中性粒细胞增加，提示细菌感染

E. 患者淋巴细胞减少，提示免疫抑制，应立即停药

（6~10 题共用题干）

某科室共有 4 台血液分析仪（编号 1~4），其中 1~2 为同一型号，为电阻抗型；3~4 号原理为激光散射联合过氧化物酶染色技术。

患者，男性，23 岁。因发热、乏力、鼻出血、牙龈出血就诊。门诊医生开出了血常规检验化验单，1 号仪器检验结果如下：WBC 134 $\times 10^9$/L，LCR 80%，MCR 16%，SCR 4%。仪器显示白细胞直方图 R3 区报警。Hb 51g/L，RBC 1.93 $\times 10^{12}$/L，HCT 17%，MCV 86.7fl，MCH 26.5pg，MCHC 306g/L，RDW 22%，PLT 35 $\times 10^9$/L，MPV 6.5fl，PDW 15%，PCT 0.05%。用 2 号仪器复查，结果大致接近。

6. 根据临床资料和血液检查结果可以作出如下判断，最为重要的是

A. 患者病情复杂，需要显微镜复查，重点是粒细胞及单核细胞

B. 患者为特发性血小板减少性紫癜

C. 两台仪器结果一致，处于质控状态

D. 患者有中度贫血，需显微镜复查红细胞形态

E. 患者有严重感染，需显微镜观察中性粒细胞核象变化及中毒性改变

7. 检验人员用3号仪器进行复查，结果：WBC 134.6 $\times 10^9$/L（H），Neu 83%（H），Eos 7%（H），Baso 2.3%（H），Mono 3.7%，Lymph 4%（L），CHCM 343g/L（L），CH 29.4pg，HDW 34.4g/L（H）。MPXI（过氧化物酶平均指数）22.2（H），LI（左移指数）2.00。其他指标与1、2号仪器检测结果大致接近。形态学报警信息为：IG，Blasts，ANISO，Left SHIFT。以下阐述错误的是

A. 血常规提示类白血病反应

B. 3台仪器结果具有可比性，处于质控状态

C. 该患者为正细胞非均一、正细胞低色素性贫血

D. 该患者MPXI增高，是由嗜酸性粒细胞增加所致

E. 由于仪器提示有原始及幼稚细胞，可高度怀疑白血病

8. 患者出血原因复杂，但不考虑

A. 凝血功能障碍

B. 血小板功能缺陷

C. 血小板生成减少

D. 抗凝、纤溶功能紊乱

E. 血小板破坏过多

9. 经血涂片显微镜观察，多颗粒的早幼粒细胞占91%，部分细胞内见Aüer小体，中性粒细胞4%，淋巴细胞3%，单核细胞2%。可以认定

A. 患者为获得性免疫功能低下

B. 镜检结果验证了仪器报警的准确性

C. 患者需要进一步做骨髓细胞学检查方能诊断

D. 3台血液分析仪的检验结果都不准确

E. 患者可诊断为急性早幼粒细胞白血病

10. 患者接受化疗1个疗程后，复查血常规结果：WBC 4.6 $\times 10^9$/L，Neu 55%，Eos 0.5%，Baso 1%，Mono 3.5%，Lymph 40%，Hb 108g/L，RBC 3.6 $\times 10^{12}$/L，HCT 32.4%，MCV 90fl，MCH 30pg，MCH C330g/L，RDW 12%，PLT 85 $\times 10^9$/L，MPV 11.5fl，PDW 15%，PCT 0.18%，CHCM 383g/L，CH 30pg，HDW 30.4g/L，显微镜检查报告血涂片上未见异常细胞。以下阐述错误的是

A. 贫血开始得到纠正

B. 白细胞基本恢复正常

C. 血小板数量上升，功能较好

D. 依据MPV的变化，血小板数量还有上升趋势

E. 仪器没有报警，显微镜下未见异常细胞，提示患者血中没有白血病细胞

(11~13 题共用题干)

有些新型血液分析仪开发了血细胞分析新的检测参数，如未成熟网织红细胞比率(IRF)、单个红细胞平均血红蛋白浓度（CHCM)、单个红细胞血红蛋白量分布宽度(HDW)、网织红细胞平均血红蛋白量（CHr)；未成熟血小板比率（IPF)、血小板平均体积(MPV)；未成熟粒细胞（IG）百分率和计数、造血祖细胞（HPC）百分率和计数等。

11. 诊断缺铁性贫血时，反映体内铁储备的指标是

A. IRF　　B. CHr

C. MPV　　D. HPC

E. CHCM

12. 有助于诊断弥散性血管内凝血的血液分析仪检测结果是

A. IG 增高　　B. HPC 增高

C. IRF 增高　　D. IPF 增高

E. CHCM 增高

13. 有助于评价严重感染和败血症的血液分析仪检测结果是

A. IG 增高　　B. HPC 增高

C. IRF 增高　　D. CHCM 增高

E. MPV 增高

四 B 型题

(1~3 题共用备选答案)

A. 80~92fl　　B. 80~100fl

C. 27~34pg　　D. 27~31pg

E. 320~360g/L

1. 血细胞分析仪 MCHC 参考值
2. 血细胞分析仪 MCH 参考值
3. 血细胞分析仪 MCV 参考值

五 X 型题

1. 三分群血细胞分析仪白细胞直方图中，中间细胞区包括

A. 中性粒细胞　　B. 大淋巴细胞

C. 嗜酸性粒细胞　　D. 嗜碱性粒细胞

E. 单核细胞

2. 血细胞分析仪检测结果中，红细胞的有关参数包括

A. Hb　　B. RDW

C. PDW　　D. MCV

E. MPV

3. 微量高速离心法测定血细胞比容的优点包括

A. 无血浆残留　　B. 用血量少

C. 操作简便　　D. 测定时间短

E. 不需特殊设备

4. 可引起血细胞分析仪检测结果异常的因素是

A. 纤维蛋白　　B. 冷球蛋白

C. 糖类　　D. 高脂血症

E. 非晶形物质聚集

5. ICSH 公布的对血细胞分析仪性能评价指标有

A. 准确性　　B. 精密度

C. 可比性　　D. 线性范围

E. 灵敏度

参考答案与解析

一、A1 型题

1. A【解析】SLS 本身质量差异很大，且会破坏 WBC，不适于同时进行白细胞计数和 Hb 测定。

2. B【解析】手工法虽然影响准确度因素多，但是不一定准确性差。

3. D【解析】温度对血小板技术结果影响很大，如 4℃保存可使血小板计数结果减低，故应选择室温保存。

4. C【解析】在使用血细胞计数仪时，一般会使用 EDTA-K_2 作为抗凝剂，因为它可以防止血液凝固，并且能够保持血细胞的完整性和形态。

5. B【解析】正常红细胞直方图，在 36~360fl 范围内分布两个群体，从 50~125fl 区域为正常大小的红细胞，从 125~200fl 区域为大红细胞、网织红细胞。主峰左移，峰底正常说明细胞的体积变小，但细胞的均一性没有变化。

6. D【解析】RDW 可用于新的贫血形态学分类，可定量表示细胞体积分布离散程度，RDW 不是由血细胞分析仪直接测定而得，而是计算得出。

二、A2 型题

C【解析】淋巴细胞为单个核细胞，颗粒少，胞体小，位于 35~90fl 的小细胞区。粒细胞（中性粒细胞）的核分多叶，颗粒多，胞体大，位于 160fl 以上的大细胞区。单核细胞、嗜酸性粒细胞、嗜碱性粒细胞、原始细胞、幼稚细胞等，位于 90~160fl 的单核细胞区，又称为中间型细胞。

三、A3/A4 型题

1. C【解析】根据题干中患者的检测结果，可以看出白细胞、红细胞和血小板计数都偏低，而血红蛋白水平正常，这种情况最有可能是由溶血现象导致的。溶血会导致红细胞破裂释放出血红蛋白，并且在血液中存在游离的核酸和酶等物质，这些都会影响血常规的检测结果。选项 A、B、D 都与血液分析仪测量前后的操作有关，但不是异常检测结果的原因。营养不良，这种情况通常会导致红细胞数量和血红蛋白浓度降低，与题干中的检测结果相反，因此排除选项 E。

2. B【解析】由于样本未及时处理，导致凝固，因此不能直接使用该样本进行血常规检测。选项 A 中加入抗凝剂是不合适的，因为样本中已经存在凝块，抗凝剂无法使凝块溶解。选项 C 中将凝固的样本交给实验室技术人员处理也不合适，因为样本的质量已经受到损失，技术人员处理后可能无法取得准确的检测结果。选项 D 表示无法使用该样本进行检测，也是对的。选项 E 中用 0.9% 氯化钠溶液稀释后再次检测，会改变样本的浓度，导致结果不准确。因此，选项 B 是最合适的选择，通过将凝固的样本离心，取上清液进行检测，可以得到相对准确的检测结果。

3. E【解析】初步诊断，淋巴细胞 50%，高于正常值，首先考虑病毒感染。

4. C【解析】糖皮质激素的使用需要观察白细胞变化，监测药物副作用。

5. B【解析】MPV、PDW 比治疗前降低，提示预后不良。

6. A【解析】镜检是血细胞形态诊断的金标准，患者粒细胞及单核细胞异常，所以需重点观察。

7. D【解析】MPXI 增高的主要来源与中性粒细胞、单核细胞、巨噬细胞和小胶质细胞不能由嗜酸性粒细胞增加所致。

8. E【解析】血小板破坏过多 MPV 值偏高。MPV 6.5fl，低于正常值。

9. C【解析】骨髓细胞学检查方法和外周血涂片同步观察，提高对血液病的鉴别诊断，以防误诊和漏诊。

10. E【解析】选项 E，仪器没有报警，显微镜下未见异常细胞，虽然可以排除白血病及其他恶性疾病的可能，但并不能完全排除其他血液系统疾病的可能，因此是错误的。需要综合临床资料和多种检查结果进行综合分析，以确定诊断和治疗方案。

11. B【解析】CHr 检测反应骨髓中释放出来的铁含量，反映体内铁储备。

12. D【解析】CHCM 对诊断弥散性血管内凝血有意义。

13. A【解析】未成熟粒细胞（IG）百分率和计数是严重感染和败血症诊断的主要参数。

四、B 型题

1. E【解析】MCHC 是血细胞分析仪检测的参数之一，其常与红细胞体积、平均红细胞血红蛋白含量一同来作为鉴定贫血的标准。平均红细胞血红蛋白浓度的标准范围为320~360g/L。

2. C【解析】红细胞平均血红蛋白量（MCH）：血细胞分析仪法27~34pg。

3. B【解析】平均红细胞体积（MCV）：手工法82~92fl；血细胞分析仪法80~100fl。

五、X型题

1. CDE【解析】根据不同体积的白细胞通过传感器时脉冲大小不同将白细胞分成三群，即小细胞群（淋巴细胞为主）、中间细胞群（包括单核细胞、嗜酸性粒细胞、嗜碱性粒细胞、幼稚细胞及原始细胞等）和大细胞群（中性粒细胞为主）。

2. ABD【解析】血细胞分析仪检测结果中，红细胞的有关参数包括血红蛋白、红细胞、MCV、MCH、MCHC、RDW等。

3. BCD【解析】微量高速离心法测定血细胞比容，细胞间残留血浆比温氏法少，且样本用量小、操作简便，残留血浆1%~3%。

4. ABDE【解析】干扰血液分析仪检测的因素较多，但糖类并非其干扰因素。

5. ABCD【解析】ICSH公布的血细胞分析仪性能评价指标有可比性、准确性、总重复性、精密度、线性范围和携带污染。

尿液理学检查

第九章 尿液一般检验

一 A1 型题

1. 尿试带检测白细胞，最易呈现为阴性结果的疾病是
A. 膀胱炎 B. 尿道炎
C. 肾移植后排斥反应 D. 前列腺炎
E. 急性肾盂肾炎

2. 肾小球病变的尿液中，不易见到
A. 红细胞 B. 透明管型
C. 白细胞管型 D. 颗粒管型
E. 红细胞管型

3. 外周血中有核红细胞增加最明显的疾病是
A. 尿毒症 B. 缺铁性贫血
C. 巨幼细胞贫血 D. 急性溶血性贫血
E. 珠蛋白生成障碍性贫血

4. 尿中出现大量淋巴细胞及单核细胞，主要见于
A. 肾梗死 B. 慢性肾小球肾炎
C. 肾移植后排斥反应 D. 急性肾小球肾炎
E. 肾病综合征

5. 管型形成的必备条件不包括
A. 近曲小管功能障碍 B. 原尿中有足够的 T-H 蛋白
C. 有可供交替使用的肾单位 D. 尿流缓慢，有局部性尿积滞
E. 远曲小管有浓缩及酸化尿液的能力

6. 关于尿液红细胞，错误的是
A. 可有红细胞淡影 B. 可用于鉴别血尿的来源
C. 肾性血尿多为变形性红细胞 D. 非肾性血尿多为非均一性红细胞
E. 均一性和非均一性红细胞可同时存在

7. 最不可能造成尿酮体阳性的是
A. 禁食 B. 腹泻

C. 妊娠　　D. 严重呕吐
E. 前列腺炎

8. 尿分析仪测定尿糖时不会呈现阳性结果的是
A. 乳糖 + 葡萄糖　　B. 半乳糖 + 葡萄糖
C. 果糖 + 葡萄酒　　D. 乳糖 + 半乳糖
E. 葡萄糖 + 麦芽糖

9. 尿中呈淡黄色小球形或油滴状、折光性强、有密集辐射状条纹的结晶是
A. 胆固醇结晶　　B. 胆红素结晶
C. 亮氨酸结晶　　D. 胱氨酸结晶
E. 磷酸铵镁结晶

10. 慢性肾炎患者尿液中不易见到
A. 蜡样管型　　B. 脂肪管型
C. 粗颗粒管型　　D. 脓细胞
E. 细颗粒管型

11. 下列为获得尿酮体检测可靠结果的必要措施，但不必
A. 设阳性对照　　B. 使用棕色瓶
C. 采集新鲜尿　　D. 设阴性对照
E. 检查试带有效期

12. 尿液中肾小管上皮细胞参考值范围
A. 无　　B. 少见
C. <2 个/HP　　D. <3 个/HP
E. <5 个/HP

13. 尿沉渣中的大吞噬细胞来自
A. 组织细胞　　B. 单核细胞
C. 淋巴细胞　　D. 中性粒细胞
E. 肾小管上皮细胞

14. 出现哪种管型可提示肾小管病变严重
A. 脂肪管型　　B. 细胞管型
C. 蜡样管型　　D. 透明管型
E. 颗粒管型

15. 检测泌尿系统肿瘤细胞常采用
A. 瑞氏染色法　　B. 巴氏染色法
C. 过氧化物酶染色法　　D. 革兰染色法
E. 酸性磷酸酶染色法

16. 关于尿本周蛋白，不正确的是
A. 本周蛋白是游离的免疫球蛋白轻链
B. 免疫球蛋白的轻链单体相对分子质量为2.3万
C. 乙酸纤维素蛋白电泳时可在清蛋白至球蛋白区带间出现“M”带
D. 本周蛋白重要特性是在56℃凝固，100℃溶解
E. 根据本周蛋白与抗λ抗血清反应情况进一步分型
17. 目前临床上最常用的尿酮体筛检方法是
A. 滴定法　　B. 片剂法
C. 胶体金法　　D. 湿化学法
E. 试带法
18. 糖尿病患者的尿液特点是
A. 无色、尿量多、比重高，尿糖定性阳性
B. 无色、尿量多、比重低，尿糖定性阳性
C. 无色、尿量多、比重低，尿糖定性阴性
D. 乳白色、尿量多、比重低，尿糖定性阴性
E. 乳白色、尿量多、比重高，尿糖定性阳性
19. 不受高浓度葡萄糖、尿素或造影剂影响的比重测定方法是
A. 称量法　　B. 化学试带法
C. 折射仪法　　D. 超声波法
E. 尿比重计法
20. 诊断泌尿系统感染的尿液革兰阴性菌的菌落计数应大于
A. 10cfu/ml　　B. 10^2cfu/ml
C. 10^3cfu/ml　　D. 10^4cfu/ml
E. 10^5cfu/ml
21. 关于尿干化学试带法检测，不正确的是
A. 蛋白膜块主要检测尿清蛋白
B. 粒细胞中的酯酶作用于重氮盐而显色
C. 尿红细胞含铁血红素的作用可使隐血试验阳性
D. 尿葡萄糖膜块采用铜还原法
E. 亚硝酸盐膜块检测含硝酸盐还原酶的大肠埃希菌
22. 尿道受刺激时，尿液中可大量出现
A. 红细胞　　B. 白细胞
C. 透明管型　　D. 黏液丝
E. 类圆柱体

23. 可偶见于正常人的是
A. 蜡样管型　B. 脂肪管型
C. 宽大管型　D. 透明管型
E. 颗粒管型

24. 尿液出现葡萄糖时，血糖浓度至少达
A. 8.08mmol/L　B. 8.28mmol/L
C. 8.68mmol/L　D. 8.88mmol/L
E. 8.98mmol/L

25. 关于颗粒管型，错误的是
A. 颗粒来自血浆蛋白　B. 颗粒来自变性的细胞分解
C. 粗颗粒管型见于慢性肾小球肾炎　D. 细颗粒管型见于急性肾小球肾炎的早期
E. 细颗粒管型由粗颗粒管型降解而来

26. 尿干化学试带蛋白膜块中，既是酸碱指示剂又是灵敏的蛋白显色剂的是
A. 甲基橙　B. 还原酚酞
C. 四溴酚蓝　D. 溴麝香草酚蓝
E. 四氯酚四溴磺酞

27. 目前临床上最常用的尿糖定性方法是
A. 试带法　B. 比色法
C. 滴定法　D. 班氏法
E. 薄层层析法

28. 能适用于浑浊尿标本比重测定的是
A. 称量法　B. 折射仪法
C. 尿比重计法　D. 超声波法
E. 化学试带法

29. 剧烈运动、发热、精神紧张可引起
A. 体位性蛋白尿　B. 溢出性蛋白尿
C. 肾小管性蛋白尿　D. 肾小球性蛋白尿
E. 功能性蛋白尿

30. Tamm-Horsfall 蛋白来源于
A. 膀胱　B. 尿道
C. 肾小球　D. 肾小管
E. 血浆蛋白

31. 有关管型的临床意义错误的是
A. 透明管型见于心力衰竭　B. 蜡样管型见于慢性肾衰竭

C. 脂肪管型见于肾病综合征
D. 白细胞管型见于肾盂肾炎
E. 红细胞管型见于膀胱炎

32. 尿干化学试带法蛋白定性适用于检测
A. 清蛋白
B. 球蛋白
C. 黏蛋白
D. 核蛋白
E. 糖蛋白

33. 关于尿沉渣直接涂片镜检，不正确的是
A. 适用于急诊检查
B. 阳性率高、重复性好
C. 操作简便、易行、快速
D. 报告时注明“未离心”
E. 适用于肉眼浑浊的尿液

34. 关于正常人尿液，不正确的是
A. 尿糖（-）
B. 透明管型偶见
C. 颗粒管型 0~1 个/LP
D. 白细胞 1~3 个/HP
E. 红细胞 0~1 个/HP

35. 人乳头瘤病毒感染时，尿沉渣镜检可见到的特征细胞是
A. 挖空细胞
B. 肾小管上皮细胞
C. 鳞状上皮角化前细胞
D. 鳞状上皮中层细胞
E. 鳞状上皮全角化细胞

36. 临床上最多见的蛋白尿是
A. 组织性蛋白尿
B. 肾小球性蛋白尿
C. 溢出性蛋白尿
D. 混合性蛋白尿
E. 肾小管性蛋白尿

37. 关于尿液标本采集，错误的是
A. 使用合格的容器
B. 采集前清洁尿道口及其周围皮肤
C. 细菌培养时可采用中段尿或导尿标本
D. 可以从尿布或便盆中采集标本
E. 避免月经血、阴道分泌物和粪便的污染

38. 尿干化学试带用酸碱指示剂法检测的指标是
A. 隐血
B. 酮体
C. 蛋白质
D. 葡萄糖
E. 亚硝酸盐

39. 少尿伴有尿渗量增高的是
A. 膀胱炎
B. 尿道炎

C. 肾盂肾炎　　D. 慢性肾小球肾炎

E. 急性肾小球肾炎

40. 不属于生理性尿液结晶的是

A. 尿酸结晶　　B. 草酸钙结晶

C. 磷酸盐结晶　　D. 马尿酸结晶

E. 酪氨酸结晶

41. 不符合尿沉渣镜检标准化的是

A. 检查细胞应观察10个高倍视野

B. 先用低倍镜，再用高倍镜观察

C. 10ml尿液离心后保留0.2ml尿沉渣

D. 检查管型应观察20个高倍视野

E. 以观察视野的细胞、管型的平均值报告

42. 可导致尿试带隐血试验呈阴性反应的干扰物质是

A. 脓液　　B. 漂白粉

C. 维生素C　　D. 肌红蛋白

E. 多量白细胞

43. 班氏尿糖定性试剂中加入枸橼酸钠的主要作用是

A. 调节试剂酸碱度　　B. 与水反应生成枸橼酸

C. 防止氢氧化铜沉淀　　D. 与水反应生成NaOH

E. 促使$NaHCO_3$与水反应

44. 提示早期肾小球病变的管型是

A. 透明管型　　B. 红细胞管型

C. 蜡样管型　　D. 宽大管型

E. 白细胞管型

45. 泡沫样蜡样管型见于

A. 肾病综合征　　B. 肾脓肿

C. 间质性肾炎　　D. 急性肾盂肾炎

E. 急性肾小管坏死

46. 符合NCCLS和CCCLS要求的尿沉渣检验方法是

A. 染色法　　B. 直接镜检法

C. 自然沉降法　　D. 尿沉渣定量分析法

E. 离心镜检法

47. 有关尿蛋白干化学法测定，正确的叙述是

A. 可用作尿蛋白定性确证试验　　B. 尿液pH在3~9，测定最合适

C. 对球蛋白反应不敏感　　D. 尿液细胞成分明显增多呈现阴性反应
E. 大剂量青霉素可使结果呈假阳性

48. 检查近端肾小管重吸收功能受损的灵敏指标是
A. 溶菌酶　　B. 清蛋白
C. 黏蛋白　　D. 球蛋白
E. β_2-微球蛋白

49. 不会使尿液亚硝酸盐试验呈阳性的细菌是
A. 葡萄球菌属　　B. 假单胞菌属
C. 大肠埃希菌属　　D. Klebs 杆菌属
E. 粪链球菌属

50. 尿结石少见的类型是
A. 含钙结石　　B. 碳酸盐结石
C. 磷酸盐结石　　D. 胆酸盐结石
E. 草酸盐结石

51. 不符合尿沉渣镜检标准化要求的是
A. 检查细胞应观察 10 个高倍视野
B. 先用低倍镜观察，再转高倍镜观察
C. 以观察到的细胞、管型的平均值报告
D. 检查管型应观察 10 个低倍视野
E. 取尿液 10ml 离心后保留 0. 2ml 尿沉渣

52. 尿量增多而比重增高的是
A. 休克　　B. 糖尿病
C. 尿崩症　　D. 急性肾炎
E. 慢性肾炎

53. 镜下血尿是指尿液中的红细胞大于
A. 1 个/HP　　B. 2 个/HP
C. 3 个/HP　　D. 4 个/HP
E. 5 个/HP

54. 正常人离心尿沉渣中透明管型的参考范围
A. 0~偶见/LP　　B. 1~3 个/LP
C. 3~5 个/LP　　D. 5~10 个/LP
E. 10~15 个/LP

55. 各种黄疸患者尿液中易见
A. 胆红素结晶　　B. 酪氨酸结晶

C. 亮氨酸结晶
D. 胱氨酸结晶
E. 胆固醇结晶

56. 尿沉渣显微镜检查方法不包括
A. 尿液干化学法
B. SM 染色法
C. 自然沉降法
D. 直接镜检法
E. 离心镜检法

57. 以下是 hCG 在临床上的主要用途，但除外
A. 早期妊娠诊断
B. 流产诊断和监察
C. 异位妊娠的诊断
D. 胎儿发育情况监测
E. 妊娠滋养细胞疾病的诊断

58. 目前尿酮体试带法不能检测
A. 丙酮
B. 乙酰乙酸
C. β-羟丁酸
D. 乙酰乙酸和丙酮
E. β-羟丁酸和乙酰乙酸

59. 尿管型中淀粉样变性的上皮细胞溶解后可形成
A. 透明管型
B. 粗颗粒管型
C. 脂肪管型
D. 蜡样管型
E. 细颗粒管型

60. 尿沉渣中出现挖空细胞，提示感染的病毒多为
A. 肝炎病毒
B. 人多瘤病毒
C. 人乳头瘤病毒
D. 巨细胞病毒
E. 人类免疫缺陷病毒

61. 被 NCCLS 推荐作为干化学法检测尿蛋白的参考方法是
A. 电泳法
B. 磺基水杨酸法
C. 沉淀法
D. 色谱法
E. 加热醋酸法

62. 易于标准化、标本用量最少的比重测定方法是
A. 称量法
B. 超声波法
C. 化学试带法
D. 尿比重计法
E. 折射仪法

63. 关于糖尿，错误的是
A. 一次性摄入大量糖类为摄入性糖尿
B. 由于内分泌激素分泌失常出现的糖尿为代谢性糖尿
C. 静脉输注高渗葡萄糖溶液后出现的糖尿为应激性糖尿

D. 由于内分泌激素分泌失常出现的糖尿为内分泌性糖尿

E. 由于情绪激动、脑血管意外等出现的暂时性高血糖为应激性糖尿

64. 临床早期主要征象中，出现微量清蛋白尿的疾病是

A. SLE 肾病　　B. 尿酸性肾病

C. 糖尿病肾病　　D. 间质性肾炎

E. 淀粉样变性肾病

65. 原尿成分与血浆成分不同的是

A. 钾的含量　　B. 蛋白质的含量

C. 钠的含量　　D. 尿素的含量

E. 葡萄糖的含量

66. 尿液脱落细胞学检查，最常见的肿瘤是

A. 腺癌　　B. 鳞癌

C. 膀胱移行细胞癌　　D. 肾母细胞瘤

E. 分化差的鳞癌

67. 尿试带法测定 pH，影响因素最少的是

A. 患者用药种类　　B. 标本放置时间

C. 患者食物种类　　D. 患者疾病性质

E. 患者睡眠时间

二 A2 型题

1. 患者，女性，27 岁。因疲乏无力、血尿 4 天就诊。实验室检查：尿液外观红色、稍浑浊，尿蛋白质（++），红细胞 4~8 个/HP，白细胞 1~2 个/HP，粗颗粒管型 0~1 个/LP，透明管型 0~2 个/LP，红细胞管型 2~3 个/LP。其最可能的诊断是

A. 急性肾小球肾炎　　B. 膀胱炎

C. 肾结核　　D. 肾肿瘤

E. 肾盂肾炎

2. 患者，男性，40 岁。有重金属接触史，常感腰痛。尿检示少量蛋白及红细胞、白细胞管型，蛋白定量 1.259/24h，多为小分子量蛋白。与该患者相关的疾病可能是

A. 肾结石　　B. 肾结核

C. 急性膀胱炎　　D. 慢性间质性肾炎

E. 急性肾小球肾炎

3. 患者，女性，31 岁。发热、全身酸痛、轻度黄疸半个多月，伴有酱油色尿。实验室检查：Hb 62g/L，RBC 2.52×10^{12}/L，HCT 0.26，RDW 0.14，WBC 10.8×10^{9}/L。尿常规：尿

蛋白（+），尿隐血（+++），尿胆原（+++）。其红细胞直方图上曲线可显示

A. 主峰正常，RDW 增宽
B. 主峰正常，RDW 正常
C. 主峰右移，RDW 正常
D. 主峰右移，RDW 增宽
E. 主峰左移，RDW 正常

4. 患者，男性，48岁。因发热、尿频、尿急、尿痛就诊。实验室检查：PRO（+）、WBC（+++）、脓细胞（+++）、RBC 0~5个/HP。该患者蛋白尿可能是

A. 溢出性蛋白尿
B. 偶然性蛋白尿
C. 非选择性蛋白尿
D. 混合性蛋白尿
E. 体位性蛋白尿

5. 患者，男性，43岁。因尿液浑浊就诊。实验室检查：尿液外观浑浊，pH 8.2。显微镜检查有大量结晶，呈无色哑铃状、小针状结晶，加酸后产生气泡。其可能的结晶是

A. 磷酸盐结晶
B. 碳酸钙结晶
C. 尿酸钠结晶
D. 草酸钙结晶
E. 尿酸铵结晶

6. 患者，女性，36岁。有血尿。作尿液脱落细胞学检查：涂片中见细胞体积较大，呈多边形，胞膜光滑；见多个核，为圆形、卵圆形，染色质分布均匀，细颗粒状，核仁不明显。提示为

A. 鳞癌
B. 移行细胞癌
C. 肾小管上皮细胞
D. 鳞状上皮细胞
E. 移行上皮细胞

7. 患者，男性，33岁。水肿、乏力、高血压、尿量减少。尿液外观呈洗肉水样血尿，浑浊。尿分析仪结果：ERY（+++）、PRO（++）、SG（1.025）、WBC（+）；显微镜检查：白细胞2~6个/HP，粗颗粒管型1~2个/LP，透明管型1~2个/LP，红细胞管型0~1个/LP。其最可能的诊断是

A. 膀胱炎
B. 肾结核
C. 肾盂肾炎
D. 急性肾小球肾炎
E. 肾动脉硬化

8. 患者，女性，42岁。因尿频、尿急、尿痛3天就诊。查体：体温39℃，左肾区有叩击痛。实验室检查：尿蛋白质定性（++），尿白细胞满布视野，红细胞10~15个/HP。其最可能的诊断是

A. 急性尿道炎
B. 急性膀胱炎
C. 慢性肾盂肾炎
D. 急性间质性肾炎
E. 急性肾盂肾炎

9. 患者，女性，28 岁。妊娠 25 周，水肿、乏力、血压高。显微镜检查：白细胞 2~5/HP，PRO 定性（+++），定量 5.2g/24h。其最可能的诊断是

A. 膀胱炎
B. 肾盂肾炎
C. 妊娠期高血压疾病
D. 肾动脉硬化
E. 急性肾小球肾炎

10. 患者，女性，48 岁。因尿液浑浊就诊。实验室检查：尿液外观浑浊，淡黄色，镜检有大量结晶，无红细胞和白细胞，尿液加热后不变清，而加酸后变清且有气泡，诊断为结晶尿。其最可能的结晶是

A. 胆红素结晶
B. 碳酸盐结晶
C. 尿酸盐结晶
D. 胆固醇结晶
E. 磷酸盐结晶

11. 患者，男性，38 岁。因尿频、尿急、尿痛就诊。尿三杯试验结果为第 1 杯和第 2 杯均为清晰，第 3 杯有弥散的脓液，初步诊断为

A. 急性肾炎
B. 急性尿道炎
C. 急性膀胱炎
D. 慢性尿道炎
E. 前列腺炎

12. 患者，男性，29 岁。因乏力、酱油色尿就诊。查体：皮肤黏膜轻度黄染，肝脾未触及增大。实验室检查：网织红细胞 10%、蔗糖溶血试验（+）、尿红细胞（+）、尿隐血试验阳性。此患者最可能的诊断为

A. 阵发性睡眠性血红蛋白尿
B. 冷凝集综合征
C. 急性造血停滞
D. 再生障碍性贫血
E. 阵发性寒冷性血红蛋白尿

13. 患者，女性，36 岁。因尿频、尿急、尿痛、左肾区疼痛就诊。查体：体温 39.6℃，左肾区叩击痛阳性。实验室检查：尿液外观浑浊、尿蛋白质定性（+++），镜检有大量白细胞和白细胞管型。同时可见闪光细胞，尿细菌培养阳性。患者最可能的诊断是

A. 慢性肾盂肾炎
B. 急性尿道炎
C. 急性膀胱炎
D. 急性间质性肾炎
E. 急性肾盂肾炎

14. 患者，男性，39 岁。因疲乏无力、血尿 3 天就诊。实验室检查：尿液外观红色、稍浑浊，尿蛋白质（++）、红细胞（+++）、白细胞 2~6 个/HP，粗颗粒管型 1~2 个/HP，透明管型 1~2 个/LP，红细胞管型 1~2 个/LP。其可能的诊断是

A. 肾结核
B. 膀胱炎
C. 肾盂肾炎
D. 急性肾小球肾炎

E. 肾动脉硬化

15. 患者尿中多形性红细胞为 85%，最有可能是
A. 尿道炎
B. 急性肾小球肾炎
C. 急性肾盂肾炎
D. 急性膀胱炎
E. 慢性肾盂肾炎

16. 患者，男性，25 岁。低热、尿急、尿频、腰痛。尿外观浑浊。尿分析仪检查结果：ERY (±)、PRO (+)、WBC (++)。显微镜检查：见较多新鲜红细胞和白细胞，无管型。尿沉渣抗酸染色阳性。患者最可能患
A. 泌尿系统结石
B. 肾结核
C. 急性膀胱炎
D. 急性肾盂肾炎
E. 急性肾小球肾炎

17. 患者，女性，45 岁。因畏寒、发热、尿频和尿急就诊，每昼夜排尿 10 多次，排尿有疼痛感。尿分析仪检查结果：ERY (±)、PRO (++)、NIT (+)、WBC (+++)。显微镜检查：RBC 2~4 个/HP，WBC (+++)。该患者最可能患
A. 泌尿系统结石
B. SLE 肾病
C. 急性膀胱炎
D. 急性肾盂肾炎
E. 急性肾小球肾炎

三 A3/A4 型题

(1~3 题共用题干)

患者，女性，18 岁。3 周前因急性化脓性扁桃腺炎发热，治疗后好转，近日来出现眼睑水肿、血压增高、尿少、呼吸困难、不能平卧而就诊。

1. 患者首选检查项目是
A. 血浆蛋白、眼底检查
B. 血常规、尿常规，血补体 C3、C4 测定
C. 心电图、血脂分析
D. 血常规、尿常规、便常规
E. 肾脏 B 超、超声心动检查

2. 患者最可能的诊断是
A. 急性肾小球肾炎合并左心衰竭
B. 急进性高血压
C. 急性上呼吸道感染
D. 急进性肾小球肾炎
E. 急性心肌炎合并左心衰竭

3. 血压增高的最可能原因为
A. 高血压病
B. 心功能不全所致
C. 水钠潴留
D. 低蛋白血症

E. 高胆固醇血症

(4~6 题共用题干)

患者，男性，50 岁。因腰骶部疼痛就诊。查体：贫血貌。全血细胞检查为正细胞正色素性贫血，尿本周蛋白增高，疑诊为多发性骨髓瘤。

4. 本周蛋白尿属于

A. 混合性蛋白尿　　B. 组织性蛋白尿

C. 肾小球性蛋白尿　　D. 肾小管性蛋白尿

E. 溢出性蛋白尿

5. 尿本周蛋白灵敏的筛选试验是

A. 免疫电泳法　　B. 对甲苯磺酸法

C. 免疫固定电泳　　D. 热沉淀-溶解法

E. SDS-PAGE 电泳法

6. 本周蛋白尿不出现于

A. 恶性淋巴瘤　　B. 多发性骨髓瘤

C. 巨球蛋白血症　　D. 肾小球肾炎

E. 原发性淀粉样变

四 B 型题

(1~2 题共用备选答案)

A. 清蛋白　　B. 球蛋白

C. β_2-微球蛋白　　D. γ 球蛋白

E. TH 糖蛋白

1. 肾小管性蛋白尿主要为
2. 肾小球性蛋白尿主要为

(3~4 题共用备选答案)

A. 均一型红细胞 80%　　B. 异型红细胞 80%

C. 尿蛋白以清蛋白为主　　D. 尿中大量本周蛋白

E. 尿 β_2-微球蛋白升高为主

3. 多发性骨髓瘤患者的尿液特征为
4. 间质性肾炎患者的尿液特征为

（5~6题共用备选答案）

A. 尿淀粉酶　B. 尿溶菌酶
C. 尿NAG酶　D. 尿补体C_3
E. 尿微量清蛋白

5. 糖尿病肾损伤的早期诊断
6. 急性胰腺炎的辅助诊断

（7~9题共用备选答案）

A. 三氯化铁法　B. 硝普盐氰化物法
C. 普鲁士蓝法　D. 碘-淀粉比色法
E. 二硝基苯肼法

7. 胱氨酸的检测
8. 苯丙酮尿症的筛查
9. 含铁血黄素颗粒的检测

（10~11题共用备选答案）

A. 生物学方法　B. 胶乳凝集抑制试验
C. 单克隆二点酶免疫法　D. 放射免疫法
E. 检孕卡法

10. 测定hCG敏感度最高的试验是
11. 测定hCG特异性最好的试验是

（12~14题共用备选答案）

A. 混匀1滴尿法　B. S-M法
C. 荧光偏振法　D. 试纸带
E. 流式细胞术

12. 尿沉渣分析仪法
13. 直接镜检法
14. 尿液干化学法

（15~17题共用备选答案）

尿沉渣主要成分参考值：

A. 红细胞0~3个/HP　B. 白细胞0~3个/HP

C. 白细胞 0~5 个/μl　　D. 管型离心镜检 0~1 个/μl
E. 红细胞 0~3 个/HP

15. 直接镜检法
16. 尿沉渣定量分析法
17. 离心镜检法

（18~20 题共用备选答案）

A. 疱疹性湿疹　　B. 糖尿病
C. 尖锐湿疣　　D. 艾滋病
E. 口腔炎

18. 人巨细胞病毒包涵体见于
19. 人乳头瘤病毒包涵体见于
20. 人多瘤病毒包涵体见于

（21~23 题共用备选答案）

A. 小吞噬细胞　　B. 白细胞
C. 大吞噬细胞　　D. 多核巨细胞
E. 柱状上皮细胞

21. 来自中性粒细胞的是
22. 来自尿道移行上皮细胞的是
23. 来自组织细胞的是

五 X 型题

1. 急性磷中毒的患者尿中可见
A. 尿酸结晶　　B. 胆红素结晶
C. 胆固醇结晶　　D. 亮氨酸和酪氨酸结晶
E. 胱氨酸结晶

2. 蜡样管型主要见于
A. 尿毒症　　B. 长期无尿、少尿
C. 肾病综合征　　D. 急性肾小球肾炎
E. 慢性肾小球肾炎晚期

3. 患者，女性，28 岁。因感冒、发热、呕吐就诊。尿干化学 KET 测定结果为阳性，原因最可能是
A. 尿标本留取后放置过长　　B. 尿试带受潮

C. 呕吐原因造成
D. 尿液污染后含有苯丙酮
E. 发热原因（感染性疾病）引起

4. 尿中大量维生素C可使哪些尿干化学法试验结果呈假阴性
A. 尿比重
B. 尿Hb
C. 尿酮体
D. 尿葡萄糖
E. 尿胆红素

5. 血红蛋白管型可见于
A. 肾出血
B. 急性肾小管坏死
C. 急性肾小球肾炎
D. 系统性红斑狼疮
E. 急性肾盂肾炎

6. 鉴别肾性血尿和非肾性血尿可依据
A. 尿液含铁血黄素颗粒检查
B. 尿三杯试验
C. 显微镜观察细胞形态
D. 转铁蛋白测定
E. 尿红细胞体积分布曲线

7. 正常人尿液中可见到
A. 吞噬细胞
B. 白细胞
C. 鳞状上皮细胞
D. 柱状上皮细胞
E. 移行上皮细胞

8. 尿中肾小管上皮细胞的形态特点是
A. 核较大，圆形
B. 比中性粒细胞略大
C. 形状不一，多为圆形或多边形
D. 胞质内可含有含铁血黄素颗粒或脂肪小滴
E. 具有明显的分叶核和粗糙的细胞质

9. 影响尿液中红细胞形态的因素有
A. 尿渗量
B. 尿液酸碱度
C. 泌尿系统疾病出血部位
D. 红细胞的多少
E. 环境温度

10. 急性肾小球肾炎患者尿中易见
A. 白细胞管型
B. 红细胞管型
C. 肾小管上皮细胞
D. 蜡样管型
E. 脂肪管型

11. 肾病综合征患者尿中可出现
A. 脂肪管型
B. 泡沫样蜡样管型
C. 血小板管型
D. 肾小管上皮细胞管型
E. 细菌管型

12. 泌尿道损伤时，尿液中会出现
A. 血尿
B. 非均一性红细胞
C. 红细胞淡影
D. 均一性红细胞
E. 隐血试验阳性
13. 正常尿沉渣镜检，一般可见
A. 结晶
B. 细胞管型
C. 白细胞
D. 透明管型
E. 柱状上皮细胞
14. 关于尿沉渣显微镜检查的方法学评价，正确的是
A. 直接镜检法只适用于无浑浊的尿液
B. SM 染色法为常用的染色法
C. 离心法为我国常用的尿沉渣检查方法
D. 尿沉渣计数板法使尿沉渣检查更符合标准化要求
E. 巴氏染色法不利于鉴别不典型红细胞和白细胞
15. 外源性或生理性因素引起的多尿见于
A. 糖尿病
B. 尿崩症
C. 饮水过多
D. 输注葡萄糖
E. 输注生理盐水
16. 尿沉渣镜检时，错误的叙述是
A. 直接用高倍视野观察
B. 检查管型应观察 20 个低倍视野
C. 检查细胞应观察 20 个高倍视野
D. 检查管型应观察 10 个低倍视野
E. 检查细胞应观察 10 个高倍视野
17. 尿沉渣显微镜检查的方法学评价，正确的描述是
A. 直接镜检法仅适用于有明显浑浊的血尿、脓尿
B. 瑞氏染色法为常用的染色法
C. SM 染色法对泌尿道肿瘤细胞有诊断价值
D. 直接镜检法为我国常用的尿沉渣检查方法
E. 过氧化物酶染色可鉴别不典型红细胞和白细胞
18. 因肾脏浓缩稀释功能降低引起的多尿为
A. 原发性甲状旁腺功能亢进
B. 急性肾衰竭
C. 中枢性尿崩症
D. 慢性肾炎后期
E. 糖尿病
19. 对尿液显微镜检查的临床意义，正确的叙述是
A. 颗粒管型多见于慢性肾炎
B. 白细胞多见于急性肾盂肾炎

C. 白细胞多见于肾结石

D. 红细胞多见于急性肾小球肾炎

E. 透明管型多见于膀胱炎

20. 尿干化学法测定中，采用酸碱指示剂的项目有

A. pH

B. 比重

C. 蛋白质

D. 胆红素

E. 葡萄糖

六 案例分析题

（1~8 题共用题干）

患者，女性，28 岁。黄疸、乏力、高血压、尿量减少；尿液外观深黄色，浑浊。尿分析仪结果：ERY（-）、PRO（+）、SG（1.025）、WBC（+）、胆红素（+++）。显微镜检查：WBC 2~6 个/HP。

1. 关于阻塞性黄疸的叙述，正确的是

A. 尿中尿胆原阳性

B. 血中结合胆红素减少

C. 尿中尿胆红素阳性

D. 血清总胆红素增多

E. 便中胆红素减少或消失

2. 关于尿液胆红素检查的叙述，正确的是

A. 用于黄疸的诊断与鉴别诊断

B. 采集标本于棕色容器内避光保存

C. 氧化法的原理是将胆红素氧化成胆绿素

D. Harrison 法的灵敏度低

E. 维生素 C、亚硝酸盐可致假阳性

3. 尿中尿胆原增高可见于的疾病是

A. 胰头癌

B. 胆总管癌

C. PNH

D. 急性肝炎

E. 血型不合有输血反应

4. 关于溶血性黄疸尿液检查的叙述，正确的是

A. 尿液颜色加深

B. 尿胆原强阳性

C. 尿胆红素阳性

D. 尿液尿胆素阳性

E. 尿隐血试验阳性

5. 尿液尿胆红素阳性可见于的疾病是

A. 急性黄疸型肝炎

B. 原发胆汁性肝硬化

C. Gilbert 综合征

D. Dubin-Johson 综合征

E. 阵发性夜间血红蛋白病

6. 尿液尿胆红素阴性可见于的疾病是

A. 急性病毒性肝炎
B. Gilbert 综合征
C. Crigler-Najjar 综合征
D. 阵发性夜间血红蛋白病
E. Dubin-Johson 综合征

7. 阻塞性黄疸的尿液尿胆红素和尿胆原检查结果为

A. 阴性和强阳性
B. 阳性和弱阳性
C. 弱阳性和阳性
D. 中度阳性
E. 强阳性和阴性

8. 关于尿液胆红素检查的叙述，正确的是

A. 碘环法最为简单
B. Harrison 法操作烦琐
C. 重氮法为定性筛选试验
D. 维生素 C 过量可致假阳性
E. 重氮法可用于尿自动分析仪

（9~15 题共用题干）

患者，男性，70 岁。常间歇性腰部酸胀、钝痛，因突然发作而就诊。肉眼血尿，呈洗肉水色。检查结果：ERY（++++）、PRO（++）、WBC（-）；镜下可见大量红细胞和草酸钙结晶。

9. 患者最可能的诊断是

A. 肾结核
B. 急性膀胱炎
C. 急性肾盂肾炎
D. 急性肾小球肾炎
E. 肾结石

10. 肾病综合征患者可出现的管型是

A. 透明管型
B. 红细胞管型
C. 脂肪管型
D. 泡沫样蜡样管型
E. 肾小管上皮细胞管型

11. 急性磷中毒的尿液中可出现的管型是

A. 胱氨酸结晶
B. 胆红素结晶
C. 亮氨酸结晶
D. 酪氨酸结晶
E. 胆固醇结晶

12. 尿液中可出现闪光细胞的疾病是

A. 阴道炎
B. 前列腺炎
C. 膀胱炎
D. 急性间质性肾炎
E. 肾盂肾炎

13. 尿中呈黄色或淡黄色的结晶是
A. 胱氨酸结晶
B. 磷酸铵镁结晶
C. 尿酸结晶
D. 尿酸铵结晶
E. 胆红素结晶
14. 酸性尿液中可见的结晶是
A. 磷酸钙结晶
B. 三联磷酸盐结晶
C. 尿酸结晶
D. 草酸钙结晶
E. 非晶形尿酸盐结晶
15. 碱性尿液中可见的结晶是
A. 尿酸铵结晶
B. 磷酸铵镁结晶
C. 碳酸钙结晶
D. 尿酸结晶
E. 胆红素结晶

（16~23 题共用题干）
患者，女性，21 岁。急性腹痛入急诊就诊。妇科检查：阴道有少量流血，尿 hCG（+）。
16. 关于 hCG 的叙述，错误的是
A. 具有性腺发育的作用
B. 血液浓度低于尿液浓度
C. 只存在于孕妇血液和尿液中
D. 不随胎盘重量增加而分泌增多
E. 由 2 个独立的共价键相连的肽链组成
17. 能与 hCG α-亚基抗体发生交叉反应的是
A. HMG
B. LH
C. TSH
D. FSH
E. EPO
18. 关于尿液 hCG 检测的叙述，正确的是
A. 不宜使用严重的血尿、菌尿
B. 只设立阳性对照
C. 原浓度和倍量稀释后的尿液同时检测
D. 宜采用首次晨尿离心取上清液检查
E. LH 水平增高可引起假阴性
19. 尿液 hCG 检测可用于
A. 早期妊娠辅助诊断
B. 急腹症的鉴别诊断
C. 甲状腺功能亢进的辅助诊断
D. 侵蚀性葡萄胎的辅助
E. 库欣综合征的辅助诊断

20. 检测 hCG 灵敏度高、检测快速、广泛应用的方法是
A. 胶乳凝集抑制
B. 血凝抑制试验
C. 酶联免疫吸收试验
D. 单克隆抗体胶体金试验
E. 放射免疫法

21. 可定量检测尿液 hCG 的方法是
A. 胶乳凝集抑制试验
B. 酶联免疫吸收试验
C. 放射免疫法
D. 两点酶免疫法
E. 单克隆抗体胶体金试验

22. 尿液 hCG 检测常用于
A. 早期诊断妊娠
B. 判断胎盘功能
C. 诊断异位妊娠
D. 判断胎儿成熟程度
E. 诊断流产和观察保胎治疗效果

23. 妊娠 12 周后，尿液稀释 250 倍仍出现 hCG 阳性反应，有助于诊断
A. 不全流产
B. 人工流产
C. 先兆流产
D. 侵蚀性葡萄胎
E. 绒毛膜上皮细胞

（24～31 题共用题干）

患者，女性，23 岁。水肿、乏力、高血压、尿量减少，尿液外观呈洗肉水样血尿，浑浊。尿分析仪结果：ERY（+++）、PRO（++）、SG（1.025）、WBC（+）。显微镜检查：WBC 2～6 个/HP，粗颗粒管型 1～2/LP，透明管型 1～2/LP，红细胞管型 0～1/LP。

24. 患者最可能的诊断是
A. 膀胱炎
B. 急性肾小球肾炎
C. 肾结核
D. 肾盂肾炎
E. 肾动脉硬化

25. 关于检测尿 N-乙酰-β-D-氨基葡萄糖苷酶（NAG）的叙述，正确的是
A. 标本要新鲜
B. 常用化学比色法
C. 对血尿、脓尿等可直接测定
D. 化学比色法线性范围宽
E. 肌酐浓度过高会使结果偏高

26. 乳胶颗粒凝集试验检测尿纤维蛋白降解产物的优点为
A. 检测快速
B. 灵敏度低
C. 特异性高
D. 操作烦琐
E. 结果容易判断

27. 微量清蛋白增高可见于

A. 狼疮性肾炎
B. 肾小球肾炎
C. 尿道炎
D. 自身免疫性疾病
E. 溶血性贫血

28. 尿肌红蛋白阳性可见于

A. 阵发性夜间血红蛋白尿
B. 蚕豆病
C. 心肌梗死早期
D. 挤压综合征
E. 阵发性肌红蛋白

29. 形成管型的主要基质成分是

A. 纤维蛋白
B. T-H 蛋白
C. 细胞碎片
D. 清蛋白
E. 肾小管上皮细胞

30. 不能用于检测尿液微量清蛋白的试验是

A. 酶免疫法
B. 干化学试带法
C. 磺基水杨酸法
D. 加热乙酸法
E. 放射免疫法

31. 尿液血红蛋白检测前煮沸 2 分钟的目的是

A. 破坏红细胞
B. 破坏易热性触酶
C. 破坏维生素 C
D. 破坏尿中白细胞过氧化物酶
E. 消除盐类结晶

（32~39 题共用题干）

患者，女性，45 岁。肥胖，下肢水肿，检查结果：尿糖（-）、酮体（-）、ERY（+）、PRO（++）、WBC（+）；镜下可见大量红细胞和结晶。

32. 关于尿沉渣显微镜检查方法学评价的叙述，正确的是

A. 尿沉渣计数板法使尿沉渣检查更符合标准化要求
B. SM 染色法为常用的染色法
C. 离心法为我国常用的尿沉渣方法
D. 巴氏染色法不利于鉴别不典型红细胞
E. 直接镜检法不适合于浑浊的尿液

33. 影响尿中红细胞形态的因素有

A. 红细胞的多少
B. 尿液渗透压
C. 尿液酸碱度
D. 环境温度

E. 尿液在体外放置的时间

34. 肾小球性血尿红细胞形态变化的机制有

A. 不断变化的渗透压的影响
B. 不同酸碱度的影响
C. 病理性肾小球基质膜的挤压
D. 膀胱的影响
E. 输尿管的影响

35. 管型形成的条件

A. 具有交替使用的肾单位
B. 原肾中有清蛋白和 T-H 蛋白
C. 局部尿液流速增快
D. 血清蛋白质增高
E. 肾小管有酸化和浓缩尿液的能力，同时尿流缓慢及局部尿液积滞

36. 关于尿沉渣分析仪评价的叙述，正确的是

A. 尿沉渣分析仪应用了流式细胞和电阻抗原理
B. 尿沉渣分析仪能报告管型数量并鉴定其种类
C. 尿沉渣分析仪使用的荧光染料为菲啶和羧化氰
D. 尿沉渣分析仪可检测出小圆上皮、酵母细胞、滴虫和脂肪滴
E. 尿沉渣分析仪每一标本分析量相当于显微镜检测 50 个高倍视野

37. 尿道损伤时，尿液分析中可能出现下列何种情况

A. 镜下血尿
B. 隐血试验阳性
C. 蛋白定性阳性
D. 均一性红细胞
E. 红细胞淡影

38. 下列哪些药物对肾脏造成的损害较大

A. 卡那霉素
B. 青霉素
C. 磺胺类药
D. 多黏霉素
E. 庆大霉素

39. 通常尿试带白细胞酯酶检测结果阳性的疾病是

A. 肾移植术后排异反应
B. 膀胱炎
C. 尿道炎
D. 前列腺炎
E. 急性肾盂肾炎

（40~47 题共用题干）

患者，男性，30 岁。因尿频、尿急、尿痛 2 天就诊。查体：体温 39℃，左肾区有叩击痛。尿常规检查：PRO（++），尿白细胞（++++），红细胞 10~15 个/HP。

40. 该患者最可能的诊断是

A. 急性肾盂肾炎
B. 急性尿道炎

C. 慢性肾盂肾炎
D. 急性肾小球肾炎
E. 急性间质性肾炎

41. 尿液生成过程包括
A. 肾小球滤过
B. 肾小管分泌
C. 肾小管与集合管重吸收
D. 膀胱贮存
E. 肾脏浓缩与酸化

42. 鉴别肾性血尿和非肾性血尿采用下列哪些试验
A. 尿三杯试验
B. 显微镜观察尿细胞形态
C. 转铁蛋白测定
D. 尿液含铁血红素检查
E. 尿红细胞体积分布曲线

43. 血尿的特点是
A. 隐血试验阳性
B. 显微镜检查有大量的红细胞
C. 淡红色云雾状、洗肉水样色或混有血凝块
D. 尿蛋白质定性强阳性
E. 离心后上清液为酱红色

44. 引起血尿的原因有
A. 肾结核
B. 前列腺炎
C. 蚕豆病
D. 血友病
E. 免疫性溶血性贫血

45. 引起血红蛋白尿的原因有
A. 血友病
B. 蚕豆病
C. 阵发性夜间血红蛋白病
D. 行军性血红蛋白尿
E. 血小板减少性紫癜

46. 引起血尿的疾病有
A. 盆腔炎
B. 直肠肿瘤
C. 卵巢囊肿
D. 前列腺炎
E. 泌尿系结石

47. 评价肾小球和近端肾小管早期损伤的理想指标是
A. 本周蛋白
B. Tamm-Horsfall 蛋白
C. 纤维蛋白
D. β_1 微球蛋白
E. α_1 微球蛋白

（48~55 题共用题干）

患者，女性，35 岁。低热、尿急、尿痛、尿频，尿外观浑浊。尿分析仪检查结果：ERY（±）、PRO（+）、WBC（+++）。显微镜检查：见较多新鲜红细胞和白细胞，无管型；尿沉渣抗酸染色阳性。

48. 患者最可能的诊断是

A. 肾小球肾炎　　B. 急性膀胱炎
C. 急性间质性肾炎　　D. 急性肾盂肾炎
E. 肾结核

49. 关于试带法尿蛋白检测的叙述，正确的是

A. 对清、球蛋白的敏感性一致
B. 小剂量青霉素对测定结果影响不大
C. 采用 pH 批示剂蛋白质误差原理
D. 服用奎宁、嘧啶等药物可出现假阳性结果
E. 尿液 pH 是影响测试结果的重要因素之一

50. 关于试带法尿蛋白检测的叙述，错误的是

A. 对清蛋白和球蛋白均灵敏　　B. 尿标本要新鲜
C. 黄疸尿不影响结果判断　　D. 浑浊尿不影响比色
E. 尿液酸碱度过高或过低均可引起假阳性或假阴性

51. 关于试带法红细胞和白细胞检测的叙述，错误的是

A. 尚未发现干扰因素　　B. 白细胞只对中性粒细胞敏感
C. 与红细胞和血红蛋白均能反应　　D. 可以完全代替显微镜检查
E. 不同厂家生产的试带灵敏度不同

52. 关于尿沉渣分析仪的叙述，正确的是

A. 尿沉渣分析仪使用的染料是菲啶和羧花氰
B. 尿沉渣分析仪采用流式细胞术原理
C. 荧光强度（FI）主要反映细胞染色质的强度
D. 前向荧光脉冲宽度（Flw）反映细胞的大小
E. 前向散射光脉冲宽度（Fscw）主要反映细胞染色质的长度

53. 关于尿液分析仪注意事项的叙述，正确的是

A. 三种尿酮体成分均能检测
B. 采用球面积分析仪接受单波长反射光
C. 细胞类检测不能代替显微镜检查
D. 尿葡萄糖检测的特异性高于班氏法

E. 尿蛋白检测采用批示剂蛋白质误差原理

54. 尿液分析可用于以下哪些疾病的协助诊断

A. 多发性骨髓瘤
B. 糖尿病
C. 中耳炎
D. 白内障
E. 急性胰腺炎

55. 尿沉渣染色的方法有

A. SM 染色
B. 瑞氏染色
C. 革兰染色
D. 过氧化物酶染色
E. 阿利新蓝和中性红混合染色

（56~63 题共用题干）

患者，女性，75 岁。肥胖，下肢水肿。检查结果：尿糖（++++）、酮体（++）、ERY（+）、PRO（++）、WBC（+）；镜下可见大量红细胞和结晶。

56. 关于试带检查酮体的叙述，正确的是

A. 为目前常用的尿酮体筛选方法
B. 试带 Chemstrip 与 β-羟丁酸不反应
C. 试带 Chemstrip 对丙酮的灵敏度为 700mg/L
D. 试带 Multistix 与乙酰乙酸不反应
E. 片剂 Acetest 对丙酮的灵敏度为 250~500mg/L

57. 尿酮体包括

A. 丙酮
B. 乙酸
C. 乙酰乙酸
D. β-羟丁酸
E. 丙酮酸

58. 一般情况下，影响尿量的主要因素有

A. 精神因素
B. 年龄
C. 肾小管浓缩稀释功能
D. 肾小球滤过率
E. 肾小管重吸收功能

59. 因生理性或外源性因素引起多尿的情况是

A. 尿崩症
B. 饮水过多
C. 输注葡萄糖
D. 糖尿病
E. 输注生理盐水

60. 因肾浓缩稀释功能降低导致多尿的疾病有

A. 糖尿病
B. 慢性肾炎后期

C. 失钾性肾病
D. 急性尿路感染
E. 原发性醛固酮增多症

61. 引起肾前性少尿的情况有
A. 严重脱水
B. 大面积烧伤
C. 肝硬化腹腔积液
D. 急性肾小管坏死
E. 膀胱功能障碍

62. 关于尿液N-乙酰β-D葡萄糖苷酶（NAG）测定的叙述，正确的是
A. NAG是早期肾损伤的指标之一
B. 防腐剂对NAG无影响
C. NAG在近端肾小管上皮细胞中含量高
D. 尿NAG主要来源于肾近端小管上皮细胞溶酶体
E. NAG相对分子质量较大，一般不能通过肾小球滤过膜

63. 关于本周蛋白特征的叙述，正确的是
A. 又称凝溶蛋白
B. 不能被肾小管重吸收
C. 为免疫球蛋白重链
D. 不能与抗重链或Ig的抗血清发生
E. 浓度超过近曲小管重吸收的极限时，可自尿中排出

（64~71题共用题干）

患者，女性，70岁。常间歇性腰部酸胀，下肢水肿。检查结果：ERY（++）、PRO（++）、WBC（+）；镜下可见大量红细胞和颗粒管型。

64. 正常情况下，尿沉渣镜检可见的成分有
A. 结晶
B. 透明管型
C. 白细胞
D. 细胞管型
E. 柱状上皮细胞

65. 关于尿液显微检查临床意义的叙述，正确的是
A. 颗粒管型可见于慢性肾炎
B. 红细胞管型可偶见于成人浓缩尿（膀胱炎）
C. 白细胞多见于急性肾盂肾炎
D. 白细胞管型见于肾结石
E. 透明管型可偶见于成人浓缩尿（急性肾小球肾炎）

66. 关于试带法尿亚硝酸盐检测原理和注意事项的叙述，正确的是
A. 尿液中的致病菌应含有亚硝酸还原酶
B. 尿液应在膀胱内停留4小时以上

C. 尿亚硝酸盐试验是快速诊断尿液细菌感染的指标

D. 尿亚硝酸盐试验原理为偶氮法反应原理

E. 尿亚硝酸盐试验阳性程度与感染的细菌数成正比

67. 下列哪项试验不是尿蛋白定性方法

A. 邻甲苯胺法

B. 试带法

C. 加热乙酸法

D. 磺基水杨酸法

E. 层析法

68. 下列哪些是检测肌红蛋白的试验

A. 隐血试验

B. 80% 饱和硫酸铵法

C. Pandy 试验

D. Ross-Jone 试验

E. Nonne-Apelt 试验

69. 易被误认为管型的物质是

A. 黏液丝

B. 草酸钙结晶

C. 类圆柱体

D. 肾小管上皮细胞

E. 非晶形尿酸盐

70. 尿液草酸钙结晶形态为

A. 信封样

B. 无色羽毛形

C. 无色八面形

D. 无色不定型

E. 无色哑铃形

71. 关于 Tamm-Horsfall 蛋白（T-H 蛋白）检测临床意义的叙述，正确的是

A. 磷酸铵镁结晶石中 T-H 蛋白含量高于尿酸结石

B. 碱性尿液或尿流加快时，T-H 蛋白易于聚合而沉淀

C. 可能为远端肾小管病变的定位标志物

D. 上尿路结石中 T-H 蛋白含量高于尿酸结石

E. 其浓度持续维持在较高水平易于形成结石

（72~79 题共用题干）

患者，女性，60 岁。常间歇性腰部酸胀，因突然发作而就诊。肉眼血尿，呈洗肉水色。检查结果：ERY（++）、PRO（++）、WBC（++）；镜下可见红细胞、白细胞和结晶。

72. 可导致试带法检测尿血红蛋白假阳性的物质

A. 尿液被氧化物污染

B. 对热不稳定的酶

C. 某些尿液感染

D. 甲醛

E. 维生素 C

73. 检测尿液本周蛋白的最佳方法是
A. 比浊法　　B. 电泳法
C. 免疫固定电泳法　　D. 热沉淀–溶解法
E. 对甲苯磺酸法

74. 免疫速率散射浊度法检测本周蛋白的优点是
A. 精确度高　　B. 测试速度快
C. 稳定性低　　D. 灵敏度高
E. 能定量分析 κ 和 λ 轻链浓度

75. 关于热沉淀–溶解法检查本周蛋白评价的叙述，正确的是
A. 标本要新鲜　　B. 假阴性率低
C. 灵敏度高　　D. 浑浊尿液需要离心取上清液检查
E. 若为蛋白尿需采用加热乙酸法沉淀蛋白后再检查

76. 可用于检测尿本周蛋白的试验是
A. 磺柳酸法　　B. 加热乙酸法
C. 对甲苯磺酸法　　D. 热沉淀–溶解法
E. 免疫固定电泳法

77. 测定尿液 β_2微球蛋白的方法有
A. 热沉淀–溶解法　　B. 放射免疫法
C. 特种蛋白检测仪法　　D. 酶联免疫吸附法
E. 对甲基磺酸法

78. 尿液 Tamm–Horsfall 蛋白检测可采用
A. 4 小时尿　　B. 3 小时尿
C. 12 小时尿　　D. 尿标本
E. 随机尿

79. 可作为早期检测肾损伤的指标是
A. 尿 Alb　　B. 尿 α–M
C. 尿 IgG　　D. 尿 IgA
E. 尿 NAG

（80~87 题共用题干）

患者，女性，50 岁。肥胖，常间歇性腰部酸胀，下肢水肿。检查结果：尿糖（++）、ERY（+）、PRO（++）、WBC（+）；镜下可见大量红细胞和结晶。

80. 提示急性肝萎缩、磷中毒和白血病的尿液结晶是
A. 尿酸结晶　　B. 草酸钙结晶

C. 亮氨酸结晶
D. 酪氨酸结晶
E. 胱氨酸结晶

81. 可出现酮尿的情况有
A. 饥饿
B. 严重腹泻
C. 全身麻醉后
D. 多发性骨髓瘤
E. 肾衰竭

82. 尿液结石形成的局部因素有
A. 低枸橼酸盐尿
B. 尿路感染
C. 尿液潴留
D. 钙代谢异常
E. 泌尿系统异物

83. 关于尿淀粉酶测定的叙述，正确的是
A. 胰淀粉激活后才有活性
B. 主要用于急性胰腺炎的诊断
C. 主要来源于胰腺和腮腺
D. 不能用于急腹症的鉴别诊断
E. 易通过肾小球滤过膜而出现于尿中

84. 血液葡萄糖是否出现于尿液中，主要取决于
A. 饮水量
B. 肾糖阈
C. 肾血流量
D. 血糖浓度
E. 运动程度

85. 可使尿液呈现浑浊的因素或成分是
A. 比重
B. 温度
C. 血细胞
D. 盐类结晶
E. 糖含量

86. 乳糜尿的主要成分为
A. 清蛋白
B. 磷脂酰胆碱
C. 脂肪酸盐
D. 胆固醇
E. 纤维蛋白

87. 关于尿沉渣检查标准化的叙述，正确的是
A. 主要是操作的标准化，而报告方式不变
B. 保留 0.2ml 沉渣
C. 离心管底部为锥形，便于浓缩沉渣
D. 取尿液 10ml 离心，有效半径 15cm
E. 离心管标有体积刻度，刻度精确到 0.5ml

(88~95 题共用题干)

患者，女性，15 岁。消瘦半年伴下肢水肿。检验结果：尿蛋白（++），RBC（++），WBC（+），结晶（+）。

88. 尿液低相对分子质量蛋白质增高可见于

A. 肾病综合征
B. 肾小球肾炎
C. 药物性肾损害
D. 急性肾盂肾炎
E. 肾小管性酸中毒

89. 尿液结石剖面是同心分层状排列的是

A. 黄嘌呤结石
B. 磷酸镁铵结石
C. 尿酸结石
D. 胱氨酸结石
E. 磷酸钙结石

90. 关于 β_2-微球蛋白的叙述，正确的是

A. 可经过肾小球滤过
B. 为 HLA 轻链蛋白组分
C. 不能被肾小管重吸收
D. 存在于所有细胞膜上
E. 其生成量相对恒定

91. 血红蛋白尿的特点

A. 显微镜检查有较多红细胞
B. 隐血试验（-）
C. 尿蛋白质定性阳性
D. 离心后上清液为红色
E. 暗红色、棕红色或酱油色

92. 关于血红蛋白尿的叙述，正确的是

A. 隐血试验（+）
B. 多为酱油色
C. 显微镜检查无红细胞
D. 可伴的管型
E. 多见于急性肾炎

93. 关于尿比密测定意义的叙述，正确的是

A. 随机尿比密为 1.003~1.035
B. 高比密尿可见于心功能不全
C. 低比密尿可见于急性肾小球肾炎
D. 尿崩症时尿比密高
E. 24 小时连续多次检测有助于浓缩稀释功能评价

94. 隐血试验结果阳性的是

A. 卟啉尿
B. 胆红素尿
C. 组织性蛋白尿
D. 肌红蛋白尿
E. 血红蛋白尿

参考答案与解析

一、A1 型题

1. C【解析】尿液白细胞检查：分析仪法（-），镜检法（+）。这种情形多发生在肾移植患者发生排斥反应时，尿中以淋巴细胞为主，而尿干化学试带法只能检出尿中的中性粒细胞。

2. C【解析】白细胞管型表明肾脏有中性粒细胞渗出，提示肾实质有细菌感染性病变。常见于急性肾盂肾炎、肾脓肿、间质性肾炎、急性肾小球肾炎等。

3. D【解析】尿毒症有贫血、出血倾向。缺铁性贫血是典型小细胞低色素性贫血，网织红细胞大多正常或轻度增高。巨幼细胞贫血时，外周血表现为大细胞贫血并有中性粒细胞核右移。珠蛋白生成障碍性贫血时，靶形红细胞增多明显，网织红细胞绝对值减少。急性溶血性贫血时，RBC 寿命缩短或破坏过多，骨髓红系代偿性增生，网织红细胞明显增加。

4. C【解析】淋巴细胞及单核细胞属于免疫细胞，肾移植后排斥反应时此类细胞大量出现在尿中。

5. E【解析】根据管型形成的机制和条件判断：①尿蛋白质和 T-H 蛋白浓度增高。②尿浓缩和肾小管内环境酸化。③有可供交替使用的肾单位。

6. D【解析】根据尿 RBC 形态可将血尿分为 3 种：①均一性血尿，多为非肾小球性血尿。②非均一性血尿，多为肾小球性血尿。③混合性血尿。

7. E【解析】不能有效利用碳水化合物，碳水摄入不足或丢失，氯仿、磷等中毒或全麻后尿酮体可阳性。

8. D【解析】葡萄糖氧化酶试带法对非葡萄糖成分的果糖、半乳糖、乳糖、麦芽糖无反应。班氏法呈阳性。

9. C【解析】①胆固醇结晶：无色、缺角方形薄片状。②胆红素结晶：黄红色，成束针或小块状。③胱氨酸结晶：无色、六边形片状，常重叠排列。④磷酸铵镁结晶：无色，方柱形，信封状或羽毛状，有强折光性，属生理性结晶，感染引起结石时尿中常出现。

10. D【解析】尿中中性粒细胞增多主要见于泌尿系统炎症急性期，慢性肾炎尿沉渣中可见程度不等的白细胞、红细胞及各种管型，急性发作可有明显血尿。

11. B【解析】胆红素强光下易变为胆绿素，应避光。尿酮体中丙酮成分在室温下快速挥发，乙酰乙酸在菌尿中被细菌降解，应使用新鲜标本尽快检测，阴、阳性对照是获得可靠结果的重要保证。为防止肌酐、肌酸过多引起假阳性，可加入少许冰乙酸。

12. A【解析】正常情况下，尿液中不应该出现肾小管上皮细胞。肾小管上皮细胞是肾脏组织的一部分，其主要作用是吸收和排泄体内某些物质。在正常情况下，肾小管上皮细胞的数量很少，甚至不存在于尿液中。如果尿液中出现了肾小管上皮细胞，提示可能存在肾小管损伤和炎症等疾病。因此，在尿液检查中发现大量肾小管上皮细胞时，应及时进行进一步检查和治疗。

13. A【解析】吞噬细胞包括来自中性粒细胞的小吞噬细胞和来自组织细胞的大吞噬细胞。

14. C【解析】正常尿中无蜡样管型，若出现则提示肾小管有严重病变，预后差。可见于慢性肾小球肾炎晚期、长期无尿和少尿、尿毒症、肾病综合征、肾功能不全、肾淀粉样变性。

15. B【解析】巴氏染色法可观察有形成分的细微结构，易于识别肾上皮细胞、异常尿道上皮细胞、腺上皮细胞和扁平上皮细胞。对尿肿瘤细胞和肾移植排斥反应有诊断意义。

16. C【解析】尿本周蛋白可在 α_2 至 γ-球蛋白区带间出现 M 带。

17. E【解析】试带法基于传统的湿化学亚硝基铁氰化钠法而设计，是目前临床上最常用的尿酮体筛检方法。检测过程简易快速，尤其适合于床边检验。

18. A【解析】糖尿病患者排尿增多与多饮、多食、体重减轻，并称为“三多一少”。糖尿病患者的尿液可能会发黄，泡沫多，浑浊，最好做完尿常规、空腹血糖等相关检查后进行具体判断。糖尿病患者的尿液含糖量会比正常人偏高，呈尿糖阳性，当疾病发展到一定阶段时，还可能会出现蛋白尿，若患者合并酮症酸中毒，尿液中会出现酮体。

19. B【解析】化学试带法测定简便，不受高浓度的葡萄糖、蛋白质或放射造影剂的影响，但精度差，只用于做过筛试验。

20. D【解析】健康人自然排尿中检出革兰阴性菌菌落计数小于 10^4cfu/ml 时，多来自污染，若出现多量细菌，伴有许多脓细胞、上皮细胞时，多为尿路炎症。革兰阴性菌菌落计数大于 10^5cfu/ml 可能是泌尿系统感染，革兰阴性菌菌落计数 $\geq 10^4$cfu/ml 具有诊断价值。

21. D【解析】尿葡萄糖试带法采用葡萄糖氧化酶-过氧化物酶法。

22. D【解析】黏液丝可见于正常尿中，如大量存在，可能是尿道受刺激或有炎症反应。圆柱体又称类管型，常伴有透明管型同时出现。

23. D【解析】正常人浓缩尿中偶见透明管型（0~偶见/LPF）。

24. D【解析】当血糖浓度超过 8. 88mmol/L 时，尿中开始出现葡萄糖。尿中是否出现葡萄糖取决于血糖浓度、肾血流量和肾糖阈。

25. D【解析】细颗粒管型多见于慢性肾炎和急性肾小球肾炎后期。粗颗粒管型多见于病情较重者、疾病进展期，数量多，体积大。

26. C【解析】尿干化学蛋白定性是利用 pH 指示剂的蛋白质误差原理，四溴酚蓝既是酸碱指示剂，又是蛋白显色剂。

27. A【解析】试带法采用葡萄糖氧化酶法，特异性强，灵敏度高，简便快速；班氏法属传统方法；薄层层析法多用于基础研究。

28. D【解析】称量法准确性高，曾作为参考方法，但操作烦琐，易受温度变化影响，不适用于日常工作。折射仪法可于 15~38℃温度范围内使用，使用前可以通过温度补偿装置进行调校；可用已知标准浓度溶液和标准的去离子水校准，易于标准化、标本用量少（1 滴尿），可重复测定，尤适合于少尿患者和儿科患者。尿比重计法操作较繁，标本用量大，受温度及尿葡萄糖、蛋白质、尿素或放射造影剂影响，结果难以准确，现已少用。超声波法易于自动化、标准化，但需特殊仪器；能应用于浑浊尿标本比重测定，且与折射计法有良好的相关性。化学试带法：①操作简便、快速。②不受高浓度的葡萄糖、尿素或放射造影剂的影响，但受强酸和强碱以及尿中蛋白质的影响较大。③灵敏度低、精密度差，测试范围窄。④只适合用作过筛试验，不能作为评价肾功能变化的指标。

29. E【解析】由于生理因素导致的蛋白尿为生理性蛋白尿。常见的有功能性蛋白尿、直立性蛋白尿和其他（如摄入性蛋白尿、妊娠性蛋白尿等生理性蛋白尿）。其中由于剧烈运动、发热、寒冷刺激、精神紧张、过度兴奋等原因导致的蛋白尿属于功能性蛋白尿，呈混合性蛋白尿，一般 2~3 天后消退。

30. D【解析】Tamm-Horsfall 蛋白（THP）为尿中黏蛋白的一种，由 Tamm 及 Horsfall 于 1951 年发现，并从尿中提纯，经免疫荧光与免疫酶电镜证实是由于髓袢升支与远曲小管的上皮细胞内高尔基复合体产生，是一种肾特异性蛋白质。

31. E【解析】尿内见到红细胞管型，提示肾小球疾病和肾单位内有出血，可见于急性肾小球肾炎等疾病。

32. A【解析】尿蛋白定性干化学试带法对清蛋白较敏感，对球蛋白的敏感性仅为清蛋白的 1/100~1/50。

33. B【解析】尿沉渣直接涂片镜检，阳性率低，重复性差，易漏诊，仅能定性或半定量。

34. C【解析】正常人尿中无颗粒管型，激烈运动后、脱水和发热时可偶见细颗粒管型。

35. A【解析】挖空细胞是一种形态学改变，由鳞状细胞的幼稚细胞或储备细胞受到 HPV 感染后，加速受损细胞成熟化形成的表皮鳞状细胞，细胞核大，核深染，核周有一包围透亮区，又称为核周晕。

36. B【解析】蛋白尿是指人体每日排出的尿液中蛋白质含量超过了一定量（150mg）的情况。根据蛋白尿发生的机制及原发病的部位，可分为以下几种类型：①肾小球性蛋白尿：无论是原发还是继发肾小球损害导致，是临床上最常见的蛋白尿。原发性见于急性肾小球肾炎、各型慢性肾小球肾炎、IgA 肾病、隐匿性肾炎。继发性见于狼疮肾等自身免疫性疾患、糖尿病肾病、紫癜性肾炎、肾动脉硬化等。代谢性疾患见于痛风肾炎。②肾小管性蛋白尿：是指肾小球滤过正常而肾小管重吸收障碍，最常见各种原因引起的间质性肾炎、肾静脉血栓形成肾动脉栓塞、重金属盐类中毒等。此类尿蛋白量较肾小球性蛋白量少。③溢出性蛋白尿：一些器官组织产生的蛋白经血液循环由肾小球滤出从尿中排出，如恶性肿瘤尿中蛋白质、病毒感染产生的宿主蛋白等。④分泌性及组织性蛋白尿：是由于肾及泌尿道本身结构的蛋白质或其分泌排泄的蛋白质混入尿中由尿排出而致。如由髓袢升支分泌的 Tamm-Horsfall 蛋白、肾及尿路感染时的 IgA、某些肾炎时尿中的纤维蛋白（原）及其降解产物、补体成分、肾小球基膜成分等可由尿中排出而致蛋白尿。

37. D【解析】留尿容器应一次性使用，材料与尿液成分不发生反应，洁净（菌落计数小于 10^4cfu/L）。

38. C【解析】尿干化学试带法测隐血基于传统湿化学法；酮体检测用亚硝基铁氰化钠法；尿糖检测用葡萄糖氧化酶法；亚硝酸盐检测用还原法。

39. E【解析】少尿是指每小时尿量持续小于 17ml 或 24 小时尿量少于 400ml。肾性少尿常见于急性肾小球肾炎、急性肾盂肾炎、急性肾小管坏死、肾血管性疾病等，此时尿渗量大于 600mOsm/（kg · H_2O）。

40. E【解析】酪氨酸结晶为蛋白质分解产物，见于组织大量坏死的疾病，略带黑色的细针状、成束状或羽毛状。

41. D【解析】检查管型应观察至少 20 个低倍视野。

42. C【解析】大剂量维生素 C 或其他还原物质可导致尿试带隐血假阴性。肌红蛋白尿，镜检无 RBC，但隐血试验阳性。

43. C【解析】班氏尿糖定性试剂中枸橼酸钠的作用是防止氢氧化铜沉淀。

44. B【解析】红细胞管型提示肾小球疾病和肾单位内有出血，白细胞管型提示肾实质有细菌感染性病变，蜡样管型提示肾小球有严重病变，脂肪管型提示肾小管损伤、肾小管上皮细胞脂肪变性。

45. A【解析】糖尿病肾病和肾病综合征患者的肾小管上皮细胞糖原发生变性，引起脱糖、脱脂肪，故可见泡沫性蜡样管型。

46. D【解析】尿沉渣定量分析法符合 NCCLS 和我国临床检验标准专业委员会（CCCLS）要求。

47. C【解析】试带法适于普查、筛查，磺基水杨酸法为确证试验。试带法最适尿 pH 5~6，对清蛋白灵敏，对球蛋白灵敏度仅为清蛋白 1/100~1/50，可漏检尿本周蛋白，尿液细胞成分明显增多可呈假阳性；大剂量青霉素可至假阴性。

48. E【解析】尿液 β_2-微球蛋白升高是肾近曲小管重吸收功能受损的非常灵敏和特异的指标。

49. E【解析】粪链球菌感染时，试验呈阴性，大肠埃希菌属治病率最高。

50. B【解析】结石根据成分分析，可以分为草酸盐结石（这种类型的结石最常见）、磷酸盐结石、尿酸盐结石、碳酸盐结石、胱氨酸结石等。

51. A【解析】管型是在低倍镜下观察。

52. B【解析】糖尿病是造成尿比重增高的主要病因，患者需警惕自己体内糖分代谢功能是否正常。

53. C【解析】镜下 RBC >3 个/HP，称镜下血尿。如果 1L 尿中含血量在 1ml 以上，肉眼可见尿呈红色，称肉眼血尿。

54. A【解析】参见 A1 型题第 23 题解析。

55. A【解析】胆红素结晶多见于黄疸患者尿中，在溶血性黄疸、肝癌、肝硬化和有机磷中毒患者尿中可见。

56. A【解析】尿沉渣显微镜检查包括直接镜检法、离心镜检法、定量尿沉渣计数板法、自然沉降法、染色法。

57. D【解析】hCG 用途：早期妊娠、异位妊娠诊断；流产诊断和监测；妊娠滋养细胞疾病诊断与监测；肿瘤标志物。

58. C【解析】试带模块内主要含有亚硝基铁氰化钠，在碱性条件下可只与尿液中的乙酰乙酸、丙酮起反应，形成紫色化合物。

59. D【解析】蜡样管型由细颗粒管型或淀粉样变的细胞衍变而来。

60. C【解析】挖空细胞多是受到人乳头瘤病毒（HPV）感染所致，是细胞学诊断低度病变（宫颈上皮内瘤变 2 级或轻度非典型增生）的重要指标。

61. B【解析】磺基水杨酸法被 NCCLS 作为干化学法检测尿蛋白的参考方法和确证方法。

62. E【解析】测定尿液比重的方法见表 9－1。

表 9－1　尿比重测定方法

检验方法	评价	备注
折射仪法	易于标准化，标本用量小，可重复测定	NCCLS 和 CCCLS 建议作为参考方法
化学试带法	操作简便、快速。不受高浓度的葡萄糖、尿素或造影剂的影响，但受强酸和强碱性尿及尿中蛋白质的影响较大，精度差	用作健康人群的过筛试验
尿比重计法	操作简便，但标本用量大，受温度及尿内容物的影响，结果准确性差	NCCLS 建议不再使用此法
超声波法	易标准化、自动化，但需特殊仪器，能应用于浑浊尿标本比重测定	与折射仪法有良好的相关性
称量法	准确性较高，操作繁杂，易受温度变化的影响，不适用于常规工作	曾作为参考方法

63. C【解析】进食大量碳水化合物，如含糖食品、饮料，或静脉注射大量高渗葡萄糖后可出现暂时性糖尿。

64. C【解析】微量清蛋白尿是糖尿病影响肾脏的早期征象，见于糖尿病肾病。尿微量清蛋白是糖尿病肾病、高血压肾病等的早期肾脏受损的表征。

65. B【解析】原尿中除了不含血细胞和大分子蛋白质外，其他成分与血浆成分相同。

66. C【解析】膀胱移行细胞癌是泌尿系统最常见的肿瘤，占男性肿瘤的6%，死亡率为2.5%。

67. E【解析】尿pH受食物摄取、生理活动和药物的影响。若标本防腐或保存不当，则大量细菌繁殖产氨，使pH增高。

二、A2型题

1. A【解析】此患者血尿中出现红细胞管型，提示肾小球疾病和肾单位内有出血，多见于急性肾小球肾炎。肾盂肾炎多有白细胞管型。

2. D【解析】间质性肾炎的常见病因：致病微生物感染，药物、重金属、系统性红斑狼疮、干燥综合征等。此患者有重金属接触史，且尿中多为小分子量蛋白，说明肾小管功能障碍，考虑肾小管间质性肾炎。

3. C【解析】患者酱油色尿，尿隐血、尿胆原强阳性，说明有溶血性贫血，外周血有核红细胞增多，红细胞直方图主峰右移，宽度正常。

4. B【解析】患者有下尿路感染典型症状，尿中有大量脓细胞，导致尿蛋白定性试验阳性，属偶然性蛋白尿。

5. B【解析】碳酸钙结晶多见于碱性尿，加酸后产生气泡。

6. C【解析】肾小管上皮细胞尿中易变形，常为多边形，又称多边细胞，鳞状上皮细胞在女性尿中较常见。

7. D【解析】患者尿液呈洗肉水色，隐血强阳性，比重正常，有肾小球性蛋白尿。膀胱炎、肾盂肾炎尿中有大量白细胞，肾结核亦常见脓尿。综合患者症状，最可能诊断为急性肾小球肾炎。

8. E【解析】尿频、尿急、尿痛、肾区叩击痛，患者出现上尿路感染症状3天，尿中有大量白细胞，常见于急性肾盂肾炎。急性膀胱炎膀胱区有轻度压痛。

9. C【解析】妊娠期高血压疾病一般发生于妊娠20周后，贫血、糖尿病、高血压和肾炎的妇女妊娠后容易并发此症。

10. B【解析】根据结晶特点，符合碳酸盐结晶的特征。

11. E【解析】若第一杯异常，程度最严重，病变部位可能在前尿道，如尿道炎等；第三杯异常，病变在膀胱颈或后尿道，如前列腺炎，精囊炎等；三杯均异常，病变在上尿路或膀胱，如肾盂肾炎、膀胱炎、肾小球肾炎。

12. A【解析】蔗糖溶血试验，是指将RBC置于低离子浓度蔗糖溶液中，在37℃条件下可促进补体和RBC结合，观察RBC是否破坏发生溶血。本法是阵发性睡眠血红蛋白尿症初筛试验。Ham试验即酸溶血试验，为确证试验。

13. E【解析】患者尿中有大量WBC及白细胞管型，结合症状最可能诊断是急性肾盂肾炎。

14. D【解析】红细胞管型多见于急性肾小球肾炎，肾结核常见脓尿。

15. B【解析】肾小球肾炎患者 RBC 经过肾小球毛细血管网的挤压，变形破碎，呈现多形性，比例超过 50%。

16. B【解析】尿沉渣抗酸染色阳性，提示结核分枝杆菌阳性，综合症状最可能患肾结核。

17. D【解析】根据尿液分析仪结果，最可能患急性肾盂肾炎。

三、A3/A4 型题

1. B【解析】患者有前驱感染史，明显水钠潴留、水负荷重、尿量减少表现，首先应检查血常规、尿常规、血补体测定，以尽早明确诊断。因为有尿少、眼睑水肿的肾脏疾病表现，呼吸困难、不能平卧的左心衰表现，结合前驱感染史，最可能的诊断是急性肾小球肾炎合并左心衰竭。本病例为明显水钠潴留、水负荷重，因此考虑血压增高的最可能原因为水钠潴留。

2. A【解析】参见上一题解析。

3. C【解析】参见 A3/A4 型题第 1 题解析。

4. E【解析】多发性骨髓瘤时血中本周蛋白大量增多，超过了肾小管的重吸收能力而溢出，故为溢出性蛋白尿。

5. B【解析】本周蛋白筛选试验为热沉淀-溶解法和对甲苯磺酸法。热沉淀-溶解法是传统的方法，其原理是基于 56℃凝固、100℃溶解的特征，但此方法灵敏度较低。对甲苯磺酸法的灵敏度相对较高，其原理是对甲苯磺酸能沉淀分子量较小的本周蛋白，而与分子量较大的清蛋白和球蛋白不起反应，操作简便。SDS-PAGE 电泳、免疫电泳和免疫固定电泳是确诊的方法。

6. D【解析】肾小球肾炎尿蛋白主要是肾小球源性蛋白尿。患者肾小球滤过屏障受损，通透性增高。本周蛋白是游离的免疫球蛋白轻链能自由通过肾小球滤过膜，当限度增高超过肾小球重吸收极限时可自尿排出。

四、B 型题

1. C【解析】①肾小球性蛋白尿为非选择性蛋白尿，各种分子量的蛋白质无选择性滤出（包括高分子量的 IgG、C3）。病变较轻时，仅有小分子清蛋白滤出；病变重时有大分子蛋白质滤出。②肾小管性蛋白尿常为低分子量蛋白尿（如溶菌酶、β_2-微球蛋白、核糖核酸酶等），排出量 $<2g/d$。

2. A【解析】参见上一题解析。

3. D【解析】骨髓瘤患者合成大量 M 蛋白，超过肾脏的重吸收能力即会出现溢出性蛋白尿，其本质是免疫球蛋白的轻链 κ 或 λ 链，又称本周蛋白。

4. E【解析】肾小管间质病变，如肾盂肾炎、先天性肾小管酸中毒、肾炎、急性间质性肾炎、肾小管坏死、肾移植后排斥反应及尿毒症，近曲小管重吸收功能减退，尿中 β_2-微球蛋白增加。

5. E【解析】尿微量清蛋白检测对糖尿患者早期肾损害诊断有较重要的临床价值。

6. A【解析】尿淀粉酶测定对于急性胰腺炎具有重要的诊断意义。

7. B【解析】尿中过量胱氨酸可通过硝普盐氰化物试验检出。

8. A【解析】尿三氯化铁测定是检测尿中苯丙酮酸的化学呈色法，用于可疑的较大婴儿和儿童的苯丙酮尿症筛查。

9. C【解析】含铁血黄素为黄色小颗粒状，存在于细胞内，可用亚铁氰化钾染色，铁颗粒在酸化的亚铁氰化钾溶液中反应，生成蓝色的铁氰化铁沉淀（普鲁士蓝），定位于含铁的部位。

10. D【解析】放射免疫以同位素做标记物，在各选项的试验中灵敏度最高。

11. C【解析】hCG 的 α 亚基与 FSH、LH、TSH 的 α 亚基结构相似，易发生交叉反应。而 β 亚基不同，采用 β-hCG 单克隆二点酶免疫法，灵敏度高，用特异的抗 β-hCG 单克隆抗体测定，所以特异性高，与 LH、FSH 无交叉反应。

12. E【解析】尿沉渣分析仪应用了流式细胞术和电阻抗分析原理。

13. A【解析】直接镜检法：不离心，适于有形成分较多标本，简便，易漏诊。S-M 法是有形成分染色的常用方法。

14. D【解析】尿液干化学法是尿中相应的化学成分使多联试带上相应试剂模块发生颜色变化，颜色深浅与尿中相应物质浓度成正比。

15. B【解析】尿沉渣的直接镜检：RBC 0~1 个/HP，WBC 0~3 个/HP。离心镜检：RBC 0~3 个/HP，WBC 0~5 个/HP。定量分析单位为个/ml。

16. D【解析】参见 B 型题第 1 题解析。

17. A【解析】参见 B 型题第 1 题解析。

18. D【解析】巨细胞病毒是一种疱疹病毒组 DNA 病毒，该病毒进入细胞内后会导致细胞增大，且具有巨大的核内包涵体，是一种典型的疱疹病毒形态。

19. C【解析】尖锐湿疣是 HPV 病毒感染引起的，多数是由高危性行为传染而来的。

20. B【解析】人多瘤病毒感染的核内嗜碱性包涵体（发生于上皮细胞）见于糖尿病或肾移植患者免疫力低下时。

21. A【解析】小吞噬细胞是外周血中的中性粒细胞。

22. D【解析】多核巨细胞一般认为来源于尿道移行上皮细胞。

23. C【解析】尿液中有 2 种吞噬细胞：小吞噬细胞，来自中性粒细胞；大吞噬细胞，来自组织细胞，体积为白细胞的 2~3 倍。

五、X 型题

1. BD【解析】急性磷中毒的患者尿中可见胆红素结晶、亮氨酸和酪氨酸结晶。

2. ABCE【解析】出现蜡样管型提示肾小管有严重病变，预后差；可见于慢性肾小球肾炎晚期、长期无尿和少尿、尿毒症、肾病综合征、肾功能不全、肾淀粉样变性。

3. CDE【解析】若尿液污染苯丙酮，则尿干化学酮体测定假阳性。另外含较多肌酐、肌酸、高色素尿、含酞、左旋多巴代谢物等也可假阳性。试带受潮，标本放置时间过长均可导致假阴性。

4. BDE【解析】尿液维生素 C 浓度增高，可对隐血/血红蛋白、胆红素、葡萄糖、亚硝酸盐试带反应产生严重的负干扰。

5. ABCD【解析】尿中见到红细胞管型，提示肾单位内有出血，可见于急性肾小球肾炎、慢性肾炎急性发作。血红蛋白管型也可见于血型不合、输血后溶血反应及急性肾小管坏死、肾出血、肾移植术后产生排斥反应时。在系统性红斑狼疮及其他胶原析性疾病、肾梗死、肾静脉血栓形成等情况时，红细胞管型也可能是唯一的表现。

6. BCE【解析】尿三杯试验主要判断泌尿系统血液的来源，协助鉴别泌尿系统出血部位。尿 RBC 形态观察及计数，主要是区分肾性及非肾性血尿。尿 RBC 体积分布曲线非正态分布见于肾性血尿；正态分布见于非肾性血尿。

7. BCE【解析】正常尿液直接镜检可偶见红细胞、肾小管和移行上皮细胞、鳞状上皮细胞，白细胞正常为 0~3 个/HP。

8. ABCD【解析】肾小管上皮细胞是肾脏的重要组成部分。其形态特点如下：核较大，通常为圆形或卵圆形。与其他细胞相比，肾小管上皮细胞的核较大，占细胞体积的 1/3~1/2。相对于中性粒细胞而言，肾小管上皮细胞略大一些。形状不一，多为圆形或多边形。肾小管上皮细胞的胞质内可含有一些物质，如含铁血黄素颗粒、脂肪小滴等。

9. ABC【解析】尿红细胞形态与尿酸碱度、渗透量有密切关系，必须注意鉴别。

10. ABC【解析】急性肾小球肾炎以急性链球菌感染后肾小球肾炎最常见，血尿、出现红细胞管型是重要特点。早期时，尿液中会出现较多白细胞，可见白细胞管型及肾小管上皮细胞。

11. ABD【解析】肾病综合征最常见脂肪管型，可见泡沫形蜡样管型及肾小管上皮细胞管型。细菌管型提示肾有细菌感染、肾脓毒性疾病。

12. ADE【解析】泌尿道损伤考虑血尿为非肾性、均一性红细胞血尿。红细胞淡影属异形红细胞，来自肾性血尿。

13. ACD【解析】尿沉渣镜检是使用显微镜对尿沉淀物进行检查，识别尿液中的细胞、管型、结晶、细菌、寄生虫等各种病理成分，并根据它们的数量和形态分析，辅助对泌尿系统疾病作出诊断、定位、鉴别诊断及预后判断。

14. BCD【解析】直接镜检法适用于有形成分较多的标本。巴氏染色法可观察有形成分的细微结构，易于识别肾上皮细胞、异常尿道上皮细胞，对泌尿系统肿瘤细胞和肾移植排斥反应具有诊断意义。

15. CDE【解析】当肾脏功能正常时，因外源性或生理性因素影响所致的多尿，可见于食用含水分高的食物或饮水过多，静脉输注液体过多，精神紧张或癔症，服用咖啡因，使用脱水剂、噻嗪类等利尿作用药物等。

16. ACD【解析】镜检时，先用低倍镜观察。管型，低倍镜至少观察20个视野；细胞，高倍镜至少观察10个视野。

17. AE【解析】常用S-M染色法，能辨别管型及各种形态的RBC、上皮细胞、存活及死亡的中性粒细胞。巴氏染色法对泌尿道肿瘤细胞有诊断价值。

18. BCD【解析】糖尿病是代谢性疾病，因渗透性利尿作用引起多尿。甲状旁腺激素能促进肾远曲小管对钙的重吸收，导致尿钙减少、血钙升高，从而导致渗透性利尿，排尿增加。患者还表现多饮，导致多尿。

19. ABD【解析】白细胞主要见于泌尿系统炎症急性期，如肾盂肾炎、膀胱炎、尿道炎、前列腺炎等；膀胱炎一般无管型和蛋白质。

20. ABC【解析】采用酸碱指示剂的项目有pH、比重、蛋白质。试带法胆红素多采用重氮法。

六、案例分析题

1. CDE【解析】见表9－2。

表9－2　不同类型黄疸的鉴别诊断

标本	指标	正常人	溶血性黄疸	肝细胞性黄疸	阻塞性黄疸
血清	总胆红素	正常	增高	增高	增高
	未结合胆红素	正常	增高	增高	正常/增高
	结合胆红素	正常	增高/正常	增高	增高
尿液	颜色	浅黄	深黄	深黄	深黄
	尿胆原	1:20阴性	强阳性	阳性	阴性
	尿胆素	阴性	阳性	阳性	阴性
	胆红素	阴性	阴性	阳性	阳性
粪便	颜色	黄褐色	深色	黄褐色或变浅	变浅或白陶土色
	粪胆素	正常	增高	减低/正常	减低/消失

2. ABC【解析】尿胆红素试带法多用重氮法。维生素C浓度达1.42mmol/L且存在亚硝酸盐时，可假阴性。Harrison法是氧化法，灵敏度较高，但操作稍烦琐。

3. CDE【解析】尿中胆原增高常见于肝功能损害或发生了溶血性黄疸，如溶血性贫血、严重烧伤所致黄疸、肝细胞严重受损。

4. ABD【解析】参见案例分析题第 1 题解析。溶血性黄疸尿液呈酱油色，血红蛋白尿时，镜检可无 RBC，但隐血阳性。

5. ABD【解析】尿胆红素阳性见于胆汁淤积性黄疸、肝细胞性黄疸，而溶血性黄疸时为阴性。先天性高胆红素血症中的 Dubin-Johson 综合征和 Rotor 综合征尿胆红素阳性；Gilbert 综合征和 Crigler-Najjar 综合征尿胆红素阴性。

6. BCD【解析】参见上一题解析。

7. E【解析】参见案例分析题第 1 题解析。

8. ABCE【解析】过量维生素 C 可致假阳性。

9. E【解析】WBC（-），不考虑泌尿系炎症；镜下大量 RBC 和草酸钙结晶提示肾或膀胱结石，结合症状腰部酸胀、钝痛，最可能是肾结石。

10. CDE【解析】肾病综合征可出现泡沫形蜡样管型、脂肪管型、肾小管上皮细胞管型。肾病综合征通常由肾小管损伤引起，典型症状为“三高一低”，即大量蛋白尿、高度水肿、高脂血症和低蛋白血症，以及其他代谢紊乱和伴随症状。

11. BCD【解析】暴发性肝衰竭、肝硬化、急性磷中毒、氯仿中毒的尿中可出现胆红素结晶、亮氨酸结晶、酪氨酸结晶。肾淀粉样变、脂肪变性可见胆固醇结晶。肾结石、膀胱结石可见胱氨酸结晶。

12. CE【解析】在低渗条件下可见中性粒细胞胞质内颗粒呈布朗分子运动，由于光折射在油镜下可见灰蓝色发光现象，因其运动似星状闪光，故称闪光细胞。多见于急性肾盂肾炎，膀胱炎也可见此细胞。

13. CDE【解析】草酸钙结晶、磷酸铵镁结晶、胆固醇结晶、胱氨酸结晶为无色。

14. CDE【解析】磷酸盐类结晶，常见于碱性或近中性尿液。

15. ABC【解析】尿酸铵和尿酸在不同 pH 时有不同溶解度。pH 中性到碱性，尿中尿酸和铵都过饱和，形成尿酸铵结晶。非结晶性尿酸盐主要是尿酸钠、尿酸钾、尿酸钙等混合物，在低温、浓缩或酸性尿中容易析出沉淀。

16. ABC【解析】hCG 是由胎盘合体滋养细胞分泌的一种具有促进性腺发育的糖蛋白激素。由 α 和 β 二聚体的糖蛋白组成。hCG 是唯一不随胎盘重量增加而分泌增多的胎盘激素。血清 hCG 浓度略高于尿液，且呈平行关系。

17. BCD【解析】黄体生成素（LH）、卵泡刺激素（FSH）及促甲状腺激素（TSH）与 hCG 的 α-亚素结构高度同源，发生交叉反应。

18. ACD【解析】每次测定应设置阴、阳对照，同时做原浓度和 2 倍稀释浓度尿液。尿液 LH 含量增高可引起假阳性。

19. ABD【解析】临床意义：①诊断早期妊娠；②诊断异位妊娠；③流产诊断和监测；④妊娠滋养细胞疾病的诊断和监测；⑤肿瘤标志物。

20. CD【解析】单克隆免疫胶体金法是当前最理想的早孕诊断法，快速定性。酶联免疫吸附法的灵敏度、特异性高，可半定量。放射免疫法，检测 hCG 准确稳定，定量分析，但有放射性污染。胶乳凝集抑制试验灵敏度低，特异性差，不能定量。

21. CD【解析】参见上一题解析。

22. ACE【解析】参见案例分析题第 19 题解析。

23. DE【解析】葡萄胎、侵蚀性葡萄胎、绒毛膜癌等滋养细胞高度增生，产生大量 hCG，与正常同孕龄者相比，血清及尿液 hCG 明显增高。

24. B【解析】RBC 管型最常见于急性肾小球肾炎，综合其他尿结果可排除其他诊断。

25. ABD【解析】尿 NAG 是近端肾小管损害的检测指标之一。新鲜标本立即送检，常用化学比色法，采用尿 NAG/肌酐比值反映肾小管功能，避免干扰。

26. ACE【解析】乳胶颗粒凝集试验不需要特殊仪器，可肉眼判断，操作简便、检测时间短、特异性高。

27. ABD【解析】微量清蛋白用于早期肾损害诊断。大多数肾小球疾病、狼疮性肾炎、肾小管间质疾病、妊娠子痫前期、自身免疫性疾病、多发性骨髓瘤的肾衰、充血性心衰、肝癌、肝硬化、高血压、肥胖、高脂血症、吸烟、剧烈运动等可出现微量清蛋白尿。

28. CDE【解析】尿肌红蛋白常见于：①阵发性肌红蛋白尿。②创伤：挤压综合征、子弹伤、大面积烧伤、电击伤、大手术等。③组织局部缺血：如心肌梗死早期、动脉阻塞缺血。④代谢性肌红蛋白尿、酒精中毒等。⑤原发性肌病：如皮肌炎、多发性肌炎、肌营养不良等。⑥过度运动或长期行军。

29. BD【解析】形成管型的 4 个条件：①原尿中有清蛋白、T-H 蛋白，这是基质；②肾小管有浓缩和酸化尿液的能力；③尿流缓慢，局部尿液淤积；④具有可供交替使用的肾单位。

30. BCD【解析】尿微量清蛋白检测方法有放射免疫法、酶联免疫吸附法、免疫比浊法。常规定性试验阴性，不能检测尿微量蛋白。

31. BD【解析】Hb 试带法产生假阳性的因素有尿中含对热不稳定酶，尿液被氧化剂污染或尿路感染时产生过氧化物酶。

32. BCD【解析】计数板法耗时，阳性率低，易漏诊，但能达到规范化、标准化的要求。直接镜检适合外观浑浊、有形成分明显增多的标本。过氧化物酶染色法可鉴别不典型的 RBC 和 WBC。

33. BCE【解析】尿红细胞形态变化受渗透压、pH 及在体外放置时间等因素的影响。高渗尿 RBC 皱缩；低渗尿 RBC 胀大，使 Hb 溢出，可见影红细胞。酸性尿，RBC 体积变小；碱性尿中，细胞肿胀、破裂。

34. ABC【解析】非均一性红细胞血尿的红细胞形态变化与肾小球基底膜病理性改变对红细胞的挤压损伤，各段肾小管内不断变化的 pH、渗透压、介质张力、代谢产物（如脂肪酸、溶血磷脂胆碱、胆酸等）对 RBC 的作用有关。

35. ABE【解析】参见案例分析题第29题解析。

36. BD【解析】选项B、D符合影像式尿有形成分分析仪。全自动尿有形成分分析仪应用流式细胞术和电阻抗分析原理，菲啶与羧花氰染料染色。

37. ABCD【解析】均一性红细胞血尿多为非肾小球性血尿，主要见于肾小球以下部位和泌尿系毛细血管破裂出血。

38. ACDE【解析】氨基糖苷类（如卡那霉素、庆大霉素）、磺胺类药、多黏霉素都有较强的肾毒性。青霉素多引起变态反应。

39. BCDE【解析】肾移植后发生排斥反应时，尿中以淋巴细胞为主，因此白细胞酯酶检测呈阴性。粒细胞胞质含特异性酯酶。

40. A【解析】患者有发热和尿路感染症状，起病急，尿中大量WBC和蛋白，最可能是急性肾盂肾炎。

41. ABC【解析】尿液生成主要有3个过程：肾小球的滤过作用，肾小球和集合管的重吸收，肾小管和集合管的分泌和排泄。

42. ABE【解析】分析尿中RBC形态特征，可帮助鉴别血尿来源；尿三杯试验协助鉴别泌尿道出血部位。

43. ABC【解析】肉眼血尿离心后，上清液变为无色或淡黄色，血尿不一定存在尿蛋白，非肾性血尿蛋白不增或增多不明显。

44. ACD【解析】①肾性血尿：多伴尿蛋白增多明显。②非肾性血尿：泌尿系统自身疾病、各部位炎症、肿瘤、结核、结石、创伤等各种原因引起出血性疾病；泌尿系统附近器官的疾病。

45. BCD【解析】尿血红蛋白检查，可辅助诊断系统疾病和血管内溶血。蚕豆病是红细胞膜G6PD缺乏的一种遗传性溶血病。

46. ABDE【解析】参见案例分析题第44题解析。直肠肿瘤如对膀胱有侵犯和压迫，可能出现血尿。

47. DE【解析】β_2-M和α_1-M可自由通过肾小球，绝大部分被近曲小管以胞饮形式重吸收，是早期近端肾小管功能损伤的灵敏指标。

48. E【解析】尿沉渣抗酸染色阳性，最可能为肾结核。

49. CDE【解析】试带法对球蛋白敏感仅为清蛋白的1/100~1/50。当试带法阴性而磺基水杨酸法阳性时，应考虑是否与造影剂、青霉素有关。若pH≥9.0，超过试带缓冲能力，可使干化学法出现假阳性；若pH<3，可假阴性。

50. AC【解析】参见上一题解析。

51. AD【解析】尿干化学分析仪法的不足：①不能替代病理性标本的显微镜检查。②很难判断RBC形态。③测尿蛋白以清蛋白为主，对球蛋白不敏感。④易受药物、外源性物质或人为干扰。⑤亚硝酸盐检查只能检出有硝酸盐还原酶的细菌。⑥多联试带保存和使用要求高。

52. BC【解析】原理：流式细胞术、电阻抗、染料、菲啶与羧花氰。①Fl：反映细胞染色质的强度。②Flw：主要反映细胞染色质的长度。③Fsc：反映细胞大小。④Fscw：主要反映细胞长度。⑤电阻抗大小：主要与细胞体积成正比。

53. CDE【解析】尿液分析仪对β-羟丁酸不反应。分析仪采用双波长反射光进行检测，菲啶主要使DNA着色，在480nm光波激发时产生610nm的橙黄光波，羧花氰与细胞质膜的脂质成分结合，在460nm光波激发时产生505nm的绿色光波。

54. ABE【解析】尿液成分的变化可以反映泌尿系统其他组织器官的病变。

55. ADE【解析】瑞氏染色主要用于血细胞染色。革兰染色用于细菌鉴别。

56. ABC【解析】尿干化学法采用亚硝基铁氰化钠法测酮体，是目前常用的筛选方法，此法与酮体中β-羟丁酸不发生反应。试带法检测灵敏度：Chemstrip对丙酮为700mg/L、乙酰乙酸为100mg/L；Mulistix、Ames对乙酰乙酸为50～100mg/L；Acetest对丙酮为20～250mg/L。片剂法对丙酮的灵敏度为200～250mg/L。

57. ACD【解析】尿酮体是尿中乙酰乙酸（20%）、β-羟丁酸（78%）及丙酮（2%）的总称。

58. CDE【解析】尿量是指24小时内排出体外的尿液总量。尿量的多少主要取决于肾脏生成尿液的能力和肾脏的稀释与浓缩功能。尿量的变化还受机体的内分泌功能、精神因素、年龄、环境、活动量、饮食、药物等多种因素影响。

59. BCE【解析】生理性多尿：当肾脏功能正常时，因外源性或生理性因素所致的多尿，可见于食用水果等含水分高的食物过多或饮水过多，静脉输注液体过多，精神紧张或癔症，使用咖啡因、脱水剂、噻嗪类和咖啡类等有利尿作用药物等。

60. BCE【解析】肾脏具有浓缩和稀释尿液的功能，如果身体水盐代谢失调或者肾脏本身的结构和功能出现异常，则会影响肾浓缩功能，引起多尿，常见于慢性肾炎、肾小管酸中毒Ⅰ型、失钾性肾病、急性肾衰竭多尿期、慢性肾衰竭早期等。原发性醛固酮增多症患者表现为高血压伴低血钾、慢性失钾致肾小管上皮呈空泡变性，浓缩功能减退，伴多尿。

61. ABC【解析】肾前性少尿：因肾缺血、血容量减低、血液浓缩或应激状态等造成肾血流量不足、肾小球滤过率减低所致的疾病。如休克过敏、失血过多、心衰、肾血管病变、肾动脉栓塞、肿瘤压迫；重症肝病、全身性水肿；严重腹泻、呕吐、大面积烧伤、高热；严重创伤、感染等。急性肾小管坏死是肾性少尿，膀胱功能障碍是肾后性少尿。

62. ACDE【解析】NAG是一种细胞内溶酶体酶，近端肾小管上皮细胞中含量特别丰富。正常情况下，血清中NAG不能通过肾小球滤过膜，因而NAG是肾小管功能损害最敏感指标之一。检测采用新鲜尿标本，及时送检。

63. ADE【解析】本周蛋白为免疫球蛋白轻链，能自由通过肾小球滤过膜。当浓度超过近曲小管重吸收极限时，可自尿排出。

64. ACE【解析】柱状上皮细胞来自尿道，可见于正常尿液，WBC直接涂片法参考范围0~3个/HP，可见生理性结晶。

65. ACE【解析】膀胱炎时一般无管型和蛋白，红细胞管型多见于急性肾小球肾炎，白细胞管型多见于急性肾盂肾炎。肾结石时伴肉眼血尿或镜下血尿，尿中常有较多结晶。

66. BC【解析】尿亚硝酸盐阳性检出率取决于3个重要条件：①尿中致病菌是否存在硝酸盐还原酶；②尿中膀胱内是否停留足够细菌作用时间（4小时）；③患者是否存在适量硝酸盐。主要用于尿路感染的快速筛检，阳性结果表示细菌存在，但阳性程度不与细菌数量成正比。

67. AE【解析】邻甲苯胺法和层析法分别为测血糖和尿糖的方法。

68. AB【解析】Ross-Jone试验、Pandy试验（潘氏试验）是脑脊液球蛋白定性试验。Nonne-Apelt试验检测脑脊液球蛋白和清蛋白。

69. ACE【解析】草酸钙结晶的典型结构为无色方形的八面体结构，或信封样并有2条对角交叉线，还有哑铃形和椭圆形结构。

70. ACE【解析】参见上一题解析。

71. CDE【解析】T-H蛋白是一种肾特异性蛋白质，作为远端肾小管病变定位标志物，为管型的主要基质成分，其多聚体是肾结石基质的重要前体物质。持续较高水平提示易于形成尿结石。

72. ABC【解析】假阳性：尿中含对热不稳定酶，尿液被氧化剂污染或尿路感染时某些细菌产生过氧化物酶。假阴性：尿中含大剂量维生素C或其他还原物质，甲醛过量、大量亚硝酸盐（反应延迟）。

73. BC【解析】最佳方法是电泳法和免疫固定电泳法，可以判断Ig轻链是κ型还是λ型或两者都存在。

74. ABD【解析】免疫速率散射浊度法，在抗原-抗体反应的最高峰测定其复合物形成量，能定量检测κ、λ轻链，检测速度快，灵敏度和精确度好，稳定性好。

75. ADE【解析】使用新鲜标本，若遇蛋白尿，须先用加热乙酸法沉淀普通蛋白质，然后趁热过滤，取上清液检查，灵敏度低（0.3~2.0g/L），假阳性率高，所需标本量大，已较少使用。

76. CDE【解析】磺柳酸法为干化学法检查尿液的参考方法，与清蛋白、球蛋白、糖蛋白和本周蛋白均反应。加热乙酸法为经典方法，与清蛋白和球蛋白反映。

77. BCD【解析】尿β_2-M检测方法：①特定蛋白检测仪法，采用速率散射比浊法原理。②酶联免疫吸附法。③放射免疫法。

78. AE【解析】尿液Tamm-Horsfall蛋白检测可采用4小时尿液标本。随机尿液也可以用于检测Tamm-Horsfall蛋白，但它并不是首选的样本类型。4小时尿液标本比随机尿液更能准确地反映尿液中的Tamm-Horsfall蛋白含量，具有更高的可重复性和可比性，在肾小管相关疾病的诊断和治疗中有重要的应用价值。

79. ABE【解析】尿微量清蛋白、尿 α-M、β_2-M、尿 NAG 可作为早期检测肾损伤的指标。

80. CD【解析】亮氨酸结晶和酪氨酸结晶，见于组织大量坏死疾病。如暴发性肝衰竭、肝硬化、急性磷中毒、糖尿病性昏迷、白血病或伤寒等。

81. ABC【解析】当人体内环境紊乱，各种因素引起脂肪代谢障碍，或者脂肪代谢增加时会引起尿酮体阳性。最常见的因素有饥饿、糖尿病酮症酸中毒，严重的呕吐、腹泻，长期的营养不良。氯仿、磷等中毒或全身麻醉后，尿酮体可阳性。

82. BCE【解析】尿结石形成因素：①流行病学因素。②尿液因素：a. 形成结石物质排出过多：尿中钙、草酸、尿酸排出增加。b. 尿酸性减低，pH 增高。c. 尿量减少，使盐类和有机物质的浓度增高。d. 尿中抑制晶体形成的物质含量减少，如枸橼酸。③局部结构异常：如尿路梗阻，导致晶体或基质在引流较差部位沉积，尿液滞留，继发尿路感染，有利于结石形成。④尿路感染。

83. BCE【解析】胰淀粉酶由胰腺以活性状态排入消化道，是最重要的水解碳水化合物的酶。

84. BCD【解析】当血糖浓度超过肾糖阈（>8.88mmol/L），或肾小管重吸收能力下降时，尿糖定性呈阳性，称为糖尿。

85. BCD【解析】正常尿液放置一段时间后，由于 pH 改变或温度变化等原因，尿液产生沉淀而变浑浊。尿中有形成分的增多，盐类结晶的析出，糖含量增多均可使尿液浑浊。

86. BC【解析】尿液中混有乳糜液称为乳糜尿，内含大量脂肪、蛋白质、少量纤维蛋白原。用于淋巴循环疾病的辅助诊断及丝虫病诊断。

87. BCD【解析】标准化操作：取尿 10ml 离心，相对离心为 400g，离心 5 分钟。保留 0.2ml 尿沉渣，轻轻混匀取 1 滴置载玻片镜检。检查细胞，观察 10 高倍视野，管型低倍 20 倍视野。报告细胞××个/HP、管型××个/HP。

88. CDE【解析】小分子蛋白尿主要见于肾小管的损伤或其他相关的慢性肾脏病合并肾小管的损伤。

89. ABE【解析】胱氨酸结石剖面呈放射状排列。尿酸结石剖面为色泽深浅不同的同心圆结构。

90. ABE【解析】β_2-M 是一种内源性低分子量血清蛋白质，体内生成率较恒定；由淋巴细胞和其他大多数有核细胞分泌；易通过肾小球滤过膜，99.9% 被近曲小管细胞重吸收和降解；为 HLA 轻链蛋白组分。

91. CDE【解析】Hb 尿主要病因为血管内溶血，RBC 大量破坏，Hb 释放入血，当超过结合球蛋白所能结合的量，大量游离 Hb 超过肾阈值排出体外，形成浓茶色或酱油色尿。与血尿鉴别要点：①离心后上清液为红色；②镜检沉渣无 RBC；③用上清液作隐血阳性。

92. ABC【解析】参见上一题解析。

93. ABE【解析】尿比重用于估计肾脏浓缩稀释功能。①尿少时比重增高见于急性肾炎、肝病、心衰、周围循环衰竭、高热、脱水等；②尿多时比重增高见于糖尿病、急性肾小球肾炎或使用放射造影剂等；③低比重尿可见于急性肾衰竭多尿期、慢性肾衰竭、肾小管间质疾病、急性肾小管坏死等。24 小时连续多次测定，比一次测定更有价值，因为影响因素多。

94. DE【解析】肌红蛋白（Mb）与 Hb 结构相似，都具有类似过氧化物酶的活性，能用隐血试验方法检出。

第十章　尿液分析仪检验

一 A1 型题

1. 可造成尿分析仪酮体检验假阳性的药物是
   A. 新霉素　　B. 氯丙嗪
   C. 维生素 C　　D. 阿司匹林
   E. 庆大霉素
2. 关于尿分析仪比重测定，不正确的是
   A. 采用多聚电解质离子解离法
   B. 尿比重测定范围为 1.000~1.030
   C. 尿比重高即所含盐类多，则试带中电解质释放的 H^+ 多
   D. 尿试带法因其所需尿量少，特别适合于新生儿尿比重测定
   E. 尿液中所含盐类成分的高低可由试剂块中的酸碱指示剂变化显现出来

二 A2 型题

1. 患者，男性，37 岁。长期低热、尿频、腰痛，尿外观浑浊。尿分析仪检查结果：ERY (±)、PRO (+)、LEU (+)。显微镜检查：见较多新鲜红细胞和白细胞，无管型；尿沉渣抗酸染色阳性。该患者最可能的诊断是
   A. 急性膀胱炎　　B. 肾结核
   C. 急性肾小球肾炎　　D. 急性肾盂肾炎
   E. 泌尿系结石
2. 患者，女性，45 岁。因畏寒、发热、尿频、尿急和尿痛就诊。尿分析仪检查结果：ERY (±)、PRO (++)、NIT (+)、WBC (+++)。显微镜检查：RBC 2~4 个/HP，WBC (+++)。该患者最可能的诊断是
   A. 泌尿系结石　　B. SLE 肾病
   C. 急性膀胱炎　　D. 急性肾盂肾炎
   E. 急性肾小球肾炎

三 A3/A4 型题

（1~2 题共用题干）

尿干化学分析仪法易受干扰和影响，必要时须进行验证或确证。

1. 尿蛋白验证的参考方法为
   A. Ehrlich 法
   B. 磺基水杨酸法
   C. Harrison 法
   D. 加热醋酸法
   E. 尿沉渣显微镜法
2. 尿胆红素确证方法为
   A. Harrison 法
   B. Ehrlich 法
   C. 加热醋酸法
   D. 磺基水杨酸法
   E. 尿沉渣显微镜法

四 B 型题

（1~4 题共用备选答案）

A. Glu
B. PRO
C. KET
D. BIL
E. LEU

1. 胆红素的缩写是
2. 尿白细胞的缩写是
3. 酮体的缩写是
4. 葡萄糖的缩写是

（5~8 题共用备选答案）

A. 尿蛋白
B. 葡萄糖
C. 尿胆原
D. 亚硝酸盐
E. 白细胞

5. 特异性酯酶作用于吲哚酚酯，并与重氮盐反应的是
6. 氧化酶法检测的是
7. 指示剂蛋白误差原理用于检测
8. 改良 Ehrlich 法检测的是

（9~12 题共用备选答案）

A. 比重
B. 酸碱度

C. 尿糖　　D. 胆红素
E. 酮体

9. 酸碱指示剂法检测
10. 多聚电解质离子解离法检测
11. 偶氮反应法检测
12. 亚硝基铁氰化钠法检测

（13~16 题共用备选答案）

A. 大量的维生素 C　　B. 强氧化剂污染
C. 试带受潮　　D. 试带浸尿时间过长
E. 偶氮剂污染

13. 造成 ERY 假阴性的是
14. 造成 NIT 假阳性的是
15. 造成 Glu 假阳性的是
16. 造成 pH 假阴性的是

（17~19 题共用备选答案）

A. SG　　B. ERY
C. NIT　　D. PRO
E. Glu

17. 尿比重英文简写是
18. 亚硝酸盐英文简写是
19. 尿红细胞英文简写是

五 X 型题

1. 关于尿液分析仪尿蛋白检测，不正确的是
   A. 采用 pH 指示剂蛋白质误差原理
   B. 对清、球蛋白的敏感性一致
   C. 服用奎宁、嘧啶等药物可出现假阳性结果
   D. 大剂量青霉素对测定结果影响不大
   E. 尿液 pH 是影响测试结果的重要因素之一
2. 试带法尿糖模块中含有
   A. 葡萄糖氧化酶　　B. 过氧化物酶
   C. 氯化钾　　D. 邻联甲苯胺

E. 吲哚酚酯

3. 关于尿液干化学分析仪，正确的是

A. 尿试带法简单、快速、用尿量少

B. 尿蛋白测定采用指示剂蛋白质误差原理

C. 此类仪器采用球面积分仪接受双波长反射光进行检测

D. 尿葡萄糖检查的特异性不如班氏定性法

E. 对细胞的检查可替代镜检

4. 关于尿沉渣分析仪，不正确的是

A. 使用菲啶和羧花氰荧光染料

B. 应用流式细胞术和电阻抗原理

C. 能报告管型数量并鉴别其种类

D. 标本分析量相当于显微镜检测 50 个高倍视野

E. 可检出小圆上皮、酵母细胞、滴虫和脂肪滴

5. 尿干化学法测定中，采用酸碱指示剂的项目有

A. pH　　B. 比重

C. 蛋白质　　D. 胆红素

E. 葡萄糖

六 案例分析题

（1~7 题共用题干）

患者，男性，21 岁。因发热、多尿、尿痛、肾区不适就诊。实验室检查：尿 PRO（++）、尿糖（-）、尿量 3000ml/24h、比重 1.025。镜检：RBC（+）、WBC（±）、少量精子。

1. 应用比重试验来评价其肾脏浓缩稀释功能，最佳的检测方法为

A. 称量法　　B. 尿比重

C. 超声波法　　D. 折射仪法

E. 化学试带法

2. 尿分析仪 10 项检测是在 8 项基础上添加了

A. pH　　B. 比重

C. 酮体　　D. 尿白细胞检查

E. 维生素 C

3. 可引起尿血红蛋白阳性的疾病是

A. 疟原虫感染　　B. 大面积烧伤

C. 心肌梗死早期　　D. 多发性肌炎

E. 血型不合的输血反应

4. 尿液苯丙酮酸检查的确证方法有

A. 层析法
B. 硝普盐法
C. 荧光法
D. 三氯化铁
E. 色谱法

5. 下列哪些情况属于肾前性蛋白尿

A. 本周蛋白尿
B. 血红蛋白尿
C. 肌红蛋白尿
D. 高血压蛋白尿
E. 肾盂肾炎蛋白尿

6. 急性肾衰竭少尿期易出现的代谢紊乱有

A. 高磷血症
B. 水、钠潴留
C. 代谢性酸中毒
D. 低钾血症
E. 高钙血症

7. 尿蛋白电泳时，选择性蛋白尿区域内可出现

A. 转铁蛋白
B. 清蛋白
C. IgG/IgA
D. β_2-MG
E. IgM/α_2巨球蛋白

（8~10 题共用题干）

患者，女性，29 岁。既往身体健康，因出现尿频、尿急、尿痛和血尿而就诊。尿液干化学分析仪检查结果：尿蛋白（++）、白细胞（++）、红细胞（+++）、亚硝酸盐阳性。尿沉渣显微镜镜检示：白细胞（++）、脓细胞（+++）、红细胞 0~4 个/HP、肾小管上皮细胞（++）。

8. 首先考虑的诊断可能是

A. 尿路结石
B. 尿路感染
C. 肾病综合征
D. 狼疮性肾炎
E. 急性肾小球肾炎
F. 急性肾衰竭

9. 下一步可能需要进行的实验室检查是

A. 免疫学检查
B. 血常规检查
C. 内分泌检查
D. 尿细菌培养
E. 肾功能检查
F. 肾超声检查

10. 尿干化学分析仪红细胞检查结果阳性，其可能的原因是尿液中含有

A. 氧化剂
B. 亚硝酸盐
C. 肌红蛋白
D. 大量细菌
E. 还原剂
F. 大量维生素 C

参考答案与解析

一、A1 型题

1. D【解析】对氨基水杨酸、苯乙双胍、水杨酸盐、肌酸酯、氯茶碱、酚红、肌醇、甲基多巴、生长激素等可引起尿酮体假阳性。

2. D【解析】折射计法易于标准化，标本用量少（1 滴尿），可重复测定，尤其适合少尿患者和儿科患者。是尿比重测定的参考方法。

二、A2 型题

1. B【解析】尿抗酸染色阳性，典型抗酸杆菌阳性，见于肾结核。

2. D【解析】尿路感染症状，尿沉渣见大量 WBC，尿蛋白、亚硝酸盐阳性。细菌感染是急性肾盂肾炎最主要的病因，好发于育龄妇女、老年人、免疫力低下者，表现为腰痛、高热、尿频、尿急、尿痛等。

三、A3/A4 型题

1. B【解析】磺基水杨酸法，操作简便、反应灵敏、结果显示快，与清蛋白、球蛋白、糖蛋白和本周蛋白均能发生反应；灵敏度达 0.05/L，有一定的假阳性。中国临床检验标准化技术委员会（CLST）将其作为干化学法检查尿蛋白的参考方法，并推荐为检查尿蛋白的确证试验。

2. A【解析】干化学法多作为定性筛检试验，如反应颜色不典型或结果可疑时，应用氧化法（Harrison）验证。

四、B 型题

1. D【解析】胆红素的缩写是 BIL。

2. E【解析】尿白细胞的缩写是 LEU。

3. C【解析】酮体的缩写是 KET。

4. A【解析】葡萄糖的缩写是 Glu。

5. E【解析】尿试带法检查尿内白细胞的原理基于中性粒细胞胞质内含有特异性酯酶，或可作用于模块中的吲哚酚酯，与重氮盐反应形成紫色缩合物，其颜色深浅与中性粒细胞的多少呈正比例关系。

6. B【解析】临床进行葡萄糖测定多用葡萄糖氧化酶法或已糖激酶法。

7. A【解析】蛋白测定采用指示剂的蛋白质误差原理。

8. C【解析】尿胆原检测多采用 Ehrlich 法。

9. B【解析】酸碱指示剂既然都是一些有机弱酸或有机弱碱，那么在不同的酸碱性溶液中，它们的电离程度就不同，于是会显示不同的颜色。

10. A【解析】比重采用多聚电解质离子解离法检测。

11. D【解析】胆红素采用偶氮反应法检测。

12. E【解析】酮体采用亚硝基铁氰化钠法检测。

13. A【解析】服大剂量维生素 C 可使粪便隐血试验呈假阴性反应。

14. E【解析】标本假阳性见于陈旧尿、偶氮剂污染尿。

15. B【解析】尿糖测定葡萄糖氧化酶假阳性可见于尿标本容器残留强氧化性物质，如漂白粉、次亚氯酸或低比重尿。

16. D【解析】pH 测定时产生假阴性的原因主要是试带浸尿时间过长。

17. A【解析】SG 是英文 specific gravity 的缩写，即尿比重的意思。

18. C【解析】NIT（nitrite）是亚硝酸盐的英文缩写。

19. B【解析】尿红细胞的英文缩写是 ERY。

五、X 型题

1. BD【解析】尿液分析仪对球蛋白灵敏度仅为清蛋白的 1/100~1/50。大剂量青霉素可使测定结果呈假阴性。

2. ABD【解析】试带模块中含有葡萄糖氧化酶、过氧化物酶、色素原等，常见色素原有邻联甲苯胺、碘化钾、4-氯-1-萘酚、4-氨基安替比林等。

3. ABC【解析】班氏法为非特异性测定葡萄糖的试验，可测定尿中所有还原性物质。尿干化学法不能替代病理性尿标本的显微镜检查。

4. CE【解析】仪器只能区分出透明管型和病理管型，不能准确分类。大量白细胞、滴虫等，检测参数与上皮细胞重叠，使上皮细胞计数增高。

5. ABC【解析】采用酸碱指示剂的项目有 pH、比重、蛋白质。

六、案例分析题

1. D【解析】尿比重可粗略评价肾脏浓缩稀释功能，但由于其检测方法较多，对浓缩稀释功能评价的准确性不同，以折射仪法最好。

2. DE【解析】尿分析仪 8 项检测包括尿蛋白、尿糖、尿 pH、尿酮体、尿胆红素、尿胆原、尿隐血和尿亚硝酸盐；9 项包括 8 项 + 尿白细胞；10 项包括 9 项 + 尿比重；11 项包括 10 项 + 尿维生素 C；12 项包括 10 项 + 尿色和浊度。

3. ABE【解析】溶血、妊娠、妊娠期高血压疾病、大面积烧伤、血型不符输血、肾梗死、阵发性夜间性血红蛋白尿症、阵发性冷球蛋白尿症、药物或毒物中毒、毒蛇咬伤、毒蜘蛛螫伤、感染、溶血-尿毒症综合征、血小板减少性紫癜、DIC、肾皮质坏死、各种原因所致的肌球蛋白尿症等可致尿血红蛋白阳性。

4. ACE【解析】尿三氯化铁试验和 2, 4-二硝基苯肼试验，都是检测尿中苯丙酮酸的化学呈色法，特异性欠佳。

5. ABC【解析】肾前性蛋白尿（溢出性蛋白尿）：①浆细胞病引发的多发性骨髓瘤（本周蛋白）；②血管内溶血性疾病引发的肾前蛋白尿（Hb）；③大面积肌肉损伤如挤压伤的 Mb 尿；④酶类增高引发的肾前蛋白尿，如溶酶菌、尿淀粉酶增高。

6. ABC【解析】①代谢性酸中毒：主要由肾排酸能力减低，又合并高分解代谢状态。②高钾血症：因肾排钾减少、酸中毒、组织分解过快引起。③低钠水症：主要由于水钠潴留引起的稀释性低钠。④低钙高磷血症。

7. ABD【解析】选择性蛋白尿：以 4 万~9 万相对分子质量中等的清蛋白为主，可伴相对分子量近似的蛋白，如抗凝血酶、转铁蛋白、糖蛋白等和少量小相对分子质量 β_2-MG、Fc 片段等。

8. BE【解析】患者出现尿路感染症状，既往身体健康，应无慢性疾病，尿中大量 WBC，脓细胞、亚硝酸盐阳性，最先考虑尿路感染。干化学分析 RBC 强阳性，伴蛋白尿同样考虑急性肾小球肾炎。

9. BD【解析】下一步可做血常规检查、尿细菌培养。

10. ACD【解析】镜检红细胞 0~4 个/HP，而干化学法红细胞（+++），可能是产生了阳性干扰，如尿中有对热不稳定酶、氧化剂或尿路感染时某些细菌产生过氧化物酶。

粪便化学
检验

第十一章　粪便检验

一　A1 型题

1. 粪便外观呈白陶土色，主要见于
   A. 胃癌　　B. 正常粪便
   C. 消化道溃疡　　D. 阻塞性黄疸
   E. 寄生虫感染
2. 正常婴儿粪便细菌主要为
   A. 铜绿假单胞菌　　B. 大肠埃希菌
   C. 变形杆菌　　D. 葡萄球菌
   E. 产气荚膜梭菌
3. 特异性最好的便隐血试验是
   A. 免疫学法　　B. 还原酚酞法
   C. 愈创木酯法　　D. 无色孔雀绿法
   E. 邻-甲苯胺法
4. 不宜用粪便直接涂片法找虫卵的是
   A. 钩虫病　　B. 绦虫病
   C. 血吸虫病　　D. 阿米巴痢疾
   E. 隐孢子虫病
5. 粪便中常可见
   A. 红细胞　　B. 菱形血晶
   C. 柱状上皮细胞　　D. 夏科-莱登结晶
   E. 结缔组织
6. 关于粪便中红细胞数量的叙述，错误的是
   A. 正常粪便中可存在少量红细胞
   B. 上消化道出血时，红细胞已经破坏
   C. 阿米巴痢疾细胞增多，红细胞多于白细胞
   D. 细菌性痢疾细胞增多，红细胞少于白细胞
   E. 阿米巴痢疾时红细胞多粘连成堆，并有碎片

7. 正常粪便多为
A. 绿色
B. 黑色
C. 红色
D. 灰白色
E. 黄褐色

8. 粪便呈黑色或柏油样，质软富有光泽，常见于
A. 服用活性炭
B. 服用铁剂
C. 上消化道出血
D. 下消化道出血
E. 进食大量绿色蔬菜

9. 粪便涂片检查原虫或滋养体时应特别注意
A. 染色后才能观察
B. 取不同部位的粪便
C. 注意挑选粪便中有黏液或脓血部分并及时镜检
D. 放置让其死亡后观察
E. 先用低倍镜观察，后用高倍镜观察

10. 粪便中最多见的结石为
A. 肠石
B. 粪石
C. 胆石
D. 肾石
E. 胰石

11. 隐血试验阳性见于下列疾病，但除外
A. 溃疡性结肠炎
B. 钩虫病
C. 结肠息肉
D. 胃出血
E. 黏液性肠炎

12. 粪便出现菱形血晶见于
A. 细菌性痢疾
B. 假膜性肠炎
C. 阿米巴痢疾
D. 胃肠道出血
E. 黏液性肠炎

13. 使便隐血试验（化学法）结果出现假阴性的是
A. 铁剂
B. 维生素 C
C. 牛肉
D. 素食
E. 动物血

14. 黏液便主要见于
A. 肠结核
B. 痉挛性便秘
C. 直肠息肉
D. 过敏性肠炎
E. 假膜性肠炎

二 A2 型题

1. 患者，男性，50 岁。主诉：6 小时前出现腹泻、腹痛，近 2 小时加重；出现寒战、里急后重，全身不适。查体：体温 40.5℃，全腹肌紧张，压痛，腹部移动性浊音阳性。便常规检查：外观为脓血便，RBC（+++），白细胞（+++），吞噬细胞（++）。血常规检查：RBC 6.24×10^{12}/L，Hb 180g/L，WBC 21.2×10^{9}/L，中性粒细胞 90%，中性杆状核粒细胞 5%，淋巴细胞 4%，单核细胞 1%。患者可初步考虑为

A. 急性细菌性痢疾　　B. 急性肠炎
C. 急性胃肠炎　　D. 急性重感冒
E. 急性阿米巴痢疾

2. 患者，女性，32 岁。因轻度发热、腹泻、腹痛就诊。实验室粪便检查：粪便为脓血便，有鱼腥臭味，果酱色。镜检见大量红、白细胞，且红细胞多于白细胞数，多粘连成堆，形态残碎。患者最可能患

A. 胃出血　　B. 过敏性肠炎
C. 细菌性痢疾　　D. 阿米巴痢疾
E. 假膜性肠炎

3. 患儿，男，14 岁。腹痛、腹泻 1 个月，抗生素治疗无效，近 1 周加重。查体：面色苍白，全腹肌紧张，压痛，腹部移动性浊音阳性。粪便常规检查：外观为果酱色稀便，有鱼腥臭味；RBC（+++）/HP，白细胞（+）/HP，脓细胞少许；夏科-莱登结晶（++）/LP；查见包囊。患者的初步诊断是

A. 溃疡性肠炎　　B. 阿米巴性痢疾
C. 细菌性痢疾　　D. 过敏性肠炎
E. 真菌性肠炎

三 B 型题

（1~2 题共用备选答案）

A. 粪便红细胞多于白细胞　　B. 粪便白细胞多于红细胞
C. 粪便可见大量肠黏膜上皮细胞　　D. 粪便表面黏液
E. 粪便混有果酱样黏液

1. 细菌性痢疾
2. 直肠炎

（3~4 题共用备选答案）

A. 粪便有恶臭味　　B. 粪便有酸臭味

C. 粪便有氨味
D. 粪便有血腥臭味
E. 腐烂苹果味

3. 脂肪泻时
4. 慢性萎缩性胃炎时

（5~6题共用备选答案）

A. 鲜红色血便
B. 黑便
C. 柏油样便
D. 白陶土样便
E. 米泔样便

5. 霍乱时
6. 胆管阻塞时

（7~8题共用备选答案）

A. 黄褐色便
B. 柏油样便
C. 白陶土样便
D. 绿色稀便
E. 米泔样便

7. 乳儿消化不良可见
8. 上消化道出血可见

（9~12题共用备选答案）

A. 线虫
B. 吸虫
C. 绦虫
D. 原虫
E. 昆虫

9. 旋毛虫是
10. 溶组织内阿米巴是
11. 蓝氏贾第鞭毛虫是
12. 姜片虫是

（13~14题共用备选答案）

A. 隐血试验持续性阳性
B. 隐血试验间断性阳性
C. 粪胆原定量增高
D. 粪胆原定量降低
E. 粪胰蛋白酶降低

13. 十二指肠球部出血
14. 阻塞性黄疸

四 X 型题

1. 对粪便中淀粉颗粒正确的描述是

A. 折光性强

B. 圆形、椭圆形或多角形，大小不等

C. 苏丹Ⅲ染色呈红色或橘红色

D. 碘染色后呈蓝色

E. 粪便中大量出现主要见于肝功能不全

2. 便隐血试验为阳性常见于

A. 消化不良

B. 肠糜烂

C. 消化道出血

D. 十二指肠溃疡

E. 胃溃疡、胃炎或胃癌

3. 粪便中大吞噬细胞的特点有

A. 直径为 20μm 以上

B. 有时形态与溶组织阿米巴包囊相似

C. 胞体大，可为中性粒细胞体积的 3 倍或以上

D. 可分散分布或成群出现，可吞噬红细胞、细菌等

E. 只在急性细菌性痢疾的粪便中出现

4. 有关粪便理学检查，正确的叙述是

A. 正常粪便中可有少量黏液，呈黄色

B. 脓血便只见于细菌性痢疾

C. 黑色一定是上消化道出血

D. 直肠癌、肛裂、痔疮或食入大量西瓜、番茄等粪便可呈红色

E. 阿米巴痢疾患者的粪便常呈暗红色果酱样，有特殊腥臭味

5. 对粪便检查正确的叙述是

A. 粪便脂肪检查有显微镜检查法、称量法及滴定法

B. 黑色粪便其隐血一定是阳性

C. 粪便中如出现吞噬细胞，一定是细菌性痢疾

D. 粪便中可见结石

E. 粪卟啉增高可见于铅中毒、营养不良、白血病等

6. 粪便中出现夏科–莱登结晶常见于

A. 钩虫病

B. 胃肠道出血

C. 阿米巴痢疾

D. 过敏性肠炎

E. 消化不良性腹泻

参考答案与解析

一、A1 型题

1. D【解析】胆道梗阻时，进入肠道的胆汁减少或缺如，粪胆素生成较少甚至缺如，使粪便呈灰白色。主要见于阻塞性黄疸。钡餐造影后粪便也可呈灰白色，但有明显的节段性。

2. D【解析】健康婴幼儿粪便中主要有双歧杆菌、拟杆菌、肠杆菌、肠球菌、葡萄球菌等。

3. A【解析】免疫法隐血试验具有快速、方便、特异、灵敏度和特异性高等众多优点。

4. E【解析】隐孢子虫卵囊无色透明，种类多，光镜下不易辨别，易与标本中的非特异性颗粒相混淆，故需采用染色方法确诊。

5. E【解析】结缔组织是无色或微黄色、束状、边缘轮廓不清晰的线条状物，而弹力纤维的边缘轮廓明显而分叉。当胃蛋白酶缺乏时，粪便中可见到保持原样的结缔组织。正常时少见。

6. A【解析】正常粪便中无红细胞。下消化道炎症或出血时可见数量不等的红细胞，如痢疾、溃疡性结肠炎、结肠癌、直肠息肉、痔疮、急性血吸虫病等。细菌性痢疾，红细胞多分散存在且形态正常，数量少于白细胞；阿米巴痢疾，红细胞多粘连成堆并残碎，数量多于白细胞。

7. E【解析】正常成年人粪便因含胆素而呈黄褐色，婴儿粪便多呈黄绿色或金黄糊状。

8. C【解析】粪便呈黑色或柏油样，提示消化道出血，常见于溃疡出血、食管静脉曲张破裂及消化道肿瘤，粪便黑色有光泽。服用铁剂、药用炭、枸橼酸铋钾，食用动物血或肝脏等，粪便黑色无光泽。

9. C【解析】取新鲜粪便的脓血黏液部分进行显微镜检查，可见滋养体，或找到包囊。

10. C【解析】粪便中可见到胆石、胰石、粪石等，最重要且最多见的是胆石。常见于应用排石药物或进行碎石术之后，较大者肉眼可见到，较小者需用铜筛淘洗粪便后仔细查找才能见到。

11. E【解析】当粪便中仅含有 5ml 以上的血液，隐血实验即可出现阳性。其阳性程度，如血量少，阳性反应弱；血量多，阳性反应强。阳性以“+”“++”“+++”来表示。阳性改变常见于溃疡病活动期、胃癌、结肠癌、钩虫病等。

12. D【解析】夏科-莱登结晶为菱形，无色透明，其两端尖长，大小不等，折射性强，是嗜酸性粒细胞破裂后嗜酸性颗粒相互融合而成。多见于阿米巴痢疾及过敏性肠炎。

13. B【解析】粪便隐血试验化学法在食用动物性食品、大量生食蔬菜时可使结果出现假阳性；在服用大量维生素 C、血液在肠道中停留过久、血红蛋白被细菌降解时可使结果出现假阴性。

14. B【解析】痉挛性便秘、黏液性肠炎，可见透明胶样黏液附于粪便表面。

二、A2 型题

1. A【解析】急起畏寒、里急后重、肠鸣音亢进等是急性细菌性痢疾的典型症状。便中吞噬细胞较多，一般见于细菌性痢疾、出血性肠炎。

2. D【解析】粪便的性状为脓血便，排除胃出血及假膜性肠炎。从颜色上辨认，果酱色且有鱼腥味，可证明是阿米巴痢疾，排除过敏性肠炎。从镜检结果看，粪便中红细胞多于白细胞，从侧面说明是阿米巴痢疾，而细菌性痢疾则正相反。

3. B【解析】阿米巴痢疾者粪便为果酱色，且有鱼腥味，红细胞粘连成堆，数量多于白细胞，涂片染色可见较多嗜酸性粒细胞，伴有夏科-莱登结晶。

三、B 型题

1. B【解析】细菌性痢疾、溃疡性结肠炎时，可见大量白细胞，或成堆出现的脓细胞，以及吞有异物的小巨噬细胞。红细胞多分散存在且形态正常，数量少于白细胞。

2. D【解析】直肠炎，白色黏液常附着于粪便表面。

3. A【解析】粪便恶臭味见于脂肪或糖类消化吸收不良。

4. B【解析】慢性萎缩性胃炎时粪便常出现酸臭味。

5. E【解析】霍乱患者的粪呈“米泔水样”。

6. D【解析】胆道梗阻时，进入肠道的胆汁减少或缺如，粪胆素生成较少甚至缺如，使粪便呈灰白色。主要见于阻塞性黄疸。钡餐造影后粪便也可呈灰白色，但有明显的节段性。

7. D【解析】正常母乳喂养的宝宝大便也可以偶尔呈浅绿色。如果宝宝的大便为深绿色，那就是消化不良的表现。

8. B【解析】上消化道或小肠出血的血液在肠腔内停留的时间较长，因红细胞破坏后，血红蛋白在肠道内与硫化物结合形成硫化铁，这种化合物使大便变黑，因形、色如柏油，故称为柏油样便。

9. A【解析】旋毛形线虫简称旋毛虫。

10. D【解析】溶组织内阿米巴是原虫。

11. D【解析】蓝氏贾第鞭毛虫属于原虫。

12. B【解析】姜片虫是寄生于人体小肠中的大型吸虫，可致姜片虫病。姜片虫成虫硕大，肉红色，虫体肥厚，椭圆形，背腹扁平，前窄后宽。

13. B【解析】十二指肠球部溃疡活动性出血时，隐血试验呈间断性阳性。

14. D【解析】正常情况下，胆色素使粪便的颜色呈现褐色，然而肝细胞的病变或胆道阻塞可以阻碍这些色素的形成或释放入肠道，导致白陶土样便。这种粪便往往与黄疸和深可乐色尿伴随出现。多见于阻塞性黄疸等。

四、X 型题

1. BD【解析】粪便中的淀粉颗粒：外形为圆形、椭圆形或多角形颗粒，大小不等，在盐水涂片中一般可见同心形的折光条纹，无色，具有一定的折光性，滴加碘液后呈黑蓝色，若部分水解为红糊精则呈棕红色。

2. BCDE【解析】粪便隐血试验阳性，一般提示消化道有出血的表现。消化道出血可以分为上消化道出血、中消化道出血和下消化道出血。上消化道出血常见于食管、胃、十二指肠和空肠的上段疾病，如肿瘤、炎症、溃疡、憩室、感染等情况。中消化道出血主要是回肠病变，如回肠憩室、阑尾炎、回肠肿瘤（如间质瘤、腺瘤、淋巴瘤等）。下消化道出血主要是来源于结肠、直肠、肛管疾病，如结肠溃疡、结肠炎症、结肠缺血性坏死、结肠肿瘤、结肠癌、结肠息肉、结肠腺瘤。另外，肛门的疾病，如肛裂、痔疮等也可以引起消化道出血。

3. ACD【解析】吞噬细胞胞体大，直径一般在 20μm 以上，可为中性粒细胞体积的 3 倍或以上，呈圆形、卵圆形或不规则形；胞核 1~2 个，大小不等，常偏于一侧，内外质界限不清；常含有吞噬的颗粒、细胞碎屑或较大的异物；可散在分布或成群出现，细胞多有不同程度的退化变性现象。

4. ADE【解析】脓血便指大便中混有脓状物质及血液。原因是肠道有炎症或受外界刺激，如细菌性痢疾、炎症性肠病等均可以造成肠道的黏膜受损，出现脓血便。B 项错误。服用铁剂、药用炭、枸橼酸铋钾，食用动物血或肝脏等，粪便黑色无光泽。C 项错误。

5. ADE【解析】服用铁剂、药用炭、枸橼酸铋钾，食用动物血或肝脏等，粪便黑色无光泽。B 项错误。健康人的大便中无吞噬细胞，出现大量吞噬细胞，多见于急性细菌性痢疾、急性出血性肠炎，偶尔见于溃疡性肠炎。C 项错误。

6. ACD【解析】夏科-莱登结晶在阿米巴痢疾、过敏性肠炎及钩虫病患者的粪便中常出现，同时还可见到嗜酸性粒细胞。

第十二章 体液检验

一、A1 型题

1. 蛛网膜下腔梗阻时脑脊液的特征是
   A. 外观呈黑色
   B. 外观呈乳糜样
   C. Pandy 试验阳性
   D. 外观呈黄色胶胨状
   E. Ross-Jone 试验阳性
2. 精液中乳酸脱氢酶同工酶活性最强的是
   A. LD
   B. LD_2
   C. LD_3
   D. LD_4
   E. LD-X
3. 正常阴道分泌物的 pH 为
   A. 3.0~3.5
   B. 3.5~4.0
   C. 4.0~4.5
   D. 4.5~5.0
   E. 5.0~5.5
4. 对于消化道溃疡与肠道恶性肿瘤所致出血，最有鉴别价值的是
   A. 隐血试验阳性持续时间的长短
   B. 隐血试验特异性
   C. 免疫胶体金隐血试验
   D. 隐血试验敏感性
   E. 隐血试验检测出血量的多少
5. 用于鉴别结核性胸腔积液与恶性胸腔积液的生化检查是
   A. ADA 和 ALP
   B. ADA 和 CEA
   C. ADA 和 AMY
   D. ADA 和 LD
   E. ADA 和 FDP
6. 正常 A 胆汁的特点不包括
   A. 金黄色
   B. 10~20ml
   C. 透明性状，略黏稠
   D. pH 为 7.0
   E. 比重为 1.026~1.032
7. 正常前列腺液的 pH 为
   A. 4.5~5.2
   B. 5.4~6.2

C. 6.3~6.5　　D. 6.6~7.0

E. 7.2~7.8

8. 根据精液检查结果判断输精管结扎术是否成功，一般于术后几周开始检查

A. 1周　　B. 3周

C. 4周　　D. 5周

E. 6周

9. 关于阴道清洁度检查，错误的叙述是

A. 清洁度Ⅰ、Ⅱ度为正常，Ⅲ、Ⅳ为异常

B. 可作为阴道炎症和生育期妇女卵巢性激素分泌功能的判断标准

C. 以阴道杆菌、上皮细胞、白细胞（或脓细胞）和杂菌的多少来分度

D. Ⅰ度标准：阴道杆菌（++++），球菌（-），上皮细胞（++++），脓细胞0~5个/HP

E. Ⅳ度标准：阴道杆菌（+），球菌（++++），上皮细胞（-），脓细胞15~30个/HP

10. 怀疑为肺癌，痰标本检查的最佳次数要求为

A. 1~2次　　B. 2~3次

C. 3~4次　　D. 4~6次

E. 6~8次

11. 易检出寄生虫及虫卵的十二指肠引流液成分是

A. A胆汁　　B. C胆汁

C. B胆汁　　D. D液

E. 胃液

12. 尿隐血试验呈阴性反应的尿标本是

A. 肉眼血尿　　B. 镜下血尿

C. 肌红蛋白尿　　D. 组织蛋白尿

E. 血红蛋白尿

13. 阴道分泌物外观呈奶油状，提示为

A. 子宫内膜炎　　B. 滴虫性阴道炎

C. 老年性阴道炎　　D. 阴道加德纳菌感染

E. 念珠菌性阴道炎

14. 化脓性关节炎的滑膜液在显微镜下可见到

A. 狼疮细胞　　B. 滑膜细胞

C. 大量中性粒细胞　　D. 大量淋巴细胞

E. 含铁血黄素颗粒

15. 检测抗精子抗体的试验不包括

A. 免疫珠试验　　B. 精子制动试验

C. 精液液化时间
D. 精子凝集试验
E. 混合免疫球蛋白试验

16. 精浆中的酸性磷酸酶主要来自
A. 前列腺
B. 附睾
C. 精囊
D. 尿道球腺
E. 尿道旁腺

17. 十二指肠引流液呈深褐色，pH 6.8，比重 1.030，该液最可能为
A. 胆汁
B. 胆囊液
C. 胆总管液
D. 肝胆管液
E. 十二指肠液

18. 提示精子活动良好的是
A. 精子呈直线前向运动
B. 精子不活动，加温后活动
C. 精子原地打转，活动迟缓
D. 精子不活动，加温后也不活动
E. 精子活动但不活泼，游动方向不定

19. 黄色软便中见到假丝酵母菌，首先考虑的原因是
A. 长期使用激素
B. 长期使用免疫抑制剂
C. 长期使用广谱抗生素
D. 长期进行化疗药物治疗
E. 标本被污染

20. 细菌性痢疾粪便常为
A. 中性
B. 碱性（pH 约 8.0）
C. 强碱性
D. 酸性（pH 6.1~6.6）
E. 强酸性

21. 关于胎儿成熟度检查，错误的叙述是
A. 羊水 L/S≤2.0 提示胎儿肺成熟
B. 羊水肌酐浓度可反映胎儿肾成熟度
C. 羊水淀粉酶活性可反映胎儿唾液腺成熟度
D. 羊水脂肪细胞出现率 <20% 提示胎儿皮肤成熟
E. 羊水葡萄糖浓度可反映胎儿肾成熟度

22. 正常前列腺液中不能见到
A. 精子
B. 白细胞
C. 红细胞
D. 滴虫
E. 卵磷脂小体

23. 精子凝集不包括
A. 精子头-头凝集
B. 精子-细胞碎片凝集

C. 精子头-尾凝集
D. 精子尾-尾凝集
E. 精子中段-中段凝集

24. 适用于尿液结核分枝杆菌检查的防腐剂是
A. 甲醛
B. 甲苯
C. 冰乙酸
D. 麝香草酚
E. 浓盐酸

25. 精子在宫颈黏液中游动和生存的最适 pH 为
A. 6.0~7.0
B. 6.4~7.6
C. 6.4~8.0
D. 6.8~8.0
E. 7.0~8.5

26. 羊水中含量最多的有机物是
A. 肌酐
B. 脂肪
C. 蛋白质及其衍生物
D. 葡萄糖
E. 胆红素

27. 精液中提供精子活动能量的主要来源是
A. 蔗糖
B. 糖原
C. 果糖
D. 麦芽糖
E. 葡萄糖

28. 关于正常精子形态，错误的描述是
A. 顶体覆盖头部表面的1/3以上
B. 头部正面呈卵圆形，侧面扁平梨形
C. 由头、体、尾三部分组成，形似蝌蚪状
D. 体部轮廓直而规则，与头纵轴成一直线
E. 尾部细长，外观规则而卷曲

29. 用于胰腺外分泌功能评价的最佳试验是
A. 隐血试验
B. 胆汁测定
C. 电解质测定
D. 促胰酶素-促胰液素试验
E. 淀粉酶测定

30. 血吸虫患者的粪便为
A. 中性
B. 酸性
C. 强酸性
D. 碱性
E. 强碱性

31. 精液 pH 测定应在射精后多长时间内完成
A. 0.5小时
B. 1小时

C. 1.5 小时　　D. 2 小时
E. 3 小时

32. WHO 推荐检查精液中中性粒细胞的方法是
A. Giemsa 染色　　B. Wright 染色
C. 不染色法　　D. 革兰染色
E. 正甲苯胺蓝过氧化酶染色

33. 精液 24 小时不液化最常见的原因是
A. 精液量少　　B. 容器不洁
C. 温度太低　　D. 精子活动力低
E. 蛋白水解酶和纤维蛋白溶酶缺乏

34. 正常成人脑脊液白细胞数的参考范围为
A. $(0\sim5)\times10^6/L$　　B. $(0\sim15)\times10^6/L$
C. $(0\sim20)\times10^6/L$　　D. $(0\sim10)\times10^6/L$
E. $(0\sim30)\times10^6/L$

35. 羊水中反映胎儿肾脏逐渐发育成熟的成分是
A. AFP　　B. 胆固醇
C. 蛋白质　　D. 肌酐
E. 甘油三酯

36. AIDS 患者痰液中常可见到的寄生虫是
A. 阿米巴原虫　　B. 肺孢子菌
C. 卫氏并殖吸虫　　D. 多房棘球蚴虫
E. 细粒棘球蚴虫

37. 检查痰液中结核分枝杆菌最常用的染色法是
A. 巴氏染色　　B. 抗酸染色
C. H-E 染色　　D. Wright 染色
E. Gram 染色

38. 浆膜腔积液检验的主要目的是
A. 观察疗效　　B. 了解有无肿瘤细胞
C. 了解浆膜腔内是否有积液产生　　D. 为了细胞计数和生化检验
E. 鉴别积液的性质和引起积液的致病原因

39. 脑脊液中 IgA 增高主要见于
A. 颅内出血　　B. 化脓性脑膜炎
C. 病毒性脑炎　　D. 多发性硬化症
E. 蛛网膜下腔出血

40. 对正常精液错误的描述是
A. 含多种酶
B. 含清蛋白
C. 含丰富的果糖
D. 呈中性或弱酸性
E. 主要成分是精囊液

41. 正常精液中前列腺液约占
A. 10%
B. 20%
C. 30%
D. 40%
E. 50%

42. 关于涂片染色法查找淋球菌，错误的叙述是
A. 本法在女性患者阳性检出率仅为50%~60%
B. 对于涂片检查阴性的可疑患者，可做淋球菌培养
C. 涂片过厚或染色过程中脱色不足或过度，对结果判断无影响
D. 因阴道分泌物中杂菌较多，因此其特异性和敏感性均较差
E. WHO不推荐用革兰染色检查女性患者，而推荐用亚甲蓝染色

43. 正常情况下，浆膜腔内有
A. 没有液体
B. 少量液体起润滑作用
C. 少量液体起保护作用
D. 大量液体起保护作用
E. 大量液体起润滑作用

44. 检查阴道滴虫最常用的方法是
A. 直接涂片镜检
B. 培养检查
C. 胶乳凝集试验
D. 革兰或瑞氏染色镜检
E. 直接荧光抗体染色检查

45. 脑脊液出现浑浊，最常见的原因是
A. 含有葡萄糖
B. 含有蛋白质
C. 含有大量细菌
D. 含有大量病毒
E. 含有大量细胞

46. 精子活动力不良者超过多少可导致男性不育
A. 10%
B. 20%
C. 30%
D. 40%
E. 50%

47. 判断男性生殖力的主要指标不包括
A. 精液量
B. 精子总数
C. 精子活动率
D. 精子活动力
E. 异形精子数

48. 正常人排精 30~60 分钟内，精液中精子的活动率应

A. >50%　　B. >60%

C. >70%　　D. >75%

E. >80%

49. 阴道涂片表现出雌激素轻度到中度影响时，则女性处于

A. 月经期　　B. 行经后期

C. 排卵期　　D. 排卵前期

E. 排卵后期

50. 阴道分泌物镜检结果：阴道杆菌未见，大肠埃希菌为（++++），上皮细胞少见，白细胞>40 个/HP。其阴道清洁度为

A. Ⅰ度　　B. Ⅱ度

C. Ⅲ度　　D. Ⅳ度

E. Ⅴ度

51. 正常阴道分泌物外观为

A. 白色稀糊状　　B. 脓性

C. 奶油状　　D. 黄色水样

E. 无色透明黏性

52. 关于正常阴道分泌物，错误的描述是

A. 球菌很少见　　B. 分泌物呈酸性

C. 阴道杆菌较多　　D. 白细胞较多

E. 脱落的鳞状上皮细胞较多

53. 关于前列腺炎时前列腺液镜检的结果，错误的说法是

A. 上皮细胞增多　　B. 无红细胞

C. 白细胞增多且成堆　　D. 卵磷脂小体减少

E. 直接涂片可检出细菌，以葡萄球菌最多见

54. 关于阴道滴虫，错误的说法是

A. 是厌氧性的寄生原虫　　B. 最适 pH 为 5.5~6.0

C. 冬天检查时应注意保温　　D. 用生理盐水涂片检查

E. 阴道炎均由滴虫引起

55. 如果显微镜下观察到精子活动尚可，慢速移动，但方向不定，不呈直线运动，并有回旋，精子活力应报告为

A. a 级　　B. b 级

C. c 级　　D. d 级

E. e 级

56. 阴道清洁度为Ⅱ度，上皮细胞数应为

A. （+） B. （++）

C. （+++） D. （+++−+）

E. （+++++）

57. 前列腺液呈脓性常见于

A. 化脓性前列腺炎 B. 前列腺肥大

C. 前列腺结石 D. 前列腺结核

E. 滴虫性前列腺炎

58. 正常粪便中不见

A. 大吞噬细胞 B. 白细胞

C. 磷酸盐结晶 D. 淀粉颗粒

E. 草酸钙结晶

59. 乳头溢液最常见于

A. 髓样癌 B. 导管内乳头状瘤

C. 单纯癌 D. 导管内癌

E. 导管扩张症

60. 对性交后试验（PCT）错误的描述是

A. 一次 PCT 异常时，必须进行复查

B. PCT 分为标准试验、早期试验和延迟试验

C. 通过 PCT 可了解宫颈黏液内精子数量及活动情况

D. PCT 是判断精子对宫颈黏液穿透性和相容性的试验

E. PCT 结果和宫颈黏液中 AsAb 存在无关

61. 正常人精液中未成熟生精细胞应

A. ＜1% B. ＜5%

C. ＜15% D. ＜20%

E. ＜25%

62. 精液过多是指一次排精量超过

A. 4ml B. 6ml

C. 8ml D. 10ml

E. 15ml

63. 阴道真菌感染最多见的是

A. 白色假丝酵母菌 B. 放线菌

C. 阴道纤毛菌 D. 红色毛线菌

E. 絮状表皮癣菌

64. WHO 推荐确诊淋球菌感染的方法为

A. 涂片法　　B. 培养法

C. PCR 法　　D. 基因探针法

E. 直接荧光抗体染色法

65. 组成精浆最主要的成分是

A. 黏液　　B. 精囊液

C. 前列腺液　　D. 尿道旁腺液

E. 尿道球腺液

66. 检查浆膜腔积液中的肿瘤细胞，最好用

A. 巴氏染色或 HE 染色　　B. 革兰染色

C. 瑞-吉染色　　D. 瑞氏或 HE 染色

E. 免疫组织化学染色

67. 证明痰液标本来自下呼吸道的标志是

A. 淋巴细胞　　B. 储备细胞

C. 肺泡巨噬细胞　　D. 中性粒细胞

E. 黏液柱状上皮细胞

68. 穿刺损伤性出血与蛛网膜下腔出血的脑脊液主要区别在于

A. 外观　　B. 透明度

C. 细胞计数　　D. 生化检测

E. 离心观察上清液颜色及红细胞形态

69. 漏出液形成的主要原因是

A. 外伤　　B. 血管通透性增加

C. 淋巴回流受阻　　D. 细菌感染

E. 血管内皮细胞损伤

70. 有关前列腺液检查，错误的说法是

A. 前列腺炎时卵磷脂小体常减少

B. 病理情况下前列腺液可检出滴虫

C. 前列腺癌时涂片中可找到癌细胞

D. 正常前列腺液红细胞平均 <5 个/HP

E. 前列腺液中出现淀粉样小体对前列腺炎诊断有临床意义

71. 胃液化学检查中最重要的指标是

A. 胆汁测定　　B. 乳酸测定

C. 尿素检查　　D. 胃酸分泌量测定

E. 隐血试验

72. 正常前列腺液中不含

A. 凝固酶
B. 葡萄糖
C. 纤溶酶
D. 淀粉样小体
E. 酸性磷酸酶

73. 精子尾部低渗肿胀试验中，其尾部完全肿胀的精子属

A. a 型
B. b 型
C. d 型
D. e 型
E. g 型

74. 阴道分泌物清洁度检查不包括

A. 杆菌
B. 白细胞
C. 红细胞
D. 球菌
E. 上皮细胞

75. 男性尿道分泌物检查淋球菌的首选方法是

A. 涂片革兰染色法
B. 培养法
C. PCR 法
D. 基因探针法
E. 直接荧光抗体染色法

76. 前列腺炎最常见的病原菌是

A. 淋球菌
B. 链球菌
C. 葡萄球菌
D. 大肠埃希菌
E. 结核分枝杆菌

77. 反映雌激素水平最常用的指数是

A. 角化指数
B. 皱褶指数
C. 成熟指数
D. 致密核指数
E. 胞质嗜伊红指数

78. 精子计数的稀释液中 $NaHCO_3$ 的主要作用是

A. 降解果糖
B. 破坏红细胞
C. 破坏精液黏稠性
D. 破坏白细胞
E. 沉淀清蛋白

79. 正常成年人脑脊液的分布，正确的是

A. 全部存在于脑室
B. 全部存在于蛛网膜下腔
C. 3/4 存在于蛛网膜下腔，1/4 存在于脑室
D. 1/2 存在于蛛网膜下腔，1/2 存在于脑室
E. 1/4 存在于蛛网膜下腔，3/4 存在于脑室

80. 正常前列腺液检查可见

A. 红细胞 <5 个/HP　　B. 偶见卵磷脂小体

C. 白细胞 >20 个/HP　　D. 可无淀粉样小体

E. 大量前列腺颗粒细胞

81. 精子-宫颈黏液接触试验阴性是指摆动精子为

A. 0~5%　　B. 0~10%

C. 0~25%　　D. 10%~25%

E. 25%~50%

82. 胶胨状便见于

A. 婴儿腹泻　　B. 过敏性肠炎

C. 重症霍乱　　D. 阿米巴痢疾

E. 黏液性肠炎

83. 胎儿皮肤发育成熟，则羊水中脂肪细胞的出现率应

A. >10%　　B. >20%

C. >50%　　D. <10%

E. <20%

84. 正常精液中畸形精子数应

A. <40%　　B. <30%

C. <20%　　D. <10%

E. <5%

85. 关于精液的描述，错误的说法是

A. 精液由精子和精浆组成

B. 精浆中果糖为精子提供能量

C. 正常人刚排出的精液呈灰白或乳白色

D. 前列腺液中酸性磷酸酶可使胶胨状的精液液化

E. 精浆包括精囊液、前列腺液、尿道球腺液和尿道旁腺液

86. 精液中果糖含量可反映

A. 附睾的分泌功能　　B. 精囊的分泌功能

C. 前列腺的分泌功能　　D. 尿道球腺的分泌功能

E. 尿道旁腺的分泌功能

87. 关于前列腺液检查，错误的叙述是

A. 正常前列腺液为乳白色的半透明稀薄液体

B. 前列腺癌时，前列腺液为不同程度的血性液体

C. 前列腺液中有时出现精子，为按摩时挤压精囊所致

D. 前列腺脓肿时，前列腺液为不同程度的脓性或脓血性液体

E. 怀疑为前列腺结核时，可用按摩的方法采取标本

二 A2 型题

1. 患者，男性，19岁。主诉：6个月前开始发热，睡眠时汗多，咳嗽，痰多浓稠，有肺结核家族史（母亲曾患肺结核）。查体：面色苍白，胸部饱满，呼吸急促，浊音强，发现胸腔有大量积液。此患者初步考虑为肺结核，其积液标本除细胞计数、蛋白质、葡萄糖测定外，最有价值的检查是

A. ADA 及 ACE 测定
B. ADA 沉淀物抗酸染色
C. ADA 肿瘤细胞检查
D. ADA 及溶菌酶测定
E. ADA 沉淀物革兰染色

2. 患者，女性，28岁。做阴道细胞学检查评价卵巢功能。涂片中如表层角化细胞占60%~70%，几乎无白细胞背景，提示为

A. 雌激素高度低落
B. 雌激素中度低落
C. 雌激素中度影响
D. 雌激素轻度影响
E. 雌激素高度影响

3. 患儿，男，7岁。2天前出现发热、呕吐、剧烈头痛，3小时前加重，神志不清。查体：有脑膜刺激征，意识障碍，眼底检查视盘水肿不明显。外周血：WBC $4.5 \times 10^9/L$，Hb 155g/L，PLT $270 \times 10^9/L$。脑脊液检查：外观微浑，白细胞 $110 \times 10^6/L$，淋巴细胞为83%，中性粒细胞17%；蛋白质0.64g/L，葡萄糖3.6mmol/L，氯化物122mmol/L。脑脊液沉淀物涂片，分别用墨汁、革兰染色和抗酸染色均未发现异常。患者的初步诊断可能是

A. 脑肿瘤
B. 结核性脑膜炎
C. 病毒性脑膜炎
D. 化脓性脑膜炎
E. 新型隐球菌脑膜炎

4. 患者，男性，24岁。消瘦，腹胀，盗汗。查体：面色苍白，腹部隆起，肚脐膨出，移动性浊音阳性。腹部X线检查显示肠系膜淋巴结肿大。腹水外观黄色，有核细胞 $1100 \times 10^6/L$，中性粒细胞15%，淋巴细胞80%，间皮细胞5%，ADA 175U/L，溶菌酶401mg/L，CEA 4.699g/L。患者可初步诊断为

A. 胃癌
B. 丝虫病
C. 结肠癌
D. 肠系膜淋巴结核
E. 肠系膜淋巴瘤

5. 患者的BAO为26mmol/L，PAO为31mmol/L，最可能的诊断为

A. 胃癌
B. 胃扩张

C. 胃溃疡　　D. 胃泌素瘤

E. 十二指肠壶腹部溃疡

三 A3/A4 型题

（1~2 题共用题干）

患者，男性，63 岁。消瘦，乏力，最近出现肝区疼痛、腹胀。查体：面色黄，肝可扪及，腹部隆起，移动性浊音阳性。B 超检查肝部回音增强疑为肝癌。

1. 此时该腹腔积液标本最需要做的检查是

A. AFP　　B. AMY

C. CEA　　D. CRP

E. TNF

2. 最有价值的酶学检查是

A. ALP、AMY　　B. AST、ADA

C. ALP、ACE　　D. ALP、LD

E. AST、LD

（3~4 题共用题干）

患者，女性，大学生。主诉发热、寒战、头痛，晨起有恶心、呕吐。查体有颈项强直和背部疼痛症状。腰椎穿刺取三管脑脊液送至实验室，所有三管脑脊液均呈浑浊状，但无血性。

3. 脑脊液葡萄糖检查的正常参考值为

A. 1.5mmol/L　　B. 5.1mmol/L

C. 2.5~4.4mmol/L　　D. 和血糖一样

E. 比血糖浓度略高

4. 若患者检查结果为葡萄糖 1mmol/L，白细胞 900×10^6/L，见革兰阴性球菌。根据这些实验室检查结果，可初步提示为下列何种疾病

A. 病毒性脑膜炎　　B. 结核性脑膜炎

C. 化脓性脑膜炎　　D. 流行性乙型脑炎

E. 新型隐球菌脑膜炎

（5~8 题共用题干）

患者，男性，45 岁。发病 1 天，出现高热、呕吐、剧烈头痛、意识障碍。外周血白细胞 21.0×10^9/L；脑脊液脓性浑浊，白细胞 4500×10^6/L，中性粒细胞 95%，淋巴细胞 5%；蛋白质 4200mg/L，葡萄糖 1.2mmol/L，氯化物 112mmol/L，疑为化脓性脑膜炎。

5. 此时诊断化脓性脑膜炎最需要检查的指标是

A. 瑞氏染色
B. 革兰染色
C. 墨汁染色
D. 抗酸染色
E. 细菌与真菌培养

6. 在治疗中最有价值的指标是

A. 涂片检查
B. 细胞检查
C. 细菌培养
D. 生化检查
E. 药敏试验

7. 脑脊液氯化物低于多少 mmol/L 时，有可能导致中枢抑制而呼吸停止

A. 55
B. 65
C. 85
D. 75
E. 95

8. 脑脊液采集的第一管用做下列哪项检查

A. 细菌培养
B. 化学分析
C. 免疫学检查
D. 显微镜检查
E. 一般性状检查

（9~10 题共用题干）

患者，男性，45 岁。咳嗽、咳痰，痰中带血丝，做痰液脱落细胞检查。

9. 涂片检查见到体积较大，胞质丰富，核卵圆形略偏位，染色质均匀细致偶见核仁的细胞，涂片中且有尘细胞、泡沫细胞，提示此细胞最可能为

A. 鳞状上皮化生细胞
B. 肺泡管上皮细胞
C. 肺泡巨噬细胞
D. 鳞状上皮退化变性细胞
E. 增生的细支气管上皮细胞

10. 涂片检查见细胞两端细长，纤维样，中间有不规则巨大的畸形核，染色深、成团块状、无核仁，核膜厚，边界清楚，胞质丰富，提示此细胞为

A. 柱状上皮癌细胞
B. 鳞状上皮癌细胞
C. 黏液柱状上皮细胞
D. 鳞状上皮表层细胞
E. 纤毛柱状上皮细胞

（11~14 题共用题干）

患者因尿频、尿急、尿痛而就诊。

11. 如怀疑其为细菌性尿道炎，则临床最常见的革兰阴性菌为

A. 沙门菌
B. 克雷伯菌

C. 大肠埃希菌　　D. 产气肠杆菌
E. 铜绿假单胞菌

12. 临床采集的最适标本为
A. 血液　　B. 晨尿
C. 全天尿液　　D. 清洁中段尿
E. 尿道口拭子

13. 临床采集的标本，用 1μl 定量接种环接种在培养基上，孵育后菌落计数，若诊断为尿路感染，所得菌落数应大于
A. 20　　B. 50
C. 75　　D. 100
E. 200

14. 若确诊为尿路感染，挑取该菌进行生化反应，得到如下结果：氧化酶（-），吲哚（+）。脲酶（-）。最有可能的菌为
A. 大肠埃希菌　　B. 铜绿假单胞菌
C. 产气肠杆菌　　D. 肺炎克雷伯菌
E. 奇异变形杆菌

（15~17 题共用题干）

患者，女性，65 岁。查体、X 线、B 超、心电图检查均无异常，患者无胃病史，近期无服用任何药物，其他状态良好，生化、尿常规等检查正常，但便 OB 化学法阳性。

15. 该 OB 结果应首先考虑的是
A. 报告质量可靠　　B. 检查所用的试剂
C. 嘱患者马上重新取标本　　D. 将标本稀释处理再检测
E. 嘱患者素食 3 天后再来检查

16. 患者素食 3 天后再来检查结果仍阳性，如无法排除非特异性反应，从实验检查角度应考虑应用
A. 转铁蛋白法　　B. 放射性核素法
C. 胶体金单克隆法　　D. 化学法和免疫学法
E. 血红蛋白荧光测定法

17. 患者的隐血检查排除非特异性干扰后，结果阳性，应首先考虑的诊断是
A. Crohn 病　　B. 对症治疗
C. 诊断消化道溃疡　　D. 消化道恶性肿瘤
E. 做肠镜或其他物理学检查

四 B 型题

（1 ~4 题共用备选答案）

A. 玻璃样　　B. 白色浑浊

C. 黑色　　D. 黄色

E. 无色透明

1. 化脓性脑膜炎时，脑脊液呈
2. 陈旧性蛛网膜下腔出血，脑脊液呈
3. 脑膜黑色素瘤时，脑脊液呈
4. 结核性脑膜炎时，脑脊液呈

（5 ~6 题共用备选答案）

A. 红色　　B. 黄色

C. 白色　　D. 无色

E. 黑色

5. 蛛网膜下腔出血时，脑脊液的颜色是
6. 正常成人脑脊液的颜色是

（7 ~8 题共用备选答案）

A. 显著增加　　B. 增加

C. 轻度增加　　D. 正常

E. 减少

7. 结核性脑膜炎时，脑脊液的蛋白含量
8. 化脓性脑膜炎时，脑脊液的蛋白含量

（9 ~10 题共用备选答案）

A. 淋巴细胞　　B. 中性粒细胞

C. 单核细胞　　D. 嗜酸性粒细胞

E. 嗜碱性粒细胞

9. 脑型血吸虫病时，脑脊液中主要的白细胞为
10. 病毒性脑膜炎时，脑脊液中主要的白细胞为

（11 ~12 题共用备选答案）

A. 葡萄糖含量明显减少，氯化物含量稍低

B. 葡萄糖含量减少，氯化物含量明显减少

C. 葡萄糖含量正常，氯化物含量正常

D. 葡萄糖含量轻度增加，氯化物含量正常

E. 葡萄糖含量和氯化物含量均减少

11. 化脓性脑膜炎

12. 蛛网膜下腔出血

（13~16 题共用备选答案）

A. <200ml　　B. <50ml

C. 10~30ml　　D. 0.1~2.0ml

E. 200~250ml

13. 关节腔液正常量为

14. 心包腔液正常量为

15. 腹腔液正常量为

16. 胸腔液正常量为

（17~20 题共用备选答案）

A. 穿刺损伤或内脏损伤　　B. 化脓性感染

C. 铜绿假单胞菌感染　　D. 阿米巴脓肿破溃

E. 黄疸

17. 呈棕色的是

18. 呈白色或乳白色的是

19. 呈绿色的是

20. 呈红色的是

（21~23 题共用备选答案）

A. 尿毒症　　B. 曲霉菌感染

C. 黄疸　　D. 化脓性感染

E. 铜绿假单胞菌感染

21. 积液呈黄色或淡黄色可见于

22. 心包积液呈草黄色多见于

23. 积液呈黑色见于

（24~26 题共用备选答案）

A. LDH 增高，溶菌酶降低
B. LDH 降低，溶菌酶增高
C. 两者均增高
D. 两者均降低
E. 两者均正常

24. 恶性肿瘤所致积液
25. 结核性胸腔积液
26. 心力衰竭所致积液

（27~29 题共用备选答案）

A. 微丝蚴
B. 棘球蚴头节
C. 滋养体
D. 棘球蚴
E. 包囊

27. 阿米巴原虫病所致积液可见
28. 乳糜样积液可见
29. 棘球蚴病所致积液可见

（30~33 题共用备选答案）

A. 酸性磷酸酶
B. 卵磷脂小体
C. 淀粉样小体
D. 脓细胞
E. 杆菌

30. 正常前列腺液镜检多量、均匀布满视野的是
31. 有助于了解前列腺功能的是
32. 形态与血小板相似的是
33. 严重阴道炎时可见大量

（34~35 题共用备选答案）

A. 黏稠性痰液呈现灰白色
B. 浆液性脓痰，静置后分为 3 层
C. 黏液性脓痰
D. 血性痰液
E. 泡沫痰液

34. 肺脓肿
35. 肺梗死

（36~37 题共用备选答案）

A. 痰液混有红细胞
B. 痰液可见硫黄样颗粒

C. 痰液可见肺泡巨噬细胞　　D. 痰液可见纤毛柱状上皮细胞
E. 痰液可见黏液柱状上皮细胞
36. 呼吸道出血性疾病
37. 支气管黏膜性炎症

（38~39 题共用备选答案）
A. 咳痰绿色或黄绿色　　B. 痰液抗酸染色发现分枝杆菌
C. 痰液肺泡巨噬细胞　　D. 铁锈色痰液
E. 浆液性痰液
38. 呼吸道化脓性感染
39. 大叶性肺炎

（40~42 题共用备选答案）
A. 支气管管型　　B. 夏科-莱登结晶
C. BALF　　D. 环甲膜穿刺术
E. 嗜酸性粒细胞
40. 支气管哮喘患者，新咳出的痰中找不到，但静置后可见大量出现的是
41. 为了获取肺泡表面衬液，通常采用的方法是
42. 在慢性支气管患者的痰中，经常可见到的异物是

（43~46 题共用备选答案）
A. PG 检查　　B. AFG 检查
C. AMY 检查　　D. BIL 检查
E. AFP 检查
43. 用于评价胎儿肝成熟度的是
44. 用于评价胎儿肺成熟度的是
45. 用于评价胎儿肾成熟度的是
46. 用于评价胎儿唾液腺成熟度的是

（47~50 题共用备选答案）
A. 胃液尿素 <1ml 或缺如　　B. 高胃酸分泌
C. 胃液隐血试验阳性　　D. 胃液内因子缺乏
E. 胃液胆汁检查阳性
47. 可引起恶性贫血的是

48. 胃内有 Hp 感染导致
49. 胃癌可致
50. 胃泌素瘤必有

五 X 型题

1. 临床上前列腺液检查主要用于诊断
   A. 前列腺炎　　B. 病原微生物感染
   C. 性传播疾病　　D. 精囊炎
   E. 男性不育症
2. 漏出液与渗出液的鉴别指标包括
   A. 细胞计数　　B. 胆固醇测定
   C. 凝固性观察　　D. 蛋白质测定
   E. 氯化物测定
3. 正常前列腺液镜检时可见
   A. 淀粉样小体　　B. 滴虫
   C. 卵磷脂小体　　D. 前列腺颗粒细胞
   E. 偶见红细胞和白细胞
4. 乳头溢液少见于
   A. 乳腺炎　　B. 纤维囊性乳腺病
   C. 导管扩张症　　D. 乳腺纤维腺瘤
   E. 导管内乳头状瘤
5. 有关脑脊液生化检测的正确叙述是
   A. 正常情况下，脑脊液中各种酶的含量远低于血清
   B. 正常脑脊液氯化物为血浆氯化物含量的 1.2~1.3 倍
   C. 脑受损伤时，脑脊液的 CK-MB 明显增高
   D. 正常脑脊液的葡萄糖比血糖略低，蛋白质比血浆高
   E. 脑脊液蛋白质增高，提示患者血脑屏障通透性增加或脑脊液循环障碍
6. 结核性脑膜炎脑脊液检查的特点是
   A. 葡萄糖减低
   B. 多以淋巴细胞增高为主
   C. 外观呈毛玻璃样浑浊，且有薄膜形成
   D. 氯化物增高
   E. 蛋白质降低
7. 化脓性积液的特点有
   A. 溶菌酶含量增高　　B. 蛋白质增高

C. 细胞总数增高　　D. LD 降低
E. 属于恶性积液

8. 对浆膜腔积液的显微镜检查，正确的叙述是
A. 标本采集后应立即检查　　B. 细胞计数通常采用手工法
C. 有成堆的组织细胞，不用报告　　D. 有核细胞较少时可增加计数容积
E. 凝固标本应取上清液进行细胞计数

9. 前列腺炎时前列腺液检查可能出现的异常结果包括
A. 白细胞 >10 个/HP　　B. 精子
C. 滴虫　　D. 葡萄球菌
E. 淀粉样小体

10. 胃液隐血试验阳性见于
A. 胃癌　　B. 胃溃疡
C. 急性胃炎　　D. 胃扩张
E. 幽门梗阻

11. 关节腔滑膜液的功能有
A. 抗感染　　B. 保护作用
C. 增强关节效能　　D. 排出关节腔内废物
E. 营养和润滑关节面

12. 良性积液的特点有
A. 血性多见　　B. FDP 不高
C. 溶菌酶增高　　D. CEA 增高
E. 胆固醇增高

13. 精液的一般性状检查包括
A. 黏稠度　　B. 精液量
C. 液化时间　　D. 外观和气味
E. 精子计数

14. 痰液检查一般包括
A. 常规检查　　B. 细菌检查
C. 癌细胞检查　　D. 结核分枝杆菌检查
E. 生化检查

15. 符合漏出性胸腔积液的特点是
A. 可有肿瘤细胞　　B. 浑浊，易找到细菌
C. Rivalta 试验（-）　　D. 有核细胞数 $>100\times10^6$/L
E. 积液 LD/血清 LD <0.6

16. 精液检验的目的包括
A. 婚前检查
B. 法医学鉴定
C. 观察性功能的强弱
D. 检查男性不育症的原因
E. 观察输精管结扎术后的效果

17. 脑脊液的理学检查包括
A. 蛋白质测定
B. 透明度
C. 凝固性
D. 比重测定
E. 白细胞计数

18. 阴道分泌物的检查主要包括
A. 真菌检查
B. 寄生虫检查
C. 阴道清洁度检查
D. pH 测定
E. 虫卵检查

19. 痰液镜检发现大量灰尘细胞常见于
A. 心力衰竭
B. 支气管哮喘
C. 炭末沉积症
D. 阿米巴肺脓肿
E. 吸入大量烟尘者

20. 精液中精子数量病理性减低见于
A. 精索静脉曲张
B. 输精管、精囊缺陷
C. 先天性或后天性睾丸疾病
D. 有害金属、放射性物质及某些药物损害
E. 50 岁以上男性

21. 对正常精液正确的描述是
A. 可见少量白细胞
B. 灰白色或略带黄色
C. 精子密度 $>50\times10^9/L$
D. 异常精子数 >20%
E. 30 分钟内一般可自行液化

22. 积液中黏蛋白的特点包括
A. 低分子蛋白质
B. 不能被稀乙酸沉淀
C. 等电点为 pH 3~5
D. 由中性粒细胞和上皮细胞分泌
E. 酸性糖蛋白

23. 有关脑脊液细胞计数，正确的描述是
A. 细胞少时，可增加计数容积，以减少误差
B. 脑脊液中不可能出现白血病细胞
C. 血性脑脊液，细胞总数计数的实用价值较小，应校正白细胞后方可报告
D. 红细胞在脑脊液中膜稳定性下降易破坏，故应及时镜检
E. 细胞多时，可用蒸馏水稀释后，再计数

24. 阴道真菌检查常用的方法有
A. 培养法 B. 胶乳凝集快速检查
C. 荧光抗体染色检查法 D. 涂片检查
E. 浓集检查法

25. 符合渗出液特点的是
A. 比重 <1.018 B. 标本易凝固
C. 有核细胞数 $>500\times10^6$/L D. 积液 LD/血清 LD 比值 <0.6
E. 积液蛋白/血清蛋白比值 >0.5

26. 正常痰液镜检时可见
A. 尘细胞 B. 少量红细胞
C. 少量白细胞 D. 少量上皮细胞
E. 夏科-莱登结晶

27. 阴道滴虫检查常用的方法有
A. 直接涂片镜检法 B. 胶乳凝集快速检查法
C. PCR 法 D. 培养检查法
E. 荧光抗体染色检查法

28. 对粪便中细胞正确的描述是
A. 粪便中无上皮细胞
B. 可用每个高倍视野中细胞的最低至最高值报告
C. 粒细胞可呈灰白色、肿胀、结构模糊不清
D. 细胞呈草绿色、略有折光
E. 吞噬细胞呈圆形、卵圆形或不规则形，与溶组织阿米巴滋养体相似

29. 有关脑脊液蛋白质电泳的临床意义，正确的说法是
A. 前清蛋白降低见于脑积水、脑萎缩
B. γ 球蛋白增高见于多发性硬化症
C. β 球蛋白增高见于脑动脉硬化、脑血栓
D. 清蛋白增高见于脑血管病（脑梗死、脑出血）
E. α、β 球蛋白增高见于脑肿瘤、化脓性脑膜炎

30. 精液中白细胞 >5 个/HP，可见于
A. 附睾炎 B. 精囊炎
C. 前列腺炎 D. 睾丸肿瘤
E. 阴囊炎

31. 关于痰涂片镜检结果，正确的描述有
A. 正常痰涂片中可见少量中性粒细胞，一般无临床意义

B. 正常痰涂片中查不到红细胞，脓性痰中可见少量红细胞
C. 正常痰液中能见到较多的鳞状上皮细胞、柱状上皮细胞、肺泡上皮细胞
D. 含碳细胞常见于碳末沉积症患者和大量吸烟者的痰中
E. 心衰细胞见于肺部长期淤血、心脏代偿功能不全患者的痰中

32. 脑脊液中可能检出的病原体有
A. 蛔虫及钩虫
B. 血吸虫卵或肺吸虫卵
C. 大肠埃希菌、葡萄球菌、链球菌、结核分枝杆菌等
D. 弓形虫、阿米巴原虫、新型隐球菌、双球菌
E. 旋毛虫的幼虫及细粒棘头绦虫的头节或头钩

33. 下列标本（如排除外界污染）培养出细菌即有确诊意义的是
A. 血　　B. 痰
C. 脑脊液　　D. 大便
E. 咽拭子

六 案例分析题

（1~2题共用题干）

患者，男，62岁。既往无特殊病史。体检时胸部X线、B型超声检查未见异常，血常规、尿常规、生化等实验室检查结果正常，但化学法便隐血试验阳性。

1. 医生下一步宜
A. 嘱受检者进行心电图检查
B. 询问受检者近期服药和膳食情况
C. 嘱受检者进行CT检查
D. 联系实验室验证结果的可靠性
E. 嘱受检者素食3天后再做便隐血试验
F. 行乙状结肠镜检查

2. 受检者胶体金法便隐血试验呈阳性，则应考虑的诊断或进一步检查是
A. 肠套叠　　B. 痔疮出血
C. 消化道溃疡　　D. 消化道肿瘤
E. 肠镜检查　　F. 脂肪泻

参考答案与解析

一、A1 型题

1. D【解析】蛛网膜下腔梗阻时，远端的脑脊液蛋白质含量高达 15g/L，脑脊液呈黄色胶胨状。

2. E【解析】精液中有 6 种乳酸脱氢酶同工酶，其中 LD-X 活性最强，约相当于 LD 总活性的 1/3。

3. C【解析】正常阴道分泌物呈酸性，pH 4.0~4.5，pH 增高见于各种阴道炎、幼女或绝经后的妇女。

4. A【解析】粪便隐血试验对消化道出血的诊断有重要价值，常作为消化道恶性肿瘤早期诊断的一个筛选指标。正常人 24 小时的胃肠道生理性失血量约 0.6ml，用高灵敏度的化学法隐血试验（可检出消化道出血 1ml 以上）一般也难以检出；用灵敏度更高、特异性强的免疫学方法有时可出现假阳性，故值得注意。此试验在消化道溃疡性出血时呈间断性阳性；而消化道癌症时呈持续性阳性，因此可作为良、恶性出血的一种鉴别。

5. B【解析】胸腔积液 ADA、CEA 检测对结核性和恶性胸腔积液的诊断有价值。

6. E【解析】正常人 A 胆汁比重应为 1.009~1.013。

7. C【解析】正常前列腺液的 pH 为 6.3~6.5。

8. E【解析】直接涂片观察有无精子，可判断输精管结扎术是否成功，一般于手术后第 6 周开始检查，每周 1~2 次，连续观察 3 次，查无精子则手术成功。

9. E【解析】阴道清洁度Ⅳ：阴道杆菌（-），球菌（++++），杆菌（-），上皮细胞（-），脓细胞或白细胞 >30 个/HP。

10. D【解析】一般认为中心型肺癌痰检的阳性率较周边型高，如果痰标本收集得当，3 次以上取系列痰标本可使中央型肺癌的诊断率提高 80%，小细胞肺癌细胞学诊断与病理组织学诊断的符合率最高，其次为鳞癌，腺癌的符合率最低，主要原因是某些低分化腺癌、鳞癌和大细胞未分化癌在鉴别上有一定困难，有时很难定型，阳性率的高低还取决于标本的质量和送检次数，一般认为送检 4~6 次为妥。

11. C【解析】在寄生虫感染患者的十二指肠引流液中，尤其是 B 胆汁中可以检出寄生虫体或虫卵，如蓝氏贾第鞭毛虫滋养体、蛔虫卵、钩虫卵、华支睾吸虫卵等。

12. D【解析】组织蛋白尿隐血呈阴性，其他选项均可引起尿隐血阳性。

13. D【解析】奶油状白带见于阴道加德纳菌感染。

14. C【解析】在化脓性关节炎时，中性粒细胞可高达 95%。

15. C【解析】检测抗精子抗体试验不包括精液液化时间。

16. A【解析】精液中的酸性磷酸酶存在于前列腺中，当前列腺组织受到破坏，其酸性磷酸酶就释放在尿道，射精时就混在精液里。

17. B【解析】胆囊液呈深褐色，pH 6.8，比重1.026~1.032。

18. A【解析】精子活力一般分为5个等级：0级表示精子不能活动；1级表示精子活动能力差，只在原地蠕动；2级表示精子活动力一般，只向前曲线运动；3级表示精子活动很好，直线向前运动；4级表示精子活动极好，呈快速直线前向运动。正常时，3级与4级之和应超过50%，活动精子中至少有25%的精子呈直线快速运动。

19. E【解析】黄色软便中见到假丝酵母菌，首先应该考虑是标本污染。

20. B【解析】阿米巴痢疾粪便常为酸性（pH 6.0~6.6），细菌性痢疾为碱性（pH 约8.0）。

21. D【解析】羊水中含脂肪细胞出现率达20%，提示胎儿皮肤已成熟。

22. D【解析】滴虫属于异常的成分；正常的前列腺液中会偶尔有白细胞、红细胞散在；还会有大小不等或卵圆形，也或者是圆形的卵磷脂小体；而且也会有精子的存在。

23. B【解析】精子凝集类型大致有4种：头对头、尾对尾、中段对中段、混合型。

24. D【解析】尿液标本中加入麝香草酚，不但能抑制细菌生长，起到防腐作用，同时又能较好地保存尿液中的有形成分。一般每100ml尿液中加麝香草酚小于0.1g，可用于尿液显微镜检查，尤其是尿浓缩结核分枝杆菌检查，以及化学成分检验的标本保存。

25. E【解析】精子在宫颈黏液中游动和生存的最适pH为7.0~8.5。

26. C【解析】羊水中有机物的50%为蛋白质及其衍生物。

27. C【解析】精液中提供精子活动能量的主要来源是果糖。

28. E【解析】精子的正常形态：蝌蚪状，由头、体（颈、中段）、尾构成；头部正面呈卵圆形，侧面呈扁平梨形；体部轮廓直而规则；尾部细长。

29. D【解析】促胰酶素-促胰液素试验：刺激胰腺，引起胰腺外分泌活动，测定给刺激前、后的十二指肠液和血液各项指标，从给刺激前、后各项指标的标化条件来评价胰腺外分泌功能。

30. D【解析】血吸虫患者的粪便为碱性。

31. B【解析】测定精液pH应在射精1小时内完成，精液放置时间过长会影响测定结果。细菌污染可以使精液pH呈碱性。

32. E【解析】WHO推荐用正甲苯胺过氧化物酶染色法进行精液白细胞检测。

33. E【解析】在精液中，前列腺分泌的蛋白水解酶和纤维蛋白溶酶促使精液液化。精液不液化则是凝固蛋白增多或蛋白水解酶减少。

34. D【解析】正常成人脑脊液白细胞数参考范围为（0~10）$\times 10^6$/L。

35. D【解析】胎儿肾发育成熟度检查有肌酐测定和葡萄糖测定。妊娠中期，羊水中的肌酐逐渐增加。肌酐测定主要反映胎儿肾小球的成熟度；葡萄糖测定主要反映肾小管的重吸收功能。

36. B【解析】HIV 的机会性感染包括细菌、病毒、真菌和寄生虫等病原体，以卡氏肺孢菌、白念珠菌、单纯疱疹病毒、EB 病毒、新型隐球菌和弓形虫感染最常见。最常见的并发症是肺孢菌肺炎和卡波西（Kaposi）肉瘤。所以 AIDS 患者痰液检查中常可见卡氏肺孢菌。

37. B【解析】结核分枝杆菌细长略带弯曲，呈单个或分枝状排列，有荚膜，抗酸染色阳性。

38. E【解析】浆膜腔积液检查的主要目的是鉴别积液的性质和寻找引起积液的致病原因。

39. B【解析】IgA 增高常见于化脓性脑膜炎、结核性脑膜炎、病毒型脑膜炎、肿瘤等。

40. D【解析】正常精液为弱碱性。

41. C【解析】前列腺液是精液的组成部分，占精液的 15%~30%。正常人射精量为 2~6ml，平均 3ml，其中前列腺液有 1ml 左右。前列腺液中的营养物质为精子提供了养分。

42. C【解析】涂片不宜过厚，否则脱色受影响，使革兰阴性菌染成革兰阳性菌，造成错误鉴定。

43. B【解析】在正常情况下，浆膜腔内有少量液体起润滑作用。若有多量液体潴留，形成积液，即病理变化。

44. A【解析】直接涂片高倍镜检查法简便易行，是检查阴道毛滴虫最常用的方法。

45. E【解析】脑脊液出现浑浊，最常见的原因是含有大量细胞。

46. D【解析】正常精子活动力应在第 3 级以上。若 >40% 的精子活动不良（第 3、4 级），则常是导致男性不育的重要原因。

47. A【解析】判断男性生殖能力的主要指标：精子数、活动率与活动力、精子爬高难度试验、畸形率。精液量是辅助指标。

48. C【解析】在排精 30~60 分钟内，应有 70% 以上精子为活动精子。

49. B【解析】行经后期雌激素水平及卵泡的雌激素水平逐渐升高。

50. D【解析】参见 A1 型题第 9 题解析。

51. A【解析】生理性白带为白色稀糊状液体，一般无味。

52. D【解析】正常阴道分泌物清洁度为Ⅰ、Ⅱ度，白细胞分别为 0~5 个/HP、5~15 个/HP。

53. B【解析】正常前列腺液中偶见红细胞（<5 个/HP）。

54. E【解析】阴道炎不都是由滴虫引起，如外阴阴道假丝酵母菌病。

55. C【解析】临床上可将精子活动力分为 a、b、c、d 4 个等级：a 级表示精子活动极好，呈快速直线向前运动；b 级表示精子活动很好，直线向前运动；c 级表示精子活动力一般，只向前曲线运动；d 级表示精子活动能力差，只在原地蠕动。①轻度弱精子症是指 a 级 + b 级精子 <50%，但 >30% 或 a 级精子 <25%，但 >10%。②中度弱精子症是指a 级 +

b级精子<50%，但>30%，其中a级精子<10%。③重度弱精子症是指b级+c级精子数量<30%，其中a级精子为0。

56. B【解析】本题考查阴道清洁度检查。标本加生理盐水一滴，涂片后高倍镜检查，根据所见的上皮细胞、白细胞（或脓细胞）、阴道杆菌与杂菌的数量进行判断，并划分清洁度：Ⅰ、Ⅱ度为正常，Ⅲ、Ⅳ度为不清洁。白（脓）细胞数达5~15个/HP为Ⅱ度。

57. A【解析】前列腺液黄色浑浊呈脓性或脓血性，见于严重的化脓性前列腺炎或精囊炎。

58. A【解析】巨噬细胞（大吞噬细胞）为一种吞噬较大异物的单核细胞，在细菌性痢疾和直肠炎症时均可见到。

59. B【解析】乳头溢液的原因有乳管内乳状瘤、乳房囊性增生、乳腺管扩张症、乳腺癌。

60. E【解析】性交后试验（PCT）结果和宫颈黏液中AsAb存在有关。

61. A【解析】未成熟生精细胞<1%。

62. C【解析】一次排精量超过8ml者称为精液过多，这是一种病态，多由精囊炎症和垂体促性腺激素分泌亢进所致。

63. A【解析】外阴阴道假丝酵母菌病患者阴道分泌物中，真菌感染以白假丝酵母菌为主。

64. B【解析】细菌培养仍是目前世界卫生组织推荐的筛选淋病患者的唯一方法。

65. B【解析】精浆的主要成分是精囊液。

66. A【解析】检查浆膜腔积液中的肿瘤细胞应用巴氏染色或HE染色。

67. C【解析】气管、支气管及其在肺内的分支为下呼吸道，肺泡巨噬细胞是肺部常驻细胞。

68. E【解析】若离心后上清液呈无色透明，多提示为外伤性出血（穿刺损伤）。

69. C【解析】漏出液生成的主要原因有：①毛细血管流体静脉压增高。②血管内胶体渗透压下降。③淋巴管回流受阻。④水、钠潴留。

70. E【解析】前列腺液中的淀粉样小体随年龄增长递增，无临床意义。

71. D【解析】胃液化学检查的项目很多，常做的有胃酸分泌量测定、尿素测定、乳酸测定等，其中最重要的指标是胃酸分泌量测定。

72. A【解析】前列腺液内含有蛋白质、葡萄糖、果糖、柠檬酸盐、维生素C、无机盐和多种酶类，其中的纤溶酶可使精液在短时间内液化为稀薄的液体，有利于精子运动。

73. E【解析】精子低渗肿胀试验结果判断中g型全尾部肿胀。

74. C【解析】阴道分泌物清洁度根据所见上皮细胞，白细胞（或脓细胞）、阴道杆菌与杂菌的数量进行判断。

75. A【解析】90%以上男性患者的尿道分泌物做革兰染色涂片可迅速找到淋病菌。

76. C【解析】葡萄球菌是细菌性前列腺炎的最常见病原菌。

77. C【解析】反映雌激素水平最常用的指数是成熟指数。

78. C【解析】精子计数的稀释液中 $NaHCO_3$ 的主要作用是破坏精液黏稠性。

79. C【解析】脑脊液位于脑和脊髓的蛛网膜下腔以及脑室内，大部分位于蛛网膜下腔。

80. A【解析】正常前列腺液中红细胞少于 5 个/HP；白细胞少于 10 个/HP，细胞散在。

81. C【解析】精子宫颈黏液接触试验阴性是指摆动精子为 0~25%，是造成不育的原因之一。

82. B【解析】胨状便主要见于过敏性肠炎、慢性菌痢等。

83. B【解析】羊水含脂肪细胞出现率达 20%，提示胎儿皮肤成熟。

84. C【解析】正常精液中畸形精子数应低于 20%。

85. D【解析】精液液化过程主要是由精液当中前列腺分泌的液化因子如酸性磷酸酶、蛋白水解酶，对精囊液里面凝固物质进行蛋白水解和液化逐渐产生的自然过程。

86. B【解析】果糖含量不仅能反映精囊的分泌功能，而且还间接反映睾丸的内分泌功能。

87. E【解析】患生殖系统结核的患者不适宜做前列腺按摩，防止结核扩散。

二、A2 型题

1. B【解析】满足以下任何一条即可确诊肺结核：①痰查抗酸杆菌阳性 2 次；②痰查抗酸杆菌阳性 1 次，同时结核分枝杆菌培养阳性；③痰查抗酸杆菌阳性 1 次，同时影像学检查支持肺结核。

2. E【解析】涂片中如表层角化细胞占 60%~70%，几乎无白细胞背景，属于女性月经排卵期。

3. C【解析】病毒性脑膜炎外观透明或微浑，蛋白质升高，葡萄糖、氯化物正常，淋巴细胞增高。

4. D【解析】结核性与恶性胸腔积液的鉴别中，结核性 CEA < 5、ADA > 40、溶菌酶 > 27、恶性胸腔积液 CEA > 15、ADA < 25、溶菌酶 < 15。

5. D【解析】BAO 超过 15mmol/L，高峰分泌量（BAO : PAO）大于 60% 时，即可确定诊断胃泌素瘤。

三、A3/A4 型题

1. A【解析】AFP 是诊断原发性肝癌的特异性肿瘤标志物。

2. D【解析】ALP、LD 对肝脏疾病均有诊断意义。

3. C【解析】脑脊液中葡萄糖含量的正常参考值为 2.5~4.4mmol/L（45~80mg/dl）。

4. D【解析】A、B、C、D、E 5 个选项中只有 D 流行性乙型脑炎是革兰阴性球菌（脑膜炎奈瑟菌）。

5. B【解析】脑膜炎奈瑟菌是革兰阴性球菌。

6. E【解析】药敏试验能帮助临床医生选择效果最佳的药物进行感染性疾病的治疗，以避免由于抗菌药物使用不当造成的不良后果。

7. C【解析】脑脊液中氯化物含量如低于85mmol/L，有可能导致呼吸中枢抑制而出现呼吸停止。

8. A【解析】采集3管（瓶）脑脊液标本，每瓶1~2ml，第1瓶做细菌学检查，第2瓶做化学或免疫学检查，第3瓶做细胞计数。标本采集后应立即送检，不得超过1小时。

9. C【解析】肺泡巨噬细胞来自血中单核细胞，细胞体积大，胞质丰富，核圆形、卵圆形或肾形，略偏位，染色质均匀细致，偶见核仁。包括：①尘细胞；②心衰细胞；③泡沫细胞。

10. B【解析】鳞状细胞形状和大小变异很大，可为圆形、多角形、梭形及奇形怪状，如纤维性、蝌蚪形、蛇形等。核形状多变，大小不一，可为圆形或卵圆形，还可出现不规则形状。畸形核染色深，核内结构不清，或团块或水滴样。

11. C【解析】大肠埃希菌属所致肠道外感染以泌尿系统感染常见，临床上最常见的是大肠埃希菌。

12. D【解析】细菌学尿液标本的采集应取清洁中段尿，最好留取早晨清洁中段尿。

13. D【解析】所得菌落数应大于10CFU/ml方有意义，换算成1μl则为100CFU。

14. A【解析】大肠埃希菌氧化酶（-）、吲哚（+）、脲酶（-）。

15. E【解析】隐血试验时，应嘱患者素食3天。

16. C【解析】便隐血（OB）有化学法和免疫法，化学法存在特异性与准确性的问题，目前临床上逐渐推广了免疫学方法，如胶体金单克隆法。

17. E【解析】单纯隐血检查无法诊断病因，需要做肠镜或其他物理学检查。

四、B型题

1. B【解析】正常脑脊液清晰、透明，当脑膜有病理性改变时，脑脊液会因细菌或细胞的存在而呈现不同程度的浑浊，其浑浊程度因疾病的种类及轻重不同而异。如化脓性脑膜炎时，白细胞大量增加，可呈脓样乳白浑浊；结核性脑膜炎时，脑脊液内的白细胞中度增多，可呈轻度毛玻璃样浑浊。正常脑脊液也可由穿刺时红细胞进入脑脊液引起轻度浑浊。

2. D【解析】蛛网膜下腔出血为陈旧性出血，大多数红细胞已经破坏，离心后上清液为黄色或淡红色。

3. C【解析】脑膜黑色素瘤时，脑脊液呈黑色或褐色。

4. A【解析】结核性脑膜炎的脑脊液可呈毛玻璃样的浑浊。

5. A【解析】急性期为淡红色血性脑脊液，时间长了随着血细胞的破坏，变为黄色的脑脊液。

6. D【解析】正常脑脊液清晰、透明。

7. B【解析】结核性脑膜炎时，脑脊液蛋白质含量增高，脑脊液胶体渗透压随之升高，为维持脑脊液渗透压平衡，脑脊液中氯化物含量减低。

8. A【解析】化脓性脑膜炎时脑脊液的蛋白质会大幅度升高。

9. D【解析】嗜酸性粒细胞增多为本病特点，一般在 20%~40% 。

10. A【解析】病毒性脑膜炎时淋巴细胞轻度增高。

11. A【解析】化脓性脑膜炎时脑脊液中氯化物可减少。

12. D【解析】脑或蛛网膜下腔出血所致的出血性脑脊液葡萄糖增高，氯化物正常。

13. D【解析】正常关节腔内液体极少，为 0. 1 ~2. 0ml。

14. C【解析】正常心包液体量 15 ~30ml，是淡黄色透明液体，在心脏跳动时主要起润滑作用。

15. B【解析】人体的胸腔、腹腔、心包腔统称为浆膜腔，在生理状态下腔内有少量液体，正常人腹腔积液小于 50ml，在腔内主要起到润滑作用。

16. A【解析】正常人体胸腔积液量为 5 ~15ml。

17. D【解析】阿米巴脓肿破溃进入浆膜腔时，积液呈棕色。

18. B【解析】化脓性感染的乳糜积液、假性乳糜积液、有恶臭气味的脓性积液多为厌氧菌引起的感染所致，积液呈白色。

19. C【解析】铜绿假单胞菌感染，积液呈绿色。

20. A【解析】穿刺损伤、结核、肿瘤、内脏损伤、出血性疾病等积液呈红色。

21. C【解析】黄色或淡黄色胸腔积液可见于各种原因的黄疸。

22. A【解析】草黄色多见于尿毒症引起的心包积液。

23. B【解析】曲霉菌感染时的积液标本可呈黑色。

24. A【解析】恶性肿瘤积液 LDH 大于 500，溶酶菌小于 1. 0。

25. C【解析】结核性胸腔积液 LDH 大于 200，溶酶菌大于 27。

26. D【解析】心力衰竭积液 LDH 正常，溶菌酶正常。

27. C【解析】阿米巴原虫病所致积液可见滋养体。

28. A【解析】乳糜样积液可见微丝蚴。

29. B【解析】棘球蚴病所致积液可见棘球蚴头节。

30. B【解析】酸性磷酸酶（ACP）在前列腺炎时减低，在前列腺癌和前列腺肥大时增高，是了解前列腺功能的指标。卵磷脂小体为圆形或卵圆形，大小不等，折光性强，形似血小板但略大。

31. A【解析】酸性磷酸酶是主要存在于人体组织内的一种物质，主要存在于细胞和体液里面。血液里的酸性磷酸酶，主要来源于前列腺、血小板、白细胞等，其中在前列腺里含量最丰富。在日常的医疗检查中通过对酸性磷酸酶进行检查，能够取得前列腺癌的辅助诊断作用，另外对于血液病、骨类疾病也有一定的诊断作用和效果。

32. B【解析】卵磷脂小体为圆形或卵圆形，大小不等，多大于血小板，小于红细胞，折光性强。

33. D【解析】脓性白带黄色有臭味，由化脓性细菌感染引起，见于慢性宫颈炎、阴道炎。

34. B【解析】痰量增多且为脓痰，见于支气管扩张、肺脓肿、支气管胸膜瘘等。脓痰静置后分为三层。

35. D【解析】铁锈红色血性痰见于大叶性肺炎、肺梗死等。

36. A【解析】脓性痰中可见少量红细胞；呼吸道疾病及出血性疾病，痰中可见多量红细胞。

37. C【解析】支气管黏液膜性炎症可见肺泡巨噬细胞。

38. A【解析】痰液性状随病因不同而异。如黄脓痰多为化脓性感染；铁锈色痰见于肺炎链球菌肺炎；粉红色泡沫痰提示急性左侧心力衰竭；果酱样痰多为肺吸虫病；胶胨样痰常见于肺炎克雷伯菌肺炎；痰有恶臭气味提示有厌氧菌感染。

39. D【解析】大叶性肺炎临床起病急骤，常以高热、恶寒开始，继而出现胸痛、咳嗽、咳铁锈色痰、呼吸困难，并有肺实变体征及外周血白细胞计数增高等。

40. B【解析】夏科-莱登结晶常同嗜酸性粒细胞及库什曼螺旋体共存，在嗜酸性粒细胞中易找见；新咳出的痰中往往查不到，稍放置后可大量出现，可能是由嗜酸性粒细胞崩解而来；见于支气管哮喘和肺吸虫病患者痰中。

41. C【解析】BALF 是指通过在呼吸内镜下经过气管插管或纤维支气管镜引导下，将生理盐水或其他液体注入肺部所形成的一种灌洗液。在操作过程中，先将生理盐水等液体注入支气管内进行灌洗，然后再将灌洗液回收，以此获得含有肺泡表面活性物质、细胞和炎症介质等物质的 BALF 样本，然后对 BALF 样本进行分析和检测。BALF 是目前获取肺泡表面衬液最常用的方法之一，可以用于评估肺部疾病的炎症程度、细胞组成和免疫反应等方面的信息。

42. A【解析】支气管管型可在慢性支气管患者痰中见到。

43. D【解析】胎儿肝成熟判断：①正常胎儿羊水胆红素应 $<1.71\mu mol/L$。②$1.71\sim4.61\mu mol/L$ 为临界值，胎儿可能有不正常情况。③ $>4.61\mu mol/L$ 胎儿安全受到威胁。④ $>8.03\mu mol/L$ 多有胎儿窘迫。

44. A【解析】羊水中卵磷脂/鞘磷脂比值 >2 提示胎儿肺成熟。

45. B【解析】羊水中肌酐值 $\geq176.8\mu mol/L$ 提示胎儿肾成熟。

46. C【解析】检查羊水中淀粉酶（AMY）活性高低主要用于判断胎儿唾液腺成熟度。

47. D【解析】恶性贫血是因胃黏膜萎缩、胃液中缺乏内因子，使维生素 B_{12} 吸收出现障碍而发生的巨幼细胞贫血。

48. A【解析】胃液尿素量少考虑胃内有幽门螺杆菌（Hp）感染。

49. C【解析】正常人胃液隐血试验为阴性。溃疡病、胃癌和急性胃炎等，隐血试验可呈阳性。

50. B【解析】胃泌素瘤无特异性表现，但消化性溃疡时高胃酸分泌和高促胃液素血症者并存是临床诊断的重要依据。

五、X 型题

1. ABC【解析】前列腺液检查主要用于前列腺炎、结石、肿瘤和前列腺肥大的诊断，病原微生物感染及疗效是临床诊断的重要依据。

2. ACD【解析】漏出液与渗出液鉴别：病因、颜色透明度、比重、凝固性、Rivalta 试验、蛋白质定量、积液蛋白/血清蛋白、葡萄糖、乳酸脱氢酶、积液细胞总数、有核细胞分类、细菌。

3. ACDE【解析】一般用非染色法对前列腺液进行镜检，置高倍镜下观察可见：①卵磷脂小体，正常前列腺液涂片中数量较多，分布均匀。②红细胞：偶见红细胞（<5 个/HP）。③白细胞：散在，一般<10 个/HP。④前列腺颗粒细胞：胞体较大，多为白细胞的 3~5 倍，正常不超过 1 个/HP，老年人增多。⑤淀粉样小体：体积较大，圆形或卵圆形，约为白细胞的 10 倍，呈微黄色或褐色的同心圆线纹层状结构，正常人可存在淀粉样小体，并随年龄增长而增多。⑥滴虫：发现滴虫，可诊断为滴虫性前列腺炎。⑦精子：多为前列腺按摩时，精囊受挤压使少量精子溢出，无临床意义。

4. AD【解析】乳头溢液常见于乳腺导管扩张症、乳房囊性增生、乳管内乳头状瘤、乳腺癌。

5. ABE【解析】脑脊液各种酶远低于血清，正常脑脊液氯化物为血浆氯化物含量的 1.2~1.3倍。脑脊液中蛋白主要来自血清。脑脊液葡萄糖含量为血糖的 50%~80%。CK-MB 主要存在于心肌中，CK-BB 主要存在于脑组织中。

6. ABC【解析】结核性脑膜炎的脑脊液在 12~24 小时内呈薄膜或纤细的凝块，外观浑浊、蛋白质增高、葡萄糖氧化物降低、以淋巴细胞增高为主，可见结核菌。

7. ABC【解析】化脓性积液浑浊，易凝固，细胞总数升高，以中性粒细胞为主，蛋白质定量增高，乳酸脱氢酶（LD）增高，葡萄糖减少。

8. ABD【解析】浆膜腔积液镜检常用手工显微镜计数法，在标本采集后 1 小时内完成，标本有凝块影响细胞计数，细胞计数前应混匀标本，细胞数太少时可增加计数容积。

9. ACD【解析】本题考查前列腺液的显微镜检查。正常前列腺液中可见到较多的精子；前列腺炎时白细胞数量增加至 10 个/HP，而卵磷脂小体减少；前列腺颗粒细胞增多，常与白细胞和脓细胞同时出现；还可见到致病的病原体，如细菌和滴虫等。

10. ABC【解析】正常人胃液隐血试验为阴性。溃疡病、胃癌和急性胃炎等，隐血试验可呈阳性。胃外伤和严重呕吐者亦可呈阳性。食管擦伤、牙龈出血咽下后均可呈阳性。因此要紧密结合临床症状判断其价值。

11. BCDE【解析】正常的关节滑膜分布于关节周围，与关节腔相通，滑膜细胞分泌润滑液滋润营养关节，膝关节运动所产生的热能也依靠滑膜液体和血液循环来散发。

12. BC【解析】良性积液特点：外观少见血性，总蛋白 > 40g/L，乳酸脱氢酶结晶血清纤维连接蛋白 < 30mg/L，铁蛋白 < 100mg/L，CEA < 20mg/L，AFP < 100mg/L，溶菌酶增高，糖类抗原 CA125 正常。

13. ABCD【解析】精液一般性状检查是用肉眼观察精液的颜色、透明程度、黏稠程度和液化时间，用量筒测量精液的量。

14. ABCD【解析】痰液的一般检查包括常规检查、癌细胞检查、细菌检查等。

15. ACE【解析】漏出性胸腔积液是指由于血管内压力增高、血管壁通透性增加等原因导致胸腔内液体渗出或外伤造成胸壁损伤，而大量淋巴液和浆液渗入胸腔所引起的胸腔积液。其特点包括：液体中含有更多的白细胞和核细胞数较高；存在一些炎症介质、蛋白等物质；可有肿瘤细胞；Rivalta 试验（-）；积液 LD/血清 LD < 0. 6。在诊断漏出性胸腔积液时，常规的检查方法包括胸腔穿刺抽取积液样本进行化学和细胞学分析。根据液体成分和病变类型及其发生机理，可以确定是否为漏出性胸腔积液，并进一步明确病因。

16. ABDE【解析】精液检查的主要目的：①评价男性生育功能，为不育症的诊断和疗效观察提供了依据；②辅助男性生殖系统疾病的诊断；③输精管结扎术后的疗效观察；④计划生育和科研；⑤为人工授精和精子库的筛选优质精子；⑥法医学鉴定。

17. BCD【解析】脑脊液的理学检查包括颜色、透明度、凝固性、比重。

18. ABC【解析】阴道分泌物检查包括有滴虫、真菌、淋球菌和阴道清洁度。

19. CE【解析】痰液中出现大量灰尘细胞常见于吸入大量灰尘如炭末沉积症，吸入大量烟尘者。

20. ABCD【解析】先天性睾丸发育不全、畸形，后天睾丸损伤和萎缩，输精管阻塞，先天性输精管及精囊缺陷，是病理性少精或无精的重要原因。

21. ABCE【解析】根据世界卫生组织所规定的正常精液标准，判断精液是否正常可以从以下几个方面进行分析：①精液量：正常 ≥ 2ml。 > 7ml 时为过多，不但精子密度降低，而且易从阴道中流出，以致精子总数降低，常见于精囊炎； < 2ml 为精液量过少，但通常以 1ml 以下为过少。此时精液与女性生殖道接触面积小，或因黏稠不利于精子进入女方宫颈口而导致不育，常见于严重的副性腺炎症、睾酮水平低下、射精管梗阻、逆行射精等。②颜色：正常是灰白色或略带黄色。乳白色或黄绿色提示生殖道或副性腺存在炎症；粉色、红色、显微镜下见红细胞者为血性精液，常见于副性腺、后尿道的炎症，偶可见于结核或肿瘤。③酸碱度：精液正常的 pH 为 7. 2~7. 8。< 7. 2 见于射精管梗阻或受尿液污染； > 7. 8 见于精囊炎症或标本陈旧。④液化时间：正常精液射出后，在精囊凝固酶的作用下变为胶冻状，经 15~30 分钟，在前列腺液化酶的作用下变为液体，此为精液液化。射出精液 30 分钟后，精液仍不液化属于异常。⑤黏稠度：将玻璃棒接触已经液化的精液，轻轻提捧，可形成精液丝，正常时其长度 <2cm。⑥精子计数：一般以每毫升精液中的精子数表示。正常计数 $\geq 20\times10^{6}$/ml。低于此值为精子过少，见于各种原因导致的生精功能障碍等，可因精子进入子宫腔及输卵管的机会减少而致生育力低下或不育。如精子计数 $>250\times10^{6}$/ml 为精子过多，因其活动力受影响也可导致不育。⑦精子形态：正常形态的精子≥50%，否则可造成不育。⑧活动力：精子中呈直线迅速向前运动者≥50%。⑨存活率：通常指射精后 1 小时内检查，活精子≥50%。导致精子活动力及存活率降低的常见原因有副性腺炎症、精索静脉曲张、慢性呼吸道感染引起的纤毛呆滞综合征、精液中存在抗精子抗体或标本贮存不当。⑩白细胞：正常精液中白细胞 $<1\times10^{6}$/ml。白细胞增多表明生殖道或副性腺存在感染。

22. CE【解析】黏蛋白定性检验：浆膜间皮细胞在炎症反应刺激下分泌黏蛋白增加。黏蛋白定性试验又称 Rivalta 试验。黏蛋白是一种酸性糖蛋白，其等电点为 pH 3~5，在稀乙酸溶液中产生白色雾状沉淀。

23. ACD【解析】清亮或微浑的脑脊液标本，可以直接计数细胞总数，或稀释后再直接计数（用稀释液，不能用水）。若细胞少时，可增加计数容积。正常脑脊液中无红细胞，白细胞极少。细胞计数应注意因穿刺损伤血管引起血性脑脊液，白细胞计数结果必须校正，以消除因出血带来的白细胞。

24. ADE【解析】阴道真菌检查常用的方法：①湿片检查：同阴道滴虫检查。本法简便易行，是目前临床上最常用的方法。必要时可进行革兰染色后油镜观察。②浓集法检查：取标本于清洁干燥试管内，加 2.5mol/L NaOH 溶液约 1ml，混匀后置 37℃水浴中 3~5 分钟，取出低速离心 5 分钟，取沉淀物作涂片镜检，可提高阳性检出率。③培养法：本法阳性率高，但操作复杂、费时，临床应用较少。

25. BCE【解析】渗出液为炎症、外伤、肿瘤或理化刺激引起，外观浑浊，易凝固，比重 >1.018，蛋白质定量 >30g/L，积液蛋白质/血清蛋白 >0.5，葡萄糖 <3.33mmol/L，乳酸脱氢酶 >200U/L，积液 LD/血清 LD >0.6，细胞总数 $>500\times10^{6}$/L。

26. ACD【解析】正常痰液中无红细胞，有少量中性粒细胞和少量上皮细胞。

27. ABD【解析】阴道滴虫的检查方法有直接涂片法、胶乳凝集快速检查法（LAT）、培养法。

28. BCDE【解析】粪便进行显微镜检查时，原则上观察 10 个以上的高倍视野，每个高倍视野中按最低至最高值报告，细胞可呈草绿色，略有折光。正常粪便中可见到白细胞，主要为中性分叶核粒细胞；小肠炎症时，白细胞均混合于粪便中，且因细胞部分被消化而不易辨认；在细菌性痢疾时，常可见较多的吞噬细胞，呈圆形、卵圆形或不规则形，与溶组织阿米巴滋养体相似。生理条件下，少量脱落肠道上皮细胞大多被破坏，粪便中很难发现。

29. BCDE【解析】正常情况下，脑脊液蛋白质电泳可分为 α、β、γ 三个区带，其中以清蛋白区带最宽、最浅；β 球蛋白次之；γ 球蛋白则最窄、最深。在某些疾病状态下，脑脊液蛋白质电泳的结果会有不同的变化，这种变化具有一定的临床意义：选项 B，多发性硬化症是一种中枢神经系统的慢性炎症性疾病，其特点之一就是脑脊液 γ 球蛋白增高；选项 C，脑动脉硬化、脑血栓等疾病状态下，脑脊液 β 球蛋白会有所升高；选项 D，脑梗死、脑出血等脑血管病常表现为清蛋白的明显增高；选项 E，脑肿瘤、化脓性脑膜炎等疾病状态下，α、β 球蛋白均可能会有不同程度的增高。

30. ABCD【解析】精液中白细胞正常 <53 个/HP。在生殖道炎症、结核、恶性肿瘤时，精液中白细胞可增高。

31. ABDE【解析】正常痰液中无红细胞，有少量中性粒细胞，少量上皮细胞。脓性痰液中可见少量红细胞，可见鳞状上皮细胞、柱状上皮细胞、肺上皮细胞，无临床意义，增多可见于呼吸系统炎症。

32. BCDE【解析】蛔虫是无脊椎动物，线虫动物门，线虫纲，蛔目，蛔科，是人体肠道内最大的寄生线虫。钩虫成虫寄生于人体小肠上段。

33. AC【解析】正常人体内血液、脑脊液、胸腔、关节液等是无菌的。

六、案例分析题

1. BDE【解析】分析病例，怀疑便隐血阳性受到外界干扰。首先咨询实验室结果的可靠性，然后询问患者近期服药和膳食情况。应按隐血试验标本要求嘱咐患者素食 3 天后留取标本，禁服维生素 C 及铁剂等药品。需重新做一次便隐血试验。

2. CDE【解析】消化道疾病如溃疡、肠结核、克罗恩病、溃疡性结肠炎、钩虫病、结肠息肉及消化道肿瘤，粪便隐血试验常为阳性，因此为了进一步诊断，还需要做肠镜检查。

第三篇

临床医学检验（临床生物化学专业）

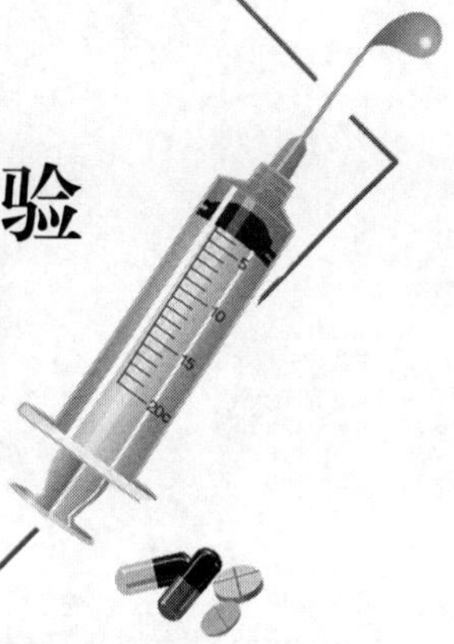

第十三章 概 述

一 A1 型题

1. 下列（ ）测定作为细胞与组织损伤的重要指标

A. 血清糖类
B. 血清脂类
C. 血清蛋白质
D. 血清激素
E. 血清酶活力

2. 临床生物化学的主要作用有

A. 阐述有关疾病的生物化学基础和疾病发生、发展过程中的生物化学变化
B. 研究体液生化组成、发生的继发性改变
C. 阐明疾病生化诊断的原理
D. 临床生物化学技术的研究
E. 临床生物化学技术的应用

3. Skegges 等于（ ）首先在临床生物化学实验中应用了连续流动式分析装置

A. 1918 年
B. 1931 年
C. 1957 年
D. 1964 年
E. 1969 年

二 B 型题

（1~4 题共用备选答案）

A. 使用多通道分析仪
B. “临床化学”作为教科书名首次公开出版
C. Peter 及 Van Slyke 出版了两卷以《临床生化》为名的专著
D. Waiter Cannon 使用了“homeosta-sis”一词
E. Folin 开始用比色法测定肌酐

1. 1931 年
2. 1904 年
3. 1918 年

4. 1926 年

三 X 型题

1. 临床生化检验学的主要作用是
   A. 偏重于临床生化实验室的应用
   B. 促进临床生物化学诊断试剂的发展
   C. 用以帮助疾病的诊断以及采取适宜的治疗
   D. 开放应用临床生化检验的方法和技术
   E. 对检验结果的数据及其临床价值作出评价
2. 临床生物化学检验是
   A. 理论与实践性较强的一门边缘学科
   B. 研究人体生理的基础学科
   C. 研究人体健康和疾病时生理生化过程的一门医学基础理论学科
   D. 分析疾病时体液或组织样品中各种化学成分的一门医学技术学科
   E. 分析机体健康时体液或组织样品中各种化学成分的一门医学技术学科
3. 临床生物化学的研究范围包括
   A. 阐述疾病的生化基础
   B. 寻找病理状态生物化学改变的特征性标志物
   C. 开发临床生化检验方法
   D. 阐述疾病发展过程中的生化变化
   E. 以上均不是

参考答案与解析

一、A1 型题

1. E【解析】血清酶活力测定作为细胞与组织损伤的重要指标。

2. A【解析】临床生物化学的主要作用有两个方面：第一，阐述有关疾病的生物化学基础和疾病发生发展过程中的生物化学变化；第二，开发应用临床生物化学检验方法和技术，对检验结果的数据及其临床意义作出评价，用以帮助临床诊断以及采取适宜的治疗。

3. C【解析】Skegges 等于 1957 年首先在临床生物化学实验中应用了连续流动式分析装置。

二、B 型题

1. C【解析】1931 年，Peter 及 Van Slyke 出版了两卷以《临床化学》为名的专著。

2. E【解析】1854 年法国人制造了第一台比色计，1904 年 Folin 用比色法测定肌酐、尿酸、尿素、血糖等，建立了化学成分比色分析法、目测比色法。

3. B【解析】1918 年，Lichtuitz 首先出版了《临床化学》专著。

4. D【解析】1926 年 Waiter Cannon 使用了“homeosta-sis”（内环境相对稳定）一词。

三、X 型题

1. ABCDE【解析】临床生物化学的主要作用如下。第一，阐述有关疾病的生物化学基础和疾病发生发展过程中的生物化学变化。这些生物化学改变可以是原发性的，也可能是某种原因引起器官病损或并发症导致体液生化组成发生的一系列继发性的改变。这部分内容又称为化学病理学。第二，开发应用临床生物化学检验方法和技术，对检验结果的数据及其临床意义作出评价，用以帮助临床诊断及采取适宜的治疗。这部分内容有两方面的侧重点：在阐明疾病生化诊断的原理方面，侧重于论述疾病的生化机制，比较接近化学病理学的范畴；而在技术方法的开发应用方面，偏重于临床生物化学实验室的应用，有人称之为临床化学，其中一部分内容又被称为诊断生物化学。

2. ACDE【解析】临床化学是一门研究人体健康和疾病时生理生化过程的医学基础理化学科，又是一门应用各种技术和方法分析机体健康和疾病时体液或组织样品中各种化学成分的医学应用技术学科——生化检验技术学。

3. ABCD【解析】临床生物化学的研究范围包括：①疾病的生化基础：研究疾病的生化机制和相关代谢反应，如糖尿病、肝病、肾脏疾病等。②临床生化检验方法的开发：研究新型生化检验技术，如酶联免疫吸附法（ELISA）、质谱分析等，通过改进和创新检验方法来提高检验的准确性和灵敏度。③疾病发展过程中的生化变化：研究疾病发展过程中的生化变化，例如癌症生长过程中的代谢变化、心血管疾病和神经系统疾病的生化机制研究等。④药物代谢与药物毒性研究：研究药物在体内的代谢过程以及药物对人体生化反应的影响，包括药物代谢酶的活性和药物毒性的评估等。⑤生物标志物的研究：研究生物标志物在特定疾病中的作用，如癌症标志物、心脑血管疾病标志物等。⑥遗传代谢性疾病的研究：研究遗传代谢性疾病的发病机制和生化基础，如苯丙酮尿症、卟啉症等。

第十四章　电泳技术

一 A1 型题

1. 某电泳规定通电电流为 0.4mA/cm，支持物长 10cm、宽 50cm，电泳仪的输出电流应该为

A. 4mA　　B. 10mA

C. 20mA　　D. 30mA

E. 40mA

2. 进行预染脂蛋白琼脂糖电泳后，自阴极起脂蛋白区带依次为

A. α-脂蛋白、β-脂蛋白、前 β-脂蛋白、CM

B. α-脂蛋白、前 β-脂蛋白、β-脂蛋白、CM

C. 前 β-脂蛋白、β-脂蛋白、α-脂蛋白、CM

D. CM、α-脂蛋白、β-脂蛋白、前 β-脂蛋白

E. CM、β-脂蛋白、前 β-脂蛋白、α-脂蛋白

3. 为了维持移动速度恒定，进行蛋白电泳时常固定的参数是

A. 电流　　B. 电压

C. 时间　　D. 电阻

E. 介质长度

4. 目前血浆蛋白质定量的参考方法为

A. 考马斯亮蓝染色法　　B. 磺柳酸法

C. 凯氏定氮法　　D. 双缩脲比色法

E. 盐析法

5. 在醋酸纤维薄膜电泳中 γ 区带不包括

A. IgM　　B. IgG

C. IgA　　D. CRP

E. LDL

6. 血清蛋白电泳时出现 M 带的疾病为

A. 病毒性肝炎　　B. 血小板减少性紫癜

C. 急性心肌梗死　　D. 多发性骨髓瘤

E. 骨髓异常增生综合征

7. 离子交换树脂层析法无法除去下列哪种物质

A. 清蛋白
B. 甘氨酸
C. LD
D. 酒精
E. CK-MB

8. 与聚丙烯酰胺凝胶电泳的浓缩效应无关的因素是

A. 蛋白质分子大小
B. 凝胶层的不连续性
C. 电位梯度的不连续性
D. pH 的不连续性
E. 缓冲液离子成分的不连续性

9. 聚丙烯酰胺凝胶电泳分离血清 γ-GT，可分离出十二条区带，正常人以 I 带为主，肝癌时为主的 γ-GT 是

A. Ⅱ带
B. Ⅲ带
C. Ⅳ带
D. Ⅴ带
E. Ⅵ带

二 A3/A4 型题

（1~3 题共用题干）

患者，男性，55 岁。背部不适，疼痛严重，3 个月内体重下降 3kg。实验室检查：血清总蛋白 110g/L，清蛋白 39g/L，血清蛋白电泳见 γ 球蛋白区带中间部分显著深染，其扫描峰高于清蛋白峰。

1. 患者可初步诊断为

A. 多发性骨髓瘤
B. 肝癌
C. 肝硬化
D. 肾结石
E. 背部劳损

2. 血清蛋白电泳中所见的典型蛋白峰称为

A. IgM
B. 本周蛋白
C. M 蛋白
D. 免疫球蛋白轻链
E. 免疫球蛋白重链

3. 下列蛋白质通过凝胶层析柱时，最后被洗脱的是

A. β-乳球蛋白（分子量 35000）
B. 牛胰岛素（分子量 5700）
C. 过氧化氢酶（分子量 247500）
D. 肌红蛋白（分子量 16900）
E. 血清蛋白（分子量 68500）

三 B型题

（1~2题共用备选答案）

A. 醋酸纤维素薄膜电泳　　B. 凝胶电泳

C. 等电聚焦电泳技术　　D. 双向电泳法

E. 变性梯度凝胶电泳

1. 应用于血清蛋白质分析外，还常用于糖蛋白、脂蛋白、血红蛋白和酶等，也可用于氨基酸分离或用于免疫电泳分析的是
2. 与PCR技术相结合被广泛应用于基因各种突变分析的是

四 X型题

离子选择电极法与火焰光度法相比较，测 K^+、Na^+ 的优点在于

A. 不需用燃料，安全　　B. 属于经典的标准参考方法

C. 标本用量少，而且可以用全血测量　　D. 自动化程度高、操作简便

E. 电极均有一定寿命，使用一段时间后会自动老化

参考答案与解析

一、A1型题

1. C【解析】支持物宽50cm乘以规定通电电流0.4mA/cm，即50×0.4等于20mA。

2. E【解析】进行预染标脂蛋白琼脂糖电泳后，自阴极脂蛋白区带依次为CM、β-脂蛋白、前β-脂蛋白、α-脂蛋白。

3. B【解析】影响电泳迁移率的因素：①内在因素：蛋白所带净电荷的性质和所带电荷的多少，蛋白的大小和性状。②外界因素：电场强度溶液的pH、溶液的离子强度和电渗现象。

4. C【解析】凯氏定氮法是血浆总蛋白测定的参考方法。

5. E【解析】醋酸纤维薄膜电泳γ区带包括IgM、IgA、IgG、CRP。

6. D【解析】多发性骨髓瘤的特征是血清蛋白电泳时出现M带。M带有三型：免疫球蛋白型、轻链型和重链型。多发性骨髓瘤有IgG型和IgA型，IgA型的多发性骨髓瘤属于M带的免疫球蛋白型。而病毒性肝炎、血小板减少性紫癜、急性心肌梗死和急性肾炎都没有M带的蛋白。

7. D【解析】离子交换层析技术已广泛用于各学科领域。在生物化学及临床生化检验中主要用于分离氨基酸、多肽及蛋白质，也可用于分离核酸、核苷酸及其他带电荷的生物分子，酒精不属于以上范畴。

8. A【解析】浓缩效应：生物化学上指在进行 SDS-PAGE（SDS-聚丙烯酰胺凝胶电泳）中由于凝胶孔径的不连续性（2 种孔径）、缓冲液离子成分的不连续性（2 种缓冲体系）、pH（3 种 pH）和电位梯度的不连续性使得蛋白质分子在浓缩胶和分离胶的界面处浓缩成一条狭小的缝带。

9. A【解析】肝癌时聚丙烯酰胺凝胶电泳分离血清 γ-GT，可出现Ⅱ带。

二、A3/A4 型题

1. A【解析】多发性骨髓瘤的蛋白电泳检查时，发现 M 蛋白血症，患者有大量单克隆蛋白质（主要是 IgG 或 IgA），电泳时可在 β 和 γ 之间出现一条狭窄的区带，称 M 区带。

2. C【解析】血清蛋白电泳中所见典型蛋白峰称为 M 蛋白。

3. B【解析】凝胶层析柱分子量越大越容易被洗脱下来。

三、B 型题

1. A【解析】醋酸纤维电泳操作简单、快速、廉价，已经广泛用于血清蛋白、血红蛋白、球蛋白、脂蛋白、糖蛋白、甲胎蛋白、类固醇激素及同工酶等的分离分析中，尽管它的分辨力比聚丙酰胺凝胶电泳低，但它具有简单、快速等优点。

2. E【解析】变性梯度凝胶电泳：由 Fisher 和 Lzrman 于 1983 年创立以后，该技术和 PCR 技术相结合，被广泛应用于各种突变分析。

四、X 型题

ACD【解析】本题考查离子选择电极法的优点，其优点主要有自动化程度高、操作简便，标本用量少，而且可以用全血测量，不需用燃料，安全等；缺点是电极均有一定寿命，使用一段时间后会自动老化。火焰光度法是经典的标准参考法，优点是结果准确可靠。

第十五章　糖代谢检查

一 A1 型题

1. 关于 OGGT 说法正确的有
   A. OGTT 试验 2 小时血糖值在 8~11mmol/L 称为耐糖能力正常
   B. OGTT 试验 1 小时血糖值在 8~11mmol/L 称为耐糖能力轻度下降
   C. 糖尿病性糖耐量的 OGTT 结果为口服葡萄糖 0.5~1.0 小时达最高峰
   D. 糖尿病性糖耐量的 OGTT 结果为葡萄糖峰值 >10mmol/L
   E. 以上都不是
2. 进食后被吸收入血的单糖，最主要的去路是
   A. 在组织器官中氧化供能　　B. 经肾由尿排出
   C. 在体内转化为氨基酸　　D. 在体内转化为脂肪
   E. 在肝、肌肉、肾等组织中合成糖原
3. 葡萄糖耐量因子（GTF）是一种低分子金属复合物，其含有的微量元素是
   A. 铬　　B. 碘
   C. 锌　　D. 钙
   E. 锰
4. 关于神经组织糖代谢的特点不正确的描述是
   A. 神经组织中葡萄糖的浓度远低于血浆
   B. 葡萄糖是神经组织最重要和实际上唯一有效的能量来源
   C. 缺氧时，丙酮酸、乳酸堆积可危害大脑功能
   D. 糖代谢方式主要为磷酸戊糖途径
   E. 血中葡萄糖的正常水平和通过扩散进入神经组织的少量磷酸己糖，是维持脑的日常功能运转所必需
5. 下列哪条代谢途径不能补充血糖
   A. 肝糖原分解　　B. 肌糖原分解
   C. 磷酸戊糖途径　　D. 糖异生作用
   E. 食物糖类的消化吸收

6. 判别代谢性酸中毒时较好的指标是

A. H_2CO_3　　B. pH

C. CO_2结合力　　D. PCO_2

E. 标准碳酸氢盐（SB）和实际碳酸氢盐（AB）

7. 糖尿病型五联干化学试带不包括

A. 比重　　B. 酮体

C. 葡萄糖　　D. 尿胆原

E. 蛋白质

8. 目前尿糖检测试纸的测定方法是

A. 葡萄糖氧化酶法　　B. 邻甲苯胺法

C. 福林-吴法　　D. 己糖激酶法

E. 毛细管电泳法

9. 位于糖酵解、糖异生、磷酸戊糖途径、糖原合成和糖原分解各条代谢途径交汇点上的化合物是

A. 6-磷酸葡萄糖　　B. 1-磷酸葡萄糖

C. 乳酸　　D. 3-磷酸甘油醛

E. 1-6-二磷酸果糖

10. 诊断糖尿病的金标准是

A. OGTT 试验，2 小时血糖 >11.1mmol/L

B. 空腹血糖浓度 >7.0mmol/L

C. 尿糖浓度 >1.1mmol/L

D. 餐后 2 小时血糖浓度 >11.1mmol/L

E. 随机取样血糖浓度 >11.1mmol/L

二 A2 型题

1. 患者，女性，50 岁。有 12 年糖尿病史，因昏迷入院。呼吸有烂苹果味。查体血压为 12/5.3kPa，脉搏 110 次/分，呼吸 28 次/分，尿糖和尿酮体（+++）。最有可能的初步诊断为糖尿病酮症酸中毒昏迷，为了确诊不应做哪项检查

A. 血清丙酮酸　　B. 血糖

C. 血气分析　　D. 血-羟丁酸

E. 血浆电解质

2. 患者，男性，60 岁。较肥胖，因视物模糊、右下肢麻木入院。查体：血压 170/110mmHg，脉搏 85 次/分，呼吸 20 次/分。血糖 14mmol/L，尿糖（+++），尿蛋白（++），尿酮

体（-）。最有可能的初步诊断是

A. 1型糖尿病　　B. 2型糖尿病

C. 风湿性关节炎　　D. 高脂蛋白血症

E. 原发性高血压

三 A3/A4型题

（1～4题共用题干）

患者，男性，65岁。咳嗽、咳痰10天，食欲缺乏、腹泻3天，神志不清伴抽搐2小时。糖尿病史10年，不规律口服降糖药治疗。

1. 确诊最有价值的检查是

A. 血常规　　B. 胸片

C. 血糖、电解质　　D. 脑CT

E. 血脂、肝功能

2. 最可能的血生化表现是

A. 血糖12.5mmol/L，血渗透压330mOsm/(kg·H_2O)

B. 血糖33.4mmol/L，血渗透压350mOsm/(kg·H_2O)

C. 血糖6.0mmol/L，血渗透压290mOsm/(kg·H_2O)

D. 血糖2.8mmol/L，血渗透压270mOsm/(kg·H_2O)

E. 血糖5.5mmol/L，血渗透压350mOsm/(kg·H_2O)

3. 最有效的治疗是

A. 抗生素　　B. 输葡萄糖+胰岛素

C. 甘露醇脱水　　D. 输生理盐水+胰岛素

E. 补钾+胰岛素

4. 若不能测血生化，则下列检查可助诊的是

A. 血乳酸　　B. 尿糖、酮体

C. 腹部B超　　D. 便常规

E. 血气、血常规

（5～6题共用题干）

糖尿病患者急诊入院。呕吐、腹痛2天，有困倦，呼吸深快并有特殊气味。血钾、血浆HCO_3^-和Cl^-降低，β-羟丁酸增高。

5. 患者最可能的诊断为

A. 乳酸酸中毒　　B. 呼吸性酸中毒

C. 代谢性碱中毒　　D. 酮症酸中毒

E. 丙氨酸酸中毒

6. 已确诊的糖尿病患者不需进行的实验室检查是

A. 尿素　　B. 血气和电解质

C. 口服葡萄糖耐量试验　　D. 血糖浓度

E. 尿酮体定性检测

(7~9 题共用题干)

有关班氏法尿糖测定的原理和反应物质。

7. 班氏试剂中蓝色的物质是

A. 硫酸铜　　B. 氢氧化铜

C. 氧化铜　　D. 氧化亚铜

E. 氢氧化亚铜

8. 还原过程的中间产物是

A. 硫酸铜　　B. 氧化亚铜

C. 氢氧化亚铜　　D. 氢氧化铜

E. 氧化铜

9. 反应形成的最终产物是

A. 硫酸铜　　B. 氢氧化铜

C. 氧化铜　　D. 氧化亚铜

E. 氢氧化亚铜

(10~11 题共用题干)

患者，女性，58 岁。患糖尿病数年，近来呕吐、腹痛 2 天，感困倦、呼吸深而快并有特殊气味急诊入院，疑为糖尿病酮症酸中毒。

10. 如需确诊首选的实验室检查指标是

A. 血糖浓度　　B. 血、尿酮体检测

C. 血气和电解质　　D. 尿素

E. 口服葡萄糖耐量试验

11. 该患者血气分析结果最可能为

A. pH 7.50，$PaCO_2$ 7.92kPa，PO_2 6.7kPa

B. pH 7.136，$PaCO_2$ 4.06kPa，PO_2 9.91kPa

C. pH 7.24，$PaCO_2$ 8.6kPa，PO_2 6.0kPa

D. pH 7.47，$PaCO_2$ 7.0kPa，PO_2 1.2kPa

E. pH 7.52，$PaCO_2$ 4.0kPa，PO_2 7.6kPa

四 B型题

（1~5题共用备选答案）

A. $MODY_1$　　B. $MODY_2$

C. $MODY_3$　　D. $MODY_4$

E. $MODY_5$

1. *HNF*-1基因突变
2. 20号染色体上的*HNF*-4α基因发生变异
3. 7号染色体上的葡萄糖激酶基因变异
4. 12号染色体上的*HNF*-1α基因发生突变
5. 胰岛素启动因子（*IPF*）-1突变

（6~8题共用备选答案）

A. 母体糖尿病　　B. 糖原贮积症

C. 半乳糖血症　　D. β-细胞瘤

E. 胰腺切除

6. 葡萄糖-6-磷酸酶缺陷导致
7. 血糖升高的是
8. 血糖降低，胰岛素升高的是

五 X型题

1. 糖尿病伴发高渗性昏迷的诊断指标主要是哪“三高”

A. 高血钠　　B. 高血钾

C. 高血糖　　D. 高渗透压

E. 高H^+浓度

2. 血浆葡萄糖定量方法中，所测反应物哪些是正确的

A. 己糖激酶法——ATP　　B. 己糖激酶法——NADPH

C. O-T法——Schiff碱　　D. 葡萄糖氧化酶法——H_2O_2

E. 葡萄糖脱氢酶法——NADH

3. 下列哪些酶缺乏可导致空腹低血糖

A. 果糖激酶　　B. 葡萄糖-6-磷酸酶

C. 葡萄糖-6-磷酸脱氢酶　　D. 半乳糖激酶

E. 1,6-二磷酸果糖酶

4. OGTT 试验 2 小时血糖除了可用于诊断糖尿病之外，还常用于

A. 诊断糖耐量下降　　B. 诊断低血糖症

C. 获取流行病学数据　　D. 分析胰岛素分泌情况

E. 诊断妊娠糖尿病

5. 神经组织中糖代谢的方式主要有

A. 有氧氧化　　B. 磷酸戊糖途径

C. 糖异生　　D. 无氧酵解

E. 山梨醇途径

6. 成人糖尿病可有下列哪些临床表现

A. 肥胖　　B. 视力障碍

C. 多尿、烦渴　　D. 感染后突然发病伴体力衰退

E. 非酮症高渗性昏迷

7. 下面关于 2 型糖尿病叙述不正确的有

A. 典型病例常见于肥胖的中年人　　B. 起病较慢

C. 遗传因素在发病中起重要作用　　D. 患者的生存不需要依赖胰岛素治疗

E. 血浆胰岛素及 C 肽含量低，糖耐量曲线呈低平状态

8. 糖尿病酮症酸中毒的患者可表现为

A. 呼吸深大　　B. 昏迷

C. 皮肤黏膜干燥　　D. 呼气有烂苹果味

E. 二氧化碳结合力上升

9. 糖尿病患者酮症酸中毒时发生脱水的原因有

A. 摄水不足　　B. 大量酸性代谢产物排出时带走水分

C. 高渗性利尿　　D. 血压下降

E. 糖异生增加，消耗水分

参考答案与解析

一、A1 型题

1. D【解析】①正常糖耐量：空腹血糖 < 6.1mmol/L（110mg/dl）；口服葡萄糖 30 ~ 60 分钟达高峰，峰值 < 11.0mmol/L（200mg/dl），120 分钟时基本恢复到正常水平，即

<7.8mmol/L（140mg/dl）尿糖均为阴性，此种糖耐量曲线说明机体糖负荷的能力好。②糖尿病耐量：空腹血糖≥7.0mmol/L（126mg/dl），峰时后延，常在1小时后出现，峰值≥11.1mmol/L（200mg/dl）；120分钟只能恢复到正常水平，即>7.8mmol/L（140mg/dl），其中服糖后2小时的血糖水平是最重要的判断指标。许多早期糖尿病患者，可只表现为2小时血糖水平的升高，且尿糖常为阳性。

2. A【解析】含糖物质在消化道被分解单糖后吸收入血，使得血糖升高，刺激降低血糖的激素主要是胰岛素分泌，使大部分血糖通过合成糖原，转化为脂肪等非糖物质储存在体内，使能量缓慢释放，而只有很少的糖进入细胞后直接氧化供能。而且糖在机体储存的主要形式是脂肪，这就是糖吃多了会长胖的原因。

3. A【解析】葡萄糖耐量因子（GTF）是胰岛素在哺乳动物组织中发挥最佳功能所必需的物质，可能在肝内合成，是由Cr^{3+}，烟酸、氨基酸（冬氨酸、谷氨酸、甘氨酸、半胱氨酸）等构成的复合物，铬是其主要成分。

4. D【解析】有氧氧化是糖氧化的主要方式。

5. B【解析】肌肉组织缺乏葡萄糖-6-磷酸酶，故不能将肌糖原分解成葡萄糖。

6. E【解析】由于酸性物质的积聚或产生过多，或HCO_3^-丢失过多，可引起代谢性酸中毒。

7. D【解析】糖尿病型五联干化学试带：pH、蛋白、葡萄糖、酮体、比重。

8. A【解析】目前广泛采用的是“试纸条”的葡萄糖氧化酶法，此方法方便而且可靠。

9. A【解析】糖酵解、糖原合成第一步反应是葡萄糖在己糖激酶作用下酸化为6-磷酸葡萄糖；糖异生、糖原分解最后一步反应是6-磷酸葡萄糖在葡萄糖-6-磷酸酶作用下水解为葡萄糖；磷酸戊糖途径第一步反应是6-磷酸葡萄糖在6-磷酸葡萄糖脱氢酶作用下生成6-磷酸葡萄糖酸内酯。

10. A【解析】1997年美国糖尿病学会（ADA）/1999年WHO认可，目前国际普遍采用的糖尿病诊断标准：①糖尿病症状加随意静脉血浆葡萄糖11.1mmol/L。②空腹静脉血浆葡萄糖≥7.0mmol/L。③OGTT时，2小时静脉血浆葡萄糖≥11.1mmol/L。

二、A2型题

1. A【解析】糖尿病酮症酸中毒是由于胰岛素不足和升糖激素不适当升高引起糖、蛋白、脂肪代谢紊乱，以致水、电解质和酸碱平衡失调，以高血糖、高血酮和代谢性酸中毒为主要表现的临床综合征。

2. B【解析】2型或成年发病的糖尿病患者多数肥胖。

三、A3/A4型题

1. C【解析】食欲缺乏、腹泻3天，抽搐，怀疑血钾补充不足、排出过多，因为肾对钾的排出特点是“多入多出，少入少出，不入也出”。该患者糖尿病10年，用药不规律，出现的体征怀疑由高血糖引起。综上所述，确诊需要检查血糖和电解质。

2. B【解析】糖尿病并发病——非酮症性高血糖高渗性糖尿病昏迷：患者出现明显昏迷，有病理反射征，有明显脱水表现，血糖极高≥33.3mmol/L，渗透压≥320mOsm/（kg · H_2O），尿酮体（+）或（-）。

3. D【解析】高血糖高渗性糖尿病昏迷最有效的治疗是输生理盐水+胰岛素。

4. B【解析】高血糖高渗性糖尿病昏迷实验室检查包括血糖、渗透压、电解质、肾功能、动脉血气分析、血酮体和尿酮体。在这些实验室检查中，血糖水平、渗透压、电解质、肾功能等指标可以反映高血糖高渗性糖尿病昏迷患者的代谢状态，并为治疗提供重要参考；动脉血气分析可以评估患者的酸碱平衡情况；血酮体和尿酮体检查可以协助判断是否存在酮症酸中毒等并发症。

5. D【解析】血或尿酮体阳性多见于糖尿病酮症酸中毒，此外还见于妊娠剧吐、长期饥饿、营养不良、激烈运动后或服用双胍类降糖类药（DBI，D860）等。酮体包括丙酮、乙酰乙酸和β-羟基丁酸。

6. C【解析】口服葡萄糖耐量试验的适应证：①无糖尿病症状，随机或空腹血糖异常者；②无糖尿病症状，有一过性或持续性糖尿；③无糖尿病症状，但有明显糖尿病家族史；④有糖尿病症状，但随机或空腹血糖不够诊断标准；⑤妊娠期、甲状腺功能亢进、肝病、感染，出现糖尿者；⑥分娩巨大胎儿的妇女或有巨大胎儿史的个体；⑦不明原因的肾病或视网膜病。

7. A【解析】班氏试剂，甲液：柠檬酸钠、无水碳酸钠、水。乙液：硫酸铜、水，其中蓝色物质是硫酸铜。

8. C【解析】氢氧化铜过量时，得到的产物是氢氧化亚铜。

9. D【解析】甲液加乙液会产生化学反应，生成的有机沉淀物为氧化亚铜。

10. B【解析】糖尿病酮症酸中毒患者血或尿酮体呈阳性。

11. B【解析】血气分析中 pH 7.35～7.45，PCO_2 5.05～6.65kPa，PO_2 3.39～6.65kPa。酮症酸中毒患者血气分析：pH 可降低，PCO_2降低，PO_2升高，离子间隙升高，血浆渗透压可有升高。

四、B 型题

1. E【解析】$MODY_5$ 是由 *HNF*-1*β* 基因突变所致，在 MODY 中较少见。

2. A【解析】20 号染色体上的 *HNF*-4*α* 基因发生变异，称为 $MODY_1$。

3. B【解析】7 号染色体上的葡萄糖激酶基因变异，称为 $MODY_2$。

4. C【解析】12 号染色体上的 *HNF*-1*α* 基因发生突变，称作 $MODY_3$。

5. D【解析】13 号染色体上的胰岛素启动因子 1*α* 基因发生突变，称作 $MODY_4$。

6. B【解析】1 型糖尿病主要是由于胰岛 B 细胞破坏而导致内生胰岛素或 C 肽绝对缺

乏，临床上易出现酮症酸中毒；2型糖尿病表现为胰岛素抵抗，多见于糖尿病非酮症高渗性昏迷。半乳糖血症是由于1-磷酸半乳糖苷转移酶缺乏使半乳糖不能转化为葡萄糖，葡萄糖-6-磷酸酶缺陷导致糖原贮积症。

7. E【解析】各型糖尿病及甲状腺功能亢进、肢端肥大症、Cushing 病、嗜铬细胞瘤等内分泌疾病都会引起血糖升高。

8. D【解析】胰岛细胞瘤会造成胰岛素过量分泌，引起血糖降低。

五、X 型题

1. ACD【解析】①血糖明显增高，血酮增高，血二氧化碳结合力及 pH 下降，尿酮阳性为糖尿病酮症酸中毒昏迷。②血糖极高（可近 1000mg/dl 或更高）、高血钠、高血浆渗透压，无明显酮症酸中毒者，为高渗透性非酮症性昏迷；常见于老年患者。③因休克或服用双胍类降糖药，血乳酸增高、酸中毒，一般无高血糖、无酮症者，为糖尿病乳酸性酸中毒。

2. BCDE【解析】己糖激酶法（HK 法）：在己糖激酶催化下，葡萄糖和 ATP 发生磷酸化反应，生成葡萄糖-6-磷酸（G6P）与 ADP。前者在葡萄糖-6-磷酸脱氢酶（G6PD）催化下脱氢，生成6-磷酸葡萄糖酸（6GP），同时使 NADP 还原成 NADPH。己糖激酶是六碳糖的磷酸化酶，催化使葡萄糖从稳定状态变为活跃状态，在 340nm 吸光度上升的速率与葡萄糖浓度成正比。

3. BE【解析】糖异生的4个关键酶：葡萄糖-6-磷酸酶、果糖-1,6-二磷酶、丙酮酸羧化酶、磷酸烯醇式丙酮酸激酶。这些酶缺失会导致血糖低。

4. ACE【解析】OGTT 2 小时血糖除了诊断糖尿病还可以用于糖耐量受损情况，以及获取流行病学数据，妊娠糖尿病的诊断也需要做 OGTT 试验 2 小时血糖。

5. ABD【解析】神经组织中糖化的方式主要有：有氧氧化、磷酸戊糖途径、糖异生。

6. ABC【解析】2型糖尿病中一部分患者以胰岛素抵抗为主，患者多肥胖，因胰岛素抵抗，胰岛素敏感性下降，血中胰岛素增高以补偿胰岛素抵抗，但相对患者的高血糖而言，胰岛素分泌仍相对不足。此类患者早期症状不明显，仅有轻度乏力、口渴，常在明确诊断之前就可发生大血管和微血管并发症。饮食治疗和口服降糖药多可有效。另一部分患者以胰岛素分泌缺陷为主，临床上需要补充外源性胰岛素。成人糖尿病的临床表现：视力障碍、肥胖、多尿、烦渴。

7. CE【解析】2型糖尿病多发于成年人，多数肥胖，是多基因疾病，具有广泛的遗传异质性。临床表现差别很大，多种因素造成不同程度的胰岛素分泌障碍和胰岛素抵抗并存的疾病，多数患者在早期、中期可用控制饮食和口服降糖药控制血糖。

8. ABCD【解析】酮症酸中毒的主要症状：脱水症，深大呼吸，呼吸可有酮臭，昏迷，咽、肺部、皮肤常可见感染灶。血气分析离子间隙升高，PCO_2减低，pH 降低，血浆渗透压升高。

9. ABC【解析】糖尿病患者酮症酸中毒时发生脱水的原因：①糖尿病酮症酸中毒时，胰岛素严重不足，使血糖进行性增高，血糖进一步增高可使尿量增多从而带走大量水分，同时酮体经肾脏从尿中排泄及从肺脏通过呼吸也带走大量水分。②在感染、高热等情况下，机体蛋白质和脂肪分解加速，产生许多酸性代谢产物，这些酸性代谢产物的排泄也带走了大量水分。③糖尿病酮症酸中毒时患儿经常有食欲缺乏、恶心、呕吐等胃肠道症状，也使水的入量显著减少。④患者机体的血浆渗透压在糖尿病酮症酸中毒时是增加的，由于细胞外物质浓度更高，细胞内的水分将转移到细胞外去，从而引起细胞内失水。

第十六章　血浆脂蛋白及其代谢紊乱

一 A1 型题

1. 被称为“好胆固醇”的是

A. HDL-C　　B. IDL-C

C. CM-C　　D. LDL-C

E. VLDL-C

2. 有关血清载脂蛋白 AⅠ、B 测定，叙述错误的是

A. 免疫透射比浊法是目前最常用的方法

B. 对所用抗血清的要求是特异性好、高亲和力与高效价

C. 多用兔抗人或羊抗人多克隆抗体制备合适的抗血清

D. 目前已有 WHO 认可的 ApoAⅠ参考冻干血清 SP1-01 及 ApoB 参考冻干血清 SP3-07

E. 应用 5~7 个不同浓度的定值血清，采用曲线拟合方式制备校准曲线

3. 目前我国“血脂异常防治建议”中规定的总胆固醇合适水平为

A. <5.72mmol/L（220mg/dl）　　B. <4.68mmol/L（180mg/dl）

C. <3.64mmol/L（140mg/dl）　　D. <3.12mmol/L（120mg/dl）

E. ≤5.17mmol/L（200mg/dl）

4. 目前国内外推荐的血脂测定参考方法不包括

A. Lp（a）测定的参考方法：免疫透射比浊法

B. TG 测定的参考方法：化学抽提法-ALBK 法

C. TG 测定的参考方法：二氯甲烷/硅酸/变色酸法

D. LDL-C 测定的参考方法：超速离心结合 ALBK 法

E. HDL-C 测定的参考方法：超速离心结合 ALBK 法

5. 下列均为Ⅳ型高脂蛋白血症血清脂类表现，但除外

A. 血浆多呈浑浊状　　B. 脂蛋白电泳时前 β 脂蛋白带深染

C. 血浆 TG 升高　　D. 血浆总胆固醇和 LDL-C 明显增高

E. 血浆 VLDL 水平增加

6. Ⅳ型高脂蛋白血症是指空腹血浆

A. LDL 升高　　B. VLDL 升高

C. CM 升高　　D. CM 及 VLDL 同时升高

E. LDL 及 VLDL 同时升高

7. 某蛋白质水解产物在用 pH 6 阳离子交换剂层析时，第 1 个被洗脱下来的氨基酸是

A. 缬氨酸（pI 5.96）　　B. 精氨酸（pI 10.76）

C. 天冬氨酸（pI 2.77）　　D. 赖氨酸（pI 9.74）

E. 酪氨酸（pI 5.66）

8. 人群中最多见的 α_1 抗胰蛋白酶（α_1-AT 或 AAT）遗传表型是

A. PiZZ　　B. PiSZ

C. PiMM　　D. PiSS

E. PiMS

9. 关于自由基，下列说法错误的是

A. 自由基容易被周围环境吸收

B. 其特点为寿命短，生成后不稳定

C. 自由基参与的反应在化学反应中占比较小的比例

D. 机体在代谢中可以产生大量的自由基

E. 自由基是指分子、原子或基团中存在有未配对电子的一类物质

10. 下列有关 CRP 的描述不正确的选项是

A. CRP 和冠心病密切相关，被看作独立的危险因素

B. CRP 的升高反映了动脉硬化存在低度的炎症过程和粥样斑块的脱落

C. 在 AMI 发生后 6 小时，血中才能测得升高的 CRP

D. AMI 患者中 CRP 和 TC/HDL-C 联合分析，可大大提高预测冠心病的准确性

E. 诸多急性时相反应蛋白中，只有 CRP 和冠脉不良预后关系最密切，是冠心病一个长期或短期的危险因素

11. 血清蛋白所具有的功能一般不包括

A. 营养修补作用　　B. 维持胶体渗透压

C. 免疫和防御功能　　D. 运输载体作用

E. 作为血液酸碱缓冲成分

12. 测定血清蛋白时临床常规使用的方法是

A. 缩脲法　　B. 磺柳酸法

C. 凯氏定氮法　　D. 溴甲酚绿法

E. 免疫浊度法

13. 凝胶过滤分离蛋白质的原理所利用的是

A. 蛋白质的分子大小　　B. 蛋白质是清蛋白还是球蛋白

C. 蛋白质所带电荷的多少　　D. 在某个体系内该蛋白质含量的多少

E. 蛋白质所含酸性氨基酸的多少

二 A2 型题

患者，男性，17岁。近半年来腹部不适，多次剧烈腹痛。空腹12小时抽血分离血浆，呈奶样乳白色，但经15000r/min离心30分钟后，发现血浆下层较透明，而表面为奶油层。该患者可能为下列哪种高脂血症

A. Ⅰ型
B. Ⅱ型
C. Ⅲ型
D. Ⅳ型
E. Ⅴ型

三 A3/A4 型题

（1~3题共用题干）

患者，男性，15岁。长期罹患腹部疾病，数次剧烈腹痛。血浆呈奶样乳白色，但经15000r/min离心30分钟，血浆清亮得多，且样本表层浮有厚层“乳脂”。

1. 该患者最有可能为
A. Ⅰ型高脂蛋白血症
B. Ⅱ型高脂蛋白血症
C. Ⅲ型高脂蛋白血症
D. Ⅳ型高脂蛋白血症
E. Ⅴ型高脂蛋白血症

2. 该型高脂蛋白血症的空腹血浆表现为
A. CM↑
B. IDL↑
C. LDL↑
D. VLDL↑
E. HDL↑

3. 该患者血浆中哪项脂类成分显著升高
A. 内源性胆固醇
B. 外源性甘油三酯
C. 内源性甘油三酯
D. 外源性胆固醇
E. 内源性甘油三酯和胆固醇

（4~5题共用提干）

患者，男性，23岁。长期患腹部疾病，多次剧烈疼痛，血浆呈奶油样乳白色，但经1500r/min离心30分钟，血浆清亮很多，且标本表层有一层“乳脂”。

4. 该型高脂蛋白血症的空腹血糖表现为
A. LDL升高
B. VLDL升高
C. CM升高
D. HDL升高

E. IDL 升高

5. 该患者最有可能为

A. Ⅱ型高脂蛋白血症　　B. Ⅰ型高脂蛋白血症

C. Ⅳ型高脂蛋白血症　　D. Ⅴ型高脂蛋白血症

E. Ⅲ型高脂蛋白血症

四 B 型题

(1~3 题共用备选答案)

A. 柠檬酸裂解酶　　B. 乙酰乙酸硫激酶

C. 加单氧酶　　D. 胰脂酶

E. 脂过氧化酶

1. 酮体利用所必需的酶是
2. 与脂肪酸 α-氧化有关的酶是
3. 与脂肪酸合成有关的酶是

(4~7 题共用备选答案)

A. 花生四烯酸　　B. 乙酰 CoA

C. 草酰乙酸　　D. 甘油三酯

E. 琥珀酸

4. 合成白三烯的原料是
5. 磷脂酸经磷脂酶 C 水解产生
6. 合成脂肪酸的原料是
7. 合成血栓嘧烷的原料是

(8~10 题共用备选答案)

A. 肌醇　　B. S-腺苷蛋氨酸

C. 胆汁酸　　D. 鞘氨醇

E. N-乙酰神经氨酸

8. 胆固醇转化的主要产物是
9. 参与神经磷脂合成的是
10. 与卵磷脂合成有关的是

(11~13 题共用备选答案)

A. CM、LDL、VLDL、HDL　　B. HDL、LDL、VLDL、CM

C. LDL、IDL、HDL、CM　　D. CM、VLDL、LDL、HDL
E. VLDL、LDL、CM、HDL

11. 脂蛋白颗粒按由大到小排列的顺序依次是
12. 脂蛋白进行琼脂糖凝胶电泳（pH 8.6 电泳缓冲液）时，按从负极到正极排列的顺序依次是
13. 脂蛋白颗粒按密度由高到低排列的顺序依次是

（14~16 题共用备选答案）

A. I　　B. X
C. A　　D. T
E. U

14. 不存在于 RNA 中的碱基是
15. 直接分解产生尿酸的是
16. 6-MP 的结构类似物是

（17~19 题共用备选答案）

A. 运输游离脂肪酸　　B. 运输铁
C. 运输甲状腺激素　　D. 运输胆固醇
E. 运输内源性甘油三酯

17. 前清蛋白可参与
18. 极低密度脂蛋白可参与
19. 清蛋白可参与

（20~23 题共用备选答案）

A. PRPP 合成酶亢进
B. HGPRT（次黄嘌呤-鸟嘌呤磷酸核糖转移酶）缺乏
C. 嘌呤分解增加
D. 糖尿病肾病
E. 葡萄糖-6-磷酸酶缺乏或不足

20. 补救合成途径生产嘌呤核苷酸减少而致高尿酸血症的原因是
21. 从头合成途径生成嘌呤核苷酸过多而致高尿酸血症的原因是
22. 骨髓增生性疾病导致高尿酸血症的原因是
23. 使肾小球滤过尿酸减少而致高尿酸血症的原因是

（24～26 题共用备选答案）

A. Glu　　B. Gln

C. Asp　　D. N-乙酰谷氨酸

E. Leu

24. 6-重氮-5-氧正亮氨酸的结构类似物为
25. 嘧啶环除氨基甲酰磷酸外，还包括
26. 尿素合成的别构激活剂是

（27～29 题共用备选答案）

A. ATP　　B. CTP

C. GTP　　D. UTP

E. TTP

27. 细胞内合成氨基酰-tRNA 时消耗
28. 糖原合成时，形成活化的葡萄糖时消耗
29. 合成磷脂时，除了消耗 ATP 外，还消耗

（30～34 题共用备选答案）

A. ApoAⅠ　　B. ApoB48

C. ApoCⅡ和 ApoCⅠ　　D. ApoD

E. Apo（a）

30. 作为卵磷脂胆固醇酰基转移酶辅因子的载脂蛋白是
31. 参与乳糜微粒的合成与分解/运输外源性 TG 的载脂蛋白是
32. 能活化脂蛋白脂肪酶的载脂蛋白是
33. 抑制纤溶酶原活性的载脂蛋白是
34. 逆转运胆固醇酯的载脂蛋白是

（35～39 题共用备选答案）

A. Ⅰ型高脂血症　　B. Ⅱ型高脂血症

C. Ⅲ型高脂血症　　D. Ⅳ型高脂血症

E. Ⅴ型高脂血症

35. 血浆静置实验观察透明或轻度浑浊，电泳呈深 β 带的是
36. 血浆静置实验观察上层奶油，下层浑浊，电泳呈宽 β 带的是
37. 血浆静置实验观察上层奶油，下层透明，电泳呈原点深染的是
38. 血浆静置实验观察浑浊，电泳呈深前 β 带的是

39. 血浆静置实验观察上层奶油，下层浑浊，电泳呈原点及前β带深染的是

（40~44 题共用备选答案）

A. 转运外源性甘油三酯
B. 转运内源性甘油三酯
C. 逆向转运胆固醇
D. 转运游离脂肪酸
E. 肝内合成内源性胆固醇转运至肝外组织

40. HDL 的功能是
41. LDL 的功能是
42. VLDL 的功能是
43. 清蛋白的功能是
44. 乳糜微粒的功能是

（45~46 题共用备选答案）

A. 前清蛋白
B. 清蛋白
C. α_1-抗胰蛋白酶
D. α_1-酸性糖蛋白
E. 触珠蛋白

45. 电泳时迁移出现在清蛋白前方，其半衰期为1.9天的是
46. 是具有蛋白酶抑制作用的一种急性时相反应蛋白的是

五 X 型题

1. 血清胆固醇水平降低可见于
A. 糖尿病
B. 甲状腺功能减退
C. 营养不良
D. 肝硬化
E. 溶血性贫血

2. 关于血脂检测正确的做法是
A. 一次检查血中总胆固醇明显增加即可诊断
B. 静脉采血时止血带使用不超过1分钟
C. 血脂分析前应低脂饮食1周
D. 采集12~14小时空腹血液检查
E. 发现血脂或脂蛋白异常应间隔2周再复查1次，方可诊断

3. 用于体液中氨基酸定量测定的方法有
A. 纸层析法
B. Guthrie 微生物试验法
C. 气-液相层析法
D. 高效液相层析法
E. 离子交换层析法

4. 下列关于胆固醇的说法哪些是正确的
   A. 胆固醇是合成胆汁酸的前体
   B. 乙酰 CoA 是合成胆固醇的原料
   C. 检测胆固醇的常规方法是 GPO-PAP 法
   D. 肝是合成胆固醇的主要场所
   E. HMG-CoA 还原酶是胆固醇合成的限速酶
5. 载脂蛋白的生理功能主要是
   A. 脂蛋白颗粒的内部组分　　B. 转运脂质
   C. 调节脂蛋白代谢　　D. 维持脂蛋白的结构
   E. 参与脂蛋白与受体结合
6. 血清蛋白电泳后，一般不用下列何种染料进行染色
   A. 丽春红 S　　B. 氨基黑
   C. 考马斯亮蓝　　D. 苏丹黑 B
   E. 油红 O
7. 高浓度胆红素对酶法测定血清总胆固醇结果的影响不包括
   A. 对结果无影响　　B. 降低反应色泽
   C. 干扰比色使结果偏高　　D. 干扰比色使结果偏低
   E. 胆红素的干扰小于化学法
8. 急性时相反应时升高的血浆蛋白质有
   A. AAG　　B. Hp
   C. α_2-MG　　D. CRP
   E. TRF
9. Ⅲ型高脂蛋白血症的特点是
   A. 血浆 LDL 增加
   B. TC、TG 均增加
   C. 脂蛋白电泳常出现宽 β 带
   D. 血浆静置实验结果：奶油上层，下层浑浊
   E. 脂蛋白电泳原点深染
10. Ⅳ型高脂蛋白血症血脂表现不正确的是
   A. 血浆 TG 升高
   B. 脂蛋白电泳时前 β 脂蛋白带深染
   C. 血浆静置试验结果为：多呈浑浊状
   D. 血浆 CM 水平明显增加
   E. 血浆总胆固醇和 LDL-C 水平明显增高

11. 致动脉粥样硬化的脂蛋白是

A. 脂蛋白残粒　　B. Lp（a）

C. ox-LDL　　D. 小而密的 LDL

E. HDL

12. 醋酸纤维薄膜电泳时，位于 β 区带的血浆蛋白质有

A. β-MG　　B. LDL

C. TRF　　D. C3

E. IgG

13. 蛋白质在 280nm 波长处有光吸收峰，与下列哪些因素有关

A. 色氨酸　　B. 酪氨酸

C. 赖氨酸　　D. 苯丙氨酸

E. 谷氨酸

六 案例分析题

（1~8 题共用题干）

患者，男性，35 岁。肥胖，近 3 个月消瘦明显。实验室检查：清蛋白 35g/L、球蛋白 30g/L、血糖 12.5mmol/L、AST 67U/L、ALT 56U/L。

1. 可能影响血液生化成分的非病理因素有

A. 食物　　B. 运动

C. 年龄　　D. 性别

E. 采血体位

2. 下列电泳属于区带电泳的是

A. 滤纸电泳　　B. 琼脂电泳

C. PAGE 电泳　　D. 琼脂糖电泳

E. 醋酸纤维素薄膜电泳

3. 影响酶活性测定的因素有

A. 底物　　B. pH

C. 温度　　D. 样品存放时间

E. 缓冲液的浓度

4. 关于清蛋白叙述正确的是

A. 参与调节激素和药物的代谢

B. 占血浆蛋白的 40%~60%

C. 是血液中主要的载体

D. 维持血浆胶体渗透压，具有缓冲酸与碱的能力

E. 维持血浆晶体渗透压

5. 血浆脂类包括

A. 甘油三酯　　B. 磷脂

C. 胆固醇及胆固醇脂　　D. 游离脂肪酸

E. 以上都不是

6. 关于 1 型糖尿病，叙述正确的是

A. 易发生酮症酸中毒　　B. 胰岛素受体数目缺少或缺陷

C. 好发于 20 岁以下的个体　　D. 对胰岛素治疗敏感

E. 有胰岛素抗性

7. 患胰岛细胞瘤时血中有下列何种变化

A. 胰岛素增高　　B. C 肽增加

C. C 肽正常　　D. C 肽降低

E. 胰岛素正常

8. 下列物质，哪些属于酮体

A. 丙酮　　B. 乙酰 CoA

C. β-羟丁酸　　D. 丙酮酸

E. 乙酰乙酸

参考答案与解析

一、A1 型题

1. A【解析】胆固醇家族中唯一的“好胆固醇”——高密度脂蛋白胆固醇（HDL-C）。

2. D【解析】现在已有国际标准，即 WHO 载脂蛋白 AⅡ参考物质 SPI-01（冻干血清）。

3. E【解析】目前国际上尚无统一规定，我国血脂异常防治建议血清总胆固醇（TC）≤5. 17mmol/L（200mg/dl）以下为合适水平。

4. A【解析】目前尚无公认的血清 Lp（a）测定的参考方法。目前临床实验室测定血清 Lp（a）的方法主要有 ELISA 和免疫浊度法，其中以免疫透射比浊法（ITA 法）最为常用。

5. D【解析】Ⅳ型高脂蛋白血症血清脂类的特征为血浆 VLDL 水平增加，血浆 TC 由无到有，血浆 TG 升高，血浆载脂蛋白 CⅡ、CⅢ均上升，血清外观浑浊，脂蛋白电泳时前 β 脂蛋白带深染，VLDL 的合成亢进，处理速率变慢。

6. B【解析】Ⅳ型高脂蛋白血症血浆中 VLDL 增加，血脂测定呈 TG 水平明显增高，TC 正常或偏高。

7. A【解析】洗脱顺序：先是酸性氨基酸，然后是中性氨基酸，最后是碱性氨基酸。

8. C【解析】α_1-抗胰蛋白酶（α_1-AT或AAT）的多种遗传表型已知的至少有75种，表达的蛋白质有M型和Z型、S型，PiMM型最多，占人群95%以上。

9. C【解析】在化学反应机制的研究中，发现自由基参与的反应占相当大比例。

10. C【解析】心肌梗死时C反应蛋白升高，与梗死范围呈正相关，在未接受溶栓治疗的情况下，这种关联更为显著。当冠状动脉完全堵塞时，C反应蛋白水平可能更高。然而，C反应蛋白水平并不是独立的危险因素。

11. C【解析】血浆蛋白的主要功能：①对酸碱有缓冲作用，参与酸碱平衡调节。②维持血浆胶体渗透压，主要是清蛋白的作用。③免疫作用，如抗体蛋白、补体等参与机体的免疫反应，发挥免疫作用。④参与多种物质的运输，如胆红素、脂类和铁的运输，主要是由清蛋白来承担。⑤凝血和抗凝血作用，许多凝血因子属血浆蛋白质，参与凝血过程。⑥营养作用，蛋白质分解代谢产生的氨基酸参与机体蛋白质的更新，促进机体的生长发育和创伤的修复；并且蛋白质的分解代谢可为机体的生理活动提供部分能量。

12. D【解析】本题考查血清清蛋白的测定方法，临床常规使用的方法是溴甲酚绿法。

13. A【解析】凝胶过滤其基本原理就是利用被分离物质分子大小不同及固定相（凝胶）具有分子筛的特点，将被分离物质各成分按分子大小分开，达到分离的方法。

二、A2型题

E【解析】Ⅴ型高脂血症：血浆中乳糜微粒和VLDL水平均升高，血浆外观有“奶油样”顶层，下层浑浊，血浆甘油三酯和胆固醇均升高，以甘油三酯升高为主。

三、A3/A4型题

1. A【解析】Ⅰ型高脂蛋白血症特征：血浆在试管内放置4℃过夜后奶油上层、下层透明。

2. A【解析】Ⅰ型高脂蛋白血症患者，空腹血浆中升高的脂蛋白是CM。

3. B【解析】外源性代谢途径是指饮食摄入的胆固醇和甘油三酯在小肠合成CM及其代谢过程。

4. C【解析】血浆外观上层为奶油层提示乳糜微粒水平升高。

5. B【解析】由于CM水平升高，故可推测的高脂血症可能是Ⅰ型或者Ⅴ型，再者由于此患者血浆初始为下层不透明，只是经过离心后方显透明，加上患者的临床表现为腹痛，发病时期为成年，故推断为Ⅴ型高脂血症。

四、B型题

1. B【解析】氧化酮体的酶系包括琥珀酰CoA转硫酶、乙酰乙酸硫激酶等。在酮体氧化过程中需要辅助因子辅酶A，而不需要维生素B_1、维生素B_6、生物素及$NADP^+$。

2. C【解析】脂肪酸在微粒体中由加单氧酶和脱羧酶催化生成α-羟脂肪酸或少一个碳原子的脂肪酸的过程称为脂肪酸的α-氧化。

3. A【解析】ATP-柠檬酸裂解酶在生物体中发挥重要的作用，如生成胞间乙酰-CoA、作为脂肪酸合成的调控酶、提高植物抗逆性、参与有性生殖的调节等。

4. A【解析】白三烯（LTs）也是花生四烯酸的代谢产物，它不仅可刺激血栓素（TXA_2）合成，白三烯 LTC_4 和 LTD_4 还可引起明显的血管收缩，它们是强效冠脉血管收缩剂，能降低冠脉血管的血流量。

5. D【解析】磷脂酶 C 水解的产物：甘油二酯和磷酸含氮化合物。

6. B【解析】体内合成脂肪酸的原料乙酰 CoA 主要来自葡萄糖氧化分解。

7. A【解析】合成血栓 χ 烷是血小板以花生四烯酸为合成原料。

8. C【解析】胆固醇转化的主要产物是胆汁酸。

9. D【解析】参与神经磷脂合成是鞘氨醇。

10. B【解析】与卵磷脂合成有关是 S-腺苷蛋氨酸。

11. D【解析】脂蛋白密度由大到小依次是 CM、VLDL、ILDL、LDL、HDL。

12. D【解析】几个选项都带负电，向阳极移动，分子量大带电荷少的移动慢。排列顺序依次是乳糜颗粒（CM），极低密度脂蛋白（VLDL），低密度脂蛋白（LDL），高密度脂蛋白（HDL）。

13. B【解析】脂蛋白颗粒按密度由高到低排列的顺序依次是高密度脂蛋白（HDL）、中低密度脂蛋白（IDL）、低密度脂蛋白（LDL）和极低密度脂蛋白（VLDL）、乳糜颗粒（CM）。

14. B【解析】不存在于 RNA 中的碱基是 X。

15. B【解析】X 可直接分解尿酸。

16. A【解析】Ⅰ的结构类似 6-MP。

17. C【解析】前清蛋白除了作为组织修补的材料外，还可视为一种运载蛋白，它可以和 T_3、T_4 结合，还可以和视黄醇结合而具有运载维生素 A 的作用。

18. E【解析】极低密度脂蛋白是运输内源性甘油三酯的主要形式。

19. A【解析】清蛋白的主要生理功能包括：作为内源性氨基酸营养源；具有相当的酸碱缓冲能力；是血浆中很主要的载体，许多水溶性差的物质如胆红素、胆汁酸盐、前列腺素、类固醇激素、金属离子、多种药物等，都是通过与清白蛋白的结合被运输；维持血液胶体渗透压；清蛋白分子量较小，它在血管外体液中的浓度可作为各种膜屏障完整性的良好指标。

20. B【解析】补救合成途径生产嘌呤核苷酸减少而致高尿酸血症的原因是 HGPRT 缺乏。

21. A【解析】从头合成途径生成嘌呤核苷酸过多而导致高尿酸血症的原因是 PRPP 合成酶活性亢进。

22. C【解析】骨髓增生性疾病导致高尿酸血症原因是嘌呤分解增加。

23. D【解析】使肾小球滤过尿酸减少而致高尿酸血症原因是糖尿病肾病。

24. B【解析】重氮乙酰丝氨酸、6-重氮-5-氧正亮氨酸，是 Gln 的结构类似物，抑制 Gln 参与的反应。

25. C【解析】嘧啶环包括 ASP、氨基甲酰磷酸、PRPP。

26. D【解析】尿素合成的别构激活剂是 N-乙酰谷氨酸。

27. A【解析】细胞内合成氨基酰-tRNA 消耗 ATP。

28. D【解析】糖原合成时形成活化的葡萄糖时消耗 UTP。

29. B【解析】合成磷脂时，除消耗 ATP 外，还消耗 CTP。

30. A【解析】ApoAⅠ的主要功能：①组成 HDL 并维持其结构的稳定性和完整性；②激活 LCAT，再催化胆固醇酯化；③作为 HDL 受体的配体。

31. B【解析】乳糜微粒共含有 ApoB48、ApoAI、C、E 等载脂蛋白，ApoB48 是乳糜微粒中的主要结构蛋白，因其含 B100 序列中开始的 48%，故名。

32. C【解析】ApoC 是脂蛋白酶的激活物，激活脂蛋白酶，在脂肪水解过程中将甘油三酯水解，被释放出的脂肪酸可以在肌肉细胞组织中作为能量的来源或在脂肪细胞再合成甘油三酯储存。

33. E【解析】LP（a）中所含的载脂蛋白 Apo（a）是其特有的蛋白成分，Apo（a）的结构与纤溶酶原具有高度的同源性，可竞争抑制纤溶酶原活性，在动脉粥样硬化性疾病中其是独立致病因素。

34. D【解析】逆转运胆固醇酯的载脂蛋白是 ApoD。

35. B【解析】Ⅱ型高脂血症：血清外观透明或轻度浑浊，电泳深 β 带，原因为 LDL 受体缺陷或活性降低，LDL 异化障碍。

36. C【解析】Ⅲ型高脂血症：增加脂蛋白 IDL、血清脂质浓度、TC，血清外观上层奶油样、下层浑浊，电泳宽 β 带，原因为 LDL 异化速度。

37. A【解析】Ⅰ型高脂血症：增加清蛋白 CM，血清脂质浓度 TG：Nt。血清外观奶油样表层、下层透明，电泳原点深，原因 LPL 活性降低，ApoCⅡ缺乏。

38. D【解析】Ⅳ型高脂血症：增加清蛋白 VLDL 血清脂质浓度 TG：Nt。血清外观浑浊，电泳深前 β 带，原因 VLDL 合成亢进，VLDL 处理速率变慢。

39. E【解析】Ⅴ型高脂血症：增加清蛋白 CM、VLDL 血清脂质浓度 TC，血清外观奶油样上层、下层浑浊，地下电泳原点及前 β 带深染，原因 LPL 活性低下 VLDL，CM 处理速度。

40. C【解析】HDL 将外周胆固醇运至肝代谢。

41. E【解析】LDL 将肝合成的内源性胆固醇转运至肝外组织。

42. B【解析】极低密度脂蛋白（VLDL）主要由肝细胞合成，是运输内源性甘油三酯的主要形式。

43. D【解析】参见 B 型题第 17 题解析。

44. A【解析】人体血浆脂蛋白代谢可分为外源性代谢途径和内源性代谢途径。外源性代谢途径指饮食摄入的胆固醇和甘油三酯在小肠中合成 CM 及其他代谢过程；内源性代谢途径则是由肝脏合成 VLDL。

45. A【解析】半衰期为 1.9 天的是前清蛋白，而电泳时迁移出现在清蛋白前方。

46. C【解析】α_1-抗胰蛋白酶（AAT）：具有蛋白酶抑制作用的一种急性时相反应蛋白。

五、X 型题

1. CDE【解析】病理性血清胆固醇降低可见于严重贫血、甲状腺功能亢进、长期营养不良等。

2. BDE【解析】血脂检测前的注意事项：①被检测者在进行抽检之前的半个月左右的时间应该尽量维持日常的饮食习惯，不要暴饮暴食，临近抽血的最后一顿饭对结果影响很大，发现血脂异常应间隔 2 周左右再复查一次；②血脂检测要求被检测者空腹，不可以进食，至少要维持空腹状态 12 小时；③进行血脂检测期间不服用药物；④血脂检测尽量避开被检测者生病时间。

3. CDE【解析】氨基酸分析监测方法：分光光度法、气相色谱法、液相色谱法、毛细管电泳法、近红外光谱法、化学发光法、荧光光谱法、离子交换成析法。

4. ABDE【解析】胆固醇的主要功能：①是所有细胞膜和亚细胞器膜上的重要组成部分；②是胆汁酸的唯一前体；③是所有类固醇激素包括性腺和肾上腺激素的前体等。

5. BCDE【解析】脂蛋白中的蛋白部分称为载脂蛋白，载脂蛋白在脂蛋白的代谢及完成其生理功能中具有重要作用。主要功能：①构成并且稳定脂蛋白的结构；②修饰并影响和脂蛋白有关的酶的代谢和活性；③是一些酶的辅因子；④作为脂蛋白受体的配体，决定和参与脂蛋白和细胞表面脂蛋白受体的结合及其代谢过程。

6. DE【解析】血清蛋白电泳后一般不用苏丹黑 B 和油红 O。

7. AC【解析】在检测中血红蛋白高于 2g/L 时引起正干扰，胆红素高于 0.1g/L 时有明显负干扰，血中维生素 C 与甲基多巴浓度高于治疗水平时，会使结果降低，胆红素的干扰小于化学法。

8. ABD【解析】人体在急性炎症和组织损伤时血浆某些蛋白浓度出现非特异性升高或降低的现象，被称为急性时相反应蛋白。监测这些蛋白质浓度变化对炎症发生及疗效观察都有很好的辅助作用，其中首先升高的是 CRP，其后分别是 AAG、Hp、C4 和 Fib。

9. ABCD【解析】Ⅳ型高脂蛋白血症：又称为异常 β-脂蛋白血症，主要是血浆中乳糜微粒残粒和 VLDL 残粒水平增加，其血浆外观浑浊，常可见一模糊的“奶油样”顶层。血浆中胆固醇和甘油三酯浓度均明显增加，且两者升高的程度（以 mg/dL 为单位）大致相当。此型在临床上很少见。

10. DE【解析】参见 B 型题第 38 题解析。

11. ABCD【解析】致动脉粥样硬化的脂蛋白：修饰 LDL、LDL 亚组分颗粒（sd-LDL）、脂蛋白残粒、Lp（a）。

12. ABCD【解析】醋酸纤维薄膜电泳时 β-MG、LDL、TRF、C3 位于 β 区带。

13. ABD【解析】色氨酸、酪氨酸及苯丙氨酸在 280nm 波长附近有吸收峰，但色氨酸的最强，苯丙氨酸最弱，其他氨基酸在该处无吸收。

六、案例分析题

1. ABCDE【解析】饮食、活动、年龄、性别及采用体位都可能会影响血液生化成分。

2. ABCDE【解析】本题考查电泳技术分类。按电泳的原理有三种形式的电泳分离系统，即移动界面电泳、区带电泳和稳态电泳。区带电泳因所用支持体的种类、粒度大小和电泳方式等不同，其临床应用的价值也各有差异。目前，固体支持介质可分为两类：一类是滤纸、乙酸纤维素薄膜、硅胶、矾土、纤维素等；另一类是淀粉、琼脂糖和聚丙烯酰胺凝胶。

3. ABCDE【解析】测定酶活力时，必须注意以下几项：①酶促反应过程中，只有最初一段时间内反应与酶浓度成正比，随着反应时间延长，反应速度即逐渐降低；②要规定一定反应条件，如时间、温度、pH 等；③配制的底物浓度应准确且足够大；④标本要新鲜，如标本无法及时测定，应保存于冰箱中；⑤在测定过程中，所用仪器应绝对清洁，不应含有酶的抑制物，如酸、碱、蛋白沉淀剂等。

4. ABCD【解析】清蛋白参与调节激素和药物的代谢，维持血浆胶体渗透压，具有缓冲酸与碱的能力，是血液中主要的载体，占血浆蛋白的 40%~60%。

5. ABCD【解析】血脂指血浆中的脂类包括甘油三酯、磷脂、胆固醇和胆固醇酯及游离脂肪酸等。

6. ACD【解析】I 型糖尿病胰岛 B 细胞破坏而产生的胰腺素缺乏或利用障碍，临床上易出现酮症酸中毒。

7. AB【解析】胰岛细胞瘤患者不仅胰岛素水平显著升高，即使在低血糖状态下，胰岛素水平仍然高，胰岛 B 细胞在分泌胰岛素的同时，总是有等分子量的 C 肽和少量的胰岛素原分泌。

8. ACE【解析】酮体由乙酰乙酸、β-羟丁酸和丙酮组成。

心肌损伤的
生化标志物

第十七章　心脏疾病的临床生物化学标志物

一　A1 型题

1. 急性心肌梗死时，下列哪种血清酶持续时间可能最长

   A. MB　　B. AST

   C. cTn　　D. CK-MB

   E. CK-BtM3/CK-MM1

2. 对于有胸痛症状而心电图和 CK-MB 检查均正常的患者，测定下列哪项指标可帮助判断有无微小心肌损伤

   A. Mb　　B. LD

   C. cTn　　D. CK

   E. AST

3. 下列有关肌钙蛋白应用评价的说法不正确的是

   A. cTn 用于诊断近期发生再梗死效果最好

   B. cTn 检测特异性高于 CK

   C. cTn 敏感度高于 CK

   D. cTn 可用于判断再灌注是否成功

   E. 窗口期较 CK 长，有利于诊断迟到的急性心肌梗死和不稳定型心绞痛

4. 下列关于脂肪酸结合蛋白（FABP）的特性描述错误的是

   A. FABP 是分子量较肌红蛋白更小的胞质蛋白

   B. 骨骼肌组织内 FABP 含量较心肌内丰富

   C. FABP 能和脂肪酸结合，在心肌脂代谢中起重要作用

   D. 临床用 Mb/FABP 比较来诊断 AMI，增加特异性和使用价值

   E. FABP 诊断早期 AMI 的敏感性和特异性与 Mb 相近，比 CK-MB 高

5. 下述心肌损伤标志物中分子量最小的是

   A. LD　　B. Mb

   C. cTn　　D. CK

   E. CK-MB

6. 下列有关冠心病危险因素的说法不正确的是
   A. 同一疾病可能有多种危险因素，其影响程度不一
   B. 危险因素是指个体固有的生理、心理因素或生活环境的其他因素
   C. 危险因素等同于病因，主要由遗传因素引起
   D. 危险因素不是诊断指标，但危险因素升高增加了冠心病患病可能性
   E. 冠心病危险因素可达百余种，最有价值的可尽早预防和治疗的是高血脂、CRP 和凝血因子异常
7. AMI 发作缺少心电图表现时，标志物检测推荐使用的抽样频率是
   A. 入院即刻检查 1 次，出院前检查 1 次
   B. 入院即刻，入院后每隔 2 小时检查 1 次
   C. 入院即刻，入院后 4 小时，入院后 8 小时，入院后 12 小时
   D. 入院即刻，入院后 2 小时，入院后 4 小时，出院时检查
   E. 入院即刻，入院后 2 小时，第 2 天清晨，出院时检查
8. CK 作为心肌损伤标志物的叙述中错误的是
   A. 是当今应用最广泛的心肌损伤标志物
   B. 能用于判断再灌注
   C. 诊断特异性强，对心肌微小损伤敏感
   D. 能用于测定心肌再梗死
   E. 其浓度与急性心肌梗死面积有一定关联，可大致判断梗死范围
9. 下列有关原发性高血压的生化改变的描述不正确的是
   A. 原发性高血压是一种多基因遗传性疾病，无论原发还是继发高血压都有机体生化异常的表现
   B. 盐类物质中，钠本身并不产生加压反应，只有钠和氯的结合才在血压调控中起重要作用
   C. 库欣综合征的实验室检查为尿皮质醇上升，高于正常 2~3 倍
   D. 嗜铬细胞瘤引起的继发性高血压，尿中 VMA 明显增高，儿茶酚胺接近正常
   E. 原发性高血压定期检测 24 小时尿儿茶酚胺、肾素、血管紧张素、醛固酮、电解质等有利于了解病情、治疗监测和药物的选择

二 A2 型题

患者，男性，60 岁。急性胸痛发作 2 小时来院就诊。面色苍白，出汗，血压 110/90mmHg，脉搏 78 次/分，心音正常。心电图示 ST 段抬高。如怀疑心肌梗死，首次进行生化检查时，应优先选择下列何项

A. LD_1　　B. cTnI

C. Mb　　D. CK

E. AST

三 A3/A4 型题

（1~4 题共用题干）

患者，男性，54 岁。胸部中央压榨性疼痛发作后 3 小时就诊。查体：面色苍白，发汗，血压 110/90mmHg，脉搏 78 次/分，心音正常。心电图示 ST 段抬高。实验室检查：钾 3.2mmol/L，钠 138mmol/L，尿素氮 9.2mmol/L，CK 90U/L。

1. 患者应首先应考虑的疾病是

A. 急性心肌梗死　　B. 心力衰竭

C. 肺栓塞　　D. 肺心病

E. 营养不良

2. 患者需立即做什么生化检查，以便临床及时处理

A. K^+　　B. UA

C. AST　　D. ALT

E. TBA

3. 首次生化检查时，增加何种项目是绝对必要的

A. AST　　B. LD

C. Mb　　D. cTnI

E. CK-MB

4. 如患者在左胸痛发作后 8 小时就诊，进行生化检查时应首选加查下列哪项指标

A. Mb　　B. CK

C. LD_1　　D. cTn

E. CK-MB

（5~6 题共用题干）

急性心肌梗死患者发病 14 小时后，进行 LD 同工酶检查。

5. 其同工酶含量排序可能是

A. $LD_1 > LD_2 > LD_3 > LD_4 > LD_5$　　B. $LD_4 > LD_1 > LD_2 > LD_3 > LD_5$

C. $LD_3 > LD_1 > LD_2 > LD_4 > LD_5$　　D. $LD_2 > LD_1 > LD_3 > LD_4 > LD_5$

E. $LD_5 > LD_1 > LD_2 > LD_3 > LD_4$

6. AMI 时，LD 最早出现变化的时间为

A. 2~4 小时　　B. 4~8 小时

C. 8~12 小时　　D. 12~24 小时

E. 24小时以上

（7~9题共用题干）

患者，男性，60岁。肺炎，伴有胸腔积液，疑发展为心力衰竭。胸腔积液检查结果为蛋白质18g/L，细胞数450×10^6/L，以淋巴细胞、单核细胞为主，少见中性粒细胞。

7. 渗出性积液中蛋白质含量可为

A. <10g/L
B. <20g/L
C. <25g/L
D. >25g/L
E. >30g/L

8. 漏出液中细胞数为

A. <100×10^6/L
B. <100×10^9/L
C. <500×10^6/L
D. <500×10^9/L
E. <500×10^6/L

9. 若上述疑伴有心力衰竭，除上述指标外，下列哪项指标亦可异常

A. 淀粉酶和ALP升高
B. 细菌培养找到G^+球菌
C. LD和Lzm增高
D. CRP>10mg/L
E. 积液总蛋白/血清总蛋白<0.5

四 B型题

（1~4题共用备选答案）

A. 0.5~2.0小时
B. 3~8小时
C. 1~4小时
D. 8~18小时
E. 3~6小时

1. 肌红蛋白出现在AMI后
2. CK、CK-MB出现时间AMI后
3. LD出现在AMI后

（4~8题共用备选答案）

A. B钠尿肽
B. D-二聚体
C. 儿茶酚胺
D. 尿皮质醇
E. 糖原磷酸化酶

4. 库欣综合征中明显增高的指标是
5. 用于检测动脉血栓形成的较好指标是
6. 用于诊断心力衰竭最敏感的指标是

7. 诊断心肌缺血最敏感的指标是
8. 嗜铬细胞瘤中明显增高的指标是

(9~12 题共用备选答案)

A. 1 小时　　B. 3~6 小时
C. 0.5~1.0 小时　　D. 8~18 小时
E. 8~12 小时

9. 急性心肌梗死发作后 cTnT 开始升高的时间为
10. 急性心肌梗死发作后 Mb 开始升高的时间为
11. AMI 患者发作后 Mb 在血中达到峰值的时间为
12. 急性心肌梗死发作后 LD 开始升高的时间为

(13~18 题共用备选答案)

A. CK　　B. Mb
C. cTn　　D. LD_1
E. AST

13. AMI 发生后，血中出现最早的心肌损伤标志物是
14. 用于术后心肌梗死判断的较好指标是
15. 心肌缺血发生后，血中出现高峰浓度最晚的标志物是
16. 用于排除 AMI 发生的较好指标是
17. 目前主张在诊断心肌梗死中趋于淘汰的项目是
18. 目前作为心肌损伤确诊标志物的指标是

五 X 型题

1. 下列哪种心肌损伤标志物测定结果受溶血因素影响较大
A. LD　　B. AST
C. cTnT　　D. cTnI
E. Mb
2. 诊断动脉血栓形成较好的指标是
A. D-二聚体　　B. P-选择素
C. Mb　　D. cTn
E. 钠尿肽
3. 不宜作为检测非心脏病患者手术期有无 AMI 的指标是
A. CK　　B. Mb

C. cTn　　D. LD

E. AST

4. 致动脉粥样硬化的脂蛋白包括

A. ox-LDL　　B. Lp（a）

C. 脂蛋白残粒　　D. 小而密的 LDL

E. HDL

5. 下列关于肌钙蛋白特性的描述正确的是

A. cTn 窗口期较长，有利于诊断迟到的 AMI 和不稳定型心绞痛

B. cTn 特异性低于 CK

C. cTn 敏感性低于 CK，不仅能检测 AMI，还能检测微小损伤

D. 可用于判断病情轻重及再灌注成功与否

E. 常被用于检测非心脏手术患者在手术期有无急性心肌梗死

6. 下列有关 CK 作为急性心肌梗死标志物特性的说法不正确的是

A. 其浓度和急性心肌梗死面积有一定的相关，可大致判断梗死范围

B. 可用于手术中心肌梗死的诊断

C. 能测定心肌再梗死及用于判断再灌注

D. 是当今应用最广的心肌损伤标志物，能准确快速、经济、有效地诊断急性心肌梗死

E. 特异性强，对心肌微小损伤不敏感

7. 心肌梗死发病 4~6 小时后在血中可检测到的标志物有

A. AST　　B. cTn

C. Mb　　D. CK-MB

E. FABP

参考答案与解析

一、A1 型题

1. C【解析】cTn 被认为是目前用于急性冠脉综合征诊断最特异的生化标志，它出现早，最早可在症状发作后 2 小时出现；具有较宽的诊断窗：cTnT（5~14 天），cTnI（4~10 天）。

2. C【解析】参见上一题解析。

3. A【解析】由于 CK-MB 诊断窗较窄，无法对发病较长时间的急性心肌梗死（AMI）进行诊断，临床上利用这一点对再梗死进行诊断。而 cTn 诊断窗较宽，对诊断近期发生再梗死的效果不如 CK-MB。

4. B【解析】FABP 是一种胞浆蛋白，心肌内 FABP 含量（0.46mg/g）比骨骼肌组织内

丰富。

5. B【解析】肌红蛋白（Mb）分子量为 17.5kD，是分子量最小的心肌损伤标志物。

6. C【解析】冠心病是一个多因致病的疾患，影响冠心病发病的危险存在于我们日常生活中，与生活方式紧密相关，这些危险因素主要包括遗传因素、高血压、吸烟、高胆固醇、超重、缺乏锻炼、紧张和心理压力、糖尿病等，但这些危险因素不是病因。

7. C【解析】对心肌坏死标志物的测定应综合评价，建议入院即刻、2~4 小时、6~9 小时、12~24 小时测定血清心肌坏死标志物。

8. C【解析】所有酶学指标均无法有效地诊断微小心肌损伤。

9. D【解析】嗜铬细胞瘤引起的继发性高血压，在血压增高期测定血或尿中儿茶酚胺及其代谢产物香草基杏仁酸（VMA）有显著增高。

二、A2 型题

C【解析】心肌梗死时 Mb（肌红蛋白）最早可在梗死后 1.5 小时开始升高，5~12 小时达到高峰，24 小时恢复正常。

三、A3/A4 型题

1. A【解析】心电图 ST 段抬高常见于急性心肌缺血、急性心肌梗死、变异性心绞痛。

2. A【解析】该患者血钾降低，需要监测，如果继续减少要急性补给。

3. C【解析】参见 A2 型题第 1 题解析。

4. D【解析】cTn 在 AMI 患者发病后 3~6 小时升高，8~12 小时内检测敏感性达 100%。

5. D【解析】LD 同工酶含量：$LD_2 > LD_1 > LD_3 > LD_4 > LD_5$（小儿有时可出现 $LD_1 < LD_2$），其中 $LD_1/LD_2 < 0.7$，AMI 的诊断限为 $LD_1/LD_2 > 1.0$。

6. C【解析】LD 和 LD_1 在急性心肌梗死发作后 8~12 小时出现在血液中，48~72 小时达峰值。LD 的半衰期为 57~170 小时，7~12 天回复正常，如果连续测定 LD 对于就诊较迟 CK 已恢复正常的 AMI 患者有一定的参考价值。

7. E【解析】渗出液外观浑浊、易凝固，蛋白定量 >30g/L。

8. A【解析】漏出液外观清晰透明、不易凝固，细胞总数 $<100 \times 10^6/L$，以淋巴细胞为主，可见间皮细胞。

9. D【解析】一般认为，用于心血管疾病危险性评估时，CRP <1.0mg/L 为低危险性，1.0~3.0mg/L 为中度危险性，>3.0mg/L 为高度危险性。

四、B 型题

1. A【解析】AMI 中 Mb 的动态变化：由于 Mb 的分子量小，可以很快从破损的细胞中释放出来，发病后 0.5~1.0 小时即可升高，升高幅度超过 150ng/ml 或增幅大于 25%，4~8 小时升高可达 900ng/ml 以上，8~12 小时升至峰值，峰值为参考值的 10~30 倍，24~49 小时恢复正常。12 小时内几乎所有 AMI 患者 Mb 都有升高，升高幅度大于各心肌酶。由于肌红蛋白的窗口时间最短，仅为3~4天，故疾病发生后该指标不能用于回顾性分析。

2. B【解析】AMI时，CK、CK-MB是3~8小时开始升高。

3. D【解析】LD和LD，在AMI发作后8~18小时开始升高，峰值为24~72小时，持续时间6~10天。

4. D【解析】脑钠肽又称B型钠尿肽，是诊断心衰较好的心肌标志物。库欣综合征是由多种原因造成肾上腺分泌过多的糖皮质激素所致的病症，其明显增高的指标是皮质醇。

5. B【解析】D-二聚体水平的上升代表血块在血液循环系统中形成，是急性血栓形成的一个敏感的标志物，但是它往往不带有特异性。

6. A【解析】心力衰竭患者无论有无症状，BNP（B型钠尿肽）水平均明显升高，并且随心力衰竭的严重程度而成比例升高。因此检测血浆BNP可作为有效的心力衰竭筛选试验，并为心功能的分级提供客观依据。

7. E【解析】心肌缺氧时为了保证功能，大量进行无氧代谢，糖原磷酸化酶催化、降解糖原，产生糖酵解必需的物质，此时糖原磷酸化酶大量表达并释放出，称为心肌缺血的标志物。

8. C【解析】血浆儿茶酚胺浓度若增加3倍以上，或去甲肾上腺素（NE）>11.8nmol/L（2000pg/ml），血压较冷压试验最高值增高2.7/2.0kPa（20/15mmHg）以上时为阳性反应，可诊断嗜铬细胞瘤。

9. B【解析】cTnT是诊断急性心肌梗死的确定性标志物。急性心肌梗死发病后3~6小时血清cTnT即升高，10~24小时达峰值，峰值可达参考值的30~40倍，恢复正常需要10~15天。

10. C【解析】参见B型题第1题解析。

11. E【解析】参见B型题第1题解析。

12. D【解析】参见B型题第3题解析。

13. C【解析】参见A1型题第1题解析。

14. C【解析】参见A1型题第1题解析。

15. D【解析】参见B型题第3题解析。。

16. B【解析】在AMI发病后1~3小时Mb血中浓度迅速上升，6~7小时达高峰值，升高幅度大于各心肌酶，因此可作为AMI的早期诊断指标。由于Mb半衰期短，胸痛发作后6~12小时不升高，有助于排除AMI的诊断，是筛查AMI很好的指标。

17. E【解析】AST诊断AMI敏感性不高、特异性较差，趋于淘汰。

18. C【解析】cTn被认为是目前最好的确诊标志物，正逐步取代CK-MB成为AMI的诊断“金标准”。

五、X型题

1. ABE【解析】溶血标本影响的检验项目：血钾、血磷、乳酸、脱氢酶及同工酶、谷草转氨酶、谷丙转氨酶、胆红素、肌红蛋白。

2. AB【解析】P-选择素来自于血小板α-颗粒和血管内皮细胞，血栓性疾病、自身免疫性疾病其值会升高。D-二聚体是诊断DIC的重要依据，高凝状态和血栓性疾病时，血浆D-二聚体含量也升高。

3. ABDE【解析】cTn特异性较高，常被用于检测非心脏手术患者在手术期有无急性心肌梗死。

4. ABCD【解析】Lp（a）有增加动脉粥样硬化风险，ox-LDL、小而密的LDL及脂蛋白残粒都会引起动脉粥样硬化，而HDL和动脉粥样硬化的发生呈负相关。

5. ADE【解析】肌钙蛋白的特性：①敏感度高于CK，不仅能检测出AMI患者，而且能检测微小损伤，如不稳定型心绞痛、心肌炎。②检测特异性高于CK。③有较长的窗口期，有利于诊断迟到的AMI和不稳定型心绞痛、心肌炎的一过性损伤。④双峰的出现，易于判断再灌注成功与否。⑤肌钙蛋白血中浓度与心肌损伤范围有较好的相关性，可用于判断病情轻重，指导正确治疗；胸痛发作6小时后，血中心肌肌钙蛋白浓度正常可排除AMI。

6. BE【解析】CK既可以用于较早期诊断AMI，也可以用于估计梗死范围大小或再梗死。CK和CK-MB在AMI发生后4~6小时即可超过正常上限，24小时达峰值，48~72小时回复正常，CK半寿期10~12小时。CK作为急性心肌梗死标志物物有以下优点：①快速、经济、有效，能准确诊断急性心肌梗死，是当今应用最广的心肌损伤标志物。②其浓度和急性心肌梗死面积有一定的相关，可大致判断梗死范围。③能测定心肌再梗死。④能用于判断再灌注。其缺点是：①特异性较差，特别难以和骨骼肌疾病、损伤鉴别。②在急性心肌梗死发作6小时以前和36小时以后敏感度较低，只有CK-MB亚型可用于急性心肌梗死早期诊断。③对心肌微小损伤不敏感。CK同工酶的特异性和敏感性高于总CK，目前临床倾向用CK-MB替代CK作为心肌损伤的常规检查项目。

7. BCDE【解析】①心肌坏死血清生物标志物升高肌酸激酶同工酶（CK-MB）及肌钙蛋白（T或I）升高是诊断急性心肌梗死的重要指标。可于发病3~6小时开始增高，CK-MB于3~4天恢复正常，肌钙蛋白于11~14天恢复正常。GOT和LDH诊断特异性差，目前已经很少用。②检测心肌坏死血清生物标志物采用心肌钙蛋白Ⅰ/肌红蛋白/肌酸激酶同工酶（CK-MB）的快速诊断试剂，可作为心肌梗死突发时快速的辅助诊断，被越来越多的应用。心肌梗死发病4~6小时后在血中可检测到的标志物有CK-MB、Mb、cTn、FABP。

肝胆疾病的
生化诊断

第十八章　肝胆疾病的临床生物化学诊断

一 A1 型题

1. 总胆汁酸（TBA）测定最适用于评价
   A. 慢性肝炎　　B. 急性肝炎
   C. 肝实质细胞微小坏死　　D. 酒精性肝硬化
   E. 药物性黄疸
2. 成熟红细胞以糖原氧酵解为供能途径，主要原因是缺乏
   A. 线粒体　　B. 氧
   C. 微粒体　　D. NADH
   E. 辅酶 A
3. Wilson 病时不可能出现以下哪种变化
   A. 血清总铜浓度升高　　B. 血清 CP 浓度下降
   C. 尿铜排出增加　　D. 血清游离铜浓度升高
   E. 血清 ALT 升高
4. 促进胆固醇酯化的物质是
   A. 载脂蛋白 E　　B. 载脂蛋白 B
   C. 卵磷脂胆固醇脂酰转移酶　　D. 磷脂转运蛋白
   E. 脂蛋白脂肪酶
5. 肝脏疾病患者下列哪一项生化指标不正确
   A. ALP 升高　　B. AST 升高
   C. ALT 升高　　D. CHE 升高
   E. γ-GT 升高
6. 将胆固醇转变成胆汁酸的脏器是
   A. 胃　　B. 大肠
   C. 小肠　　D. 肝脏
   E. 胰腺
7. 阻塞性黄疸可见的实验室检查结果是
   A. 血中结合胆红素增多，尿中尿胆原增多

B. 血中结合胆红素增多，尿中胆红素阳性
C. 血中未结合胆红素增多，尿中胆红素阳性
D. 血中未结合胆红素增多，尿中尿胆原增多
E. 血中结合胆红素增多，尿中胆红素试验阴性

二 A2 型题

1. 患儿，男性，10 岁。不自主的舞蹈样动作或震颤，语言含糊不清，走路不稳，眼角膜边上形成黄绿色沉积环，这个环是肝豆状核变性病的特征，与下列哪种元素有关
A. 铁
B. 铬
C. 铜
D. 钴
E. 汞

2. 患者，男性，54 岁，建筑工人。在施工过程中突发呕血，被送往某医院。入院查体：消瘦，呼出气恶臭；肝脏坚硬增大，腹部膨胀，足部轻度水肿。既往酗酒史。实验室检测结果：TP 48g/L，胆红素 83μmol/L，ALT 58U/L，AST 128U/L。导致患者低蛋白血症的原因主要是
A. 蛋白质从肾脏大量丢失
B. 营养不良
C. 蛋白质分解增多
D. 肝脏合成减少
E. 蛋白质在体内分布发生异常

三 A3/A4 型题

（1~3 题共用题干）

患者，男性，43 岁。因肝硬化抽腹腔积液 1L 后出现意识障碍，精神恍惚，有错觉，嗜睡，扑击样震颤明显。查脑电图：节律变慢，出现每秒 4 次 θ 波。

1. 患者可能的疾病是
A. 精神病
B. 尿毒症
C. 脑出血
D. 肝性脑病
E. 精神分裂症

2. 为进一步确诊此病，以下哪项检查价值最大
A. 血氨
B. CT
C. 血糖
D. 血电解质
E. 肝功能

3. 上述疾病最常见的诱因是
A. 感染
B. 流行性感冒

C. 大量排钾利尿后
D. 外科手术
E. 上消化道出血

（4~6题共用题干）

患者，男性，28岁。自感乏力、厌油、食欲缺乏，畏寒、高热3天，体温39℃。巩膜黄染。诊断为急性病毒性肝炎。

4. 反映急性肝细胞损伤最敏感的指标是
A. ALT
B. GGT
C. LDH
D. AST
E. ALP

5. 在恢复期内，下列哪项指标仍唯一升高时指示肝炎未愈
A. ALT
B. AST
C. ALP
D. GGT
E. LDH

（6~8题共用题干）

患者，女性，43岁。因黄疸、弥漫性上腹痛和全身瘙痒3周入院。尿液为暗褐色；大便为灰白色，并有恶臭。查体：黄疸，右季肋部有触痛，肝大。

6. 患者最可能的诊断为
A. 溶血性黄疸
B. 胆囊炎
C. 阻塞性黄疸
D. 肝硬化
E. 肝细胞性黄疸

7. 下列哪项与患者的临床诊断关系不大
A. 血清胆红素测定
B. 血γ-GT检测
C. 血碱性磷酸酶测定
D. 尿胆红素定性实验
E. 血清BUN测定

8. 患者最可能的检测结果是
A. 血清胆红素增加，尿胆红素阴性
B. 尿血红蛋白增加
C. 血清尿素氮增高，尿胆红素阳性
D. 血清结合胆红素增加，血ALP增高
E. 血清未结合胆红素增加，血ALT正常

（9~11题共用题干）

患者，女性，49岁。因厌食、恶心和感冒症状8天就诊，2天前见尿液呈浓茶色。TBIL 63μmol/L，AST 936U/L，ALT 1700U/L，ALP 410U/L，A/G 1.50。

9. 患者最有可能的诊断是

A. 急性病毒性肝炎　　B. 流感

C. 胃炎　　D. 肝硬化

E. 慢性迁延性肝炎

10. 尿液呈浓茶色，最可能的原因是

A. 尿红细胞增高　　B. 结合胆红素升高

C. 尿白细胞增高　　D. 泌尿系感染

E. 未结合胆红素升高

11. 为进一步了解肝细胞损伤程度及预后，应选择检查的项目是

A. ACP　　B. γ-CT

C. IgG　　D. 血清总蛋白

E. 线粒体 AST

(12~16 题共用题干)

患者，男性，22 岁。因急性失血输入新鲜血液 200ml。输血后出现巩膜轻度黄染，患者诉尿液呈酱油色，怀疑为异型输血后发生溶血。

12. 临床常用来诊断溶血的指标是

A. ALP　　B. TBIL

C. ALT　　D. AST

E. AMY

13. 此时进行溶血性贫血诊断首选的生化指标是

A. GGT　　B. TBA

C. ACP　　D. 血清 CB 和 UCB

E. 尿胆红素

14. 若此时检测该患者尿胆红素，会出现

A. 强阳性　　B. 下降

C. 轻度增高　　D. 中度增高

E. 阴性

15. 患者尿胆原的改变是

A. 明显增加　　B. 正常

C. 缺如　　D. 减少

E. 轻度增加

16. 患者血清中 CB/STB 可能是

A. 0.15　　B. 0.3

C. 0.4
D. 0.5
E. 0.6

四 B 型题

（1~4 题共用备选答案）

A. N-甲基化
B. O-甲基化
C. S-甲基化
D. C-甲基化
E. H-甲基化

1. 肾上腺素→去甲肾上腺素
2. 去甲肾上腺素→肾上腺素
3. 乙硫醇的甲基化
4. 烟酰胺的甲基化

（5~7 题共用备选答案）

A. 胞液
B. 线粒体
C. 微粒体
D. 胞液，线粒体
E. 线粒体，微粒体

5. 加单氧酶系（混合功能氧化酶）存在于
6. 脱氧酶系存在于
7. 氨氧化酶系存在于

（8~12 题共用备选答案）

A. 微粒体
B. 线粒体
C. 溶酶体
D. 高尔基体
E. 胞液

8. 葡糖醛酸结合反应位于
9. 谷胱甘肽结合反应位于
10. 硫酸结合反应位于
11. 酰基结合反应位于
12. 甘氨酸结合反应位于

（13~14 题共用备选答案）

A. 溶血性黄疸
B. 阻塞性黄疸

C. 肝细胞性黄疸　　D. 胆红素脑病（核黄疸）

E. 以上都不是

13. 急性肝炎引起的血中胆红素增加属于

14. 输入错误血型血液后引起的血中胆红素增加属于

(15~17 题共用备选答案)

A. 急性心肌梗死　　B. 急性肝炎

C. 肝癌　　D. 急性胰腺炎

E. 肝硬化

15. DeRitis 比值≥3 见于

16. DeRitis 比值 <1 见于

17. DeRitis 比值≥2 见于

(18~21 题共用备选答案)

A. ALT　　B. ASTm

C. GT　　D. LCAT

E. MAO

18. 有助于判断肝细胞、心肌细胞损伤程度的指标是

19. 反映急性肝细胞损伤最敏感的指标是

20. 反映肝脏合成能力的酶是

21. 反映肝纤维化的酶是

(22~25 题共用备选答案)

A. 胆红素-清蛋白　　B. 胆红素葡糖醛酸酯

C. 胆红素-γ 蛋白　　D. 胆素原

E. 胆红素-阴离子

22. 胆红素肠菌代谢产物是

23. 结合胆红素是

24. 肝细胞内胆红素的主要存在形式是

25. 血中胆红素主要运输形式是

五 X 型题

1. 用于诊断肝脏疾病的酶有

A. AST　　B. ALP

C. ALT
D. TP
E. CK

2. 关于血清胆汁酸测定的临床意义，下列叙述正确的是
A. 可灵敏地反映肝脏的清除能力
B. 在回肠切除、炎症等小肠疾病时，血清胆汁酸水平可降低
C. 血清 CA/CDCA 比值可作为胆道阻塞性与肝实质细胞性病变的鉴别指标
D. 在急慢性肝炎、肝硬化、肝癌和酒精性肝炎等时，血中胆汁酸浓度无区别地升高
E. 血清胆汁酸水平测定，用于高脂血症的分型

3. 血清碱性磷酸酶和胆红素明显升高，而转氨酶仅轻度高可见于
A. 原发性肝癌
B. 胰头癌
C. 黄疸型肝炎
D. 肝脓肿
E. 原发性胆汁性肝硬化

4. 肝纤维化诊断的指标包括
A. 透明质酸
B. Ⅳ型胶原
C. Ⅲ型胶原前肽
D. 层黏蛋白（LN）
E. 干扰素

5. 肝硬化时，下列哪些指标是正确的
A. 血清清蛋白减低，A/G 比值降低或倒置
B. 肝细胞坏死严重时，AST 活力常低于 ALT
C. 血浆凝血酶原时间延长
D. 血 ALT 轻至中度升高
E. 单胺氧化酶活性往往升高

6. 肝脏功能实验室检查项目组合应遵循的原则是
A. 患者痛苦小，经济负担轻
B. 实验方法简便
C. 方法易于标准化
D. 项目越多越好
E. 实验结果能说明肝脏的主要功能和损伤情况

7. 肝硬化患者进行血清蛋白醋酸纤维素薄膜电泳染色后可见
A. ALB 降低
B. β 球蛋白升高
C. α_2 球蛋白升高
D. α_1 球蛋白降低
E. β-γ 桥

8. 以肝脏合成能力为基础的实验室检查项目有
A. 血凝血酶原时间检测
B. 血氨测定
C. 血清蛋白质测定
D. 血清胆红素测定
E. 血清胆汁酸测定

9. 胆红素的代谢与肝细胞密切有关，包括
A. 肝细胞摄取未结合胆红素
B. 肝细胞摄取结合胆红素
C. 结合胆红素最后从胆道排出肝外
D. 肝细胞将未结合胆红素转化为结合胆红素
E. 结合胆红素在肝细胞内运行至胆汁分泌装置

参考答案与解析

一、A1 型题

1. C【解析】血清总胆汁酸（TBA）在临床肝病诊断中应用较广，由于其灵敏性高，在常规肝功能检测正常的结果下，可以及时发现肝实质细胞的微小坏死，从而改善预后。

2. A【解析】成熟红细胞内不含细胞器，所以缺乏线粒体。

3. A【解析】①血清铜蓝蛋白（CP）测定：Wilson 病患者血清 CP < 0.2g/L（正常值 0.26~0.36g/L），甚至为零，血清 CP 值与病情、病程及祛铜疗效无关，不能作为病情监测或疗效观察指标；新生儿血清 CP 值只有正常人的 1/5，以后迅速升高，2~3 个月达到成人水平；12 岁前儿童血清 CP 矫正公式为：矫正后 CP 值 = 血清 CP 测定值 × [（12-年龄）× 1.7]；须注意血清 CP 降低还见于肾病综合征、慢性活动性肝炎、原发性胆汁性肝硬化、某些吸收不良综合征、蛋白-热量不足性营养不良等。②Wilson 病患者血清 CP 氧化酶活力 < 0.2 密度（正常值 0.200~0.532 光密度）。

4. C【解析】血浆中催化胆固醇与卵磷脂反应，使胆固醇酯化的酶称卵磷脂胆固醇脂酰转移酶。

5. D【解析】肝脏疾病时，血清胆碱酯酶（CHE）有降低，也有增高。①CHE 降低：见于急性肝炎、肝硬化失代偿、转移性肝癌、有机磷中毒等。②CHE 增高：见于肾脏病、脂肪肝等。

6. D【解析】胆汁酸是肝细胞以胆固醇为原料而合成并分泌于胆汁中的一大类胆烷酸的总称。

7. B【解析】阻塞性黄疸表现为：①血中结合性胆红素含量增高，血清结合胆红素和总胆红素测定，总胆红素升高，结合胆红素占总胆红素的 50% 以上。②结合胆红素能被肾小球滤过，尿中出现胆红素。③胆红素不易或不能随胆汁排入肠道，因而肠腔胆素原很少或缺失，粪便颜色变浅或呈灰白色；尿中排出的胆素原也相应变少。

二、A2 型题

1. C【解析】慢性铜中毒有呼吸道和眼角膜刺激，可在眼角膜形成沉积环，并可伴有语音含糊不清、震颤等症状。

2. D【解析】各种原因的肝损害使肝脏蛋白合成能力减低，血浆蛋白质合成减少，导致低蛋白血症。

三、A3/A4 型题

1. D【解析】有严重肝病或广泛门体侧支循环形成的基础，以及肝性脑病的诱因。患者出现神经紊乱，昏睡或昏迷可以引出扑翼样震颤，且患者脑电图异常。可初步诊断为肝性脑病。

2. A【解析】为进一步确诊此病，血氨检查价值最大。

3. E【解析】上消化道出血是肝性脑病最常见的诱因。

4. A【解析】ALT 虽不特异，但是反映肝细胞损伤最敏感的指标，在急性肝炎过程中，血清 ALT 活性高低多与临床病情轻重相平行。有助于判断肝细胞、心肌细胞损伤程度的指标是 ALT；反映肝纤维化的酶是 ASTm；反映肝脏合成能力的酶是 MAO。

5. D【解析】病毒性肝炎，若在恢复期其他肝功能指标都已正常，而谷氨酰转肽酶（GGT）仍未复原，提示肝炎尚未痊愈，如反复波动或长期维持较高水平，则应考虑肝炎有慢性化趋势。

6. C【解析】阻塞性黄疸：一般皮肤黏膜呈暗黄色，胆道完全阻塞者颜色呈深黄色，甚至是黄绿色，并且会出现皮肤瘙痒及心动过缓，尿色深可表现为浓茶色，粪便颜色变浅或呈白陶土色。

7. E【解析】阻塞性黄疸实验室检查肝功能：血清胆红素，包括直接和间接胆红素均增高，同时有碱性磷酸酶、γ-谷氨酰转肽酶、谷丙转氨酶及谷草转氨酶的异常增高。

8. D【解析】阻塞性黄疸实验室检查特点为血清结合胆红素增加，尿胆红素试验阳性，因肠肝循环途径被阻断，故尿胆原及粪胆素减少或缺如，血清碱性磷酸酶及总胆固醇增高。

9. A【解析】当肝细胞损伤时，细胞膜通透性增加，从细胞内溢出谷丙转氨酶（ALT）及谷草转氨酶（AST），AST/ALT 下降，说明是急性病毒性肝炎，而重症肝炎、肝硬化、肝癌时 AST/ALT 上升。

10. B【解析】当肝受损后，其摄取、结合和分泌胆红素的能力会降低，从而使体内胆红素无法及时排出，反流进入血液中，血液中胆红素浓度升高，就会使尿液呈深黄色。

11. E【解析】肝内的谷草转氨酶有 2 种同工酶，分别存在于肝细胞的线粒体内（mAST）和胞浆内（sAST）。在肝细胞轻度病变时，仅 sAST 释放入血；而当病变严重时，mAST 也会相继释放入血。故血清 AST 活性随肝细胞损害的程度增高。

12. B【解析】TBIL 和 DBIL 临床上多用于黄疸的诊断和黄疸性质的鉴别。溶血性黄疸时，血清 TBIL 升高。

13. D【解析】溶血性贫血时，红细胞溶解破坏，会产生高浓度的胆红素，并且以间接胆红素升高为主。

14. E【解析】溶血性黄疸时，检测该患者尿胆红素会出现阴性。

15. A【解析】溶血性黄疸是因为红细胞破坏而导致的胆红素增加，即间接胆红素的增加，从而导致肠道内的尿胆原增加。

16. A【解析】溶血性黄疸时，CB/STB＜20%。

四、B 型题

1. B【解析】去甲肾上腺素，学名 1-(3,4-二羟苯基)-2-氨基乙醇，是肾上腺素去掉 N-甲基后形成的物质，在化学结构上也属于儿茶酚胺。

2. A【解析】去甲肾上腺素是肾上腺髓质分泌的儿茶酚胺类激素，经过 N-甲基化作用转化为肾上腺素。

3. C【解析】乙硫醇在甲基转移酶的催化下，由 S-腺苷甲硫氨酸（SAM）提供甲基，生成相应的产物。

4. A【解析】烟酰胺 N-甲基转移酶催化烟酰胺和吡啶类物质的甲基化。

5. C【解析】肝微粒体中最重要的一族氧化酶是肝微粒体混合功能氧化酶系统或称单加氧酶，是药物在体内代谢的主要途径。

6. D【解析】脱氧酶系存在于胞液或线粒体中。

7. B【解析】氨氧化酶系存在于线粒体，催化胺类氧化脱氨生成相应的醛。

8. A【解析】葡糖醛酸结合反应在肝微粒体上进行。

9. E【解析】谷胱甘肽 S-转移酶是谷胱甘肽结合反应的关键酶，催化谷胱甘肽结合反应的起始步骤，主要存在于胞液中。

10. E【解析】硫酸结合反应是在硫酸转氨酶的催化下，在胞液中进行的反应。

11. E【解析】酰基结合反应是在乙酰基转移酶的作用下，以乙酰辅酶 A 为供体在胞液中进行的。

12. B【解析】甘氨酸的结合反应是甘氨酸在肝细胞线粒体酰基转移酶的催化下可与含羧基的化合物结合。

13. C【解析】急性肝炎肝细胞处理胆红素能力下降，由此导致的黄疸为肝细胞性黄疸。

14. A【解析】尿胆红素的检测主要是用于黄疸的诊断和黄疸类型的鉴别，主要包括：①胆汁淤积性黄疸；②肝细胞性黄疸；③溶血性黄疸。所以由于输入错误血型后，发生溶血现象，引起胆红素增加属于溶血性黄疸。

15. C【解析】肝癌时 DeRitis 比值≥3。

16. B【解析】计算 DeRitis 比值，正常约为 1. 15∶1，急性肝炎第 1、2、3 和 4 周分别为 0. 7、0. 5、0. 3 和 0. 2。

17. E【解析】肝硬化时 DeRitis 比值≥2。

18. B【解析】AST 主要用于诊断 AMI，是判断肝细胞损伤程度及肝脏疾病预后的指标。

19. A【解析】参见 A3/A4 型题第 4 题解析。

20. D【解析】LCAT 是血浆特异性酶，主要由肝脏合成。肝功能受损时，其在血中含量下降，且下降幅度与肝损伤程度相平行，是反映肝脏合成能力的酶类指标。

21. E【解析】透明质酸（HA）、Ⅲ型前胶原 N 末端肽、Ⅳ型胶原、层粘连蛋白（LN）、单胺氧化酶（MAO）及脯氨酸羟化酶等是肝纤维化的标志物。

22. D【解析】在血液循环中胆红素主要以胆红素-清蛋白复合物的形式存在和运输。肝细胞对胆红素的转化在光面内质网上进行，在胆红素-尿嘧啶核苷二磷酸葡糖醛酸转移酶的催化下，胆红素被转化为单、双葡糖醛酸结合胆红素，形成水溶性的结合胆红素，结合胆红素随胆汁排泄至肠后，在回肠末端至结肠部位，在肠道菌的作用下大部分被水解而脱下葡糖醛酸，还原成尿胆原。γ 蛋白和 Z 蛋白是肝细胞内的两种色素受体蛋白，γ 蛋白是肝细胞主要的胆红素转运蛋白。

23. B【解析】胆红素葡糖醛酸酯又称结合胆红素。

24. C【解析】肝细胞内胆红素的主要存在形式是胆红素-γ 蛋白。

25. A【解析】血中胆红素以胆红素-清蛋白的形式运输到肝脏，很快被肝细胞摄取，肝细胞内胆红素与葡糖醛酸以酯键结合，生成胆红素葡糖醛酸酯，称为结合胆红素，结合胆红素随胆汁排入肠道后，在肠道细菌的作用下，还原成为尿胆原，尿胆原大部分被氧化为尿胆素。

五、X 型题

1. ABC【解析】ALT、AST、ALP、GGT 变化的临床意义均与肝脏功能相关。

2. ABCD【解析】高脂血症的代谢紊乱必然涉及胆汁酸代谢异常，与高脂血症分型无关。

3. BE【解析】胰头癌血生化检查血清碱性磷酸酶、γ-GGT、胆红素会明显升高，ALT 升高不明显。原发性胆汁性肝硬化，ALP、γ-GT 会明显升高，转氨酶正常或轻、中度增高。

4. ABCD【解析】肝纤维化的诊断指标有 4 项内容：透明质酸、Ⅲ型前胶原、Ⅳ型胶原、层粘连蛋白。

5. ACDE【解析】肝细胞严重坏死时，AST 活力常高于 ALT。

6. ABCE【解析】“项目越多越好”不符合肝功能实验室检查项目组合应遵循的原则，反而会加重患者经济负担，败坏社会风气。

7. AE【解析】肝硬化患者血清清蛋白明显减低，β 区和 γ 区融合，构成 β-γ 桥。

8. AC【解析】肝脏能合成许多血浆蛋白，如全部的清蛋白和部分的球蛋白；肝脏还能合成凝血酶原、纤维蛋白原及许多凝血因子。

9. ACDE【解析】胆红素的代谢与肝细胞密切相关，包括：①摄取未结合胆红素；②转化为结合胆红素；③结合胆红素在肝细胞内运行至胆汁分泌装置；④最后将其排出肝细胞外。

第十九章　胃肠胰疾病的临床生物化学诊断

一　A1 型题

1. 有关胰腺外分泌功能评价试验叙述正确的是
   A. 分直接法和间接法
   B. 胰腺外分泌功能减退是慢性胰腺炎及胰腺癌等疾患最重要的临床表现
   C. 胰腺外分泌功能减退见于胰腺实质受损或胰液排入肠腔障碍，导致胰腺外分泌功能紊乱
   D. 胰腺外分泌有非常大的功能储备，只有在中、重度胰腺外分泌功能紊乱时，才会产生异常结果
   E. 以上均正确
2. 急性胰腺炎时血、尿淀粉酶的变化发现
   A. 都有血、尿淀粉酶的升高
   B. 少数患者血、尿淀粉酶可不升高或正常
   C. 血尿淀粉酶活性的变化不一定平行
   D. 病情严重时血、尿淀粉酶活性可降低
   E. 血、尿淀粉酶上升水平与病情恶化程度不一定呈比例
3. 关于胃液中的碱性黏液，下列说法中错误的是
   A. 由黏膜上皮细胞和腺体分泌
   B. 可润滑食物及减少粗糙食物对胃黏膜的机械损伤
   C. 主要成分为黏蛋白和 HCO_3^-，具较高的黏滞性
   D. 构成了胃黏膜表面的“黏液-ACO_3^-”屏障，保护胃黏膜免受胃酸的侵袭
   E. 有免疫屏障作用
4. 消化性溃疡的实验室检测有
   A. 促胃液素　　B. 幽门螺杆菌（Hp）
   C. 胃酸测定　　D. 胃动素
   E. 以上均正确
5. 胃酸缺乏常见于
   A. 慢性胆囊炎等　　B. 幽门梗阻

C. 胃泌素瘤　　D. 十二指肠球部溃疡
E. 恶性贫血

6. 常见的胃肠胰病理表现不包括
A. 胰腺炎　　B. 消化性溃疡
C. 营养、吸收和消化不良　　D. 胃肠胰内分泌肿瘤
E. 口腔溃疡

7. 胃液的特点是
A. pH 0.9~1.5
B. 无色酸性液体
C. 正常人分泌量为1.5~2.5L/24h
D. 主要成分为胃酸、胃蛋白酶、碱性黏液、内因子
E. 以上均正确

8. 急性胰腺炎的特点为
A. 实验室检查可见血液淀粉酶和脂肪酶升高
B. 常在暴饮暴食后发作
C. 临床特点为急腹症、剧痛、恶心、呕吐、休克等
D. 指由于胰酶逸入胰腺组织内使胰腺自我消化而引起的急性出血性坏死
E. 以上均正确

二、A3/A4型题

（1~4题共用题干）

患者，女性，29岁。持续性上腹痛2小时，以脐周为主，无畏寒发热，无恶心呕吐，无阴道流血，大小便无异常。既往有胰腺炎病史。查体：T 36.5℃，P 88次/分，R 18次/分，BP 100/53mmHg，急性痛苦面容，神志清楚，检查合作，皮肤巩膜无黄染，剑突下有压痛、反跳痛，Murphy征阴性，肠鸣音弱，未闻气过水声，四肢无异常。

1. 入院时的最佳诊断为
A. 急性胆囊炎　　B. 急性肠梗阻
C. 急性胰腺炎　　D. 急性胃肠炎
E. 慢性胰腺炎急性发作

2. 入院后的最佳检查项目为
A. 血糖检查　　B. 血、尿淀粉酶检查
C. 心功能检查　　D. 肾功能检查
E. 肝功能检查

3. 给予输液、抗生素等治疗后，病情加重，腹痛未缓解，出现双手搐搦，呼吸急促，心率

加快，血压下降，HR 130~145 次/分，R 35~47 次/分，SpO_2 80%。考虑诊断为

A. 重症胰腺炎　　B. 急性心肌梗死

C. 急性胃穿孔　　D. 重症胆囊炎

E. 急性肠梗阻

4. 此时的临床实验室表现为

A. 代谢性碱中毒　　B. 低血糖

C. 低血钙　　D. 血脂降低

E. 转氨酶升高

(5~6 题共用题干)

患者，男性，71 岁。两个月来软弱无力、食欲缺乏，体重下降 6kg，上腹部疼痛，大便量多，遂就医。该患者有 30 余年饮酒史。实验室检查：HCT 0.32，WBC 4×10^9/L，血清 ALP 高于正常值 3 倍，空腹血葡萄糖为 8mmol/L。胰腺激发试验（静脉注射胰液泌素 1U/kg）显示胰液量 5ml/10min（正常 >16ml/10min）；碳酸氢盐 26mmol/L（正常 <24mmol/L）；胰酶未见异常。

5. 最有可能的诊断是

A. 胰腺癌　　B. 胰腺蜂窝织炎或假性囊肿

C. 胆石症　　D. 肝细胞性肝癌

E. 慢性胰腺炎伴胰腺外分泌功能不全

6. 首先考虑选择的检查是

A. 胆红素　　B. CEA

C. 腹部 B 型超声检查　　D. 血、尿淀粉酶

E. 腹部 X 线检查

(7~10 题共用题干)

患者，男性，46 岁。5 小时前曾大量饮酒，出现上腹剧烈持续疼痛 1 小时，弯腰时腹痛可减轻，体温 36.6℃，疑为急性胰腺炎（血淀粉酶的参考值 <200U/L）。

7. 诊断急性胰腺炎最需检查的生化指标是

A. 血淀粉酶　　B. 血钾、肌酐清除率

C. 血、尿淀粉酶　　D. 尿淀粉酶

E. 血钾、钠、氯

8. 有诊断价值的血淀粉酶值应超过

A. 200U/L　　B. 350U/L

C. 400U/L
D. 500U/L
E. 1000U/L

9. 治疗后期更有价值的指标是
A. 血淀粉酶
B. 尿淀粉酶
C. 肌酐清除率
D. 血、尿淀粉酶
E. 淀粉酶与肌酐清除率的比值

10. 还有哪种疾病可引起血淀粉酶升高
A. 胃炎
B. 肾炎
C. 腮腺炎
D. 心肌炎
E. 急性肝炎

三 B型题

（1~4题共用备选答案）
A. 胰岛素
B. 胰高血糖素
C. 生长素
D. 血管活性肠肽
E. 胰多肽

1. 胰岛D1细胞分泌
2. 胰岛A细胞分泌
3. PP细胞分泌
4. 胰岛B细胞分泌

（5~8题共用备选答案）
A. GAS、CCK
B. VIP、GIP等
C. PP、PYY等
D. EGF、TGF
E. IGF

5. 属于生长因子族的是
6. 属于胰岛素族的是
7. 属于促胰液素族的是
8. 属于促胃液素族的是

（9~12题共用备选答案）
A. 细胞类型B
B. 细胞类型A
C. 细胞类型PP
D. 细胞类型D
E. 细胞类型EC

9. 生长抑素瘤
10. 胰高血糖素瘤
11. 胰岛素瘤
12. 类瘤

(13~16 题共用备选答案)

A. 是胃窦促胃液素的主要形式
B. 是外周血液循环中促胃液素的主要形式
C. 在胃肠肿瘤组织中有其免疫活性存在
D. 由 33~58 个氨基酸残基组成的多肽激素
E. 为 27 个氨基酸残基组成的多肽

13. CCK
14. 促胰液素
15. 大促胃液素
16. 小促胃液素

四 X 型题

1. 不是急性胰腺炎的病理机制的说法是
   A. 胰蛋白酶本身可引起严重的组织破坏
   B. 胰蛋白酶可引起组织的出血性坏死
   C. 胰腺自我消化
   D. 某些情况导致胰酶在进入十二指肠后被激活
   E. 胰蛋白酶可激活血管舒缓素-激肽释放酶系统
2. 可引起淀粉酶升高的疾病是
   A. 肝炎　　B. 腹部疾患
   C. 腮腺炎　　D. 肾功能不全
   E. 胃炎
3. 小肠的功能包括
   A. 为食物消化吸收的主要部位
   B. 食物通过小肠后，消化过程基本完成
   C. 未被消化和吸收的物质则从小肠进入大肠
   D. 不同食物在小肠内停留的时间相同
   E. 食物在小肠内一般为 24 小时
4. 胃肠激素主要有
   A. 促胃液素　　B. 脑啡肽

C. 促胰液素　　D. 胰高血糖素

E. 缩胆囊素

5. 分析淀粉酶测定结果时下列说法正确的是

A. 所有急性胰腺炎患者血淀粉酶均升高

B. 血淀粉酶和尿淀粉酶活性，并不一定平行

C. 存在较多巨淀粉酶时，可出现血淀粉酶上升，尿液淀粉酶降低

D. 确定巨淀粉酶则须用凝胶过滤法、超离心分析等方法

E. 测定淀粉酶清除率（Cam）/肌酐清除率（Ccr）比值，则可排除肾衰竭等疾病所致的淀粉酶活性升高

参考答案与解析

一、A1 型题

1. E【解析】胰腺外分泌功能评价试验分直接法和间接法。胰腺分泌功能减退见于胰腺实质受损或胰液排入肠腔障碍，致胰腺外分泌功能紊乱。胰腺分泌功能减退是慢性胰腺炎及胰腺癌等疾患最重要的临床表现。胰腺外分泌有着非常大的功能贮备，只有在中、重度胰腺外分泌功能紊乱时，才会产生出异常结果。

2. B【解析】急性胰腺炎起病 6 小时后，血淀粉酶 > 500U/L；12 小时后尿淀粉酶 > 1000U/L。

3. E【解析】胃黏液为无色透明黏稠液体，由黏膜上皮细胞和胃腺黏液细胞分泌，主要成分为黏蛋白，覆盖于胃黏液表面的黏液层与胃表面黏液细胞所分泌的 HCO_3^- 共同形成-HCO_3^- 屏障，可中和、缓冲胃酸，抵抗胃蛋白酶的侵蚀，还有润滑作用，使食物易于通过，使胃黏膜免受机械性损伤。

4. E【解析】胃酸是引起胃和十二指肠黏膜损伤的主要因素，Hp 是消化性溃疡的重要致病因子，胃溃疡患者促胃液素较正常人稍高，而十二指肠溃疡患者餐后应较正常强，胃动素增高见于各种恶性肿瘤、溃疡性结肠炎、肝硬化等。

5. E【解析】胃酸缺乏，维生素 B_{12} 吸收不良，可导致恶性贫血。

6. E【解析】口腔溃疡不属于胃肠胰常见的病理表现

7. E【解析】胃液是一种无色透明的酸性液体，pH 为 0.9～1.5，酸性很强。正常人空腹 24 小时胃液分泌量 1.5～2.5L/24h。胃液主要成分为胃酸、胃蛋白酶、碱性黏液、内因子。

8. E【解析】急性胰腺炎是由于胰酶逸入胰腺组织内使胰腺自我消化而引起的急性出血

性坏死，常在暴饮暴食后发作。临床特点为急腹症、剧痛、恶心、呕吐、休克等，实验室检查可见血液淀粉酶和脂肪酶均升高。

二、A3/A4 型题

1. E【解析】患者无畏寒发热，无恶心呕吐，无阴道流血，大小便无异常；既往有胰腺炎病史，即可诊断为胰腺炎。查体：体温 36.5℃，脉搏 88 次/分，呼吸 18 次/分，血压 100/53mmHg，急性痛苦面容，神志清楚，检查合作，皮肤巩膜无黄染，剑突下有压痛、反跳痛，Murphy 征阴性，肠鸣音弱，未闻气过水声，四肢无异常。说明是急性发作。

2. B【解析】急性胰腺炎时，血清和尿淀粉酶常明显增高。血清（胰）淀粉酶：在起病的 6~12 小时内开始升高，48 小时下降，持续 3~5 天，血清（胰）淀粉酶超过正常值的 3 倍可确诊为本病。

3. A【解析】治疗后，病情加重，腹痛未缓解，出现双手搐搦，呼吸急促，心率加快，血压下降，HR 130~145 次/分，R 35~47 次/分，SpO_2 80%。初步考虑为重症胰腺炎。

4. C【解析】重症胰腺炎实验室检查血钙明显降低，在 2mmol/L 以下。

5. A【解析】根据临床症状及实验室检查，初步考虑为胰腺癌。

6. C【解析】据临床表现考虑胰腺癌诊断时，通过腹部 B 超声检查可发现胰腺上的肿块。

7. A【解析】参见 A3/A4 型题第 5 题解析。

8. D【解析】临床上测定血液 AMY 主要用于诊断急性胰腺炎，此酶常在腹痛后 2~3 小时开始升高（也有延至 12 小时后升高者），多在 12~24 小时达峰值，2~5 天下降至正常。碘-淀粉比色结果如果超过 500U/L 有意义，达 350U/L 应怀疑此病。

9. B【解析】参见 A3/A4 型题第 2 题解析。

10. C【解析】参见 A3/A4 型题第 3 题解析。

三、B 型题

1. D【解析】胰岛 D1 细胞分泌大量血管活性肠肽。

2. B【解析】胰岛 A 细胞（α 细胞），占胰岛细胞的 24%~40%，分泌胰高血糖素。胰高血糖素的作用同胰岛素相反，可增高血糖。

3. E【解析】胰岛 PP 细胞，约占胰岛细胞的 1%，分泌胰多肽。

4. A【解析】胰岛 B 细胞（β 细胞），占胰岛细胞的 60%~80%，分泌胰岛素，胰岛素可以降低血糖。缺乏胰岛 B 细胞将导致糖尿病的发生。

5. D【解析】EGF——表皮生长因子；TGF——转化生长因子；FGF——成纤维细胞生长因子；NGF——神经生长因子；PGF——多肽生长因子；PDGF——血小板衍生生长因子。

6. E【解析】IGF——胰岛素样生长因子。

7. B【解析】促胰液素族激素促胰液素包括血管活性肠肽（VIP）和胰高血糖素抑胃肽

(GIP)。

8. A【解析】促胃液素族包括促胃液素（GAS）和胆囊收缩素（CCK）。

9. D【解析】生长抑素瘤是来源于胰岛D细胞的肿瘤，又称为生长抑素瘤综合征。

10. B【解析】胰高糖素瘤起源于胰腺的A细胞（α细胞）。

11. A【解析】胰岛素瘤（lusulinoma）为胰岛B细胞肿瘤，亦称内源性高胰岛素血症，为器质性低血糖症中较常见的病因。

12. E【解析】EC细胞即胚胎癌细胞，是畸胎癌的干细胞，是一种胚胎干细胞。

13. D【解析】CCK是由33~58个氨基酸残基组成的多肽激素。

14. E【解析】促胰液素：第一种被发现的动物激素，为一种碱性多肽，由27个氨基酸残基组成，含11种不同氨基酸。

15. B【解析】大促胃液素是外周血液循环中促胃液素的主要形式。

16. A【解析】小促胃液素是胃窦促胃液素的主要形式。

四、X型题

1. ABD【解析】胰蛋白酶本身可引起严重的组织破坏；某些情况导致胰酶在进入十二指肠后被激活；胰蛋白酶可引起组织的出血性坏死。

2. BCD【解析】淀粉酶升高见于胰腺肿瘤引起的胰腺导管阻塞、胰腺脓肿、胰腺损伤、肠梗阻、胃溃疡穿孔、流行性腮腺炎、腹膜炎、胆道疾病，急性阑尾炎、消化性溃疡穿孔、肾衰竭或肾功能不全、输卵管炎、创伤性休克、大手术后、肺炎、肺癌、急性酒精中毒、吗啡注射后，以及口服避孕药、磺胺、噻嗪类利尿药、鸦片类药物（可待因、吗啡）、麻醉镇痛药等。

3. ABC【解析】小肠是消化食物吸收营养的主要器官，食物通过小肠后，消化过程基本完成，未被消化的食物残渣进入大肠。食物在小肠内停留的时间，随食物的性质而有不同，一般为3~8小时。

4. ACDE【解析】迄今为止，已发现的和鉴定的胃肠激素有20多种，发挥不同的生理效应，如促胃液素、胰高血糖素、促胰液素、缩胆囊素、抑胃肽和促胃动素等。

5. BCDE【解析】参见A3/A4型题第5题解析。

肾脏疾病的
实验检查

第二十章　肾脏疾病的临床生物化学诊断

一 A1 型题

1. 肾小球滤过的葡萄糖被重吸收最多的部位是
   A. 近端小管　　B. 集合管
   C. 远曲小管　　D. 髓襻升支
   E. 髓襻降支
2. 肾小管髓襟升支的功能主要是
   A. 重吸收溶质　　B. 重吸收水
   C. 水和溶质均不重吸收　　D. 水和溶质均重吸收
   E. 重吸收水，不重吸收溶质
3. 对氨基马尿酸（PAH）测定肾血流量优于碘锐特的原因是
   A. PAH 比碘锐特分子量小
   B. PAH 与血浆蛋白的结合率小，所以产生的误差也小
   C. 操作方便
   D. PAH 是内源性物质
   E. PAH 在人体内能透入红细胞
4. 不会引起血清碱性磷酸酶增高的是
   A. 儿童时期　　B. 肾脏疾病
   C. 肝胆疾病　　D. 骨疾病
   E. 甲状旁腺功能亢进
5. Jaffe 反应主要用来测定
   A. 肌酐　　B. 氨
   C. 尿酸　　D. 尿素
   E. 葡萄糖

二 A2 型题

1. 患者，女性，36 岁。多尿、夜尿、乏力、腰痛 1 年，有重金属接触史。血压 145/

90mmHg。尿常规：尿蛋白（++）、白细胞（+）、红细胞（+），肾上皮细胞管型（+）。尿蛋白电泳示小分子蛋白为主。尿蛋白测定：T-H 蛋白（+），β 微球蛋白（+）。血钾 3.3mmol/L，血钙 1.6mmol/L。最有可能的疾病是

A. 肾结核
B. 急性膀胱炎
C. 慢性间质性肾炎
D. 急性肾小球肾炎
E. 肾结石

2. 患者，女性，35 岁。下肢水肿 2 周，血压 150/95mmHg，尿蛋白（+++），尿糖（+），血肌酐 160μmol/L，血清蛋白 32g/L。初步诊断为肾病综合征。对本病进行诊断，价值最小的是

A. 血常规
B. 肾超声
C. 肾 CT
D. 血脂
E. 尿蛋白定量

三 A3/A4 型题

（1～4 题共用题干）

患者，女性，46 岁。因双腿进行性水肿而就诊。检查血压正常，双踝呈凹陷性水肿。实验室检查：尿蛋白阳性（+++），肌酐清除率正常，血清蛋白 25g/L。

1. 该患者应首先考虑何种诊断

A. 恶性肿瘤
B. 肝硬化
C. 营养不良
D. 肾病综合征
E. 急性肾小球肾炎

2. 该患者血清中哪种蛋白可能升高

A. Hu
B. AAG
C. Alb
D. AMG
E. AAT

3. 血清蛋白电泳的特征性图谱变化可能是

A. Alb 升高
B. β 球蛋白升高
C. α_2 球蛋白升高
D. α_1 球蛋白降低
E. γ 球蛋白降低

4. 若该患者的尿 IgG 和尿 TRF 的清除率比值［尿蛋白选择性指数（SPI）］测定为 0.08，则表明

A. 有肾小管性蛋白尿
B. 为选择性蛋白尿
C. 为溢出性蛋白尿
D. 为非选择性蛋白尿
E. 属于肾小球病变早期

（5~6 题共用题干）

患者，女性，18 岁。入院前 1 个月因受寒后咽喉肿痛、不咳、低热但未做治疗；10 天前出现颜面及双下肢水肿，晨起为甚，且逐渐加重；同时尿少，2 次/天；呕吐及皮肤瘙痒，腰痛，但无肉眼血尿及尿频、尿痛、关节痛等症状。

5. 患者可能存在病变的系统为

A. 循环系统　　B. 消化系统
C. 呼吸系统　　D. 泌尿系统
E. 运动系统

6. 需选择的临床实验室检查项目主要为

A. 肝功能检查　　B. 肾功能检查
C. 心功能检查　　D. 呼吸功能检查
E. 胃肠功能检查

（7~8 题共用题干）

患者，男性，45 岁。既往体健。查体：眼睑及双下肢中度水肿，心肺（-）、腹部（-）、双肾区叩痛（+）。尿常规：Pro（++++），WBC 2~5 个/HP，RBC（+）。咽拭子培养为乙型溶血性链球菌生长，24 小时尿蛋白定量为 5.2g。

7. 患者可能的诊断为

A. 急性心功能衰竭　　B. 急性肾小管肾炎
C. 急性肾小球肾炎　　D. 糖尿病肾病
E. 慢性肾小球肾炎

8. 依据血液生化检查：BUN 62.5mmol/L，SCr 526.8pmol/L。患者还可能存在的诊断为

A. 肾小管性酸中毒　　B. 急性肾衰竭
C. 红斑狼疮性肾炎　　D. 糖尿病肾病
E. 慢性肾衰竭

（9~10 题共用题干）

患者，男性，38 岁。间歇性水肿 6 年，近 1 周水肿加重。尿蛋白（++++），尿比重 1.010~1.012。血生化检查：总蛋白 51.2g/L，清蛋白 20.5g/L。

9. 最可能的诊断是

A. 肝炎后肝硬化　　B. 慢性肾小球肾炎
C. 慢性肾盂肾炎　　D. 原发性高血压
E. 肾病综合征

10. 肾病综合征有四大特征，下述错误的是

A. 大量蛋白尿　　B. 低蛋白血症

C. 高度水肿　　D. 高氮质血症

E. 高胆固醇血症

四 B型题

（1~4题共用备选答案）

A. 有助于肾小球病变的早期诊断

B. 反映近端小管受损的非常灵敏和特异性的指标

C. 反映近曲小管受损的最敏感指标

D. 可区别肾炎和肾病的指标

E. 与肾小管间质损害程度明显相关的指标

1. β_2-m 升高
2. 尿微量清蛋白的测定
3. FDP
4. 维生素A结合蛋白

（5~12题共用备选答案）

A. 肾小球滤过功能检查　　B. 肾小球滤膜屏障功能检查

C. 肾小管重吸收功能检查　　D. 肾小管酸碱平衡调节功能检查

E. 肾小管水、电解质调节功能检查与肾功能检查相对应的项目

5. 尿 β_2-微球蛋白
6. 尿清蛋白
7. 尿蛋白选择指数
8. 葡萄糖最大重吸收量测定
9. 尿比重与尿渗量测定
10. HCO_3^- 排泄分数
11. 滤过钠排泄分数测定
12. 渗量（透）清除率

（13~17题共用备选答案）

A. 肌苷　　B. 肌苷酸

C. 尿酸　　D. 肌酸

E. 肌酐

13. 为嘌呤分解代谢终产物的物质是
14. 为核酸的一种，其化学结构名称为次黄嘌呤核酸的物质是
15. 为肌苷与磷酸结合形成的物质是
16. 为肌酸的代谢产物的物质是
17. 为肌肉组织中贮能和供能的物质，大部分含有高能磷酸键-磷酸肌酸的物质是

（18～21 题共用备选答案）

A. 远曲小管排 H^+↓
B. 近曲小管重吸收 HCO_3^-↓
C. 远曲小管排 H^+↓和近曲小管重吸收 HCO_3^-↓
D. 醛固酮作用↓
E. 肾衰竭

18. 近端-肾小管性酸中毒（Ⅱ型）的肾功能障碍是
19. 远端肾小管性酸中毒（Ⅰ型）的肾功能障碍是
20. 高血钾性远端肾小管性酸中毒的肾功能障碍是
21. 混合型或Ⅲ型肾小管性酸中毒的肾功能障碍是

（22～25 题共用备选答案）

A. GFR 增高　　B. GFR 下降
C. GFR 大致异常　　D. GFR 增高或异常
E. GFR 明显下降

22. 糖尿病肾病Ⅲ期表现为
23. 糖尿病肾病Ⅰ期表现为
24. 糖尿病肾病Ⅴ期表现为
25. 糖尿病肾病Ⅳ期表现为

五 X 型题

1. 肾病综合征实验室检查可见
A. 严重蛋白尿　　B. 低蛋白血症
C. 血尿　　D. 高脂血症
E. 水肿
2. 利用不同物质的清除率可测定肾脏的哪些功能
A. 肾小球滤过率　　B. 肾血流量

C. 肾小管排泌功能
D. 肾小管重功能
E. 肾滤过压

3. 诊断肾衰竭和评估其程度的主要检测指标有
A. 内生肌酐清除率
B. 血肌酐、尿素
C. 肾小球滤过率
D. 血 cystatin C
E. 尿 FDP、β_2-MG、IgG 等测定

4. 肾小球滤过功能的评价指标包括
A. HCO_3^- 排泄分数
B. 尿酶
C. 肾小球滤过率
D. 滤过分数
E. 尿蛋白选择指数

5. 尿毒症患者血清中下列哪些成分明显升高
A. BUN
B. Cr
C. 肌酸
D. UA
E. 黄嘌呤

6. 肾脏的基本功能有
A. 排泄机体代谢的终产物
B. 肾脏是许多的肽类激素和内源性活性物质的降解场所
C. 分泌肾素、促红细胞生成素、前列腺素等激素
D. 参与胆红素生成
E. 将摄入量超过机体需要的物质和进入体内的外源性异物排出体外

7. 急性肾小球肾炎主要表现为
A. 血尿
B. 水肿
C. 高血压
D. 蛋白尿
E. 酸碱紊乱

8. 尿中低分子量蛋白质主要有
A. 清蛋白
B. β_2微球蛋白
C. α_2巨球蛋白
D. 尿蛋白-1
E. 溶菌酶

9. 酚红排泄试验（PSP）的意义是
A. 酚红排泄率是临床常规判断近端小管排泌功能的指标
B. <24% 为严重损害
C. 50%~40% 为肾小管排泌功能轻度损害
D. 39%~25% 为中度损害
E. 正常人静脉注射后，120 分钟的排出率 >80%

10. 可用于尿液蛋白质定量测定的方法有

A. 紫外分光光度法　　B. 直接双缩脲法

C. 考马斯亮蓝法　　D. 邻苯三酚红钼法

E. 磺柳酸比浊法

11. 常用于 GFR 测定的物质有

A. 肌酐　　B. 葡萄糖

C. ^{51}Cr-EDTA　　D. 菊粉

E. 清蛋白

参考答案与解析

一、A1 型题

1. A【解析】近端小管可重吸收原尿中约 70% 的 Na^+、K^+、Cl^- 和水，以及全部的葡萄糖、氨基酸及蛋白。

2. A【解析】肾小管髓袢升支对水的通透性极低，却可主动重吸收原尿中约 20% 的 Na^+、K^+、Cl^- 和绝大部分 Ca^{2+}、Mg^{2+} 等离子。

3. B【解析】PAH 与血浆蛋白的结合率小，所以由此而产生的误差也小。

4. B【解析】肾脏疾病时血清碱性磷酸酶一般不增高。

5. A【解析】利用肌酐可与碱性苦味酸盐生成黄红色复合物，在 510nm 波长比色，可定量检测肌酐，此即苦味法或 Jaffe 法。

二、A2 型题

1. C【解析】临床出现不明原因的急性肾功能不全时要考虑急性间质性肾炎可能。具有下列临床特征者应考虑慢性间质性肾炎：①存在导致慢性间质性肾炎的诱因，如长期服用镇痛药、慢性尿路梗阻等，或有慢性间质性肾炎家族史。②临床表现有小管功能障碍，如烦渴、多尿、夜尿增多、肾小管性酸中毒等，或肾功能不全但无高血压、高尿酸血症等。③尿液检查表现为严重小管功能受损。少量小分子蛋白尿（<2.0g/24h）、尿 RBP、溶菌酶、尿 β_2-微球蛋白、NAG 升高，可有糖尿、氨基酸尿。慢性间质性肾炎还须根据病史和临床病理特征进一步明确病因。

2. C【解析】肾病综合征的诊断标准：①尿蛋白大于 3.5g/d；②血浆清蛋白低于 30g/L；③水肿；④血脂升高。其中①②为诊断所必需。

三、A3/A4 型题

1. D【解析】双下肢水肿，血压正常，尿蛋白阳性（+++），肌酐清除率正常，血清清蛋白25g/L。可初步考虑肾病综合征。

2. D【解析】肾病综合征时，血清中AMG可能升高。

3. C【解析】肾病综合征时，α_1-球蛋白正常或稍低；α_2-球蛋白、β球蛋白相对升高；γ-球蛋白在原发性肾病综合征降低，在继发性肾病综合征中升高；α_2-球蛋白在肾淀粉样变中80%升高。

4. B【解析】SPI测定余尿蛋白电泳：SPI < 0.2时表明肾小球损害较轻；SPI > 0.2为非选择性蛋白尿，表明肾小球损害较重，预后大多不良。

5. D【解析】根据临床症状，可初步判断为泌尿系统疾病。

6. B【解析】泌尿系统疾病需选择肾功能检查。

7. C【解析】根据患者症状及实验室检查，可初步判断为急性肾小球肾炎。

8. B【解析】BUN 62.5mmol/L，SCr 526.8pmol/L。该患者也有可能为急性肾衰竭。

9. E【解析】参见A2型题第2题解析。

10. D【解析】肾病综合征最基本的特征是大量蛋白尿、低蛋白血症、（高度）水肿和高脂血症，即所谓的“三高一低”，以及其他代谢紊乱。

四、B型题

1. B【解析】β_2-m升高是反映近端小管受损的非常灵敏和特异性的指标。

2. A【解析】尿微量清蛋白检测有助于肾小球病变的早期诊断。

3. D【解析】尿FDP的出现意味着肾内有凝血和纤溶现象，也提示存在炎症，可用来鉴别肾炎和肾病。

4. E【解析】肾小管间质病理损害程度与尿视黄醇结合蛋白呈正相关。

5. C【解析】α_1-微球蛋白与β_2-微球蛋白等由于分子量小并不与血浆蛋白结合，可自由滤入原尿，在原尿中几乎在近端肾小球饱饮摄取并降解，仅微量自尿中排出，因此测定这些尿蛋白质的浓度可反映近端肾小管的重吸收功能。

6. B【解析】正常情况下，肾小球滤过膜对蛋白质的滤过具有选择性，其滤液中的蛋白质主要为小分子蛋白，且95%以上被肾小管重吸收。而Alb是中大分子蛋白质，反映了肾小球滤过屏障损伤。

7. B【解析】尿蛋白选择性指数（SPI）＝（尿IgG/血IgG）/（尿Tf/血Tf）。SPI≤0.1为高度选择性蛋白尿，表明肾小管损伤较轻；SPI > 0.2为非选择性蛋白尿，表明肾小球损伤较重。

8. C【解析】正常情况下，葡萄糖可以从肾小球滤过，又被肾小管重吸收，葡萄糖最大重吸收量测定反映的是肾小管重吸收功能。

9. E【解析】尿比重、尿渗量、自由水清除率是评价尿液浓缩稀释功能以及水、电解质调节功能的重要指标。

10. D【解析】肾小管通过分泌 H^+、重吸收 HCO_3^-，在排酸保碱、调节酸碱平衡方面起重要作用。

11. C【解析】滤过钠排泄分数（FENa）是测定肾小球滤过钠和尿排泄钠的百分率，即肾小球滤过而未被肾小管重吸收的钠的百分率。

12. E【解析】渗量清除率（COSm）表示单位时间内肾脏能够将多少血浆中的渗透性溶质清除出去，反映肾脏维持内外环境水及溶质之间平衡的能力。

13. C【解析】嘌呤分解代谢的终产物是尿酸。

14. A【解析】肌苷也称次黄嘌呤核苷，是以次黄嘌呤为碱基部分的核糖核苷的一种。

15. B【解析】肌苷酸是由肌酐和磷酸结合形成的物质。

16. E【解析】肌酐是肌酸的代谢产物。成人体内含肌酐约 100g，其中 98% 存在于肌肉，每天约更新 2%。人体血液中肌酐的生成可有内、外源性两种。

17. D【解析】肌酸是体内的一种有机酸，能够辅助为肌肉组织供能。

18. B【解析】近端肾小管性酸中毒（PRTA）又称Ⅱ型 PRTA，是由于近端肾小管重吸收 HCO_3^- 功能有缺陷，肾 HCO_3^- 阈值降低，尿液丢失过多 HCO_3^-，使血浆中 HCO_3^- 浓度下降而产生的高氯性酸中毒。

19. A【解析】远端肾小管性酸中毒（dRTA）亦称经典型 RTA，由于远端肾小管泌氢障碍，尿 NH_4^+ 及可滴定酸排出减少所致。

20. D【解析】伴高血钾的远端肾小管性酸中毒是因缺乏醛固酮或肾小管对醛固酮反应减弱，远端肾单位 Na^+ 转运障碍或 Cl^- 重吸收增加，从而抑制分泌 H^+，导致尿液酸化障碍。

21. C【解析】混合型肾小管酸中毒是Ⅰ型与Ⅱ型的混合。

22. C【解析】糖尿病肾病Ⅲ期：早期糖尿病肾病期。主要表现为 UAE 持续高于 20~200μg/min（相当于 30~300mg/24h），初期 UAE 20~70μg/min 时 GFR 开始下降到接近正常（130mL/min）。

23. A【解析】糖尿病肾病Ⅰ期：肾小球高滤过期。以肾小球滤过率（GFR）增高和肾体积增大为特征。

24. E【解析】糖尿病肾病Ⅴ期：由于肾小球基底膜广泛增厚，肾小球毛细血管腔进行性狭窄和更多的肾小球失用，肾脏滤过功能进行性下降，导致肾衰竭，最后患者的 GFR 多 <10ml/min，血肌酐和尿素氮增高，伴严重的高血压、低蛋白血症和水肿。

25. B【解析】糖尿病肾病Ⅳ期：这一期患者 GFR 下降，平均每月约下降 1ml/min，但大多数患者血肌酐水平尚不高。

五、X 型题

1. ABD【解析】肾病综合征除了大量蛋白尿、低蛋白血症，还有高脂血症。血脂如果在血管内大量沉积，也容易形成血栓。

2. ABCD【解析】利用清除率可分别测定肾小球滤过率、肾血流量、肾小管对各种物质的重吸收和分泌作用。

3. ABCD【解析】诊断肾衰竭的指标如下：①抽血血液肌酐水平、尿素氮水平、尿酸水平，如果血液肌酐增高，则肾功能减退。血液肌酐水平增高，表明肾脏损伤已经超过一半。两个肾脏有较大的代偿能力，如果血液肌酐已经超过标准，表明肾脏损伤超过 50%。同时血液里面还有胱抑素 C，其指标增高也可帮助判断。用这两个指标还可帮助估算肾小球滤过率，判断肾功能不全，即通过外周血的生物化学检查帮助判断肾功能不全。②ECT 肾功能检查，帮助准确判断肾小球滤过率还有多少功能。③通过超声影像检查判断肾脏大小，如果肾脏体积减小，表明肾脏功能已经减退、衰竭。具体衰竭多少，再结合血液指标、影像学 ECT 检查判断肾脏功能。

4. CDE【解析】肾小球滤过功能的评价指标包括肾小球滤过率、滤过分数、尿蛋白选择指数。

5. ABD【解析】尿毒症患者血清中明显升高的成分有 BUN、Cr、尿酸（UA）。

6. ABCE【解析】肾脏的基本功能：①生成尿液、排泄代谢产物。机体在新陈代谢过程中产生多种废物，绝大部分废物通过肾小球血滤过、肾小管的分泌，随尿液排出体外。②维持体液平衡及体内酸碱平衡。肾脏通过肾小球的滤过、肾小管的重吸收及分泌功能，排出体内多余的水分，调节酸碱平衡，维持内环境的稳定。③内分泌功能：a. 分泌肾素、前列腺素、激肽。通过肾素-血管紧张素-醛固酮系统，和激肽-缓激肽-前列腺素系统来调节血压。b. 促红细胞生成素，刺激骨髓造血。c. 活性维生素 D_3：调节钙磷代谢。许多内分泌激素降解场所——如胰岛素、胃肠激素等。当肾功能不全时，这些激素 $t_{1/2}$ 明显延长，从而引起代谢紊乱。d. 肾外激素的靶器官。如甲状旁腺素、降钙素等，可影响及调节肾脏功能。

7. ABCD【解析】急性肾小球肾炎的主要临床表现是水肿、少尿、血尿、高血压。

8. BDE【解析】一组可自由通过肾小球滤过膜，95%~99% 在近曲小管重吸收的分子量低于 50kD 的蛋白质，称为低分子量蛋白。包括：β_2-微球蛋白（β_2m）、Cystatin-C、蛋白-1、视黄醇结合蛋白、α_1-微球蛋白（α_1m）、β_2-糖蛋白-1。

9. ACD【解析】酚红排泄试验（PSP）是临床常规判断近端小管排泌功能的指标。酚红排泄试验亦可用于反映肾功能损害程度，如 15 分钟排泄量低于 12%，2 小时排出总量低于 55%，又无肾外因素影响，则表示有肾功能不全。如 2 小时排出总量仅 40%~55%，则为轻度肾功能损害；25%~39% 的中度损害；11%~24% 为重度损害；0~10% 为极严重的损害。

10. CDE【解析】尿液中蛋白浓度很低，因此要求采用的方法敏感性高、精确度高，可用比浊法、染料结合法、免疫法测定。

11. ACD【解析】应用于 GFR 测定的物质有菊粉、肌酐、甘露醇等。

糖代谢紊乱及糖尿病检查

第二十一章　内分泌疾病的临床生物化学诊断

一 A1 型题

1. 下列因素中不会导致真性早熟的是
   A. 下丘脑提前发生脉冲式大量释放
   B. 神经系统肿瘤
   C. 甲状腺功能亢进症
   D. 肾上腺皮质功能减退症
   E. 腺垂体提前产生青春期样 LH、FSH 分泌
2. 心脏病患者疑为甲状腺功能亢进时，不应该做的检查是
   A. ^{131}I 摄取试验　　B. TRH 兴奋试验
   C. 血清 TSH 测定　　D. 血清 FT_3、FT_4测定
   E. TSH 受体抗体检测
3. 醛固酮激素属于
   A. 蛋白类激素　　B. 类固醇激素
   C. 核酸类激素　　D. 脂肪类激素
   E. 多肽类激素
4. 地方性甲状腺肿的常见病因是
   A. 碘缺乏　　B. 硒过量
   C. 硒缺乏　　D. 碘过量
   E. 钙缺乏
5. 可作为排卵标志的激素是
   A. 催产素　　B. 催乳素
   C. 卵泡刺激素　　D. 黄体生成素
   E. 催乳素释放因子
6. 糖皮质激素属于（　　）激素
   A. 蛋白质类　　B. 肽类
   C. 氨基酸衍生物类　　D. 类固醇
   E. 脂肪酸衍生物类

7. 激素发挥作用是通过
A. 线粒体
B. 核仁
C. 高尔基体
D. 粗面内质网
E. 受体
8. 胰岛B细胞首先合成前胰岛素原而分泌入血的是
A. 胰岛素
B. 胰岛素原
C. C肽
D. 等分子的胰岛素及C肽
E. 胰岛素的A链及B链
9. 下丘脑-腺垂体激素分泌的反馈调节中，属于正反馈调节的是
A. 生长激素对下丘脑GHRH的反馈调节
B. 甲状腺激素对腺垂体TSH的反馈调节
C. 甲状腺激素对下丘脑TRH的反馈调节
D. 糖皮质激素对腺垂体ACTH的反馈调节
E. 月经周期中排卵期前雌激素水平达高峰时，对GnRH及LH释放的反馈调节
10. 健康人在葡萄糖的刺激下，胰岛素呈两时相脉冲式分泌，而在2型糖尿病患者中的分泌方式为
A. 只有第一时相的分泌
B. 只有第二时相的分泌
C. 仍保持两个时相的分泌，只是分泌量减少
D. 两个时相的分泌都消失
E. 合并为一个时相的分泌，静注葡萄糖后10分钟开始

二 A2型题

1. 患者，女性，35岁。碰撞后易骨折，血压170/105mmHg，圆脸，向心性肥胖，腹部有紫纹。实验室检查：血糖升高，血Na^+升高，血K^+、Ca^{2+}降低，淋巴细胞和嗜酸性粒细胞减少。患者患何种疾病的可能性最大
A. 糖尿病
B. 单纯性肥胖
C. 肾上腺皮质功能亢进症
D. 骨质疏松症
E. 肾上腺皮质功能减退症
2. 患者，女性，28岁。颈部逐渐变粗，甲状腺肿大，呼吸困难，吞咽困难。患者可能是
A. 缺锰
B. 缺硒
C. 缺碘
D. 缺锌
E. 缺铁

三 A3/A4 型题

（1~3 题共用题干）

患者，男性，49 岁。因呕吐、腹痛、困倦就诊，既往有糖尿病病史。查体：呼吸深快，呼气有特殊气味。

1. 最可能的诊断为
   A. 乳酸中毒　B. 丙酮酸酸中毒
   C. 酮症酸中毒　D. 呼吸性酸中毒
   E. 丙氨酸酸中毒
2. 在确定诊断中，不恰当的试验是
   A. 血糖浓度　B. 尿酮体定性检查
   C. 血酮体测定　D. 口服糖耐量试验
   E. 血气和电解质
3. 尿酮体检查的筛选试验是
   A. Rothera 法　B. Harrison 法
   C. 试带法　D. Gerhardt 法
   E. Ehrlich 法

（4~5 题共用题干）

患者，女性，35 岁。就诊时主诉近 1 年来易急躁，怕热多汗，易心悸，多食但易饥，体重减轻，吞咽障碍。查体时见患者眼球突出，双侧甲状腺肿大，心动过速。

4. 患者患何种疾病的可能性最大
   A. 糖尿病　B. 高代谢综合征
   C. 甲状腺功能亢进　D. 甲状腺功能减退
   E. 以上均不是
5. 若进一步实验室检查，结果见血清 FT_3 升高、TSH 降低，TRH 兴奋试验阴性，则患者患何种疾病的可能性最大
   A. 甲状腺癌　B. 单纯性甲状腺肿
   C. 垂体腺瘤　D. Graves 病
   E. 亚急性甲状腺炎

（6~7 题共用题干）

患者，男性，43 岁。抵抗力差，贫血，易反复感染，皮肤黏膜色素沉着明显。生化检查：血糖降低、血钠降低、血钾升高、血钙升高。

6. 患者患何种疾病的可能性最大

A. 免疫功能缺陷
B. 结核病复发
C. 高钾血症
D. 肾上腺皮质功能减退症
E. 肾上腺皮质功能亢进症

7. 为进一步明确是原发性还是继发性，需首选下列哪种检测项目

A. 血脂测定
B. 体液免疫功能检查
C. 血浆 ACTH 测定
D. 抗 TB 抗体检测
E. 细胞免疫功能检测

（8~12 题共用题干）

患者，女性，60 岁。伴多饮、多食、多尿和消瘦等。

8. 首先考虑的疾病是

A. 肾盂肾炎
B. 库欣综合征
C. 糖尿病
D. 肾病综合征
E. Fanconi 综合征

9. 首选的检查项目是

A. 肝功能检查
B. 血常规检查
C. 两对半检查
D. 肾功能检查
E. 血糖、尿糖检查

10. 最适宜检查的尿液标本类型是

A. 3 小时尿
B. 随机尿
C. 24 小时尿
D. 晨尿
E. 导尿标本

11. 如血糖正常，尿糖阳性，应考虑与哪种疾病相鉴别

A. Fanconi 综合征
B. 嗜铬细胞瘤
C. 肾病综合征
D. 库欣综合征
E. 腺垂体功能亢进

12. 若血糖正常，尿糖阳性，做进一步检查的最佳试验是

A. 血清蛋白电泳
B. 糖耐量
C. 微量清蛋白
D. α_1 微球蛋白
E. β_2 微球蛋白

四 B型题

（1~2题共用备选答案）

A. 雌激素　　B. 雄激素

C. 肾上腺皮质激素　　D. 催产素

E. 皮质醇

1. 可促进TSH分泌的是
2. 可抑制TSH分泌的是

（3~6题共用备选答案）

A. TT_4、TT_3测定　　B. FT_3、FT_4测定

C. TSH测定　　D. TSH兴奋试验

E. TSH受体抗体测定

3. 对甲状腺病变部位有诊断价值的是
4. 检测结果受血清TBG影响的是
5. 有助于Graves病诊断及预后评估的是
6. 在评价甲状腺功能上价值最大的是

（7~9题共用备选答案）

A. 0.5~2.5　　B. 0.2~2.0

C. 3.1~4.5　　D. 10.6~18.8

E. 7.6~14.8

7. 甲亢时TT_4（μg/L）/TBG（mg/L）的比值是
8. 甲状腺功能正常时TT_4（μg/L）/TBG（mg/L）的比值是
9. 甲减时TT_4（μg/L）/TBG（mg/L）的比值是

（10~13题共用备选答案）

A. 运动刺激试验　　B. 高血糖抑制试验

C. TRH兴奋试验　　D. ACTH兴奋试验

E. 高血糖素激发试验

10. 判断甲状腺功能亢进病变部位可选取
11. 诊断垂体性侏儒可选取
12. 肾上腺皮质功能亢进的病变部位诊断可选取

13. 诊断肢端肥大症可选取

（14~16题共用备选答案）

A. 肽类

B. 蛋白质类

C. 类固醇类

D. 氨基酸衍生物类

E. 脂肪酸衍生物类

14. 肾上腺皮质激素属于

15. 前列腺素属于

16. 甲状腺激素属于

五 X型题

1. 胰腺可分泌下列哪些激素

A. 胰岛素

B. 胰酶

C. 胰高血糖素

D. 生长激素释放抑制素

E. 生长激素

2. 垂体后叶激素包括

A. 黑色细胞刺激素

B. 催乳素

C. 血管升压素

D. 缩宫素

E. 促甲状腺激素

3. 下列哪些激素没有甾体结构

A. 卵泡刺激素

B. 甲状腺素

C. 睾酮

D. 生长激素

E. 雌三醇

4. 促进糖原分解的激素有

A. 促胰液素

B. 生长激素

C. 生长激素释放抑制素

D. 肾上腺素

E. 甲状腺激素

5. 下列甲状腺激素中含碘的有

A. TT_3

B. FT_3

C. TSH

D. TT_4

E. FT_4

6. 具有促进糖异生作用的激素有

A. 胰岛素

B. 胰高血糖素

C. 生长激素　　D. 糖皮质激素
E. 肾上腺素

7. 分泌受血糖浓度调节的激素有
A. 生长激素　　B. 肾上腺素
C. 胰岛素　　D. 胰高血糖素
E. 甲状腺激素

8. 升高血糖的激素有
A. 皮质醇　　B. 生长激素
C. 生长激素释放抑制素　　D. 肾上腺素
E. 胰高血糖素

9. 与碘缺乏有关的是
A. 地方性克汀病　　B. 食海产品过少
C. 地方性甲状腺肿　　D. 高碘性甲状腺肿
E. 碘性甲状腺功能亢进

参考答案与解析

一、A1 型题

1. C【解析】性早熟与甲状腺功能没有太大的关系。

2. A【解析】^{131}I 摄取试验对甲亢患者可诱发严重的心脏疾病，老年人及心脏病患者不能做此试验。

3. B【解析】醛固酮是肾上腺皮质激素的一种，是类固醇激素。

4. A【解析】地方性甲状腺肿的主要原因是碘缺乏，多见于山区和远离海洋的地区。碘是甲状腺合成甲状腺激素的重要原料之一，碘缺乏时合成甲状腺激素不足，反馈性引起垂体分泌过量的促甲状腺激素，刺激甲状腺增生性肥大。

5. D【解析】可作为排卵标志的激素是黄体生成素。

6. D【解析】糖皮质激素（GCS）是肾上腺分泌的一种类固醇激素。

7. E【解析】激素是通过受体发挥作用的。

8. D【解析】胰岛 β 细胞首先合成前胰岛素原，而分泌入血的是等分子的胰岛素和 C 肽。这里需要注意的是，前胰岛素原（proinsulin）是一种包含 A、B 两条链以及连接两链的肽链 C 的多肽分子，而在胰岛 β 细胞内部先会经过后蛋白加工修饰将其转化为等分子的胰岛素和 C 肽，然后才会分泌到血液中。

9. E【解析】除了月经周期中排卵期前雌激素水平达高峰时，对 GnRH 及 LH、FSH 释放的调节属于正反馈外，其余的均是负反馈。

10. B【解析】在葡萄糖的刺激下，2 型糖尿病患者的胰岛 B 细胞并不像正常细胞那样产生正常的两时相脉冲式分泌，仅产生第二时相的分泌。

二、A2 型题

1. C【解析】向心性肥胖、满月脸、多血质外貌为肾上腺皮质功能亢进症的典型症状，实验室检查结果可初步诊断为肾上腺皮质功能亢进症。

2. C【解析】根据临床表现可诊断为单纯性甲状腺肿大。

三、A3/A4 型题

1. C【解析】多数酮症酸中毒患者在发生意识障碍前数天有多尿、烦渴、多饮和乏力，随后出现食欲缺乏、恶心、呕吐，常伴头痛、嗜睡、烦躁、呼吸深快，呼气中有烂苹果味（丙酮）是其发作时的典型特点。因此，可初步诊断为酮症酸中毒。

2. D【解析】口服葡萄糖耐量试验是一种葡萄糖负荷试验，用以了解胰岛 B 细胞功能和机体对血糖的调节能力，是诊断糖尿病的确诊试验。患者既往有糖尿病史，不用做此项检查。

3. C【解析】尿酮体的检测方法有试带法、湿化学法和片剂法。

4. C【解析】根据临床表现，可能性最大的是甲状腺功能亢进。

5. D【解析】血清 FT_3升高、TSH 降低，TRH 兴奋试验阴性，则该患者患 Graves 病的可能性最大。

6. D【解析】慢性肾上腺皮质减退症发病隐匿，病情逐渐加重。原发性和继发性肾上腺皮质减退症具有共同的临床表现，如逐渐加重的全身不适、无精打采、乏力、倦怠、食欲缺乏、恶心、体重减轻、头晕和直立性低血压等。皮肤黏膜色素沉着是慢性原发性肾上腺皮质减退症特征性的表现。色素为棕褐色，有光泽，不高出皮面。色素沉着分布是全身性的，但以暴露部位及易摩擦的部位更明显，如脸、手、掌纹、乳晕、甲床、足背、瘢痕和束腰带的部位；在色素沉着的皮肤常有白斑点。牙龈、舌表面和颊黏膜也常有明显的色素沉着。有时合并其他自身免疫性内分泌和非内分泌疾病，在肾上腺脑白质营养不良患者可有中枢神经系统症状。

7. C【解析】血浆 ACTH 测定可以明确是原发性还是继发性。

8. C【解析】多饮、多食、多尿和消瘦等首先考虑糖尿病。

9. E【解析】怀疑糖尿病需做血糖、尿糖检查。

10. D【解析】最适用于糖尿病临床诊断的标本为晨尿。

11. A【解析】如血糖正常、尿糖阳性，应与 Fanconi 综合征相鉴别。

12. B【解析】若血糖正常，尿糖阳性，应做糖耐量试验。

四、B 型题

1. A【解析】有些激素也可以影响垂体 TSH 的分泌。例如，雌激素能增加腺垂体细胞上 TRH 受体的数量，使 TSH 分泌增多；糖皮质激素和生长激素则能抑制腺垂体分泌 TSH。

2. E【解析】皮质醇可抑制 TSH 分泌。

3. D【解析】TSH 兴奋试验：主要用于鉴别原发性甲低和继发性甲低（原发性：T_3、T_4↓，TSH↑）。甲亢时，TSH 低于正常，较 FT_4、FT_3 更敏感，一般可替代 TRA 兴奋试验，是目前最好的单项检测指标。FT_4、FT_3、TSH 是诊断甲亢的首选指标。

4. A【解析】凡是能引起血清 TBG 水平变化的因素均可影响 TT_4、TT_3 的测定结果，尤其对 TT_4 的影响较大。

5. E【解析】长期接受抗甲状腺药物治疗的甲亢患者，TRAb（TSH 受体）浓度下降可能提示病情缓解，但约 25% 的此类患者用 TRAb（TSH 受体）判断病情时有误差。用抗甲状腺药物治疗 Graves 病时，需要检测 TRAb（TSH 受体）水平，即使甲状腺激素水平恢复正常也要服用维持量一段时间，争取 TRAb（TSH 受体）转阴。因此，TRAb（TSH 受体）也被作为判断 Graves 病预后和抗甲状腺药物停药的指标。

6. B【解析】TT_3、TT_4 联合测定对甲状腺功能的判定有重要意义。

7. E【解析】为排除 TBG 浓度改变对 TT_4、TT_3 水平的影响，可用 TT_4（μg/L）/TBG（mg/L）的比值进行判断。若此比值在 3.1~4.5，提示甲状腺功能正常；比值在 0.2~2.0，应考虑存在甲减；而比值在 7.6~14.8 时，则应考虑甲亢。

8. C【解析】参见上一题解析。

9. B【解析】参见 B 型题第 7 题解析。

10. C【解析】TRH 兴奋试验可反映垂体 TSH 合成及贮备能力，在甲状腺功能紊乱，特别是病变部位和诊断方面有较大价值。

11. A【解析】诊断垂体性侏儒可选取运动刺激试验。

12. E【解析】肾上腺皮质功能亢进的病变部位诊断可选取高血糖素激发试验。

13. B【解析】诊断肢端肥大症可选取高血糖抑制试验。

14. C【解析】肾上腺皮质合成和分泌盐皮质激素、糖皮质激素和性激素。由于这些激素都属于类固醇的衍生物，因此统称为类固醇激素。

15. E【解析】前列腺素（PG）最早发现于精液，现知前列腺激素来源广泛、种类繁多，但均为二十碳多不饱和脂肪酸的衍生物。

16. D【解析】甲状腺激素属于氨基酸衍生物类激素。

五、X 型题

1. ACD【解析】胰腺的内分泌部分，是分散在胰腺中的不规则的细胞群。胰岛至少有三种细胞：A（或 α2）细胞分泌胰高血糖素；B（或 β）细胞分泌胰岛素；近来又发现一种细胞，称为D（或δ或α1）细胞，它在正常情况下分泌生长激素释放抑制激素。D细胞增生或发生肿瘤时，分泌大量促胃液素，称为胃泌素瘤。可引起胃酸分泌过多的消化性溃疡。

2. CD【解析】神经垂体分泌的两大激素：血管升压素和缩宫素。

3. ABD【解析】睾酮和雌三醇有甾体结构。

4. DE【解析】肾上腺素和胰岛A细胞分泌的胰高血糖素，通过cAMP可激活肝中糖原磷酸化酶使糖原分解，还有诱导肝中磷酸烯醇式丙酮酸激酶及果糖二磷酸酶的合成促进糖异生作用，使氨基酸转化成葡萄糖，从而使血糖上升。甲状腺素可促进糖的异生作用及糖原分解，并能促进小肠对葡萄糖的吸收，从而使血糖升高。

5. ABDE【解析】TSH刺激甲状腺分泌T_3，T_3反馈抑制TSH释放，不含碘。

6. BCDE【解析】在正常情况下，糖异生作用主要在肝脏进行。糖异生的过程受胰高血糖素、肾上腺素和糖皮质激素的促进，并受胰岛素抵抗。当胰岛素缺乏，而胰高血糖素、肾上腺素和糖皮质激素增多时，糖异生作用加强，肝糖原输出增多。生长激素主要通过抑制肌肉及脂肪组织利用葡萄糖，同时促进肝脏中的糖异生作用及对糖原进行分解，从而使血糖升高。

7. CD【解析】血糖浓度是调节胰岛素、胰高血糖分泌最重要的因素。

8. ABDE【解析】升高血糖的激素有胰高血糖素、肾上腺素、生长激素、皮质醇和胰岛素样生长因子。

9. ABC【解析】碘缺乏病（IDD）包括地方性甲状腺肿、克汀病和亚克汀病、单纯性聋哑、胎儿流产、早产、死产和先天畸形。

第二十二章　肿瘤标志物检验与临床

一 A1 型题

1. 免疫监视功能低下时，容易发生

A. 自身免疫病　　B. 超敏反应

C. 肿瘤　　D. 免疫缺陷病

E. 移植排斥反应

2. 目前常用来作为直肠癌、结肠癌治疗后的随访指标是

A. PAP　　B. CA50

C. CA125　　D. CA15-3

E. CEA

3. 胃活检组织标本的哪种黏附因子的免疫组化测定，可作为胃化生和肿瘤形成及分化较好的腺癌的一个重要的早期辅助诊断指标

A. LI-钙黏素　　B. 免疫球蛋白超家族

C. 整合素　　D. E-选择素

E. E-钙黏素

4. 测定下列哪种物质可预测评估患者体内肿瘤细胞转移危险性

A. 免疫球蛋白超家族　　B. LI-钙黏素

C. E-选择素　　D. CD44 变异体分子的 RNA

E. 整合素

5. 肿瘤发生的主要机制是

A. 免疫防御功能障碍　　B. 免疫自稳功能障碍

C. 免疫监视功能障碍　　D. 免疫调节功能障碍

E. 理化因素的影响

6. 对原发性肝癌有较大诊断价值的 AFP 值是

A. >20μg/L　　B. >100μg/L

C. >200μg/L　　D. >300μg/L

E. >400μg/L

7. 对消化道肿瘤有较大诊断价值的CEA的诊断标准是
A. >2.5μg/L
B. >5μg/L
C. >10μg/L
D. >20μg/L
E. >100μg/L
8. 下列哪种物质表达过量与肿瘤的发展和扩散有关
A. CD4分子
B. CD8分子
C. CD4分子变异体
D. CD8分子变异体
E. CD44分子变异体
9. 调节内皮细胞-结肠癌细胞间相互作用的黏附分子
A. 整合素
B. 选择素
C. VCAM-1
D. CD19
E. CD45
10. 化学致癌物诱发的肿瘤，其肿瘤抗原的显著特征是
A. 个体特异性
B. 种类多
C. 数量多
D. 不稳定
E. 特异性不强
11. 半抗原的特性是
A. 既有免疫原性，又有免疫反应性
B. 只有免疫原性，而无免疫反应性
C. 只有免疫反应性，而无免疫原性
D. 只有与蛋白质载体结合才能与抗体结合
E. 只有与蛋白质结合才具有免疫反应性
12. 肿瘤细胞表达的能介导肿瘤特异性T细胞凋亡的是
A. CD28
B. Fas
C. FasL
D. TAP-1
E. B7

二、A2型题

患者，男性，49岁。6个月前因患前列腺癌，故手术切除肿大的前列腺，近期复查发现t-PSA=65μg,应首先考虑
A. 前列腺炎
B. 无癌浸润病变
C. 肿瘤转移或复发
D. A+B
E. A+C

三 A3/A4 型题

(1~2 题共用题干)

患者，男性，52 岁。1 年前经血清 TM、结肠镜等检查，确诊为结肠癌，之后行手术切除肿瘤。

1. 应嘱患者一定要定期做（　　）检测
   A. AFP　　B. AFU
   C. CEA　　D. PSA
   E. NSE
2. 患者每 3 个月实验室检查血清 TM，术后第 4 次血清复检，结果显示 AFP 30μg/L、CEA 40μg/L，应首先考虑
   A. 肿瘤根治　　B. 结肠癌复发
   C. 原发性肝癌　　D. 慢性结肠炎
   E. 急性结肠炎

(3~6 题共用题干)

患者，男性，50 岁。健康体检时发现前列腺肿大，余正常。用化学发光免疫法测定血清中 t-PSA =4. 5μg/L、f-PSA =0. 6μg/L、f-PSA/t-PSA =0. 13，尿常规正常。

3. 最可能诊断的疾病是
   A. 睾丸鞘膜积液　　B. 急性前列腺炎
   C. 慢性前列腺炎　　D. 前列腺增生症
   E. 前列腺癌
4. (　　) 疾病的可能性最小
   A. 前列腺癌　　B. 前列腺结合
   C. 急性前列腺炎　　D. 慢性前列腺炎
   E. 前列腺增生症
5. 嘱患者应进一步做（　　）检查
   A. B 型超声　　B. 前列腺液检查
   C. 前列腺穿刺活检　　D. 血清酸性磷酸酶测定
   E. 以上均是
6. 患者于半年前切除肿大的前列腺，近期复检发现 t-PSA =60μg/L，应首先考虑
   A. 慢性前列腺炎　　B. 无癌浸润病变
   C. 肿瘤转移或复发　　D. A + B

E. A + C

（7 ~ 8 题共用题干）

患者，男性，52 岁。偶有排尿困难，直肠指诊前列腺肿大。实验室检查，血清中 t-PSA = 4μg/L，f-PSA = 12μg/L，f-PSA/t-PSA = 3；前列腺液涂片白细胞为 2 个/HP；尿检正常。

7. 最可能的诊断是

A. 前列腺癌　　B. 膀胱结石

C. 睾丸鞘膜积液　　D. 急性前列腺炎

E. 前列腺增生症

8. 患者 3 个月后复检，各项指征同上次，一般可排除下列哪种疾病

A. 前列腺癌　　B. 前列腺息肉

C. 前列腺结核　　D. 慢性前列腺炎

E. 前列腺增生症

（9 ~ 12 题共用题干）

患者，女性，59 岁。因胸闷、憋喘 1 个月入院。查体：慢性病容，双下肺叩诊呈浊音，双下肺呼吸音减弱。X 线：双侧胸腔积液。胸腔积液常规：血性积液，蛋白定性（++），比重 1.020，红细胞计数 112×10^6/L，有核细胞计数为 682×10^6/L。脱落细胞学检查：有异常细胞，胞体较大，圆形或卵圆形，散在或呈桑葚状排列，胞质丰富，有些细胞胞质内出现黏液空泡，核深染，染色质呈粗颗粒状或块状。

9. 根据脱落细胞学检查，患者最可能的诊断是

A. 分化较好的腺癌　　B. 角化型鳞癌

C. 非角化型鳞癌　　D. 未分化癌

E. 分化较差的腺癌

10. 引起胸腔积液最常见的恶性肿瘤是

A. 胃癌　　B. 恶性间皮瘤

C. 肺癌　　D. 胰腺癌

E. 恶性淋巴瘤

11. 假如细胞学示：细胞散在分布，边界清楚，圆形或卵圆形，细胞和胞核均明显增大，染色质分布于核的一侧，病理性核分裂象多见，多核瘤细胞多见。患者最可能的诊断是

A. 腺癌　　B. 恶性间皮瘤

C. 角化型鳞癌　　D. 非角化型鳞癌

E. 未分化癌

12. 假如痰细胞学示：癌细胞体积小，为不规则圆形或卵圆形，胞质少，呈裸核样，弱嗜碱性染色，细胞核小，比正常淋巴细胞大0.5~1.0倍，核畸形明显，染色深呈墨水滴样，患者最可能的诊断是

A. 分化差的鳞癌　　B. 分化差的腺癌
C. 恶性淋巴瘤　　D. 腺鳞癌
E. 小细胞未分化癌

四 B型题

(1~4题共用备选答案)

A. CD10　　B. TCR抗原
C. PAP　　D. S-100
E. 细胞角蛋白

1. 用于提示B细胞肿瘤的分化抗原是
2. 用于提示T细胞肿瘤的分化抗原是
3. 用于提示黑色素瘤抗原是
4. 用于提示前列腺癌抗原是

(5~8题共用备选答案)

A. NK细胞　　B. B细胞
C. $CD8^+T$细胞　　D. $CD4^+T$细胞
E. 树突细胞

5. 能直接杀伤肿瘤细胞的是
6. 杀瘤作用无肿瘤特异性和MHC限制性的是
7. 本身无直接杀瘤作用，但活化后，可通过产生TNF发挥溶瘤作用的是
8. 本身无直接杀瘤作用，但具有很强的抗原提呈作用的是

(9~11题共用备选答案)

A. AFP　　B. CEA
C. CA19-9　　D. NSE
E. PSA

9. 能协助诊断肝癌的是
10. 能协助诊断直肠癌的是

11. 能协助诊断胰腺癌的是

（12~14题共用备选答案）

A. CA19-9　　B. CA15-3

C. CA50　　D. CA125

E. CEA

12. 卵巢癌的早期诊断首选测定

13. 诊断转移性乳腺癌的首选指标

14. 主要判断胰腺癌的复发和转移

（15~18题共用备选答案）

A. AFP　　B. CA125

C. PSA　　D. β_2-M

E. hCG

15. 属于激素类的TM是

16. 属于胚胎类的TM是

17. 属于酶类的TM是

18. 属于糖类抗原的TM是

（19~21题共用备选答案）

A. PSA　　B. CA15-3

C. CEA　　D. AFP

E. NSE

19. 肺癌的主要标志物是

20. 乳腺癌的主要标志物是

21. 前列腺癌的主要标志物是

（22~24题共用备选答案）

A. CA125　　B. CA40

C. PSA　　D. hCG

E. AFP

22. 前列腺癌早期诊断首选测定

23. 原发性肝癌早期诊断首选测定

24. 绒毛膜癌患者 TM 异常增高主要见于

（25~27 题共用备选答案）

A. 筛查　　B. 诊断

C. 治疗监视　　D. 复发

E. 恶化

25. 检测范围宽的指标特别适合于

26. 敏感性高的指标特别适合于

27. 精密度高的指标特别适合于

五 X 型题

1. 下列有关杂交瘤技术的叙述中，正确的是

A. 其基本原理是通过融合 2 种细胞保持 2 种细胞的主要特性

B. 采用的细胞是小鼠脾细胞和小鼠骨髓细胞

C. 小鼠脾细胞需预先经抗原免疫

D. 选择性培养基为 HAT 培养基

E. 最常用的细胞融合剂为乙二醇

2. 淋巴瘤细胞系的选择，融合用的瘤细胞特性包括

A. 在体外能无限快速生长　　B. 融合率高

C. 不分泌淋巴因子和杀伤功能　　D. 缺乏某一特性的 T 细胞表面抗原或受体

E. 是 HGPRT 缺陷株

3. 关于肿瘤转移的描述，下列正确的是

A. 肿瘤转移与黏附分子密切相关

B. 内皮细胞-肿瘤细胞的识别在肿瘤转移至特定部位的过程中起决定性的作用

C. 不同肿瘤，其黏附途径不同

D. 恶性肿瘤细胞的转移与炎症时白细胞的浸润一样

E. 以上都不是

4. 关于肿瘤的逃逸机制，下列哪些正确

A. 肿瘤细胞表面 MHCI 或Ⅱ类分子缺失

B. 封闭因子的作用

C. 瘤细胞抗原缺乏激发机体免疫应答所必需的成分

D. 宿主免疫功能低下

E. 肿瘤细胞抗原诱发免疫耐受

5. T淋巴细胞杂交瘤细胞的功能包括
   A. 分泌各种淋巴因子
   B. 具有吞噬功能
   C. 具有调节功能
   D. 具有自身反应性
   E. 具有特异性杀伤功能
6. 关于肿瘤特异性抗原（TSA），下列叙述正确的是
   A. 指仅表达于肿瘤组织而不存在于正常组织中的抗原
   B. 化学物质诱发的TSA有高度的个体特异性
   C. 自发性肿瘤很难检测到TSA
   D. TSA主要诱导机体产生细胞免疫应答
   E. 病毒诱发的肿瘤细胞表面TSA多系病毒基因表达成分

参考答案与解析

一、A1型题

1. C【解析】免疫监视功能低下，可能导致肿瘤的发生和持续性病毒感染。

2. E【解析】直肠癌患者血清CEA升高，CEA可作为结肠、直肠癌术后的随访指标。

3. A【解析】胃活检组织标本的LI-钙黏素免疫组化测定可作为胃化生和肿瘤形成及分化较好的腺癌的一个重要的早期辅助诊断指标。

4. D【解析】CD44变异体分子的RNA可作为评估患者体内肿瘤细胞转移危险性的指标。

5. C【解析】免疫监视（immunologic surveillance）指机体识别和清除突变细胞，防止肿瘤发生的功能。

6. E【解析】血清AFP是临床上辅助诊断原发性肝癌（简称肝癌）最常用的肿瘤标志物。对于血清AFP≥400μg/L超过1个月，或≥200μg/L持续2个月，在排除妊娠、活动性肝病和生殖系胚胎源性肿瘤后，应高度怀疑肝癌，需做B超检查，必要时做CT/MRI和活组织检查等以明确诊断。

7. D【解析】CEA高于20μg/L时，则意味着可能有消化道肿瘤。

8. E【解析】CD44的变异体CD44V的高表达被认为与肿瘤的侵袭和转移有关。

9. B【解析】选择素分子配体在体内分布较广泛，分布于内皮细胞、白细胞、血小板的选择素通过介导细胞与内皮细胞的识别和结合，在炎症、肿瘤、凝血等病理活动中起重要作用。

10. A【解析】化学致癌物诱发的肿瘤，其肿瘤抗原的显著特征是明显的个体独特性。

11. C【解析】半抗原是只具有免疫反应而没有免疫原性的抗原。

12. C【解析】活化的肿瘤特异性 T 细胞 fas 蛋白表达增高，因此瘤细胞可通过 fasL-fas 途径介导肿瘤特异性 T 细胞凋亡。

二、A2 型题

C【解析】复查发现 t-PSA = 65μg，应首先考虑肿瘤转移或复发。

三、A3/A4 型题

1. C【解析】结肠癌术后，连续测定 CEA 将有助于疗效观察。

2. B【解析】术后 CEA 异常增高，可考虑结肠癌复发。

3. E【解析】t-PSA 在 4.0~10.0μg/L 之间，可能是前列腺癌，也可能是前列腺增生，特别注意进行鉴别诊断。目前采用的方法有以下几种：①以年龄调整参考值范围上限：40~49 岁为 2.5μg/L，50~59 岁为 3.5μg/L，60~69 岁为 4.5μg/L，70~79 岁为 6.5μg/L。②采用 PSA 增长的速率：测定 PSA，每年血清 PSA 浓度增长超过 0.75μg/L 为前列腺癌。③利用 PSA 密度：即血清 PSA 浓度与前列腺体积（超声测量）的比值。当 PSA 浓度轻度升高，而前列腺体积小时，也提示前列腺癌的存在。当前列腺体积大时，虽有 PSA 升高，也可能只是良性前列腺增生。如果 PSA 为 4~10μg/L，即使直肠指征阴性，但 PSA 密度阳性，则也可能是癌症。④f-PSA 和 t-PSA 比值：当 t-PSA 在 4.0~10.0μg/L 时，血清中 f-PSA/t-PSA 比值为 0.15，可作为前列腺增生和前列腺癌的鉴别点，比值 <0.15 时前列腺癌的可能性大。目前临床大都应用血清中 f-PSA/t-PSA 比值来鉴别良性前列腺增生和恶性前列腺癌。

4. C【解析】健康体检时发现前列腺肿大，余正常，可能性最小的就是急性前列腺炎。

5. E【解析】需要做的检查有前列腺筛查、直肠指检、前列腺特异抗原、直肠 B 超检查、前列腺活检。

6. C【解析】前列腺癌术后，t-PSA = 60μg/L，应首先考虑肿瘤转移或复发。

7. E【解析】最可能的诊断是前列腺增生症。

8. A【解析】复检后的指标不变，即 f-PSA/t-PSA = 3，比值 >0.15，前列腺癌的可能性不大，因此可排除前列腺癌。

9. A【解析】分化较好的腺癌的特点：胞体较大，圆形或卵圆形，胞质丰富，核深染，染色质呈粗颗粒或块状，分化程度较高，恶性程度较低。

10. C【解析】恶性胸腔积液又称癌性胸膜炎，是恶性肿瘤晚期常见的并发症。引起胸腔积液最常见的肿瘤是肺癌、乳腺癌、淋巴瘤，合占 75%，其次是卵巢癌、胃癌、肉瘤等。其中肺癌胸腔积液占恶性胸水的 50% 左右。

11. B【解析】恶性间皮瘤特点：肿瘤呈单个或多个分散增长，细胞圆，细胞核圆而多居中，可有双核，甚至出现巨大瘤细胞。

12. E【解析】小细胞未分化癌的癌细胞特点：体积较小，多为类圆形菱形，胞浆少，呈裸核样，核畸形明显。

四、B 型题

1. A【解析】B 细胞的分化抗原包括 CD10、CD19、CD20、CD21 和 CD22 等。

2. B【解析】用于提示 T 细胞肿瘤的分化抗原是 TCR 抗原。

3. D【解析】S-100 浓度升高可以考虑是黑色素瘤。

4. C【解析】前列腺癌血清 PAP 升高，是前列腺癌诊断、分期、疗效观察及预后的重要指标。

5. C【解析】$CD8^+$T 细胞是执行抗原专一性杀伤肿瘤细胞的主要效应性细胞，有效增强 $CD8^+$T 细胞抗肿瘤功能是治疗肿瘤的关键。

6. A【解析】NK 细胞具有广谱的抗肿瘤作用，不显示肿瘤杀伤的特异性和 MHC 限制性。

7. D【解析】本身无直接杀瘤作用，但活化后可以通过产生 TNF 发挥溶瘤作用的是 $CD4^+$T 细胞。

8. E【解析】树突状细胞（DC）是体内功能最强的专职抗原提呈细胞（APC），具有很强的抗原呈递能力，并能有效激发 T 细胞应答。

9. A【解析】甲胎蛋白（AFP）是原发性肝癌的特异性和灵敏度较高的肿瘤标志物。

10. B【解析】CEA 升高提示可能有胰腺癌、结肠癌、直肠癌、乳腺癌、胃癌、肺癌等肿瘤发生。

11. C【解析】CA19-9 是胰腺癌、胃癌、结直肠癌、胆囊癌的相关标志物，85%~95% 胰腺癌患者为阳性，CA19-9 测定有助于胰腺癌的鉴别诊断和病情监测。

12. D【解析】CA125 是上皮性卵巢癌和子宫内膜癌的首选标志物。

13. B【解析】CA15-3 是乳腺癌最重要的标志物。

14. A【解析】如果胰腺癌复发转移或病情恶化可见 CA19-9 的再度明显升高。

15. E【解析】激素类肿瘤标志物（TM）：小细胞肺癌可分泌促肾上腺皮质激素（ACTH），患甲状腺髓样癌时降钙素升高，患绒毛膜细胞癌时 hCG 明显升高。

16. A【解析】胚胎类的肿瘤标志物（TM）：AFP、CEA 等。

17. C【解析】酶和同工酶类的肿瘤标志物（TM）：如患肝癌时 GGT 升高，患前列腺癌时 PAP 升高，PSA 可作为前列腺癌筛查的标志物等。

18. B【解析】糖类抗原类的肿瘤标志物（TM）：CA125、CA15-3、CA19-9 等。

19. E【解析】NSE 可用于肺癌不同类型的鉴别诊断。

20. B【解析】CA15-3 是乳腺癌最重要的标志物。

21. A【解析】PSA 可作为前列腺癌筛查的标志物。

22. C【解析】参见上一题解析。

23. E【解析】AFP 是诊断原发性肝癌较敏感和特异的肿瘤标志物。

24. D【解析】患绒毛膜细胞癌时 hCG 明显升高。

25. C【解析】检测范围宽的指标特别适合于治疗监视。

26. A【解析】敏感性高的指标特别适合于筛查。

27. C【解析】精密度高的指标特别适合于治疗监视。

五、X 型题

1. ACD【解析】杂交瘤技术的基本原理是通过融合两种细胞而同时保持两者的主要特征。这两种细胞分别是经抗原免疫的小鼠脾细胞和小鼠骨髓瘤细胞，B 项错误；最常用的细胞融合剂为聚乙二醇，E 项错误。

2. ABCDE【解析】作为融合用的瘤细胞要求有以下特性：①在体外能无限、快速生长；②融合率高；③不分泌淋巴因子和杀伤功能；④缺乏某一特异性的 T 细胞表面抗原或受体；⑤HGPRT 酶缺陷等。

3. ABCD【解析】肿瘤转移是指肿瘤细胞通过血液循环、淋巴循环或者种植途径从原发部位转移至远处器官，并在那里定植、生长、形成转移灶，其转移和黏附分子、内皮细胞表面受体等有关，不同的肿瘤黏附的途径不同。

4. ABCDE【解析】肿瘤的逃逸机制主要有：①低免疫原性，一些肿瘤不具有 MHC 分子或缺失，因此对免疫系统来说，它们是正常的；②免疫耐受；③宿主免疫力功能低下；④肿瘤诱导产生豁免区域，即瘤细胞分泌多种分子组织淋巴细胞，APC 抗原呈递细胞进入肿瘤区；⑤瘤细胞抗原调变作用。

5. ACDE【解析】T 淋巴细胞杂交瘤细胞不具有吞噬功能。

6. ABCDE【解析】肿瘤特异性抗原（TSA）是仅表达于某种肿瘤细胞表面而不存在于正常组织的抗原。①化学物质诱发的 TSA：高度个体化，具有不同的抗原特异性；肿瘤的抗原性较弱。②病毒诱发的 TSA：同一种病毒诱发的不同类型的肿瘤均可表达相同的抗原；具有较强的免疫原性。③自发性肿瘤 TSA：人类大多数肿瘤属于自发肿瘤，无明显诱因；一些类似于化学因素诱发的肿瘤，有明显的个体特异性；一些类似于病毒诱发的肿瘤具有共同抗原。

第二十三章　体液和酸碱平衡紊乱检验

一 A1 型题

1. 不参与酸碱平衡调节的是
   A. 细胞外液的缓冲体系　　B. 肺
   C. 细胞内液的缓冲体系　　D. 肾
   E. 肝胆系统
2. 不出现低钠血症的病症是
   A. 缺水引起的失水征　　B. 渗透性利尿
   C. 代谢性酸中毒　　D. 严重腹泻
   E. 急性肾衰竭多尿期
3. 血液中运输 CO_2 的主要形式是
   A. CO_3^-　　B. H_2CO_3
   C. 物理溶解　　D. HCO_3^-
   E. HbNHCOOH
4. 常用血气分析标本必须采用下列哪种抗凝剂
   A. 氟化钠　　B. 肝素
   C. 碳酸钾　　D. 草酸钾
   E. 枸橼酸钠
5. 促进 $1,25-(OH)_2-D_3$ 合成的因素是
   A. 血钙增高　　B. 血磷增高
   C. PTH 分泌增多　　D. 降钙素分泌增多
   E. 雄激素分泌增多
6. 常用血气分析标本应为
   A. 血浆　　B. 静脉全血
   C. 动脉全血　　D. 毛细血管血
   E. 以上都不正确

7. 血液中最重要的缓冲系统是

A. 血浆蛋白的缓冲系统

B. 细胞内 H^+ 作为底物被利用

C. 血红蛋白缓冲系统

D. 碳酸盐-碳酸缓冲系统

E. 磷酸氢二钠-磷酸二氢钠缓冲系统

二 A2 型题

患者动脉血气分析指标为：pH 7.36，PCO_2 4.0kPa，SB 19mmol/L，AB 18mmol/L，BE 5mmol/L，可考虑为

A. 无酸碱平衡紊乱

B. 代偿型呼吸性碱中毒

C. 代偿型呼吸性酸中毒

D. 代偿型代谢性酸中毒

E. 代偿型代谢性碱中毒

三 A3/A4 型题

（1～4 题共用题干）

患儿，男，14 岁。从未进行过脊髓灰质炎免疫接种，在夏季后期患此病住进医院。在病情严重时使用了人工呼吸器，恢复时撤掉人工呼吸器，未出现不良影响。几天后，血气、电解质结果如下：Na^+ 136mmol/L，K^+ 4.5mmol/L，Cl^- 92mmol/L，pH 7.32，CO_2 36mmol/L，PCO_2 70mmHg。

1. 患者的酸碱平衡紊乱类型是

A. 呼吸性碱中毒

B. 代谢性碱中毒

C. 代偿性呼吸性酸中毒

D. 代谢性酸中毒

E. 混合性碱中毒

2. 患者的 HCO_3（mmol/L）为

A. 339

B. 0.339

C. 33.9

D. 3.39

E. 0.0339

3. 患者的 AG（mmol/L）为

A. 14.6

B. 48.5

C. 28.8

D. 140.5

E. 232.5

4. 如果人工呼吸器的速率过快，可能会引起

A. 酸碱平衡正常

B. 碱中毒

C. 酸中毒

D. 保持过去的酸碱平衡紊乱

E. 混合性酸碱平衡紊乱

（5~7题共用题干）

患者，男性，32岁。糖尿病昏迷4小时，呼吸深快并有烂苹果味。血气分析结果：pH 7.02，$PaCO_2$ 15mmHg，PaO_2 110mmHg，HCO_3^- 4.8mmol/L，Na^+ 138mmol/L，K^+ 4.5mmol/L，Cl^- 101mmol/L。

5. 患者最可能的诊断为
   A. 乳酸酸中毒
   B. 丙酮酸酸中毒
   C. 酮症酸中毒
   D. 呼吸性酸中毒
   E. 苹果酸酸中毒
6. 在确定诊断的实验室检查中，哪项不需要
   A. 尿糖测定
   B. 尿酮体定性检测
   C. 血糖浓度检测
   D. 血C肽测定
   E. 血苹果酸检测
7. 患者AG值为
   A. 37mmol/L
   B. 27.7mmol/L
   C. 96.2mmol/L
   D. 32.2mmol/L
   E. 133.2mmol/L

四 B型题

（1~3题共用备选答案）

A. 血浆容量减少，组织间液容量减少，细胞内液容量正常
B. 血浆容量减少，组织间液容量减少，细胞内液容量增多
C. 血浆容量正常，组织间液容量减少，细胞内液容量减少
D. 血浆容量减少，组织间液容量减少，细胞内液容量减少
E. 血浆容量减少，组织间液容量正常，细胞内液容量减少

1. 等渗性脱水引起
2. 高渗性脱水引起
3. 低渗性脱水引起

（4~7题共用备选答案）

A. 血清 K^+ ↑
B. 血清 Cl^- ↑
C. 血清 Na^+ ↑
D. 血清 Cl^- ↓

E. 血清 K^+ ↓

4. 采血时止血带缚绑时间过长
5. 大量输血后
6. 标本溶血
7. 标本置冰箱 24 小时后，分离血清检测结果

（8~9 题共用备选答案）

A. 3.5mmol/L　　B. 5.5mmol/L
C. 130mmol/L　　D. 150mmol/L
E. 155mmol/L

8. 低钠血症是指血清钠低于
9. 低钾血症是指血清钾低于

（10~13 题共用备选答案）

A. 汞滴定法　　B. 分光光度法
C. 库仑电量分析法　　D. 离子选择电极法
E. 火焰光度法

10. 基于 Cl^- 与硫氰酸汞反应的是
11. 最早测定 Cl^- 的方法是
12. 血清钠、钾测定的参考方法是
13. 目前测定 Cl^- 最好的方法是

（14~17 题共用备选答案）

A. 23~31mmol/L　　B. -3~ +3mmol/L
C. 8~16mmol/L　　D. 22~27mmol/L
E. 175~230mmol/L

14. AG 正常值
15. 二氧化碳总量正常值
16. BE 正常值
17. SB 正常值

（18~22 题共用备选答案）

A. 代谢性酸中毒　　B. 代谢性碱中毒
C. 呼吸性酸中毒　　D. 呼吸性碱中毒

E. 以上都不是

18. $PaO_2 > 80mmHg$
19. $PaCO_2 < 35mmHg$
20. $BE < -3mmol/L$
21. $SB > 27mmol/L$
22. $AG > 16mmol/L$

（23~27 题共用备选答案）

A. 代谢性酸中毒
B. 代谢性酸中毒合并代谢性碱中毒
C. 代谢性酸中毒合并呼吸性酸中毒
D. 代谢性酸中毒合并呼吸性碱中毒
E. 代谢性碱中毒合并呼吸性酸中毒

23. pH↓，$PaCO_2$↓，HCO_3^-↑↑，$AG > 16mmol/L$，$\triangle AG \approx \triangle HCO_3^-$
24. pH（−），$PaCO_2$↑↑，HCO_3^-↑↑
25. pH↓，$PaCO_2$↑，HCO_3^-↓
26. pH（−），$PaCO_2$（−），HCO_3^-（−），$AG > 16mmol/L$
27. pH（−），$PaCO_2$↓↓，HCO_3^-↓↓

五 X 型题

1. 能直接用血气分析仪测定的指标有

A. BE
B. pH
C. HCO_3^-
D. PCO_2
E. PO_2

2. 血钾浓度与酸碱平衡的相互关系是

A. 高血钾时可引起代谢性酸中毒
B. 低血钾时可引起代谢性碱中毒
C. 代谢性酸中毒时可引起低血钾
D. 代谢性碱中毒时可引起高血钾
E. 低血钾时可引起代谢性酸中毒

3. 参加水、电解质和 pH 调节的主要器官有

A. 肺
B. 肠
C. 肾
D. 肝
E. 脑

4. Ⅰ型酪氨酸血症由下述哪些酶缺陷所致

A. 酪氨酸酶
B. 酪氨酸转氨酶
C. 对羟苯丙酮酸氧化酶
D. 尿黑酸氧化酶

E. 延胡索酰乙酰乙酸酶

参考答案与解析

一、A1 型题

1. E【解析】机体酸碱平衡的维持主要依赖于血液缓冲系统、肺呼吸，以及肾对酸、碱物质的排泄等一系列生化机制。

2. A【解析】水摄入不足或丢失过多导致缺水，细胞外液量减少，Na^+浓度增加，不会出现低钠血症。

3. D【解析】血液中CO_2有三种运输方式，即：物理溶解；与HCO_3^-结合；与Hb结合成氨基甲酸血红蛋白（Hb-NHCOO-）。因为组织细胞代谢过程中产生的CO_2自细胞进入血液的静脉端毛细血管，使血浆中PCO_2升高，其大部分CO_2又扩散入红细胞，在红细胞内碳酸苷酶的作用下，生成H_2CO_3，再解离成H^+和HCO_3^-，并以HCO_3^-形式随循环进入肺部。因肺部PCO_2低、PO_2高，红细胞中HCO_3^-与H^+结合生成H_2O和CO_2，后者通过呼吸排出体外。红细胞中一部分CO_2以Hb-NHCOO-形式运输，占CO_2运输总量的13%~15%，溶解状态运送的CO_2仅占8.8%。因此血液中CO_2的主要运输形式是HCO_3^-。

4. B【解析】肝素是血气分析的最佳抗凝剂，少量即可达到抗凝而不影响动脉血中气体成分及酸碱度。

5. C【解析】PTH可以提高25-（OH）-D_3-1α-羟化酶的活性，促进1,25-（OH）$_2$-D_3生成。

6. C【解析】实验室血气分析的标本应选动脉全血。

7. D【解析】血液中最重要的缓冲系统是碳酸盐-碳酸缓冲系统。

二、A2 型题

D【解析】$AB \approx SB < 22mmol/L$，为代谢性酸中毒。

三、A3/A4 型题

1. C【解析】可初步判断为代偿性呼吸性酸中毒。

2. C【解析】TCO_2（mmol/L）=［HCO_3^-］（mmol/L）+$PCO_2 \times 0.03$，即$HCO_3^- = 36 - 70 \times 0.03 = 33.9$。

3. A【解析】AG值是按$AG = Na^+ - (HCO_3^- + Cl^-)$计算所得。

4. B【解析】如果人工呼吸器的速率过快，可能会引起碱中毒。

5. C【解析】糖尿病昏迷、呼吸深快、呼气中有烂苹果味（丙酮气味），符合酮症酸中毒失代偿阶段症状，同时血气分析结果也符合酮症酸中毒。因此最可能的诊断是酮症酸中毒。

6. E【解析】血苹果酸检测对酮症酸中毒的诊断没有意义。

7. D【解析】AG 值是按 $AG = Na^{+} - (HCO_3^- + Cl^-)$ 计算所得，为 $138 - (4.8 + 101) = 32.2$。

四、B 型题

1. A【解析】等渗性脱水：体液中水和电解质丢失基本平衡，细胞内、外渗透压无多大差异。

2. D【解析】高渗性脱水失水大于失盐，细胞外液（血浆与组织间液）渗透压高，导致细胞内液容量也降低。

3. B【解析】低渗性脱水：丢失的盐多于水，细胞外液不仅容量减少，而且渗透压也低于细胞内液，因此细胞外液的水分进入细胞内。

4. D【解析】止血带缚绑时间过长，血细胞损伤，K^+ 从细胞内出来，K^+ 会增高，H-K 交换，H^+ 进入细胞内，而 OH^- 会减少，Cl^- 进入细胞，因此血清中 Cl^- 降低。

5. A【解析】由于库存血中有大量 K^+，如果大量输入库存血，会导致高钾血症。

6. A【解析】由于细胞内、外 K^+ 浓度有明显差别，轻微溶血，也会造成血钾含量显著升高。

7. A【解析】细胞内、外钾平衡是依靠细胞膜上的 Na-K-ATP 酶，全血标本冷藏时，糖酵解及 Na^+-K^+-ATP 酶被抑制，不能维持细胞内外钾梯度，细胞内钾外移，使测定结果升高。

8. C【解析】低钠血症是指血清钠低于 130mmol/L 时出现的一系列临床症状？

9. A【解析】血清钾浓度低于 3.5mmol/L 称为低钾血症。

10. B【解析】硫氰酸汞反应，生成难电离的二氯化汞分子，置换出的硫氰酸根与三价的铁离子反应生成橙红色硫氰酸铁络离子，根据颜色深浅，用分光光度法测定。

11. A【解析】最早测定 Cl^- 的方法是汞滴定法。

12. E【解析】Na^+、K^+ 测定可采用火焰光度法。

13. D【解析】离子选择电极（ISE）法是目前测定 Cl^- 的最好方法，因为测定 Cl^- 的电极均与 K^+、Na^+ 电极配套，仅需 100μl 全血即可测出标本中 K^+、Na^+ 和 Cl^- 的含量，快速、准确，操作简便，是目前临床广为使用的方法。

14. C【解析】AG 的正常值为 8~16mmol/l，平均值为 12mmol/l。

15. A【解析】血液二氧化碳的浓度，正常范围是 23~31mmol/L，平均 27mmol/L。

16. B【解析】碱剩余（BE）参考值 -3~ +3mmol/L，正值指示增加，负值为降低。

17. D【解析】标准碳酸氢盐（SB）正常值为 22~27mmol/L。

18. E【解析】国内大部分地区采用 PaO_2 80~100mmHg 的正常值范围。

19. D【解析】$PaCO_2 < 35$mmHg 提示呼吸性碱中毒或代谢性酸中毒的呼吸代偿。

20. A【解析】用碱滴定，表明受测血样缓冲碱量低，为碱缺失，用负值表示（即-BE），见于代谢性酸中毒。

21. B【解析】代谢性碱中毒时，SB 升高。

22. A【解析】目前多以 AG 16mmol/L 作为判断是否有 AG 增高型代谢性酸中毒的界限。

23. A【解析】AG > 16mmol/L，为代谢性酸中毒。

24. E【解析】HCO_3^- ↑↑考虑代谢性碱中毒，$PaCO_2$ ↑↑考虑呼吸性酸中毒，pH 不变，为代谢性碱中毒合并呼吸性酸中毒。

25. C【解析】HCO_3^- ↓考虑代谢性酸中毒，$PaCO_2$ ↓考虑呼吸性酸中毒，pH↓，考虑代谢性酸中毒合并呼吸性酸中毒。

26. B【解析】AG 升高考虑代谢性酸中毒，而 pH 不变、$PaCO_2$ 不变，没有呼吸性因素的影响，考虑代谢性酸中毒合并代谢性碱中毒。

27. D【解析】HCO_3^- 降低考虑代谢性酸中毒，$PaCO_2$ 降低考虑呼吸性碱中毒，pH 不变，考虑代谢性酸中毒合并呼吸性碱中毒。

五、X 型题

1. BDE【解析】目前，血液分析仪测定三个基本参数：pH、PCO_2 和 PO_2。其余指标为计算值。

2. AB【解析】细胞内外存在 H^+-K^+ 交换。代谢性酸中毒时，细胞外 H^+ 进入细胞内，细胞内 K^+ 进入细胞内外，引起高血钾；代谢性碱中毒时，细胞内 H^+ 进入细胞外，细胞外 K^+ 进入细胞内，引起低血钾；低血钾时细胞内 K^+ 进入细胞外，细胞外 H^+ 进入细胞内，引起代谢性碱中毒；高血钾时，细胞外 K^+ 进入细胞内，细胞内 H^+ 进入细胞外，引起代谢性酸中毒。

3. AC【解析】参加水、电解质和酸碱平衡调节的主要器官有肾和肺。

4. CE【解析】Ⅰ型酪氨酸血症：是由于延胡索酰乙酰乙酸酶活性降低所致，另外，对羟苯丙酮酸氧化酶活性也有下降。

第二十四章　诊断酶学

一 A1 型题

1. CK 含量最多的人体组织是

A. 肺　　B. 肌肉

C. 肝脏　　D. 肾脏

E. 心脏

2. 不需镁离子作激活剂的酶是

A. CK　　B. G6PD

C. ALP　　D. AMY

E. LD

3. ALT 在人体内各器官含量多少排列顺序是

A. 心、肝脏、肾脏、骨骼肌　　B. 心脏、肾脏、肝脏、骨骼肌

C. 肝脏、肾脏、心脏、骨骼肌　　D. 肝脏、心脏、肾脏、骨骼肌

E. 肝脏、骨骼肌、心脏、肾脏

4. γ-GT 测定中下列何种底物由于有较好的溶解度而可显著增加酶的最大反应速度

A. 双甘肽　　B. 对硝基苯胺

C. γ-谷氨酰 α-萘胺　　D. γ-谷氨酰-3-羧基-对硝基苯胺

E. γ-谷氨酰对硝基苯胺

5. 含有硫胺素的辅酶或辅基是

A. TPP　　B. FAD

C. FMN　　D. NADH

E. NADPH

6. CK 是由 2 个亚单位组成的二聚体，产生的同工酶有

A. 2 种　　B. 3 种

C. 4 种　　D. 5 种

E. 6 种

7. 家族性中度溶血性贫血与以下哪种酶异常相关

A. LD　　B. G6PD

C. 丙酮酸激酶　　D. 葡萄糖磷酸异构酶

E. Na^+-K^+-ATP 酶

8. 目前我国临床实验室测定酶活性浓度推荐温度为

A. (25 ±0.1)℃　　B. (25 ±0.3)℃

C. (37 ±0.1)℃　　D. (37 ±0.5)℃

E. (30 ±0.1)℃

9. 下列哪种辅酶或辅基是维生素 B_2 的组成成分

A. TPP　　B. FAD

C. NAD^+　　D. CoA

E. $NADP^+$

10. 已知某酶的 Km 为 0.05mmol/L，试问要使此酶所催化的反应速度达最大反应速度的 80% 时，底物浓度应是

A. 0.2mmol/L　　B. 0.4mmol/L

C. 0.5mmol/L　　D. 0.6mmol/L

E. 0.8mmol/L

11. 血清乳酸脱氢酶对低温敏感的同工酶是

A. LD_3　　B. LD_5

C. LD_2　　D. LD_4

E. LD_1

12. 加热至 56℃时最不稳定的 ALP 同工酶是

A. 骨 ALP　　B. 肠 ALP

C. 肝 ALP　　D. 肾 ALP

E. 胎盘 ALP

13. 有关连续监测法的描述哪项是错误的

A. 适用于酶活性的测定　　B. 是在反应达到平衡时进行连续观察

C. 连续监测法又称动态分析法　　D. 连续监测法又称速率法

E. 是在反应呈线性期进行连续观察

二 A2 型题

患者，男性，72 岁。进行性排尿困难两年。直肠指诊触及前列腺侧叶增大、中间沟平，左侧叶有 2cm 大小硬结，怀疑为前列腺癌。临床以往常用来诊断前列腺疾病的酶学指标是

A. ALP　　B. ACP

C. ALT　　D. AST

E. AMY

三 A3/A4 型题

（1~2 题共用题干）

患者，男性，54 岁。多年来每天饮酒大约 100g，有反复出现上腹疼痛史，发作时上腹部有中等程度压痛，服抗酸药可缓解。实验室检查：HCT 0.40，WBC 10×10^9/L，血清肌酐 10mg/L，血淀粉酶 700U/L，尿肌酐 0.7g/L，尿淀粉酶 400U/L，便隐血（++）。上消化道造影有十二指肠球部变形。

1. 患者的淀粉酶/肌酐清除率（%）为
   A. 0.5　　B. 0.8
   C. 2　　D. 5
   E. 10
2. 最可能的诊断是
   A. 消化性溃疡伴胆囊炎　　B. 急性胰腺炎合并消化性溃疡
   C. 消化性溃疡伴巨淀粉酶血症　　D. 消化性溃疡向后壁穿透到胰腺
   E. 急性胰腺炎继发十二指肠球部痉挛

（3~4 题共用题干）

患者，女性，38 岁。右膝外上方肿痛 4 个月，膝关节伸屈活力受限。X 线片示右股骨下端有破坏灶，边缘膨胀，中央有肥皂泡样改变，向内已超过中线，远端距关节面不足 1cm。诊断为骨细胞癌。

3. 此时碱性磷酸酶活性
   A. 不升高　　B. 中度升高
   C. 明显升高　　D. 轻度升高
   E. 极度升高
4. GCT 酶活性应是
   A. 不升高　　B. 中度升高
   C. 明显升高　　D. 轻度升高
   E. 极度升高

四 B 型题

（1~4 题共用备选答案）

A. LD_1　　B. LD_2

C. LD_3
D. LD_4
E. LD_5

1. 主要在横纹肌中的是
2. 主要在心肌中的是
3. 一般成年人存在最多的是
4. 主要存在于脾、肺中的是

(5~8 题共用备选答案)

A. γ-GT_1
B. γ-GT_2
C. γ-GT_3
D. γ-GT_4
E. AMY

5. 酒精性肝时增加的是
6. 重症肝胆疾病时常出现的是
7. 胆总管结石时增加的是
8. 胰腺炎时增加的是

(9~12 题共用备选答案)

A. CK_1
B. CK_2
C. CK_3
D. CK_4
E. AMY

9. 免疫抑制法测定 CK 时常受到（　　）干扰
10. 在线粒体中存在的是
11.（　　）测定有更高的灵敏性和特异性，曾被认为是诊断 AMI 最有价值的生化指标
12. 正常人血清几乎全为

五 X 型题

1. 下列酶中具有酶原形式的有
A. 胰蛋白酶
B. 糜蛋白酶
C. 胃蛋白酶
D. ALP
E. ALT

2. 临床上应用酶检测诊断疾病时，一般考虑下列哪些因素
A. 组织与血清酶活性比值在 10 倍以上
B. 酶组织分布广
C. 要有合适的生物半衰期的

D. 同工酶有一定组织分布特异性

E. 组织损伤后，酶能较快地释放到血液中

3. 锰是下列哪些酶的组成成分

A. 碱性磷酸酶　　B. 脯氨酸酶

C. 精氨酸酶　　D. 超氧化物歧化酶

E. 丙酮酸羧化酶

4. 人体内重要的含锌酶有

A. 碳酸酐酶　　B. 丙酮酸氧化酶

C. 乳酸脱氢酶　　D. 酪氨酸氧化酶

E. 碱性磷酸酶

5. 关于LD和LD同工酶的应用原则正确的是

A. 如果连续测定LD，对于就诊较迟CK已恢复正常的AMI患者有一定参考价值

B. 是临床评估溶栓治疗法的常用项目

C. 限制LD应用，不作为常规检查项目，主要用于排除急性心肌梗死诊断

D. 在胸痛发作24小时后测定LD同工酶，作为CK-MB补充

E. LD出现较迟，如果CK-MB或cTn已有阳性结果，AMI诊断明确，就没有必要再检测LD和LD同工酶

6. 对酶活性浓度测定描述正确的是

A. 需最适酸碱度　　B. 不可测定底物消耗量

C. 与底物浓度有关　　D. 需最适温度

E. 可测定产物生成量

7. 镉化合物的抑制作用主要体现于

A. 可激活脱氢酶　　B. 可抑制脱羧酶

C. 易与丙酮酸氧化酶的巯基结合　　D. 可抑制组氨酸酶

E. 可抑制肝细胞线粒体氧化磷酸化过程

参考答案与解析

一、A1型题

1. B【解析】肌酸激酶（CK）主要以骨骼肌、心肌含量最多，其次是脑组织和平滑肌。

2. E【解析】CK、ALP、AMY、G6PD都需要Mg^{2+}作为其激活剂。

3. C【解析】ALT广泛存在于多种器官中，人体内各器官含量多少排列顺序是肝脏、肾脏、心脏、骨骼肌等。

4. D【解析】γ-GT 是在氨基酸吸收中参与 γ-谷氨酰基循环的一个重要的酶，其测定原理是：γ-GT 作用于 γ-谷氨酰-3-羧基-4-对硝基苯胺和双甘肽，产生 γ-谷氨酰双甘肽和5-氨基-2-硝基苯甲酸盐。在 405nm 处检测吸收峰，可计算出血清中 γ-GT 浓度。

5. A【解析】硫胺素的衍生物 TPP 是一个重要的辅酶。

6. B【解析】CK 是由 M 和 B 两种不同的亚基组成的二聚体，正常人体中有 3 种同工酶，即 CK-BB（CK_1）、CK-MB（CK_2）和 CK-MM（CK_3）。

7. D【解析】葡萄糖磷酸异构酶缺乏与家族性中度溶血性贫血有关，其变异体可以通过电泳或动力学异常检测。

8. C【解析】我国临床实验室规定酶活性测定的推荐温度为（37 ±0.1）℃。

9. B【解析】维生素 B_2 又称核黄素（riboflavin），FMN 和 FAD 是脱氢酶的辅酶，维生素 B_2 是 FMN 和 FAD 的组成成分。

10. A【解析】根据米氏方程 $v = \frac{V_{max}[S]}{K_m + [S]}$，代入公式，解得［S］ =0.2mmol/L。

11. A【解析】乳酸脱氢酶同工酶有 LD_1、LD_2、LD_3、LD_4、LD_5。室温放置比冷藏更稳定，LD_3 对低温敏感。

12. A【解析】加热至 56℃骨 ALP 最不稳定。

13. B【解析】连续检测法是将酶与底物在特定条件（缓冲液、温度等）下孵育，每隔一定时间（2～60 秒）连续层酶促反应过程中某一底物或产物的特征信号（如 NADH 在 340nm 的吸光度）的变化，从而计算出每分钟的信号变化速率，此法亦称速率法。

二、A2 型题

B【解析】酸性磷酸酶（ACP）主要来源是血小板、红细胞、骨、网状内皮系统的细胞和前列腺；作为衍生于前列腺的同工酶，在诊断前列腺癌时起重要作用。前列腺 ACP 可作为肿瘤标记物。

三、A3/A4 型题

1. B【解析】清除率的计算公式为$\frac{V \times U}{P}$，V 为每分钟尿量，U 为尿物质的浓度，P 为血中物质的浓度。

2. C【解析】便隐血阳性，服抗酸药可缓解疼痛，说明有消化性溃疡。血淀粉酶 700U/L 高，而尿淀粉酶不高，说明存在巨淀粉酶血症。

3. B【解析】ALP 和骨化过程密切相关，很多骨骼疾病如佝偻病、软骨症、原发和继发性骨肿瘤患者血中 ALP 都升高，尤其是骨 ALP 同工酶增高。骨肿瘤时 ALP 活性中度升高。

4. B【解析】血液中的 GGT 主要来源于肝胆，还可用于判断急性恶性肿瘤有无转移。肿瘤患者如有 GGT 升高，说明有肝转移的可能性。

四、B型题

1. E【解析】LD广泛存在于各种器官组织胞浆内，按含量由多到少依次为肝、心、肾、骨骼肌、红细胞、脑等。LD的分布情况见表24－1。

表24－1　LD的分布情况

种类	主要分布组织及细胞
LD_1	心肌、红细胞、肾皮质、白细胞、肝
LD_2	白细胞、肾、红细胞、心肌、肝
LD_3	白细胞、脾、肺、血小板、肝、淋巴组织
LD_4	肝、骨骼肌、白细胞、血小板
LD_5	骨骼肌、肝、血小板

2. A【解析】参见上一题解析。

3. B【解析】正常成年人血清LDH同工酶电泳结果是：$LD_2>LD_1>LD_3>LD_4>LD_5$。

4. C【解析】参见B型题第1题解析。

5. B【解析】酒精性肝坏死和胆总管结石时常有γ-GT_2增加。

6. A【解析】重症肝胆疾病和肝癌时常有γ-GT_1出现。

7. B【解析】胆总管结石时常有γ-GT_2增加。

8. B【解析】胰腺炎时γ-GT_2也增加。

9. A【解析】免疫抑制法测定CK，CK_1不被抑制。当CK_1含量较多时，本法不适用。

10. D【解析】在细胞线粒体内还存在另一CK同工酶，即所谓线粒体CK（CK-Mt），也称CK_4。

11. B【解析】CK_2（CK-MB）是诊断AMI最有价值的酶学指标。

12. C【解析】CK_3（CK-MM）主要存在于骨骼肌，是体内含量最多的肌酸激酶。

五、X型题

1. ABC【解析】有些酶在细胞内合成或初分泌时，没有催化活性，这种无活性状态的酶的前身物称为酶原。酶原向活性的酶转化的过程称为酶原的激活。酶原激活实际上是酶的活性中心形成或暴露的过程。胃蛋白酶、胰蛋白酶、胰糜蛋白酶、羧基肽酶、弹性蛋白酶在它们初分泌时都是以无活性的酶原形式存在，在一定条件下才转化成相应的酶。

2. CDE【解析】酶组织分布广是酶的特性。组织与血清酶活性比值不需要在10倍以上。

3. BCDE【解析】锰是精氨酸酶、脯氨酸酶、丙酮酸羧化酶、RNA聚合酶、超氧化物歧化酶的组成成分，又是磷酸化酶、醛缩酶、半乳糖基转移酶等的激活剂，与蛋白质生物合成、生长发育有密切关系。

4. ABCE【解析】人体内重要的含锌酶有碳酸酐酶、胰羧肽酶、DNA 聚合酶、醛脱氢酶、谷氨酸脱氢酶、苹果酸脱氢酶、乳酸脱氢酶、碱性磷酸酶、丙酮酸氧化酶等。

5. ACDE【解析】检测 AMI 时 LD 和 LD 同工酶的应用原则：①限制 LD 应用，不作为常规检查项目，对患者作个案处理，主要用于排除急性心肌梗死诊断。②在胸痛发作 24 小时后测定 LD 同工酶，作为 CK-MB 补充。LD 出现较迟，窗口期较长，如果连续测定 LD，对于就诊较迟 CK 已恢复正常的 AMI 患者有一定参考价值。③LD 出现较迟，如果 CK-MB 或 cTn 已有阳性结果，AMI 诊断明确，就没有必要再检测 LD 和 LD 同工酶。④LD_1/LD_2 比例（>0.76%）更敏感和特异，但不用于评估溶栓疗法（常致溶血，使 LD_1 升高）。

6. ACDE【解析】酶活性浓度测定是通过测定酶促反应中单位时间内底物的减少量或产物的生成量，即酶促反应的速率来获得，而酶活性测定需最适的酸碱度和最适温度。

7. BDE【解析】镉化合物可抑制肝细胞线粒体氧化磷酸化过程，对各种氨基酸脱羧酶、过氧化物酶、脱氢酶等均有抑制作用，从而使组织代谢发生障碍。镉还可直接损伤组织细胞和血管，引起水肿、炎症和组织损伤。

第二十五章　临床生物化学自动化分析技术

一、A1 型题

1. 自动化特种蛋白分析仪多采用
   A. 酶免疫分析　　B. 荧光分析技术
   C. 散射比浊分析技术　　D. 透射比浊分析技术
   E. 电化学分析技术
2. 具有空气分段系统的自动生化分析仪是
   A. 薄片分析自动生化分析仪　　B. 离心式自动生化分析仪
   C. 干化学式自动生化分析仪　　D. 分立式自动生化分析仪
   E. 连续流动式自动生化分析仪
3. 流动式自动生化分析仪又可分为
   A. 流动注入系统和间歇系统　　B. 空气分段系统和非分段系统
   C. 非分段系统和间歇系统　　D. 分段系统和间歇系统
   E. 空气分段系统和流动注入系统
4. 以 NAD^+ 还原成 NADH 反应为基础的生化分析，采用的波长及吸光度变化为
   A. 405nm，从大到小　　B. 405nm，从小到大
   C. 405nm 到 340nm　　D. 340nm，从小到大
   E. 340nm，从大到小
5. 全自动与半自动生化分析仪的共同之处为
   A. 取样　　B. 保温反应
   C. 吸取样本　　D. 比色及结果显示
   E. 加试剂混合
6. 流动式自动生化分析仪采用气泡来防止管道中的
   A. 交叉污染　　B. 试剂干扰
   C. 基底干扰　　D. 光源干扰
   E. 样品干扰
7. 离心式自动分析仪的待测样品在离心力作用下，在各自反应槽内与试剂混合并完成化学

反应，这种测定模式称为

A. 顺序分析
B. 连续分析
C. 同步分析
D. 离心分析
E. 流动分析

8. 自动生化分析仪自动清洗样品探针是为了

A. 防止试剂干扰
B. 提高反应速度
C. 提高加样速度
D. 提高分析精度
E. 防止交叉污染

9. 急性时相反应时一般不增高的蛋白质是

A. Cp
B. CRP
C. ALB
D. AAG
E. Hp

10. 自动生化分析仪的光源能量降低对单色光影响最大的波长是

A. 500nm
B. 450nm
C. 405nm
D. 340nm
E. 300nm

11. 为消除内源性干扰，自动生化分析仪利用下列哪种方法

A. 采用双试剂
B. 采用单波长
C. 采用双波长
D. 采用单试剂
E. 采用多通道

12. 半自动生化分析仪的手工操作主要为

A. 取样、加试剂与混合
B. 取样、恒温与反应
C. 取样、反应与检测
D. 取样、试剂混合与反应
E. 取样、结果显示与检测

13. 根据设计原理，分析速度最快的自动生化分析仪是

A. 全自动分立式
B. 流动式
C. 半自动分立式
D. 典型分立式
E. 离心式

二 A3/A4 型题

（1~3 题共用题干）

某全自动生化分析仪近 2 天出现部分测定结果明显不稳定，仪器自检正常，测定过程没有错误报警。

1. 如果是交叉污染因素，下列哪些因素首先考虑

A. 清洗剂类型是否正确
B. 反应杯是否需要更新
C. 冲洗管路是否堵塞
D. 冲洗用水是否符合要求
E. 用校准品对仪器进行重新校准

2. 如果是个别项目出现系统误差，要首先考虑什么因素

A. 比色灯是否需要更换
B. 标准品是否变质
C. 分析参数是否需要更改
D. 供电电压是否稳定
E. 试剂室的冷藏温度是否偏高

3. 如果只有 ALT、AST、BUN、BIL（氧化法）等低波长的结果不稳定，则最有可能是

A. 光源灯衰老
B. 试剂变质
C. 比色波长漂移
D. 交叉污染变大
E. 加样注射器密封性能变差

三 B 型题

（1~5 题共用备选答案）

A. 一点终点法
B. 两点终点法
C. 固定时间两点法
D. 连续监测法
E. 透射比浊法

1. 乳酸脱氢酶测定
2. 酶法测定甘油三酯
3. BCG 法测定清蛋白
4. 苦味酸法测定肌酐
5. 载脂蛋白测定

（6~10 题共用备选答案）

有关自动化生化分析动态法包括以下几种，其意义分别是

A. 一点法
B. 两点法
C. delta 法
D. 积分法
E. 回归法

6. 求出不同的测定点吸光度的差异
7. 在一个预先设置时间测定各标本吸光度
8. 在一点法基础上，加测一点即酶促反应进行时的吸光度
9. 对反应曲线两个节段的吸光度进行积分并计算出部分面积之差

10. 用线性公式 Y = a + bX 计算

（11~15 题共用备选答案）

自动化生化分析主要参数的英文缩写所代表的意义分别是

A. Ti　　B. Tw
C. F　　D. Tr
E. Ex

11. 实验数据收集窗时间
12. 底物耗尽的异常吸收率
13. 速率时间
14. 浓度因素
15. 开始收集实验数据时间

（16~20 题共用备选答案）

A. 终点附近读两个检测点取均值
B. 反应尚未开始和反应终点时各读取吸光度
C. 吸光度的变化速率超过某一设定值
D. 在一定的时间范围里连续读取各吸光度值
E. 吸光度值超过某一设定值
F. 在终点附近读取两点，计算两点吸光度的差值
G. 比较反应监测开始若干点的变化率与反应监测最后若干点的变化率
H. 每经过比色窗口即读取一个吸光度

16. 用于免疫比浊的前区检查
17. 连续监测的读书方式
18. 两点终点法的读书方式
19. 检查连续监测读数是否在线性范围
20. 一点终点法的读数方式

（21~25 题共用备选答案）

自动化分析仪主要参数的英文缩写所代表的意义分别是

A. ABN　　B. Tb
C. L　　D. Td
E. Tf

21. 最后时间
22. 线性限度
23. 实验数据收集完成时间
24. 异常吸收率
25. 空白时间

四 X型题

1. 自动生化分析仪开机前操作者应检查的内容有
   A. 进行光度计自检　　B. 检查冲洗用水是否足够
   C. 检查清洗剂是否足够　　D. 检查仪器光源
   E. 检查待测样品是否准备就绪
2. 全自动生化分析仪抗交叉污染的措施有
   A. 自动将加完的标本移出
   B. 比色皿自动冲洗功能
   C. 自动扫描比色皿剔除不合格者
   D. 自动清洗加样针和试剂探针
   E. 应用惰性液胶膜技术减少探针内外管壁交叉污染的概率
3. 下列哪些情况可引起临床测定中的系统误差
   A. 样品中存在干扰物　　B. 天平未经校正
   C. 吸管未经校正　　D. 标本量加错
   E. 分析仪器波长不准
4. 自动生化分析仪常用的分析方法有
   A. 电泳法　　B. 连续监测法
   C. 比浊测定法　　D. 终点分析法
   E. 离子选择电极法

参考答案与解析

一、A1 型题

1. C【解析】通过检测物质对光的散射或透射强度来测定物质的方法称比浊法。免疫透射比浊法是自动生物化学分析仪的常用方法。目前免疫散射比浊法主要用于血清特种蛋白的检测。

2. E【解析】连续流动式自动生化分析仪在检测过程中，样品和样品之间需空气隔离，即有空气分段系统。

3. B【解析】流动式自动生化分析仪又可分为空气分段系统和非分段系统。

4. D【解析】NAD 还原成 NADH，而 NADH 在 340nm 处有一吸收峰，所以，吸光变化应该是从小到大。

5. D【解析】全自动与半自动生化分析仪的共同之处为比色及结果显示一样。

6. A【解析】流动式自动生化分析仪的管道中的交叉污染采用气泡来防止。

7. C【解析】离心式自动分析仪在整个分析过程中的每一步骤几乎是同时完成的，故又称为同步分析。

8. E【解析】仪器自动清洗样品探针主要为防止交叉污染。

9. C【解析】急性时相反应蛋白的血浆浓度在炎症、创伤、心肌梗死、感染、肿瘤等情况下显著上升，另外有三种蛋白质即前清蛋白、清蛋白和转铁蛋白相应低下。

10. D【解析】自动生化分析仪的检测波长主要是 340nm。

11. C【解析】消除内源性干扰，自动生化分析仪常利用双波长法。

12. A【解析】半自动生化分析仪的手工操作主要为取样、加试剂与混合。

13. E【解析】根据设计原理，分析速度最快的自动生化分析仪是离心式。

二、A3/A4 型题

1. C【解析】生化分析仪冲洗管路堵塞或者半堵塞的情况下测定结果会不稳定。

2. B【解析】因为仅是个别项目出现误差，所以检测系统出现问题的可能比较小，应首先考虑标准品因素。

3. A【解析】根据光的能量与波长关系式：能量 $E = hf = hc/$波长，c 是光速，h 是普朗克常数，f 是频率。由此可见光的能量与波长成反比关系。由于光源等的老化，光的照射强度不够，光能量减少。波长越低，对其影响越大，致使低波长的结果最不稳定。

三、B 型题

1. D【解析】连续监测法测乳酸脱氢酶，通过 340nm NADH 吸收度的变化进行测定。

2. B【解析】TG 测定用两点终点法。

3. A【解析】溴甲酚绿（BCG）法测 Alb，Alb 和 BCG 结合成蓝绿色复合物，用一点终点法测定。

4. C【解析】苦味酸法测 Cr 是固定时间法。

5. E【解析】载脂蛋白的测定用透射比浊法。

6. C【解析】求出不同测定点间吸光度的差异，即 delta 法。

7. A【解析】一点法是在一个预先设置时间测定各个标本吸光度。

8. B【解析】二点法是在一点法基础上多测一点，即在酶反应仍未进行时的吸光度。

9. D【解析】积分法原理是运算放大器对反应曲线两个节段的吸光度进行积分，并计算出部分面积之差。

10. E【解析】用线性公式 Y = a + bx 计算，代入回归法。

11. B【解析】实验数据收集窗时间用 Tw 表示。

12. E【解析】底物耗尽的异常吸收率用 Ex 表示。

13. D【解析】速率时间用 Tr 表示。

14. C【解析】浓度因素用 F 表示。

15. A【解析】开始收集实验数据时间 Ti。

16. F【解析】用于免疫比浊的前区检查是在终点附近读取两点，计算两点吸光度的差值。

17. D【解析】连续监测的读数方式是在一定的时间范围里连续读取吸光度值。

18. B【解析】两点终点法的读数方式是反应尚未开始和反应终点时各读取吸光度。

19. G【解析】比较反应监测开始若干点的变化率与反应监测最后若干点的变化率，来连续监测读数是否在线性范围。

20. A【解析】一点终点法的读数方式是在终点附近连续两个检测点取均值。

21. E【解析】最后时间用 Tf 表示。

22. C【解析】线性限度用 L 表示。

23. D【解析】实验数据收集完成时间用 Td 表示。

24. A【解析】异常吸收率用 ABN 表示。

25. B【解析】空白时间 Tb 表示。

四、X 型题

1. BCD【解析】每个厂家提供的设备不同，要求也不同，最基本的有如下一些需要注意的地方：机器都是连接 UPS 电源的，开机前看看 UPS 电源是否正常；检查去离子水箱和水机的状态是否正常；连接的打印机、中文电脑等外围设备是否正常；机器上所需要的清洗液、离子液、水浴槽添加剂等相关液体是否需要补充；试剂是否需要添加、更换或定标；有些机器是要单独收集高浓度废液的，看看收集桶是否满了，将高浓度废液经药物处理后排放。

2. BCDE【解析】全自动生化分析仪为了减少取样针、试剂针和比色杯的交叉感染，增加了自动清洗加样针、试剂针，自动冲洗比色杯功能，自动扫描不合格比色杯报警，应用惰性液体膜技术减少交叉感染的发生。

3. BCE【解析】样品中存在干扰物和标本量加错属于偶然误差。系统误差又称规律误差。它是在一定的测定条件下，对同一个被测尺寸多次重复测量时，误差值的大小和符号（正值和复值）保持不变；或者在条件变化时，按一定规律变化的误差。前者称为定值系统误差，后者称为变值系统误差。

4. BCDE【解析】自动生化分析仪常用的分析方法有终点分析法、连续监测法、比浊测定法、离子选择电极法。

第二十六章　临床生物化学方法学评价与质量控制

一　A1 型题

1. 下列情况均可引起误差，属于系统误差的是
   A. 反应温度调高　　B. 标本量加错
   C. 反应时间记录错误　　D. 试剂的保质期已过
   E. 分析仪器波长不准
2. 可消除检测体系或样本浑浊的方法是
   A. 双试剂法　　B. 单试剂双波长法
   C. 单波长双试剂法　　D. 双波长法
   E. 双波长双试剂法
3. 诊断试验临床应用价值评定过程中，选择研究对象时的样本量一般要求
   A. >30　　B. >60
   C. >90　　D. >100
   E. >150
4. 最早于 1981 年提出多规则质控法的学者是
   A. Griffin　　B. Youden
   C. Cusum　　D. Westgard
   E. Levey&Jennings
5. 在 Westgard 多规则质控血清的任意份测定值超过 3S 界限为“失控”的
   A. 1_{2s}判断规则　　B. 1_{3s}判断规则
   C. 2_{4s}判断规则　　D. 4_{1s}判断规则
   E. $10\bar{x}$ 判断规则
6. 美国临床实验室标准化委员会的英文缩写是
   A. IFCC　　B. ApCCB
   C. NCCLS　　D. NCCL
   E. AHA/ACC

7. 用于发展及评价参考方法和一级标准品的方法称为

A. 经典方法 B. 决定性方法

C. 参考方法 D. 常规方法

E. 指定参考方法

8. 通过实验室间的比对，观察其结果的准确性、一致性，并采取一定措施使各实验室结果趋向一致的是

A. 室内质控 B. 室间质评

C. 实验室认证 D. 实验室认可

E. 实验室评审

9. 我国室间质评中的标准“优良”的变异指数得分是

A. VIS≤50 B. VIS≤80

C. VIS≤100 D. VIS≤150

E. VIS≤200

10. 进行样品分析时，下列情况属偶然误差的是

A. 分析中存在干扰物 B. 天平未经校正

C. 分析仪器波长不准 D. 吸管未经校正

E. 标本量加错

11. 要求生化检验结果的误差应

A. 在允许误差范围内 B. 98% 在允许误差范围内

C. 99% 在允许误差范围内 D. 95% 在允许误差范围内

E. 96% 在允许误差范围内

12. 由实验室自已配置或为商品，其中有关物质的量由参考方法定值的参考物为

A. 控制物 B. 校准物

C. 二级参考物 D. 一级参考物

E. 原级参考物

13. ROC 曲线可用于比较不同肿瘤标志物的优劣，ROC 曲线哪一部分面积越大者诊断效率越高

A. 右下 B. 左上

C. 右上 D. 左下

E. 右方

二、A3/A4 型题

（1~5 题共用题干）

已知某项目的诊断敏感度为70%，诊断特异度为90%，医生根据病史、查体等估计患

者试验前诊断为某病的可能性为5%。

1. 以1000为例，计算患者数位

A. 10　　B. 30

C. 50　　D. 70

E. 90

2. 非患者数为

A. 990　　B. 970

C. 950　　D. 930

E. 910

3. 真阳性、假阴性、假阳性、真阴性数分别为

A. 35、15、95、855　　B. 35、15、855、95

C. 15、35、855、95　　D. 15、35、95、855

E. 95、855、35、15

4. 如需计算试验后概率，应用指标为

A. 准确性　　B. 灵敏性

C. 特异性　　D. 预测值

E. 可靠性

5. 试验后诊断患病的可能性为

A. 26.9　　B. 30

C. 25.1　　D. 15.5

E. 10

三 B型题

（1~5题共用备选答案）

A. AUC = 0.3　　B. AUC = 0.5

C. AUC = 0.6　　D. AUC = 0.8

E. AUC = 0.9

1. ROC曲线下面积（AUC）用于判断诊断准确性时，表示有较低的准确性时的AUC为

2. 表示有较高的准确性时的AUC为

3. 表示有一定的准确性时的AUC为

4. 表示不符合真实情况的AUC为

5. 表示诊断方法完全不起作用，无诊断价值时的AUC为

四 X 型题

1. 终点法试剂盒质量评价要求为
   A. 试剂空白的吸光度应低于规定标准
   B. 反应达到平衡后，吸光度最大并维持不变
   C. 反应达到平衡的时间应在读取测定吸光度的时间之前
   D. 试剂空白的反应速度时间曲线应平坦，且无明显波动
   E. 反应速度时间曲线的斜率要大，大而灵敏
2. 方法比较试验测定的是候选方法的
   A. 偶然误差　B. 比例误差
   C. 系统误差　D. 总误差
   E. 恒定误差
3. 方法的性能标准应根据不同的目的而异，主要决定因素有
   A. 参考范围　B. 参考值
   C. 医学决定水平　D. 允许分析误差
   E. 临床特异度
4. 一级标准品主要用于
   A. 校正决定性方法　B. 评价及校正参考方法
   C. 质量控制　D. 为次级标准品定值
   E. 常规方法的标化
5. 按 Westgard 多规则质控法，质控血清测定值在何种情况下为系统误差
   A. 1_{2s}　B. 1_{3s}
   C. 2_{2s}　D. 4_{1s}
   E. $10\bar{x}$
6. 自动生化分析仪的精密度测试包括
   A. 准确度　B. 批间重复性
   C. 总精密度　D. 批间精密度
   E. 批内重复性
7. 二级标准品主要用于
   A. 为次级标准品定值　B. 校正决定性方法
   C. 评价及校正参考方法　D. 常规方法的标化
   E. 作为常规检测的校准品
8. 诊断试验项目所确定的医学决定水平一般包括
   A. 待诊值　B. 危急值

C. 提示预后的界值
D. 确诊值
E. 参考值上限

9. 理想的诊断试验应具有绝对的
A. 临床敏感度
B. 临床特异度
C. 检测准确度
D. 检测灵敏度
E. 检测精密度

10. 临床生物化学对临床疾病的诊治方面的价值主要体现在
A. 病情监测
B. 疾病诊断与预防
C. 药物疗效与预后判断
D. 探讨疾病发生机制
E. 促进新药研发

11. 均数–标准差（$\bar{x}$–s）质控图的正常分布规律为
A. 95% 数据落在 $\bar{x} \pm 2s$ 内
B. 没有5次结果渐升或渐降
C. 没有连续5次结果在 $\bar{x}$ 的同一侧
D. 可出现2次结果在 $\bar{x} \pm 2s$ 外但应在 $\bar{x} \pm 3s$ 内
E. 允许有1次结果在 $\bar{x} \pm 3s$ 外

12. 做好室内质控工作应注意的事项是
A. 要有良好的质控血清
B. 要熟知室内质控的知识
C. 质控血清要随标本一起检测
D. 质控血清定值方法要可靠，应有参考实验室作后盾
E. 每天应将测定结果反映在质控图上

参考答案与解析

一、A1 型题

1. E【解析】系统误差常由方法分析性能固有的缺陷、仪器的技术性能不佳、试剂质量差、操作不规范等恒定的因素引起。

2. B【解析】单试剂双波长法：主要是为了消除检测体系或标本的浑浊而设置，自动生物化学分析仪大部分终点分析均用此法。

3. D【解析】临床应用价值评定，选择研究对象样本量一般要求 >100。

4. D【解析】最早于1981年提出多规则质控法的学者是 Westgard。

5. B【解析】1_{3s}控制规则是指 1 个控制测定值超过 $\bar{x}\pm3s$ 控制线。

6. C【解析】美国临床实验室标准化委员会的英文缩写是 NCCLS。

7. B【解析】用于发展及评价参考方法和一级标准品的方法称为决定性方法。

8. B【解析】室内质控旨在检测和控制常规工作的精密度和准确度。室间质控通过各实验室的对比，观察各实验室结果的准确性、一致性，并采取一定措施使各实验室结果渐趋一致。

9. B【解析】①我国使用变异指数得分（VIS）进行室间质评分时的“优良”标准为 VIS≤80。②我国使用 VIS 进行室间质评分时的“及格”标准为 VIS≤150。③我国使用 VIS 进行室间质评分时的“造成临床的严重失误”标准为 VIS≥200。④我国使用 VIS 进行室间质评分时的“造成临床的严重失误”标准为 VIS≥400。

10. E【解析】A、B、C、D 都是系统误差。

11. D【解析】要求生化检验结果的误差应该 95% 在允许误差范围内。

12. C【解析】二级参考物，可以是水、有机溶剂或某特殊基质的纯溶液，其物质的量由参考方法定值或用一级参考物比较而确定。

13. A【解析】ROC 曲线越靠右下、面积越大诊断能力越好。

二、A3/A4 型题

1. C【解析】$1000\times5\%=50$。

2. C【解析】$1000-50=950$。

3. A【解析】$\text{敏感度}=\frac{\text{真阳}}{\text{真阳}+\text{假阴}}\times100\%$，$\text{特异度}=\frac{\text{真阴}}{\text{真阴}+\text{假阳}}\times100\%$。

4. D【解析】预测值是指从检验结果呈阳性或阴性者中，真正有病或没病的人的百分率，可作为评断筛选成效的指标。

5. A【解析】试验后诊断患病的可能性即为阳性预测值，$\text{阳性预测值}=\frac{\text{真阳}}{\text{真阳}+\text{假阳}}\times100\%$。

三、B 型题

1. C【解析】ROC 曲线评价统计量计算：ROC 曲线下的面积值在 0.5 和 1.0 之间。在 AUC >0.5 的情况下，AUC 越接近于 1，说明诊断效果越好。AUC 在 0.5~0.7 时有较低准确性，AUC 在 0.7~0.9 时有一定的准确性，AUC 在 0.9 以上时有较高准确性。AUC =0.5 时，说明诊断方法完全不起作用，无诊断价值。AUC <0.5 不符合真实情况，在实际中极少出现。

2. E【解析】参见上一题解析。

3. D【解析】参见 B 型题第 1 题解析。

4. A【解析】参见 B 型题第 1 题解析。

5. B【解析】参见 B 型题第 1 题解析。

四、X型题

1. ABCD【解析】终点法试剂盒：①试剂空白吸光度是否符合要求，试剂空白吸光度值大于规定标准，表示试剂质量有变化，会影响测定的精密度、准确度和线性。②试剂空白的反应速度时间曲线平坦，吸光度值在整个反应期间变动不大，否则说明试剂本身不稳定，会导致测定偏差。③反应能否在规定时间没达到平衡。④反应稳定期观察：反应达到平衡后，吸光度值最大并维持不变，这一期间为反应稳定期。

2. BCE【解析】方法比较实验或称对比试验，用于检测候选方法的系统分析误差，包括比例和恒定两种系统误差。

3. CD【解析】方法的性能标准也称分析目标，应根据不同的应用目的而异。主要决定因素有医学决定水平、允许分析误差。

4. ABD【解析】决定性方法是实验方法的顶级方法，要保证其准确度最高，系统误差最小，作校准的校准物应用一级校准物。

5. CDE【解析】系统误差一般是由恒定的因素引起的，1_{2s}、1_{3s}都是随机误差引起的，2_{2s}、4_{1s}、$10_{\bar{x}}$为系统误差导致。

6. CD【解析】自动生化分析仪的精密度测试包括总精密度和批内重复性。

7. DE【解析】二级标准品（次级标准品）或是纯溶液（水或有机溶剂的溶液），或存在于相似基质中。这类标准品可由实验室自己配制或为商品。其中有关物质的量由参考方法定值或用一级标准品比较而确定，二级标准品主要用于常规方法的标化或为控制物定值。

8. ABCD【解析】医学决定水平指在诊断及治疗工作时，对疾病诊断或治疗起关键作用的某一被测成分的浓度，它不同于正常的参考值，常用作确定或排除某种疾病。

9. AB【解析】敏感度是真阳性的标志，敏感度高可减少漏诊；特异度是真阴性的标志，特异度高可减少误诊；准确度包括敏感度和特异度两种属性，用于评价两个诊断试验的一致性；似然比综合了敏感度和特异度的临床意义，是诊断试验综合评价的理想指标。

10. ABCD【解析】临床生物化学研究病理状态下生物化学的改变，建立可靠的检验方法，为健康的评估，疾病的预防、诊断、治疗和预后提供依据。

11. ABC【解析】正常分布规律：①95%数据落在$\pm 2s$内；②不能有连续5次结果在同一侧；③不能有5次结果渐升或渐降；④不能连续2个点落在$\pm 2s$以外；⑤不应该有落在$\pm 3s$以外的点。

12. ABCE【解析】做好室内质量控制就要熟知质量控制的知识。室内质量控制是由实验室的工作人员采用一系列统计学方法评价本实验室测定工作的可靠程度，要求质控血清无传染性、稳定、复溶变异小，质控品要与患者样本在同样测定条件下进行测定，一个月结束后，将该月的质控数据汇集在一起，即质控图，计算累计平均数，作为下个月的靶值。

第二十七章　临床生物化学实验室基本技术

一 A1 型题

1. 下列哪类方法不属于吸收光谱的测定
   A. 火焰光度法　　B. 荧光分光光度法
   C. 透射比浊法　　D. 紫外可见分光光度法
   E. 原子吸收光谱法
2. 可见-紫外分光光度法的理论基础为
   A. ROC 曲线　　B. Nernst 方程式
   C. Lambert-Beer 定律　　D. Heidelberger 曲线
   E. Rayleigh 方程式
3. 有关比浊测定法的描述哪项是错误的
   A. 比浊法不是比色分析
   B. 比浊法分为化学比浊法和免疫比浊法
   C. 干片式生化分析仪不能做比浊分析
   D. 分立式自动生化分析仪不能做散射比浊分析
   E. 免疫比浊法分为透射比浊法和散射比浊法
4. 基于元素所产生的原子蒸气中，待测元素的基态原子对所发射的特征谱线的吸收作用进行定量分析的技术是
   A. 吸收光谱分析法　　B. 发射光谱分析法
   C. 原子吸收光度法　　D. 散射光谱分析法
   E. 荧光定量分析法
5. 临床上分析微量元素最常用的方法是
   A. 电泳法　　B. HPLC
   C. 气相色谱法　　D. 原子吸收分光光度法
   E. 荧光分光光度法
6. 血清镁测定的参考方法是
   A. 原子吸收分光光度法　　B. 分光光度法

C. 离子选择电极法　　D. 火焰光度法

E. 高效液相色谱法

7. 分光光度法中吸光度（A）与透光率（T）的关系是

A. A = 1 - lg% T　　B. T = 2 - lg% A

C. A = 2 - lg1/T　　D. A = 2 - lg% T

E. T = 2 - lg1/A

8. 不能采用免疫透射比浊法测定的蛋白质是

A. IgG　　B. 前清蛋白

C. 黏蛋白　　D. AAT

E. 铜蓝蛋白

9. 测定光线通过溶液混悬颗粒后的光吸收或光散射程度的定量方法是

A. 发射光谱分析法　　B. 散射光谱分析法

C. 荧光定量分析法　　D. 吸收光谱分析法

E. 原子吸收光度法

10. 如只有 ALT、AST 或 CK 等项目出现结果不稳定，最有可能的原因是

A. 光源灯衰老　　B. 试剂变质

C. 加样针堵塞　　D. 比色波长漂移

E. 冲洗管路不通畅

11. 火焰光度法测定物质浓度属于

A. 吸收光谱分析法　　B. 散射光谱分析法

C. 分光光度分析法　　D. 发射光谱分析法

E. 以上都不是

12. 使用高效液相色谱分析仪进行定量分析时，最能代表分析物的量的是

A. 溶解度　　B. 峰高

C. 峰面积　　D. 延滞时间

E. 达峰时间

13. 下列何者为含有层析法、吸光度、荧光等的仪器

A. 电泳仪　　B. 高效液相色谱仪

C. 气相色谱仪　　D. 超速离心机

E. 全自动生化分析仪

14. 可同时进行治疗药物及其代谢物浓度监测的技术是

A. 离子选择电极　　B. 免疫化学法

C. 毛细管电泳技术（CE）　　D. 荧光分光光度法

E. 高效液相色谱法（HPLC）

15. 能分析出有机化合物的元素组成及构造的仪器是

A. 毛细管电泳仪　　B. 火焰光度计

C. 质谱仪　　D. 高效液相色谱仪

E. 原子吸收分光光度仪

16. 血清胆固醇测定的决定性方法是

A. 比色法　　B. 酶法

C. 气相色谱法　　D. 高效液相色谱法

E. 核素稀释质谱法

17. 通过测定基因的丰度来确定基因的表达模式和表达水平的芯片是

A. 基因芯片　　B. 蛋白质芯片

C. 细胞芯片　　D. 组织芯片

E. 芯片实验室

18. 生物传感芯片检测蛋白质之间相互作用所需样品量为

A. 0.1~1.0μl　　B. 1~10μl

C. 10~20μl　　D. 20~30μl

E. 30~40μl

19. 生物芯片作用的原理是

A. 分子杂交　　B. 亲和层析

C. 生物分子间特异性相互作用　　D. 荧光定量

E. 抗原抗体反应

20. 有关蛋白质芯片技术的特点，正确的是

A. 样品用量少，假阳性率低　　B. 可以取代 PCR 方法

C. 在细菌鉴定中意义不大　　D. 目前可大量应用于临床

E. 相当于抗原抗体反应

21. 基因异常表达检测的技术是

A. 荧光定量 PCR 技术　　B. 原位杂交技术

C. Southern 电泳技术　　D. western 印迹技术

E. cDNA 表达芯片技术

22. 芯片杂交的操作顺序是

A. 封闭液预杂交，杂交，清洗，干燥，检测

B. 封闭液预杂交，干燥，杂交，清洗，检测

C. 封闭液预杂交，杂交，干燥，清洗，检测

D. 封闭液预杂交，清洗，杂交，干燥，检测

E. 杂交，封闭液预杂交，清洗，干燥，检测

23. 通过在波片或硅片上制作各种微泵、阀、微电泳以及微流路，将生化分析功能浓缩固化在生物芯片上称

A. 基因芯片
B. 组织芯片
C. 芯片实验室
D. 蛋白质芯片
E. 细胞芯片

24. 不属于生物传感器的是

A. 电化学传感器
B. 酶传感器
C. 组织传感器
D. 免疫传感器
E. 微生物传感器

25. 最早的生物传感器可以追溯到

A. 20 世纪 60 年代英国人 Clark 发明的酶电极
B. 20 世纪 40 年代美国人 Clark 发明的酶电极
C. 20 世纪 80 年代的“传感热”
D. 20 世纪 80 年代美国成立的国家技术小组
E. 20 世纪 40 年代的计算机

二 A3/A4 型题

（1~3 题共用题干）

分光光度仪属于精密仪器，使用要求比较严格，一般都要进行光源检查和波长校正。

1. 关于光源检查的说法正确的为

A. 检查时应缩小狭缝
B. 波长选在 580nm 进行检查
C. 不需要检查光源
D. 换新灯泡时不需重新调整
E. 检查时，不可调节光源灯的位置

2. 若光源正常，则可见到

A. 白色光斑
B. 光斑明暗不均
C. 蓝色光斑
D. 光斑明亮均匀
E. 光斑边缘模糊

3. 关于波长校正的说法正确的为

A. 可用镨钕玻璃校正
B. 温度对波长的精度无影响
C. 不能通过光源检查来筛选波长
D. 波长精度在 ±6~ ±7nm 可不调整
E. 标准重铬酸钾溶液不能用来校正波长

三 B型题

（1~2 题共用备选答案）

A. 紫外-可见分光光度法　　B. 原子吸收分光光度法

C. 测定钠、钾和锂或铯的电信号　　D. 火焰发射光谱法

E. 荧光分析法

1. 用于糖类、胺类、甾族化合物、DNA 与 RNA、酶与辅酶、维生素等物质的分析的方法为
2. 主要用于测定钙、镁、铜、铅、锌等的方法是

（3~4 题共用备选答案）

A. 薄层分析法　　B. 气相色谱法

C. 高效液相色谱法　　D. 荧光分光光度法

E. 电泳法

3. 以高压输出的液体为流动相的色谱技术为
4. 以薄层吸附剂为固定相，溶剂为流动相的分离、分层技术为

（5~6 题共用备选答案）

A. 灵敏度　　B. 分辨率

C. 质量范围　　D. 质量稳定和质量精度

E. 精密度

5. 质谱仪所能测定的离子质荷比的范围的是
6. 质谱仪把相邻 2 个质量分开的能力的是

（7~8 题共用备选答案）

A. 特定突变位点芯片探针　　B. SNP 芯片探针

C. 表达型芯片探针　　D. PM-MM 探针

E. 分支探针

7. 其检测芯片一般采用等长移位设计法的是
8. 功能是识别靶细胞和携带报告分子的是

（9~10 题共用备选答案）

A. 离子选择电极　　B. 酶电极

C. 电化学 DNA 传感器　　D. 电化学免疫传感器

E. 微生物电化学传感器

9. 具有选择性好、种类多、测试费用低及适合联机化的优点的是

10. 利用抗体-抗原的识别和结合功能将抗体或抗原和电极组合而成的检测装置是

四 X 型题

1. 临床上测定肌酐的方法主要有

A. Jaffe 法　　B. 酶法

C. 层析法　　D. 脲酶法

E. 高效液相色谱法

2. 骨性碱性磷酸酶的测定方法是

A. 热失活法　　B. 色谱法

C. 电泳法　　D. 荧光分光光度法

E. 麦胚凝集素法

3. 紫外分光光度法对核酸浓度进行定量测定中，下列哪项是正确的

A. 核酸的最大吸收波长为 280mm

B. 若 DNA 样品中含有盐，会使 A260 读数偏低

C. A260 为 1 的光密度大约相当于 50μg/L 的双链 DNA

D. 紫外分光光度法可适用于测定浓度 <0.25μg/ml 的核酸溶液

E. 紫外分光光度法可适用于测定浓度 >0.25μg/ml 的核酸溶液

4. 双波长方式分析的优点有

A. 能提高检测速度　　B. 能减少散色光的影响

C. 能对电源波动有补偿效果　　D. 能消除噪声干扰

E. 能减少样品本身光吸收的干扰

5. 影响光谱分析的主要因素有

A. 光学因素　　B. 主观因素

C. 化学因素　　D. 试剂因素

E. 标本因素

6. 临床上测定尿酸的方法主要有

A. 紫外-可见分光光度法　　B. 酶联比色法

C. 酶联-紫外分光法　　D. 层析法

E. 脲酶法

7. 3 种常用的色谱分析法包括

A. 薄层分析法　　B. 气相色谱法

C. 高效液相色谱法　　D. 电泳法

E. 荧光分光光度法

8. 从应用的角度，质谱仪可以分为

A. 无机质谱仪　　B. 有机质谱仪

C. 同位素质谱仪　　D. 气体分析质谱仪

E. 离子质谱仪

9. 质谱仪的离子源主要包括

A. 电喷雾源　　B. 化学电离源

C. 电子电离源　　D. 大气压化学电离源

E. 快原子轰击源

10. 以下有关选择质谱仪的注意事项说法正确的是

A. 一般来说，300℃左右能汽化的样品，可以优先考虑 GC-MS 进行分析

B. 300℃不能汽化，则需要用 LC-MS 进行分析

C. 生物大分子，主要是利用 LC-MC 或 MALDI-TOF 分析

D. 高分辨率质谱仪可以提供化合物组成式

E. 带反射器的飞行时间质谱仪等都具有高分辨功能

11. DNA 芯片技术在临床医学上可应用于下列哪些方面

A. 细菌耐药基因的鉴别　　B. 流行病学的调查

C. 临床疾病的基因诊断　　D. 病原微生物感染的鉴别诊断

E. 营养学分析

12. 下列哪些是新近蛋白质相互作用的体外研究方法

A. 蛋白质工程中的定点诱变技术　　B. 噬菌体展示

C. 酵母双杂交　　D. 生物传感芯片质谱

E. 免疫诱导

13. 下列哪些项与 DNA 芯片技术的特点相符

A. 准确　　B. 快速

C. 高效率　　D. 对大量的生物样品可以平行检测

E. 需要熟练的操作技术

14. 生物传感膜是采用固定化技术制作的人工膜，与游离相比较其优点为

A. 可重复使用

B. 热稳定性提高

C. 不需要在反应后进行催化物质与反应物质的分离

D. 可以根据已知的半衰期确定生物膜的寿命

E. 能够避免外源微生物的污染和降解

15. 电化学生物传感器在医学检验领域的应用包括

A. 血糖监测　　B. 电解质及血气分析

C. 在体测定　　D. 免疫检测

E. 肿瘤标志物检测

参考答案与解析

一、A1型题

1. A【解析】本题考察吸收光谱法的应用。火焰光度法测定的是发射光谱，而不是吸收光谱。

2. C【解析】Lambert-Beer定律为可见-紫外分光光度法的理论基础。

3. D【解析】分立式自动生化分析仪能做散射比浊分析，干片式生化分析仪不能做比浊分析。

4. C【解析】原子吸收分光光度法是基于元素所产生的原子蒸气中待测元素的基态原子对所发射的特征谱线的吸收作用进行定量分析的技术。该技术具有灵敏度高、选择性好、操作简便、分析速度快等优点，是微量元素检测的一种十分有效的方法之一。

5. D【解析】临床上分析微量元素最常用的方法是原子吸收分光光度法。

6. A【解析】测定血清镁的方法主要为原子吸收分光光度法和使用络合剂显色的比色法。

7. D【解析】分光光度法中吸光度（A）与透光率（T）的关系是 $A=2-\lg\%T$。

8. C【解析】黏蛋白是一类高分子量蛋白，且高度糖基化，可形成一层凝胶状物质，不能用免疫透射比浊法测定。

9. B【解析】透射和散射光谱分析法主要测定光线通过溶液混悬颗粒后的光吸收或光散射程度，常用法为比浊法，又可称为透射比浊法和散射比浊法。

10. A【解析】ALT、AST、CK测定都是根据340nm NAD（P）H吸光度的变化来计算的。

11. D【解析】火焰光度法以火焰作为激发光源，使被测元素的原子激发，用光电检测系统来测量被激发元素所发射的特征辐射强度，从而进行元素定量分析的方法，属于原子发射光谱法的范畴。

12. C【解析】高效液相色谱法，峰面积指峰高与保留时间的积分值，代表分析物的量比较准确。

13. B【解析】高效液相色谱仪由高压输液系统、进样系统、分离系统、检测系统、记录系统五大部分组成。

14. E【解析】高效液相色谱法（HPLC）由于采用了高效层析和联机检测，用微电脑控制层析条件、洗脱方式和数据处理，其特异性、灵敏度、重复性均好；可一次分析，即同时对同一样本中多种药物及其代谢物进行检测。

15. C【解析】很多情况下，仅依靠质谱就可以确定化合物的分子量、分子式和分子结构，而且质谱分析的样品用量极微，因此质谱法是进行有机物鉴定的有力工具。

16. E【解析】血清 TC 测定的参考系统完整，决定性方法为核素稀释质谱法。

17. A【解析】基因芯片又称 DNA 微阵列、DNA 芯片，是通过微加工技术和微电子技术在固体芯片表面构建成的微型生物化学分析系统，能够通过检测基因的丰度来确定基因的表达模式和表达水平。

18. B【解析】生物传感芯片检测蛋白质之间相互作用所需样品量为 1~10μl。

19. C【解析】生物芯片技术是通过缩微技术，根据分子间特异性地相互作用的原理，将生命科学领域中不连续的分析过程集成于硅芯片或玻璃芯片表面的微型生物化学分析系统，以实现对细胞、蛋白质、基因及其他生物组分的准确、快速、大信息量的检测。

20. A【解析】蛋白质芯片技术的特点：①能够快速定量分析大量蛋白质；②血标本用量少，结果正确率高；③使用相对简单。

21. E【解析】cDNA 表达芯片技术可以检测基因的异常表达。

22. A【解析】芯片杂交过程类似 Northern 或 Southern 杂交，如封闭液预杂交、杂交、清洗、干燥与检测。

23. C【解析】芯片实验室是指把生物和化学等领域中所涉及的样品制备、生物与化学反应、分离检测等基本操作单位集成或基本集成于一块几平方厘米的芯片上，用以完成不同的生物或化学反应过程，并对其产物进行分析的一种技术。

24. A【解析】生物传感器是一种对生物物质敏感并将其浓度转换为电信号进行检测的仪器，是由固定化的生物敏感材料作识别元件（包括酶、抗体、抗原、微生物、细胞、组织、核酸等生物活性物质）、适当的理化换能器（如氧电极、光敏管、场效应管、压电晶体等）及信号放大装置构成的分析工具或系统。

25. A【解析】最早的化学传感器可以追溯到 100 多年前的 H^+ 离子选择性电极，而生物传感器也可以追溯到 20 世纪 60 年代英国人 Clark 发明的酶电极。

二、A3/A4 型题

1. B【解析】光源检查即波长的初步检查，不论何种分光光度计在校正之前都要先检查光源。检查方法是将波长选定在 580nm 处，将狭缝开到最大（或打开光门），打开钨灯，在比色皿内插一白纸片。光源正常时，应看到均匀的黄色光斑，边缘清晰整齐；如果明暗不匀、性状异常，则应调节光源灯的位置。

2. D【解析】参见上一题解析。

3. A【解析】波长校正常用的方法：①用含某些特定元素的玻璃来校正：最常用的有镨钕玻璃、钬玻璃等。②可利用某些标准溶液进行校正。

三、B型题

1. E【解析】荧光分析法灵敏度高、取样量少，广泛应用于各领域，在生化技术领域主要用于糖类、胺类、甾族化合物、DNA与RNA、酶与辅酶、维生素等物质的分析。

2. B【解析】原子吸收分光光度法主要用于测定钙、镁、铜、铅、锌等。

3. C【解析】高效液相色谱法高效液相色谱法是以高压输出的液体为流动相的色谱技术。

4. A【解析】薄层色谱法是以薄层吸附剂为固定相、溶剂为流动相的分离分析技术。

5. C【解析】质量范围是质谱仪所能测定的离子质荷比的范围。

6. B【解析】质谱仪的分辨率表示质谱仪把相邻两个质量分开的能力。

7. B【解析】基因单碱基多态检测的芯片一般采用等长移位设计法。

8. E【解析】分支探针功能是识别靶细胞和携带报告分子。

9. C【解析】电化学DNA传感器具有选择性好、种类多、测试费用低及适合联机化的优点，又有电分析化学的不破坏测试体系、不受颜色影响和简便的特点。

10. D【解析】电化学免疫传感器是将抗体或抗原和电极组合而成的检测装置。

四、X型题

1. ABE【解析】临床检测肌酐的方法主要有碱性苦味酸法（Jaffe法）、酶法、高效液相层析法、毛细管电泳法和电极法。

2. ABCE【解析】骨性碱性磷酸酶的鉴定和定量可分两大类：电泳法和非电泳法。非电泳法有化学抑制法、热失活法、亲和沉淀法、免疫分析法等。

3. BCDE【解析】核酸的最大吸收波长在260nm，高浓度盐会使核酸沉淀，浓度减低在A260读数会降低，“A260 = 1.0相当于50μg/ml双联DNA”是一个常用的标准，指的是当一个核酸样品的A260读数为1.0时，其等价于50μg/mL的DNA双链分子。这个标准可以用来将实验中得到的A260读数转化为目标核酸浓度，从而方便后续的数据处理和比较。

4. BCDE【解析】双波长分析的优点能减少样品本身光吸收的干扰，减少散射光的影响，清除噪声干扰，对电源波动有补偿效果。

5. ABC【解析】影响光谱分析的主要因素：①化学因素：化学因素的影响主要是指被测溶液不遵守光吸收定律所引起的误差。a. 被测物浓度的影响；b. 溶液pH的影响；c. 杂质的影响；d. 放置时间的影响。此外，荧光光谱寿命分析仪定制，还有溶剂、温度、溶液体系的均匀性都会引起测定的误差。②主观因素：主要指操作不当。因为某些有色物质的生成及其颜色的深浅，往往随加入试剂的量、加入顺序、试剂浓度、反应温度和反应时间等因素而发生改变，所以操作不当可引起结果误差。③光学因素：光学因素的影响主要是指由分析仪器的性能低劣所引起的误差，仪器性能的好坏直接影响到测定结果的可靠性和精密性。

6. ABC【解析】尿酸酶法：①紫外-可见分光光度法；②酶联比色法；③酶联-紫外分光法。

7. ABC【解析】常用的色谱分析法有薄层分析法、高效液相色谱法、气相色谱法。

8. ABC【解析】从应用角度，质谱仪可以分为下面几类：有机质谱仪、无机质谱仪、同位素质谱仪。

9. ABCDE【解析】质谱仪的离子源主要包括：①化学电离源：适用于容易挥发、受热不易分解的样品。②电子轰击电离源：适用于容易挥发、对热稳定的样品。反之不适用于对热不稳定和难挥发的化合物。③快原子轰击源：适用于挥发性极低、极性强的有机化合物、离子型化合物，遇热不稳定的、相对分子质量较大的极性化合物。④电喷雾电离源：适用于多肽、蛋白质、糖蛋白及其他多聚物的分析。⑤大气压化学电离源：主要用于分析中等极性的化合物。

10. ABCDE【解析】质谱仪种类繁多，不同仪器应用特点也不同，一般来说，在300℃左右能汽化的样品，可以优先考虑用GC-MS进行分析，因为GC-MS使用EI源，得到的质谱信息多，可以进行库检索。毛细管柱的分离效果也好。如果在300℃左右不能汽化，则需要用LC-MS分析，此时主要得分子量信息，如果是串联质谱，还可以得一些结构信息。如果是生物大分子，主要利用LC-MS和MALDI-TOF分析，主要得分子量信息。对于蛋白质样品，还可以测定氨基酸序列。质谱仪的分辨率是一项重要技术指标，高分辨质谱仪可以提供化合物组成式，这对于结构测定是非常重要的。双聚焦质谱仪、傅里叶变换质谱仪、带反射器的飞行时间质谱仪等都具有高分辨功能。

11. ABCD【解析】DNA芯片的应用：①基因型、基因多态性和基因突变分析。②疾病的诊断与治疗：遗传性疾病相关基因的定位；抗药菌株和药物敏感性检测；个性化治疗；感染性疾病的诊断。③基因分析研究：基因差异表达检测；发现新基因；大规模DNA测序。

12. ABCD【解析】免疫诱导是蛋白质相互作用的体内研究方法。

13. ABCD【解析】DNA芯片技术具有快速、全自动、高精确度、高灵敏度、对大量样品可以同时检测的特点。

14. ABCDE【解析】生物传感膜可以重复多次使用，专一性强，只对特定的底物起反应，避免外源性污染，热稳定性提高，不需要在反应后进行催化物质和反应物质的分离，生物膜的使用寿命可以预知。

15. ABCD【解析】电化学生物传感器在医学检验领域的应用包括：血糖检测；电解质及血气分析；在体测定；免疫检测。

第二十八章　治疗药物监测

一 A1 型题

1. 有关氨基糖苷类抗生素治疗药物浓度监测的叙述，错误的是

A. 可检测稳态峰浓度　　B. 可检测稳态谷浓度

C. 多检测血清药物浓度　　D. 可采用肝素抗凝血浆

E. 特别适用于免疫学方法检测

2. 一级消除动力学药物单剂静脉注射时，消除速率常数（k）与半衰期 $t_{1/2}$ 的关系是

A. $k=0.693/t_{1/2}$　　*B.* $k=t_{1/2}/0.693$

C. $k=0.5/t_{1/2}$　　*D.* $k=t_{1/2}/0.5$

E. $k=0.693t_{1/2}$

3. 有关一级消除动力学的叙述，错误的是

A. 药物血浆消除半衰期不是恒定值　　B. 为恒比消除

C. 为绝大多数药物消除方式　　D. 也可转化为零级消除动力学方式

E. 药物半衰期与血药浓度高低无关

4. 根据药物代谢动力学的推测，一般药物需要经过几个半衰期后才能达到稳态浓度

A. 3~4　　B. 5~7

C. 8~10　　D. 11~13

E. 14~15

5. 下列关于阿米替林的叙述，不正确的是

A. 口服吸收快而完全　　B. 主要经肝脏代谢消除

C. “首过消除”较强　　D. 代谢产物几无活性

E. 存在“治疗窗”现象

6. 间隔用药时治疗药物监测的标本，采集时间一般选择在

A. 任意 1 次用药后 1 个半衰期时　　B. 血药浓度达稳态浓度后任意 1 次用药后

C. 随机取样　　D. 血药浓度达稳态浓度后任意 1 次用药前

E. 血药浓度达稳态浓度后任意 1 次用药后 1 个半衰期时

二 A3/A4 型题

（1~4 题共用题干）

患者，男性，65 岁。患慢性充血性心衰和骨质疏松症，长期口服地高辛片剂和钙片，因眩晕、头痛伴心律失常入院，血清地高辛浓度为 1.8ng/ml。

1. 患者最可能的诊断是

A. 心衰发作
B. 眩晕症
C. 地高辛中毒
D. 颈椎病
E. 骨质增生症

2. 离子选择电极法检测血清 Ca^{2+}3.1mmol/L，血清 K^{+}4.0mmol/L，此结果提示

A. 高钙血症
B. 低钾血症
C. 高钾血症
D. 低钙血症
E. 电解质正常

3. 上述结果提示患者的发病原因是

A. 高钙血症时，心肌对地高辛的敏感性降低，在治疗浓度范围内药效降低
B. 高钙血症时，心肌对地高辛的敏感性提高，在治疗浓度范围内发生中毒反应
C. 地高辛与钙剂作用拮抗
D. 高钾血症时，心肌对地高辛的敏感性降低，在治疗浓度范围内药效降低
E. 低钾血症时，心肌对地高辛的敏感性降低，在治疗浓度范围内药效降低

4. 检测血清地高辛浓度的标本取样时间最好在

A. 随机取样
B. 服药后 36 小时以上
C. 连续用药 10 天以上达稳态后某次用药前
D. 连续用药 10 天以上达稳态后某次用药后
E. 服药后 8 小时以上

三 B 型题

（1~3 题共用备选答案）

A. 耐受性
B. 耐药性
C. 成瘾性
D. 习惯性
E. 快速耐受性

1. 短时间内反复应用数次，药效递减直至消失
2. 病原体及肿瘤细胞对化学治疗药物的敏感性降低

3. 长期用药后突然停药发生严重生理功能紊乱

（4~6题共用备选答案）

A. 丙米嗪　　B. 氯普噻吨

C. 五氟利多　　D. 马普替林

E. 三氟拉嗪

4. 具有广谱抗抑郁作用，且起效快的药物是
5. 属于长效抗精神病药物的是
6. 需连续用药2~3周才呈现明显抗抑郁作用的药物是

（7~10题共用备选答案）

A. 分布　　B. 表观分布容积

C. 药物效应动力学　　D. 药物代谢动力学

E. 清除

7. 表明机体对药物处理的词
8. 表明药物影响机体功能的词
9. 表明药物在体内逐渐减弱过程的词
10. 表明药物从血液向组织、细胞间液和细胞内液转运过程的词

（11~14题共用备选答案）

A. 抑制脱氧胸苷酸合成酶　　B. 抑制核苷酸还原酶

C. 干扰DNA拓扑异构酶　　D. 抑制DNA多聚酶

E. 抑制二氢叶酸还原酶

11. 5-氟尿嘧啶的作用机制是
12. 氨甲蝶呤的作用机制是
13. 羟基脲的作用机制是
14. 阿糖胞苷的作用机制是

（15~18题共用备选答案）

A. 奎尼丁　　B. 普鲁卡因

C. 利多卡因　　D. 丙吡胺

E. 硝酸甘油

15. 肾衰竭患者，必须减少剂量的药物

16. 肝功能障碍患者，必须减少剂量的药物
17.（　　）药物的抗心律失常作用可被同服苯妥英钠减弱
18.（　　）药物的毒性被高血钾所增强

四 X 型题

1. 下列有关房室模型的叙述，正确的是
   A. 多数药物按单房室模型转运
   B. 房室模型为药物固有的药代动力学指标
   C. 药代动力学房室是按药物转运速率以数学方法划分的概念
   D. 用同一药物试验，某些人呈二室模型，而某些人可呈单室模型
   E. 同一药物口服时呈二室模型而静脉注射则可呈单一房室模型
2. 有关药物“分布”描述正确的是
   A. 受体液 pH 差异的影响
   B. 受药物与血浆蛋白结合率大小的影响
   C. 受药物本身理化性质的影响
   D. 指药物随血液循环输送至全身各部位，并进入细胞间和细胞内的可逆性转运过程
   E. 药物在体内的分布可达到均匀分布
3. 苯巴比妥类药物降低血清未结合胆红素的机制是
   A. 诱导葡糖醛酸基转移酶的生成
   B. 减低血浆清蛋白，使运输形式的游离胆红素减少
   C. 刺激肝细胞合成更多的 Y 蛋白和 Z 蛋白
   D. 改变未结合胆红素的分子构型
   E. 使 UDP-葡糖醛酸供应增加
4. 地高辛的药动学模型是
   A. 单室模型　　B. 一级消除动力学
   C. 零级消除动力学　　D. 二室模型
   E. 非线性消除动力学
5. 表观分布容积的含义有
   A. 对多数药物而言其值均小于血浆容积
   B. 为表观数值，不是实际的体液间隔大小
   C. 与消除速率常数在一级动力学药物中各有其固定数值
   D. 其数值随剂量大小而改变
   E. 药物在体内分布平衡后，按测得的血浆浓度计算该药应占有的容积

6. 药物所致溶血性黄疸时，实验室检查可见

A. 粪便呈棕黄色
B. 血清未结合胆红素剧增
C. 血清结合胆红素微增
D. 尿中胆红素阳性
E. 尿胆素原显著增加

7. 临床上长期使用哪些药物需进行TDM

A. 氨茶碱
B. 苯妥英钠
C. 地高辛
D. 青霉素
E. 环孢素

8. 稳态血药浓度的含义有

A. 达到时间不因给药速度加快而提前
B. 不随给药速度快慢而升降
C. 在静脉恒速滴注时，稳态浓度无波动
D. 指从体内消除的药量与进入体内的量相等时的血药浓度
E. 在一级动力学药物中，按固定剂量和间隔时间多剂用药，约需6个 $t_{1/2}$ 才能达到

参考答案与解析

一、A1 型题

1. D【解析】氨基糖苷类抗生素可和肝素形成复合物而干扰测定，故一般用血清。

2. A【解析】药物的 $t_{1/2}$ 与消除速率常数一样，可以反映体内药物消除速度的快慢。当 $t=t_{1/2}$ 时，$C=C_0/2$，$t_{1/2}=0.693/k$，所以 $k=0.693/t_{1/2}$。

3. A【解析】半衰期即血浆中药物浓度下降一半所需要的时间，是反映体内某一药物消除快慢的指标，是一个常数。

4. B【解析】临床上恒速静脉滴注时，经过6个半衰期后，可视为已达稳态浓度。

5. D【解析】阿米替林，口服后吸收完全，其代谢产物去甲替林具有药理活性。

6. D【解析】观察药物浓度波动是否低于有效血药浓度，应在给药前测定。

二、A3/A4 型题

1. C【解析】地高辛对心力衰竭成人的血清治疗浓度为0.8~2.0ng/ml，该患者地高辛浓度在安全范围内。但高钙血症时，心肌对地高辛的敏感性提高，也会发生地高辛中毒反应。

2. A【解析】成人血钙水平约为2.10~2.55mmol/L，该患者血清 Ca^{2+} 明显增高，故为高钙血症。

3. B【解析】参见 A3/A4 型题第 1 题解析。

4. C【解析】地高辛血药浓度监测（TDM）标本一般均用血清。在连续用药 10 天以上达稳态后某次用药前取样。

三、B 型题

1. E【解析】快速耐受性：药物在短时间内反复应用数次后药效递减直至消失。

2. B【解析】耐药性：化学治疗中病原体、肿瘤细胞对药物敏感性降低。

3. C【解析】成瘾性：患者在用药时产生欣快感，停药后出现严重的精神和生理功能紊乱的戒断症状，为成瘾性。

4. D【解析】马普替林（maprotiline）能选择性抑制去甲肾上腺素（NA）的再摄取，为广谱抗抑郁药，具有奏效快、副作用小的特点。

5. D【解析】马普替林用于各型抑郁症，对精神分裂后易于也有效，为长效抗精神病药。

6. A【解析】丙米嗪起效缓慢，连续用药 2~3 周后显效，故不作应急治疗药物应用。

7. C【解析】机体对药物处理是药物效应动力学，即在药物的作用下，机体发生器官生理功能及细胞代谢活动的变化规律。

8. C【解析】药物效应动力学即某一药物在用药后机体产生一定程度的药理效应。

9. E【解析】代谢和排泄都是药物在体内逐渐消失的过程，统称为消除。

10. A【解析】药物从血液向组织、细胞间液和细胞内液转运的过程称分布（distribution），大部分药物的分布属于被动转运。

11. A【解析】氟尿嘧啶的作用机制是抑制脱氧胸苷酸合成酶，阻断脱氧尿苷酸转变成脱氧胸苷酸，从而影响 DNA 的生物合成。

12. E【解析】氨甲蝶呤的作用机制是抑制二氢叶酸还原酶，从而阻断叶酸合成。

13. B【解析】羟基脲主要通过抑制核糖核苷酸还原酶（RR）产生药理作用。

14. D【解析】阿糖胞苷为 S 期细胞周期特异性药物，在体内经酶转化为三磷酸核苷酸后，对 DNA 多聚酶有强大的抑制作用，从而抑制细胞的 DNA 复制，最终导致细胞死亡。

15. B【解析】肾衰竭时进入人体的药物不能顺利由肾脏清除。普鲁卡因主要由肾排泄，若用常规剂量可能达到中毒水平，必须减少剂量。

16. C【解析】肝功能障碍者，血浆中 Alb 浓度下降，使药物的血浆蛋白结合率下降。利多卡因对于蛋白结合率高，会使其具有活性的游离型药物浓度增加，不良反应增加。

17. A【解析】奎尼丁属 Ia 类抗心律失常药，是最早应用的抗心律失常药物。药物代谢酶诱导剂苯巴比妥能减弱奎尼丁的作用。

18. D【解析】高血钾对心肌有抑制作用，使心肌收缩功能低下，心率减慢，房室传导阻滞。而双异丙吡胺对心肌的收缩力有明显的抑制作用，故高血钾不宜用。

四、X 型题

1. CDE【解析】房室模型是按药物转运动力学特征划分的抽象模型。同一药物，在某些人呈二室模型，另一些人可能呈一室或多室模型；同一药物静脉注射呈二室模型而口服则呈一房室模型。

2. ABCD【解析】药物在体内的分布受很多因素影响，包括药物的脂溶度、毛细血管通透性、器官和组织的血流量、与血浆蛋白和组织蛋白结合的能力、药物的 Pka 和局部的 pH、药物载体转运蛋白的数量和功能状态等。

3. AC【解析】苯巴比妥药物可以诱导肝细胞微粒的药物代谢酶，诱导葡糖醛酸转移酶的生成，刺激肝细胞合成更多的 Y 蛋白和 Z 蛋白，使其代谢增加，促进胆红素的代谢，降低血液中胆红素的浓度。

4. BD【解析】地高辛的血浆蛋白结合率约 25%，其分布属二室模型，8~12 小时进入消除相。地高辛属一级消除动力学，消除半衰期成年人约 36 小时（30~51 小时），儿童约 30 小时（11~50 小时）。

5. BCE【解析】表观分布容积（Vd）是血药浓度与体内药物量的一个比值，Vd = A/C = 体内药量/血药浓度，可反映药物分布的广泛程度或药物与组织结合的程度。表观分布容积与血浆清除率（Cl）是两个独立的药动学指标，各有其固定的数值，互不影响，也不因剂量大小而改变其数值。表观分布容积是表观数值，不是实际的体液间隔大小。多数药的表观分布容积值均大于血浆容积。与组织亲和力大的脂溶性药物，其表观分布容积可能比实际体重的容积还大。

6. BCE【解析】凡能引起溶血的疾病均可产生溶血性黄疸，包括先天性溶血性贫血和后天性获得性溶血性贫血。前者有地中海贫血、遗传性球形红细胞等；后者有自身免疫性溶血性贫血、新生儿溶血病、不同血型输血后的溶血及蚕豆病、伯氨喹啉、蛇毒、毒蕈、阵发性睡眠性血红蛋白尿等。药物所致溶血性黄疸时实验室检查可见：血清未结合胆红素剧增；血清结合胆红素微增；尿红素原显著增加。

7. ABCE【解析】临床上长期使用地高辛、苯妥英钠、氨茶碱及环孢素均需要进行 TDM。

8. ACDE【解析】达到稳态浓度的时间仅决定于半衰期，与剂量、给药间隔及给药途径无关，此时药物吸收速度与消除速度达到平衡。

第四篇

临床医学检验（临床免疫学专业）

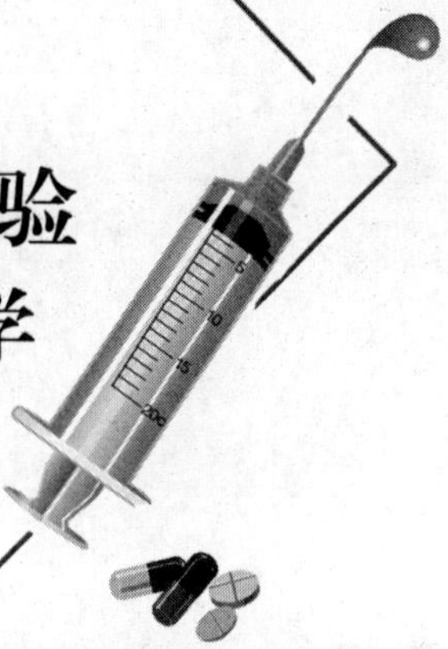

第二十九章 概　述

一 A1型题

1. 不能刺激机体组织产生自身抗体的抗原是
   A. 经化学修饰的组织抗原
   B. 自身细胞 HLA-DR 抗原的表达
   C. 隔绝的体内自身成分
   D. 与正常组织成分有交叉反应的外来抗原
   E. 高分化的组织抗原
2. 补体蛋白约占人体血清总蛋白的
   A. 2%
   B. 5%
   C. 10%
   D. 15%
   E. 25%
3. 关于抗体与 Ig 的概念，描述错误的是
   A. 抗体是生物学功能上的概念，免疫球蛋白是化学结构上的概念
   B. 抗体是 Ig
   C. Ig 都是抗体
   D. Ig 不一定都具有抗体活性
   E. 抗体是 B 细胞识别抗原后活化增殖分化为浆细胞所产生的一类能与相应抗原特异性结合的球蛋白
4. 识别抗原抗体复合物的补体是
   A. C1q
   B. C2
   C. C1s
   D. C1r
   E. C1qrs
5. 能使补体而不能使抗体灭活的温度和作用时间是
   A. 37℃，60 分钟
   B. 45℃，30 分钟
   C. 60℃，30 分钟
   D. 56℃，30 分钟
   E. 80℃，30 分钟
6. 关于自身抗体哪项是正确的
   A. 均为 IgM 型
   B. 为器官特异性

C. 转输同种动物可引起自身免疫病
D. 自身免疫患者才有
E. 健康人血清中可存在

7. MHC-I 类仅分布于
A. 各种组织的有核细胞表面
B. T 细胞表面
C. 红细胞表面
D. NK 细胞表面
E. B 细胞巨噬细胞表面

8. 抗原抗体结合力中作用最小的是
A. 静电引力
B. 范德瓦耳斯力
C. 疏水作用力
D. 氢键结合力
E. 分子间结合力

9. 目前常选用下列哪种细胞作 HLAI 类抗体的筛选与鉴定细胞
A. T 细胞
B. B 细胞
C. 巨噬细胞
D. K 细胞
E. NK 细胞

10. 主要组织相容性复合体是
A. MHC
B. MHA
C. RLA
D. H-2
E. HLA

11. 人类 B 细胞分化成熟的场所是
A. 脾
B. 脾和淋巴结生发中心
C. 骨髓
D. 腔上囊和骨髓
E. 腔上囊

12. 人体最大的外周淋巴器官是
A. 肝脏
B. 胸腺
C. 脾脏
D. 骨髓
E. 淋巴结

13. 抗原的特异性取决于
A. 抗原分子量的大小
B. 抗原分子的物理性
C. 抗原决定簇的性质、数目和空间结构
D. 抗原分子内部结构的复杂性
E. 以上所有

14. 胎儿合成的第一种 Ig 是
A. IgM
B. IgA

C. IgG　　D. IgD

E. IgE

15. 细菌的菌体抗原常规的制备方法

A. 0.85% 氯化钠处理　　B. 100℃加温 2 小时处理

C. 75% 酒精处理　　D. 1% 氯化钙处理

E. 2% 氯仿处理

16. 外周免疫器官包括

A. 骨髓、淋巴结、脾脏　　B. 胸腺、脾脏、黏膜、淋巴组织

C. 扁桃体、骨髓、淋巴结　　D. 脾脏、淋巴结、其他淋巴组织

E. 腔上囊、脾脏、扁桃体

17. 自身耐受的产生，是由于

A. 母婴传播　　B. 胚胎期发育的淋巴细胞克隆获得性免疫

C. 机体免疫功能紊乱　　D. 淋巴细胞增殖

E. 浆细胞的增殖

18. 免疫对机体是

A. 有利的　　B. 有害的

C. 有利也有害的　　D. 有害无利的

E. 有利无害的

19. 免疫细胞产生、发育、分化成熟的场所是

A. 脾　　B. 淋巴结

C. 胸腺　　D. 骨髓和胸腺

E. 淋巴结和脾脏

20. 抗原抗体的反应特点不包括

A. 特异性　　B. 阶段性

C. 可逆性　　D. 比例性

E. 电离性

21. 抗原抗体反应的特异性是指抗原决定簇和抗体分子哪个区结合的特异性

A. 高变区　　B. 恒定区

C. 可变区　　D. 超变区

E. 低变区

22. 关于免疫的概念，正确的说法是

A. 机体抗感染的过程

B. 机体对病原微生物的防御过程

C. 机体识别和排除抗原性异物的过程

D. 机体清除自身衰老死亡的细胞的过程

E. 机体清除自身突变细胞的能力

23. 在脾脏中 B 细胞主要位于

A. 红髓
B. 淋巴滤泡
C. 淋巴鞘
D. 血窦
E. 冠状带

24. 人类的中枢免疫器官是

A. 胸腺和淋巴结
B. 脾脏和胸腺
C. 淋巴结和脾脏
D. 胸腺和骨髓
E. 骨髓和黏膜免疫系统

25. 抗原抗体结合反应最终出现肉眼可见的沉淀现象，其原因是

A. 从亲水胶体变为疏水胶体
B. 从疏水胶体变为亲水胶体
C. 抗原抗体反应是单向反应
D. 抗原抗体结合和盐析共同作用所致
E. 抗原抗体结合导致蛋白变性所致

26. 室间质评定性测定的靶值应为

A. 明确的阴性或阳性
B. 强阳性
C. 参考方法值
D. 弱阳性
E. 参考实验室均值 $\pm 2S$

27. 用来表示新批号质控品的控制限的通常指标是

A. 标准差
B. 变异系数
C. 平均值
D. 标准差倍数
E. 均值倍数

28. 能力比对检验（PT）的目的是

A. 评价实验室整体检验能力
B. 确定某检验方法的准确度
C. 确定检验方法的精密度
D. 确定某样品的准确度
E. 评价实验室工作人员的个人检验能力

29. T 细胞和 B 细胞定居的部位是

A. 腔上囊
B. 外周免疫器官
C. 血循环中
D. 骨髓
E. 中枢免疫器官

30. 正常人巨噬细胞吞噬百分率为

A. 15% 左右
B. 45% 左右
C. 63% 左右
D. 80% 左右
E. 85% 左右

31. 以下关于中枢免疫器官功能的描述，错误的是
   A. 是免疫细胞发生分化成熟的场所
   B. 胸腺是 T 细胞分化成熟的场所
   C. 骨髓是 B 细胞分化成熟的场所
   D. 人类中枢免疫器官包括胸腺、骨髓
   E. 中枢免疫器官是发生免疫应答的场所
32. 抗原抗体反应需要合适的温度才有利于两者结合，其范围一般为
   A. 4~10℃
   B. 11~15℃
   C. 16~20℃
   D. 15~40℃
   E. 41~50℃
33. 最早用人痘苗预防天花的国家是
   A. 美国
   B. 日本
   C. 中国
   D. 英国
   E. 俄国
34. 抗原的基本性质是
   A. 抗原性与异物性
   B. 免疫原性与免疫反应性
   C. 异物性和特异性
   D. 理化复杂性与特异性
   E. 异物性和免疫反应性
35. 免疫系统不包括
   A. 免疫分子
   B. 免疫细胞
   C. 免疫原
   D. 中枢免疫器官
   E. 外周免疫器官
36. 免疫功能不包括
   A. 免疫稳定
   B. 免疫监视
   C. 免疫防御
   D. 免疫记忆
   E. 免疫逃逸

二 B 型题

（1~3 题共用备选答案）
   A. 识别阶段
   B. 活化阶段
   C. 效应阶段
   D. 刺激阶段
   E. 衰老阶段
1. 相关免疫细胞分泌或产生相应的免疫效应分子，执行相应的免疫功能为
2. 抗原提呈细胞对抗原进行识别、摄取、降解和提呈抗原信息给 T 辅助细胞及相关淋巴细

胞时为

3. T细胞、B细胞接受抗原信号后，一系列免疫分子参与，发生活化、增殖、分化时为

（4~8题共用备选答案）

A. 周围免疫器官
B. 法氏囊
C. 骨髓
D. 胸腺
E. 淋巴结

4. B淋巴细胞分化成熟的场所是
5. 各种免疫细胞的发源地是
6. T淋巴细胞分化成熟的场所是
7. 成熟淋巴细胞定居的部位是
8. 淋巴细胞发生免疫应答的场所是

（9~10题共用备选答案）

A. 嗜酸性粒细胞
B. 嗜碱性粒细胞
C. 中性粒细胞
D. T淋巴细胞
E. B淋巴细胞

9. 介导细胞免疫的细胞是
10. 介导体液免疫的细胞是

（11~12题共用备选答案）

A. IgA
B. IgM
C. IgG
D. SIgA
E. IgE

11. 防止病原体从黏膜入侵的Ig是
12. 在感染中具有早期诊断意义的Ig是

（13~15题共用备选答案）

A. IgA
B. IgG
C. IgM
D. IgD
E. IgE

13. 初次应答的抗体类别主要是
14. 巨球蛋白是

15. 再次应答的抗体类别主要是

（16~17 题共用备选答案）

A. 前带　　B. 后带
C. 前带或后带　　D. 前带和后带
E. 不是带现象

16. 抗原过剩时称为
17. 抗体过剩时称为

（18~20 题共用备选答案）

A. 1　　B. –1
C. 2　　D. –2
E. 0

18. 均值为 2.5，标准差为 0.5，某测定值为 2.5，“Z-分数”值为
19. 均值为 2.5，标准差为 0.5，某测定值为 3.0，“Z-分数”值为
20. 均值为 2.5，标准差为 0.5，某测定值为 2.0，“Z-分数”值为

三 X 型题

1. 补体的 3 条激活途径
A. MBL 途径　　B. 外源性途径
C. 经典途径　　D. 内源性途径
E. 旁路途径

2. 抗体的生物学活性包括
A. 活化补体　　B. 介导各型变态反应
C. 特异性结合抗原　　D. 调理吞噬作用
E. 发挥抗体依赖的细胞介导的细胞毒作用

3. Ig 分子常见的存在形式有
A. 单体　　B. 二聚体
C. 三聚体　　D. 四聚体
E. 五聚体

4. 巨噬细胞的功能包括
A. 分泌特异性抗体　　B. 参与抗原加工、提呈
C. 分泌多种细胞因子　　D. 产生溶酶体酶

E. 直接吞噬、杀伤病原体、肿瘤细胞

5. 大吞噬细胞包括

A. 树突状细胞
B. 肥大细胞
C. 中性粒细胞
D. 单核细胞
E. 巨噬细胞

6. 关于抗原抗体比例性，下列说法正确的有

A. 抗原抗体分子比例合适的范围称为等价带
B. 抗原过剩称为前带
C. 抗体过剩称为后带
D. 抗体过剩称为前带
E. 抗原过剩称为后带

7. 下列可能是IC的抗原成分的有

A. 细胞膜
B. 微生物
C. 细胞内成分
D. 细胞膜受体
E. 蛋白或多肽成分

8. 免疫系统的3大功能表现在

A. 免疫监视
B. 免疫自稳
C. 免疫防御
D. 免疫调节
E. 免疫效应

9. 免疫系统包括

A. 胸腺
B. 脾
C. 淋巴结
D. 骨髓
E. 周围淋巴结

10. 免疫自稳功能包括

A. 防止自身免疫病发生
B. 杀伤、清除体内的突变细胞，防止肿瘤发生
C. 清除体内变性、衰老、损伤的细胞
D. 清除体内病原微生物
E. 抑制体内病原微生物生长繁殖

11. 下列自身抗体特性的描述，正确的是

A. 有些自身抗体与疾病活动性有关
B. 患者血液中存在高效价自身抗体是免疫病特点之一
C. 某些自身抗体对疾病判断有高度特异性

D. 自身抗体是自身免疫性疾病的重要标志

E. 少数自身抗体被证实参与了免疫病理性损伤

12. 室间质量评价的局限性有

A. 可能会妨碍给出不同结果的改良方法的发展

B. 当使用单一靶值时，难于评价单个实验室和测定方法

C. 在不同的 EQA 程序中，对实验室的评价可能不同

D. 可以监测参评实验室相应测定项目的测定准确性

E. 参评实验室没有同等的对待 EQA 样本和患者标本

13. 抗原抗体反应的特异性是指

A. 两者空间结构的互补性　　B. 两者之间空间结构的相似性

C. 两者分子的电子云吸引力　　D. 两者分子大小的相近性

E. 两者之间相互吻合的针对性

14. 免疫监视功能包括

A. 防止病毒的持续感染

B. 识别、杀伤和清除体内突变细胞，防止肿瘤的发生

C. 清除体内变性、损伤及衰老的细胞，防止自身免疫病的发生

D. 从体内清除微生物及其产物，保护机体的功能

E. 阻止病原微生物侵入机体，抑制其在体内繁殖扩散

15. 免疫学检验的室内质量控制包括的环节有

A. 标本的接收　　B. 标本采集和保存

C. 确定系统的有效性　　D. 结果的审核、发出和解释

E. 治疗方案的确定

16. 超抗原的作用特点是

A. TCRVβ 区结合

B. 不需要 APC 加工处理

C. 有 MHC 限制性

D. 一端与 MHCⅡ类分子抗原结合槽外侧结合

E. 以完整蛋白质分子发挥作用

17. 室间质评包括的内容有

A. 外单位客观评价实验室的结果

B. 客观比较某实验室测定结果与靶值的差异

C. 是对实验室操作和实验方法的回顾性评价

D. 独立测定结果之间的一致性程度

E. 可起自我教育的作用

18. 免疫系统的特点是

A. 有免疫记忆功能

B. 从蛋白水平精确识别自己与非己抗原

C. 在抗原刺激下发挥特异性免疫应答

D. 受激素、神经递质及免疫分子的调节

E. 分布广泛，随时清除入侵微生物及变性死亡细胞

19. 下列属于隐蔽抗原的是

A. 脑组织　　B. 组织相容性抗原

C. 精子　　D. 睾丸

E. 眼晶状体

20. 理想标准品和质控品的条件有

A. 室内质控品的浓度有特殊要求

B. 基质对测定结果无影响

C. 标准品所含待测物的浓度要接近实验或临床决定性水平

D. 无生物传染危险性

E. 靶值或预期结果已确定

21. 室内质控用于评价的内容是

A. 连续评价本实验室工作的可靠程度

B. 提高本实验室批内样本检测的一致性

C. 提高本实验室批间样本检测的一致性

D. 监测和控制本实验室常规工作的精密度

E. 客观比较某实验室测定结果与靶值的差异

参考答案与解析

一、A1 型题

1. E【解析】自身抗体是指针对自身组织、器官、细胞及细胞成分的抗体。产生自身抗体的抗原包括以下几种：化学修饰的组织抗原；与自身组织成分存在交叉反应的外来抗原；隐蔽抗原；自身细胞 HLA-DR 抗原的表达；低分化的组织抗原等。

2. C【解析】补体是血清与组织液中一组经活化后具有酶活性的级联反应糖蛋白，补体系统组分约占血清总蛋白的 10%。

3. C【解析】Ig 不一定都具有抗体活性。Ig 可分为分泌型 Ig（sIg）和膜型 Ig（mIg），sIg 主要存在于体液中，具有抗体的各种功能；mIg 是 B 细胞膜上的抗原受体。

4. E【解析】识别抗原抗体复合物的补体是 C1qrs。

5. D【解析】补体的性质不稳定，56℃加热 30 分钟或者 60℃加热 3 分钟灭活。抗体结构较为牢固，在此温度不会被灭活。

6. E【解析】机体内的自身抗原可以刺激机体产生自身抗体，存在于人血清中。

7. A【解析】MHC --I 类分子分布于几乎所有有核细胞表面，但不同组织细胞的表达水平差异很大：淋巴细胞表面 I 类抗原的密度最高，肾、肝、肺、心及皮肤次之，肌肉、神经组织和内分泌细胞上抗原最少，而成熟红细胞、胎盘滋养层细胞上未能检出，血清、尿液中及初乳等体液中也有可溶性形式存在的 I 类抗原。

8. B【解析】抗原抗体结合为非共价键结合，主要作用力包括：①静电引力：又称库伦引力。两个电荷距离越近，静电引力越大。②范德瓦耳斯力：这种引力的能量小于静电引力。③氢键结合力：其结合力较强于范德瓦耳斯力。④疏水作用力：它是这些结合力中最强的，因而对维系抗原抗体结合作用最大。

9. A【解析】T 细胞作 HLA Ⅰ类抗体的筛选与鉴定；B 细胞作 HLA Ⅱ类抗体的筛选与鉴定。

10. A【解析】主要组织相容性复合体是 MHC。

11. C【解析】骨髓是人类 B 淋巴细胞分化成熟的场所。

12. C【解析】脾脏是人体中枢免疫器官之一，也是人体最大的淋巴器官。

13. C【解析】抗原与抗体能够特异性结合是基于抗原决定簇（表位）和抗体超变区分子间的结构互补性与亲和性。这种特性是由抗原、抗体分子空间构型所决定的。除两者分子构型高度互补外，抗原表位和抗体超变区必须密切接触，才有足够的结合力。

14. A【解析】胎儿合成的第一种 Ig 是 IgM，IgM 是个体发育中最早产生的抗体，胚胎晚期已能合成。

15. B【解析】细菌抗原多用液体或固体培养物，经集菌后处理，有的需要经特殊处理，如鞭毛抗原需用 0.3%~0.5% 甲醛处理；菌体抗原加温 100℃ 2 小时去除鞭毛抗原；毒素抗原则在杀菌后再加 0.5%~1.0% 氯化钙溶液等。

16. D【解析】免疫器官包括中枢免疫器官和外周免疫器官。中枢免疫器官主要包括胸腺、骨髓；外周免疫器官包括脾脏、淋巴结和其他淋巴组织。

17. B【解析】自身耐受是机体免疫系统对自身抗原的特异性无应答状态，是由于胚胎期发育的淋巴细胞克隆获得性免疫。

18. C【解析】在正常情况下，免疫对机体是有利的；但在某些情况下，则对机体产生有害的反应。

19. D【解析】中枢免疫器官是免疫细胞产生、分化和成熟的场所，由骨髓和胸腺组成。

20. E【解析】主要有四性，即特异性、比例性、可逆性、阶段性。

21. D【解析】参见A1型题第13题解析。

22. C【解析】免疫调节是指机体识别和排除抗原性异物，维持自身生理动态平衡与相对稳定的生理功能。

23. B【解析】B淋巴细胞在淋巴结内主要分布在浅层皮质的淋巴小结（即淋巴滤泡）和髓索。

24. D【解析】中枢免疫器官又称一级免疫器官，主要包括骨髓和胸腺。

25. A【解析】在电解质存在的条件下，抗原抗体结合，从亲水胶体变为疏水胶体，形成肉眼可见的沉淀物。

26. A【解析】室间质评定性测定的靶值应为明确的阴性或阳性。

27. D【解析】控制限是指在对分析测试实施质量控制程序时所规定的控制范围。在环境监测中，一般规定全部测试结果的99.7%落入的范围为质量控制范围，即控制限。设全部测试结果的平均值为$\bar{x}$，标准偏差为s，则按统计学计算，控制限为$\bar{x}\pm3s$。若所控制的质控样品的一个分析结果落在控制限之外，则表示这批分析结果失控。

28. A【解析】能力比对检验的目的是评价实验室整体检验能力，能力验证是利用实验室间比对确定实验室的检测能力的活动，是为了确定某个实验室进行某项特定检测的能力以及监控其持续能力而进行的一种实验室比对。

29. B【解析】中枢免疫器官是免疫细胞产生、分化成熟的场所，而外周免疫器官是淋巴细胞分布定居和产生免疫应答的场所。

30. C【解析】正常吞噬率是61%~64%；吞噬指数接近于1。

31. E【解析】参见A1型题第29题解析。

32. D【解析】抗原抗体反应需要合适的温度才有利于二者结合。一般以15~40℃为宜，最适温度为37℃。在此范围内，温度越高，抗原抗体分子运动越快，碰撞机会越多，两者结合反应速度越快。

33. C【解析】最早用人痘苗预防天花的国家是中国。

34. B【解析】抗原一般具备两种特性：①免疫原性，即抗原刺激机体产生抗体及效应T细胞的能力；②免疫反应性，是指抗原与抗体或效应T细胞发生特异性结合的能力。

35. C【解析】免疫系统由免疫器官（中枢免疫器官、外周免疫器官）、免疫细胞、免疫分子组成。

36. E【解析】免疫功能是指机体对外来抗原的识别、应答和清除能力，包括免疫监视、免疫防御、免疫记忆等方面。免疫逃逸是免疫抑制病原体通过其结构和非结构产物，拮抗、阻断和抑制机体的免疫应答。而免疫稳定是指正常情况下机体可经常地清除损伤或衰老的自身细胞，并进行免疫调节，以维护体内生理平衡，自身稳定功能失调，容易导致自身免疫病的发生。

二、B 型题

1. C【解析】效应阶段：是免疫效应细胞和抗体与抗原结合并将抗原从体内清除的时期。这时效应细胞或抗体可与抗原发生反应。抗体与抗原结合形成抗原复合物，将抗原灭活及清除；T 效应细胞与抗原接触释放多种细胞因子，诱发免疫炎症细胞毒性 T 细胞；(CTL) 直接杀伤靶细胞。通过以上机制，达到清除抗原的目的。

2. A【解析】识别阶段：是抗原进入机体，被 APC 细胞摄取、提呈和诱导 T 淋巴细胞活化的开始时期。一般抗原进入机体后，首先被局部的单核-巨噬细胞或其他辅佐细胞吞噬和处理，然后以有效的方式提呈给 Th 细胞。

3. B【解析】活化阶段：是接受抗原刺激的淋巴细胞活化和增殖的时期。在抗原刺激和一系列免疫分子的作用下淋巴细胞活化，活化后的淋巴细胞迅速分化增殖产生细胞因子，促进自身和其他免疫细胞的分化增殖，生成大量的免疫效应细胞。B 细胞分化增殖变为可产生抗体的浆细胞，浆细胞分泌大量的抗体分子进入血液循环。

4. C【解析】中枢免疫器官包括骨髓、胸腺和禽类特有的法氏囊，它们是免疫细胞发生、分化和成熟的场所。其中胸腺是 T 细胞分化成熟的场所，法氏囊是禽类 B 细胞分化成熟的场所，而骨髓既是造血器官又是人和哺乳动物 B 细胞分化成熟的中枢免疫器官。

5. C【解析】骨髓是各种免疫细胞的发源地。骨髓多能造血干细胞增殖、分化为髓样祖细胞和淋巴样祖细胞。淋巴样祖细胞一部分在骨髓内继续发育为成熟 B 淋巴细胞。

6. D【解析】胸腺是 T 淋巴细胞分化、发育、成熟的场所，也是机体重要的中枢免疫器官。

7. A【解析】免疫细胞是在中枢免疫器官（骨髓、胸腺等）发育成熟，并在外周免疫器官聚集增殖和发生免疫应答。

8. A【解析】外周免疫器官，是成熟 T、B 淋巴细胞等免疫细胞定居的场所，也是产生免疫应答的部位。

9. D【解析】T 细胞分细胞毒性 T 细胞和辅助性 T 细胞，细胞介导免疫通过 T 细胞释放淋巴因子或细胞毒而产生免疫反应。

10. E【解析】B 细胞主要功能是产生抗体，介导体液免疫。

11. D【解析】sIgA 对侵入呼吸道病原体、毒素等均有抗御作用。

12. B【解析】IgM 作为人体中最早出现的抗体，是人体抗感染免疫的“先头部队”。

13. C【解析】抗体种类不同，初次应产生最早的抗体为 IgM，再次应产生的抗体大部分为 IgG，而 IgM 很少。

14. C【解析】巨球蛋白是 IgM。

15. B【解析】二次应答的特点：潜伏期短，抗体浓度增加快，达到平台期快，平台高，时间长，下降期持久，用较少量抗原刺激即可诱发，产生抗体主要为 IgG，抗体的亲和力高。

16. B【解析】抗原抗体反应时，当抗原量过剩时，称为后带。

17. A【解析】抗原抗体反应时，当抗体量过剩时，称为前带。

18. E【解析】*Z*-分数 =（测定值-均值）/标准差。

19. A【解析】参见上一题解析。

20. B【解析】参见 B 型题第 18 题解析。

三、X 型题

1. ACE【解析】补体三条激活途径：经典途径、旁路途经、MBL 途径。

2. ACDE【解析】补体的生物学活性主要有：①细胞溶解作用。②促进抗体中和及溶解病毒。补体可明显增强抗体对病毒的中和作用，可溶解灭活某些病毒。③介导调理作用和免疫黏附作用。④增强吞噬作用，增强吞噬细胞的趋化性。⑤清除免疫复合物是补体重要的功能，经典途径可防止形成大的免疫复合物，旁路途径可增加免疫复合物的溶解性。

3. ABE【解析】IgG、IgE、IgD 及多数血清型 IgA 皆为单体，分泌型 IgA 为双体，IgM 为五聚体。

4. BCDE【解析】单核-巨噬细胞系统具有直接吞噬和杀伤病原体和肿瘤细胞的功能，还具有参与抗原加工、递呈免疫调节的重要作用。检测巨噬细胞吞噬功能对于判断巨噬细胞的功能、了解机体的特异性和非特性免疫状态有重要作用。

5. DE【解析】大吞噬细胞是血中的单核细胞和多种器官、组织中的巨噬细胞，小吞噬细胞是外周血中的中性粒细胞，两者构成单核吞噬细胞系统。

6. ADE【解析】比例性是指抗原与抗体发生可见反应需遵循一定的量比关系，只有当二者浓度比例适当时才出现可见反应，抗原抗体分子比例合适的范围称为等价带。在抗原抗体比例相当或抗原稍过剩（抗原过剩称为后带）的情况下，反应最彻底，形成的免疫复合物沉淀最多、最大。而当抗原抗体比例超过此范围时（抗体过剩称为前带），反应速度和沉淀物量都会迅速降低，甚至不出现抗原抗体反应。

7. ABCDE【解析】Ag 是指能引起抗体生成的物质，是任何可诱发免疫反应的物质。

8. ABC【解析】参见 A1 型题第 36 题解析。

9. ABCDE【解析】免疫器官包括胸腺、骨髓、淋巴结、扁桃体和脾脏等，属于免疫系统。

10. AC【解析】免疫自稳：指机体识别和清除自身衰老残损的组织、细胞的能力，借以维持正常内环境稳定，这种自身稳定功能失调时易导致某些生理平衡的紊乱或者引起自身免疫病。

11. ABCDE【解析】血液循环中针对自身组织、器官、细胞及细胞内成分的抗体称为自身抗体。正常人血清中可有多种微量的自身抗体或致敏淋巴细胞，它能清除体内衰老细胞而起到免疫稳定的效应。

12. ABCE【解析】室间质量评价是多家实验室分析同一标本，并由外部独立机构收集和反馈实验室上报的结果，以此评价实验室操作的过程。通过实验室间的比对判定实验室的校准、检测能力，以及监控其持续能力。所以参评实验室没有同等的对待 EQA 样本和患者标本，当使用单一靶值时，难于评价单个实验室和测定方法，在不用的 EQA 程序中，对实验室的评价可能不同，可能会妨碍给出不同结果的改良方法的发展。

13. AE【解析】特异性是抗原抗体反应的最主要特征，这种特异性是由抗原决定簇和抗体分子的超变区之间空间结构的互补性确定的。这种高度的特异性在传染病的诊断与防治方面得到有效的应用；随着免疫学技术的发展进步，还将在医学和生物学领域得到更加深入和广泛的应用，比如肿瘤的诊断和特异性治疗等。

14. AB【解析】免疫监视是指免疫系统清除突变或病毒感染的细胞的功能，监视功能过低时，可能会形成肿瘤等。

15. ABCD【解析】质量控制由实验室工作人员采取一定的方法和步骤，连续评价本实验室工作的可靠性程度，旨在监测和控制本室常规工作的精密度，提高本室常规工作中批内、批间样本检验的一致性，并确定当批的测定结果是否可靠、可否发出检验报告。

16. ABDE【解析】超抗原（SAg）是一类只需极低浓度即可激活大量的 T 细胞克隆，产生极强免疫应答的物质。SAg 与普通 Ag 相比，不需要常规细胞内抗原提呈，无 MHC 限制性 SAg 一端与 APC 表面的 MHC-Ⅱ类分子抗原结合槽外的非多态区结合，一端与 TCR 的 VB 外侧区结合，活化 T 细胞。

17. ABCE【解析】精密度是在一定条件下所获得的独立测定结果之间的一致性程度，是质量保证相关内容，用于室内质量控制。

18. ABCDE【解析】免疫系统由免疫器官、免疫细胞和免疫分子构成，淋巴组织及免疫细胞分布于机体全身，执行免疫防卫功能，维持机体内环境正常的生理功能及动态平衡。

19. ACDE【解析】精子、脑组织、眼晶状体蛋白、甲状腺球蛋白属于隐蔽的自身抗原。

20. ABDE【解析】理想的标准品和质控品应具备如下特征：①基质对测定结果无明显影响。②对标准品的浓度一般无特殊要求，在方法的测定范围内即可。而室内质控品则要求其所含待测物的浓度接近试验或临床决定性水平。③稳定（如为冻干品，则复溶前和复溶后都应稳定）。④无已知的传染危险性。⑤对于质控品，可单批大量获得。

21. ABCD【解析】室间质量评价（EQA）为客观地比较某一实验室的测定结果与靶值的差异，由外单位机构，采取一定的方法，连续、客观地评价实验室的结果，发现误差并校正结果，使实验室之间的结果具有可比性。

免疫原和抗血清的制备　凝集反应　化学发光免疫分析技术

第三十章　免疫检验技术及应用

一　A1 型题

1. 下列关于液流系统的鞘液的描述，错误的是
   A. 鞘液是包裹在样本流周围
   B. 鞘液是用来与样本作对比的
   C. 鞘液是辅助样本作正常检测的基质液
   D. 使样本保持处于喷嘴中心位置，保证检测精确性
   E. 防止样本流细胞靠近喷孔而形成堵塞
2. 速率散射比浊法测定的是以单位时间内
   A. 抗原–抗体复合物形成的最长时间段的信号值
   B. 抗原–抗体复合物形成的最快时间段的信号值
   C. 抗原–抗体复合物形成的最稳定时间段的信号值
   D. 抗原–抗体复合物形成最大量的时间段的信号值
   E. 以上都不是
3. 单克隆抗体定性和分型的首选方法是
   A. 免疫电泳　B. 火箭免疫电泳
   C. 免疫固定电泳　D. 蛋白区带电泳
   E. 对流免疫电泳法
4. 关于微粒子化学发光免疫分析的描述，错误的是
   A. 最常用的是双抗体夹心法　B. 检测水平可达 ng/ml，重复性好
   C. 检测水平可达 pg/ml，重复性好　D. 发光底物是 AMPPD
   E. 以顺磁性微珠作为载体包被抗体
5. 下列哪一步骤不是 ELISA 的反应过程，但却是决定试验成败的关键
   A. 温育　B. 洗涤
   C. 显色　D. 加样
   E. 结果判断
6. 免疫透射比浊分析中，检测测器与正前方的夹角为
   A. 0　B. 15°

C. 50°　　D. 45°
E. 90°

7. 面积脉冲信号是指
A. 电压脉冲曲线内外区域的大小　　B. 电压脉冲的高度
C. 电压脉冲曲线内区域的大小　　D. 电压脉冲曲线外区域的大小
E. 以上都不是

8. 线性放大器中输入信号放大10倍，输出信号放大
A. 1倍　　B. 2倍
C. 3倍　　D. 10倍
E. 100倍

9. 下列关于散射比浊分析描述，错误的是
A. 散射光的强度与复合物的含量成反比
B. 散射比浊法分析与透射比浊分析的原理完全不同
C. 测定的散射信号值应是在散射信号响应值曲线的上升臂部分
D. 一定要保持抗体过量以维持抗原抗体复合物的相对不溶解性
E. 抗体量恒定时，形成免疫复合物的反应速率与散射信号响应值的上升呈正比

10. 下列与散射光的强弱无关的是
A. 细胞的形状　　B. 细胞的大小
C. 细胞的标记　　D. 细胞的光学同性
E. 胞内颗粒折射

11. 在速率散射比浊分析的反应介质中加入的最常用的促聚剂是
A. PEG　　B. 丙三醇
C. 稀盐酸　　D. 硫酸铵
E. 95% 酒精

12. Gate设置是指在某张选定参数的直方图上根据该图的细胞群分布选定其中想要分析的特定细胞群，并要求该样本所有其他参数组合的直方图只体现
A. 该群细胞的分布情况　　B. Pt分布情况
C. WBC分布情况　　D. RBC的分布情况
E. $CD4^+$细胞分布情况

13. 下列哪项是免疫荧光标记最常用的荧光探针
A. 藻红蛋白　　B. 异硫氰酸基罗丹明X
C. 异硫氰酸荧光素　　D. 得州红
E. 藻红蛋白花青苷5、藻红蛋白花青苷7（PeCy7）

14. 定时散射比浊分析中，预反应时间段加入的样本是

A. 待测全量样本
B. 待测全量样本的十分之一
C. 已知抗体
D. 待测全量样本的二十分之一
E. 待测全量样本的五分之一

15. 分选得率是指

A. 分选收获率
B. 从悬液中分辨出的目的细胞的总量
C. 通过测量点的分选细胞的比率
D. 通过测量点的细胞与实际收获的分选细胞的比率
E. 从一群体细胞悬液中分辨出的目的细胞总量，再经分选后获得的目的细胞的实际得率

16. 为保证流式细胞仪检测信号的准确性，消除重叠信号通常采用的方法是

A. 荧光补偿校正
B. 选择最适合的滤光器
C. 计算时增加1000
D. 每次只用一种荧光素标记
E. 计算时减去干扰信号

17. 免疫测定的基础是

A. 凝集反应
B. 沉淀反应
C. 免疫原和抗血清的制备
D. 抗原和抗体的特异性结合反应
E. 受体与配体之间的结合

18. 外周血单个核细胞应大于多少才能满足用血清学分型作HLA-DQ、HLA-DR的定型

A. 0.5×10^9
B. 1.0×10^9
C. 2.0×10^9
D. 3.0×10^9
E. 4.0×10^9

19. 其作用为检测荧光和反射光，同时将光学信号转换成数字数据信号的是

A. 透镜组
B. 分色反光镜
C. 光束成形器
D. 光电倍增管
E. 气冷氩离子激光器

20. 免疫透射比浊分析制备标准曲线时，标准品至少应设

A. 2个浓度点
B. 3个浓度点
C. 1个浓度点
D. 5个浓度点
E. 4个浓度点

21. 侧向检测器与激光束的方向

A. 平行
B. 在激光前方

C. 在激光下方　　D. 垂直
E. 在激光上方

22. 要想取得高分选收获率，就可能
A. 降低其他细胞的浓度　　B. 降低被分选细胞的纯度
C. 提高被分选细胞的浓度　　D. 降低被分选细胞的浓度
E. 提高被分选细胞的纯度

23. 分选速度与细胞悬液中分选细胞的哪项指标有直接关系
A. 细胞含量　　B. 有否胞膜
C. 细胞大小　　D. 细胞性质
E. 单核或多核

24. 假三维等高图中的一维表示
A. 线性　　B. 细胞数
C. 细胞　　D. 对数
E. 峰值

25. 侧向散射光信号主要由
A. 接收器的反射产生　　B. 激发光的两侧产生
C. 靶液中的颗粒折射产生　　D. 细胞的致密性及粒度折射产生
E. 以上均不对

26. 前向散射光是指激光束向前照射细胞时
A. 光以 0.5°~10.0°的散射信号　　B. 光以 20°~30°的散射信号
C. 光以 45°的散射信号　　D. 光以 90°的散射信号
E. 光以 35°~60°的散射信号

27. 作为化学发光的有机化合物具备的条件，错误的是
A. 合适的物理特性　　B. 光量子产额高
C. 发光由氧化反应所产生　　D. 合适的化学特性
E. 大分子物质

28. 以催化反应或能量传递参与发光的最常用酶标记物是
A. HRP 或 ALP　　B. ALP 或 OPD
C. ALP 或 TMB　　D. HRP 或 THB
E. 三联吡啶钌

29. 线性放大器用于测量什么情况下的信号
A. 放大倍数较小时　　B. 放大倍数较大时
C. 强度变化范围较广时　　D. 强度变化范围较少时

E. 以上都不是

30. 定量免疫检验的质控物的选择要点是

A. 稳定

B. 选择中等浓度的质控品

C. 选择接近方法测定下限浓度的质控品

D. 选择特定试剂盒或方法的测定范围内的高、中和低3种浓度的质控品

E. 选择低浓度的质控品

31. 速率散射比浊分析的抗原过量检测时，不出现第2次速率峰值信号表示

A. 被测定抗原量过高，应稀释重测

B. 被测定抗原量太低，应取上一个稀释浓度

C. 第1次速率峰值信号是由全部的待测抗原产生

D. 第1次速率峰值信号不是由部分的待测抗原产生

E. 以上均不对

32. ELISA试验中，判断阴、阳性结果的标准是

A. 阳性对照

B. 阴性对照

C. 临界值质控血清

D. 以试剂盒说明书上提供的Cut-off值为准

E. 以上均不对

33. 关于电化学发光免疫分析的描述，错误的是

A. 最常用的方法是双抗体夹心法

B. 包括电化学和化学发光两个部分

C. 分析中常用的方法是间接法

D. 检测灵敏度达pg/ml水平

E. 在电极表面由电化学引发的特异性化学发光反应

34. 定时散射免疫比浊分析与速率散射免疫比浊分析的最大区别是

A. 抗体过量的量不同

B. 所选用的检测抗体不同

C. 光学原理不同

D. 抗原过量检测的设计不同

E. 所检测的蛋白质类型不同

35. 定时散射比浊分析中代表待测抗原浓度的信号峰值是指

A. 第1次检测的信号值

B. 第2次检测的信号值

C. 第1次检测的信号值加上第2次检测的信号值

D. 第2次检测的信号值减去第1次检测的信号值

E. 以上均不对

36. 流式细胞仪的基本结构组成是

A. 光学系统

B. 液流系统

C. 计算机系统　　D. 液流系统、光学系统和信号处理系统

E. 液流系统、光学与信号转换测试系统和信号处理及放大的计算机系统

37. 通常使用自动化免疫分析仪测定 OCV 应

A. <15%　　B. >15%

C. <10%　　D. >10%

E. <5%

38. 下列不适于分析体液中大分子物质的方法是

A. TRFIA　　B. ECLIA

C. FPIA　　D. ELISA

E. 荧光酶免疫分析

39. 化学发光反应中，产生发光的重要条件是

A. 产生足够的激发能　　B. 足够的触酶

C. 抗体过量　　D. 抗原过量

E. 合适的载体

40. 电化学发光免疫分析（ECLIA）三联吡啶钌 NHS 酯产生的位置是

A. 在固相反应中进行　　B. 在液相反应中进行

C. 在气相反应中进行　　D. 在电极表面进行

E. 以上均不是

41. 流式细胞仪中荧光信号是怎样产生的

A. 被检细胞上标记的特异性荧光染料受紫外光激发产生

B. 被检细胞上标记的特异性荧光染料受荧光激发产生

C. 被检细胞上标记的特异性荧光染料受红外光激发产生

D. 被检细胞上标记的特异性荧光染料受发光物质激发产生

E. 被检细胞上标记的特异性荧光染料受激光激发产生

42. 在散射比浊的设计中，多采用的原理是

A. Fahey 原理　　B. Rayleigh 原理

C. Mile 原理　　D. Mancini 原理

E. Sternberg 原理

43. 亲和层析支持物最常用的是

A. 琼脂粉　　B. Sepharose4B

C. 硝酸纤维素　　D. 多孔玻璃球

E. 聚丙烯酰胺

44. 细菌的鞭毛免疫原常规制备方法是

A. 0.3%~0.5% 甲醛处理　　B. 75% 酒精处理

C. 95%酒精处理

D. 亲和层析法

E. 100℃加温2.0~2.5小时处理

45. 斑贴试验阳性（++）临床表现是

A. 红肿、水疱、溃疡

B. 轻度红肿、瘙痒

C. 明显红肿，时有红斑

D. 红肿伴痘疹、水疱

E. 无反应或小于对照

46. 全量免疫法的计量单位是

A. 克

B. 毫克

C. 微克

D. 微升

E. 毫升

47. 间接法BA的反应模式为

A. Ag→(Ab-B)→A*

B. Ag→(Ab-B)→A→B*

C. Ag→(Ab-B)→AB*C

D. Ag→Ab1→(Ab2-B)→A*

E. Ag→Ab1→(Ab2-B)→A-B*

48. 沉淀IgG所用PEG 6000浓度为

A. 3%~4%

B. 6%~7%

C. 8%~12%

D. 12%~15%

E. 25%

49. 保存抗血清时，防腐剂NaN_3的浓度为

A. 0.1%~0.2%

B. 0.2%~0.5%

C. 0.5%~1.0%

D. 1%~2%

E. 2%~5%

50. 根据生物分子间所具有的专一性亲和力而设计的分离纯化技术为

A. 盐析法

B. 免疫亲和层析法

C. 离子交换层析法

D. 免疫电泳法

E. 凝胶过滤法

51. 平衡常数K是表示抗原体反应的

A. 比例性

B. 亲和性

C. 特异性

D. 可逆性

E. 非特异性

52. 汞灯具有很强的

A. 红外线或红色光

B. 黄色光或橙黄色光

C. 蓝色光或紫色光

D. 紫外光或蓝紫光

E. 绿色光或绿黄色光

53. 利用抗原抗体反应的可逆性原理设计的免疫学技术是

A. 金免疫技术　B. 放射免疫技术

C. 酶免疫技术　D. 荧光免疫技术

E. 亲和层析技术

54. 特异性T细胞的制备过程中，分离纯化T细胞应在

A. 融合前1天进行　B. 融合前1周进行

C. 融合前3天进行　D. 融合前2天进行

E. 融合前几小时进行

55. 关于ELISA的固相载体论述有误的是

A. 微孔滤膜也可作固相载体

B. 每一批号的聚苯乙烯在使用前需检查其性能

C. 聚氯乙烯对蛋白质的吸附性能比聚苯乙烯低

D. 阳性和阴性标本测定结果差别最大者是最适用载体

E. 最常用的是聚苯乙烯微量反应板

56. 根据抗原分子所带电荷不同进行分离纯化的方法称为

A. 盐析法　B. 凝胶过滤法

C. 离子交换层析法　D. 免疫电泳法

E. 免疫亲和层析法

57. 配制绵羊红细胞免疫原一般细胞浓度为

A. 10^2/ml　B. 10^4/ml

C. 10^5/ml　D. 10^6/ml

E. 10^8/ml

58. 制备人工抗原时，最常用于偶联半抗原的载体是

A. 免疫球蛋白　B. 人血清清蛋白

C. 人甲状腺球蛋白　D. 牛血清清蛋白

E. 葡萄球菌A蛋白

59. 免疫电泳技术的特点除外

A. 高特异性　B. 快速

C. 高灵敏度　D. 高分辨率

E. 微量特性

60. 实时荧光PCR检测黏附因子基因的多态性的最大优点是

A. 实时检测，不易出现扩增产物污染　B. 简便快速

C. 准确性高　D. 特异性好

E. 可同时检测大量样本

61. 常用于偏酸性抗原标记的生物素是
A. BNHS
B. MPB
C. BCHZ
D. BCNHS
E. BHZ

62. 使用荧光显微镜检测时应注意的是
A. 使用前应预热15分钟
B. 标本可以长时间照射
C. 应用发荧光的镜油封片
D. 染色后标本应放置一段时间再镜检
E. 调整激发光源波长与荧光物质发射波长一致

63. 临床药物浓度检测的首选方法
A. 荧光免疫显微技术
B. 流式荧光免疫技术
C. 底物标记荧光免疫测定
D. 时间分辨荧光免疫测定
E. 荧光偏振免疫技术

64. 放射免疫分析的创建者和创建时间
A. Nakane 和 Pierce 于 1966 年创建
B. Berson 和 Yallow 于 1959 年创建
C. Coons 于 1941 年创建
D. Miles 和 Hales 于 1968 年创建
E. Emgrall 和 Perlmann 于 1971 年创建

65. 双向琼脂扩散试验，2种受检抗原的性质完全不同时，沉淀线出现
A. 两条弧线不连接
B. 两条弧线完全融合
C. 两条直线相交叉
D. 两条弧线部分融全
E. 两条相交弧线靠近抗体孔

66. 关于RIA原理，下述哪种说法正确
A. Ag增多时，F减小
B. Ag增多时，B/(B+F)值减小
C. Ag增多时，B增多
D. Ag增多时，B+F减小
E. Ag增多时，B/F值增大

67. 表示HRP纯度（RZ）的是
A. λ275nm/λ403nm
B. λ403nm/λ275nm
C. λ290nm/λ275nm
D. λ403nm/λ290nm
E. λ420nm/λ275nm

68. 下列哪一项不属于玻片凝集试验
A. 血清学分型
B. 菌种鉴定
C. 人类ABO血型鉴定
D. 定量检测前筛选试验
E. 血清抗体效价测定

69. Mancini曲线适用于
A. 不论分子大小

B. 小分子抗原，长时间扩散（48 小时）
C. 大分子抗原，短时间扩散（24 小时）
D. 大分子抗原，长时间扩散（48 小时）
E. 小分子抗原，短时间扩散（24 小时）

70. 酶桥染色法中的桥抗体是指
A. 第一抗体　　B. 显色系统中的抗酶抗体
C. 免疫反应系统中的特异性抗体　　D. 第二抗体（抗抗体）
E. 第三抗体（抗酶抗体）

71. 沉淀反应中，抗原与抗体的结合价取决于抗原的分子量，一般说来，抗原的分子量与结合价的关系是
A. 抗原分子量越大，结合价越小　　B. 抗原分子量越大，结合价越大
C. 两者没有关系　　D. 两者呈函数关系
E. IgM 型抗体结合价为二价

72. 真空干燥保存抗血清要求制品内水分应是
A. $<1\%$　　B. $<0.2\%$
C. $<2\%$　　D. $<0.5\%$
E. $<5\%$

73. Fahey 曲线
A. 适用于大分子抗原，扩散时间 >48 小时
B. 适用于大分子抗原，扩散时间 <24 小时
C. 适用于小分子抗原，扩散时间 >48 小时
D. 抗原浓度的对数与沉淀环直径呈线性关系
E. 使用普通坐标作图

74. 火箭免疫电泳的火箭峰呈纺锤状
A. 抗原为 IgG 类蛋白质　　B. 加样速度慢
C. 电泳时间未达终点　　D. 抗原含量过高
E. 琼脂凝胶的电渗过大

75. 火箭免疫电泳的火箭峰呈圆形是因为
A. 加样速度慢　　B. 抗原为 IgG 类蛋白质
C. 抗原含量过高　　D. 电泳时间未达终点
E. 琼脂凝胶的电渗过大

76. 关于间接免疫荧光技术的叙述，不正确的是
A. 可以检测抗体
B. 可以检测抗原

C. 敏感性较直接法明显提高

D. 用一种标记的抗球蛋白抗体，能检查多种以球蛋白作为抗体的复合物

E. 特异性较直接法明显提高

77. 下列试验属于沉淀反应的有

A. 肥达反应

B. 外斐反应

C. 梅毒 RPR 试验

D. 免疫比浊

E. 抗链球菌“O”试验

78. 选择素分子识别的配体是

A. CD15s（sLex）

B. CD21

C. CD31

D. CD44

E. 钙黏蛋白

79. 关于 HRP，描述正确的是

A. 测定 HRP 的 RZ 值，可判断酶活性的高低

B. HRP 由具酶活性的蛋白主酶和亚铁血红素辅基构成

C. HRP 对酶催化反应中的受氢体专一性要求不高

D. 酶变性后，其 RZ 值不变

E. 邻苯二氨底物液被 HRP 催化显蓝色，其最大吸收波长为 492nm

80. 时间分辨荧光免疫法测定内皮细胞、淋巴细胞等细胞表面的黏附分子，下述说法错误的是

A. 无放射性污物的处理问题

B. 有较好的测定灵敏度

C. 有放射性污物的处理问题

D. 可同时用于多种黏附因子的测定

E. 不受非特异荧光的干扰

81. 直接凝集反应与间接凝集反应的根本区别是

A. 前者采用颗粒性抗原，后者是将可溶性抗原吸附于载体颗粒上

B. 参与反应介质中电解质的浓度不同

C. 参与反应介质中的电解质不同

D. 判断结果是在抗原抗体反应的不同阶段

E. 间接凝集反应敏感性比直接凝集反应敏感性高

82. 放射免疫分析中，已知量的是

A. 未标记的抗原

B. 标记抗体

C. 标记抗原

D. 未标记的抗体

E. 放射性核素

83. 动物采血应选择在

A. 末次免疫后 3~5 天

B. 末次免疫后 15~20 天

C. 末次免疫后 10~15 天　　D. 末次免疫后 5~7 天

E. 末次免疫后 20~30 天

84. 主要用于测定各种激素、蛋白质、酶、药物及病毒抗原的技术

A. 流式荧光免疫测定　　B. 荧光免疫显微技术

C. 荧光偏振免疫测定　　D. 底物标记荧光免疫测定

E. 时间分辨荧光免疫测定

85. 对流免疫电泳中，抗体向阴极移动的原因是

A. 抗原带正电　　B. 抗体带负电

C. 电渗作用大于电泳作用　　D. 电泳作用大于电渗作用

E. 抗体带正电

86. 在放射免疫分析中常用到 RIA 标准曲线，其作用是

A. 做质控

B. 用得到的计数率去推算试样中所含样品的浓度或含量

C. 用来校正计数器（counter）

D. 用来追踪试样的变化

E. 鉴定核素的放射化学纯度

87. 鉴定抗体的纯度，常用下列哪一种方法

A. 间接凝集试验　　B. 免疫亲和层析法

C. 双向免疫扩散法　　D. 单向免疫扩散法

E. 聚丙烯酰胺凝胶电泳法

88. 与双抗体夹心法相比，ELISA 间接法的主要优点是

A. 缩短反应时间

B. 减少了操作步骤

C. 减少了冲洗次数

D. 可以用 1 种酶标抗体检测各种与抗原相应的抗体

E. 有较大的放大作用

89. 三角孔型双向琼脂扩散试验，若两条沉淀线完全相融，说明两种抗原性质

A. 完全相同，抗体双价　　B. 完全相同，抗体单价

C. 完全不同，抗体双价　　D. 部分相同，抗体单价

E. 部分相同，抗体双价

90. 放射免疫分析的必备条件

A. 放射性测量仪器

B. 高纯度的标准品和高质量的特异性抗体

C. 合适的标记抗原抗体复合物与游离标记抗原分离技术

D. 符合一定质量要求的放射性核素标记的抗原

E. 以上均是

91. 关于免疫放射分析的描述，正确的是

A. 反应体系中，相对于抗原，标记抗体是过量的

B. 单位与抗体双位点 IRMA 均采用固相抗体作分离

C. 抗原与抗体的结合属于竞争性结合

D. 反应平衡时，待测抗原量与结合的 * Ag-Ab 成反比

E. 反应平衡时，游离标记物量与待测抗原量成正比

92. 直接法 BAB 的反应模式为

A. Ag→(Ab-B)→A *

B. Ag→(Ab-B)→A-B *

C. Ag→Ab1→(Ab2-B)→A *

D. Ag→(Ab-B)→AB * C

E. Ag→Ab1→(Ab2-B)→A-B *

93. 生物素分子中与亲和素结合的主要部位是

A. 羰基

B. 苯环

C. 咪唑酮环

D. -NH-

E. 噻吩环

94. 不属于血清学反应的是

A. 溶菌反应

B. 溶血反应

C. 凝集反应

D. 补体结合反应

E. 变态反应

95. 散射比浊法的特异性优于透射比浊法，其原因是

A. 检测点接近光源

B. IC 的体积大

C. IC 的折射率大

D. 散射比浊法的入射光波长较短

E. 避免了杂信号的影响

96. 下列不是荧光猝灭剂的是

A. 亚甲蓝

B. 高浓度高锰酸钾

C. 碘溶液

D. 伊文思蓝

E. 碱性复红

97. 亲和素与生物素咪唑酮环结合的部位是

A. 丝氨酸

B. 色氨酸

C. 甘氨酸

D. 赖氨酸

E. 谷氨酸

98. 酶增强免疫测定技术（EMIT）是一种

A. 固相酶免疫测定技术

B. 酶免疫组织化学技术

C. 均相酶免疫技术　　D. 液相酶免疫测定技术
E. 酶免疫测定与电泳相结合的技术

99. 为避免放射免疫分析所使用的计数器受到外来放射性物质的污染而影响所分析的结果，所以每天应执行下列哪项工作
A. 检测计数器的背景值　　B. 校正计数器计数效率
C. 检测器的保养擦拭　　D. 对计数器执行擦拭实验
E. 对作业环境进行辐射侦测

100. 关于 ELISA 的底物 OPD 的特点哪一条不正确
A. 比色方便　　B. 灵敏度高
C. 具有致癌性　　D. 配成应用液后稳定性好
E. 与酶反应后显橙黄色

101. 速率散射比浊法测定的散射信号值产生于
A. 单位时间内最大的免疫复合物　　B. 单位时间内免疫复合物形成的最快时间段
C. 抗体过剩期形成的免疫复合物　　D. 单位时间内免疫复合物形成的最稳定期
E. 小分子不溶性免疫复合物颗粒

102. 流式细胞仪的光路与流路校正评价，*CV* 值一般为
A. 5%~10%　　B. 10%~15%
C. 15%~20%　　D. 2%~3%
E. 20%~25%

103. 在用 RIA 检测某种激素在血清中的浓度时，其抗原抗体复合物中的放射性强度越大，表明
A. 游离的标记激素的浓度越高　　B. 该激素在血清中的浓度越低
C. 该激素在血清中的浓度越高　　D. 对这种激素的特异性抗体浓度越高
E. 以上均不对

104. 将 PBMC 悬液注入装有玻璃纤维的层析柱中，先从柱上洗脱下来的细胞主要是
A. B 细胞　　B. 单核细胞
C. T 细胞　　D. PBMC 中混入的杂质细胞
E. 淋巴细胞

105. 对分离细胞的保存，下列说法错误的是
A. 用适量的含有 10%~20% 灭活小牛血清的 Hanks 等培养液稀释重悬，培养液要求等渗，具有 pH 缓冲作用，并对细胞无毒性
B. 短期保存时，可放 4℃保存较好
C. 细胞冷冻时降温的速度宜慢，解冻时升温的速度宜快
D. 短期保存时，迅速改变细胞所处的温度，以免造成温度休克

E. 长期保存时，应放入液氮罐中在深低温条件下保存，并加入二甲亚砜冷冻保护剂

106. 应用选择培养基是为特别筛选除去

A. 未融合的脾细胞　　B. 融合的脾细胞与脾细胞

C. 未融合的瘤细胞　　D. 融合的脾细胞与瘤细胞

E. 融合的瘤细胞与瘤细胞

107. 白细胞分化抗原是指

A. 血细胞在分化成熟为不同谱系、分化的不同阶段及活化过程中出现或消失的细胞表面标记分子

B. T细胞分化过程中出现的各种膜分子

C. B细胞分化过程中出现的各种膜分子

D. 白细胞分化过程中出现的各种膜分子

E. 淋巴细胞分化过程中出现的各种膜分子

108. 在生物素标记抗体时，生物素:IgG的比例（mg/mg）为多少时，效果较好

A. 1:1　　B. 2:1

C. 3:1　　D. 4:1

E. 5:1

109. 关于不同细胞分离方法的综合评价，说法错误的是

A. 早期的分离技术根据物理属性和生物属性进行分离的

B. 早期的分离技术用目前的灵敏度和分辨率来比较是低的，所以在目前已经被取代

C. 近期的分离技术有细胞固相包被技术、细胞淘洗技术、磁珠分离技术及流式细胞术等

D. 近期的分离技术根据细胞表面标志进行分离细胞，以细胞亲和层析为代表

E. 以细胞表面标志物为分离标志的细胞分离技术目前尚不能完全替代经典的细胞分离技术

110. 免疫浊度测定法出现测量误差的最大因素是

A. 抗体过量　　B. 抗原过量引起的钩状效应

C. 环境温度　　D. 加入抗原、抗体的时间

E. 光源的强弱和波长

111. 目前检测特异性ANCA最常用的方法是

A. RIA法　　B. Western Blot

C. 间接免疫荧光法　　D. ELISA

E. 双向免疫扩散法

112. 分选细胞时液流柱形成一连串均匀液滴的速率约每秒钟

A. 50000个　　B. 20000个

C. 30000 个　　D. 40000 个

E. 10000 个

113. ⅡF 法检测抗胰岛细胞抗体（APICA）时，最常用的抗原基质片是

A. 以骨骼肌切片为抗原基质来　　B. 以小鼠肝印片为抗原基质片

C. 以 Hep-2 细胞为抗原基质片　　D. 以绿蝇短膜虫作为抗原基质片

E. 以猴胰腺组织切片为抗原基质片

114. 免疫印迹技术属于

A. 固相免疫电泳　　B. 对流免疫电泳

C. 双向免疫扩散　　D. 膜载体酶免疫技术

E. 荧光免疫技术

115. 单参数直方图中，纵、横坐标分别表示

A. 纵坐标表示被测细胞的相对数量，横坐标分为 1024 个脉冲信号通道反映荧光信号的强弱

B. 纵坐标表示被测细胞的性质，横坐标分为 1024 个测量参数反映荧光信号的强弱

C. 纵坐标表示被测细胞的性质，横坐标分为 1024 个脉冲信号通道反映荧光信号的强弱

D. 纵坐标表示被测细胞的相对数量，横坐标分为 1024 个测量参数反映荧光信号的强弱

E. 纵坐标表示被测细胞的相对数量，横坐标分为 1024 个细胞

116. 其作用为反射较长波长的光而通过较短波长的光的是

A. 光电信增管　　B. 分色反光镜

C. 光束成形器　　D. 透镜组

E. 气冷氩离子激光器

117. 免疫比浊分析伟大革命的技术是

A. 散射免疫比浊分析　　B. 免疫透射比浊分析

C. 速率散射比浊分析　　D. 定时散射比浊分析

E. 肉眼比浊分析

118. 散射光信号的强弱与下列哪项有关

A. 细胞的大小、形态、光学同性、胞内颗粒折射及接收散射光的方向有关

B. 表面标记荧光素类型有关

C. 内部颗粒大小、密度有关

D. 表面标记的单克隆抗体分子大小有关

E. 仅以接收散射光的方向有关

119. 定时散射比浊分析中，如果待测标本的预反应时间段的光散射信号超过预设阈值时，

则应

A. 照常进行反应 B. 将待测标本稀释后重新测定

C. 进行全量样本检测 D. 测量结果更可靠

E. 增加抗体的浓度后重新检测

120. 光束成形器的作用是将激光器发射的激光束聚焦成下列哪种光斑

A. 高15μm、宽57μm的椭圆形光斑

B. 高10μm、宽57μm的椭圆形光斑

C. 高10μm、宽50μm的椭圆形光斑

D. 高15μm、宽50μm的椭圆形光斑

E. 高20μm、宽60μm的椭圆形光斑

121. 目前临床常规检测抗dsDNA抗体最常用的方法是

A. ELISA

B. Western Blot

C. 间接免疫荧光法，以Hep-2细胞为细胞基质片来提供抗原的来源

D. 间接免疫荧光法，以小鼠肝印片为细胞基质来提供抗原的来源

E. 间接免疫荧光法，以马疫锥虫或绿蝇短膜虫作为抗原基质

122. 双参数直方图包括

A. 点图、二维等高图 B. 点图

C. 点图、二维等高图、三维等高图 D. 点图、二维等高图、假三维等高图

E. 点图、二维、三维和假三维等高图

123. 流式细胞仪检测原理中最重要的是

A. 检测侧向散射光 B. 检测激发光的波长

C. 检测荧光的颜色 D. 检测前向散射光

E. 采用荧光检测器检测特定荧光的特定发射波长

124. 流式细胞仪采用的光源系统是

A. 射线 B. 激光

C. 荧光 D. 可见光

E. 紫外线

125. 目前的流式细胞仪的分选速度可达到

A. 20000个/秒 B. 10000个/秒

C. 7000个/秒 D. 3000个/秒

E. 5000个/秒

126. 通过ALP催化产生发光效应的物质是

A. 鲁米诺类 B. 三丙胺

C. 吖啶酯类　　D. 三联吡啶钌

E. AMPPD

127. 对数放大器用于测量什么情况下的信号

A. 强度变化范围较大但光谱信号简单

B. 强度变化范围较小且光谱信号简单

C. 强度变化范围较大且光谱信号复杂

D. 强度变化范围较小但光谱信号复杂

E. 以上都不是

128. 微粒子化学发光免疫分析（MLIA）中，作用于发生底物三氧乙烷的标记物是

A. PR3　　B. ALP

C. HRP　　D. 三联吡啶钌

E. AMPPD

129. 流式细胞仪的数据参数中荧光信号反映的是

A. 颗粒中被染上荧光部分数量的多少

B. 细胞表面的光滑程度

C. 细胞内部结构复杂程度

D. 颗粒的大小

E. 以上都不是

130. 流式细胞仪对细胞进行分选的主要目的是

A. 对某一特征细胞进行计数分析　　B. 对某一特征细胞进行免疫组化分析

C. 对某一特征细胞进行电流分析　　D. 对某一特征细胞进行培养、研究分析

E. 对某一特征细胞进行浓度分析

131. 首先应用速率散射比浊法进行免疫测定的是

A. Sternberg　　B. Mile

C. Fahey　　D. Mancini

E. Rayleigh

132. 带电荷的液滴在落入电极偏转板的高压静电场后，依所带电荷的正负会

A. 散开　　B. 聚集

C. 继续下落　　D. 停止下落

E. 向左或右偏转

133. 关于荧光酶免疫分析的放大系统正确的是

A. HRP 与 4-MUP　　B. ALP 与 4-MUP

C. ALP 与 H_2O_2　　D. HRP 与 4 甲基伞酮-β-半乳糖苷

E. ALP 与 4 甲基伞酮-β-半乳糖苷

134. 为保证定时散射比浊分析所获取的信号峰值为被检抗原产生，设计时采用

A. 抗原过量检测　　B. 抗体过量检测

C. 阈值限定　　D. 本底的检测

E. 平行管检测

135. 目前最有发展前途的超微量分析技术是

A. 解离增强镧系元素荧光免疫　　B. 荧光酶免疫分析

C. 荧光偏振免疫测定　　D. 双标记法荧光抗体染色

E. 定时散射比浊分析

136. Levey-Jennings 质控图以平均值 ±3*s* 为

A. 在控限　　B. 失控限

C. 警告限　　D. 误差限

E. 以上均都不是

137. 放射免疫分析每天应执行下列哪项工作以避免外来放射性物质的污染

A. 检测计数器的背景值　　B. 检测器的保养擦拭

C. 做标准曲线　　D. 对计数器执行擦拭实验

E. 执行作业环境的辐射侦测与清洗的工作

138. 关于载体的选择，正确的是

A. 膜载体吸附抗体蛋白一般是采用化学偶联法

B. 高分子微颗粒载体含有的基团易与抗体蛋白形成化学偶联，且结合容量大

C. 塑料制品吸附蛋白分子的稳定性和均一性好

D. 固相微颗粒因体积小，不易与磁性材料组合使用

E. 醋酸纤维膜吸附蛋白的能力强于塑料板，但对微量样品的吸附不完全

139. 免疫测定中质控品要求的前提是基质应为

A. 马血清　　B. 兔血清

C. 小牛血清　　D. 人血清

E. 其他动物血清

140. 亲和素-生物素化碱性磷酸酶复合物的制备是将亲和素溶液与生物素化 AP 按多少浓度比反应后制得

A. 1∶1　　B. 2∶1

C. 3∶1　　D. 4∶1

E. 5∶1

141. 目前流式细胞仪中最常用于单克隆抗体标记的荧光染料是

A. FITC、RB200、PE　　B. FITC、PE、PC

C. FITC、RB200、TRITC　　D. FITC、TRITC、PE

E. FITC、PE、ECD 或 PeCy5

142. ABC 法中的桥是指

A. 三抗　　B. 亲和素

C. 生物素　　D. 与生物素结合的酶

E. 生物素化的抗体

143. 下列有关放射免疫分析的叙述中，错误的是

A. 主要用于检测抗原

B. 是一种定量检测技术

C. 以放射性核素作为标志物

D. 最后形成的免疫复合物中的放射性强度与标本中的待测抗原量成正比

E. 定量分析时需同时作标准管

144. 与免疫固定电泳最类似的沉淀试验是

A. 火箭电泳　　B. 对流电泳

C. 免疫电泳　　D. 交叉免疫电泳

E. 放射免疫自显影技术

145. 与放射免疫分析相比，免疫放射分析最显著的特点是

A. 灵敏度较高　　B. 采用固相分离法

C. 反应属于非竞争性结合　　D. 可以测定大分子和小分子抗原

E. 使用单克隆抗体

146. 免疫电泳不能用于

A. 抗原或抗体的成分分析

B. 多发性骨髓瘤患者体液中蛋白质分析

C. 无丙种球蛋白血症患者体液中蛋白质分析

D. 抗原蛋白定量

E. 多发性骨髓瘤血清 M 蛋白检测和鉴定

147. 亲和板结合分离法中，间接法包被于塑料平皿或细胞培养板的抗体是

A. CD2mAb　　B. CD20mAb

C. 兔抗人 Ig 抗体　　D. CD19mAb

E. 兔抗鼠 IgG 抗体

148. 流式细胞仪的全程质控，选择的质控品是

A. Flow-SetFluoropheres　　B. Immuno-TrolCells

C. Flowcount　　D. Flow-checkFluoropheres

E. 以上均不对

149. 亲和素在50%硫酸铵溶液中的溶解度与何种物质相似

A. 清蛋白　　B. 球蛋白

C. 铜蓝蛋白　　D. 血红蛋白

E. C反应蛋白

150. 需经特殊处理才能适于放射分析检查用的标本是

A. 血清　　B. 血浆

C. 尿液　　D. 组织

E. 骨髓液

151. 亲和板结合分离法中，间接法吸附固定于塑料平皿或细胞培养板上的结合物是

A. 目的细胞

B. 特异性单克隆抗体 + 目的细胞 + 酶标抗体

C. 包被特异性单克隆抗体 + 目的细胞

D. 包被兔抗鼠IgG抗体 + 特异性单克隆抗体 + 目的细胞 + 酶标抗体

E. 包被兔或羊抗鼠IgG抗体 + 特异性单克隆抗体 + 目的细胞

二 B型题

（1~3题共用备选答案）

A. 盐析沉淀法　　B. 有机溶剂沉淀法

C. 凝胶过滤　　D. 离子交换层析

E. 亲和层析

1. 根据抗原分子所带电荷不同进行纯化分离的方法为
2. 最经典的蛋白质抗原纯化分离方法为
3. 根据抗原分析大小进行纯化分离的方法为

（4~6题共用备选答案）

A. 木瓜蛋白酶　　B. 胃蛋白酶

C. 胰蛋白酶　　D. 限制性核酸内切酶

E. β-内酰胺酶

4. 可将IgG裂解成不规则肽链的酶是
5. 可将IgG裂解成1个Fc和2个Fab片段的酶是
6. 可将IgG裂解成F（ab′）$_2$和数个小片段的酶是

（7~10题共用备选答案）

A. 一条完整的L链和一条约为1/2的H链

B. 由 V_H和 V_L构成

C. 由 V_H和 V_L连接成单链

D. 单独单链可变区具识别抗原能力

E. 两条轻链和两条大于 1/2 重链

7. 单区抗体为
8. F_{ab}段为
9. ScFv 为
10. F_V为

（11~13 题共用备选答案）

A. 次黄嘌呤　　B. 胸腺嘧啶核苷

C. HGPRT　　D. 氨基蝶呤

E. 叶酸

11. 参与由糖和氨基酸合成核苷酸的重要辅酶是
12. 杂交之前骨髓瘤细胞必须缺陷的是
13. 叶酸的拮抗剂是

（14~16 题共用备选答案）

A. 免疫动物抗体　　B. 人体内抗感染抗体

C. 抗独特型抗体　　D. 单克隆抗体

E. 小分子抗体

14. 因抗原太难获得而代替抗原的是
15. 作为生物导弹的是
16. 副作用最小的抗体是

（17~21 题共用备选答案）

A. 玻片凝集法　　B. 试管凝集法（肥达试验）

C. 抗球蛋白试验（Coombs 试验）　　D. 间接胶乳凝集试验

E. 免疫比浊法

17. 伤寒病诊断用
18. 新生儿溶血症（Rh 溶血）的诊断用
19. 类风湿因子定性测定用
20. 免疫球蛋白含量测定用

21. ABC 血型鉴定用

（22~23 题共用备选答案）

A. 抗原量少
B. 抗原量多
C. 抗体量少
D. 抗体过量
E. H 型抗体

22. 单扩试验试管法沉淀带宽而界限不清表示
23. 单扩试验试管法在试管上部的沉淀带表示

（24~25 题共用备选答案）

A. Mancini 曲线
B. Fahey 曲线
C. 抛物线
D. 直线
E. Sin 曲线

24. 小分子抗原和短时间扩散的结果处理适用
25. 大分子抗原和长时间扩散的结果处理适用

（26~28 题共用备选答案）

A. 两条沉淀线相交叉
B. 两条沉淀线相切
C. 两条沉淀线平行
D. 两条弧线不连接
E. 无沉淀线

26. 双扩试验平板中表明没有抗体的对应抗原
27. 双向扩散试验平板中表明 2 个抗原部分相同
28. 双扩试验平板中表明 2 个抗原完全不同

（29~31 题共用备选答案）

A. 间接凝集试验
B. 双向免疫扩散
C. 免疫电泳
D. 对流免疫电泳试验
E. 免疫比浊

29. 用于 M 蛋白鉴定
30. 用于抗原或抗体的定性、组成和 2 种抗原相关性分析
31. 用于 IgG 含量测定

（32~35 题共用备选答案）

A. 免疫电泳
B. 对流免疫电泳

C. 火箭免疫电泳　　D. 免疫固定电泳
E. 免疫印迹技术

32. 区带电泳与免疫双扩散相结合的技术是
33. 区带电泳与免疫沉淀反应相结合的技术是
34. 双向免疫扩单与电泳相结合的技术是
35. 单向免疫扩散与电泳相结合的技术是

（36~38 题共用备选答案）

A. 竞争抑制性结合　　B. 非竞争性结合
C. 抗原　　D. 单克隆抗体
E. 多克隆抗体

36. RIA 的标记物是
37. RIA 的基本反应原理是
38. IRMA 的基本反应原理是

（39~40 题共用备选答案）

A. 荧光显微镜　　B. 离心机
C. 比色仪　　D. γ 计数器
E. 气相色层分析仪

39. 可用于放射免疫分析中分离免疫复合物的设备是
40. 哪些设备是放射免疫分析实验室中必备的

（41~43 题共用备选答案）

A. 异硫氰酸荧光素　　B. 四乙基罗丹明
C. 四甲基异硫氰酸罗丹明　　D. 藻红蛋白
E. 镧系螯合物

41. 最大发射光波长为 620nm 的物质为
42. 激发后可产生明显黄绿色荧光的物质是
43. 激发后产生的荧光寿命最长的是

（44~46 题共用备选答案）

A. 抗原　　B. 相应抗体
C. 抗免疫球蛋白抗体　　D. 抗原-抗体复合物
E. 抗 C3 抗体

44. 用免疫荧光技术间接法检测组织中的抗原，应将荧光素标记
45. 用免疫荧光技术直接法检测组织中的抗原，应将荧光素标记
46. 用免疫荧光技术间接法检测组织中的抗体，应将荧光素标记

（47~49 题共用备选答案）

A. EMIT
B. 双抗体夹心法
C. 间接法
D. 斑点-ELISA
E. 竞争法

47. 常用于二价或二价以上抗原检测的是
48. 用 NC 膜作为固相载体的是
49. 常用于小分子抗原或半抗原检测的是

（50~52 题共用备选答案）

A. HRP
B. LDH
C. AP
D. β-Gal
E. 葡萄糖氧化酶

50. 常用底物为 4MUG 的是
51. 从大肠埃希菌或小牛肠黏膜提取的是
52. 从植物辣根中提取的是

（53~56 题共用备选答案）

A. 免疫印迹法
B. ELISA（夹心法）
C. 直接凝集试验
D. ELISA（间接法）
E. 免疫荧光技术

53. 抗原定性或定位常用的方法是
54. 颗粒性抗原半定量测定常用的方法是
55. 血型鉴定常用的方法是
56. 测定 HIV 抗体确诊 HIV 感染常用的方法是

（57~59 题共用备选答案）

A. N-羟基丁二酰亚胺酯
B. 生物素酰肼
C. 3-（N-马来酰亚胺-丙酰）-生物胞素
D. 光生物素

E. 荧光素

57. 标记蛋白质氨基的活化生物素

58. 标记蛋白质核酸的活化生物素

59. 标记蛋白质巯基的活化生物素

（60~62 题共用备选答案）

A. 光生物素　　B. 生物素脱氧核苷三磷酸

C. BCNHS　　D. BCHZ

E. BHZ

60. 不受位阻效应影响，更易发挥生物素活性作用的是

61. 在一定波长的光照射下，光敏基团可转变为芳香基硝基苯而直接与腺嘌呤 N_7 位氨基结合的是

62. 用于标记蛋白质醛基的，适用范围较 BHZ 宽的活化生物素是

（63~64 题共用备选答案）

A. 1941 年　　B. 20 世纪 60 年代

C. 20 世纪 70 年代　　D. 20 世纪 80 年代

E. 20 世纪 90 年代

63. Coons 等首次用荧光素标记抗肺炎链球菌黏多糖抗体是在

64. Nakane 建立酶标记抗体的技术是在

（65~69 题共用备选答案）

A. 蛋白质　　B. 免疫球蛋白

C. 酶　　D. 激素

E. 多糖类

65. 用 10% 甲醛做固定剂的抗原是

66. 用丙酮做固定剂的抗原是

67. 用 1% 聚甲醛做固定剂的抗原是

68. 用四氯化碳做固定剂的抗原是

69. 用 95% 酒精做固定剂的抗原是

（70~74 题共用备选答案）

A. 白磷　　B. 维生素 C

C. 酒精–超声波　　D. 枸橼酸三钠

E. 硼酸钠

70. 金颗粒直径为2~5nm的还原剂是

71. 金颗粒直径为5~12nm的还原剂是

72. 金颗粒直径为6~10nm的还原剂是

73. 金颗粒直径为16~95nm的还原剂是

74. 金颗粒直径为8~13nm的还原剂是

（75~76题共用备选答案）

A. 5.0~5.5
B. 6.0~6.5
C. 7.0~7.5
D. 8.0左右
E. 10.0左右

75. 链霉素亲和素的等电点为

76. 亲和素的等电点为

（77~79题共用备选答案）

A. 敏感性
B. 特异性
C. 敏感性和特异性
D. 重复性
E. 准确性

77. 免疫荧光组化技术双标记法具

78. 免疫荧光组化技术直接法最具

79. 免疫荧光组化技术间接法（　　）强

（80~82题共用备选答案）

A. 量子产额和消光系数
B. 吸收
C. 波长差
D. 标记染色
E. 荧光信号

80. 荧光染料应有较高的

81. 荧光染料对488nm激发光波长有强的

82. 发射光波长与激发光波间有较大的

（83~85题共用备选答案）

A. 黄绿色
B. 橙红色
C. 橙色
D. 红色
E. 深红色

83. FITC 的荧光颜色是
84. PeCy7 的荧光颜色是
85. PE（RD1）的荧光颜色是

（86~88 题共用备选答案）

A. $CD3^+$、$CD4^+$、$CD8^-$
B. $CD3^+$、$CD4^+$、$CD8^+$
C. CD19、CD20、CD21、CD22
D. CD16、CD56、CD11a/CD18
E. $CD3^-$、$CD16^+$、$CD56^+$

86. Th 细胞表达的是
87. 临床确定为 NK 细胞的是
88. 成熟 B 细胞主要表达的是

（89~91 题共用备选答案）

A. TdT
B. PI
C. MDR
D. $CD4^+/CD8^+$倒置
E. HLA-B27

89. AIDS 患者免疫诊断指标之一是
90. 用流式细胞仪检测的胞质内抗原之一是
91. 用于肿瘤耐药基因分析时，可检测到的是

（92~94 题共用备选答案）

A. 吖啶酯类
B. 三丙胺
C. 鲁米诺类
D. 三联吡啶钌
E. 三氧乙烷

92. 需通过辣根过氧化物酶催化才能产生发光效应的物质是
93. 在化学发光免疫分析中，常作为标记物的发光物质为
94. (　　) 的发光反应须在电极表面进行

（95~97 题共用备选答案）

A. FITC
B. RB 200
C. 4-甲基伞酮磷酸盐
D. Eu^{3+}螯合物
E. TRITC

95. 可应用于荧光酶免疫分析的物质为
96. 可应用于时间分辨荧光免疫测定的是

97. 经激光光照射后产生荧光的强度最低的是

（98~100 题共用备选答案）

A. 时间分辨荧光免疫分析
B. 散射免疫比浊分析
C. 速率散射比浊分析
D. 免疫投射比浊分析
E. 化学发光免疫分析

98. 测定内分泌激素、肿瘤标志物和治疗性药物浓度方面应用最广泛的新技术为
99. 最早应用于临床的自动化免疫分析技术为
100. 以沉淀反应为基础，最早应用于检测抗原体反应第一阶段的自动化免疫分析技术为

三 X 型题

1. 常用的免疫电泳技术有
A. 免疫电泳
B. 火箭免疫电泳
C. 交叉免疫电泳
D. 免疫固定电泳
E. 对流免疫电泳

2. 关于胶体金结构和特性的正确描述
A. 颗粒大小为 1~100nm
B. 包括一个基础金核
C. 具有内正外负的以离子层
D. 对电解质不敏感
E. 吸收峰波长随颗粒大小而改变

3. 常用的荧光素是指
A. 异硫氰酸荧光素
B. 镧系稀土元素
C. 四乙基罗丹明
D. 藻红蛋白
E. 四甲基异硫氰酸罗丹明

4. 可用于破碎组织细胞制备可溶性抗原的方法有
A. 超声破碎法
B. 酶处理法
C. 超速离心法
D. 反复冻融法
E. 表面活性剂处理法

5. 下列检验方法的原理属免疫荧光技术的有
A. 苯乙烯酰胺凝胶电泳
B. 斑点杂交
C. 流式细胞仪
D. 免疫印迹
E. 时间分辨荧光免疫测定

6. 免疫固定电泳（IFE）的特点是
A. 周期短
B. 分辨清晰

C. 敏感性高　　D. 费用低
E. 结果易于分析

7. 免疫组化技术标本的来源包括
A. 培养细胞　　B. 各种体液
C. 穿刺液　　D. 粪便
E. 活体组织

8. 目前 DNA 的分子生物学测定方法主要包括
A. 原位 PCR　　B. 斑点印迹
C. RT-PCR 法　　D. 原位杂交
E. Southern 印迹杂交法

9. 凝集反应包括
A. 直接凝集试验　　B. 间接凝集试验
C. 凝集抑制试验　　D. 协同凝集试验
E. 抗人球蛋白试验

10. 免疫浊度测定常分为哪几种类型
A. 免疫透射浊度测定法　　B. 免疫胶乳浊度测定法
C. 散射旋光法　　D. 透射色差法
E. 免疫散射浊度测定法

11. 间接荧光免疫法的优点是
A. 反应参与的因素多　　B. 敏感性高于直接法
C. 操作时间较短　　D. 不易出现非特异荧光
E. 制备一种荧光抗体即可检测多种抗原或抗体

12. 双向琼脂扩散试验可用于
A. 抗原或抗体的定量　　B. 鉴定抗原或抗体的纯度
C. 抗体效价的滴定　　D. 分析抗原的性质
E. 分析抗原或抗体的相对分子量

13. 用于放射性标记的抗原要求
A. 抗原纯度高　　B. 基因重组多肽
C. 抗原稳定　　D. 完整的免疫活性
E. 分子结构不能掩盖抗原-抗体决定簇

14. 免疫血清制备的过程涉及
A. 选择免疫动物　　B. 动物采血
C. 免疫方法　　D. 免疫血清的纯化

E. 抗血清的鉴定

15. 生物素与多种大分子偶联活化后，可用于标记

A. 酶

B. 抗体

C. 抗原

D. SPA

E. 激素

16. 抗血清的保存方法，正确的有

A. 4℃，3 个月

B. -40℃，5 年

C. 4℃，0 个月

D. -40℃，10 年

E. 4℃，12 个月

17. 免疫浊度分析中常用的增浊剂有

A. PAGE

B. PEG 6000

C. NaF

D. NaCl

E. 吐温 20

18. 以下的免疫技术中，哪些不属于经典的 3 大标记技术

A. 酶免疫技术

B. 金免疫技术

C. 放射免疫技术

D. 化学发光免疫技术

E. 荧光抗体技术

19. 免疫比浊法对抗体的质量要求有

A. 亲和力高

B. 效价高

C. 特异性高

D. H 型抗体

E. R 型抗体

20. 组织细胞标本固定的目的，下列说法正确的有

A. 使细胞内蛋白质凝固

B. 防止细胞自溶

C. 保存组织细胞的抗原性

D. 使细胞脱落

E. 保持细胞固有形态与结构

21. 能在 HAT 培养基上生长繁殖的细胞有

A. 杂交瘤细胞

B. TK 缺陷细胞

C. HGPRT 缺陷细胞

D. 细胞多聚体

E. 正常培养细胞

22. 以下各种 ELISA 技术中，待测孔（管）最后显示的颜色深浅与标本中的待测抗原或抗体呈正相关的是

A. 抗体夹心法

B. 双位点一步法

C. 捕获法

D. 竞争法

E. 间接法测抗体

23. 对 pH 工作环境变化不太敏感的染料是

A. 藻青蛋白　　B. FITC

C. 别藻青蛋白　　D. 藻红蛋白

E. 得州红（Texas Red）

24. 化学发光免疫分析所使用的标记物根据其参与的化学反应不同可分为

A. 以能量传递参与氧化反应的非酶标志物

B. 以催化作用或能量传递参与发光反应的酶标志物

C. 发光免疫分析反应中直接参与发光反应的标志物

D. 以放射性同位素参与反应的标志物

E. 以上均不是

25. 下列属于能量复合型染料的是

A. 藻红蛋白花青苷 5（PeCy5）

B. 异硫氰酸基罗丹明 70（X-RITc）

C. 藻红蛋白-得州红（ECD）

D. 藻红蛋白花青苷 7（PeCy7）

E. 异硫氰酸荧光素

26. 下列哪些是流式细胞技术的荧光染料的必备条件

A. 有较高的量子产额和消光系数

B. 对 488nm 的激发光波长有较强的吸收

C. 发射波长与激发光波长间应有较大的波长差

D. 发射光波长与激发光波长接近

E. 容易与被标记的单克隆抗体结合而不影响抗体自身的特异性

27. 符合直接 Coombs 试验的是

A. 可用于定性检测　　B. 检测血清中游离的不安全抗体

C. 可用于新生儿溶血检测　　D. 可用于定量分析

E. 可用于自身免疫性溶血贫血的检测

28. 下列关于液相化学发光反应的过程描述，正确的是

A. 反应生成中间体

B. 激发态分子发出的光量子强弱直接代表氧化反应强弱的程度

C. 电子激发态为化学能，使中间体变成化学原态

D. 激发分子辐射跃迁回到基态

E. 化学能转化为电子激发能，使中间体变成电子激发态

29. 荧光染料在488nm激光下发出荧光颜色有

A. 红色　　B. 橙色

C. 白色　　D. 橙红色

E. 绿色

30. 下述关于对流免疫电泳正确的有

A. 实质上是双向免疫扩散与电泳相结合的检测技术，是在电场中加速定向扩散的双向免疫扩散技术

B. 抗体泳向负极

C. 抗原泳向正极

D. 抗原蛋白带较多的负电荷

E. 抗体带较多的负电荷

31. 荧光显微技术中制作组织标本要求

A. 切片尽量薄　　B. 用丙酮或酒精固定

C. 尽量保持抗原完整性　　D. 制好的标本尽快染色

E. 制好的标本无法及时染色，应置-10℃下低温干燥保存

32. 下列关于单向免疫扩散法的原理描述，正确的有

A. 抗原向含抗血清的胶内呈环状扩散

B. 抗原向含抗血清的胶内呈放射状扩散

C. 抗原抗体的量达到一定比例时形成可见的沉淀线

D. 在一定条件下，抗原含量越高，沉淀环越大

E. 在一定条件下，抗体含量越高，沉淀环越大

33. 下列关于免疫透射比浊分析的描述，正确的是

A. 标准品一般至少应设5个浓度点

B. 溶液中存在的抗原抗体复合物分子应足够大，分子太小则阻挡不了光线的通过

C. 溶液中抗原抗体复合物的数量要足够多

D. 检测仍需抗原抗体反应的温育时间，检测时间较长

E. 基本原理是测定一定体积的溶液通过的光线量，由于溶液中抗原抗体复合物粒子对光线反射和吸收，透射光减少，测定的光通量与抗原抗体复合物的量成反比

34. 荧光免疫显微技术在临床可用于

A. 各种微生物的快速检查和鉴定　　B. 寄生虫感染的诊断

C. 血清中自身抗体的检测　　D. HLA分型检测

E. 白细胞分化抗原的检测

35. 用^{125}I标记抗原，直接标记法最常用于以下（　　）的碘化标记

A. 酶　　B. 蛋白质

C. 肽类　　D. 环核苷酸

E. 甾体类化合物

36. 下列技术中属于免疫细胞组织化学技术的是

A. ELISA　　B. 荧光免疫组织化学技术

C. 酶免疫组织化学技术　　D. 亲和免疫细胞组织化学技术

E. 免疫金（银）细胞染色组织化学技术

37. 用活化生物素标记核酸的方法有

A. 放射免疫法　　B. 缺口移位法

C. 末端标记法　　D. 化学偶联法

E. 光化学法

38. 放射免疫技术中理想的标记抗原应有以下特点

A. 高的比放射性

B. 放射性核素的半衰期应较长

C. 标记技术应简便、经济

D. 核素在衰变过程中产生的射线应有较强的电离辐射性

E. 保持抗原在标记前的免疫活性

39. 用于免疫金溶液保存的稳定剂

A. 明胶　　B. PEG2000

C. 葡聚糖　　D. 甲醛

E. 多种蛋白质

40. 关于冰冻切片，说法正确的有

A. 低温冰箱保存备用　　B. 切成 5～10μm 薄片

C. 抗原的保存量不如石蜡切片多　　D. 制片方法简单

E. 取新鲜组织块迅速冷冻（-70℃）

41. 酶免疫组化技术中最常用的酶有

A. 酸性磷酸酶　　B. 碱性磷酸酶

C. 过氧化氢酶　　D. 辣根过氧化物酶

E. 葡萄糖氧化酶

42. 放射免疫分析中，B/F 的分离方法有

A. 吸附法　　B. 双抗体法

C. 化学沉淀法　　D. PR 试剂法

E. 固相分离法

43. 酶免疫技术的优点有

A. 实验简便，易操作　　B. 易与其他标记免疫技术偶联

C. 灵敏度高、特异性强、准确性好　　D. 易于自动化分析

E. 标记试剂的有效期较长

44. 斑点金免疫渗滤试验的优点

A. 试剂稳定、易于保存　　B. 操作人员不需技术培训，无须特殊仪器设备

C. 操作简便、快捷　　D. 符合“床边检验”项目的要求

E. 灵敏度较高，高于酶标法

45. 酶免疫分析技术中常用于标记的酶有

A. 过氧化物酶　　B. 碱性磷酸酶

C. 过氧化氢酶　　D. β-半乳糖苷酶

E. 酸性磷酸酶

46. 生物素-亲和素系统的特点包括

A. 稳定性高　　B. 高度专一性

C. 灵敏度高　　D. 适用范围广

E. 实验成本高

47. 理想的分离技术应具备的条件

A. 简便易行，适于大批量样品分析

B. 分离完全，快速，非特异结合低

C. 试剂来源容易，价格低廉，稳定性好，可长期保存

D. 适合自动化分析的要求

E. 不受外界因素和样品中其他组分的干扰，对标准品和待测抗原分离效果相同

48. 流式细胞仪分析技术涉及了下列哪些技术

A. 激光技术　　B. 计算机技术

C. 分子生物学技术　　D. 流体喷射技术

E. 显微荧光光度测定技术

49. 下列关于双参数直方图的描述，正确的是

A. 通常采用对数信号

B. 双参数直方图是1种细胞数与双测量参数的图型

C. 通常采用设置十字门来区分细胞信号

D. 纵、横坐标分别代表被测细胞的2个测量参数

E. 在图示中每个点代表1个细胞

50. 关于制备单向免疫扩散法的标准曲线的描述，正确的是

A. 将已知含量标准抗原稀释成不同浓度，分别置于琼脂板上扩散

B. 用半对数纸绘制标准曲线

C. 以纵轴代表抗原浓度

D. 以横轴代表沉淀环直径

E. 量取沉淀环的直径，要求准确度达 0.1mm

51. 流式细胞术所具有的分析和分选功能主要涉及的原理有

A. 测试原理
B. 光电转换原理
C. 光学原理
D. 蛋白芯片原理
E. 时间分辨荧光免疫技术原理

52. 侧向散射光（SS）信号的强弱与下列哪项成正比

A. 细胞或其他颗粒的形状
B. 细胞或其他颗粒的粒度
C. 细胞或其他颗粒的大小
D. 与位移速度
E. 与荧光强弱

53. 带通滤片允许通过的光波长是

A. 675nmBP
B. 575nmBP
C. 620nmBP
D. 625nmBP
E. 525nmBP

54. 关于自动化仪器技术指标的描述，下列正确的是

A. 使用高特异性高亲和力的抗体

B. 通常采用磁性微球作为固相载体，增加反应面积

C. 人工智能化的设计，自动检测及校对功能

D. 结合计算机软件系统自动处理分析信号及数据转换

E. 最常使用生物素-亲和素包被等放大抗原抗体反应的反应信号

55. 下列关于 APH 50 测定的原理描述，正确的是

A. 根据未致敏家兔红细胞可激活血清中的 B 因子，导致兔 RBC 溶解

B. 以 100% 溶血作为最敏感的判定终点

C. 以引起 50% 溶血所需要的最小补体量为 1 个 APH 50U

D. 以 APH 50U/ml 表示其活性

E. 当 RBC 量一定时，在规定反应时间内，溶血程度与血清中参与旁路激活的补体量及活性呈正相关

56. 在蛋白区带电泳中，下列关于 M 区带与 Ig 类型关系的描述，正确的是

A. IgG 多分布于 α 区至慢 γ 区
B. IgD 多分布于 β 区或 γ 区
C. IgM 多分布于 β_2 区或 γ 区
D. IgA 多分布于快 γ 区至 β 区
E. IgG 多分布于 β 区至慢 γ 区

57. 放射免疫技术中所使用的抗体要求

A. IgM 类
B. 抗体滴度高
C. 单克隆抗体
D. 交叉反应率低

E. 高亲和常数

58. 免疫浊度测定的条件

A. 反应体系中必须始终保持抗体过量

B. 全自动免疫浊度仪应具有抗原过量监测功能

C. H 型抗体是免疫比浊的理想试剂

D. 适量的 PEG 600 可以增加速率法的反应峰值

E. 适量的 PEG 600 可以缩短终点法的反应时间

59. 下面对于 M 蛋白的叙述正确的是

A. M 蛋白在电泳场上，根据移动位置可以判定不同的类别

B. M 蛋白在免疫固定电泳中也可能出现假阳性

C. M 蛋白是常见的单克隆免疫球蛋白增殖病的标志

D. M 蛋白还应区分其不同类、不同型或亚类和亚型

E. M 蛋白指一类理化性质均一，且无免疫活性的免疫球蛋白

60. 流式细胞术在免疫学检查的临床应用有

A. 淋巴细胞及其亚群的分析

B. 淋巴细胞功能分析

C. 自身免疫性疾病相关 HLA 抗原分析

D. 肿瘤耐药基因分析

E. 淋巴造血系统分化抗原及白血病免疫分型

61. 关于流式细胞仪检测的前向散射光，下列描述正确的是

A. 是用于检测细胞或其他粒子物体的表面属性

B. 用于检测细胞或其他粒子内部结构属性

C. 又被称为小角散射

D. 其强弱与细胞的体积大小成正比

E. 激光束照射细胞时，光以相对轴较小角度向前方散射的讯号

参考答案与解析

一、A1 型题

1. B【解析】鞘液是辅助样本作正常检测的基质液，其主要作用是包裹在样本流周围，保持样本处于喷嘴中心位置，保证检测精确，同时又防止样本流细胞靠近喷孔而形成堵塞。

2. B【解析】所谓速率是指抗原抗体反应在单位时间内形成免疫复合物的量，连续测定各单位时间内复合物形成的速率与其产生的散射光信号联系在一起，形成动态的速率散射比

浊法。

3. C【解析】IFE（免疫固定电泳）是区带电泳技术与特异性抗血清的免疫沉淀反应相结合的一种免疫学分析方法，是临床鉴定M蛋白最常用的方法，为单克隆抗体定性和分型鉴定的首选方法。该方法测定时间短，整个操作过程仅需1.5~2.0小时；敏感性高，能检测到0.51~1.50g/L含量的单克隆蛋白；结果直观，易于分析和判定。

4. B【解析】微粒子化学发光免疫分析技术有两种方法，一种是小分子抗原物质的测定，采用竞争法；另一种是大分子的抗原物质测定，采用双抗体夹心法。其检测水平可达pg/ml水平，重复性好。

5. B【解析】洗涤是去除没有结合的抗原、酶标抗体，此步骤直接影响结果的判读。

6. A【解析】免疫透射比浊原理是光线通过一定体积的溶液时，存在的抗原抗体复合物粒子对光线的发射和吸收，引起透光的减少，光通量与复合物的量成反比。

7. C【解析】面积脉冲信号指的是电压脉冲曲线内区域的大小。

8. D【解析】线性放大器输出信号幅度与输入信号度成正比。

9. A【解析】散射光的强度与复合物的含量成正比。

10. C【解析】散射光强度与颗粒的分子量、数目、大小及入射光强度呈正比，与微粒至检测器的距离、入射光波长呈反比。

11. A【解析】某些非离子型亲水剂对促进IC的形成有显著的增强作用，如聚乙二醇（PEG）、吐温-20（tween-20）。

12. A【解析】流式细胞仪的单参数或多参数分析均是基于选定的目的细胞群进行的，而细胞群的选定与区域设置技术密切相关。

13. C【解析】异硫氰酸荧光素（FTTC）是免疫荧光标记最常用的荧光探针。

14. B【解析】定时散射比浊法是在保证抗体过量的情况下，加入待测抗原。预反应阶段：将少量（1/10）标本与一定量抗体混合反应，在预反应时间段（7.5~120秒），复合物产生的散射信号值在预设阈值内，提示标本中待测抗原浓度合适，可继续测定；若超过预设阈值，说明抗原过剩，应将标本适当稀释再测定。

15. E【解析】分选得率与分选的速度成反比，当速度过高，细胞信号通过检测时，会使部分目的细胞漏检，使得率下降。

16. A【解析】荧光补偿修正荧光渗漏的过程，从探测器除去除匹配荧光以外的任何荧光信号。

17. D【解析】免疫测定是指利用免疫学原理，以待测物作为抗原或抗体从而测定样品中待测物质含量的方法。

18. A【解析】应大于0.5×10^9才能满足分型。

19. D【解析】光电倍增管（PMT）：由FS、SS、FL1、FL2、FL3、FL4组成，主要作用是检测散射光和荧光，同时将光学信号转换成电脉冲（数字数据）信号。

20. D【解析】免疫透射比浊法将待测样本和标准抗原溶液（5个浓度抗原标准品）与适当过量的抗血清混合，在一定条件下，抗原抗体反应完成后，在340nm外测定各管吸光度。

21. D【解析】激光束照射细胞时，与激光束垂直方向的检测器为侧向光检测器，也称为90°角散射光检测器。

22. B【解析】分选收获率是指设定通过测量点的分选细胞与实际收获的分选细胞之间的比率，与被分选的细胞纯度成反比。

23. A【解析】分选细胞在细胞悬液中的含量与分选速度有直接关系，呈正比。

24. B【解析】假三维等高图，是计算机软件在二维等高图基础上作出的三维立体图，由于图中的一维不是参数而是细胞数，因而称为假三维图。

25. D【解析】侧向散射光信号主要由细胞的致密性及粒度折射产生，信号的强弱与细胞或其他颗粒形状及粒度成正比，用于检测细胞内部结构属性。

26. A【解析】前向散射光（FS）：激光束照射细胞时，光以相对轴脚下的角度（0.5°~10.0°）向前散射信号，在激光束正前方的检测器为前向散射光检测器，其收集的散射光信号又称为角散射。对同一个细胞群体，FS信号的强弱与细胞的体积成正比，因此可以说FS是用于检测细胞或其他粒子物体的表面属性。

27. E【解析】条件：①发光的量子产率高；②它的物理、化学特性要与被标记或测定的物质相匹配；③能与抗原或抗体形成或稳定的偶联结合物；④其化学发光常是氧化反应的结果；⑤在所使用的浓度范围内对生物体没有毒性。

28. A【解析】以催化作用或能量传递参与发光反应的酶标记物有辣根过氧物化物酶（HRP）和碱性磷酸酶（ALP）。

29. D【解析】线性放大器用于测量信号强度变化范围较小的信号或具有生物学线性过程的信号，如前向散射光的测量与$CD3^+$细胞DNA指数的测量。

30. D【解析】定量测定一般选择高、中、低三个浓度质控品，可全面反映整个测定范围检测质量，确保结果的准确性。

31. A【解析】若加入已知相同抗原后不出现第2速率峰，表明反应介质中已无游离抗体存在，说明待测标本中抗原浓度过高，第1速率峰值信号可能仅由部分的待测抗原产生，其结果不准备，应将待测样本稀释重测。

32. D【解析】根据试剂盒说明书上提供的阳性判断值即cut-off值来判断阴、阳性。

33. C【解析】电化学发光免疫分析，以电化学发光剂三联吡啶钌标记抗体或抗原，以三丙胺（TPA）为电子供体，最常用双抗体夹心法。

34. D【解析】定时散射比浊法是在保证抗体过量的情况下，加入待测抗原，预反应阶段将少量（1/10）标本与一定量抗体混合反应，散射比浊法采用抗原过量检测方法。

35. D【解析】定时散射比浊法仪器测定技术要点：①抗原抗体预反应阶段；②反应阶

段；③信号检测。第2次检测信号值减去第1次信号值才代表待测抗原浓度信号。

36. E【解析】流式细胞仪的基本结构组成为液流系统、光学系统和数据处理系统。液流系统由样本和鞘液组成。光学系统由激光光源、分光镜、光速成形器、透镜组和光电倍增管组成。数据处理系统主要由计算机及其软件组成。

37. C【解析】通常免疫检测中ELISA测定的最佳条件下的变异（OCV）应小于15%。使用自动化免疫分析仪的测定OCV则应小于10%。

38. C【解析】FPLA（荧光偏振免疫测定）是利用抗原抗体竞争反应原理，根据荧光素标记抗原与其抗原抗体复合物之间荧光偏振程度的差异，测定体液中小分子物质的含量。

39. A【解析】首要条件是反应必须提供足够的化学能；第二个条件是吸收了化学能而处于激发态的分子或原子，必须能释放出光子或能将能量转移另一个物质的分子上并使其激发，当这种激发分子回到基态时释放出光子。

40. D【解析】三联吡啶钌和电子供体在电极表面进行电子转移，产生电化学发光。

41. E【解析】荧光信号由被检细胞上标记的特异性荧光染料受激光激发后产生，发射的荧光波长与激发光波长不相同。

42. B【解析】散射比浊的设计中，多采用的是Rayleigh原理，即散射光的强度与复合物的量成正比，同时也和散射夹角成正比，与波长成反比。

43. B【解析】亲和层析支持物的要求：①非特异性吸附低。②液体通过时流速快。③在各种pH和高浓度盐溶液中稳定。④必须有合适的、丰富的化学基因。⑤必须带有丰富的微孔。有琼脂糖、聚丙烯酰胺和多孔玻璃球，其中常用琼脂糖珠（Separose2B、Separose4B、Separose6B），最常用Separose4B。

44. A【解析】鞭毛抗原需用有动力的菌株，菌液用0.3%~0.5%的甲醛处理。

45. C【解析】斑贴试验临床表现见表30－1。

表30－1　斑贴试验临床表现

反应程度	临床表现
－	无反应或小于对照
＋	轻度红肿，搔痒
＋＋	明显红肿，时有红斑
＋＋＋	红肿伴豆疹，水疱
＋＋＋＋	红肿，水疱伴溃疡

46. B【解析】全量免疫法的计量单位是毫克。

47. D【解析】间接法BA反应模式是以亲和素标记酶（A）为特点，生物素标记第二抗体（Ab2-B），省略加游离亲和素后再加生物素标记酶的步骤，而是将检测反应体系中抗原-抗体-生物素标记第二抗体复合物直接与亲和素标记酶连接起来，达到检测反应分子的目的。

48. C【解析】分子量为2000~6000的PEG皆适宜于做蛋白沉淀用。如若使用得当，效果甚为满意。一般认为，PEG浓度在3%~4%时可沉淀免疫复合物，6%~7%可沉淀IgM，8%~12%可沉淀IgG，12%~15%可沉淀其他球蛋白，25%可沉淀清蛋白。最突出的应用是用3%~4%的PEG沉淀免疫复合物，未结合的抗原和抗体留在溶液中。

49. A【解析】抗血清保存三种方法：①2~8℃保存，需加入0.1%~0.2% NaN_3以防腐，用于短期保存。②冷冻保存：常用的保存方法，将抗体分小包装，-20~-80℃保存，一般可保5年，应避免反复冻融。③真空干燥保存：封存后可在冰箱中保存5~10年。

50. B【解析】亲和层析是利用生物分子间所具有的专一性亲和力的层析技术。

51. B【解析】亲和性指抗体分子上一个抗原结合点与对应的抗原决定簇之间相适应而存在的引力，它是抗原抗体间固有的结合力。亲和性用平衡常数K来表示，K值越大，亲和性越高，与抗原结合也越牢固。

52. D【解析】汞的主要辐射光谱线在紫外、蓝、绿光区域。汞灯发出的非连续光谱中，缺红光成分，蓝绿、紫外区光谱强烈。

53. E【解析】抗原（或抗体）和相应的抗体（或抗原）发生特异性结合，而这种结合在一定的条件下又是可逆的。而亲和层析是利用这种可逆性将抗原（或抗体）固相化后选择性地结合吸附液相中的相应抗体（或抗原），然后改变条件使复合物解离而把蛋白质洗脱下来。

54. C【解析】T细胞和B细胞分离常用E花环沉降法、尼龙毛柱分离法。特异性T细胞的制备过程中，分离纯化T细胞应在融合前3天进行。

55. C【解析】聚氯乙烯对蛋白质的吸附性能比聚苯乙烯高。

56. C【解析】根据抗原分子所带电荷不同进行分离纯化的方法称为离子交换层析法。

57. D【解析】绵羊红细胞制备方法：直接取新鲜绵羊红细胞，以无菌生理盐水洗涤3次（每次离心200r/min，10分钟），最后配成10^6/ml浓度的细胞混悬液，即可应用。

58. D【解析】常用的有牛血清清蛋白、人血清清蛋白、牛甲状腺球蛋白和血蓝蛋白等。其中牛血清清蛋白溶解度较高，免疫原性强且易获得，因此最为常用。

59. C【解析】免疫电泳技术是将免疫扩散和电泳相结合的一种免疫学分析技术，既有抗原抗体反应的高度特异性，又有电泳分离技术的快速、灵敏和高分辨率。

60. A【解析】实时荧光定量PCR，利用荧光信号累积，实时监测整个PCR进程。优点是特异性强、灵敏度高、重复性好、定量准确、速度快、全封闭反应、减少了产物的污染，可定量极微量的基因表达。

61. E【解析】生物素酰肼（BHZ）和肼化生物胞素（BCHZ）是用于标记蛋白质醛基的

活化生物素。BHZ 是水合肼与生物素的合成物，主要用于偏酸性糖蛋白的生物素标记。BCHZ 还能与蛋白质氨基结合，因此适用范围较 BHZ 宽。

62. A【解析】荧光显微镜在暗室中进行检查，使用前应预热 15 分钟，待光源发出强光稳定后，眼睛完全适应暗室，再开始观察标本。

63. E【解析】药物分子一般都是小分子物质，荧光偏振免疫测定适于小分子抗原的检测。是临床药物浓度测定的首选方法。

64. B【解析】1959 年 Yalow 和 Berson 利用放射性核素标记胰岛素并与传统的免疫反应相结合，创立了放射免疫分析。

65. C【解析】①两条沉淀线交叉而过，说明两个抗原完全不同；②两条沉淀线互相吻合相连，说明两个抗原相同；③沉淀线呈部分相切，说明两个抗原之间有部分相同。

66. B【解析】待测 Ag 与标记 Ag 竞争结合抗体，待测 Ag 增多时，处于结合态的标记抗原（B）减少，而处于游离态的标记抗原（F）增加，故 B/（B+F）比值减小。

67. B【解析】HRP 的纯度用 RZ 表示，是 403nm 的吸光度与 275nm 的吸光度之比。高纯度 HRP 的 RZ≥3.0。

68. E【解析】抗体效价测定是试管凝集试验。

69. D【解析】单向免疫扩散试验，Mancini 曲线适用于大分子抗原和长时间扩散（>48 小时）的结果处理。

70. D【解析】酶桥染色法中的桥抗体是指第二抗体。

71. B【解析】沉淀反应是可溶性抗原与相应抗体在特定条件下特异性结合所出现的沉淀现象。该反应中，抗原与抗体的结合价取决于抗原的分子量，一般说来，抗原分子量越大，结合价越大。

72. B【解析】真空干燥保存，水分≤0.2%，封装后可长期保存，一般在冰箱中可保存 5~10 年。

73. D【解析】平板法单向扩散试验抗原量与沉淀环直径的关系有两种计算曲线：①Mancini 曲线，适用于大分子抗原和长时间扩散（>48 小时）的结果处理，沉淀环直径的平方与抗原浓度呈线性关系。②Fahey 曲线，适用小分子抗原和较短时间（24 小时）扩散结果处理。抗原浓度的对数与沉淀环直径呈线性关系。

74. A【解析】单向免疫扩散与电泳相结合的一项定量检测技术，实质上是加速的单向扩散试验。将抗体混入琼脂，样品孔中的抗原置于负极端，向正极泳动，随着抗原量的逐渐减少，抗原泳动的基底区越来越窄，形成一个形状如火箭的不溶性复合物沉淀峰。当琼脂中抗体浓度固定时，峰的高度与抗原量呈正相关。如火箭电泳顶部呈不清晰的云雾状或圆形，则表示未达终点。作 IgG 定量时，因电渗呈纺锤状，可用甲醛与 IgG 上的氨基结合（甲酰化）IgG 变为只带负电荷，加快了电泳速度。

75. D【解析】参见上一题解析。

76. E【解析】间接法比直接法敏感性提高5~10倍，且一种荧光抗体可测多种抗原或抗体，缺点是易产生非特异性荧光。

77. D【解析】肥达试验是一种试管凝集反应，最早由肥达（Widal）用于临床，故名。用已知的伤寒杆菌O、H抗原和甲、乙型副伤寒杆菌H抗原与待测血清作试管或微孔板凝集实验，以测定血清中无相应抗体存在，作为伤寒、副伤寒诊断的参考。外斐反应采用试管凝集试验法，变形杆菌属的X_{19}、X_2、X_k菌株的菌体O抗原与斑疹伤寒立克次体和恙虫病立克次体有共同抗原，故可用OX_{19}、OX_2、OX_k代替立克次体作为抗原与相应患者血清进行交叉凝集反应，辅助诊断立克次体病。RPR试验是快速血浆反应素环状卡片试验的简称，它是筛查梅毒的一种血清学凝集试验。抗人球蛋白试验即Coombs试验是检测红细胞上的不完全抗体和游离在血清中的不完全抗体的一种凝集试验。免疫比浊测定本质上属于液体内沉淀反应，其特点是将现代光学测量仪器与自动化检测系统相结合应用于沉淀反应，可进行液体中微量抗原、抗体及小分子半抗原定量检测。

78. A【解析】选择素识别的配体都是一些寡糖基因，迄今为止发现的是具有唾液酸化路易斯寡糖（S-le，siagly-lewis）或类似结构的分子。

79. D【解析】HRP是由糖蛋白和亚铁血红素结合而成的复合酶，其质量常以纯度（RZ）和活性（U）来表示。RZ代表酶的纯度和杂酶的干扰程度，值越大，纯度越高；活性的单位是U，用特定温度下单位时间催化底物转化为产物的量来表示。两者表示不同的意义，酶变性，活性丧失，纯度不变。它的底物包含过氧化物和供氢体，HPR只催化过氧化物生成氧活性基，因此专一性较高。邻苯二胺OPD反应产物为黄色，测读波长为450nm。

80. C【解析】时间分辨荧光免疫测定灵敏度高，最小检出量可达10^{-18}mol/L；分析范围宽，可达4~5个数量级；标记结合物稳定，有效使用期长；测量快速，易自动化；无放射性污染。

81. A【解析】细菌、螺旋体和红细胞等颗粒性抗原，在适当的电解质参与下可直接与相应抗体结合出现凝集，称直接凝集反应。将可溶性抗原（或抗体）先吸附于适当大小的颗粒载体表面，然后与相应抗体（或抗原）作用，在适宜电解质存在的条件下，出现特异性凝集现象，称间接凝集反应。

82. C【解析】放射免疫分析（RIA），是以放射性核素标记的抗原与反应系统中未标记抗原竞争结合特异性抗体为基本原理来测定待检样品中抗原量的一种分析法。

83. D【解析】动物免疫3~5天后，如抗血清鉴定合格，应在末次免疫后5~7天及时采血，否则抗体将会下降。

84. E【解析】时间分辨荧光免疫测定无放射性污染，在灵敏度、稳定性和测量自动化程度等方面都可与放射免疫分析媲美，为目前超微量物质分析最有发展前途的一项技术。

85. C【解析】对流免疫电泳的原理是将双向扩散试验与电泳相结合的定向加速的免疫扩散技术。通电后，在pH 8.4缓冲液中带负电荷的蛋白质抗原流向阳极抗体侧，而抗体借电渗作用流向阴极侧，在两者之间或抗体侧形成沉淀线。

86. B【解析】剂量反应曲线又称标准曲线，即用标准物浓度对结合率作图。在 RIA 中被测定物质的浓度（量）可从标准曲线上查得。

87. E【解析】免疫电泳技术是区带电泳与免疫双扩散相结合的一种免疫分析技术，为定性试验，主要应用于纯化抗原和抗体成分的分析及正常和异常免疫球蛋白的识别与鉴定方面。

88. D【解析】只要更换不同的固相抗原，就可以用一种酶标抗体检测各种与抗原相应的抗体。

89. A【解析】完全相融，表面抗体与两个抗原中的相同表位结合而沉淀，两个抗原相同，抗体双价；交叉而过，说明两个抗原完全不同。

90. E【解析】必备条件：①放射性核素标记的抗原；②标准品；③特异性抗体；④B 和 F 的分离技术；⑤抗原标记方法应较温和。

91. A【解析】免疫放射分析的原理属于非竞争性免疫结合反应，是将放射性同位素标记在抗体上，用过量的标记抗体与待测抗原反应，待充分反应后，除去游离的标记抗体，抗原与标记抗体复合物的放射性强度与待测抗原量呈正比关系。

92. B【解析】直接法 BAB 反应模式：Ag→（Ab-B）→A-B＊；BA 反应模式 Ag→（Ab-B）→A＊；ABC 反应模式 Ag→（Ab-B）→AB＊C。

93. C【解析】生物素分子有两个环状结构，其中咪唑酮环是结合亲和素分子的主要部位。

94. E【解析】血清学反应指抗原抗体反应，Ⅳ型变态反应以细胞免疫反应为主，不属于血清学反应。

95. E【解析】由于散射比浊法测定的是散射光的信号，避免了透射光中所含有的透射、散射甚至折射等杂信号成分的影响，因此散射比浊法的灵敏性和特异性均好于透射比浊法。

96. B【解析】利用荧光淬灭剂来消除非特异性荧光，如用硝基苯处理有荧光的镜油；用亚甲蓝、碱性复红、伊文恩蓝或低浓度的高锰酸钾、碘液等来复染标本，可减弱非特异性荧光，使特异荧光更突出显示。

97. B【解析】亲和素（avidin）是一种富含蛋白质的化合物，主要存在于鸟蛋白中，能够与生物素（biotin）发生高效而特异性的非共价结合。这种结合形成的复合物稳定性很高，因此常被用于分离纯化、检测和定量生物素标记的物质，如蛋白质、核酸等。在亲和素与生物素结合的过程中，生物素的羧基与亲和素表面上的若干个残基发生作用，其中包括丝氨酸、色氨酸、赖氨酸等。但是亲和素最主要的结合位点是四个色氨酸残基。这些色氨酸残基构成了亲和素的一个结合口袋，生物素能够与该口袋内的色氨酸发生疏水相互作用和氢键作用，从而形成紧密的结合。

98. C【解析】酶增强免疫测定技术（EMIT）是均相酶免疫测定技术。EMIT 的基本原理：半抗原与酶结合成酶标半抗原，保留半抗原和酶的活性，当酶标半抗原与抗体结合后，所标的酶与抗体密切接触，使酶的活性中心受到影响而活性被抑制，反应后酶活力大小与标本中的半抗原量呈一定的比例，从酶活力的测定结果可推算出标本中半抗原的量。

99. A【解析】检测计数器的背景值可避免计数器受到外来放射性物质的污染而影响分析结果。

100. D【解析】邻苯二胺（OPD）应用液稳定性差，易变色，需新配制后在 1 小时内使用，显色反应过程需避光，而且具有致密性。现在的商品试剂盒中，OPD 均以片剂或粉剂供应，临用时再溶解于相应的缓冲液中。

101. B【解析】速率散射比浊法是测定单位时间内免疫复合物形成的最快时间段的散射信号值，此时因抗体量大于抗原量，形成的免疫复合物为小分子不溶性颗粒，产生的散射信号最强，形成的速率散射信号值最大。

102. D【解析】*CV* 值是评价精度的一个重要指标，一般在 2%~3%，不应超过 5%。

103. B【解析】RIA 原理：标记抗原与非标记抗原（待测物）对有限量特异性抗体竞争性结合，Ag-Ab 复合物放射性越大，则表示被标记的抗原结合越多，而非标记抗原（待测物）浓度越低。

104. E【解析】单核细胞具有贴壁生长的特点，从柱上洗脱下来的细胞主要是淋巴细胞。黏附能力：巨噬细胞或单核细胞 > 树突细胞 > B 细胞 > T 细胞 = 红细胞。

105. D【解析】短期保存放置 4℃较好，注意不要迅速改变细胞所处的温度，以免造成细胞“温度”休克。

106. C【解析】在 HAT 选择性培养基的作用下，只让融合成功的杂交瘤细胞生成。脾细胞（指 B 细胞）在一般培养基中不生长。目前采用的小鼠骨髓瘤细胞都是 HGPRT 代谢缺陷型细胞，在 HAT 培养基中不能增殖而死亡。

107. A【解析】白细胞分化抗原：指血细胞在分化成熟为不同谱系、分化的不同阶段及细胞活化过程中，出现或消失的细胞表面标记分子。

108. B【解析】标记抗体时，IgG 的应用浓度 0.5~5.0μg/ml，生物素：IgG 的比例（mg/mg）为 2：1 时，效果较好。一般每个抗原或抗体分子标记 1~3 或 3~5 个生物素分子较为适宜。

109. B【解析】传统的分离手段其分离效果已被认可，作为富集某一类细胞的手段，传统的方法仍不失为简便和行之有效的技术。

110. B【解析】钩状效应即 HOOK 效应，是指由于抗原抗体比例不合适而导致假阴性的现象。当抗原过量或抗体过量时，直接影响抗原抗体复合物形成数量，并最终影响检测结果。

111. D【解析】总 ANCA 检测通常采用 IIF，特异性 ANCA 检测最常用的是 ELISA 法。

112. C【解析】当细胞悬液形成液流柱经流动室，流动室上方的压电晶体产生机械振动带动流动室以相同频率进行振动，使液流柱断裂成一连串均匀的液滴，其形成速率约每秒3万个左右。

113. E【解析】抗胰岛细胞抗体（ICA）属器官特异型抗体，抗原为胰岛细胞质成分或微粒体组分，主要为IgG类，是胰岛细胞中β细胞损伤的标志。

114. D【解析】免疫印迹法（IBT）亦称酶联免疫电转移印迹法，是在蛋白质电泳分离和抗原抗体检测的基础上发展起来一项检测蛋白质的技术，它将SDS聚丙烯酰胺凝胶电泳的高分辨力与抗原抗体反应的高特异性相结合。

115. A【解析】纵坐标是表示被测细胞的相对数量，横坐标表示荧光信号或散射光信号强度，该值表示单位为信道。信道与仪器内荧光强产生的脉冲信号相关，可以是线性的也可以是对数的，与信号接收器的类型和实验选择有关。

116. B【解析】①分色反光镜：作用是反射较长波长的光，通过较短波长的光。②光束成形器：作用是将激光器发射的激光束聚焦成高15μm、宽57μm的椭圆光斑。③透镜组：作用是将激光和荧光变成平行光，同时除去离散的室内光。④光电倍增管：检测散射光和荧光，同时将光学信号转换成电脉冲。⑤气冷式氩离子激光器为现代流式细胞仪采用的激光光源。

117. C【解析】1977年Sternbery在散射比浊法基础上进一步发展建立了速率散射比浊法，成为目前定量测定微量抗原物质并广泛使用的一种高灵敏度、快速的自动化免疫比浊测定法。

118. A【解析】散射光信号的产生是细胞在液柱中与激光束相交时向周围360°立体角方向散射的光线信号，散射光强弱与细胞的大小、形状、光学同性、胞内颗粒折射有关，与接收散射光的方向也有关。

119. B【解析】若超过预设阈值，说明抗原过剩，应将标本适当稀释后再测定。

120. A【解析】聚焦成高15μm、宽57μm的椭圆光斑。

121. E【解析】IIF法以马疫锥虫或短膜虫为底物片，是目前国内外临床常规检测抗ds-DNA抗体最常用方法，特异性强、简易方便，但敏感。

122. D【解析】双参数散点图包括点图、二维等高图、假三维等高图。

123. E【解析】流式细胞仪的检测原理中最重要的一点就是采用荧光检测器检测特定荧光的特定发射波长。

124. B【解析】现代流式细胞仪采用的多为气冷式氩离子激光器或氦氖激光器，其激光束波长为488nm，15mW，能形成不散焦，容易聚焦成有高斯能量分布的光斑，光斑的直径可与细胞直径相近，保证测量数据精确性。

125. C【解析】分选速度与分选细胞在细胞悬液中的含量有直接关系。一般要求分选速度至少达500个/秒，以保证被分选细胞的生物学活性不受影响。目前的仪器可达700个/秒。特殊需要时，加入特别的附件及电极板加压，最高速度可达2万~3万个/秒。

126. E【解析】酶联发光免疫分析仪是用参与催化某一化学发光反应的酶来标记抗原或抗体，在抗原抗体反应后，加入底物（发光剂），由酶催化和分解底物发光，通过光信号的强弱来进行被测物的定量。常用的标记酶有辣根过氧化物酶（HRP）和碱性磷酸酶（ALP），HRP的发光底物为鲁米诺及其衍生物；ALP的发光底物为AMPPD和4-MUP。

127. C【解析】对数放大器，当输入信号比过去增加10倍时，其输出信号由1变为2；当输入信号增加100倍时，输出信号由1变为3。对数放大器用于测量信号强度变化范围较大且其光谱信号较复杂的信号，在免疫测量中最常使用。

128. B【解析】采用HRP标记抗原或抗体，鲁米诺为化学发光剂；AMPPD为碱性磷酸酶的发光底物；三联吡啶钌在电化学发光免疫分析中标记抗原或抗体，三丙胺为电子供体。

129. A【解析】荧光（FL）信号，反映颗粒被染上荧光部分数量的多少，根据仪器的不同配置，同一颗粒上可以同时检测多种荧光信号。

130. D【解析】通过流式细胞仪进行细胞分选主要是在对具有某种特征的细胞需进一步培养和研究时进行的。带有分选装置的流式细胞仪才能进行分选工作。

131. A【解析】1977年Sternberg在散射比浊法基础上进一步发展了速率散射比浊法。

132. E【解析】被分选细胞带有正电荷或负电荷，未被设定分选参数的细胞及空白液滴不带电荷。带电荷的液滴在落入电极偏转板的高压静电场时，依所带电荷是正或是负而发生向右或向左偏转，落入指定收集器完成分选。

133. B【解析】荧光酶免疫分析中常用的标记酶有碱性磷酸酶（ALP）和β半乳糖苷酶（β-Gal），ALP的荧光底物为4-甲基伞酮磷酸盐（4-MUP），β-Gal的荧光底物为4-甲基伞酮-β-D半乳糖苷（4-MUG）。

134. A【解析】对抗原过量进行阈值限定，在预反应时间段先加入1/10样本与抗体反应，如信号未超过预设阈值，提示该样本浓度符合设计要求，遂进行第二时间段的全量样本测定，从而保证在检测中不出现因抗原过量导致的不准确检测。

135. A【解析】解离增强镧系元素荧光免疫（DELFIA），通过该技术的应用，使TRFIA的检测下限达5×10^{-14}mol/L，大大提高了灵敏度。由于DELFIA克服了一般FIA中背景荧光的干扰问题，使其灵敏度达到甚至超过了RIA，加之其动态检测范围宽，实际稳定，方法简便快捷，是目前最有发展前途的新的超微量分析技术。

136. B【解析】Levey-Jennings质控图即现在常用的质控图，是以质控品20次测定结果计算均值（$\bar{x}$），以$\bar{x} \pm 2s$为警告限，以$\bar{x} \pm 3s$为失控限绘制成质控图。

137. A【解析】RIA所用试剂多是生物制品，易受外界环境因素影响，应监测计数器的背景值避免外来放射性物质的污染。

138. B【解析】醋酸纤维膜吸附蛋白的能力强于塑料板，对微量样品也能完全吸附。塑料制品主要的缺点是抗体（抗原）结合容量不高，脱吸附率较高且不均匀，空间变异大。固相微颗粒因体积小，易与磁性材料组合使用。膜载体吸附抗体蛋白一般是采用非共价键吸附。

139. D【解析】质控品的基质应尽可能与临床常规实验中的待测标本一致，如临床常规实验中的标本为血清，质控品亦应为血清，以避免由于可能的“基质效应”的存在。

140. D【解析】将亲和素溶液与生物素化 AP 按 4∶1（浓度比）比例混合反应（至少 10 分钟）后即可制得 ABAP 复合物。

141. E【解析】在流式免疫技术中，对荧光染料的使用不同于其他标记染色，适用的荧光染料需具备以下几个条件：荧光染料应有较高的量子产额和消光系数；荧光染料对 488nm 的激发光波长有较强的吸收；发射光与激发光波长之间应有较大的波长差；容易与被标记的单克隆抗体结合而不影响抗体自身的特异性。最常用的染料有 FITC、PE、ECD 或 PeCy5。

142. B【解析】ABC 法中，通过亲和素将生物素化抗体与亲和素-酶标记物结合成一个复合物。

143. D【解析】RIA 是采用放射性核素标记的抗原和非标记的待测抗原竞争性结合有限量特异性抗体的反应，故放射强度与待测抗原浓度成反比。

144. C【解析】免疫固定电泳是将待检样品在凝胶板上作区带电泳，将蛋白质分离成不同正常，然后在其上覆盖抗血清，当抗血清与某区带中单克隆免疫球蛋白结合，便形成抗原抗体复合物而沉淀。免疫电泳技术是区带电泳与免疫双扩散相结合的一种免疫分析技术。

145. C【解析】反应原理：RIA 为竞争抑制性结合，反应参数与待检抗原量成反比，IRMA 为非竞争性结合，反应参数与待检抗原浓度呈正相关。

146. D【解析】免疫电泳为定性试验，目前主要应用于纯化抗原和抗体成分的分析及正常和异常免疫球蛋白的识别与鉴定方面。

147. E【解析】亲和板结合分离法中，间接法包被于塑料平皿或细胞培养板的抗体是兔或羊抗鼠 IgG 抗体。

148. B【解析】在临床样本测定的同时，进行全程质控非常重要，所采用的质控物 Immuno-Trollells 是全血质控品，将该质控物与待测标本一起标记、洗涤和检测，所得结果如达标定靶值，提示本次实验结果可靠。

149. A【解析】亲和素在纯水中的溶解度类似于球蛋白，而在 50% 硫酸铵溶液中的溶解度又与清蛋白相似。

150. D【解析】组织标本需经特殊处理才能用于放射分析检查中。

151. E【解析】结合物是胞被兔或羊抗鼠 IgG 抗体 + 特异性单克隆抗体 + 目的细胞。

二、B 型题

1. D【解析】离子交换层析法是利用一些带离子基因的纤维素或凝胶作离子交换剂，吸附交换带相反电荷的蛋白质抗原，将蛋白质抗原按带电荷不同或量的差异分成不同的组分。

2. A【解析】盐析法是利用各种蛋白在不同盐浓度中有不同的溶解度进行分段提取的方法。最常用的盐析剂是 33%~50% 饱和度的硫酸铵。

3. C【解析】凝胶过滤法是利用凝胶的分子筛作用，将分子量不同的蛋白质进行分离。大分子蛋白质最先洗脱下来，小分子蛋白较迟洗脱下来。由大到小依次分离，达到纯化目的。

4. C【解析】胰蛋白酶为非特异性裂解。限制性核酸内切酶和β-内酰胺酶不能裂解蛋白质。

5. A【解析】木瓜蛋白酶水解片段：2个相同的Fab段即抗原结合片段和1个Fc段，Ig同种型的抗原性主要存在于Fe段。

6. B【解析】胃蛋白酶水解IgG片段：获得一个F（ab'）$_2$片段，该片段为双价，与抗原结合可发生凝集反应和沉淀反应。Ig的Fc段被胃蛋白酶裂解为若干小分子片段，被称为pFc'，失去生物学活性。胃蛋白酶水解IgG后的F（ab'）$_2$片段，既保存了结合抗原的生物学活性，又避免了Fc段抗原性可能引起的不良反应。

7. D【解析】单独重链可变区仍可保留与抗原结合的能力，而且保持了完整抗体的特异性，称为单区抗体（SdAb），它的亲和力低于完整的FV，大小只有完整IgG分子的1/2，更容易穿入细胞，到达完整抗体不能接近的部位。

8. A【解析】两个Fab段，每个Fab段由一条完整的L链和一条约为1/2的H链组成，Fab段分子量为45kD。

9. C【解析】单链抗体（Single chain Fv，ScFv）是由一段弹性连接肽（Linker）把抗体可变区重链（VH）与轻链（VL）相连而成，是具有亲代抗体全部抗原结合特异性的最小功能结构单位。

10. B【解析】Fv片段是IgG和IgM类型抗体通过酶法分析后产物中最小的片段。Fv片段抗原结合区，其由VH和VC区域组成。

11. E【解析】细胞DNA合成一般有两条途径。主途径是由糖和氨基酸合成核苷酸，进而合成DNA，叶酸作为重要的辅酶参与这一合成过程。

12. C【解析】用于细胞融合的理想骨髓瘤细胞应是：①细胞株稳定，抑郁传代培养。②细胞株自身不会产生免疫球蛋白或细胞因子。③该细胞是次黄嘌呤鸟嘌呤磷酸核糖转换酶（HGPRT）的缺陷株。HGPRT$^+$细胞利用8-氮鸟嘌呤（8-AG）后，合成毒性核苷酸而死亡，只有HGPRT$^-$细胞持续生长，从而避免细胞的返祖现象。

13. D【解析】氨基蝶呤是叶酸的拮抗剂。

14. C【解析】抗独特型抗体（AId），以抗体可变区的独特型作为抗原表达，所诱生的特异性抗体。AId与原来抗原的决定簇分子互为“内影像”关系，可模拟抗原结构和功能的作用。

15. D【解析】“生物导弹”是免疫导向药物的形象称呼，它由单克隆抗体与药物、酶或放射性同位素配合而成，因带有单克隆抗体而能自动导向，在生物体内与特定目标细胞或组织结合，并由其携带的药物产生治疗作用。

16. E【解析】小分子抗体是相对分子质量较小但具有抗原结合功能的分子片段。它有以下独特的优势：相对分子质量小，穿透性强，抗原性低；由于不含 Fc 段，不会与带有 Fc 段受体的细胞结合，不良反应少；半衰期短，有利于及时中和及清除毒素；另外，可在原核表达系统表达及易于基因工程操作。

17. B【解析】诊断伤寒、副伤寒病的肥达反应（Widal reaction）、布氏病的瑞特反应（Wright test）均属定量凝集反应。

18. C【解析】直接 Coombs 试验用于患者红细胞上不完全抗体检测，常用于新生儿溶血症、自身免疫性溶血症、特发性自身免疫性贫血的检测。间接 Coombs 试验用以检测血清中游离的不完全抗体，多用于检测母体 Rh（D）抗体，以便及早发现和避免新生儿溶血症的发生。

19. D【解析】间接凝集反应的抗体检测可用于细菌、病毒、寄生虫等感染后产生的抗体；也用于检测自身免疫性疾病的抗体，例如类风湿因子胶乳凝集试验、抗 DNA 抗体和抗甲状腺球蛋白抗体的间接血凝试验等。

20. E【解析】免疫浊度测定是将现代光学测量仪器与自动化分析检测系统相结合，应用于沉淀反应，可对各种液体介质中的微量抗原、抗体和药物及其他小分子半抗原物质进行定量测定。

21. A【解析】ABO 血型抗体为天然的 IgM，可用玻片凝血试验快速鉴定。

22. D【解析】试管法：将一定量的抗体混入 0.7% 琼脂糖溶液中，注入小试管内，上层加 Ag 溶液使待测 Ag 在凝胶中自由扩散，在 Ag、Ab 比例恰当位置形成沉淀环，若沉淀带宽而界限不清表示抗体过量。

23. A【解析】试管上部的沉淀带表示抗原量少或者抗体量多。

24. B【解析】单向琼脂扩散中的 Fahey 曲线适用于小分子抗原和较短时间扩散的结果处理，用半对数纸划线，浓度对数与扩散环直径呈线性关系 $\log C/d = k$。

25. A【解析】Mancini 曲线适用于大分子抗原和长时间扩散（>48 小时）的结果处理，使用方格计算纸画曲线，扩散直径的平方与抗原浓度成线性关系。

26. E【解析】不出现沉淀线表明无对应的抗体或抗原或者抗原过量。

27. B【解析】抗原性质的分析：两种受检抗原的性质可完全相同、部分相同或完全不同。三种情况在双向扩散试验中表现如下：两条沉淀线互相吻合相连，表明抗体与两个抗原中的相同表位结合而沉淀，两个抗原相同；沉淀线呈部分相切，说明两个抗原之间有部分相同；两条沉淀线交叉而过，说明两个抗原完全不同。

28. A【解析】参见上一题解析。

29. C【解析】参见 A1 型题第 147 题解析。

30. B【解析】双向扩散试验平板法，根据沉淀线的有无、形态和位置作如下分析：①抗原或抗体的存在与否以及相对含量的估计；②抗原或抗体相对分子量的分析；③抗原性质的分析；④抗体效价的滴定；⑤抗原或抗体纯度鉴定。

31. E【解析】免疫比浊分析法主要用于检测血浆、体液中的特定蛋白系列，如 IgG、IgA、IgM，k 链、λ 链、免疫球蛋白亚类；补体 C3、C4；血浆蛋白系列和某些治疗性药物浓度等。

32. A【解析】免疫电泳（IEP）技术是正常电泳与免疫双扩散相结合的一种免疫分析技术。

33. D【解析】免疫固定电泳是一种用于分析样品中特异性抗原的技术，即将蛋白质混合物在固相载体上进行区带电泳，再与特异性抗体反应，从而检出与抗体结合的相应抗原。

34. B【解析】将抗原和抗体在琼脂凝胶孔中电泳，带负电荷的抗原向正极运动，带正电荷的抗体向负极运动，两者在琼脂凝胶中相互作用而形成沉淀线。

35. C【解析】火箭免疫电泳是单向免疫扩散与电泳相结合的一项定向加速的单向扩散试验。将抗体混合于琼脂中，在适当位置打孔，加入抗原。电泳时，抗体不移动，抗原由负极向正极泳动，形成一个火箭状的不溶性复合物沉淀峰。沉淀峰的高度与抗原量呈正相关。

36. C【解析】放射免疫分析（RIA）是将核素标记抗原、待测抗原和特异性抗体同时放于一个反应系统中，由于标记抗原和待测抗原对特异性抗体具有相同的结合力，因此两者相互竞争结合特异性抗体。

37. A【解析】放射免疫分析（RIA）的基本反应原理：当核素标记抗原、待测抗原和特异性抗体三者同时存在于一个反应系统时，由于标记抗原和待测抗原对特异性抗体具有相同的结合力，因此两者相互竞争结合特异性抗体。由于标记抗原与特异性抗体的量是固定的，故标记抗原抗体复合物形成的量就随着待测抗原的量而改变。待测抗原量增加，相应地结合较多的抗体，从而抑制标记抗原对抗体的结合，使标记抗原抗体复合物相应减少，游离的标记抗原相应增加，亦即抗原抗体复合物中的放射性强度与受检标本中抗原的浓度呈负相关。若将抗原抗体复合物与游离标记抗原分开，分别测定其放射性强度，就可算出结合态的标记抗原（B）与游离态的标记抗原（F）的比值（B/F），或算出其结合率［B/（B + F）］，这与待测抗原量呈函数关系。用一系列不同剂量的标准抗原进行反应，计算相应的 B/F，可以绘制出一条剂量反应曲线。受检标本在同样条件下进行测定，计算 B/F 值，即可在剂量反应曲线上查出标本中抗原的含量。

38. B【解析】IRMA 为非竞争性结合，反应参数与待检抗原浓度呈正相关。①单位点 IRMA 是先利用过量标记 Ab 与待测 Ag 进行反应，形成 Ag-Ab 复合物。再用固相抗原结合反应液中剩余的未结记抗体并将其分离，测定上清液放射量。②双位点 IRMA 是先用固相 Ab 与 Ag 反应结合，然后再用过量的标记 Ab 与已结合于固相的抗原的另一抗原决定簇结合，形成 Ab-Ag-标记 Ab 复合物，光弃反应液中剩余的标记抗体，测定固相上的放射性。

39. B【解析】加入沉淀剂使免疫复合物彻底沉淀，然后经离心使其与游离的标记物分离。

40. D【解析】RIA 多使用^{125}I 标记物，用于放射性测量的仪器普通用测量 γ 射线的晶体闪烁计数仪。

41. C【解析】四甲基异硫氰酸罗丹明（TRITC）最大吸引光波长为 550nm，最大发射光波长为 620nm，呈橙红色荧光。

42. A【解析】异硫氰酸荧光素（FITC）为黄色或橙黄色结晶粉末，易溶于水或酒精等溶剂，相对分子质量为 389.4，最大吸收光波长为 490～495nm，最大发射光波长 520～530nm，呈现明亮的黄绿色荧光。

43. E【解析】镧系螯合物为某些 3 价稀土镧系元素，如铕（Eu^{3+}）、铽（Tb^{3+}）、铈（Ce^{3+}）等的螯合物，经激发后也可发射特征性的荧光，其中以 Eu^{3+} 应用最广。Eu^{3+} 螯合物的激发光波长范围宽，发射光波长范围窄，荧光衰变时间长，最适合用于时间分辨荧光免疫测定。

44. C【解析】间接法有两种抗体相继作用，第一抗体为针对抗原的特异抗体，第二抗体（荧光抗体）为针对第一抗体的抗抗体。本法灵敏度高，而且在不同抗原的检测中只需应用一种荧光抗体。

45. B【解析】免疫荧光技术直接法是用荧光素标记特异性抗体，将特异性荧光抗体直接滴加于待测标本上，与相应抗原反应。

46. C【解析】参见 B 型题经 44 题解析。

47. B【解析】双抗体夹心法属于非竞争结合测定，是检测抗原最常用的方法，适用于检测含有至少两个抗原表位的多价抗原。

48. D【解析】斑点－ELISA（dot－ELISA）是以吸附蛋白质能力很强的硝酸纤维素（NC）膜为固相载体，底物经酶反应后形成有色沉淀，使固相 NC 膜染色。

49. A【解析】酶放大免疫测定技术（EMIT）基本原理是半抗原与酶结合成酶标半抗原，保留半抗原和酶的活性。当酶标半抗原与抗体结合后，所标的酶与抗体密切接触，使酶的活性中心受影响而活性被抑制。反应后酶活力大小与标本中的半抗原成一定的比例，从酶活力的测定结果就可推算出标本中半抗原的量。

50. D【解析】β－半乳糖苷酶（β－Gal）的底物常用 4－甲基伞酮基－β－D 半乳糖苷（4－MUG），经酶水解后生成高强度荧光物质 4－甲基伞形酮（4－MU），可用荧光计检测。荧光的放大作用大大提高了方法的敏感度。

51. C【解析】从大肠埃希菌提取的 AP 分子量为 80kD，酶作用的最适 pH 为 8.0；用小牛肠黏膜提取的 AP 分子量为 100kD，最适 pH 为 9.6。

52. A【解析】在 ELISA 中常用的酶为辣根过氧化物酶（HRP），HRP 在蔬菜作物辣根中含量很高，纯化方法也不复杂。它是一种复合酶，主酶为无色糖蛋白，辅基是深棕色的含铁卟啉环。

53. E【解析】荧光免疫技术使将抗原抗体反应的特异性与荧光检测技术的敏感性相结

合，对抗原或抗体进行定性、定位或定量检测，包括荧光抗体技术和荧光免疫测定。

54. C【解析】直接凝集反应指颗粒性抗原（细菌、螺旋体和红细胞等）在适当电解质参与下可直接与相应抗体结合出现的凝集现象。

55. C【解析】血型鉴定常用直接凝集试验。

56. A【解析】免疫印迹法在艾滋病毒感染中作为确证试验。

57. A【解析】N-羟基丁二酰亚胺酯（BNHS）分子酯键中的-C＝O基团可与蛋白质分子中赖氨酸的氨基形成肽键，从而使蛋白质标记上生物素。因此，BNHS适用于对抗体和中性或偏碱抗原的生物素标记。

58. D【解析】标记核酸的活化生物素常用光生物素和生物素化脱氧核苷三磷酸。

59. C【解析】3-(N-马来酰亚胺，丙酰）-生物胞素（MPB）是能特异地与蛋白质巯基结合的活化生物素试剂。

60. C【解析】长臂活化生物素（BCNHS）是在生物素和N—羟基丁二酰亚胺之间添加了两个6-氨基己糖分子基团，形成连结臂，使其与抗体、酶等生物大分子结合后，不受位阻效应的影响，更易发挥生物索的活性作用。BCNHS的制备是先用6-氨基己糖与生物素连接制得长臂生物素，然后再将其活化。

61. A【解析】光生物素是一种化学合成的生物素衍生物。生物素分子侧链上连接的方香基叠氮化合物基团具光敏感性，在一定波长的光照射下，光敏基团可转变为方香基硝基苯而直接与腺嘌呤N7位氨基结合，形成生物素化的核酸探针，用于DNA或RNA的标记。

62. D【解析】生物胞素（BCHZ）除可与蛋白质的醛基结合外，它还与BNHS相同，能与蛋白质的氨基结合，因此其适用范围较BHI宽。

63. C【解析】Coons等首次用荧光素标记抗肺炎链球菌黏多糖抗体是在20世纪70年代。

64. B【解析】1966年，Nakane和Avrameas首先用酶标记抗体在普通光学显微镜下定位抗原。

65. E【解析】使用甲醛作为固定剂可以有效地固定类脂质，并保持其原有结构和免疫原性，有利于后续的检测和分析。

66. B【解析】使用丙酮作为固定剂时，常用于固定细胞或组织中的蛋白质，尤其是免疫球蛋白。在固定过程中，丙酮能够使细胞或组织中的蛋白质凝聚并沉淀，从而固定在载玻片或载体上，并保持原有形态和免疫原性。

67. D【解析】使用1%聚甲醛固定后的激素抗原能够有效地激发人体免疫系统产生免疫应答，从而制备出高效的免疫学试剂。此外，由于激素分子具有较小的分子量和复杂的化学结构，其固定与检测相对较为困难，因此选择适当的固定剂可以提高激素抗原的稳定性和免疫原性，有利于相关研究的开展。

68. C【解析】用四氯化磺做固定剂的抗原可被视为一种酶。当该抗原作为检测物参与酶标记试验时，可能会产生类似于酶催化反应的信号放大效应，提高了检测的灵敏度和准确性。同时，也需要注意由于其具有酶活性而带来的不必要的结果。

69. A【解析】使用95%乙醇或其他有机溶剂作为固定剂时，常用于固定细胞或组织细胞内的蛋白质、核酸等生物分子。在固定过程中，有机溶剂可以破坏细胞或组织的膜结构，使得细胞或组织内的生物分子被固定在原位，不易损伤和流失。

70. E【解析】制备胶体金多用还原法。四氯金酸（$HAuCl_4$）是主要还原材料，常用还原剂有枸橼酸钠、鞣酸、抗坏血酸、白磷、硼氢化钠等。不同还原剂及其用量可制备直径大小不同的胶体金颗粒，而胶体金颗粒大小的不同又具有不同的特点与用途：5nm以下适用于标记抗原或组织化学法检测；5~20nm的适用于液相免疫检测；而20nm以上的颗粒多用于免疫沉淀试验。

71. A【解析】参见上一题解析。

72. C【解析】参见B型题第70题解析。

73. D【解析】参见B型题第70题解析。

74. B【解析】参见B型题第70题解析。

75. B【解析】SA是由链霉菌分泌的一种蛋白质，分子量为65kD。链霉素亲和素分子由4条相同肽链组成的稍微酸性（pI=6.0）的蛋白质，分子中不带任何糖基。

76. E【解析】亲和素亦称抗生物素蛋白，卵白素，是从卵清蛋白中提取的一种由4个相同亚基组成的碱性糖蛋白，分子量为68kD，等电点pI=10.5，耐热并耐受多种蛋白水解酶的作用，尤其是与生物素结合后，稳定性更好。每个亲和素能结合4个分子的生物素，两者之间的亲和力极强。

77. C【解析】双标记法原理与直接法相同，用两种荧光素（FITC、RB200）分别标记两种不同的特异性抗体，与同一标本反应，若有相应的两种抗原存在，可见到两种颜色的荧光。用于检测同一标本的两种抗原。

78. B【解析】直接法用荧光素标记的特异性抗体直接与相应抗原反应并结合，洗涤后在荧光显微镜下观察特异性荧光，以检测未知抗原，该法操作简便快速，特异性强，但敏感性不及间接法，一种荧光抗体只检一种抗原。

79. A【解析】间接法用特异性抗体与标本种相应Ag反应，再用荧光素标记的第二抗体与抗原抗体复合物种第一抗体结合，洗涤后在荧光显微镜下观察。该法比直接法敏感性提高5~10倍，且一种荧光抗体可测多种Ag或Ab，缺点是易产生非特异性荧光。

80. A【解析】荧光染料应有较高的量子产额和消光系数。

81. B【解析】荧光染料对488nm激发光波长有强的吸收。

82. C【解析】发射光波长与激发光波间有较大的波长差。

83. A【解析】异硫氰酸荧光素（FITC），可呈现明亮的黄绿色荧光应用最广泛。

84. E【解析】PE-ly7藻红蛋白花青苷7由PE和LY7偶联而成的荧光染料，呈深红色荧光。淬灭性很强，需严格避光。

85. C【解析】PE（RD1）荧光颜色是橙色。

86. A【解析】辅助性T细胞（Th）表达$CD3^+$、$CD4^+$、$CD8^-$。细胞毒性T细胞（Tc或CTL）表达$CD3^+$、$CD4^-$、$CD8^+$。调节性T细胞（Tr）表达$CD4^+$、$CD25^+$。

87. E【解析】目前三色荧光标记$CD3^+$、$CD16^+$、$CD56^+$淋巴细胞确定为NK细胞。

88. C【解析】成熟B细胞主要表达CD19、CD20、CD21、CD22。

89. D【解析】AIDS患者的一个特征性免疫诊断指标表现为：T淋巴细胞总数减少，T细胞亚群CD4Th/CD8Tc比例倒置，Th/Tc<1.0，Th细胞数量显著下降甚至测不出，而Tc细胞数量可正常或增加，NK细胞减少或活力下降，B淋巴细胞群则处于正常范围。

90. A【解析】末端脱氧核苷酸转移酶（TdT）、MPO、胞浆内免疫球蛋白、CD3、CD22是流式细胞仪检测的重要胞浆内抗原。

91. C【解析】MDR是由多药耐药基因编码的P糖蛋白（P-gp）亲脂化合物，包括多种抗癌药物和荧光染料的跨膜性排出泵。当检测患者外周的淋巴细胞表达MDR阳性细胞时，说明患者对化疗药物开始出现耐药性。

92. C【解析】辣根过氧化物酶（HRP）标记的化学发光酶免疫分析，是用HRP标记抗原或抗体，在抗原抗体反应后，加入底物（鲁米诺及其衍生物），由酶催化和分解底物发光，通过光信号的强弱来进行被测物的定量。

93. A【解析】化学发光免疫分析中，吖啶酯类是常用的直接标记的化学发光剂，其显著的优点是：氧化反应不需催化剂，只要碱性环境中就可以进行。反应物在加入H_2O_2后再加氢氧化钠溶液，发光反应迅速，本底低；在氧化反应过程中，结合物被分解，因此游离的吖啶酯的发光不受抑制。试剂稳定性好。

94. D【解析】发光底物三联吡啶钌［Ru（bpy）2+3］既是标记物，又须在阳电极表面与另一反应物三丙胺（TPA）同时失去电子发生氧化反应。这一过程在电极表面周而复始地进行，产生许多光子，使信号得以增强。

95. C【解析】用碱性磷酸酶标记抗原或抗体，以塑料微粒为固相载体包被抗体（或抗原），以4-甲基伞酮磷酸盐作为酶促反应的荧光底物，底物被水解后，脱磷酸根基团，形成4-甲基伞酮，用360nm激发光照射，发出450nm的荧光。

96. D【解析】TRFIA是以镧系元素标记抗原或抗体为示踪物。镧系元素属于三价稀土离子，包括铕（Eu^{3+}）、钐（Sm^{3+}）、铽（Tb^{3+}）、钕（Nd^{3+}）和镝（Dy^{3+}）等。在TRFIA中多用Eu^{3+}和Tb^{3+}为示踪物。

97. C【解析】4-MUP本身无荧光效应，作为酶促反应的底物，被水解后形成4-甲基伞型酮（4-MU），激光照射发出荧光。

98. E【解析】化学发光免疫分析是测定内分泌激素、肿瘤标志物和治疗性药物浓度方面应用最广泛的新技术。

99. B【解析】免疫散射比浊法是最早应用于临床的自动化免疫分析技术。

100. C【解析】速率散射比浊分析是以沉淀反应为基础，最早应用于检测抗原抗体反应第一阶段的自动化免疫分析技术。

三、X 型题

1. ABCDE【解析】免疫电泳技术是电泳分析与沉淀反应的结合产物，随着实验技术的不断发展，免疫电泳技术逐步发展为对流免疫电泳、火箭免疫电泳、免疫电泳、免疫法固定电泳等多项试验技术，广泛用于科学研究和临床实验诊断分析。交叉免疫电泳是将区带电泳和火箭免疫电泳相结合的免疫电泳分析技术。

2. ABC【解析】胶体金颗粒大小多在 1～100nm，微小金颗粒稳定地、均匀地、呈单一分散状态悬浮在液体中，成为胶体金溶液。胶体金因而具有多种特性，特别是对电解质的敏感性。电解质能破坏胶体金颗粒的外周永水化层，从而打破胶体的稳定状态，使分散的单一金颗粒凝聚成大颗粒，而从液体中沉淀下来。某些蛋白质等大分子物质有保护胶体金、加强其稳定性的作用。胶体金在可见范围内有一单一光吸收峰，这个光吸收峰的波长在 510～550nm 范围内，随胶体金颗粒大小而变化，大颗粒胶体金的 λmax 偏向长波长，反之，小颗粒胶体金的 λmax 则偏于短波长。

3. ACDE【解析】常用的荧光色素有异硫氰酸荧光素（FITC）、四乙基罗丹明（RB200）、四甲基异硫氰酸罗丹明（TRITC）、藻红蛋白（PE）。

4. ABDE【解析】细胞破碎：提取细胞可溶性抗原，需将细胞破碎，常用方法有冷热交替法、超声破碎法、反复冻融法、自溶法和酶处理法等。

5. CE【解析】荧光免疫分析测定方法主要有流式细胞分析技术、时间分辨荧光免疫测定、荧光偏振免疫测定和荧光酶免疫测定等。

6. ABCE【解析】免疫固定电泳最大优势是分辨率强；敏感度高；操作周期短，仅需数小时；结果易于分析，目前已作为常规检测。

7. ABCE【解析】免疫组化技术标本的来源包括活体组织、各种体液及穿刺液、培养细胞等。

8. ABCDE【解析】原位 PCR 是研究靶基因序列的细胞定位、组织分布和靶基因表达检测的重要手段；Southern 印迹杂交技术不仅可以用来检查样品中是否存在有某个特定的基因片段，还可知道其大小及酶切位点的分布；原位杂交技术则可以对基因及其表达进行定位；斑点印迹是一种定性检测核酸或蛋白质的技术。

9. ABCDE【解析】凝集反应可分为直接凝集反应和间接凝集反应两大类。自身红细胞凝集试验和抗球蛋白参与的凝集试验是两种特殊的凝集反应。其中间接凝集反应包括正向、反向、凝集抑制反应和协同凝集反应。

10. ABE【解析】免疫浊度分析属液相沉淀试验，分为免疫投射比浊法、免疫胶乳比浊法、免疫散射比浊法。

11. BE【解析】间接荧光免疫法的优点：①敏感度高于直接法；②制备一种荧光抗体可检测多种抗原既可用于检测抗原，也可检测抗体。

12. BCDE【解析】双向扩散试验对抗原或抗体进行定性分析：①抗原或抗体的存在与否以及相对含量的估计；②抗原或抗体相对分子量的分析；③抗原性质的分析；④抗体效价的滴定；⑤抗原或抗体纯度的鉴定。

13. ADE【解析】用于被标记的化合物一般要求其纯度应大于 90%，以免影响标记物反应的特异性；而且应具完整的免疫性，否则会造成测定灵敏度下降；此外对于需在化合物分子中连接酪氨酸甲酯或组胺、酪胺等基团时，应注意引入的分子结构不会掩盖抗原决定簇。

14. ABC【解析】①免疫动物的选择，常用家兔、绵羊、豚鼠、鸡、山羊和马。②免疫程序，包括免疫原的剂量、免疫途径、免疫间隔时间。③动物采血，包括颈动脉采血、心脏采血、静脉采血。

15. ABCDE【解析】利用生物素的羧基加以化学修饰可制成各种活性基团的衍生物，称为活化生物素。生物素活化后，可容易地与各种抗原、抗体、酶及核酸分子中相应基团偶联形成生物素化标志物。

16. AB【解析】参见 A1 型题第 49 题解析。

17. BCE【解析】在反应体系中加入某些非离子型亲水剂，如聚乙二醇（PEG）、吐温-20（Tween-20）等，可以促进抗原-抗体复合物的形成，增加反应速度，其中以 PEG 8000（一般为 MW 6000~MW 8000）为最常用。增浊剂（亦称促聚剂）的作用是消除蛋白质（抗原、抗体）分子周围的电子云和水化层，促进特异性的抗原、抗体分子靠近并结合形成大分子复合物。反应体系中加入适量的增浊剂，在终点法可以缩短反应时间，速率法可以增加反应峰值。PEG 的用量为 3%~4%，浓度过高易引起血清中其他蛋白质非特异性沉淀，形成“伪浊度”，影响准确性。

18. BD【解析】免疫胶体金技术时以胶体金作为示踪标志物应用于抗原抗体检测的一种新型免疫标记技术；发光免疫分析时将发光分析和免疫反应相结合而建立起来的新的检测微量抗原或抗体的新型标记技术。

19. ABCE【解析】免疫比浊测定法要求抗体的特异性强、效价高、亲和力强，并使用 R 型抗体。

20. ABCE【解析】固定的目的是保持细胞自然形态，防止细胞自溶和细菌所致的腐败；固定液能沉淀和凝固细胞内蛋白质和破坏细胞内溶酶体酶，使细胞不但保持自然形态，而且结构清晰，易于着色。因此标本越新鲜，固定越及时，细胞结构越清晰，染色效果越好。

21. AE【解析】HAT 培养液，是在基础细胞培养液内添加次黄嘌呤（H）、氨甲蝶呤（A）和胸腺嘧啶核苷（T）。能在 HAT 培养基上生长繁殖的细胞有正常培养细胞和杂交瘤细胞。不能在 HAT 培养基上增殖的有 HGPRT 缺陷细胞、TK 缺陷细胞。

22. ABCE【解析】竞争法参考管中由于结合的酶标抗原最多，故颜色最深。参考管颜色深度与待测管颜色深度之差，代表受检标本抗原的量。待测管颜色越淡，表示标本中抗原含量越多。其他都是正相关。

23. ACDE【解析】FITC 是一种酸性荧光染料，其发射荧光的强度受溶液 pH 影响较大，当溶液 pH 偏酸时，荧光强度降低，因此应用时 FITC 的工作环境 pH 最常偏中性，以保证发射荧光的稳定性。

24. ABC【解析】化学发光免疫分析所使用的标记物可分为三类：①发光免疫分析反应中直接参与发光反应的标记物；②以催化作用或能量传递参与发光反应的酶标记物；③以能量传递参与氧化反应的非酶标记物。

25. ACD【解析】能量传递复合染料是用化学法将两种不同激发波长的染料结合在一起，在 488nm 波长激发光照射下，通过一个荧光染料被激发后产生的发射波长激发另一荧光染料产生荧光信号，从而检测到该特定荧光信号。常用的有 PeCy5、PeCy7、ECD。

26. ABCE【解析】理想的荧光染料需要具备的条件：①有较高的量子产额和消光系数；②对 488nm 的激发光波长有较强的吸收；③发射波长与激发光波长间应有较大的波长差；④容易与被标记的单克隆抗体结合而不影响抗体自身的特异性。

27. ACE【解析】直接 Coombs 试验检测红细胞上不完全抗体，其中玻片法定性，试管法半定量。

28. ABDE【解析】某些物质（发光剂）在化学反应时，吸收了反应过程中所产生的化学能，使反应的产物分子或反应的中间态分子中的电子跃迁到激发态，当电子从激发态回复到基态时，以发射光子的形成释放出能量，这一现象称为化学发光。

29. ABDE【解析】白色不明显，不作为荧光色素。

30. ABCD【解析】作为抗体的 IgG，等电点偏高（pH 约 6~7），在 pH 8.6 时带负电荷较少，移动速度慢，甚至不移动，在凝胶电渗作用下，随水流向负极。

31. ABCDE【解析】标本的留取、保存、固定和处理对免疫组化染色至关重要。

32. ABCD【解析】抗原抗体达到一定比例时形成可见的沉淀环；在一定条件下，抗原含量越高，沉淀环越大。

33. ABCDE【解析】本法的不足在于：①抗体用量较大；②Ag-Ab 复合物分子应足够大，分子太小则阻挡不了光线的通过，数量要足够多，太少溶液浓度变化太小，对光通量影响不大；③测定在 Ag-Ab 反应的第二阶段，检测耗时较长。

34. ABCDE【解析】①病原体检测。②自身抗体检测。③免疫病例检测。④细胞表面抗原和受体检测。⑤特殊应用：流式细胞分析。

35. ABC【解析】直接标记法，最常用于肽类、蛋白质和酶的碘化标记。间接标记法主要用于甾体化合物、环核苷酸、前列腺素等缺乏、碘标记基团的小分子化合物的标记。

36. BCDE【解析】ELISA 属于酶免疫技术。

37. BCDE【解析】活化生物素可通过缺口移位法、化学偶联法、光化学法及末端标记法等技术使生物素的戊酸侧链通过酰胺键与核酸分析相连，构成生物素标记的核酸探针。

38. ABCE【解析】放射免疫分析是利用放射性核素可探测的灵敏性、精确性和抗原抗体反应特异性相结合的一种免疫技术。此技术灵敏度高（可检测到 ng、pg 水平）、保持抗原在标记前的免疫活性、特异性强、高的比放射性、重复性好、同位素的半衰期较长、样品及试剂用量、简便、经济是其优点；但核素的放射性对工作人员和环境应造成危害和污染是其缺点。

39. ABCE【解析】免疫金复合物最终用稀释液配置成工作浓度保存。稀释液通常是含稳定剂的缓冲液。缓冲液常用中性的、PBS 或 Tris 缓冲液。多种蛋白质、葡萄糖、PEG 2000、明胶等均为良好的高分子稳定剂，PEG 和 BSA 是最常用的稳定剂。如在结合物加入 50% 甘油并储存与-18℃可保存一年以上。

40. ABDE【解析】操作方法及步骤：①取材，未能固定的组织取材，不能太大太厚，厚者冰冻费时，大者难以切完整，最好为 24mm × 24mm × 2mm，取新鲜组织块迅速冷冻（ -70℃）。②取出组织支撑器，放平摆好组织，周边滴上包埋剂，速放于冷冻台上，冰冻。小组织的应先取一支撑器，滴上包埋剂让其冷冻，形成一个小台后，再放上细小组织，滴上包埋剂。③将冷冻好的组织块，夹紧于切片机支撑器上，启动粗进退键，转动旋钮，将组织修平。④调好欲切的厚度，根据不同的组织而定，原则上是细胞密集的薄切，纤维多细胞稀的可稍微厚切，一般在 5 ~ 10μm。⑤调好防卷板。制作冰冻切片，关键在于防卷板的调节上。切片时，切出的切片能在第一时间顺利通过刀防卷板间的通道，平整地躺在持刀器的铁板上，这时就可掀起防卷板，取一载玻片，将其附贴上即可。⑥应视不同的组织选择不同的冷冻度。冷冻箱中冷冻度的高低，主要根据不用的组织而定，不能一概而论。

41. BDE【解析】最常用辣根过氧化物酶（HRP），还有碱性磷酸酶（AP）、葡萄糖氧化酶（Go）、β-半乳糖酶等。

42. ABCDE【解析】①固相分离法；②聚乙二醇（PEG）沉淀法；③PR 试剂法；④活性炭吸附法；⑤双抗体法。

43. ABCDE【解析】酶免疫技术的优点：①灵敏度高、特异性强、准确性好；②酶标记试剂能够较长时间保持稳定；③操作简便、对环境没有污染；④易与其他标记免疫技术偶联；⑤衍生出使用范围更广的新方法。

44. ABCD【解析】斑点免疫渗滤试验的基本原理：以硝酸纤维素膜作为载体，利用微孔滤膜的可滤过性，使抗原抗体反应和洗涤在一特殊的渗滤装置上以液体渗滤过膜的方式迅速完成的，符合“床边检验”项目的要求。斑点免疫渗滤试验最初是从斑点 ELISA 基础上发展起来建立的，应用的结合物是酶标记的，称为斑点酶免疫渗滤试验。90 年代初发展了以胶体金为标记物的斑点免疫渗滤试验，又名滴金免疫测定法（简称滴金法）。在滴金法中不需酶对底物的反应，试剂稳定、易于保存，操作人员不需技术培训，无须特殊仪器设备，操作简便、快捷，在临床检验中应用日渐广泛。

45. ABD【解析】酶免疫技术是利用抗原抗体进行的检测方法，即应用制备好的特异性抗原或抗体作为试剂，以检测标本中的相应抗体或抗原，它的特点是拒用高度的特异性和敏感性。如将试剂抗原或试剂抗体用可以微量检测的标记物-酶进行标记，则在于标本中的相应抗体或抗原反应后，可以不必测定抗原抗体复合物本身，而测定复合物的标记物，通过标记物的放大作用。进一步提高了免疫技术的敏感性。所以，可用酶有过氧化物酶、碱性磷酸酶和 β-半乳糖苷酶。

46. ABCD【解析】生物素-亲和素系统的特点包括：灵敏度高、其反应高度专一性、稳定性高、适用范围广、实验成本低。

47. ABCDE【解析】理想的分离方法应分离彻底，迅速；分离试剂和过程不影响反应平衡，效果不受反应介质因素影响；操作简单、重复性好以及经济。

48. ABCDE【解析】流式细胞仪单位发展综合了激光技术、计算机技术、显微荧光度测定技术、流体喷射技术、分子生物学和免疫学等多门学科的知识。

49. ABCDE【解析】双参数直方图是一种细胞数与双测量参数的图形，纵轴与横轴分别代表被测细胞的两个测量参数，根据这两个测量参数，即可确定细胞在双参数直方图上的表达位置。双参数信号通常采用的是对数信号，最常用的基本表示法是用点密图显示。在图示中，每一个点代表一个细胞，通常采用设置十字门分析，以清晰了解每一区域的细胞表达情况。

50. ABCDE【解析】①原理：待测抗原从局部含有定量抗体的凝胶内自由向周围扩散，抗原抗体特异性结合，在两者比例合适的部位，形成白色沉淀环，沉淀环的大小与抗原的浓度成正相关。②技术要点：将抗体和热融化琼脂（约 50%）混合，倾注成平板。待凝固后在琼脂板上打孔，孔中加入已稀释的抗原液，和不同浓度的抗原标准品，置 37 温箱，24～48 小时后观察孔周围沉淀环。量取沉淀环直径，要求准确度达 0.1mm 通过抗原标准品，计算待测抗原的浓度。绘制曲线时用半对数纸绘制标准曲线，以纵轴代表抗原浓度，以横轴代表沉淀环直径。

51. ABC【解析】流式细胞术所具有的分析和分选功能主要涉及光学原理、光电转换原理和测试原理三部分。

52. ABC【解析】激光束照射细胞时，光以 90°角散射的信号。散射光信号主要由细胞的致密性及粒度折射产生，SS 信号的强弱与细胞或其他颗粒的大小、形状及粒度成正比。

53. ABCE【解析】带通滤片能通过的光波长有 525mnBP、575mnBP、625mnBP、675mnBP。

54. ABCDE【解析】评价自动化仪器的技术指标有：是否使用高特异性高亲合力的抗体；是否采用磁性微球作为固相载体；抗原抗体反应的反应信号的调控；是否结合计算机软件系统自动处理分析信号及数据转换；是否人工智能化的设计，自动检测及校对功能。

55. ACDE【解析】以 50% 溶血为判定终点。

56. ABCD【解析】IgG 多分布于 α 区至慢 γ 区。

57. ADE【解析】①亲和性，常用亲和常数 *Ka* 表示，需选用 *Ka* 值高（10^9~10^{12} L/mol）的抗血清；②特异性，通常以交叉反应率表示，其高低直接影响测定结果的准确性。③效价，指结合 50% 标记标原时，抗血清的稀释度。

58. ABDE【解析】R 型抗体是免疫比浊法的理想试剂。

59. BCDE【解析】血清正常电泳时可检出 M 蛋白，但不能检出是哪一类型的 M 蛋白，而通过免疫电泳和免疫固定电泳可检出 M 蛋白类型，但不能确定其含量。

60. ABCE【解析】不是基因分析，而是肿瘤耐药相关蛋白分析。

61. ACDE【解析】前向散射光（FS）反映颗粒的大小。

补体检测
及应用

第三十一章 体液免疫检验及应用

一 A1 型题

1. 下列 CH50 不降低的疾病是

A. 急性炎症
B. RA
C. SLE 活动期
D. 严重肝病
E. 亚急性细菌性心内膜炎

2. CH50 试验中，一个 CH50U 是指

A. 引起 50% 溶血所需要的最小补体量
B. 引起 50% 溶血所需补体的最高稀释倍数
C. 引起 100% 溶血所需要的最小补体量
D. 引起 100% 溶血所需补体的最高稀释倍数
E. 以上均不对

3. 具有刺激肥大细胞脱颗粒、释放组胺的补体裂解片段是

A. C3a
B. C3b
C. C2a
D. C4b
E. C5b

4. 能抑制 C1r 和 C1s 酶活性的物质是

A. C8bp
B. S 蛋白
C. C1INH
D. DAF
E. C4bp

5. 具有 J 链结构的 Ig 是

A. 单体 IgA
B. IgA、IgE
C. IgM、IgE
D. SIgA、IgM
E. IgG、IgD

6. 具有免疫黏附作用的补体的生物活性片段是

A. C1 ~ C9
B. C2a
C. C3、C4、CR1
D. C3a、C5a、C4a
E. C3b

7. 机体缺乏 IgM 易患

A. 重链病
B. 化脓性感染
C. 革兰阴性细菌败血症
D. 巨球蛋白血症
E. 反复呼吸道感染

8. 下列哪种补体成分在激活效应的放大作用中起重要作用

A. C1
B. C2
C. C3
D. C4
E. C5

9. 正常血清中，补体含量最高的成分是

A. C1
B. C2
C. C3
D. C4
E. C5

10. 无铰链区的 Ig 是

A. IgG、IgA
B. IgD、IgG
C. IgM、IgE
D. IgA、IgM
E. IgM、IgD

11. 补体结合试验之前的抗原抗体方阵滴定的目的是

A. 选择抗原抗体最适比例
B. 使抗原抗体复合物形成最少
C. 选择前带现象
D. 避免抗原抗体复合物太多
E. 使抗原抗体复合物结合补体的量最多

12. 下列关于 IgG 的特性，正确的是

A. 是天然血型抗体
B. 是胚胎晚期合成的主要抗体
C. 分为 4 个亚类
D. C 区有 4 个功能区
E. 是未成熟 B 细胞的抗原识别受体

13. CH50 试验中，溶血程度与补体溶血活性的关系曲线是

A. 直线
B. 抛物线
C. 双曲线
D. S 形曲线
E. 正态分布

14. 抗原抗体复合物中的抗体不能参与补体活化的经典途径激活的是

A. IgM
B. IgG4
C. IgG1
D. IgG2
E. IgG3

15. Ig 分子的基本结构是

A. 由 2 条相同的重链和 2 条相同的轻链组成的四肽链结构

B. 由 1 条重链和 3 条轻链组成的四肽链结构
C. 由 1 条重链和 1 条轻链组成的二肽链结构
D. 由 1 条重链和 2 条轻链组成的三肽链结构
E. 由 2 条重链和 2 条轻链组成的四肽链结构

16. 补体活化的经典途径的主要激活物是
A. 肽聚糖
B. 酵母多糖
C. 免疫复合物
D. 细菌脂多糖
E. 凝聚的 IgA

17. CFT 可适用于检测下列哪类抗体
A. IgE
B. IgA
C. IgM 和 IgG
D. IgD
E. SIgA

18. 多数补体分子属于
A. λ 链
B. γ 球蛋白
C. β 球蛋白
D. α 球蛋白
E. 清蛋白

19. 补体系统是
A. 存在正常血清中，是一组对热稳定的组分
B. 正常血清中的单一组分，可被抗原-抗体复合物激活
C. 正常血清中的单一组分，随抗原刺激而血清含量升高
D. 由 30 多种蛋白组成的多分子系统，具有酶样活性和自我调节作用
E. 正常血清中的单一组分，其含量很不稳定

20. 抗骨骼肌抗体（AMSA）最常用的检测方法是
A. 免疫电泳
B. Western Blot
C. 间接免疫荧光法，以骨骼肌切片为基质来提供抗原的来源
D. ELISA
E. 间接免疫荧光法，以 Hep-2 细胞为细胞基质片来提供抗原的来源

21. Ig 可变区的生物学功能是
A. 调理作用
B. 细胞毒作用
C. 提呈抗原
D. 识别并特异性结合抗原
E. 参与 T 细胞在胸腺内的分化

22. 下列关于 SIgA 的描述，错误的是
A. 是机体黏膜局部免疫的主要抗体

B. 具有中和毒素的功能

C. 由J链连接的2个单体IgA和分泌片组成

D. 婴儿可通过母乳获得

E. 可与C1q结合激活补体

23. CH50法测定总补体活性，以下列哪项为报告方式

A. OD值

B. CH 50U/ml

C. mg/ml

D. 被测血清用量（ml）

E. 被测血清稀释度

24. TI抗原应答产物的Ig类别是

A. IgA

B. IgG

C. IgM

D. IgD

E. IgE

25. 下列关于IgD的描述，错误的是

A. 是未成熟B淋巴细胞的主要表面标志

B. 铰链区较长

C. 半衰期很短，仅3天

D. 易被蛋白酶水解

E. 记忆B淋巴细胞的mIgD逐渐消失

26. 能激活补体经典途径的Ig是

A. IgG1、IgG2、IgG3、IgM

B. IgG1、IgG2、IgG4、IgM

C. 凝聚的IgG4、IgD、IgE

D. IgG4、IgA、IgE、IgD

E. IgG、IgD、IgE、IgM

27. 体内抗病毒、抗毒素、抗真菌最重要的抗体是

A. IgG

B. IgA

C. IgE

D. IgD

E. IgM

28. 用木瓜蛋白酶水解IgG，其切断位点位于

A. CH3

B. H链铰链区二硫键近N端

C. CH1

D. CH2

E. H链铰链区二硫键近C端

29. 下列关于IgE特性的描述，错误的是

A. 引发Ⅰ型超敏反应

B. 有亲细胞性

C. H链有4个CH功能区

D. 寄生虫感染时IgE水平降低

E. 在个体发育中合成最晚

30. 唯一能通过胎盘的 Ig 是

A. IgG　　B. IgA

C. IgE　　D. IgD

E. IgM

31. 补体活化过程中所产生的具有趋化因子活性的片段是

A. C2a　　B. C5a

C. C3b　　D. C4b

E. C4a

32. CH50 试验中，加入少量的钙、镁离子的目的是

A. 抑制细菌的生长　　B. 维持合适的 pH

C. 保持溶液的等渗压　　D. 抑制溶血反应

E. 有助于补体的激活

33. ANA 主要的性质是

A. IgG　　B. IgA

C. IgE　　D. IgD

E. IgM

34. 补体促进吞噬细胞的吞噬作用被称为补体的

A. 免疫黏附作用　　B. 调理作用

C. 炎症介质作用　　D. 溶菌和细胞毒作用

E. 中和及溶解病毒作用

35. 补体活性片段抵抗机体全身性真菌感染时，主要通过什么途径发挥免疫效应

A. 引起炎症反应　　B. ADCC

C. 调理作用　　D. 溶解细胞作用

E. 清除免疫复合物

36. 良、恶性丙种球蛋白血症的鉴别诊断应首选

A. Ig 含量测定　　B. 对流电泳

C. 血清蛋白区带电泳　　D. 骨髓涂片检测

E. 火箭免疫电泳

37. 补体结合试验的判断终点是

A. 25% 不溶血　　B. 50% 不溶血

C. 75% 不溶血　　D. 85% 不溶血

E. 100% 不溶血

38. 下列哪一项不是测定单个补体成分含量的方法

A. 溶血法　　B. 速率散射比浊法

C. ELISA　　D. 单向免疫扩散法
E. 火箭电泳法

39. Ig 分子的 Fab 片段能
A. 通过胎盘　　B. 结合细胞
C. 结合抗原　　D. 激活补体
E. 以上说法都不正确

40. 下列有关 IgE 测定方法，错误的是
A. RIA　　B. ELISA
C. 化学发光免疫分析法　　D. PCR
E. 乳胶颗粒免疫浊度法

41. CFT 中，补体滴定的“实用单位”是指
A. 以能产生完全溶血的补体最少用量
B. 以能产生不完全溶血的补体最高稀释度
C. 以能产生完全溶血的补体最高稀释度
D. 以能产生 50% 溶血的补体最少用量
E. 以能产生 50% 溶血的补体最低稀释度

42. 补体活化的 3 条激活途径的共同点
A. C3 转化酶的组成相同　　B. 所需离子相同
C. 参与的补体成分相同　　D. 激活物质相同
E. 膜攻击复合物的形成及其溶解细胞效应相同

43. RF 的靶抗原是
A. 变性 IgG　　B. IgD
C. IgM　　D. IgA
E. IgE

44. 制备免疫球蛋白重链片段时，用于裂解免疫球蛋白的酶最好选用
A. 木瓜蛋白酶　　B. 胃蛋白酶
C. 胰蛋白酶　　D. 胰肽酶
E. 限制性核酸内切酶

45. 独特型决定基存在于 Ig 分子的
A. VH 区　　B. CL 区
C. CH 区　　D. VH 和 VL 区
E. VL 区

46. 下列与核仁型 ANA 不相关的抗体是
A. 抗 PM-Scl　　B. 抗 RNA 聚合酶-1

C. 抗 U3RNP　　D. 抗 RU1RNP

E. 抗核仁特异的低分子量 RNA

47. 关于抗原的理化特性，下列说法错误的是

A. 抗原均为有机物

B. 聚合状态的蛋白质较单体蛋白质的免疫原性强

C. 核蛋白具有免疫原性

D. 分子量越大免疫原性越强

E. 多数单糖不具有免疫原性，聚合成多糖时可以成为抗原

48. 鉴定抗体的特异性，常用下列哪一种方法

A. 间接凝集试验　　B. 免疫亲和层析法

C. 双向免疫扩散法　　D. 单向免疫扩散法

E. 聚丙烯酰胺凝胶电泳法

49. mRF 凝胶扩散试验的原理是

A. mRF 能与变性 IgG 和免疫复合物中 IgG 结合而不结合游离 IgG

B. mRF 能与变性 IgA 和免疫复合物中 IgA 结合而不结合游离 IgA

C. mRF 能与游离 IgG 结合而不能与变性 IgG 结合

D. mRF 能与游离 IgG 结合而不能与免疫复合物中 IgG 结合

E. mRF 能与游离 IgG 结合而不能与变性 IgG 和免疫复合物中 IgG 结合

50. ELISA 中用于某种特异抗体的亚型测定常采用的方法是

A. 竞争法　　B. 捕获法

C. 双抗体夹心法　　D. 间接法

E. 双抗原夹心法

51. 不参与补体活化的旁路途径激活的补体成分是

A. C3　　B. C4

C. B 因子　　D. D 因子

E. P 因子

52. 下列 ANA 中以相关疾病命名的有

A. 抗 Sm 抗体　　B. 抗 Ro 抗体

C. 抗 RNP 抗体　　D. 抗 SSB 抗体

E. 抗 dsDNA 抗体

53. 补体结合试验的正式试验之前不需做

A. 补体滴定　　B. 溶血素滴定

C. 抗原抗体方阵滴定　　D. 绵羊红细胞滴定

E. 每次试验时可在 541nm 波长处比浊，以进行 SRBC 浓度的标准化

54. 下列哪种自身抗体是判断 RA 预后的 1 个标志性抗体

A. APICA　　B. AKA

C. APLA　　D. AchR

E. 抗平滑肌抗体（ASMA）

55. 免疫电泳对 M 蛋白的 Ig 类型及其轻链型进行鉴定时，常采用的抗血清是

A. 抗 IgG、IgA、IgD、κ 和 λ 链　　B. 抗 IgG、IgM、IgA、κ 和 λ 链

C. 抗 IgG、IgM、IgA、IgD、κ 链　　D. 抗 IgG、IgM、IgD、κ 和 λ 链

E. 抗 IgG、IgM、IgA、IgA、λ 链

56. 关于抗核抗体（ANA）描述错误的是

A. ANA 广义上是抗细胞内所有抗原成分的自身抗体的总和

B. 抗核抗体无种属特异性

C. ANA 泛指抗细胞核各种抗原成分的自身抗体总称

D. 存在于多种自身免疫病患者体内

E. 现已发现有几十种具有不同临床意义的 ANA 类型，形成 ANA 谱

57. 具有调理作用的主要 Ig 是

A. IgG，IgA　　B. IgE，IgD

C. IgE，IgG　　D. IgM，IgD

E. IgD，IgG

58. 目前临床上检测抗核抗体最常用的筛选实验方法是

A. 间接免疫荧光法，以 Hep-2 细胞为细胞基质片来提供抗原的来源

B. Western Blot

C. 直接免疫荧光法

D. ELISA

E. 间接免疫荧光法，以小鼠肝印片为细胞基质来提供抗原的来源

59. Ig 可变区的特点是

A. 该区氨基酸种类、排列顺序与构型变异较大

B. Ig 分子 N 端氨基酸可以不断改变

C. Ig 分子通过不断突变来与各种各样的表位在结构上互补

D. Ig 分子接触抗原后该区域氨基酸不断发生变异

E. 以上都不是

60. 下列哪种调节因子参与补体的正向调节

A. S 蛋白　　B. DAF

C. P 因子　　D. D 因子

E. C8 结合蛋白

61. 血清电泳时免疫球蛋白主要分布在

A. α_1区
B. α_2区
C. β 区
D. γ 区
E. 以上均不对

62. 补体系统中，分子量最大的成分是

A. C1
B. C2
C. C3
D. C1q
E. D 因子

63. 下列哪种不是 ANA 的常见荧光图形

A. 核膜型
B. 斑点型
C. 均质型
D. 胞质型
E. 核仁型

64. 激活补体活化的 MBL 途径中所属离子是

A. Ca^{2+}
B. K^+
C. Na^+
D. Mg^{2+}
E. P^{3+}

65. 补体活化的经典途径的补体激活顺序是

A. C123456789
B. C124536789
C. C142356789
D. C124356789
E. C143256789

66. 新生儿抗感染的最重要 Ig 是

A. IgD
B. IgG
C. IgE
D. SIgA
E. IgM

67. 能够激活补体替代途径的免疫球蛋白是

A. IgG3
B. IgG2
C. IgG1
D. 凝集的 IgA
E. IgM

68. 关于补体的理化特点，下列不正确的是

A. 补体的性质不稳定
B. 不受各种理化因素的影响
C. 标本保存应置于-20℃以下
D. 加热 56℃30 分钟灭活
E. 在 0~10℃条件下活性只能保持 3~4 天

69. 下列不属于补体活化的旁路途径激活物的是

A. 细菌脂多糖
B. 肽聚糖

C. 凝聚的IgA、IgG4
D. 酵母多糖
E. IgM

70. 补体活化的替代途径激活的始动分子是
A. C1s
B. C1r
C. C1q
D. C3b
E. C3d

71. 正常血清中，补体含量最低的成分是
A. C1q
B. C1INH
C. C5aR
D. C1rR
E. D因子

72. 补体活化的经典途径与旁路途径的汇合点是
A. C1
B. C2
C. C3
D. C4
E. C5

73. CH50试验测定的是
A. 总补体量
B. 总补体体积
C. 总补体溶血活性
D. 总补体浓度
E. 单个补体

74. 特异性抗体高分泌细胞的筛选方法是
A. E花环形成试验
B. 间接凝集试验
C. 酶联免疫吸附试验
D. 直接凝集试验
E. 淋巴细胞转化试验

75. 介导免疫抑制作用的IgFc受体是
A. FcεRⅠ
B. FcγRⅢ
C. FcγRⅠ
D. FcγRⅡ-B
E. FcγRⅡ-A

76. 在抗感染过程中，补体发挥作用依次出现的途径是
A. 经典途径→MBL途径→旁路途径
B. 经典途径→旁路途径→MBL途径
C. 旁路途径→MBL途径→经典途径
D. 旁路途径→经典途径→MBL途径
E. MBL途径→经典途径→旁路途径

77. 人IgG各亚类活化补体的能力依次是
A. IgG1 > IgG2 > IgG3
B. IgG2 > IgG3 > IgG1
C. IgG3 > IgG1 > IgG2
D. IgG2 > IgG1 > IgG3
E. IgG3 > IgG2 > IgG1

78. 可用于检测不同 Ig 类型的 RF 的方法
A. 定时散射比浊法
B. 速率散射比浊法
C. ELISA
D. 免疫比浊法
E. 胶乳颗粒凝集实验
79. 天然 ABO 血型抗体属于
A. IgE 类抗体
B. IgA 类抗体
C. IgM 类抗体
D. IgD 类抗体
E. IgG 类抗体
80. 补体结合试验之前，血清标本作 56℃ 30 分钟处理的目的是
A. 增加补体活性
B. 增强血清中抗体同抗原结合的能力
C. 灭活补体和去除某些非特异性反应因素
D. 破坏血清中的抗羊红细胞成分
E. 提高血清中抗体的激活状态
81. 下列哪项为非抗原特异性循环免疫复合物的补体参与检测技术
A. PEG 比浊法
B. C1q 固相法
C. 超速离心法
D. Raji 细胞法
E. mRF 凝胶扩散试验
82. 下列哪项是非抗原特异性循环免疫复合物的理化检测技术
A. PEG 比浊法
B. Raji 细胞法
C. mRF 凝胶扩散试验
D. C1q 固相法
E. 抗 C3-CIC-ELISA

二 A2 型题

患者，女性，40 岁。咳嗽，干咳，呈刺激性，偶有咳少量黏稠痰，受寒冷刺激加重，伴气促，每天晚间、清晨均有剧咳而影响睡眠，用过青霉素、氨苄西林、头孢菌素和多种祛痰镇咳药未能缓解。查体：双肺散在哮鸣音，心脏（-）。患者发作期间哪项免疫球蛋白最有可能升高。
A. IgA
B. IgG
C. IgM
D. IgD
E. IgE

三 A3/A4 型题

（1~3 题共用题干）

患者，男性，31 岁。咳嗽，干咳，呈刺激性，偶有咳少量黏稠痰，受寒冷刺激加重，伴气促，每天晚间、清晨均有剧咳而影响睡眠，用过青霉素，氨苄西林，头孢菌素和多种祛痰镇咳药未能缓解。查体：双肺散在哮鸣音，心脏（-）。

1. 患者血常规结果最可能是
   A. 白细胞总数升高，嗜酸性粒细胞比例升高
   B. 淋巴细胞比例升高
   C. 白细胞总数降低，嗜酸性粒细胞比例降低
   D. 中性粒细胞比例显著升高
   E. 嗜碱性粒细胞比例显著升高
2. 患者发作期间哪项免疫球蛋白最有可能升高
   A. IgA
   B. IgG
   C. IgM
   D. IgD
   E. IgE
3. 引起该病发作、释放生物活性物质的细胞是
   A. 浆细胞
   B. 肥大细胞
   C. 肺泡Ⅱ型细胞
   D. 肺泡Ⅰ型细胞
   E. 柱状上皮细胞

四 B 型题

（1~4 题共用备选答案）

A. IgG
B. IgM
C. IgA
D. IgD
E. IgE

1. 介导Ⅰ型超敏反应，在正常人血清中含量最少的抗体是
2. 个体发育过程中最早合成和分泌的抗体是
3. 可以替代途径激活补体，并参与黏膜局部免疫的抗体是
4. 再次免疫应答的主要抗体，也是唯一能通过胎盘的抗体是

（5~7 题共用备选答案）

A. Hf
B. If

C. S 蛋白　　D. CR2

E. CR5

5. 能结合液相反应物，可清除 IC 的是

6. 能使 C5b~7 失去膜结合活性的是

7. 巨幼调节 B 细胞功能，介导 EBV 感染的是

（8~10 题共用备选答案）

A. 补体含量　　B. 总补体活性

C. C3 活性　　D. C4 活性

E. C2 活性

8. CH50 法是测定

9. 单向琼脂扩散试验

10. 免疫比浊法测定

五 X 型题

1. 下列哪些属非抗原特异性循环免疫复合物的抗球蛋白检测技术

A. PEG 比浊法　　B. C1q 固相法

C. 抗抗体法　　D. 凝胶过滤法

E. mRF 凝胶扩散试验

2. 补体检测技术可应用于

A. CDCC　　B. 相关疾病的补体检测

C. 检测补体的功能　　D. 流行病学调查

E. 临床治疗后的检测

3. 补体系统激活过程的调节包括

A. C4bp 抑制 C4b 与 C2 结合　　B. 自行衰变的调节

C. C8bp 抑制 MAC 形成　　D. 正反馈途径的扩大效应

E. I 因子、H 因子在旁路途径中起到重要的调节作用

4. 免疫球蛋白的种类有

A. IgG　　B. IgA

C. IgE　　D. IgD

E. IgM

5. 补体含量显著降低的疾病有

A. SLE　　B. RA

C. 细菌感染　　D. 肝硬化

E. 大面积烧伤

6. H链有五个功能区的Ig是

A. IgG
B. IgA
C. IgE
D. IgD
E. IgM

7. 下列关于补体系统的描述，正确的是

A. 补体系统的激活具有放大效应
B. 补体系统激活的3条途径均是酶的级联反应
C. 补体系统在非特异性免疫和特异性免疫中发挥作用
D. 补体成分大多数以非活性的酶前体存在于血清中
E. 激活的补体具有生理作用和病理作用

8. 补体系统的补体受体包括

A. CR1
B. CR2
C. CR3
D. C3aR
E. C4aR

9. IgG能与下列哪些分子结合

A. Ag
B. CKs
C. SPA
D. FcγR
E. C1q

10. IL-6R可以归类于

A. 造血因子受体家族
B. 免疫球蛋白基因超家族
C. 干扰素受体家族
D. 肿瘤坏死因子受体家族
E. 趋化性细胞因子受体家族

11. 关于IgG的特性，下列哪一些是正确的

A. 唯一能通过胎盘的抗体
B. 介导ADCC作用
C. 可引起Ⅱ、Ⅲ型超敏反应
D. 是血清中含量最高的Ig
E. 再次免疫应答产生的主要抗体

12. 补体系统的组成包括

A. 参与经典途径的C1～C9
B. 参与旁路途径的B、D、P因子
C. CR1、CR2、CR3等补体受体
D. 补体调节蛋白I因子、H因子、C4bp等
E. 参与MBL途径的MBL、丝氨酸蛋白酶、C反应蛋白

13. 补体系统的调节因子包括

A. I因子
B. B因子
C. D因子
D. H因子

E. 衰变加速因子（DAF）

14. 关于 CH50 试验的方法学评价，下列正确的是

A. 过量钙、镁离子可抑制溶血反应

B. 方法简便，快速，敏感性低

C. 补体的溶血活性与试验中反应体积成反比

D. 缓冲液 pH 和离子强度增高，补体活性下降

E. 过量钙离子、镁离子可促进溶血反应

15. IgM 的特性包括

A. 无铰链区

B. 是分子量最大的 Ig，称为巨球蛋白

C. 是最早合成的 Ig

D. 激活补体的能力比 IgG 强

E. 主要在血液中发挥抗感染作用

16. 补体结合试验的正式试验应设立的对照有

A. 抗原对照

B. 补体对照

C. 血清对照

D. 溶血素对照

E. SRBC 对照

17. 下列疾病 IgE 含量升高的有

A. RA

B. 寄生虫感染

C. 变态反应性疾病

D. SLE

E. 中毒性骨髓疾病

18. CH50 增高可见于下列哪些疾病

A. 伤寒

B. 皮肌炎

C. 恶性肿瘤

D. RA

E. 急性肾小球肾炎

19. CH50 中，总补体溶血活性的影响因素有

A. SRBC 的数量

B. 缓冲液的 pH

C. 试验中反应体积

D. 反应温度

E. 钙、镁离子的浓度

20. 下列与核仁型 ANA 荧光图形相关的自身抗体是

A. 抗 PM-Scl

B. 抗 RNA 聚合酶-1

C. 抗 U3RNP

D. 抗 RU1RNP

E. 抗核仁特异的低分子量 RNA

21. 用于抗血清的免疫球蛋白片段的主要制备方法

A. 溴化氰裂解法

B. 分离共价键法

C. 分离非共价键法

D. 酶裂解法

E. 酒精裂解法

22. 下列关于NBT还原试验的说法正确的是

A. 全身性细菌性感染NBT试验阳性率明显升高

B. 正常人外周血中性粒细胞NBT阳性率约为10%

C. 病毒感染时，NBT试验阳性率轻度升高

D. 器官移植术后细菌感染伴发热，NBT试验阳性率升高

E. 器官移植术后排斥反应伴发热，NBT试验阳性率正常

23. 下列关于补体的描述，正确的是

A. 补体对热敏感

B. 补体含量随抗原刺激而升高

C. 补体是存在于正常血清中的一组蛋白

D. 补体分子由多种细胞产生

E. 补体3条激活途径有共同的末端效应

24. 下列属于冷球蛋白的是

A. IgG单株型冷球蛋白

B. IgG、IgM、IgA多株型

C. IgA单株型冷球蛋白

D. IgM单株型冷球蛋白

E. IgG、IgM、补体C3混合型

25. 细胞因子受体的结构包括

A. 胞膜外区

B. 胞质区

C. 稳定区

D. 跨膜区

E. 可变区

26. 下列关于IgD的特性的描述，正确的包括

A. 以单体形式存在

B. 为成熟B细胞的主要标志

C. 可以通过胎盘

D. 血清IgD的功能尚不清楚

E. 性质不稳定，易被蛋白酶降解

27. APH50测定结果与下列哪些成分有关

A. C3

B. D因子

C. P因子

D. B因子

E. C5~9

28. 激活补体活化的MBL途径中必不可少的补体成分是

A. C1

B. C2

C. C3

D. C4

E. C6

29. CH50 试验中的缓冲液的特点，下列说法正确的是
   A. 含适量的钙、镁离子
   B. pH 在 7.2~7.4 之间
   C. 可以是磷酸缓冲液或巴比妥缓冲液
   D. 加适量 NaCl 以保持等渗
   E. 以上均不是
30. 补体活化的旁路途径的激活物包括
   A. IgG4
   B. 酵母多糖
   C. 葡聚糖
   D. 凝聚的 IgA
   E. 革兰阴性细菌的内毒素
31. 补体结合试验分为 2 个阶段，下列说法正确的是
   A. 第 1 阶段是反应系统与补体结合阶段
   B. 第 1 阶段是指示系统与补体结合阶段
   C. 第 2 阶段是反应系统与补体结合阶段
   D. 第 2 阶段是指示系统与补体结合阶段
   E. 以上均不对
32. 下列属于低 Ig 血症是
   A. 霍奇金病
   B. 联合免疫缺陷病
   C. 肾病综合征
   D. 肺结核
   E. 体液免疫缺陷病
33. 有关类风湿因子的描述正确的是
   A. 为机体产生抗变性 IgG 的以 IgG 类为主的抗体
   B. 除能与变性 IgG 发生特异性结合反应外，同时也能与正常 IgG 发生结合反应
   C. 以 IgM 类类风湿因子为主
   D. 参与Ⅲ型超敏反应
   E. 为类风湿关节炎较特异性实验室诊断指标
34. Ig 的生物学功能包括
   A. IgE 介导Ⅰ型超敏反应
   B. IgG1、IgG2、IgG3、IgM 通过经典途径激活补体
   C. 抗原-抗体复合物形成后，Ig 可溶解靶细胞
   D. IgG、IgA、IgE 能与细胞上 FcR 结合
   E. 与相应抗原特异性结合

六 案例分析题

（1~5 题共用题干）

患者，女性。发热 1 周，食欲缺乏、乏力、腹胀、腹泻、脾肿大。外周血细胞偏低，起病后曾服退热药及磺胺药，发热仍不退，临床怀疑为伤寒 7%、嗜碱性粒细胞 1%。

1. 在叙述甲胎蛋白时，下列哪几项是错误的
   A. 是血浆中分子量最大的蛋白
   B. 80% 的原发性肝癌患者血清中含量增高
   C. 主要在胎儿肝内合成
   D. 参与物质的运输
   E. 用于胎儿产前监测
2. 关于免疫球蛋白的生物学功能，下列哪项是正确的
   A. 与抗原特异性结合
   B. 激活补体
   C. 通过胎盘和黏膜
   D. 介导 ADCC
   E. 亲细胞作用
3. 关于补体的叙述，下列哪些是正确的
   A. 对热稳定
   B. 补体含量与抗原刺激无关
   C. 补体分子由多种细胞产生
   D. 是存在于正常血清中的一组球蛋白
   E. 补体两条激活途径有相同的末端效应
4. 具有趋化作用的补体裂解物有
   A. C2a
   B. C3a
   C. C4a
   D. C5a
   E. C3b
5. 下列关于斑点-ELISA 说法正确的是
   A. 以吸附蛋白质能力很强的硝酚纤维膜为固相载体
   B. 底物经酶反应后形成有色沉淀，使固相膜染色
   C. 斑点-ELISA 可同时获得对多种疾病的诊断结果
   D. 操作简便
   E. 斑点-ELISA 灵敏度高，测得的效价常高于常规 ELISA

参考答案与解析

一、A1 型题

1. A【解析】急性炎症 CH50 不降低。

2. A【解析】50% 溶血试验即求得能使 50% 致敏羊红细胞发生溶血的最小量血清，然后计算出每毫升血清中补体含量。

3. A【解析】具有刺激肥大细胞脱颗粒、释放组胺的补体裂解片段是 C3a。

4. C【解析】C1INH 能抑制 C1r、C1s 的酶活性。

5. D【解析】具有 J 链结构的 Ig 是 SIgA、IgM。

6. E【解析】C3b/C4b 与细菌等颗粒性抗原或免疫复合物结合后，再与表面具有相应补体受体的血红细胞或血小板结合，则可形成大分子复合物，此即补体的免疫黏附作用。

7. C【解析】IgM 缺乏患者，易发生革兰阴性细菌败血症。

8. C【解析】C3 是各活化途径的交汇点，且含量最多，在激活效应的放大作用中起重要作用。

9. C【解析】C3 是补体各成分中含量最高的一种，且是补体激活途径中最重要的环节，故其含量的测定非常重要。

10. C【解析】铰链区是组成 IgG、IgA 和 IgD 类免疫球蛋白分子的一种结构域，位于 CH1 和 CH2 间，连接 Fab 和 Fc 段。

11. A【解析】补体结合试验（CFT）前的抗原抗体方阵滴定的目的在于选择抗原抗体最适比例。

12. C【解析】IgG 是四链单体，分为 4 个亚类，占血清 Ig 总量的 75%；主要由脾和淋巴结中的浆细胞产生；是唯一通过胎盘的抗体；在抗感染免疫，尤其是再次免疫应答中发挥重要作用。

13. D【解析】血清总补体溶血活性测定以溶血百分率为纵坐标，相应补体血清量为横坐标，在一个稳定体系中，溶血程度与补体剂量呈一种特殊“S”形曲线。

14. B【解析】免疫复合物是经典途径的主要激活物。结合 C1q 启动激活途径，C1 仅与 IgM 的 CH3 区或 IgG1、IgG2、IgG3 的 CH2 区结合才能活化。

15. A【解析】Ig 分子的基本结构是由四肽链组成的，即由 2 条相同的分子量较小的轻链（L 链）和 2 条相同的分子量较大的重链（H 链）组成的。

16. C【解析】免疫复合物是补体活化经典途径的主要激活物。

17. C【解析】补体结合试验，是将免疫溶血作为指示系统，用以检测另一反应系统中抗原或抗体的传统方法。补体结合抗体主要为 IgM 和 IgG，IgE 和 IgA 通常不能结合补体。

18. C【解析】在血清蛋白电泳中，补体大多位于 β-球蛋白区，少数位于 α-球蛋白或 γ-球蛋白区。

19. D【解析】补体是一组存在于人和脊椎动物血清中，具有酶样活性、不耐热的糖蛋白。补体系统由补体的固有成分、补体调节蛋白和补体受体等 3 组具有生物学功能的蛋白成分组成，在正常人血清中含量相对稳定。

20. C【解析】抗骨骼肌抗体，主要采用间接免疫荧光法，以灵长类动物骨骼肌冷冻切片作为反应基质，阳性时可见骨骼肌细胞质的典型横纹。

21. D【解析】可变区（V区）主要功能：特异性识别结合抗原。

22. E【解析】补体结合抗体主要为 IgM 和 IgG，C1 仅与 IgM 的 CH3 区或 IgG1、IgG2、IgG3 的 CH2 区结合才能活化。

23. B【解析】已建立的补体总活性测定方法，都是以红细胞的溶解为指示，以 50% 溶血为判断终点，测定结果以每毫升血清总补体活性单位（U/ml）表示。

24. C【解析】TI 抗原是指胸腺非依赖性抗原，这类抗原不需要通过 T 细胞辅助，就可以直接刺激 B 细胞产生抗体，引起体液免疫应答，刺激机体产生 IgM 类抗体，没有免疫记忆。

25. A【解析】mIgD 构成 BCR，是 B 细胞分化成熟的标志，未成熟的 B 细胞仅表达 mIgM，成熟 B 细胞可同时表达 mIgM 和 mIgD。

26. A【解析】激活补体经典途径的 Ig 是 IgM、IgG1、IgG2、IgG3。

27. A【解析】IgG 是再次免疫应答的主要抗体，具有吞噬调理、中和毒性、中和病毒作用，介导 ADCC、激活补体经典途径，可通过胎盘传给胎儿。

28. B【解析】木瓜蛋白酶水解 IgG 的部位是在铰链间二硫键近 N 端侧，可将 Ig 裂解为 2 个完全相同的抗原结合段（Fab）和 1 个可结晶段（Fc）。

29. D【解析】寄生虫感染者和特应性过敏症血清中 IgE 水平升高。

30. A【解析】唯一通过胎盘的 Ig 是 IgG。

31. B【解析】趋化性是将细胞吸引至炎症区，C5a 同时具有过敏毒素和趋化活性，而 C3a 和 C4a 无趋化性。

32. E【解析】磷酸盐缓冲液或巴比妥缓冲液等均可用于溶血试验，pH 应调至 7.2～7.4，并加入适量钙离子和镁离子以增强补体的活化。

33. A【解析】ANA 的性质主要是 IgG，也有 IgM、IgA 和 IgD。

34. B【解析】补体促进吞噬细胞的吞噬作用被称为补体的调理作用。

35. C【解析】补体活性片段主要通过调理吞噬作用抵抗机体全身性真菌感染。

36. A【解析】良性单克隆丙种球蛋白血症，血清中出现高水平免疫球蛋白，但无浆细胞恶性增殖。恶性 Ig 降低。

37. B【解析】补体结合试验中不溶血作为补体结合试验阳性，而溶血作为实验阴性，其中以 50% 不溶血作为实验终点的判断。

38. A【解析】测定方法分为免疫溶血法及免疫化学法。免疫化学法分为单向免疫扩散法、火箭免疫电泳、透射比浊法和散射比浊法。

39. C【解析】Fab 段即抗原结合片段，Fc 段无抗原结合活性。

40. D【解析】PCR 方法检测的为核酸，所以无法定性或定量检测 IgE。

41. A【解析】补体结合试验中，指示和试验两对抗原抗体系统竞争补体，因此，补体必须恒量，过多会导致假阴性，过少则导致假阳性。应用指示系统作溶血试验，对补体进行滴定和确定用量，以能产生完全溶血的最少补体用量为 1 个实用单位，正式试验时使用 2 个实用单位。

42. E【解析】三条途径有共同的末端通路，即形成膜攻击复合物溶解细胞。

43. A【解析】类风湿因子是以变性 IgG 为靶抗原的自身抗体。RF 有 IgM、IgG、IgA 和 IgE 型，其中 IgM 型为主要类型。

44. A【解析】木瓜蛋白酶水解 Ig 的部位是在铰链区二硫键连接的两条重链的近 N 端，可将 Ig 裂解为两个完全相同的 Fab 段和一个 Fc 段。

45. D【解析】IgV 区具有不同的抗原特异性，由此而区分的型别称为独特型。

46. D【解析】抗 RU1RNP 为斑点型。

47. D【解析】通常认为抗原的分子量越大，化学组成越复杂，立体结构越完整，以及与被免疫动物的亲缘关系越远，则抗原性越强。

48. C【解析】抗体特异性的鉴定常用双向免疫扩散法。

49. A【解析】RF 能与免疫复合物中 IgG 的 Fc 段结合而不与游离 IgG 结合，其中单克隆类风湿因子（mRF）与免疫复合物亲和力较强。mRF 凝胶扩散试验是将 mRF 和免疫复合物在琼脂凝胶中扩散，结合形成沉淀，进行免疫复合物定性或定量。

50. B【解析】捕获包被法（亦称反向间接法）ELISA，主要用于血清中某种抗体亚型成分（如 IgM）的测定。

51. B【解析】旁路途径，起始分子 C3，参与的补体成分有 C3、C5 ~ C9、B 因子、D 因子。

52. D【解析】以相关疾病命名的如抗 SSA 抗体、抗 SSB 抗体。

53. D【解析】SRBC 与相应溶血素，试验时常将其预先结合，成为致敏绵羊红细胞。

54. B【解析】抗角蛋白抗体（AKA）是判断 RA 愈后的一个标志性抗体，特别是高效价 AKA 的 RA 患者，常提示疾病较为严重。AKA 特异性可达 95% ~ 99%，但敏感性较低，阴性不能排除 RA 的诊断。

55. B【解析】M 蛋白有 3 种存在形式：①有轻链和重链所组成的完整的 IgG、IgA 或 IgM；②只有游离的 k 或 λ 轻链；③只有游离的三类重链中的某一类。

56. A【解析】抗核抗体（antinuclear antibody，ANA）又称抗核酸抗原抗体，是一组将自身真核细胞的各种成分脱氧核糖核蛋白（DNP）、DNA、可提取的核抗原（ENA）和 RNA 等作为靶抗原的自身抗体的总称，能与所有动物的细胞核发生反应，主要存在于血清中，也可存在于胸腔积液、关节滑膜液和尿液中。其无器官和种属特异性。

57. A【解析】调理作用是指IgG抗体的Fc段与中性粒细胞、巨噬细胞表面下段Fc受体结合，从而增强吞噬细胞的吞噬作用。分泌型IgA具有调理吞噬和溶解作用，构成黏膜第一线防御机制。

58. A【解析】目前国际上通常选用以Hep-2细胞作为底物的间接免疫荧光法作为ANA的检测标准方法。

59. A【解析】Ig分子氨基酸的种类和顺序随抗体特异性不同而各不相同，称为可变区。

60. C【解析】P因子参与补体的正向调节。

61. D【解析】血清电泳时免疫球蛋白主要分布于γ区，因而以往曾称抗体为γ球蛋白。其实具抗体活性的球蛋白除存在于γ区外，也可延伸到β区，甚至α2区，这反映了抗体由不同细胞克隆产生的不均一性和结构的多样性。

62. D【解析】C1q最大，D因子最小。

63. D【解析】常见ANA荧光图形及临床意义如下：①均质型：多是由抗DNP抗体所引起，也可由核小体抗体和抗双链DNA抗体引起。主要见于SLE、药物性狼疮。②斑点型：是由抗ENA抗体所引起。主要见于SLE、MCTD、PSS、SS等。高滴度的斑点型常见于MCTD。③周边型（又称核膜型）：主要由抗dsDNA的抗体所引起。主要见于SLE，特别是活动期患者。④核仁型：主要见于硬皮病。相关抗体是抗核仁特异的低分子量RNA等。⑤着丝点型：主要见于局限性硬皮病及CREST综合征。主要的靶抗原是着丝点B抗原。

64. A【解析】MBL途径需Ca^{2+}，旁路途径需Mg^{2+}，经典途径需Ca^{2+}、Mg^{2+}。

65. C【解析】补体经典途径，由抗原抗体复合物激活，补体的活化顺序为C142356789。

66. B【解析】IgG是唯一可以通过胎盘的免疫球蛋白。来自母体的IgG在出生后数月对防御白喉、麻疹、脊髓灰质炎等感染起着重要作用，母体传递给胎儿的IgG于生后6个月几乎全部消失，而婴儿自身产生IgG从3个月时才逐渐增多，故6个月后易患感染。3~5岁时渐接近成人水平。

67. D【解析】替代途径是通过微生物表面等膜性物质，从C3开始，由B因子、D因子参与激活过程。SIgA是机体黏膜免疫最重要的抗体。

68. B【解析】补体（complement，C）指血清中引起免疫性细胞溶解的不耐热因子；现指至少由20种截然不同的血清蛋白组成的完整功能相关系统，该系统不仅是细胞性溶解的效应物，而且也是生物功能的效应物。因此补体稳定性受多种理化因素的因素。

69. E【解析】替代途径激活物质有：肽聚糖、酵母多糖、脂多糖，凝聚的IgA、IgG4。

70. D【解析】起始分子C3b。

71. E【解析】D因子含量最低，C3含量最高。

72. C【解析】补体活化的经典途径与旁路途径的汇合点是C3。

73. C【解析】血清补体总活性测定，以50%溶血为判断终点，故称CH50。

74. C【解析】ELISA 可用于测定抗原，也可用于测定抗体，有很高的灵敏度；E 花环试验用于 Tcell 计数；淋巴细胞转化试验是检测细胞免疫功能的经典试验。

75. D【解析】介导免疫抑制作用的 IgFc 受体是 FcγRⅡ-B。

76. C【解析】替代激活途径和 MBL 途径在感染早期发挥作用，经典途径在感染后期发挥作用。

77. C【解析】IgG3 激活补体能力最强。补体能力依次是 IgG3 > IgG1 > IgG2。

78. C【解析】ELISA 法可测定不同类型的 RF，其以聚合的兔 IgG 作为抗原包被固相载体，与待测样本中 RF 结合，然后分别加入酶标记的抗人 IgG、IgA、IgM 抗体，待反应后，加入底物显色，可因酶标记抗体的不同而测定不同类型的 RF。

79. C【解析】ABO 血型抗体属于天然抗体和免疫抗体。一般天然抗体是 IgM，免疫抗体是 IgG。

80. C【解析】试验前，待测标本作 56℃加热 30 分钟处理以灭活补体。

81. B【解析】C1q 固相法是利用 IgG 或 IgM 类抗体与抗原结合形成免疫复合物后，抗体重链 CH2 区的补体结合点暴露，可以与 C1q 结合的特性，先将 C1q 吸附于固相表面，加入待测血清使 CIC 与 C1q 结合，再加入同位素或酶标记的抗人 IgG，通过放射治性或酶活性判断 CIC 含量。

82. A【解析】在被检血清中加入低浓度 PEG，可将血清中的免疫复合物（IC）沉淀下来，利用透光率比浊或散射比浊可测出循环免疫复合物（CIC）的存在与含量。

二、A2 型题

E【解析】患者呈刺激性干咳，且受环境影响加重，抗生素治疗无效，考虑过敏性反应。血清中 IgE 水平最有可能升高。

三、A3/A4 型题

1. A【解析】患者表现为变态反应性疾病，嗜酸性粒细胞呈轻度或中度增高。

2. E【解析】血清中 IgE 水平最有可能升高。

3. B【解析】肥大细胞和嗜碱性粒细胞表面都具有高亲和力的 IgE Fc 受体，胞质内含有类似的嗜碱性颗粒，它们被变应原激活后，释放生物活性介质。

四、B 型题

1. E【解析】正常人血清中含量最少的抗体是 IgE，可以引起 I 型超敏反应。

2. B【解析】IgM 为发育过程中最早合成的抗体。

3. C【解析】分泌型 IgA 在膜免疫中起重要作用。

4. A【解析】IgG：在血清与细胞外液中含量最高、分布最广，是机体抗感染的主力军、再次免疫应答的主要抗体、唯一能通过胎盘的抗体。

5. E【解析】CR5能结合液相反应物，可清除免疫复合物。

6. C【解析】S蛋白（SP）的主要调节作用是可与C5b~7的亚稳态结合部位竞争靶细胞膜脂质，通过形成亲水性的SPC5b~7（简写为S5b~7）复合物，而使C5b~7失去膜结合活性。

7. D【解析】CR2即CD21，又称2型补体受体和EB病毒受体，是补体激活调节剂家族的一员，主要分布在成熟B细胞、淋巴滤泡内树突状细胞、部分T细胞内。

8. B【解析】CH50测定法主要检测的是补体经典途径的溶血活性，所得结果反映补体C1~C9 9种成分的综合水平。

9. A【解析】单向琼脂扩散试验主要用于检测标本中各种Ig、补体的含量等，具有高灵敏性、高特异性的特点。

10. A【解析】免疫比浊法可测单个补体含量。

五、X型题

1. CE【解析】检测血清中补体依赖性细胞溶解作用（CIL），大致可分为物理法、补体法、抗球蛋白法和细胞法。抗球蛋白法的原理就是结合RF，有抗体法、mRF固相抑制试验。

2. ABCDE【解析】补体系统在机体免疫应答和许多生理、病理状态中都发挥着重要作用，检测补体的单个成分及补体活性测定对于评价免疫系统的功能、诊断、治疗等有着重要的临床应用意义。

3. ABCDE【解析】补体激活的调节主要包括：①自身衰变的调节：补体系统活性成分的自身衰变是补体自身控制的重要机制。补体活化片段C4b、C3b、C5b极不稳定，若不与细胞结合，很快就会失去活性；两条激活途径中的C3转化酶和C5转化酶均易衰变失活，从而限制后续补体成分的连锁反应。②调节因子的作用：体内存在多种可溶性及膜结合的补体调节因子，它们以特定方式与不同的补体成分相互作用，使补体的激活与抑制处于精细的平衡状态，从而既防止对自身组织造成损害，又能有效地杀灭外来微生物。调节蛋白的缺失有时是某些疾病发生的原因。

补体调节蛋白按其作用的特点可分为：①防止或限制补体在液相中自发激活的抑制剂。②抑制或增强补体对底物正常作用的调节剂。③保护机体组织细胞免遭补体破坏作用的抑制剂。

4. ABCDE【解析】Ig分为五类，即免疫球蛋白G（IgG）、免疫球蛋白A（IgA）、免疫球蛋白M（IgM）、免疫球蛋白D（IgD）和免疫球蛋白E（IgE）。其中IgG是最主要的免疫球蛋白，约占人血浆丙种球蛋白的70%。

5. ABCDE【解析】补体含量显著降低的疾病：如消耗增多见于SLE、冷球蛋白血症、AIHA、类风湿关节炎、移植排斥反应；细菌感染，特别是G-菌感染时，常常由于补体替代途径的活化使补体水平降低；大量丧失见于大面积烧伤、大出血和肾病综合征等；合成不足则见于急慢性肝炎、肝硬化、肝细胞癌患者和营养不良等。

6. CE【解析】IgG、IgA、IgD 的 H 链有 4 个功能区（VH、CH1、CH2、CH3）。IgM、IgE 的 H 链有 5 个功能区（VH、CH1、CH2、CH3、CH4）。

7. ABCDE【解析】补体系统广泛参与机体的抗感染防御反应及免疫调节，也可介导免疫病理的损伤性反应，是体内具有重要生物学作用的效应放大系统。补体蛋白通常以活化蛋白前体存在于体液中，在不同激活物作用下，补体各成分可循不同的途径依次被活化，形成一系列铰链反应。

8. ABCDE【解析】已知补体受体归为 5 类，即 CR1（CD35）、CR2（CD21）、CR3（CD11b/CD18）、CR4（gp150/95、CD11c/18）和 C3aR/C5aR。

9. ACDE【解析】细胞因子（CKS）由多种细胞产生的一组高活性、多功能、低分子量多肽，主要介导和调节免疫应答及炎症反应。

10. AB【解析】IL-2R、IL-3R、IL-4R、IL-5R、IL-6R、IL-7R、IL-9R 属于造血生长因子受体家族，IL-1R、M-CSF 受体属于 Ig 超家族，IL-6R 同时含有 Ig 超家族和 HPR 家族两个结构区。

11. ABCDE【解析】IgG 为单体分子，是再次免疫应答的主要抗体，具有吞噬调理、中和毒素、中和病毒作用，介导 ADCC、激活补体经典途径，并可透过胎盘传输给胎儿。血清中含量最高的 Ig，约占 75%，有 4 个亚类。

12. ABCDE【解析】①补体固有成分。经典途径：C1 ~ C9。MBL 途径：MBL、MASP。旁路途经：B 因子、D 因子、P 因子。②补体调节蛋白：C1 抑制物、I 因子、H 因子、C4 结合蛋白、衰变加速因子等。

13. ADE【解析】参见上一题解析。

14. ABCD【解析】绵羊红细胞（SRBC），与相应抗体（溶血素）结合后，可激活待检血清中的补体而导致 SRBC 溶解。其溶解程度与血清中总补体含量和功能有关，过量钙、镁离子可抑制溶解反应。由于补体含量与溶解程度成正相关，但不是成 S 曲线关系，而是近似于直线关系，故通常取反应曲线线性部分即 50% 溶解（CH50）为判断补体溶解活性的指标，补体活性与试验中使用的反应体积成正比。由于抗原抗体复合物激活的是补体经典途径，C1~9 任何一种成分缺陷都可使 CH50 降低，缓冲液 pH 和离子强度增高时，补体活性也会下降，因此此实验反映了总补体的活性。此法简便、快速但敏感性较低。

15. ABCDE【解析】IgM 为五聚体，是 Ig 中分子量最大者，分子结构呈环形，含一个 J 链，无铰链区。IgM 聚集抗原能力比 IgG 大得多，激活补体的能力超过 IgG 1000 倍。血型中天然凝集素和冷凝激素的抗体类型是 IgM，不能通过胎盘。新生儿脐血中若 IgM 增高，提示宫内感染。在感染或疫苗接种后，最先出现的抗体是 IgM。

16. ABCDE【解析】补体结合试验（CFT）的影响因素很多，参与反应的反应系统、补体系统、指示系统在试验中均应严格按要求进行对照设计，若对照管不出现预期结果，则试验结果不可靠。

17. ABCD【解析】IgE 升高相关的常见疾病有过敏性哮喘、季节性过敏性鼻炎、特应性皮炎、药物性间质性肺炎、支气管肺曲菌病、麻风、类天疱疮及某些寄生虫感染等。

18. ABC【解析】CH_{50}活性增高常见于各种急性期反应，如急性炎症（风湿热急性期、结节性动脉炎、伤寒、皮肌炎、天花、麻疹、黄热病、肺炎、甲状腺炎、急性心肌梗死、阻塞性黄疸等）、组织损伤、肿瘤特别是肝癌等。CH_{50}活性减低可由先天性和后天性因素导致，先天性补体缺乏症比较少见，可由补体基因缺损或基因突变造成，主要导致补体成分或调节成分缺陷。后天因素主要由消耗增多、合成减少等因素引起，见于急性肾小球肾炎、系统性红斑狼疮、大面积烧伤、冷球蛋白血症、严重感染、肝炎、肝硬化、组织损伤缺血等。

19. ABCDE【解析】影响补体活性测定结果的因素较多，如反应所用的缓冲液、SRBC的数量和状态、反应温度、pH、离子强度及反应容器的洁净程度等。

20. ABCE【解析】核仁型相关抗体是抗核仁特异的低分子量 RNA 抗体、抗 RNA 聚合酶-1抗体、抗 Cl3RNP 抗体、抗 PM-Scl 抗体。核仁型在硬皮病中出现率最高。

21. ACD【解析】免疫球蛋白片段的制备方法有解离二硫键、溴化氰裂解法和酶裂解法。

22. ABDE【解析】NBT 还原试验仅在细菌感染时呈阳性，可高达 20% 以上，有助于病毒性感染、非感染性疾病与细菌感染的鉴别。

23. ACDE【解析】抗原刺激机体产生相应的抗体并与抗体发生特异性免疫反应。补体系统的激活须有抗原抗体复合物的参与（经典途径）。补体的存在与抗原性异物的刺激无关。

24. ABDE【解析】IgA 单株型冷球蛋白不属于冷球蛋白类型。

25. ABD【解析】细胞因子受体由胞外区、跨膜区和胞内区三部分组成。

26. ABDE【解析】正常人血清中 IgD 含量仅占 Ig 的 0.2%；IgD 铰链区较长，易被蛋白酶水解；生物学功能尚不清楚；膜结合型 IgD（mIgD）是 BCR 的重要成分，为 B 细胞分化发育成熟的标志。

27. ABCDE【解析】补体旁路途径溶血活性（APH50）测定的溶血试验可检测旁路途径成分缺陷。APH50 正常提示有 B 因子、D 因子、P 因子（备解素）、C3 为 C5~9 存在。

28. ABCD【解析】MBL 途径起始分子为 C2、C4。参与的补体成分有 C2~C9/MASP。

29. ABCD【解析】磷酸缓冲液或巴比妥缓冲液等均可用于溶血试验，pH 调到 7.2~7.4。另加适量 NaCl 以保持等渗，加适量活化补体必不可少的 Ca^{2+} 和 Mg^{2+}。还可加入 0.1% 明胶以稳定蛋白溶液，加入 0.02% NaN_3防腐，以利保存。

30. ABCDE【解析】旁路途径激活物包括 IgG4、凝聚 IgA、肽聚糖、酵母多糖、脂多糖。

31. AD【解析】补体结合试验分为 2 个阶段：第 1 个阶段是反应系统与补体结合阶段，第 2 个阶段是指示系统与补体结合阶段。

32. ABCE【解析】肺结核是由于结核分枝杆菌感染所致，其体内 Ig 是升高的。

33. CDE【解析】RF 以 IgM 类为主，不与正常 IgG 发生反应。

34. ABDE【解析】Ig 的生物学功能：①特异性结合抗原：抗体的 CDR（HVR）能与抗原表位特异性结合。Ig 与抗原结合，可产生中和效应，并激发体液免疫应答，还进行抗原抗体检测。②激活补体：IgG1、IgG2、IgG3、IgM 可通过经典途径激活补体，凝聚的 IgA、IgG4 和 IgE 可通过替代途径激活补体。③通过与细胞 Fc 受体结合发挥效应：调理作用、ADCC 作用；IGE 介导Ⅰ型超敏反应。④通过胎盘和黏膜：IgG 能借助 Fc 段选择性与胎盘微血管内皮细胞结合，主动穿过胎盘。SIgA 可经黏膜上皮细胞进入消化道及呼吸道发挥局部免疫作用。

六、案例分析题

1. AD【解析】甲胎蛋白（AFP）主要在胎儿肝中合成，分子量 6.9 万，在胎儿 13 周 AFP 占血浆蛋白总量的 1/3。甲胎蛋白在产妇羊水或母体血浆中，可用于胎儿产前监测。在成人，AFP 可以在大约 80% 的肝癌患者血清中升高，在患生殖细胞肿瘤时出现 AFP 阳性率为 50% 。

2. ABCDE【解析】免疫球蛋白有多种生物学功能，不同的功能由不同的功能区分别执行。①首要的功能是与相应的抗原结合，从而在体内介导多种生理或病理效应；在体外引起抗原抗体反应，借此特异性免疫学反应建立了临床各种免疫诊断技术，如凝集试验、ELISA 等。抗体的可变区，特别是重链、轻链上超变区氨基酸序列决定了抗体结合相应抗原的特异性。抗体识别的主要目标是侵入体内的各种致病因子，但除了识别和中和毒素可起到直接保护作用外，对其他抗原结合只是引起体液免疫效应的第一步。②激活补体：抗原、抗体结合形成复合物可激活补体。③结合细胞：许多细胞表面有免疫球蛋白 Fc 受体，如巨噬细胞、淋巴细胞、嗜碱性粒细胞、肥大细胞、中性粒细胞和血小板等，可分别与不同类别 Ig Fc 段结合，产生不同效应。④调理作用：免疫球蛋白或补体能覆盖在颗粒性抗原表面（如细胞或病毒），使其更容易被吞噬细胞吞噬。⑤通过胎盘和黏膜：IgG 类免疫球蛋白是人类唯一能通过胎盘转移给胎儿的免疫球蛋白，IgG 能借助 Fc 段选择性地与胎盘微血管壁发生可逆结合，主动进入胎儿血流中，形成婴儿的天然被动免疫。⑥具有抗原性。⑦膜表面免疫球蛋白：在 B 淋巴细胞表面存在膜表面免疫球蛋白，是 B 细胞的抗原，识别受体主要是 SmIgM 与 SmIgD。

3. BCDE【解析】补体具有酶样活性，为不耐热的糖蛋白。

4. BDE【解析】具有趋化作用的补体裂解物有 C3a、C5a、C3b。

5. ABCD【解析】斑点-ELISA 的原理与常规 ELISA 相同，不同之处在于斑点-ELISA 采用的固相载体为对蛋白质具有很强吸附力的硝酸纤维素膜，故检测灵敏度高，是普通 ELISA 的 6~8 倍。如果膜上固定多种抗原，可同时检测多种抗体。

第三十二章　细胞免疫检验及应用

一 A1 型题

1. B 细胞膜表面的主要 Ig 是

A. IgG 和 IgA　　B. IgD 和 IgE

C. IgD 和 IgM　　D. IgA 和 IgM

E. IgG 和 IgM

2. CFT 中溶血素滴定时，1 个溶血单位是指

A. 能完全溶解 RBC 的溶血素的最高稀释度

B. 不能完全溶解 RBC 的溶血素的最高稀释度

C. 能完全溶解小部分 RBC 的溶血素的最高稀释度

D. 能完全溶解大部分 RBC 的溶血素的最高稀释度

E. 以上均不对

3. 下列免疫细胞相互作用需要抗体参加的是

A. 特异性杀伤靶细胞

B. Th 与 B 细胞相互作用，使 B 细胞获得活化的第 2 信号

C. 杀伤细胞通过 ADCC 杀伤靶细胞

D. NK 细胞自然杀伤靶细胞

E. APC 与 Th 细胞间相互作用

4. CFT 中的溶血素是

A. 抗原　　B. 抗 SRBC 抗体

C. 补体　　D. IC

E. SRBC

5. 免疫细胞包括

A. 淋巴细胞系、单核吞噬细胞系、红细胞

B. 淋巴细胞系、单核吞噬细胞系、粒细胞系

C. 淋巴细胞系、粒细胞系、红细胞、血小板

D. 淋巴细胞系、单核吞噬细胞系、粒细胞系、红细胞

E. 淋巴细胞系、单核吞噬细胞系、粒细胞系、肥大细胞

6. 关于 NK 细胞的说法，错误的是
   A. 其作用属于固有免疫
   B. 有吞噬作用
   C. 产生于骨髓
   D. 可直接杀伤肿瘤细胞
   E. 表面无抗原特异性识别受体
7. 关于 IgE 性质，错误的是
   A. 引起Ⅰ型超敏反应
   B. 有亲细胞性
   C. H 链有 4 个 CH 区
   D. 寄生虫感染时 IgE 水平降低
   E. 在个体发育中合成最晚
8. 造血干细胞特征性表面标志是
   A. $CD34^+/CD38^-$
   B. $CD34^+/CD38^+$
   C. $CD34^+$
   D. $CD34^+/HLA\text{-}DR^-$
   E. $CD34^+/HLA\text{-}DR^+$
9. 抗体与抗原结合的部位是
   A. VH 区
   B. VL 区
   C. CH 区
   D. VH 和 VL 区
   E. CL 区
10. 下列方法可用来检测巨噬细胞功能的是
    A. 炭粒廓清试验
    B. 皮肤窗法
    C. 溶菌法
    D. 滤膜小室法
    E. 化学发光测定法
11. 检测巨噬细胞功能的临床意义是
    A. 鉴别自身免疫性疾病
    B. 巨噬细胞是机体抗肿瘤免疫的重要效应细胞
    C. NBT 试验对发热病因作过筛性鉴别
    D. 补体抗体缺陷症的重要指标
    E. 与过敏症有关
12. 分离亚细胞成分或大分子蛋白质最常用的方法为
    A. 超速离心法
    B. 凝胶过滤法
    C. 低速离心法
    D. 高速离心法
    E. 选择性沉淀法
13. 运用免疫磁珠分离法分离目的细胞时，若使用 CD3mAb 包被的磁性微粒与淋巴细胞悬液充分作用后，将其置于强磁场中的层析柱中，则最先洗脱下来的是
    A. 游离的 T 细胞
    B. 与免疫磁珠结合的 T 细胞

C. 未结合细胞的免疫磁珠　　D. 游离的 B 细胞
E. 与免疫磁珠结合的 B 细胞

14. 刺激 B 细胞产生 IgA 的细胞因子是
A. IL-2　　B. TNF
C. TGF-β　　D. IL-4
E. IFN

15. 用于表示巨噬细胞吞噬功能的吞噬率是指
A. 巨噬细胞吞噬的鸡红细胞数/200
B. 吞噬鸡红细胞的巨噬细胞数/200 ×100%
C. 巨噬细胞吞噬的鸡红细胞数/200 ×100%
D. 200 个巨噬细胞吞噬的鸡红细胞数
E. 200 个巨噬细胞中，吞噬鸡红细胞的巨噬细胞数

16. 用于鉴定、检测或计数 T 细胞的最理想的诊断试剂是
A. T 细胞标志性抗原　　B. T 细胞标志性抗原的受体
C. T 细胞标志性 CD 抗原　　D. T 细胞标志性抗原的多克隆抗体
E. T 细胞标志性抗原的单克隆抗体

17. Ficoll 淋巴细胞分离液的密度为
A. 1.093±0.001　　B. 1.092±0.001
C. 1.077±0.001　　D. 1.075~1.092
E. 1.030~1.035

18. 将 PBMC 悬液倾于玻璃培养瓶中，37℃静置 1 小时，非黏附细胞主要是
A. B 细胞　　B. 单核细胞
C. 淋巴细胞　　D. PBMC 中混入的杂质细胞
E. T 细胞

19. 利用 CD3mAb 致敏红细胞作玫瑰花环试验，主要用来检测
A. 单核细胞　　B. 中性粒细胞
C. 树突细胞　　D. T 细胞
E. B 细胞

20. 只作用于 T 细胞的非特异性刺激物是
A. PHA　　B. PWM
C. LPS　　D. EBV
E. 可溶性 SPA

21. 下列哪项不是黏附分子的作用
A. 参与免疫应答　　B. 参与炎症的形成

C. 参与血栓的形成　　D. 参与补体系统的激活

E. 参与淋巴细胞归巢

22. 细胞因子检测最简单、重复性好的方法是

A. RT-PCR 法　　B. 免疫学检测法

C. 生物学检测法　　D. 原位杂交法

E. 分子生物学检测法

23. T 细胞亚群功能的判定主要根据

A. T 细胞分泌的有关细胞因子水平　　B. T 细胞亚群计数

C. T 细胞表面标志数目的多少　　D. CD4/CD8

E. T 细胞质内酸性磷酸酶的水平

24. 黏附分子测定的标本可以是

A. 内皮细胞　　B. 组织细胞提取物

C. 活组织切片　　D. 淋巴细胞

E. 以上都是

25. 下列哪项不是转化的淋巴细胞的特点

A. 细胞体积增大　　B. 胞质内可见空泡

C. 可见有丝分裂　　D. 胞质极少，天青色

E. 核增大，核仁明显，核染色质疏松

26. 分离外周血单个核细胞，单次差速密度梯度离心法常用分层液是

A. Ficoll-Hypaque 分层液　　B. 明胶

C. 右旋糖酐　　D. 葡聚糖

E. Percoll 分层液

27. 下列不是细胞因子基因检测中 DNA 的检测方法的是

A. Northern 印迹法　　B. 原位 PCR

C. 原位杂交　　D. PCR

E. Southern 印迹法

28. 下列哪项 B1 细胞与 B2 细胞的比较是错误的

A. B1 细胞能自我更新，B2 则在骨髓区不断新生

B. B1 的产生早，B2 的产生晚

C. B1 分布在外周免疫器官，B2 分布在腹腔和胸腔

D. B1 的抗体产生是针对细菌抗原和自身抗原，而 B2 是针对广谱抗原

E. B1 分泌的抗体以 IgM 为主，B2 分泌的抗体以 IgG 为主

29. 具有刺激红细胞前体细胞增殖分化为成熟红细胞的细胞因子是

A. IL-1　　B. IL-4

C. EPO　　D. IFN
E. GM-CSF

30. 用 CD3mAb 包被塑料平皿或细胞培养板，则吸附于亲和层析板上的细胞是
A. B 细胞　　B. 成熟 T 细胞
C. 淋巴细胞　　D. NK 细胞
E. 吞噬细胞

31. 以下哪种黏附分子属于整合素家族
A. LFA-2　　B. LFA-1
C. ICAM-1　　D. LFA-3
E. ICAM-2

32. 关于微量细胞毒试验，下列说法错误的是
A. 该方法简便易行，准确性较高　　B. 试验无须补体的参与
C. 目的细胞伊红染色，着染红色　　D. 非目的细胞伊红染色，不着色
E. 试验依赖补体介导的细胞毒作用

33. 下列哪种黏附分子不属于 IgSF 的成员
A. CD4　　B. PNAd
C. MHC Ⅰ类分子　　D. LFA-2
E. ICAM-1

34. 测定人 NK 细胞活性常用的靶细胞为
A. K562 细胞株　　B. YAC-1 细胞株
C. Vero 细胞株　　D. Mccoy 细胞株
E. HeLa 细胞株

35. 分离外周血单个核细胞，连续密度梯度离心法常用分层液是
A. 明胶　　B. 右旋糖酐
C. Ficoll-Hypaque 分层液　　D. 葡聚糖
E. Percoll 分层液

36. 下述哪种黏附因子可作为静脉血栓症的早期诊断指标
A. VCAM-1　　B. ICAM-1
C. CD45　　D. CD4
E. 选择素

37. 磁铁吸引法分离单核细胞和淋巴细胞的原理是
A. 利用单核细胞具有吞噬的特性，单核细胞吞噬磁铁颗粒后，被置于管底的磁铁吸引而沉于管底
B. 单核细胞对磁铁的黏附能力大于淋巴细胞，故单核细胞沉于管底

C. 淋巴细胞吞噬磁铁颗粒，被管底磁铁吸引沉于管底

D. 磁铁颗粒是单核细胞的一种趋化因子，单核细胞被管底磁铁吸引沉于管底

E. 磁铁颗粒是淋巴细胞的一种趋化因子，淋巴细胞被管底磁铁吸引沉于管底

38. 关于B细胞的说法，下列哪项说法错误

A. 细胞活化后转化成浆细胞，分泌抗体

B. B细胞表面CD19、CD20、CD22、CD23是全体B细胞共有标志

C. B2细胞主要是外周成熟的常规检测的B细胞

D. 目前将外周成熟的休止B细胞分为B1、B2两个亚群

E. 可以用单克隆抗体，通过间接免疫荧光法、酶免疫组化法或流式细胞技术等进行检测

39. 通过测定促凝血活性来了解吞噬细胞生理功能，是因为

A. 反应吞噬功能

B. 吞噬细胞分泌的凝血活性成分可使正常血浆凝固加速

C. 反映杀菌功能

D. 反映趋化功能

E. 反映凝血因子的活性

40. Percoll分层液法低速离心外周血细胞后的四个细胞层由上至下依次为

A. 粒细胞和红细胞、死细胞残片和血小板、富含淋巴细胞组分、富含单核细胞组分

B. 富含淋巴细胞组分、富含单核细胞组分、死细胞残片和血小板、粒细胞和红细胞

C. 死细胞残片和血小板、富含淋巴细胞组分、富含单核细胞组分、粒细胞和红细胞

D. 死细胞残片和血小板、粒细胞和红细胞、富含淋巴细胞组分、富含单核细胞组分

E. 死细胞残片和血小板、富含单核细胞组分、富含淋巴细胞组分、粒细胞和红细胞

41. B细胞具有的CD分子是

A. CD2　　B. CD3

C. CD4　　D. CD8

E. CD19

42. 滤膜小室法可用于检测

A. 小吞噬细胞的随机运动能力　　B. 淋巴细胞抑制功能

C. 中性粒细胞的定向运动能力　　D. 中性粒细胞的吞噬调理能力

E. 反映细胞杀菌的情况

43. 关于硝基四氮唑蓝（NBT）还原实验，下列描述不正确的是

A. NBT试剂实际是一种丝裂原

B. 细胞在吞噬杀菌过程中耗能剧增，其耗氧量亦随之增加

C. 细胞内磷酸己糖旁路代谢活性增强，葡萄糖6-磷酸酶氧化脱氢

D. 硝基四氮唑蓝是受氢体

E. 加入 NBT 可接受所脱的氢，使原呈淡黄色的 NBT 还原成点状或块状颗粒，沉积于胞质内

44. 鉴定 T 细胞和亚群的酶免疫组化法中 APAAP 法的原理是

A. 底物 + APAAP + 兔抗鼠 IgG + T 细胞抗原

B. 底物 + 碱性磷酸酶 + 兔抗鼠 IgG + 抗 T 细胞单克隆抗体 + T 细胞抗原

C. 底物 + 抗碱性磷酸酶 + 兔抗鼠 IgG + 抗 T 细胞单克隆抗体 + T 细胞抗原

D. 底物 + APAAP + 兔抗鼠 IgG + 抗 T 细胞单克隆抗体 + T 细胞抗原

E. 底物 + APAAP + 抗 T 细胞单克隆抗体 + T 细胞抗原

45. 天然的特异性细胞因子抑制物是

A. IL-2R　　B. IL-4R

C. IL-6R　　D. IL-8R

E. IL-1ra

46. ELISA 检测法适用于下列哪类细胞因子的检测

A. IFN　　B. TNF

C. 促进细胞增殖的细胞因子　　D. 具有趋化活性的细胞因子

E. 各种细胞因子

47. 能与 IL-4 协同刺激朗格汉斯细胞分化为树突状细胞的细胞因子是

A. IL-11　　B. IL-7

C. IL-4　　D. EPO

E. GM-CSF

48. 靶细胞杀伤法适用于下列哪类细胞因子的检测

A. INF　　B. TNF

C. 促进细胞增殖的细胞因子　　D. 具有趋化活性的细胞因子

E. 各种细胞因子

49. 下列关于 T 细胞亚群的分离，说法错误的是

A. 亲和板结合分离法一般适合进行阴性分选

B. 原理是根据相应细胞的不同标志和功能加以选择性纯化

C. 尼龙毛柱分离法是常用的分离方法

D. 选择去除不需要的细胞群，仅留下所需要的细胞为阴性选择法

E. 凡根据细胞的表面标志进行纯化得到所需要的细胞群是阳性选择法

50. 在 PBMC 悬液中加入直径为 3μm 的羟基铁粉颗粒，置 37℃中充分反应后，被磁铁吸于管底的细胞是

A. B 细胞　　B. 淋巴细胞

C. 单核细胞　　D. T细胞

E. PBMC中混入的杂质细胞

51. 下述有关细胞因子测定的叙述，不正确的是

A. 生物学方法测定特异性差

B. 免疫学方法测定的是细胞因子的蛋白及其片段

C. 分子生物学方法测定的是细胞因子的DNA和RNA

D. 免疫测定方法的敏感性要高于生物学方法

E. 生物学方法测定的是细胞因子的生物学活性

52. NBT还原试验检测中性粒细胞吞噬和杀菌功能的原理是

A. 中性粒细胞在杀菌过程中，产生NBT，具有强烈的杀菌作用，是中性粒细胞杀菌能力的重要指标

B. NBT是中性粒细胞的一种趋化因子

C. 中性粒细胞可吞噬NBT颗粒，吞噬量与杀菌功能成正相关

D. 中性粒细胞杀菌过程中能量代谢增强，G6PD氧化脱氢，使NBT还原成有色的甲臜颗粒

E. 中性粒细胞在杀菌过程中，细菌受损释放NBT，NBT量可间接反映中性粒细胞的功能

53. 补体活化过程中形成的攻膜复合体（MAC）是

A. C789　　B. C5b678

C. C5b6789　　D. C6789

E. C5b67

54. 产生TNF-β的主要细胞是

A. 活化的单核细胞　　B. 活化的T淋巴细胞

C. 活化的粒细胞　　D. 活化的血小板

E. 活化的B淋巴细胞

55. 血液中哪种可溶性黏附因子水平的测定可作为血管内皮损伤及疾病严重程度的诊断指标

A. VCAM-1　　B. ICAM-1

C. CD36　　D. CD45

E. CD4

56. 标本为细胞的细胞表面黏附分子最常用的测定方法是

A. 免疫荧光方法　　B. 酶免疫组织化学方法

C. 酶免疫显色测定方法　　D. 酶免疫化学发光测定方法

E. 时间分辨荧光免疫测定方法

57. E 花环分离法分离淋巴细胞时，悬浮在分层液界面的细胞群富含的细胞是

A. 白细胞　　B. T 细胞

C. 单个核细胞　　D. B 细胞

E. 单核细胞和淋巴细胞

58. 鉴定 T 细胞和亚群的酶免疫组化法中 ABC 法的原理是

A. 底物 + 酶标 CD 单克隆抗体 + T 细胞抗原

B. 底物 + 酶标生物素-亲和素 + 生物素化第二抗体 + 相应的 CD 单克隆抗体 + T 细胞抗原

C. 底物 + 酶标生物素-亲和素化第二抗体 + 相应的 CD 单克隆抗体 + T 细胞抗原

D. 底物 + 酶标第二抗体 + 相应的 CD 单克隆抗体 + T 细胞抗原

E. 底物 + 酶标生物素-亲和素 + 生物素化相应的 CD 单克隆抗体 + T 细胞抗原

59. 关于细胞因子，以下说法错误的是

A. 细胞因子都是由免疫细胞产生的　　B. 一种细胞可产生多种细胞因子

C. 一种细胞因子可由多种细胞产生　　D. 细胞因子具有短暂性和自限性

E. 成纤维细胞、基质细胞也可产生细胞因子

60. T 细胞分化抗原主要是检测

A. CD20　　B. CD10

C. CD3、CD4、CD8　　D. CD19

E. CD9

61. 具有刺激未成熟 T 细胞前体细胞生长与分化的细胞因子是

A. IL-11　　B. IL-7

C. IL-4　　D. EPO

E. GM-CSF

62. B 细胞特有的表面标志是

A. SmIg　　B. FcγR

C. E 受体　　D. EB 病毒

E. 补体受体

63. 合成补体的主要细胞是

A. T 细胞　　B. B 细胞

C. 浆细胞　　D. 巨噬细胞

E. 肥大细胞

64. 流式细胞仪测细胞因子，下列哪项是错误

A. 准确　　B. 快速

C. 特异性高　　D. 仪器普及
E. 操作先进

65. 单个核细胞的分离制备中最常用的方法是
A. 机械法　　B. 酶处理法
C. 单次密度梯度离心法　　D. 化学试剂处理法
E. 表面活性剂处理法

66. 与IgE有高度亲和力的细胞是
A. B细胞　　B. T细胞
C. 单核细胞　　D. 肥大细胞和嗜碱性粒细胞
E. 吞噬细胞

67. ELISA定性检测中，若临界值质控为阴性，应如何处理当天的检测结果
A. 阳性结果可以发出，找到失控原因后，对阴性样本重新进行检测
B. 先将结果发出，再查找原因
C. 报告发出，下次检测时更换质控品
D. 阴性结果可以发出，找到失控原因后，对阳性样本重新进行检测
E. 报告一律不发，找到失控原因后，对所有样本重新进行检测

68. 提呈抗原能力最强的细胞是
A. 巨噬细胞　　B. 朗格汉斯细胞
C. 树突状细胞　　D. T细胞
E. B细胞

69. 在细胞表面黏附分子的测定中，荧光免疫方法与酶免疫组织化学方法最大区别的是
A. 测定的基本原理　　B. 标志物的不同
C. 基本操作步骤　　D. 测定敏感性和特异性
E. 标本的处理

70. 巨噬细胞溶酶体酶的测定采用的方法是
A. 硝酸铅法　　B. 偶氮法
C. 溶菌酶测定　　D. 溶菌法
E. NBT还原法

71. 制备单克隆细胞最理想的方法是
A. 在1个孔里多个细胞融合再克隆
B. 在1个孔里多个细胞融合，筛选再克隆
C. 机体内免疫，筛选再克隆
D. 在1个孔1个瘤细胞和1个目的细胞融合，筛选再克隆

E. 在1个孔里1个瘤细胞加1个正常B细胞融合，再用目的抗原致敏，筛选克隆

72. T细胞杂交瘤，可提高融合率的是

A. 激活的T细胞中含有少量中性粒细胞

B. 激活的T细胞中含有少量B淋巴细胞

C. 激活的T细胞中含有少量单核细胞

D. 激活的T细胞中含有少量嗜酸性粒细胞

E. 激活的T细胞中含有少量嗜碱性粒细胞

73. 在细胞表面黏附分子测定中，酶免疫显色测定与酶免疫化学发光测定不同的是

A. 原理不同 B. 测定模式不同

C. 测定步骤不同 D. 酶作用的底物不同

E. 上述两者均不相同

74. 正常情况下，细胞因子在血液中的含量

A. 极低 B. 中等浓度

C. 较高 D. 有时高有时低

E. 很高

75. 测定细胞内细胞因子的方法是

A. ELISA B. ELISPOT

C. 免疫荧光法 D. Northern 印迹法

E. Southern 印迹法

76. γδ+T细胞的特点是

A. 占T细胞的大部分 B. 全部位于表皮及黏膜下

C. 执行特异性免疫功能 D. 可直接识别抗原分子

E. 以上都不正确

77. 下列哪项不是细胞因子的共同特点

A. 分子量大多为10~60kD B. 多数以双体形式存在

C. 具有多源性 D. 化学本质一般是多肽或糖蛋白

E. 具有高效性、多效性

78. 外周成熟的休止B细胞分为几个亚群

A. CD4 阴性细胞 B. CD4 阳性细胞

C. B1 细胞和 B2 细胞 D. CD8 阴性细胞

E. B0 细胞

79. 化学发光测定法检测中性粒细胞杀菌功能的原理是

A. 中性粒细胞在吞噬经调理的金黄色葡萄球菌过程中，出现呼吸爆发，产生大量活性

氧自由基，同时产生微弱的发光现象

B. 中性粒细胞在吞噬经调理的抗体物质过程中，出现呼吸爆发，产生大量活性氧自由基，同时产生微弱的发光现象

C. 中性粒细胞在吞噬经调理的补体物质过程中，出现呼吸爆发，产生大量活性氧自由基，同时产生微弱的发光现象

D. 巨噬细胞在吞噬经调理的金黄色葡萄球菌过程中，出现呼吸爆发，产生大量活性氧自由基，同时产生微弱的发光现象

E. 巨噬细胞在吞噬经调理的补体物质过程中，出现呼吸爆发，产生大量活性氧自由基，同时产生微弱的发光现象

80. 下列哪项是细胞表面黏附分子的测定方法

A. ELISA　B. RIA

C. 流式细胞仪　D. PCR

E. RT-PCR

81. 黏附去除法去除 PBMC 中单核细胞和粒细胞后，淋巴细胞的纯度与活性能分别达到

A. 85%，95%　B. 95%，85%

C. 90%，90%　D. 95%，大于95%

E. 100%，100%

82. 体内试验法测定中性粒细胞趋化运动，下列说法错误的是

A. 健康人白细胞在皮肤窗处 2~3 小时开始聚集

B. 在皮肤窗处 6 小时细胞数可达 1000 以上

C. 初期以中性粒细胞为主，以后单核细胞逐渐增多

D. 初期以单核细胞为主，以后中性粒细胞逐渐增多

E. 中性粒细胞的定向运动表现为趋化运动

83. 细胞病变抑制法适用于下列哪类细胞因子的检测

A. 促进细胞增殖的细胞因子　B. TNF

C. IFN　D. 具有趋化活性的细胞因子

E. 各种细胞因子

84. 在 T 细胞的活化中，最重要的协同刺激信号是通过下列哪一组黏附分子的相互作用所提供

A. CD28/CD80 或 CD86　B. CD8/MHC Ⅰ类分子

C. CD4/MHC Ⅱ类分子　D. CD2/CD58

E. LFA-1/ICAM-1

85. 血液循环中的淋巴细胞进入淋巴组织和器官的途径是

A. 通过胸导管　B. 通过上腔静脉

C. 通过毛细血管的后微静脉　　D. 通过毛细血管的后微动脉
E. 以上都不正确

86. 有关 NK 细胞杀瘤的叙述，以下错误的是
A. 释放穿孔素和颗粒酶引起肿瘤细胞坏死或凋亡
B. 无须预先活化，即可直接杀瘤
C. 可依赖抗体通过 ADCC 方式杀瘤
D. 通过 Fas/FasL 途径诱导肿瘤细胞凋亡
E. 受 MHC 限制性

87. 微量淋巴细胞毒试验又称为
A. 沉淀反应　　B. 凝集反应
C. 补体结合试验　　D. 标志的抗原抗体反应
E. 补体依赖的微量细胞毒试验

88. HLA 细胞学分型方法属于
A. 细胞毒性试验　　B. 细胞增殖试验
C. 细胞凋亡试验　　D. 细胞形态观察
E. 细胞溶解试验

89. CD8 分子主要表达在哪种细胞上
A. Tc 细胞　　B. B 细胞
C. Th 细胞　　D. 单核细胞
E. 巨噬细胞（MΦ）

90. 目前细胞因子最常用的免疫学测定方法是
A. ELISA　　B. 流式细胞分析法
C. 酶联免疫斑点试验（ELISAPOT）　　D. RIA 法
E. 免疫印迹法

91. 已知有关细胞的黏附能力中，最大的是
A. 巨噬细胞或单核细胞　　B. 树突细胞
C. B 细胞　　D. T 细胞
E. 红细胞

92. 细胞黏附因子 mRNA 测定的最关键点是
A. 应戴手套
B. 扩增检测方法
C. 加样器要专用
D. 在标本的收集、处理和核酸提取纯化时，要注意防止 RNA 的降解
E. 测定标本的选择

93. Cadherin 家族的主要作用是
A. 介导细胞与 ECM 的黏附
B. 介导炎症细胞渗出过程
C. 介导免疫细胞的相互识别
D. 介导同型细胞间的黏附
E. 介导血小板的黏附与聚集

94. 下列哪一组细胞表达 CD64 分子
A. 肥大细胞、嗜碱性粒细胞
B. 粒细胞、B 细胞、血小板
C. T 细胞、B 细胞
D. NK 细胞、MΦ、肥大细胞
E. 单核细胞、MΦ、树突状细胞（DC）

95. 淋巴细胞功能体内试验的方法主要是
A. 淋巴细胞转化试验
B. 淋巴细胞计数
C. 对异物排斥反应的能力
D. 迟发型超敏反应
E. 血清中 Ig 浓度的检测

96. 关于酶联免疫斑点试验检测 B 细胞功能的优点，下列哪项不是
A. 可检测抗体分泌细胞
B. 可检测抗体的分泌量
C. 稳定、特异、抗原用量少
D. 可同时进行 B 细胞计数
E. 可同时检测不同抗原诱导的不同抗体的分泌

97. 主要介导血小板黏附的整合素分子是
A. gpⅡb/Ⅲa
B. VLA-1
C. VLA-3
D. Mac-1
E. LFA-1

98. 下述哪种细胞不属于吞噬细胞
A. T 细胞
B. 库普弗细胞
C. 尘细胞
D. 单核细胞
E. 中性粒细胞

99. 能介导白细胞间相互作用的细胞因子称为
A. CSF
B. IL
C. TNF
D. 单核因子
E. IFN

100. E 花环分离法分离淋巴细胞时，能形成 E 花环的细胞是
A. 单核细胞和淋巴细胞
B. T 细胞
C. 单个核细胞
D. B 细胞
E. 白细胞

101. 通常免疫学实验最常用的细胞群是
A. 单核细胞
B. 淋巴细胞

C. 单核细胞和淋巴细胞　　D. 中性粒细胞以外的细胞
E. 吞噬细胞

102. IFN-γ 主要由哪一种细胞产生
A. LAK 细胞　　B. 单核细胞
C. 淋巴细胞　　D. 成纤维细胞
E. NK 细胞

103. 既作用于 T 细胞又作用 B 细胞的非特异性刺激物是
A. PHA　　B. PWM
C. LPS　　D. ConA
E. EBV

104. 硝基四氮唑蓝还原试验主要用于检测
A. 中性粒细胞趋化能力　　B. 中性粒细胞胞内杀菌能力
C. 中性粒细胞产生胞外酶的能力　　D. 巨噬细胞吞噬能力
E. 巨噬细胞趋化能力

105. 细胞因子测定的临床应用中不能用于
A. 特定疾病的辅助指标　　B. 评估机体的免疫状态
C. 临床疾病的治疗　　D. 临床疾病的预防
E. 特定疾病的确诊

106. 淋巴细胞功能测定可分为
A. 空斑形成试验　　B. 血液检测
C. 动物试验和人体试验　　D. 体内实验和体外实验
E. 增殖反应和细胞毒试验

107. 溶血空斑试验主要是用来检测何种细胞的功能
A. NK 细胞　　B. B 细胞
C. 单核细胞　　D. 吞噬细胞
E. T 细胞

108. T 细胞介导的细胞毒试验可用于
A. 淋巴细胞转化实验　　B. IgG 测定
C. SmIg 测定　　D. T 细胞亚群测定
E. 检测 Tc 细胞的效应功能

109. 检测 T 细胞免疫功能的经典试验是
A. 噬菌体裂解实验　　B. 细胞毒试验
C. 空斑形成试验　　D. T 淋巴细胞转化试验
E. 溶血试验

110. 介导 NK 细胞发挥 ADCC 的分子是

A. CD16
B. CD23
C. CD32
D. CD64
E. CD89

二 A2 型题

患者，男性，38 岁。患慢性乙肝，外周血单个核细胞用 LPS 刺激后分泌能力明显低于正常人的是

A. IL–1 和 IL–2
B. Il–4
C. IL–5
D. IL–6
E. IFN–α

三 A3/A4 型题

（1~3 题共用题干）

在特定的疾病情况下，某种细胞因子测定可作为疾病诊断和鉴别诊断的辅助指标。

1. 结核患者外周血单个核细胞经分枝杆菌抗原刺激后，细胞分泌明显增加的细胞因子是

A. IL–1
B. IFN–7
C. IL–2
D. IL–4
E. IL–10

2. 下列哪种疾病的外周血单个核细胞用 LPS 刺激后其 IL–1 和 IL–2 分泌能力明显低于正常人

A. 慢性乙肝
B. 酒精性肝硬化
C. 原发性胆汁性肝硬化
D. 脂肪肝
E. 血吸虫性肝硬化

3. 器官移植后，发生慢性排斥反应的患者体内哪种细胞因子水平会明显升高

A. IL–2
B. IL–4
C. IL–5
D. IL–6
E. IFN–α

四 B 型题

（1~3 题共用备选答案）

A. H^3–TdR 掺入法
B. E 花环沉淀法
C. 酶释法
D. Boyden 小室法

E. 溶血空斑试验

1. 用于 T 细胞功能检测的是
2. 用于 B 细胞功能检测的是
3. 用于 NK 细胞功能检测的是

(4~6 题共用备选答案)

A. 血清免疫球蛋白的测定
B. 溶血空斑试验
C. PHA 淋巴细胞转化试验
D. 膜表面免疫球蛋白测定
E. E 花环试验

4. T 淋巴细胞计数试验是
5. B 淋巴细胞计数和功能检测试验是
6. 评价患者 T 淋巴细胞功能的试验是

(7~9 题共用备选答案)

A. 简便快速
B. 操作烦琐
C. 测定基因
D. 测定突变
E. 测定敏感性

7. 分子生物学检测法
8. 免疫学检测法
9. 生物学检测法

(10~12 题共用备选答案)

A. 生物学检测法
B. 免疫学检测法
C. 分析生物学检测法
D. 内测定法
E. 对比较法

10. 测定量
11. 测定活性
12. 测定产生

(13~17 题共用备选答案)

A. TNF
B. Epo
C. IFN
D. CSF
E. IL

13. 抗病毒作用

14. 可使细胞生长成集落
15. 能促进红细胞生长
16. 具有抗肿瘤作用
17. 介导白细胞的作用

（18~21 题共用备选答案）

A. 钙黏素
B. 免疫球蛋白超家族
C. 整合素家族
D. 选择素家族
E. 黏蛋白样家族

18. 使细胞得以附着而形成整体的是
19. 具有与 IgV 区或 C 区相似的折叠结构的是
20. 有 L、P 和 E 3 个成员的是
21. 有 E、N 和 P 3 个成员的是

（22~25 题共用备选答案）

A. 酶免疫组化法
B. ELISA
C. PCR-SSCP
D. 时间分辨荧光法
E. 酶免疫法

22. 测定可溶性细胞黏附分子常用的方法是
23. 测定黏附分子基因表达的是
24. 测定细胞表面黏附分子常用的方法是
25. 用螯合物标记特异性抗黏附分子抗体的是

五 X 型题

1. 细胞黏附分子基因的多态性测定方法有

A. PCR-SSCP
B. PCR-RFLP
C. 实时荧光 PCR 方法
D. PCR-直接测序法
E. 时间分辨荧光免疫测定法

2. 细胞膜表面黏附分子的测定方法有

A. ELISA
B. 酶免疫组织化学染色方法
C. 流式细胞仪测定方法
D. 荧光免疫方法
E. 时间分辨荧光免疫测定方法

3. 属于 IgSF 的黏附分子是

A. LFA-1
B. CD2

C. CD28　　D. MHC Ⅰ/Ⅱ类分子

E. CD4/CD8

4. 化学发光测定法检测中性粒细胞，可获得的信息是

A. 中性粒细胞吞噬功能　　B. 中性粒细胞代谢活性

C. 待检血清的调理功能　　D. 杀菌功能

E. 细胞数目

5. 具有抗病毒作用的细胞因子包括

A. IL-4　　B. IL-12

C. IL-15　　D. IFN

E. CSF

6. 关于 NBT 试验下列说法不正确的是

A. 用于检测巨噬细胞的胞内杀菌能力

B. 细胞杀细菌过程中耗氧量逐渐减少

C. 细胞内磷酸己糖旁路代谢活力不变

D. 淡黄色的 NBT 还原成点状的颗粒，并沉积于胞质内

E. 正常人外周血中中性粒细胞 NBT 阳性率平均约为 10%

7. 目前细胞因子的测定方法主要包括

A. 分子生物学测定方法　　B. 免疫测定方法

C. 生物学测定方法　　D. 显微镜检查法

E. 电泳

8. PCR-SSCP 用于黏附分子基因的多态性测定，其优缺点有

A. 适用于大样本及未知的基因多态性检测

B. 操作难以标准化

C. 快速、灵敏

D. 测定点突变，不易出现假阳性

E. 操作简便

9. B 细胞表达的 CD 分子包括

A. CD19　　B. CD21

C. CD40　　D. CD80/CD86

E. CD79a/CD79b

10. 在淋巴细胞转化实验中，属于特异性刺激物的是

A. 肿瘤抗原　　B. PPD

C. 葡萄球菌毒素 A、B、E　　D. ConA

E. 同种异体细胞

11. 吞噬细胞包括
A. 大单核细胞
B. 血液中的嗜酸性粒细胞
C. 单核细胞进入组织后发育成的巨噬细胞
D. 中性粒细胞
E. 浆细胞
12. 巨噬细胞富含的溶酶体酶有
A. 酸性磷酸酶
B. 溶菌酶
C. 非特异性酯酶
D. 谷氨酸脱氢酶
E. O-
13. 细胞因子的生物学活性表现为
A. 多效性
B. 重叠性
C. 特异性
D. 拮抗效应
E. 协同效应
14. 免疫分子包括
A. 细胞黏附分子
B. 凝血因子
C. 细胞因子
D. 免疫球蛋白
E. CD 分子
15. 巨噬细胞趋化功能减弱见于
A. 懒惰白细胞综合征
B. Chediak-Higashi 综合征
C. 反复细菌性感染
D. Job 综合征
E. 6-磷酸葡萄糖脱氢酶高度缺陷
16. 下列哪些是黏附分子在炎症发生中的作用
A. 帮助白细胞在血管壁上的附壁滚动和激活
B. 使白细胞与血管壁紧密黏附
C. 使白细胞沿血管壁移行
D. 使血小板在血管壁上的附壁滚动和激活
E. 使血小板沿血管壁移行
17. 黏附分子参与下列哪些生理和病理过程
A. 炎症发生
B. 创伤愈合
C. 细胞的识别、信号转导与活化
D. 肿瘤转移
E. 细胞的增殖与分化
18. 细胞免疫功能的测定包括以下哪些
A. B 淋巴细胞数量测定
B. T 淋巴细胞功能测定

C. Tc 细胞的效应功能测定
D. 细胞因子的测定
E. T 淋巴细胞数量测定

19. 目前细胞因子的免疫学测定方法主要包括
A. ELISA
B. 流式细胞分析法
C. 酶联免疫斑点试验（ELISAPOT）
D. RIA 法
E. 免疫印迹法

20. 中性粒细胞趋化能力下降可见于
A. 糖尿病
B. Lasy 白细胞综合征
C. 烧伤
D. Chediak-Higashi 综合征
E. 正常新生儿

21. 目前研究黏附分子在探讨疾病发生发展机制中的意义有
A. 肿瘤发生
B. 感染
C. 肿瘤转移
D. 免疫应答
E. 同种器官移植排斥

22. 人巨噬细胞在实验室研究的获取方式包括
A. 腹腔渗出液
B. 斑蝥敷贴形成的皮疱液
C. 肺泡灌洗液
D. 患者腹膜透析液
E. 外周血

23. T 细胞与 B 细胞分离的主要方法有
A. E 花环沉降法
B. 尼龙毛柱分离法
C. 聚酰胺纤维柱分离法
D. Percoll 分层液法
E. 苯丙氨酸甲酯去除法

24. 人巨噬细胞的吞噬功能检测，下列说法正确的是
A. 用人巨噬细胞和绵羊的红细胞混合后孵育
B. 用人巨噬细胞和鸡的红细胞混合后孵育
C. 巨噬细胞吞噬 CRBC 百分率和吞噬指数判断其吞噬功能
D. 吞噬指数 = 吞噬 CRBC 的巨噬细胞数/200
E. 观察 CRBC 消化程度来反映巨噬细胞的消化功能

25. 淋巴细胞分离液的基本要求包括
A. 对细胞无毒
B. 基本等渗
C. 不溶于血浆等分离物质
D. 有合适比重
E. 一定是高渗液体

26. NK 细胞活性的实验检测方法有
A. 形态学法
B. 酶释法

C. 放射性核素法

D. 荧光分析法

E. 流式细胞术

27. NK 杀伤瘤细胞的机制包括

A. ADCC

B. 释放穿孔素

C. CDC

D. 诱导肿瘤细胞凋亡

E. 释放 IL-1、IL-2、IFN-γ

28. 关于 NK 细胞及其表面标志的检测，说法正确的是

A. NK 细胞表面少有受体

B. NK 细胞参与免疫应答，特别是肿瘤免疫应答

C. 过去主要检测 NK 细胞的活性来了解 NK 细胞的功能

D. NK 细胞表面存在 CD2、CD16 等多种抗原，是 NK 细胞特有

E. 目前临床上常采用流式细胞技术来计数分析 NK 细胞

29. 细胞因子受体家族包括

A. Ⅰ型细胞因子受体家族

B. Ⅱ细胞因子受体家族

C. Ⅲ细胞因子受体家族

D. 免疫球蛋白基因超家族

E. 趋化性细胞因子受体家族

30. 细胞因子生物学检测的方法学评价是

A. 特异性差

B. 易受干扰

C. 操作烦琐

D. 测定生物活性

E. 半定量

参考答案与解析

一、A1 型题

1. C【解析】成熟 B 细胞膜表面的 Ig 主要为 IgM 和 IgD。

2. A【解析】溶血单位即能完全溶解红细胞的溶血素的最高稀释度。

3. C【解析】ADCC 即抗体依赖的细胞素作用，通过抗体介导 NK 细胞等对靶细胞的杀伤。

4. B【解析】将绵羊红细胞做抗原注射家兔体内，经一定潜伏期家兔血清中即出现特异性抗体，此种抗体称溶血素，它可以与绵羊红细胞结合，此时若加入补体，即可激活补体的经典途径，呈现溶血现象。

5. E【解析】免疫细胞包括淋巴细胞系、单核吞噬细胞系及参与免疫应答的其他细胞，如中性粒细胞、嗜酸性粒细胞、嗜碱性粒细胞、肥大细胞等。

6. B【解析】NK 细胞功能：①抗感染：与吞噬细胞相互作用，直接/活化后加强杀伤病毒感染和胞内寄生菌感染的靶细胞，在感染早期（4 天内），甚至在病毒复制前就能起重要作用。②抗肿瘤：直接杀伤、ADCC。③免疫调节：上调释放 IFN-γ、TNF-β、GM-CSF；下调抑制骨髓干细胞（HSC），抑制活化 B 细胞的增殖分化。

7. D【解析】非变态反应性疾病，如 IgE 骨髓瘤、寄生虫感染等，IgE 水平升高。

8. C【解析】CD34 是造血前体细胞最早表达的标志。

9. D【解析】抗体分子上的抗原结合部位在 VH 与 VL 区。重链和轻链的 N 端的氨基酸排列顺序因各种抗体而异，称为可变区，分别用 VH 和 VL 表示。两者构成抗体的抗原结合部位，只与相应的抗原决定簇匹配，发生特异性结合，是抗体专一性结合抗原的结构基础

10. A【解析】人巨噬细胞的常用检测方法包括：炭粒廓清试验、吞噬功能的检测、巨噬细胞溶酶体酶的测定、巨噬细胞促凝血活性测定。

11. B【解析】巨噬细胞是机体特异性肿瘤免疫的重要效应细胞，其吞噬功能低下主要见于原发和继发的吞噬细胞功能缺陷、胃癌、肠癌等患者，肿瘤病灶中浸润的吞噬细胞与肿瘤的扩散及转移成负相关。肿瘤患者巨噬细胞的吞噬率和吞噬指数明显下降，因此这两个指标有助于判断机体抗肿瘤的能力。

12. A【解析】超速离心法用于分离亚细胞成分和蛋白质，是进一步纯化的第一次过筛。

13. D【解析】CD3 是人类 T 细胞特有的表面标志，所以用 CD3mAb 包被磁珠颗粒，置于强磁场中，最先洗脱的应为游离的 B 细胞。

14. C【解析】刺激 B 细胞产生 IgA 的细胞因子是 TGF-β。

15. B【解析】吞噬率是指在一定的条件下，巨噬细胞实施噬菌作用后，吞噬鸡红细胞（或其他标准颗粒）的巨噬细胞数与总巨噬细胞数的比值，再乘以 100% 计算出来的百分率。常用于评价体内外巨噬细胞的噬菌功能。因此，吞噬率的计算公式应该是：吞噬鸡红细胞的巨噬细胞数/200 ×100% 。其中，200 表示参加试验的巨噬细胞总数，是一个固定的常数。

16. E【解析】用于鉴定检测或计数 T 细胞最理想的诊断试剂是 T 细胞标志性抗原的单克隆抗体。

17. C【解析】Ficoll 淋巴细胞分离液的密度为 1. 077 ±0. 001。

18. C【解析】单核细胞具有吸附于固相表面的特性，将 PBMC 悬液注入装有玻璃纤维的层析柱中，孵育一定时间后，单核细胞吸附于层析柱内表面，淋巴细胞吸附可洗脱下来。

19. D【解析】正常人外周血中 T 细胞在体外能直接和绵羊红细胞（SRBC）结合形成玫瑰花样细胞团。这是因为人的 T 细胞膜上具有能和 SRBC 膜上的糖蛋白相结合的受体，即 CD3，又称为 E 受体。已证实 E 受体是人 T 细胞所特有的表面标志，因此本试验可作为人外周血 T 细胞的鉴定和计数，同时作为人细胞免疫功能状态的一个检测指标，也是分离 T 细胞的常用方法之一。

20. A【解析】只作用于 T 细胞的非特异性刺激物为植物血凝素（PHA）。

21. D【解析】黏附因子有可溶性和膜结合性两种形式，均与机体的免疫状态和疾病的发生有关，在炎症、肿瘤转移和器官移植排斥反应中发挥着重要作用，参与机体免疫应答、炎症发生、凝血、创伤愈合和肿瘤转移等一系列重要的病理生理过程的分子基础，还引导淋巴细胞归巢。

22. B【解析】免疫学检测法以抗原抗体反应为基础，所以其特异性最高，也最简单，重复性好。

23. A【解析】根据T细胞的免疫效应功能和表面CD分子表达将T细胞进行分组，因此，T细胞功能的判定主要根据为A选项。

24. E【解析】不同的细胞黏附因子有其不同的表达部位，可以为局部组织、上皮细胞、血管内皮细胞、活组织切片、淋巴细胞，细胞黏附分子引起广泛参与机体的免疫应答调节、炎症发生、自身免疫性疾病的免疫炎性损伤和引导淋巴细胞归巢等一系列生理病理过程。

25. D【解析】选项A，转化的淋巴细胞在激活状态下，会经历细胞体积增大的过程。选项B，由于转化的淋巴细胞在进行蛋白质合成和分泌时，需要大量利用内质网等细胞器，所以浆内结构也会发生变化，形成空泡。选项C，淋巴细胞在免疫应答过程中，除了产生功能性细胞外，还需要大量扩增细胞群，因此会进行有丝分裂。选项E，转化的淋巴细胞核内的基因表达活跃，因此会出现核增大、核仁明显等形态学变化。选项D“胞质极少，天青色”不是转化的淋巴细胞的特点。

26. A【解析】Ficoll-Hypaque分离法是一种单次差速密度梯度离心的分离法；Percoll分离法为连续密度梯度离心分离法。

27. A【解析】Northern印迹法又称RNA印迹法，是将存在于凝胶中的RNA分子转移（印迹）于固化介质（如硝基纤维素膜）上并加以检测分析的技术。

28. C【解析】见表32-1。

表32-1　B1细胞与B2细胞的异同

特点	B1（$CD19^+$、$CD5^+$）	B2（$CD19^+$、$CD5^-$）
发生	早	晚
分布（成年）	腹腔、胸腔	周围免疫器官
针对抗原	多糖抗原	主要为蛋白质抗原
抗体产生	细菌抗原及自身抗原	广谱抗原
抗体种类	IgM≥IgG	IgG≥IgM
更新情况	自我更新	不断更新（骨髓）

29. C【解析】促红细胞生成素（EPO）具有刺激红细胞前体细胞增殖分化为成熟红细

胞的作用。

30. B【解析】因为 CD3 是人 T 细胞所特有的表面标志，所以 CD3mAb 包被塑料平皿或细胞培养板，则吸附表面有 CD3 标志的成熟 T 细胞。

31. B【解析】淋巴细胞功能相关抗原（LFA-1）即 CDⅡa/CD18 是白细胞上的黏附受体，为整合素 β2 亚家族中的一类糖蛋白。

32. B【解析】微量细胞毒试验简便易行、准确性高；依赖补体介导的细胞毒作用；目的细胞伊红染色着染红色，非目的细胞伊红染色不着色。

33. B【解析】免疫球蛋白超家族（Ig-SF）除免疫球蛋白外，还包括 T 细胞受体、B 细胞受体、MHC 及细胞黏附分子（Ig-CAM）等。

34. A【解析】测定人 NK 细胞活性的靶细胞多用 K562 细胞株，而测定鼠 NK 细胞活性的多以 YAC-1 细胞株作为靶细胞。

35. E【解析】Percoll 液是一种连续密度梯度离心分离法，经高速离心后形成连续的密度梯度，不同密度的细胞将悬浮于各自不同的密度区带，从而将密度不等的细胞分离纯化。

36. A【解析】某些自身免疫性疾病、寄生虫感染和深静脉栓塞等疾病患者，可溶性 VCAM-1 均有升高，可作为这些疾病诊断的辅助指标。

37. A【解析】磁铁吸引法：①利用单核细胞具有吞噬的特性，在单个核细胞悬液中加直径为 3μm 的羰基铁颗粒，置 37℃温箱内短时旋转摇动，待单核细胞充分吞噬羰基铁颗粒后，用磁铁将细胞吸至管底，上层液中含较纯的淋巴细胞。②淋巴细胞亚群的分离原则：根据相应细胞的特性和不同的标志加以选择纯化，根据细胞的特性和标志选择纯化所需细胞的方法是阳性选择法，而选择性去除不要的细胞，仅留下所需的细胞为阴性选择，常用的方法包括 E 花环沉降法、尼龙毛柱分离法、亲和板结合分离法、磁性微球分离法及荧光激活细胞分离仪分离法。

38. B【解析】B 细胞表面较特异的 CD 分子有 CD19、CD20、CD21、CD22 和 CD23，其中有些属全体 B 细胞共有的标志，而有些仅是活化 B 细胞特有。

39. B【解析】激活的巨噬细胞可产生一种与膜结合的凝血性活性因子，加速正常血浆的凝固。

40. E【解析】Percoll 法分离外周血单个核细胞，自上至下依次为死细胞残片和血小板层、富含单核细胞组分层、富含淋巴细胞的组分层、粒细胞和红细胞组分层。

41. E【解析】参考 A1 型题第 38 题解析。

42. C【解析】中性粒细胞的定向运动表现为趋化运动，测定方法有多种，其原理相同，方法大同小异，常用以下两法：Boyden 小室法，又称滤膜小室法；琼脂糖凝胶平板法。

43. A【解析】硝基四氮唑蓝（NBT）还原试验用以检测中性粒细胞的胞内杀菌能力。由于细胞在杀菌过程中耗能剧增，其耗氧量亦随之相应增加，细胞内磷酸己糖旁路代谢活力增强，葡萄糖 6-磷酸酶氧化脱氢。此时加入 NBT 可接受所脱的氢，使原呈淡黄色的 NBT 还原成点状或块状甲臜颗粒，并沉积于胞质内。

44. D【解析】APAAP法用兔抗鼠IgG搭桥作用，其中一个Fab段连接McAb，另一个Fab段连接APAAP复合物，即底物 + APAAP + 兔抗鼠IgG + 抗T细胞单克隆抗体 + T细胞抗原。

45. E【解析】IL-1ra是迄今所发现唯一的、天然的特异性细胞因子抑制物。

46. E【解析】ELISA法适用于各种细胞因子的检测，但不能用于分子量小于5kD的半抗原性质的细胞因子测定。

47. E【解析】IL-4加GM-CSF刺激朗格汉斯细胞分化为树突状细胞。

48. B【解析】靶细胞杀伤法常用于TNF等的测定。

49. C【解析】分离淋巴细胞亚群，应根据相应细胞的特性和不同的标志加以选择性纯化。根据细胞的特性和标志选择纯化所需细胞的方法是阳性选择法；而选择性去除不要的细胞，仅留下所需的细胞为阴性选择。常用的方法包括：①E花环沉降法；②亲和板结合分离法；③尼龙毛柱分离法；④磁性微球分离法及荧光激活细胞分离仪分离法。

50. C【解析】单核细胞具有吞噬的特性，在PBMC悬液中加入3μm的羟基铁粉颗粒，单核细胞则会吞噬颗粒，会被磁铁吸于管底。

51. D【解析】见表32-2。

表32-2 细胞因子测定方法及优缺点

方法	优点	缺点
生物学测定法	检测灵敏度高，细胞因子浓度在 10^{-15}~10^{-10} mol/L即可发挥生物效应	特异性差、烦琐、影响因素多、重复性差
免疫学测定法	特异性高、简便、重复性好	含量与活性不一定相关，室间可见性差
分子生物学测定法	可揭示细胞各阶段细胞因子的特定改变及表达	不能提示浓度及活性的资料

52. D【解析】参见A1型题第43题解析。

53. C【解析】膜攻击阶段：在C5转化酶的作用下，C5被裂解成C5a和C5b。继而作用于后续的其他补体成分，形成C5b6789攻膜复合体（MAC），最终导致细胞膜受损，细胞裂解。

54. B【解析】TNF-α主要由单核-巨噬细胞分泌；TNF-β主要由活化的T淋巴细胞分泌。

55. A【解析】VCAM-1的测定可作为血管内皮损伤及疾病严重程度的诊断指标。

56. C【解析】细胞的细胞表面黏附分子最常用的测定方法是酶免疫显色测定方法。

57. D【解析】E花环分离法分离淋巴细胞时，悬浮在分层液界面的细胞群富含的细胞是B细胞。

58. B【解析】鉴定T细胞和亚群的酶免疫组化法中ABC法的原理是B选项。

59. A【解析】细胞因子是由免疫细胞分泌的一大类具有生物活性的小分子蛋白质的总称，介导多种免疫细胞间相互作用。细胞因子大都为低分子量的蛋白或糖蛋白，细胞因子可以旁分泌、自分泌或内分泌的方式发挥作用；一种细胞可产生多种细胞因子，不同类型的细胞可产生一种或几种相同的细胞因子，通过作用靶细胞的特异性受体而表现其生物活性，其生物活性常表现为多效性、重叠性、拮抗效应和协同效应。

60. C【解析】T细胞分化抗原主要检测CD3、CD4、CD8。

61. B【解析】IL-7刺激未成熟细胞前体细胞的生长与分化。

62. A【解析】B细胞特有的表面标志是SmIg。

63. D【解析】大部分补体由肝细胞合成；在炎症病灶中，巨噬细胞是补体的主要来源。

64. D【解析】流式细胞仪具有快速、准确和定量的特性，还可保证检测的灵敏度和特异性，操作先进。

65. C【解析】Ficoll-Hypaque分离法主要用于分离外周血中的单个核细胞，是一种单次差速密度梯度离心的分离法。

66. D【解析】IgE为单体结构，其Fc段能与肥大细胞和嗜碱性细胞表面的受体结合，介导Ⅰ型超敏反应的发生，又称亲细胞抗体。

67. A【解析】找到失控原因后，阴性样本需重新进行检测。

68. C【解析】树突状细胞（dendritic cells，DC）是迄今所知的以抗原提呈为唯一功能，且提呈能力最强大的抗原提呈细胞。

69. B【解析】分泌于细胞外的细胞因子或从细胞膜上脱落的黏附分子，多选用ELISA检测。存在于细胞上的黏附分子测定或细胞因子受体检测，首选荧光染色。两者最大的区别是标志物不同。

70. C【解析】巨噬细胞溶酶体的测定采用溶菌酶测定方法。

71. B【解析】制备单克隆细胞最理想方法是在1个孔里多个细胞融合，筛选再克隆。

72. C【解析】T细胞杂交瘤，激活的T细胞中含有少量单核细胞，可提高融合率。

73. D【解析】在细胞表面黏附分子测定中，酶免疫显色测定与酶化学发光测定不同的是酶作用的底物不同。

74. A【解析】正常情况下，细胞因子在血液及其他体液中的浓度很低，只有在炎症、肿瘤及免疫相关性疾病等特定病理状态下，其合成和分泌方可增加。

75. B【解析】酶联免疫斑点试验（ELISPOT）源自ELISA，又突破传统ELISA，是用于测定细胞内细胞因子的方法。

76. D【解析】γδ+T细胞：为T细胞受体由γ、δ链所组成的T细胞，属一类固有免疫细胞，其识别抗原无MHC限制性，可识别CD、提呈的抗原、热激蛋白、细菌裂解产物中的磷酸抗原等。

77. B【解析】众多的细胞因子有以下共同的作用特点：①多数细胞因子以单体形成存在，绝大多数细胞因子为质量小 525KDa 的糖蛋白，化学本质为蛋白质或多肽；②主要与调节机体的免疫应答、造血功能和炎症反应有关；③通常以旁分泌或自分泌形式作用；④高效能作用；⑤存在于细胞表面的相应高亲和性受体数量不多；⑥多细胞产生；⑦多重的调节作用；⑧重叠免疫调节作用。

78. C【解析】外周成熟的 B 细胞分为 B1 细胞和 B2 细胞两个亚群。

79. A【解析】检测杀菌功能可用化学发光法。中性粒细胞在吞噬经调理的金黄色葡萄球菌过程中，伴有化学发光产生。其氧代谢活性与细菌的吞噬密切相关，杀菌能力与发光强度相平行。Martin 和 Bhakdi 就是利用上述方法，在生理温度和中性环境下，通过化学发光仪检测中性粒细胞对金黄色葡萄球菌的调理、吞噬和杀伤作用。另外，Hamers 等用组合试验测定中性粒细胞对大肠埃希菌的吞噬、杀伤和降解。在该试验中他们用大肠埃希菌 ML35 突变株。如果中性粒细胞内大肠埃希菌被杀死，则可测出 β-半乳糖苷酶的活性。

80. C【解析】存在于细胞上的黏附分子的检测可借助流式细胞仪作定性和定量分析。

81. D【解析】黏附去除法去除 PBMC 中单核细胞和粒细胞后，大约 95% 的单个核细胞为淋巴细胞，活性大于 95% 。

82. D【解析】体内试验法（皮肤窗法）：染色观察中性粒细胞聚集的开始时间、程度和形态变化。健康人白细胞在皮肤窗处 2~3 小时开始聚集，细胞数达 50~100 个，6 小时可达 1000 个以上。初期以中性粒细胞为主，以后单核细胞逐渐增多。

83. C【解析】细胞病变抑制法用于检测干扰素的生物学活性。

84. A【解析】在抗原诱导的 T 细胞活化中，CD80/CD86 与 CD28 结合，为 T 细胞提供主要的协同刺激信号。

85. C【解析】弥散淋巴组织中有毛细血管后微静脉，是淋巴细胞由血液进入淋巴组织的重要通道。

86. E【解析】NK 细胞杀伤肿瘤细胞主要通过以下 4 个途径完成：①直接杀伤：NK 细胞直接通过胞吐作用释放穿孔素和颗粒酶等细胞毒性颗粒，穿孔素在靶细胞表面穿孔，使颗粒酶 b 进入靶细胞诱导靶细胞凋亡。②诱导细胞凋亡：活化 NK 细胞表达 Fas（CD95）配体和 TRAIL（TNF，肿瘤坏死因子相关诱导凋亡配体）分子，诱导 $CD95^+$ 靶细胞和 TRAIL 受体阳性的靶细胞通过内源酶的级联反应发生凋亡，使靶细胞进入程序性凋亡状态。③细胞因子介导杀伤：NK 细胞能合成和分泌多种细胞因子，如 IFN-γ、TNF-α、IL1、IL5、IL8、IL10 和 G-CSF 等，直接作用于靶细胞，或通过进一步激活其他种类免疫细胞攻击靶细胞。④抗体依赖性细胞介导的细胞毒性作用（ADCC）：NK 细胞低亲和力的 CD16 分子与靶细胞 IgG 抗体复合物结合后，活化蛋白酪氨酸激酶（PTK），使 PLCγ 的酪氨酸磷酸化，裂解膜磷脂酰肌醇为三磷酸肌醇（IP3）和二酰甘油，IP3 增加细胞内游离钙浓度，进而释放细胞毒性物质（如穿孔素和颗粒酶）。

87. E【解析】血清学分型借助的是微量淋巴细胞毒试验或称补体依赖的细胞毒试验（CDC），取已知 HLA 抗血清加入待测外周血淋巴细胞，作用后加入兔补体，充分作用后加入染料，着染的细胞为死亡细胞，依据特异性抗体介导的补体系统对靶细胞溶解的原理，待检淋巴细胞表面具有已知抗血清所针对的抗原。

88. B【解析】HLA 细胞学分型法是以混合淋巴细胞培养或称混合淋巴细胞反应为基本技术的 HLA 分型法。其属于细胞增殖试验。

89. A【解析】NK 细胞表达 CD56 分子，CD56 分子可作为 NK 细胞的标志性分子。B 细胞的抗原受体为 mIg，其作用是识别并结合抗原。mIg 为 B 淋巴细胞特有，可作为 B 细胞的标志分子。Tc 细胞表达 CD8 分子，称为 $CD8^+$T 细胞，CD8 可作为 Tc 细胞的标志性分子。

90. A【解析】目前细胞因子最常用的免疫学测定方法是 ELISA。ELISA 法具有特异、简便、易于推广和标准化等优点，可同时检测大量标本，且试验废弃物便于处理，成为细胞因子测定的首选方法。

91. A【解析】有关细胞的黏附能力：巨噬细胞或单核细胞 > 树突细胞 > B 细胞 > T 细胞 = 红细胞。

92. D【解析】细胞黏附因子 MRNA 测定最关键的点是防止 RNA 的降解。

93. D【解析】钙粘素（cadherin）是一类 Ca^{2+} 依赖的细胞黏附分子，主要介导同型细胞间的黏附，能够既作为受体、又作为配体按嗜同性方式相互结合。

94. E【解析】CD64 主要表达于单核细胞、巨噬细胞、树突状细胞表面，当机体受到感染时，在细菌细胞壁脂多糖、白细胞介素-12、P-干扰素、粒细胞集落刺激因子等刺激下，CD64 在中性粒细胞表面的表达可迅速升高。

95. D【解析】淋巴细胞功能测定的体内试验主要是进行迟发型超敏反应，借此了解淋巴细胞对抗原、半抗原和有丝分裂原刺激后的应答反应；其余选项均是淋巴细胞功能测定的体外实验。

96. D【解析】酶联免疫斑点试验用抗原包被固相载体，加入待检的抗体产生细胞，即可诱导抗体的分泌。分泌的抗体与包被抗原结合，在抗体分泌细胞周围形成抗原抗体复合物，使细胞吸附于载体上，加入酶标记的第二抗体与细胞上的抗体结合，通过底物显色反应的深浅，可测定出生成的抗体量，并可在镜下计数着色的斑点形成细胞。该方法既可检测抗体分泌细胞，又可检测抗体分泌量。其优点是稳定、特异、抗原用量少；可同时检测不同抗原诱导的不同抗体分泌，并可定量；可检测组织切片中分泌抗体的单个细胞。

97. A【解析】GPⅡb/Ⅲa 受体（αⅡbβ3）是血小板表面的粘附性糖蛋白，为整合素家族中的一种。

98. A【解析】吞噬细胞主要包括单核吞噬细胞和中性粒细胞两大类。单核吞噬细胞包括血液中的单核细胞和组织器官中的巨噬细胞。巨噬细胞分为定居的巨噬细胞和游走的巨噬细胞两大类，定居的巨噬细胞广泛分布于宿主全身，可因所处部位的不同而有不同的形成和名称，如在肝中称库普弗细胞；脑中称小胶质细胞；骨中称破骨细胞；淋巴结中称被膜下窦巨噬细胞和髓样巨噬细胞；胸腺中称胸腺巨噬细胞等。

99. B【解析】将介导白细胞间相互作用的一些细胞因子命名为白细胞介素（IL）。

100. B【解析】将形成 E-花环的细胞悬液，再用聚蔗糖-泛影葡胺分层液同法分离，吸取界面云雾状的细胞层，即为富含非 T 淋巴细胞群（富含 B 细胞）。

101. C【解析】PBMC（外周血单个核细胞）：主要指淋巴细胞和单核细胞，是免疫学实验中最常用的细胞群，也是进行 T 细胞和 B 细胞分离纯化的重要环节。

102. E【解析】IFN-γ 主要由活化的 Th 细胞和 NK 细胞产生。其生物学功能主要是免疫调节，诱导多种抗原提呈细胞表达 MHC-I/II 分子，活化单核、巨噬细胞并增强起溶菌活性及分泌 IL-1、IL-6，IL-8，TNF-a 等。IFN-γ 还能活化中性粒细胞、NK 细胞，刺激血管内皮细胞和白细胞合成的黏附分子，促进 Th1 细胞发育和抑制 Th2 细胞活化与增殖，刺激 B 细胞产生的抗体类型向调理素方向转变。

103. B【解析】美洲商陆（PWM）可诱导 T 和 B 细胞转化，而细菌脂多糖（LPS）能引起 B 细胞转化。

104. B【解析】参见 A1 型题第 43 题解析。

105. E【解析】细胞因子的测定主要用于以下几方面：①特定疾病的辅助诊断；②机体免疫状态的评估；③临床疾病治疗效果的监测和指导用药；④疾病预防的应用。

106. D【解析】淋巴细胞功能测定可分为体内试验和体外实验。体内试验主要是进行迟发型超敏反应，借此间接了解淋巴细胞对抗原、半抗原或有丝分裂原的应答反应；体外试验主要包括淋巴细胞对抗原或有丝分裂原刺激后的增殖反应、细胞毒性试验及淋巴细胞分泌产物的测定。

107. B【解析】溶血空斑试验用于检测 B 细胞产生抗体的能力。将绵羊红细胞（SRBC）免疫的小鼠脾脏制成单个核细胞悬液，与 SRBC 在琼脂糖凝胶内混合后倾注于小平皿或玻片上，形成肉眼可见的溶血空斑，空斑数目即为抗体形成细胞数。

108. E【解析】T 细胞介导的细胞毒性是 Tc 细胞的特性，T 细胞介导的细胞毒试验是评价机体细胞免疫水平的一种常用指标，特别是测定肿瘤患者 Tc 杀伤肿瘤细胞的能力，常作为判断预后和观察疗效的指标之一。

109. D【解析】淋巴细胞转化实验是检测细胞免疫功能的经典试验。

110. A【解析】ADCC 是抗体依赖的细胞介导的细胞毒性作用，是指抗体的 Fab 段结合病毒感染的细胞或肿瘤细胞的抗原表位，其 Fc 段与杀伤细胞（NK 细胞、巨噬细胞等）表面的 FcR 结合，介导杀伤细胞直接杀伤靶细胞。能产生 ADCC 作用的细胞有 IgG 抗体、自然杀伤细胞（NK 细胞）等。

二、A2 型题

A【解析】慢性乙肝/丙肝，外周血单个核细胞经 LPS 刺激后，IL-1、IL-2 明显低于正常人。

三、A3/A4 型题

1. D【解析】结核患者外周血单个核细胞经分枝杆菌抗原刺激后，细胞分泌明显增加的因子是 IL-4。

2. A【解析】参见 A2 型题第 1 题解析。

3. D【解析】器官移植后，发生慢性排斥反应的患者体内 IL-6 升高。

四、B 型题

1. A【解析】T 细胞功能检测：①T 细胞增殖试验：形态学检查法、3H-TdR 掺入法，MTT 比色法。②T 细胞分泌功能测定。③T 细胞介导的细胞素试验：a. 形态学检查；b. 51Cr 释放法。④体内试验：a. 特异性抗原皮肤试验；b. PHA 皮肤试验。

2. E【解析】B 细胞功能检测：①B 细胞增殖试验；②溶血空斑试验；③酶联免疫斑点试验；④体内试验。

3. NK 细胞活性测定：①形态学法；②酶释放法；③放射性核素释放法；④化学发光法。

4. E【解析】E 花环试验用于 T 淋巴细胞计数，可体外检测人和动物细胞免疫功能，T 细胞表面具有能与绵羊红细胞（SRBC）表面糖肽结合的受体称为 E 受体（CD2），当 T 细胞与 SRBC 混合，SRBC 便黏附于 T 细胞表面，呈现花环状。根据花环形成的多少，可测知 T 细胞的数目。

5. B【解析】溶血空斑试验：将 SRBC 免疫的小鼠脾脏（或家兔淋巴结）制成单个细胞悬液，与 SRBC 在琼脂糖凝胶内混合后倾注于小平皿或玻片上，脾细胞中的抗体成细胞释放抗 SRBC 抗体；使其周围 SRBC 致敏，在补体参与下可将 SRBC 溶解，形成肉眼可见的溶血斑。每一个空斑中央含一个抗体形成细胞空斑数目即为抗体形成细胞数。空斑大小表示抗体形成细胞产生抗体的多少。

6. C【解析】淋巴细胞转化试验是 T 淋巴细胞在体外经植物血凝素（PHA）刺激，细胞代谢和形态相继发生变化，在 24~48 小时细胞内蛋白质和核酸合成增加，从而产生一系列增殖的变化，如细胞变大，细胞质扩大、出现空泡，核仁明显、染色质疏松，淋巴细胞转变成母细胞。淋巴细胞增殖反应既可通过形态学观察计数，也可用 3H-TdR 掺入法检测细胞内 DNA 合成量的增加，据此判断出淋巴细胞对有关刺激的反应性与功能状态

7. C【解析】分子生物学法只能检测细胞因子基因表达情况，不能直接提供有关因子的浓度及活性等资料，主要用于机制探讨。

8. A【解析】免疫学检测法比较简单、迅速、重复性好，但所测定的只代表相应细胞因子的量而不代表活性，同时敏感度也低于生物活性检测法（约低 10~100 倍）。

9. B【解析】生物学检测法比较敏感，又可直接测定生物学功能，是最可靠的方法，适用于各种实验目的，是科研部门最常用的技术，但需要长期培养依赖性细胞株，检测耗时长、步骤繁杂、影响因素多、不容易熟练掌握。

10. B【解析】免疫学检测法可直接测定样品中特定细胞因子的含量（用 ng/ml 表示），为大规模检测临床患者血清中细胞因子的含量提供了方便。

11. A【解析】生物学法检测敏感性高，测定生物学活性，反应体内活性。

12. C【解析】分析生物学法可揭示细胞增殖各阶段细胞因子的特定改变及表达。

13. C【解析】IFN-α 具有抗病毒作用，目前临床常用于 HBV 等病毒感染的治疗。

14. D【解析】CSF 为细胞生长集落刺激因子。

15. B【解析】人促红细胞生成素（EPO）属于糖蛋白类激素，能促进红细胞的产生与成熟。

16. E【解析】IL-21 促进 $CD8^+$ T 细胞和 NK 细胞的分化和成熟，诱导这些细胞分泌 IFN-γ、穿孔素和颗粒酶等多种活性物质，抑制肿瘤细胞的生长，增强抗肿瘤能力。

17. A【解析】TNF 具有介导白细胞作用。

18. E【解析】黏蛋白样家族使细胞得以附着而形成整体。

19. B【解析】免疫球蛋白超家族在参与细胞间相互识别、相互作用的黏附分子中，有许多分子具有与 IgV 区或 C 区相似的折叠结构，其氨基酸组成也有一定的同源性，属于免疫球蛋白超家族（IGSF）的成员。

20. D【解析】目前发现的选择素家族包括 3 个成员：L-选择素、P-选择素、E-选择素。

21. A【解析】钙黏蛋白中免疫学关系密切的主要有 E 钙黏蛋白、N 钙黏蛋白和 P 钙黏蛋白 3 种，E、N、P 分别表示上皮、神经和胎盘。

22. B【解析】可溶性黏附分子均为蛋白或多肽，具有较强的抗原性。只要获得针对某一因子的特异性抗体（包括多克隆抗体或单克隆抗体），均可采用免疫学技术定量检测相应的可溶性黏附分子。常用的方法包括 ELISA、RIA 及免疫印迹法。

23. C【解析】无论存在于细胞膜或分泌至细胞外的分子，均可应用基于基因的分子生物学检测法，诸如 RT-PCR、FISH 等。

24. A【解析】酶免疫组化法是测定细胞表面黏附分子的常用方法。

25. D【解析】时间分辨荧光法也称为时间分辨荧光免疫分析（TRFIA），是以具有独特荧光特性的镧系元素及其螯合剂作为示踪物，建立的一种新型的非放射性微量分析技术。

五、X 型题

1. ABCD【解析】细胞黏附分子基因的多态性测定方法有 PCR-SSCP 方法、PCR-RFLP 方法、实时荧光 PCR 方法、PCR-直接测序法等。

2. BCDE【解析】细胞膜表面黏附分子的测定方法有酶免疫组织化学染色方法、流式细胞仪测定方法、荧光免疫方法、时间分辨荧光免疫测定方法。

3. BCDE【解析】LFA-1 不属于 IgSF 的黏附分子。

4. ABCD【解析】化学发光测定法检测中性粒细胞不可以获得细胞数目。

5. BCD【解析】具有抗病毒作用的细胞因子有 IL-12、IL-15、IFN 等。

6. ABC【解析】NBT 还原试验用于中性粒细胞的吞噬和杀菌功能测定。中性粒细胞在吞噬杀菌过程中，能量消耗剧增，耗氧量也随之增加，磷酸己糖旁路的代谢活性增强，如加入 NBT 使原来淡黄色的 NBT 还原点状的颗粒，沉积于中性粒细胞胞质中，称为 NBT 阳性细胞，参考值 7%~15%，平均 10%。

7. ABC【解析】目前，检测细胞因子和细胞黏附分子的方法主要有生物学测定方法、免疫测定方法和分子生物学测定方法。

8. ABCDE【解析】PCR-SSCP 方法具有操作简便、快速、灵敏，以及适用于大样本及未知的基因多态性检测的优点。其缺点是测定点突变时，不能排除假阳性；测定特异性必须有 DNA 测序来证实；PCR-SSCP 的测定难以标准化。

9. ABCDE【解析】B 细胞表面标志主要分为两类：①表面受体：膜表面 Ig（SmIg），IgG Fc 受体（FcrR），补体受体（CR）如 CRI（CD35）和 CRⅡ（CD21），有丝分裂原受体如 LPS-R、SPA-R、PWM-R，白细胞介素受体（IL-R）等。②表面抗原：MHC 抗原，CD19、CD20 抗原（B 细胞特有标志），CD21 分子，CD40 分子，CD80 分子（B7）等

10. ABCE【解析】非抗原性刺激物：植物血凝素（PHA）刺激 T 细胞；刀豆素 A（Con-A）刺激 T 细胞；美洲商陆（PMM）刺激 T、B 细胞；脂多糖刺激 B 细胞。抗原性刺激物：如结核菌素、葡萄球菌毒素、破伤风毒素、链激酶、肿瘤抗原、同种异型抗原等。

11. ACD【解析】单核细胞渗出血管，进入组织和器官后，可进一步分化发育成巨噬细胞，成为机体内吞噬能力最强的细胞。吞噬细胞是一种细胞，有大、小两种。大吞噬细胞是血中的单核细胞和多种器官、组织中的巨噬细胞；小吞噬细胞是外周血中的中性粒细胞两者构成单核吞噬细胞系统。

12. ABC【解析】巨噬细胞富含溶酶体酶，如酸性磷酸酶、非特异性酯酶、溶菌酶等，测定这些酶的活性也是衡量巨噬细胞功能的实用指标之一。

13. ABDE【解析】细胞因子的生物学活性表现为多效性、重叠性、拮抗效应、协同效应。

14. ACDE【解析】免疫分子种类很多，主要有以下几类：膜表面抗原受体、主要组织相容性复合物抗原、白细胞分化抗原、黏附分子、抗体、补体、细胞因子、抗原等。

15. ABCD【解析】巨噬细胞富含溶酶体酶，如酸性磷酸酶、非特异性酯酶和溶菌酶等，测定这些酶的活性也是衡量巨噬细胞功能的指标之一。

16. ABC【解析】炎症过程主要包括三个阶段：①毛细血管扩张以利于血液流动加快；②血管结构发生改变以使血浆蛋白从血液向组织渗透；③白细胞迁移，穿透血管内皮并在损

伤部位聚集。这一过程是黏附分子介导白细胞与血管内皮细胞的相互作用，并包括五个步骤即捕获、滚动、慢速、牢固附着及穿透。

17. ABCDE【解析】细胞黏附分子是介导细胞间及细胞与细胞外基质间黏附作用的分子，其化学本质为糖蛋白，可以细胞膜表面表达和可溶性两种形式存在。二者分别在机体的免疫调节、炎症应答、创伤修复、肿瘤转移等生理和病理过程中发挥重要作用。

18. BCDE【解析】B淋巴细胞是介导体液免疫的，一般用B细胞数量的测定检测体液免疫功能。

19. ABC【解析】细胞因子及其受体测定免疫学测定方法：ELISA法、流式细胞分析法、酶联免疫斑点试验、免疫学测定方法学评价。

20. ABCDE【解析】中性粒细胞趋化性降低，主要提示血中缺乏补体C3，可发生于正常新生儿，常见于反复感染、烧伤、齿龈炎、糖尿病、中耳炎及外周血中中性粒细胞减少症等。中性粒细胞趋化功能缺陷还见于Chediak-Higashi综合征、惰性白细胞综合征、肌动蛋白功能不全症、膜糖蛋白缺陷症、高IgE综合征等。

21. BCDE【解析】黏附分子有可溶性和膜结合性两种形成，均与机体的免疫状态和疾病的发生有关，在炎症、肿瘤转移和器官移植排斥反应中发挥着重要作用。

22. ABCDE【解析】人巨噬细胞遍布全身，可在不同地方存在，特别是有病变的部位大量存在，所以腹腔渗出液、斑蝥敷贴形成的皮泡液、肺泡灌洗液、患者腹膜透析液、外周血都可获得人巨噬细胞。

23. ABC【解析】T细胞和B细胞分离常用的方法：E花环沉降法、尼龙毛柱分离法、尼龙纤维即聚酰胺纤维。

24. BCE【解析】巨噬细胞吞噬功能检测：常用鸡红细胞（CRBC）、白念珠菌、酵母细胞等作为吞噬颗粒，用斑蝥敷贴法收集人巨噬细胞或从腹腔渗出液获得鼠巨噬细胞。将巨噬细胞与鸡红细胞悬液在体外混合。温育、涂片、染色、油镜下观察、计数，通过计算吞噬率和吞噬指数来反应吞噬细胞的吞噬功能，并通过观察鸡红细胞的消化程度判断巨噬细胞消化功能。

25. ABCD【解析】分离溶液的基本要求：①对细胞无毒；②基本等渗；③不溶于血浆等分离物质；④有一定的比重。

26. ABCDE【解析】NK细胞活性的实验检测方法有形态法、酶释法、荧光分析法、同位素法、流式细胞术。

27. ABDE【解析】NK细胞杀伤瘤细胞可以直接杀伤，也可以通过ADCC效应杀伤，不需要补体的参与。

28. ABCE【解析】自然杀伤（NK）细胞是参与机体免疫应答反应，特别是肿瘤免疫应答的重要淋巴细胞。由于NK细胞极少有表面受体，因此过去主要以检测NK细胞活性来了解NK细胞的功能，目前临床上常采用三色荧光标记单克隆抗体标记NK细胞，在流式细胞仪上进行分析。人类 NK 细胞表面标志主要以 CD16、CD56 来认定。

29. ABCDE【解析】细胞因子受体分为：免疫球蛋白基因超家族、Ⅰ型细胞因子受体家族、Ⅱ型细胞因子受体家族、Ⅲ型细胞因子受体家族、趋化性细胞因子受体家族五个家族。

30. ABCD【解析】细胞因子生物学检测的方法学评价：优点是生物学活性的测定、灵敏度高；缺点是特异性差、操作烦琐、易受干扰。

第三十三章　临床免疫性疾病及检验

一　A1 型题

1. 导致 AIDS 患者死亡最主要的原因是

A. 继发肿瘤
B. Kaposi 肉瘤
C. 肾衰竭
D. 自发性骨折
E. 机会感染

2. AIDS 属于哪种免疫缺陷病

A. 原发性 T 细胞缺陷病
B. 原发性 B 细胞缺陷病
C. 原发性吞噬细胞缺陷病
D. 原发性联合免疫缺陷病
E. 获得性免疫缺陷病

3. $CD4^+/CD8^+$T 细胞比值，正常为

A. <0.7
B. 0.8~1.0
C. 1.0~1.5
D. 1.5~2.0
E. 2.0~2.5

4. HIV 主要破坏的细胞为

A. $CD4^+$细胞
B. $CD8^+$细胞
C. $CD34^+$细胞
D. CD19 细胞
E. CD20 细胞

5. 人类免疫缺陷病毒（HIV）的受体是

A. CD2
B. CD3
C. CD4
D. CD8
E. CD28

6. 关于 CD21 分子的叙述，下列错误的是

A. 是 EB 病毒的受体
B. 又称 CR2，能与 iC3b 和 C3d（或 C3dg）结合
C. 与 BCR 构成复合物，参与 B 细胞对抗原的识别
D. 表达于成熟的 B 细胞上，是 B 细胞重要的膜分子
E. 与 CD19、CD81 等共同构成 B 细胞的辅助受体

7. 适用于检测小鼠干扰素的细胞株是

A. Wish 细胞株　　B. Hep2/c 细胞株

C. L929 细胞株　　D. A549 细胞株

E. MDBK 细胞株

8. AIDS 病免疫功能最重要的检测手段是

A. 流式细胞术　　B. 速率散射比浊术

C. 免疫固定电泳　　D. 化学发光免疫分析

E. 时间分辨免疫荧光技术

9. HIV 的主要传播途径是

A. 性接触传播、血源性传播、直接接触传播

B. 性接触传播、血源性传播、母婴传播

C. 性接触传播、血源性传播、空气传播

D. 性接触传播、血源性传播、呼吸道传播

E. 性接触传播、血源性传播、消化道传播

10. 病毒性肝炎酶免疫检验中，下列质控物最重要的是

A. 高值　　B. 中值

C. 低值　　D. 阴性值

E. 空白值

11. 第 2 次免疫接种后，免疫接种的间隔时间最好为

A. 1 周内　　B. 10~20 天

C. 7~10 天　　D. 20~30 天

E. 30 天以上

12. 诊断恙虫病用

A. 冷凝集试验　　B. 抗“O”试验

C. USR　　D. 嗜异性凝集试验

E. 外斐反应

13. IgA、IgD 和 IgE 不能与 C1q 结合的原因是

A. 分子结构简单　　B. Fc 段无补体结合点

C. Fab 段结构与补体相差甚远　　D. VH 无补体结合点

E. VL 无补体结合点

14. Raji 细胞是

A. 由淋巴瘤患者分离建立的 K 细胞株

B. 由淋巴瘤患者分离建立的 B 细胞株

C. 由宫颈癌患者分离建立的 B 细胞株

D. 由淋巴瘤患者分离建立的NK细胞株

E. 由淋巴瘤患者分离建立的T细胞株

15. mRF与下列物质的亲和力的程度应是

A. 对IC、聚合IgG很低，对变性IgG很高

B. 对IC、变性IgG及聚合IgG均很高

C. 对IC及变性IgG很低，对聚合IgG很高

D. 对IC很高，对变性IgG及聚合IgG很低

E. 对IC、变性IgG及聚合IgG很低

16. 分离血清CIC的PEG的相对分子量是

A. 24000　　B. 12000

C. 6000　　D. 3000

E. 1000

17. 非抗原特异性CIC的检测，只检测

A. CIC中抗原性质　　B. CIC中抗体性质

C. CIC的总量　　D. CIC中抗原的总量

E. CIC中抗体的总量

18. PEG法检测非抗原特异性CIC，其参考标准品多用哪类人热聚合抗体

A. IgG　　B. IgA

C. IgM　　D. IgD

E. IgE

19. 关于超敏反应的叙述哪项是正确的

A. 是由免疫反应引起的机体组织损伤和生理功能紊乱的病理过程

B. 属于机体非特异性免疫应答

C. 和免疫反应发生的机制是不同的

D. 是机体针对变应原的初次免疫应答反应

E. 是机体体液免疫应答过程

20. 毒性弥漫性甲状腺肿患者血清中的抗促甲状腺激素受体抗体的类别是

A. IgA　　B. IgD

C. IgM　　D. IgG

E. IgE

21. 引起Arthus反应的主要原因是

A. IgE抗体大量产生　　B. 单个核细胞浸润引起的炎症

C. 肥大细胞脱颗粒　　D. ADCC作用

E. 免疫复合物引起的补体活化

22. Ⅱ型超敏反应的发生机制是

A. Mφ 直接吞噬靶细胞
B. CTL 特异性杀伤靶细胞
C. 补体依赖的细胞毒作用
D. 中性粒细胞释放溶酶体酶
E. 嗜酸性粒细胞介导的 ADCC

23. 参与Ⅰ型超敏反应的主要免疫球蛋白是

A. IgG
B. IgE
C. IgM
D. IgD
E. IgA

24. 对人类来说，HLA 抗原属于

A. 异种抗原
B. 同种异体抗原
C. 独特型抗原
D. 肿瘤特异性抗原
E. 改变的自身抗原

25. Ⅲ型超敏反应局部炎症以下列何种细胞为主

A. 嗜酸性粒细胞
B. 嗜碱性粒细胞
C. 中性粒细胞
D. 肥大细胞
E. 吞噬细胞

26. 结核菌素皮试是检测（　　）型超敏反应的典型例子

A. Ⅰ
B. Ⅱ
C. Ⅲ
D. Ⅳ
E. Ⅵ

27. 介导Ⅰ型超敏反应的生物活性物质主要是由下列哪种细胞释放

A. 巨噬细胞
B. 单核细胞
C. 肥大细胞
D. B 细胞
E. 中性粒细胞

28. 关于Ⅳ型超敏反应，正确的是

A. 以中性粒细胞浸润为主的炎症
B. 以单个核细胞浸润为主的炎症
C. 补体参与
D. 能通过血清被动转移
E. 主要由 IgE 参与

29. 属于呼吸道变态反应的是

A. 鼻窦炎和过敏性哮喘
B. 鼻窦炎和鼻息肉
C. 过敏性鼻炎和鼻窦炎
D. 过敏性鼻炎和过敏性哮喘
E. 过敏性鼻炎和鼻息肉

30. 下列哪种因素与免疫复合物性疾病发病无关

A. 血管活性物质的释放
B. 免疫复合物在血管壁沉积

C. 激活补体产生大量 C3a、C5a
D. 大量免疫复合物形成
E. 大量淋巴细胞局部浸润

31. Arthus 反应是
A. 全身的Ⅲ型超敏反应
B. 局部的Ⅲ型超敏反应
C. 局部的Ⅱ型超敏反应
D. 全身的Ⅱ型超敏反应
E. 局部的Ⅳ型超敏反应

32. 如对 Rh 阴性的产妇，产后多少小时内注射 Rh 抗体，可有效预防再次妊娠时发生的新生儿溶血
A. 72
B. 84
C. 96
D. 24
E. 48

33. 下列哪种疾病不属于Ⅱ型超敏反应
A. ABO 血型不符的输血反应
B. 新生儿溶血症
C. 自身免疫性溶血性贫血
D. 系统性红斑狼疮
E. 药物过敏性血小板减少

34. 下列哪种疾病未涉及Ⅳ型超敏反应机制
A. 结核菌素试验阳性
B. 链球菌感染后肾小球肾炎
C. 传染性迟发型超敏反应
D. 接触性皮炎
E. 乙型肝炎导致免疫性肝细胞损伤

35. 细胞毒型超敏反应又称
A. Ⅰ型超敏反应
B. Ⅱ型超敏反应
C. Ⅲ型超敏反应
D. Ⅳ型超敏反应
E. 无

36. 下列哪项疾病属于Ⅲ超敏反应
A. 过敏性休克
B. 特应性皮炎
C. 新生儿溶血症
D. 药物过敏性血细胞减少
E. 链球菌感染后肾小球肾炎

37. 哪型超敏反应性疾病多有遗传趋向
A. Ⅰ
B. Ⅱ
C. Ⅲ
D. Ⅳ
E. 无

38. 下列哪种免疫炎症类型属于迟发性超敏反应
A. 补体介导的免疫炎症
B. 细胞介导的炎症

C. IgE 介导的炎症
D. 免疫复合物介导的炎症
E. 皮肤嗜碱性粒细胞超敏反应

39. 在哪型超敏反应的防治中，避免接触变应原是其重要手段之一
A. Ⅰ
B. Ⅱ
C. Ⅲ
D. Ⅳ
E. Ⅵ

40. 对寄生虫感染发生应答，并在变态反应中起反馈调节作用的是
A. 内皮细胞
B. 嗜酸性粒细胞
C. 血小板
D. 中性粒细胞
E. 嗜碱性粒细胞

41. 以下不属于迟发型超敏反应的是
A. 接触性皮炎
B. 血清病
C. 移植排斥反应
D. 肺结核
E. 结核菌素皮肤试验阳性

42. 下列哪种不是皮肤试验出现假阴性的常见原因
A. 试验抗原浓度过低
B. 时间选择不当
C. 试验抗原不纯
D. 正在服用免疫抑制药物
E. 试验抗原变性

43. 迟发型皮试结果判定时，皮内试验仅有红肿的反应结果是
A. 无反应（-）
B. 弱阳性（+）
C. 阳性（++）
D. 强阳性（+++）
E. 强阳性（++++）

44. 最严重的Ⅰ型超敏反应是
A. 消化道变态反应
B. 皮肤变态反应
C. 过敏性皮炎
D. 呼吸道变态反应
E. 过敏性休克

45. 结核菌素皮试阳性结果表现为
A. 红晕
B. 风团
C. 红肿、硬结
D. 红肿、水疱
E. 溃烂

46. 速发型超敏反应又称
A. Ⅰ型超敏反应
B. Ⅱ型超敏反应
C. Ⅲ型超敏反应
D. Ⅳ型超敏反应

E. 无

47. 溶血反应属于哪型超敏反应

A. Ⅰ型
B. Ⅱ型
C. Ⅲ型
D. Ⅳ型
E. Ⅵ型

48. 能使胎儿 Rh^+ 红细胞发生溶解破坏的抗体是

A. 免疫抗体 IgM
B. 天然抗体 IgM
C. 单价免疫 IgG 抗体
D. 双价免疫 IgG 抗体
E. 亲细胞性 IgE 抗体

49. 免疫复合物型又称

A. Ⅰ型超敏反应
B. Ⅱ型超敏反应
C. Ⅲ型超敏反应
D. Ⅳ型超敏反应
E. 无

50. 发生血清病是因为

A. 存在抗肾小球基底膜抗体
B. 大量 IgE 产生
C. 补体水平升高
D. 中等大小可溶性免疫复合物形成
E. 巨噬细胞功能亢进

51. 可引起机体发生Ⅳ型超敏反应的物质是

A. 花粉
B. 真菌
C. 结核分枝杆菌
D. 毛屑
E. 尘螨

52. 下列哪种属Ⅲ型超敏反应

A. 药物过敏性血小板减少症
B. 重症肌无力
C. 系统性红斑狼疮
D. 结核病
E. 流行性乙型脑炎

53. Ⅲ型超敏反应主要是由下列哪种物质介导的

A. 免疫球蛋白 IgE
B. 免疫球蛋白 IgM
C. 免疫球蛋白 IgG
D. 补体
E. 免疫复合物

54. Coombs 试验的直接法和间接法的主要区别是

A. 前者是检测完全抗体的，而后者是检测不完全抗体的
B. 前者是检测在体内已致敏的红细胞上的不完全抗体，后者是检测游离在血清中不完全抗体的

C. 前者主要用于检测 IgG 型抗体，后者主要用于检测 IgE 型抗体

D. 前者主要用于检测 IgG 型抗体，后者主要用于检测 IgM 型抗体

E. 两者判断结果的方法不同

55. Raji 细胞表面标志的特点是

A. 有 C1q 受体、C3d 受体，无 C3b 受体

B. 有 C1q 受体、C3d 受体、C3b 受体

C. 无 C1q 受体、C3d 受体，有 C3b 受体

D. 无 C1q 受体、C3b 受体，有 C3d 受体

E. 有 C1q 受体，无 C3b 受体、C3d 受体

56. Ⅰ型超敏反应可通过下列哪种成分被动转移

A. 致敏 B 淋巴细胞　　B. 白细胞介素

C. 致敏 T 淋巴细胞　　D. 患者的血清

E. 特异性 IgE 形成细胞

57. 新生儿溶血症患儿体内引起红细胞溶解的抗体类别是

A. IgG　　B. IgA

C. IgM　　D. IgD

E. IgE

58. 过敏毒素作用最强的补体裂解片段是

A. C3b　　B. C2a

C. C3a　　D. C4a

E. C5a

59. 预防 Rh 血型不合的新生儿溶血症的方法是

A. 分娩 72 小时内给产妇注射抗 Rh 免疫血清

B. 给胎儿输入母亲的红细胞

C. 用过量的抗原中和母亲的抗 Rh 球蛋白

D. 用免疫抑制剂抑制母体产生抗 Rh 抗体

E. 用抗 Rh 血清给新生儿进行人工被动免疫

60. Ⅲ型超敏反应当抗体远多于抗原时易形成何种免疫复合物

A. 大分子可溶性　　B. 大分子不溶性

C. 小分子可溶性　　D. 小分子不溶性

E. 大分子和小分子

61. 药物过敏性血细胞减少症属于

A. Ⅰ型超敏反应　　B. Ⅱ型超敏反应

C. Ⅲ型超敏反应　　D. Ⅳ型超敏反应

E. 无

62. 属于Ⅱ型超敏反应的疾病是

A. Arthus 反应　　B. 免疫复合物型肾炎

C. 自身免疫性溶血性贫血　　D. 花粉症

E. 血清病

63. 引起全身性过敏性休克的Ⅰ型超敏反应最主要的生物活性介质是

A. 组胺　　B. 白三烯

C. 前列腺素　　D. 激肽原酶

E. 血小板活化因子

64. 白喉抗毒素导致血清过敏性休克属于

A. Ⅰ型超敏反应　　B. Ⅱ型超敏反应

C. Ⅲ型超敏反应　　D. Ⅳ型超敏反应

E. Ⅰ型和Ⅲ型超敏反应

65. 机体再次接触相应抗原一般是24小时后即发生接触性皮炎，多少小时达高峰

A. 24~48　　B. 24~72

C. 48~72　　D. 48~96

E. 72~96

66. Ⅱ型超敏反应的相关抗体是

A. IgG、IgM　　B. IgM、IgA

C. IgG、IgA　　D. IgG、IgE

E. IgM、IgE

67. 有关Ⅳ型超敏反应的组织损伤机制，应除外

A. $CD8^+$ CTL 介导的细胞毒作用

B. $CD4^+$ Th1 细胞释放趋化因子发挥致炎作用

C. TNF 对靶细胞的直接细胞毒作用

D. 巨噬细胞活化和释放溶酶体酶

E. 补体的激活产生补体裂解产物的过敏毒素作用

68. 下列哪型超敏反应与细胞免疫过程相似

A. Ⅰ型超敏反应　　B. Ⅱ型超敏反应

C. Ⅲ型超敏反应　　D. Ⅳ型超敏反应

E. 无

69. 介导Ⅰ型超敏反应晚期相的最主要介质是

A. 组胺　　B. 白三烯

C. 肝素　　D. 腺苷酸环化酶
E. 血小板活化因子

70. 不属于Ⅰ型超敏反应预合成介质的是
A. 组胺　　B. 蛋白水解酶
C. NCF　　D. ECF-A
E. PAF

71. 青霉素可能导致
A. Ⅰ、Ⅱ型超敏反应　　B. Ⅰ、Ⅱ、Ⅲ型超敏反应
C. Ⅱ、Ⅳ型超敏反应　　D. Ⅰ、Ⅱ、Ⅳ型超敏反应
E. Ⅰ、Ⅱ、Ⅲ、Ⅳ型超敏反应

72. 有关引起Ⅱ型超敏反应的变应原，应除外
A. ABO 血型抗原　　B. 某些药物
C. 变性 IgG　　D. Rh 抗原
E. HLA 抗原

73. 下列哪种疾病 ADCC 效应是其主要发病机制
A. 系统性红斑狼疮　　B. 链球菌感染后肾小球肾炎
C. 风湿性关节炎　　D. 药物过敏性血细胞减少症
E. 对移植肾的排斥反应

74. 新生儿溶血性贫血检查可用
A. 胶乳凝集试验　　B. 间接血凝试验
C. 抗人球蛋白试验　　D. 自身红细胞凝集试验
E. 协同凝集试验

75. 下列属于非器官特异性的自身免疫疾病是
A. 类风湿关节炎　　B. 原发性胆汁性肝硬化
C. Addison 病　　D. Grave 病
E. 青少年型胰岛素依赖型糖尿病

76. 自身免疫病主要是由于下列哪项免疫功能损害所致
A. 抗原提呈　　B. 免疫防御
C. 免疫自稳　　D. 免疫监视
E. 免疫调节

77. IL-1 主要由下列哪种细胞产生
A. 巨噬细胞　　B. B 细胞
C. $CD4^+$ T 细胞　　D. 血管内皮细胞
E. 浆细胞

78. DM1 患者中最常见的自身抗体是
A. 抗胰岛细胞抗体（APICA）
B. 抗角蛋白抗体（AKA）
C. 抗平滑肌抗体（ASMA）
D. 抗乙酰胆碱抗体（AChR）
E. 抗磷脂抗体（APLA）

79. 未经治疗的 SLE 或 MCTD 患者，具有临床诊断价值的 ANA 滴度一般是
A. 1∶10 以上
B. 1∶50 以上
C. 1∶100 以上
D. 1∶500 以上
E. 1∶1000 以上

80. 自身免疫性肝炎的血清学标志抗体是
A. APICA
B. AKA
C. 抗平滑肌抗体（ASMA）
D. AChR
E. APLA

81. 在硬皮病中出现率最高的 ANA 荧光图形是
A. 均质型
B. 斑点型
C. 核膜型
D. 核仁型
E. 胞质型

82. 下列哪种自身抗体已列入 SLE 的诊断标准
A. 抗 RNA 抗体
B. 抗 ssDNA 抗体
C. 抗 Sm 抗体
D. 抗 DNP 抗体
E. 抗 SSA 抗体

83. 下列几种疾病，RF 检出率最高的是
A. 类风湿关节炎
B. SLE
C. 干燥综合征
D. 硬皮病
E. 皮肌炎

84. SLE 患者的血清标志抗体是
A. 抗 RNA 抗体
B. 抗 ssDNA 抗体
C. 抗 Sm 抗体
D. 抗 DNP 抗体
E. 抗 SSA 抗体

85. 下列属于器官特异性自身免疫疾病的是
A. 类风湿关节炎
B. 原发性胆汁性肝硬化
C. 干燥综合征
D. 系统性红斑狼疮
E. 混合性结缔组织病

86. 携带 HLA-B27 基因的个体与下列哪种自身免疫性疾病密切相关
A. 类风湿关节炎
B. 强直性脊柱炎

C. 多发性硬化症　　D. 桥本甲状腺炎
E. 胰岛素依赖型糖尿病

87. 类风湿关节炎患者，Ig 以哪型增高为主
A. IgG　　B. IgA
C. IgM　　D. IgE
E. IgD

88. 对 SLE 的诊断价值极大，且提示病情活动的 ANA 荧光图形是
A. 均质型　　B. 斑点型
C. 核膜型　　D. 核仁型
E. 胞质型

89. 当前较公认的诊断系统性红斑狼疮特异性最高的自身抗体是
A. 抗 SSA/SSB 抗体　　B. 抗 dsDNA 抗体
C. 抗 RNP 抗体　　D. 抗核小体抗体
E. 抗 Sm 抗体

90. 免疫自稳功能异常可发生
A. 病毒持续感染　　B. 肿瘤
C. 超敏反应　　D. 自身免疫病
E. 免疫缺陷病

91. 高滴度的均质型主要见于下列哪种疾病
A. RA　　B. SLE
C. 慢性肝脏疾病　　D. 传染性单核细胞增多症
E. 药物性狼疮

92. 携带 *HLA-DR5* 基因的个体与下列哪种自身免疫性疾病密切相关
A. 类风湿关节炎　　B. 重症肌无力
C. 多发性硬化症　　D. 桥本甲状腺炎
E. 系统性红斑狼疮

93. 诊断自身免疫性肝炎的特异性可达 100% 的抗平滑肌抗体（ASMA）的滴度是
A. 1∶10 以上　　B. 1∶50 以上
C. 1∶100 以上　　D. 1∶500 以上
E. 1∶1000 以上

94. SLE 患者的特征性标志抗体是
A. 抗 RNP　　B. 抗 dsDNA
C. 抗 PM-Sc1　　D. 抗 DNP 抗体
E. 抗 SSA

95. 本周蛋白是Ig分子的

A. 重链
B. 轻链
C. Fab
D. Fc
E. pFc′

96. HTLV-1与下列哪一种疾病有关

A. 恶性淋巴瘤
B. 成人T细胞白血病
C. 原发性肝癌
D. 前列腺癌
E. 宫颈癌

97. 单克隆抗体与多克隆抗体主要的区别之一是

A. 对热稳定
B. 抗原结合牢固
C. 高度特异性
D. 可用固相放射免疫测定含量
E. 用于生产试验诊断试剂

98. 最有效的单克隆抗体纯化法为

A. 盐析法
B. 凝胶过滤法
C. 亲和层析法
D. 离子交换层析法
E. 酸沉淀法

99. 临床多发性骨髓瘤最重要的死因是

A. 骨质损害
B. 脑血管意外
C. 反复严重感染和肾衰竭
D. 贫血
E. 心功能衰竭

100. 单克隆抗体性质鉴定最常用

A. 沉淀试验
B. 凝集试验
C. 玫瑰花环形成试验
D. RIA法
E. ELISA法

101. 制备单克隆抗体应按如下哪种方法

A. 骨髓瘤细胞+T细胞+B细胞
B. B细胞+骨髓瘤细胞+中性粒细胞
C. B细胞+PEG+骨髓瘤细胞+中性粒细胞
D. B细胞+PEG+骨髓瘤细胞+小鼠腹腔细胞
E. B细胞+PEG+骨髓瘤细胞+脾细胞

102. 调节内皮细胞-黑色素瘤和骨肉瘤细胞间相互作用的黏附分子是

A. 选择素
B. 整合素
C. VCAM-1
D. CD36
E. CD45

103. 常用于诱发小鼠产生骨髓瘤细胞的油类制剂有
A. 液状石蜡
B. 羊毛脂
C. 花生油
D. 降植烷
E. 羊皮脂

104. 多发性骨髓瘤细胞是B淋巴细胞杂交瘤细胞理想细胞，其特点不包括
A. 稳定和易培养
B. 自身无分泌功能
C. 改变细胞恶性变化
D. 融合度高
E. HGPRT缺陷

105. 下列关于本周蛋白，说法错误的是
A. 本周蛋白即尿中游离的免疫球蛋白轻链
B. 本周蛋白又称为凝溶蛋白
C. 轻链病患者尿中可测得
D. 轻链病患者血中呈阳性
E. 可用抗κ、λ抗血清进行免疫电泳分析

106. 有4个重链恒定区的Ig是
A. IgG和IgA
B. IgA和IgM
C. IgD和IgA
D. IgM和IgE
E. IgA和IgE

107. 多发性骨髓瘤是
A. 单克隆浆细胞异常增生的恶性肿瘤
B. 多克隆浆细胞异常增生的良性肿瘤
C. 单克隆浆细胞大量增生的良性肿瘤
D. 单克隆浆细胞增生障碍的良性肿瘤
E. 以上都不是

108. 多发性骨髓瘤好发年龄组为
A. 学龄前儿童组
B. 20岁左右的青少年组
C. 30~40岁的中青年组
D. 45~50岁的中老年组
E. 以上都不对

109. 哪一型重链病尿中可出现本周蛋白
A. α型
B. β型
C. γ型
D. μ型
E. δ型

110. 下列不属于原发性恶性单克隆丙种球蛋白病的是
A. 冷球蛋白血症
B. 原发性巨球蛋白血症

C. 淀粉样变性　　D. 恶性淋巴瘤
E. 多发性骨髓瘤

111. 本周蛋白的本质是
A. 肾小球滤过的微球蛋白　　B. 肾小球滤过的游离免疫球蛋白轻链
C. 肾小球管中的管型物　　D. 肾小球滤过的游离清蛋白
E. 肾小球滤过的血清蛋白

112. 与骨髓瘤患者基因相关位点主要存在于
A. 3号、13号和16号染色体　　B. 2号、12号和15号染色体
C. 1号、11号和14号染色体　　D. 4号、6号和17号染色体
E. 5号、15号和18号染色体

113. 3~6个月婴儿易患呼吸道感染主要是因为哪类Ig不足
A. IgG　　B. IgM
C. SIgA　　D. IgD
E. IgE

114. 机体缺乏IgG易患
A. 反复呼吸道感染　　B. 化脓性感染
C. 革兰阴性细菌败血症　　D. 巨球蛋白血症
E. 重链病

115. 遗传性血管性水肿患者可能与下列哪项有关
A. C3a和C5a合成过量　　B. C1抑制因子缺乏或功能缺陷
C. 患者IgE水平过高　　D. C2、C4水平常在正常范围内
E. 常因吸入变应原导致症状突然发生

116. 吞噬细胞免疫缺陷病有
A. Bruton综合征　　B. DiGeorge综合征
C. X-CGD　　D. SCID
E. 遗传性血管神经水肿

117. 有关免疫缺陷表述正确的是
A. 机体再次受到相同抗原刺激后发生的一种异常或病理性免疫应答
B. 机体对自身成分发生免疫应答而导致的疾病状态
C. 免疫系统发育不全或后天损害导致免疫功能障碍
D. 即免疫耐受
E. 由淋巴细胞异常增殖所引起

118. DiGeorge综合征细胞免疫功能缺陷的原因是
A. T细胞内在缺陷　　B. TCR功能缺陷

C. B 细胞内在缺陷　　D. 先天性胸腺发育不全

E. 树突状细胞内在缺陷

119. 临床排外 B 细胞免疫缺陷，通常检测 Ig 是

A. IgG、IgD、IgA　　B. IgG、IgA、IgE

C. IgG、IgD、IgE　　D. IgG、IgA、IgM

E. IgA、IgD、IgE

120. gpⅡb/Ⅲa 基因缺陷与下列哪一种疾病有关

A. 白细胞黏附缺陷症　　B. 支气管哮喘

C. 移植排斥反应　　D. AIDS

E. Glanzmann 血小板无力症

121. AIDS 的免疫缺陷特征指标是

A. $CD4^+$↑，$CD8^+$不变，$CD4^+/CD8^+$比值↑

B. $CD4^+$↑，$CD8^+$↓，$CD4^+/CD8^+$比值↑

C. $CD4^+$↓，$CD8^+$不变，$CD4^+/CD8^+$比值↓

D. $CD4^+$↓，$CD8^+$↑，$CD4^+/CD8^+$比值↓

E. $CD4^+$不变，$CD8^+$↑，$CD4^+/CD8^+$比值↓

122. X 性联无丙种球蛋白血症的发病机制是

A. MHC 缺陷　　B. Btk 基因缺陷

C. ZAP-70 缺陷　　D. ADA 缺陷

E. PNP 缺陷

123. 提示细胞免疫缺陷最直接简便的检查方法是

A. 皮肤试验　　B. T 细胞绝对值计数

C. E 花环试验　　D. 血清免疫球蛋白测定

E. T 细胞体外功能检测

124. 下列属于 B 细胞免疫缺陷病的有

A. 慢性肉芽肿　　B. DiGeorge 综合征

C. XSCID　　D. Bruton 综合征

E. 吞噬细胞功能缺陷

125. 当前引起继发性免疫缺陷的最常见的因素是

A. 免疫抑制疗法　　B. 感染性疾病

C. 淋巴系组织的恶性肿瘤病　　D. 反复注射免疫球蛋白

E. 营养不良

126. 白细胞黏附缺陷病的发病机制是

A. 整合素 B_2 链（CD18）缺陷　　B. Btk 缺陷

C. IL受体突变
D. DAF和CD59缺陷
E. 造血干细胞成熟障碍

127. 重症联合免疫缺陷病有
A. DiGeorge综合征
B. XSCID
C. WAS
D. Bruton综合征
E. ATS

128. 免疫缺陷的患者易发生
A. 肿瘤
B. 过敏性休克
C. 接触性皮炎
D. 自身免疫性溶血性贫血
E. 强直性脊柱炎

129. 儿童慢性肉芽肿患者NBT试验阳性百分率表现为
A. 8%
B. 显著降低
C. 明显升高
D. 10%
E. 9%

130. HLA交叉配型的目的是
A. 检测供者血清有无针对受者HLA的抗体
B. 检测受者血清有无针对供者HLA的抗体
C. 检测供者淋巴细胞表面的HLA抗原
D. 检测受者淋巴细胞表面的HLA抗原
E. 以上均不对

131. 器官移植配型时，HLA各位点中抗原相配程度最为重要的是
A. HLA-D和DR
B. HLA-B
C. HLA-A
D. HLA-C
E. HLA-DN

132. 可同时存在HVGR和GVHR两种移植排斥反应的是
A. 心脏移植
B. 肾脏移植
C. 肝移植
D. 骨髓移植
E. 肺脏移植

133. 目前最常用于检测淋巴细胞HLA抗原的血清学方式是
A. 补体综合试验
B. 双向琼脂扩散试验
C. 补体依赖的微量细胞毒试验
D. 混合淋巴细胞反应
E. 凝集反应

134. 超急性排斥反应一般发生在
A. 数周至数月内
B. 数月内

C. 数月至数年内　　D. 数年内

E. 几分钟至 48 小时内

135. 宿主抗移植物反应中最严重的是

A. 急性体液排斥反应　　B. 急性细胞排斥反应

C. 亚急性排斥反应　　D. 慢性排斥反应

E. 超急性排斥反应

136. 下列哪项属于 HLA 复合体的经典Ⅰ类基因区

A. HLA-E、F、G　　B. HLA-DN、DO、DM

C. HLA-A、B、C　　D. HLA-E、H、X

E. HLA-DP、DQ、DR

137. 用序列特异性寡核苷酸探针杂交对 PCR 产物进行分析的 HLA 分型法是

A. PCR-RFLP　　B. PCR-SSOP

C. SBT　　D. PCR-SSCP

E. MLC

138. HLA 血清学分型法用于检测

A. HLA-A、HLA-B、HLA-C、HLA-DR、HLA-DP

B. HLA-A、HLA-B、HLA-DR、HLA-DQ、HLA-DP

C. HLA-A、HLA-B、HLA-C、HLA-DQ、HLA-DR

D. HLA-A、HLA-C、HLA-E、HLA-DQ、HLA-DP

E. HLA-A、HLA-B、HLA-C、HLA-DR、HLA-DQ

139. 移植物排斥中免疫细胞的作用是

A. APC 摄取、处理并提呈抗原

B. Tc 直接杀伤靶细胞

C. NK 细胞参与杀伤靶细胞

D. TDTH 介导Ⅳ型超敏反应引起靶器官损伤

E. 以上都对

140. 交叉配型常用于

A. 肾脏移植　　B. 心脏移植

C. 同系移植　　D. 肝移植

E. 自体移植

141. HVGR 中最常见的类型是

A. 超急性排斥反应　　B. 急性排斥反应

C. 亚急性排斥反应　　D. 慢性排斥反应

E. 以上都不是

142. 引起移植排斥反应最重要的抗原是
A. 主要组织相容性抗原
B. 次要组织相容性抗原
C. 组织特异性抗原
D. 红细胞血型抗原
E. 超抗原

143. 骨髓移植后，引起 GVHR 的主要效应细胞是骨髓中的
A. 骨髓基质细胞
B. 浆细胞
C. T 细胞
D. 巨核细胞
E. 中性粒细胞

144. 有关交叉反应的描述，正确的是
A. 为非特异性抗原抗体反应
B. 由于不同抗原分子上存在相同抗原表位所致
C. 对免疫学诊断结果判断没影响
D. 利用交叉反应进行诊断典型例子是肥达试验
E. 交叉反应的存在对免疫检验有害无益

145. 肾移植时，HLA 配型最为重要的是
A. HLA-DP、HLA-C
B. HLA-B、HLA-C
C. HLA-DQ、HLA-C
D. HLA-A、HLA-B、HLA-C
E. HLA-DR、HLA-A、HLA-B

146. 预防骨髓移植 GVHR 的有效方法是
A. ABO 血型配型
B. 减少供体骨髓中的 T 细胞
C. HLA 配型
D. 使用免疫抑制剂
E. 诱导特异性免疫耐受

二 A2 型题

1. 患儿，女，出生 24 小时。第 2 胎，足月顺产，24 小时内出现黄疸、嗜睡、吸吮无力，肝、脾轻度肿大。患儿诊断最大可能是
A. 生理性黄疸
B. 新生儿肝炎
C. 母乳性黄疸
D. 新生儿溶血症
E. 胆道闭锁

2. 患者血清嗜异性凝集试验滴度为 1∶224，用豚鼠肾吸收后为 1∶56，用牛红细胞吸收后为 0，可以辅助诊断
A. 血清病
B. 霍奇金病
C. 传染性单核细胞增多症
D. 病毒性肺炎
E. 冷凝激素综合征

3. 患儿，女，3 岁。反复呼吸道和胃肠道感染，医生疑其为原发性免疫缺陷病，若要判断患儿 T 淋巴细胞功能，应选择

A. 外周血总淋巴细胞计数
B. 皮肤迟发性超敏反应
C. 反向溶血空斑试验
D. 血清中各类抗体水平测定
E. 酶联免疫斑点试验

4. 患者，女性，50 岁。由于肾衰竭住院治疗，需要进行肾移植。在移植前，为预防超急性排斥反应的发生，进行的检查为

A. HLA 血清学定型试验
B. HLA 细胞学定型试验
C. PHA 激发淋巴细胞转化试验
D. 淋巴细胞交叉毒性试验
E. 淋巴细胞亚群检测

三、A3/A4 型题

(1~2 题共用题干)

乙型溶血性链球菌是临床化脓性感染常见致病菌，另外还可引起其他疾病。

1. 引起的变态反应性疾病是

A. 扁桃体炎
B. 咽峡炎
C. 猩红热
D. 风湿热
E. 类风湿关节炎

2. 哪种试验作为该病的辅助性诊断

A. 血液培养
B. 革兰染色镜检
C. 抗“O”试验
D. CH50 测定
E. 抗酸染色

(3~6 题共用题干)

患者，女性，36 岁。低热、关节痛、气喘 1 月余。查体：面部可见蝶形红斑，口腔溃疡，左下肺未及呼吸音。胸片示左肺中等量积液。尿常规示蛋白 (++)、RBC (+)。血常规：Hb 110g/L，WBC 3.2×10^9/L，PLT 95×10^9/L。

3. 患者最有可能的诊断是

A. RA
B. SLE
C. 结核性胸膜炎
D. 急性肾小球肾炎
E. 恶性肿瘤

4. 最急需完善的检查是

A. 红细胞沉降率
B. 抗链球菌素“O”

C. C反应蛋白　　D. 免疫球蛋白
E. 抗核抗体

5. 印迹法确认存在以下多种自身抗体，哪项诊断意义最大
A. 抗RNP抗体　　B. 抗dsDNA抗体
C. 抗SSA抗体　　D. 抗SSB抗体
E. 抗Ro52抗体

6. 若经鉴别诊断为SLE后采用的治疗原则应排外
A. 治疗应当个体化　　B. 急性活动期首选糖皮质激素
C. 轻度者可用氯喹治疗　　D. 将自身抗体作为判断疗效的指标
E. 积极对症治疗

（7~11题共用题干）

患者，男性，66岁。常规体检时发现贫血，外周血涂片上可见缗钱状红细胞，血清蛋白电泳显示均一的单株血清蛋白，血清免疫球蛋白测定IgG 56g/L、IgA 0.8g/L、IgM 0.2g/L，尿本周蛋白阳性。

7. 患者的可能诊断是
A. 反应性浆细胞病　　B. 巨球蛋白血症
C. 多发性骨髓瘤　　D. 恶性组织细胞病
E. 再生障碍性贫血

8. 以下临床发现以下哪项最有助于支持诊断
A. 骨骼X线片示普遍性骨质疏松　　B. 有长期的胆道病史
C. 高钙血症　　D. 肾功能不全
E. 易合并带状疱疹

9. 骨髓检查显示40%为外表不典型浆细胞，以下叙述正确的是
A. 单纯根据骨髓浆细胞的形态就可作出多发性骨髓瘤的诊断
B. 这种异常的浆细胞可合成只有一条轻链的IgG
C. 这些浆细胞的数量与血清或尿中的异常蛋白的数量成正比
D. 这些浆细胞可产生直接抗特异性抗原抗体
E. 异常浆细胞分泌溶骨物质直接破坏骨质

10. 目前最常用鉴定M蛋白类型的方法
A. 对流免疫电泳　　B. 区带电泳
C. 免疫固定电泳　　D. 免疫选择电泳
E. 火箭免疫电泳

（11~13 题共用题干）

患儿，4 岁。反复患呼吸道和胃肠道感染，要求查找原因，医生疑其为原发性免疫缺陷病，拟进一步检查。

11. 若要判断患儿 B 淋巴细胞功能，最佳方法是

A. 外周血总淋巴细胞计数　　B. 外周血淋巴细胞亚群计数

C. 反向溶血空斑试验　　D. 血清中各类抗体水平测定

E. PHA 刺激增殖试验

12. 若要判断患儿 T 淋巴细胞功能，应选择

A. 外周血总淋巴细胞计数　　B. 皮肤迟发性超敏反应

C. 反向溶血空斑试验　　D. 血清中各类抗体水平测定

E. 酶联免疫斑点试验

13. 患儿最终诊断为性联无丙种球蛋白血症，淋巴细胞亚群计数会出现

A. $CD3^+$细胞显著降低　　B. $CD4^+$细胞显著降低

C. $CD8^+$细胞显著降低　　D. $CD19^+$细胞显著降低

E. $CD16^+$细胞显著降低

（14~18 题共用题干）

患者，男性，42 岁。因肾衰竭住院，需进行肾移植。

14. 移植前需进行何种检查以预防超急性排斥反应的发生

A. HLA 血清学定型试验　　B. HLA 细胞学定型试验

C. PHA 激发淋巴细胞转化试验　　D. 淋巴细胞交叉毒性试验

E. 淋巴细胞亚群检测

15. 患者移植 3 周后发现腰胀痛、排尿量减少，怀疑为

A. 宿主抗移植物反应　　B. 急性排斥反应

C. 超急性排斥反应　　D. 慢性排斥反应

E. 血管缝合不佳

16. 患者排斥反应的本质为

A. Ⅰ型超敏反应　　B. Ⅱ型超敏反应

C. Ⅲ型超敏反应　　D. Ⅳ型超敏反应

E. Ⅴ型超敏反应

17. 此时进行细胞学检测，可发现

A. T 细胞↑，CD4/CD8↑　　B. T 细胞↓，CD4/CD8↓

C. T 细胞↑，CD4/CD8↓　　D. T 细胞↓，CD4/CD8 正常

E. T细胞↑，CD4/CD8正常

18. 患者用免疫抑制剂后缓解。若长期使用，最常见的副作用是

A. 药物中毒
B. 诱发移植物抗宿主反应
C. 变态反应
D. 肿瘤发生率和病毒感染率增高
E. 自身免疫性疾病发病率增高

四 B型题

（1~2题共用备选答案）

A. 甲型肝炎病毒
B. 乙型肝炎病毒
C. 丙型肝炎病毒
D. 丁型肝炎病毒
E. 庚型肝炎病毒

1. 通过粪-口途径传播的是
2. 主要经血传播的是

（3~7题共用备选答案）

A. Ⅰ型超敏反应皮内试验强度为（-）
B. Ⅰ型超敏反应皮内试验强度为（±）
C. Ⅰ型超敏反应皮内试验强度为（+）
D. Ⅰ型超敏反应皮内试验强度为（++）
E. Ⅰ型超敏反应皮内试验强度为（+++）

3. 红晕<0.5cm，风团<0.5cm
4. 红晕<2.1~3.0cm，风团0.5~1.0cm
5. 红晕0.5~1.0cm，风团0.5~1.0cm
6. 红晕1.1~2.0cm，风团0.5~1.0cm
7. 红晕3.1~4.0cm，风团大1.1~1.5cm，或有伪足

（8~12题共用备选答案）

A. 变应原浸液浓度为1∶10W/V
B. 变应原浸液浓度为1∶100W/V
C. 变应原浸液浓度为1∶10000~1∶1000W/V
D. 变应原浸液浓度为0.001mg总氮量
E. 变应原浸液浓度为0.1mg总氮量

8. 羽毛作变应原试验时

9. 牛奶、蛋类、肉类、鱼虾、蟹等变应原试验时
10. 蒿草、花粉、豚草花粉等变应原试验时
11. 动物皮屑变应原试验时
12. 屋尘、动物皮毛、尘螨等变应原试验时

（13~16 题共用备选答案）

A. IgG、IgM 和 IgE，肥大细胞、嗜碱性粒细胞、嗜酸性粒细胞
B. IgE 和 IgG4，肥大细胞、嗜碱性粒细胞、嗜酸性粒细胞
C. IgG、IgM，补体，巨噬细胞、NK 细胞、中性粒细胞
D. IgA、IgM 和 IgG，补体，中性粒细胞、血小板
E、致敏 T 细胞、单核聚石细胞、细胞因子

13. 参与Ⅰ型超敏反应的是
14. 参与Ⅱ型超敏反应的是
15. 参与Ⅲ型超敏反应的是
16. 参与Ⅳ型超敏反应的是

（17~19 题共用备选答案）

A. 红细胞　B. 甲状腺球蛋白
C. 乙酰胆碱受体　D. 肾上腺皮质细胞
E. 甲状腺细胞表面 TSH 受体

17. Grave 病的自身抗原是
18. Addison 病的自身抗原是
19. 重症肌无力的自身抗原是

（20~22 题共用备选答案）

A. 隐蔽抗原的释放　B. 自身成分改变
C. 与抗体特异结合　D. 共同抗原引发的交叉反应
E. 淋巴细胞异常增殖

20. 柯萨奇病毒感染引起糖尿病
21. 外伤时，引起自身免疫性交感性眼炎
22. 变性 IgG 刺激机体产生类风湿因子

（23~27 题共用备选答案）

A. Ⅰ型超敏反应　B. Ⅱ型超敏反应

C. Ⅲ型超敏反应　　D. Ⅳ型超敏反应
E. 以上均不是

23. 自身免疫性溶血性贫血与哪种超敏反应的损伤机制最相关
24. 系统性红斑狼疮与哪种超敏反应的损伤机制最相关
25. 胰岛素依赖性糖尿病与哪种超敏反应的损伤机制最相关
26. 类风湿关节炎与哪种超敏反应的损伤机制最相关
27. 免疫性血小板减少性紫癜与哪种超敏反应的损伤机制最相关

（28~32 题共用备选答案）

A. 抗组蛋白抗体　　B. 抗核糖核蛋白抗体（抗 RNP 抗体）
C. 抗 Scl-70　　D. 抗 SS-A、抗 SS-B 抗体
E. 抗线粒体抗体

28. 药物性狼疮患者血清中可检出的自身抗体有
29. 干燥综合征患者血清中可检出的自身抗体有
30. 混合性结缔组织病患者血清中可检出的自身抗体有
31. 进行性系统性硬化症弥漫型患者血清中可检出的自身抗体有
32. 原发性胆汁性肝硬化患者血清中可检出的自身抗体有

（33~36 题共用备选答案）

A. IL-2　　B. IL-3
C. IL-4　　D. IL-5
E. IL-6

33. 可启动休止期的 B 细胞进入 DNA 合成期的细胞因子是
34. 促进 B 细胞继续增殖的细胞因子是
35. 促进 B 细胞分化成浆细胞的细胞因子是
36. 正常条件下，可反馈抑制 IL-4 控制 B 细胞的增殖分化的细胞因子是

（37~41 题共用备选答案）

A. 蛋白区带电泳　　B. 免疫电泳
C. 免疫固定电泳　　D. 免疫球蛋白的定量测定
E. 尿本周蛋白检测

37. 血清中检测 M 蛋白的筛选应做
38. 欲了解 M 蛋白的类型应做
39. 疑似患有免疫增殖病的初诊应做

40. 疑似患有免疫增殖病，但仅检出少量的 M 蛋白时应做
41. 多发性骨髓瘤的初诊应做

(42~47 题共用备选答案)
A. T 细胞增殖　　B. B 细胞增殖
C. 裸细胞增殖　　D. 补体增高
E. 组织-单核细胞增殖
42. 多发性骨髓瘤为
43. 原发性淋巴细胞淋巴瘤为
44. 原发性巨球蛋白血症为
45. 急性单核细胞白血病为
46. 传染性单核细胞增多症为
47. 急性淋巴细胞白血病为

(48~51 题共用备选答案)
A. Btk 基因缺陷　　B. CD40L 基因突变
C. IL-2 受体 γ 链基因突变　　D. ADA 基因缺陷
E. 先天胸腺发育不良
48. DiGeorge 综合征的发病机制主要是
49. X-LA 的发病机制主要是
50. 性联 IgM 增高综合征的发病机制主要是
51. X-SCID 的发病机制主要是

(52~60 题共用备选答案)
A. 原发性 T 细胞免疫缺陷　　B. 原发性 B 细胞免疫缺陷
C. 联合免疫缺陷　　D. 补体免疫缺陷
E. 吞噬细胞免疫缺陷
52. shwachman 综合征属于
53. 遗传性血管神经性水肿属于
54. bruton 病属于
55. DiGeorge 综合征属于
56. 共济失调性毛细血管扩张症属于
57. Wiskott-Aldrich 综合征属于
58. Job 综合征属于

59. 慢性肉芽肿属于
60. G6PD 缺乏症属于

（61~63 题共用备选答案）

A. HLA-A、-B、-C 基因座位
B. HLA-DP、-DQ、-DR 基因座位
C. HLA-A、-B 基因座位
D. HLA-DQ、-DR 基因座位
E. C2、C4、Bf 基因座位

61. 编码 HLA-Ⅰ类分子的基因座位是
62. 编码 HLA-Ⅱ类分子的基因座位是
63. 编码 HLA-Ⅲ类分子的基因座位是

（64~67 题共用备选答案）

A. HLA
B. H-2
C. AgBH-1
D. chLA
E. GPLA

64. 人类的主要组织相容性抗原是
65. 小鼠的主要组织相容性抗原是
66. 黑猩猩的主要组织相容性抗原是
67. 大鼠的主要组织相容性抗原是

（68~69 题共用备选答案）

A. CDC
B. ELISA
C. MLR
D. HTC
E. PLT

68. 在 HLA 细胞学分型试验中，被称为阴性分型法的是
69. 在 HLA 细胞学分型试验中，被称为阳性分型法的是

（70~71 题共用备选答案）

A. HLA-B7
B. HLA-B27
C. HLA-CW6
D. HLA-A2
E. HLA-DR4

70. 与强直性脊柱炎相关的 HLA 分子是
71. 属 HLA-Ⅱ类分子是

（72~73 题共用备选答案）

A. ABO 血型　　B. HLA-D

C. HLA-DR　　D. HLA-C

E. HLA 配型

72. 移植中上述哪项由于等位基因表达少，可不必重视

73. 在器官供给缺乏的情况下，可不再强调

（74~76 题共用备选答案）

A. 相应细胞特异结合　　B. 介导免疫抑制

C. 阻断 CK 作用　　D. 杀伤过客细胞

E. 干扰 T 细胞转化

74. 融合蛋白的免疫抑制作用是

75. TⅡC 雷公藤的抑制作用是

76. 细胞性单克隆的免疫抑制作用是

（77~78 题共用备选答案）

A. CD34　　B. $CD34^{+}$/$HLA\text{-}DR^{-}$

C. $CD34^{+}$/$HLA\text{-}DR^{+}$　　D. B27

E. HLA-C

77. 多功能干细胞特征性表面标志是

78. 定向干细胞特征性表面标志是

（79~81 题共用备选答案）

A. 超急排　　B. 急排

C. 急性体液排斥反应　　D. 急性细胞排斥反应

E. 慢排

79. 由于预存抗移植物的细胞毒性抗体引发移植物缺血性坏死的排斥反应类型是

80. 有急性脉管排斥反应之称的排斥反应类型是

81. 具有正常组织结构丧失和纤维化病理特点的排斥反应类型是

（82~85 题共用备选答案）

A. 骨髓移植　　B. 肾移植

C. 心脏移植　　D. 胸腺移植

E. 皮肤移植

82. 何种器官移植后常发生 GVHD

83. 使用 CsA 后何种器官移植患者存活时间明显延长

84. 移植前多次输血使哪种器官移植物存活明显增强

85. 巨细胞病毒（CMV）活动性感染在何种器官移植中通常较早出现

五 X 型题

1. 目前国内测定梅毒患者血清中反应素的凝集反应是

A. 扩散试验
B. PFC
C. USR
D. RPR
E. 密螺旋体荧光试验

2. 有关轮状病毒说法正确的是

A. 是造成婴幼儿传染性胃肠炎的主要原因
B. 引发的胃肠炎可导致婴儿死亡
C. 患急性肠道疾病的住院儿童 40% 为轮状病毒引起
D. 很容易随粪便排泄而传播
E. 为双股 RNA 病毒

3. 关于 C1q 固相法检测非抗原特异性 CIC 的原理，下列描述正确的是

A. 是利用循环免疫复合物具有与 C1q 结合的特性
B. 固相包被的是 C1q
C. 加入的是酶标记二抗
D. 根据颜色的深浅来判断免疫复合物的含量
E. 该方法结果的稳定性较好

4. T 细胞介导的超敏反应结果可以是

A. 肉芽肿形成
B. 皮肤局部红肿、硬结
C. 移植排斥反应
D. 剥脱性皮炎
E. 结核患者肺空洞形成

5. 免疫复合物引起组织损伤和致病的机制是

A. 免疫复合物与补体结合，引起Ⅲ型超敏反应
B. 免疫复合物引起血小板聚合
C. 免疫复合物被巨噬细胞吞噬，巨噬细胞被激活，释放 IL-1 等细胞因子，加重炎症反应
D. 与抗原 Fc 受体结合，激活单核巨噬细胞，释放细胞因子
E. 消耗补体，抗感染功能降低

6. 与补体有关的超敏反应性疾病是

A. 自身免疫性溶血性贫血
B. 新生儿溶血症
C. 链球菌感染后肾小球肾炎
D. 甲状腺功能亢进
E. 血小板减少性紫癜

7. 下列哪项属于全身性免疫复合物病的是

A. 血清病
B. 链球菌感染后肾小球肾炎
C. 静脉炎
D. 类风湿关节炎
E. 系统性红斑狼疮

8. 动物免疫接种后，血液内抗体产生，下列描述正确的有

A. 免疫剂量越高，免疫效果越好，抗体滴度越高
B. 2 天内血液中可检测到抗原而测不到抗体
C. 先出现 IgM，后出现 IgG，总量在 6~7 天达高峰
D. 2~4 周抗体水平维持在一个较为稳定的水平
E. 几个月后，抗体水平缓慢下降

9. 下列哪种疾病属于Ⅰ型超敏反应

A. 过敏性休克
B. 皮肤变态反应
C. 呼吸道变态反应
D. 消化道变态反应
E. 接触性皮炎

10. 以下哪些疾病属于免疫复合物病

A. 甲状腺功能亢进
B. 变应性鼻炎
C. 传染性迟发型超敏反应
D. 链球菌感染后的肾小球肾炎
E. 血清病

11. 与Ⅲ型超敏反应发病有关的因素是

A. 吞噬细胞释放过敏毒素
B. 沉积的免疫复合物激活补体
C. 血管活性物质的释放
D. 中等大小循环免疫复合物的形成
E. 可通过攻膜复合体加重组织损伤

12. Ⅰ型超敏反应中肥大细胞释放的活性介质可引起

A. 趋化作用
B. 毛细血管扩张
C. 血管通透性增加
D. 平滑肌收缩
E. 黏膜腺体分泌增加

13. Ⅰ型超敏反应的特点是

A. 由抗体 IgE 引起，由多种生物活性物质介导
B. 由抗体 IgM 引起

C. 引起效应器官的功能紊乱，无实质性病理损害

D. 具有明显的个体差异和遗传趋向

E. 发生快，消失也快

14. 参与Ⅰ型超敏反应的细胞有

A. 中性粒细胞

B. 肥大细胞

C. NK 细胞

D. 嗜酸性粒细胞

E. 嗜碱性粒细胞

15. 关于 Raji 细胞技术检测非抗原特异性 CIC，下列描述正确性的是

A. Raji 细胞表面有 Fc 受体，需封闭

B. Raji 细胞表面有大量补体受体，这些补体受体与结合补体的循环免疫复合物结合

C. Raji 细胞可作为指示系统表现溶血现象

D. 需培养 Raji 细胞，操作烦琐

E. 本法敏感性较高，实用性强

16. Ⅰ型超敏反应相关细胞的测定方法包括

A. 外周血嗜酸性粒细胞计数

B. 嗜碱性粒细胞脱颗粒试验

C. 外周血嗜碱性粒细胞计数

D. 斑蝥发泡试验

E. NBT 还原试验

17. 由Ⅱ型超敏反应引起的自身免疫性疾病包括

A. 自身免疫性中性粒细胞减少症

B. 毒性弥漫性甲状腺肿

C. 药物引起的自身免疫性溶血性贫血

D. 重症肌无力

E. 肺出血-肾炎综合征

18. Ⅰ型超敏反应中，引起平滑肌收缩的活性介质是

A. PAF

B. LTS

C. PGD2

D. 组胺

E. 缓激肽

19. Ⅱ型超敏反应的特点是

A. 抗原或抗原抗体复合物存在于细胞膜上

B. 介导的抗体是 IgG 和 IgM

C. 通过 ADCC 作用杀伤靶细胞

D. 有肥大细胞和嗜碱性粒细胞参与

E. 后果是靶细胞被破坏

20. Ⅳ型超敏反应的特点是

A. 其过程与细胞免疫过程一致

B. 有抗体、补体参与炎症损伤效应

C. 有效应T细胞及其产生的细胞因子或细胞性介质引起

D. 局部损伤是以单核细胞、淋巴细胞浸润为主的炎症

E. 抗原主要是某些胞内寄生菌

21. 发病机制属于Ⅲ型超敏反应的疾病是

A. 系统性红斑狼疮

B. 链球菌感染后的肾小球肾炎

C. 类风湿关节炎

D. Arthus 反应

E. 再次注射血清病

22. Ⅲ型超敏反应的特点是

A. 有 $CD8^+$TCL 细胞参与

B. 形成中等大小免疫复合物，并沉积于小血管基底膜

C. 抗体是 IgG、IgM

D. 病理损伤是以中性粒细胞浸润为主的炎症

E. 抗原持续存在

23. Ⅰ型超敏反应主要的生物活性介质包括

A. 组胺

B. 激肽原酶

C. 前列腺素 E1

D. 白三烯

E. 血小板活化因子

24. 单核-吞噬细胞参与的超敏反应有

A. Ⅰ型超敏反应

B. Ⅱ型超敏反应

C. Ⅲ型超敏反应

D. Ⅳ型超敏反应

E. 以上均不是

25. 在Ⅰ型超敏反应防治中，最常使用的肾上腺素具有的主要作用是

A. 稳定肥大细胞膜

B. 解除支气管平滑肌痉挛

C. 提高胞内 Camp 浓度

D. 减少腺体分泌

E. 抑制磷酸二酯酶

26. 自身免疫病的特点包括

A. 用免疫抑制剂治疗有效

B. 有遗传倾向

C. 血清中 IgG、IgA、IgM 水平常常升高

D. 病情反复发作，具有慢性迁延性特点

E. 多数自身免疫病血清中可检测到高滴度自身抗体

27. 自身免疫性疾病的基本特征包括

A. 患者血液中可检测到高效价的自身抗体和/或自身应答性T淋巴细胞

B. 免疫应答产物作用于表达相应抗原的组织细胞，造成其损伤或功能障碍

C. 在动物实验可复制出与自身免疫性疾病相似的动物模型

D. 患者的免疫应答产物可使疾病被动转移

E. 反复发作和慢性迁移

28. 自身免疫性疾病的发生机制有

A. Ⅰ型超敏反应　　B. Ⅱ型超敏反应

C. Ⅲ型超敏反应　　D. Ⅳ型超敏反应

E. 以上都不是

29. 下列哪些属于生理性自身免疫现象

A. 自身混合淋巴细胞反应　　B. 抗细胞因子的天然抗体阳性

C. 抗肌动蛋白天然自身抗体阳性　　D. 免疫细胞间MHC限制性

E. 独特型-抗独特型网络

30. 多发性骨髓瘤细胞的特点包括

A. 稳定易培养　　B. 是B细胞恶性肿瘤

C. 自身不分泌Ig或细胞因子　　D. 是HGPRT缺陷株

E. 融合率高

31. 单克隆抗体可用于

A. 沉淀试验　　B. 中和反应

C. 凝集试验　　D. 酶免疫分析

E. 荧光免疫测定

32. 去除单核细胞的主要方法有

A. 贴壁黏附法　　B. 吸附柱过滤法

C. 磁铁吸引法　　D. Ficoll分层液法

E. 苯丙氨酸甲酯去除法

33. 关于活体组织标本，正确的有

A. 取材于病变组织　　B. 取病变组织与正常组织交界处

C. 要求大小适中　　D. 应减少对组织标本的损伤与挤压

E. 应取正常组织

34. 多发性骨髓瘤包括下列哪些特征

A. 骨质疏松　　B. 骨髓中不成熟粒细胞比例增高

C. 血中发现异常免疫球蛋白　　D. 反复感染
E. 贫血

35. 中性粒细胞吞噬能力显著下降见于
A. 慢性皮肤膜白念珠菌感染　　B. 糖尿病
C. 烧伤　　D. 补体缺陷病
E. 抗体缺陷病

36. 免疫缺陷的可能原因是
A. 遗传基因异常　　B. 中枢免疫器官发育障碍
C. 感染　　D. 免疫细胞内在缺陷
E. 免疫细胞间调控机制异常

37. 免疫缺陷病最常见的临床特点是
A. 各种病原体易染增加，是造成死亡的主要原因
B. 自身免疫病发生率高
C. 恶性肿瘤发生率高
D. 超敏反应发生率高
E. 有遗传倾向

38. 免疫缺陷病的治疗原则
A. 免疫重建　　B. 基因治疗
C. 免疫制剂　　D. 抗感染
E. 器官移植

39. 关于器官移植排斥时的描述，下列正确的是
A. 黏附分子在内皮细胞上表达增加
B. 黏附分子在肾小管细胞上表达增加
C. 黏附分子在浸润白细胞上表达增加
D. 活检组织标本的黏附分子的测定能提供可能的同种器官移植排斥的信息
E. 黏附分子抗体有抑制作用

40. 在移植排斥中，表达 $CD25^+$ 记忆 T 细胞相关的黏附分子是
A. 整合素　　B. E-选择素
C. 免疫球蛋白超家族　　D. CD44
E. VCAM-1

41. 以下常用抑制移植排斥反应的是
A. 糖皮质激素　　B. 硫唑嘌呤
C. 血管活性剂　　D. FK506

E. 环孢菌素 A

42. 正常情况下，表达 MHC-Ⅰ类分子的细胞有

A. 肝、肾、皮肤、主动脉和肌细胞

B. 淋巴细胞

C. 血小板、网织红细胞

D. 成熟红细胞、神经细胞及滋养层细胞

E. 白细胞

43. 下列属于 HLAⅡ类分子的是

A. HLA-B 分子　　B. HLA-A 分子

C. HLA-DQ 分子　　D. HLA-DR 分子

E. HLA-DP 分子

44. HLA 血清学分型主要应用于

A. HLA 配型

B. HLA 交叉配型

C. 群体反应性抗体的检测

D. 受者血清有无针对供者 HLA 的抗体的检测

E. 以上均不对

45. 关于移植物抗宿主反应的描述正确的是

A. 易发生慢性排斥反应

B. 移植物中必须含有足够数量的免疫细胞，尤其是 T 细胞

C. 宿主处于免疫无能或免疫功能严重缺陷状态

D. 受者体内预存抗体引起

E. 宿主与移植物之间的组织相容性不合

46. 关于次要组织相容性抗原正确的是

A. 由 Y 染色体基因编码的 H-Y 抗原属于 mHA

B. 引起慢而强的移植排斥反应

C. 在同卵双生子之间的器官移植不引起移植排斥反应

D. 在供、受体间 MHC 分子完全相同者，仍可引起移植排斥反应

E. 鉴定 mHA 型别有利于选择骨髓移植供者

47. 正常情况下，表达 MHC-Ⅱ类分子的细胞有

A. 树突状细胞　　B. 单核/巨噬细胞

C. B 细胞　　D. 活化 T 细胞

E. 血管内皮细胞

48. 急性排斥反应可出现以下病理变化

A. 血管内凝血
B. 急性血管炎
C. 移植物内血管硬化
D. 急性间质炎
E. 间质纤维化

六 案例分析题

(1~5 题共用题干)

患者，男性，45 岁。低热、食欲缺乏 1 个月余。查体：皮肤轻度黄疸；肝肋下 4cm，质硬，触及大小不等结节。ALT 40U。慢性乙型肝炎病史十年余。

1. 患者应重点考虑哪种肝病

A. 急性黄疸型肝炎
B. 慢性活动性肝炎
C. 大结节性肝硬化
D. 原发性肝癌
E. 胆汁性肝硬化

2. 下列哪项检查对其早期诊断最有价值

A. AFP + 肝动脉造影
B. AFP + 超声检查
C. AFP + 放射性核素肝扫描
D. AFP + 肝穿刺活检
E. AFP + γ-GT

3. 此病的发生与下列哪种肝病有关

A. 慢性乙型肝炎
B. 肝结核
C. 肝血管瘤
D. 肝囊肿
E. 肝脓肿

4. 除基础肝病外，该病的发生与下列哪种因素有关

A. 饮酒
B. 营养不良
C. 肠道感染
D. 寄生虫感染
E. 进食霉变玉米花生

5. 此病晚期最常见的致死并发症是

A. 食管静脉曲张破裂出血
B. 肝性昏迷
C. 肝癌结节破裂出血
D. 腹水继发感染
E. DIC

(6~8 题共用题干)

患者，男性，40 岁。疲乏无力、头晕。体温正常，贫血外貌，双下肢有散在紫癜，两周前曾因感冒服用过对乙酰氨基酚类药物，服用药物期间曾发现尿色呈酱油色。血常规：

Hb 65g/L，WBC 18×10^9/L，PLT 60×10^9/L。

6. 患者最有可能的诊断是
   A. 白血病
   B. 恶性组织细胞病
   C. 药物性溶血性贫血
   D. 慢性溶血性贫血
   E. 再生障碍性贫血
7. 哪型超敏反应是其发病机制
   A. Ⅰ型超敏反应
   B. Ⅱ型超敏反应
   C. Ⅲ型超敏反应
   D. Ⅳ型超敏反应
   E. 不是超敏反应
8. 对其诊断最有价值的检测项目是
   A. 抗核抗体检测
   B. 变应原皮肤试验
   C. Coombs 实验
   D. 血清免疫复合物测定
   E. 骨髓穿刺

(9~11 题共用题干)

妈妈给莉莉更换了新的护肤品，但莉莉使用几天后，皮肤发红，还有米粒样丘疹、水疱。到医院检查，医生建议停止使用该护肤品，观察是否有好转。停用后，莉莉的皮肤症状好转。1 周后，当再次使用时，症状又重新出现且明显加重。

9. 针对患者，下列叙述正确的是
   A. 初步诊断为接触性皮炎
   B. 初步诊断为荨麻疹
   C. 发病机制为Ⅵ型变态反应
   D. T 淋巴细胞介导，属于细胞免疫
   E. 发病机制为Ⅰ型变态反应
   F. 皮肤症状为 Arthus 反应所致
10. 为寻找引起接触性皮炎的变应原，可进行的实验室检查有
    A. 血清总 IgE 水平
    B. 特异性 IgE
    C. 皮肤斑贴试验
    D. T 淋巴细胞及亚群
    E. 干扰素水平
    F. 皮肤点刺试验
    G. 旧结核菌素试验
    H. CIC 水平
11. 接触性皮炎患者主要症状包括
    A. 丘疹
    B. 出血点
    C. 皮肤红肿
    D. 化脓
    E. 水疱
    F. 紫癜

参考答案与解析

一、A1 型题

1. E【解析】艾滋病患者死于机会性感染，患者失去免疫力，不能抵御任何疾病。如病原菌感染、带状疱疹、口腔霉菌感染、肺结核，肺炎、脑炎，念珠菌等多种病原体引起的严重感染，也可发生恶性肿瘤等疾病。

2. E【解析】AIDS 属于获得性免疫缺陷综合征（acquired immunodeficiency syndrome）的范畴。它是一种严重的免疫缺陷疾病，由人类免疫缺陷病毒（HIV）感染引起。HIV 主要攻击人体中的 $CD4^+$T 淋巴细胞，损伤机体的免疫系统，导致机体对多种病原体失去应有的免疫防御能力，从而易患各种感染和肿瘤。

3. D【解析】$CD4^+/CD8^+$T 细胞比值为 1.5~2.0。

4. A【解析】艾滋病病毒（即人类免疫缺陷病毒，HIV）主要侵犯和破坏人体的辅助性 T 淋巴细胞（$CD4^+$T 淋巴细胞），致使细胞大量破坏、细胞功能严重受损而造成人体细胞免疫缺陷，同时，其他免疫细胞如单核-巨噬细胞、B 淋巴细胞等也不同程度受损，出现功能异常，最后并发各种严重的机会性感染和肿瘤，导致死亡。所以，艾滋病又称获得性免疫缺陷综合征（AIDS）。

5. C【解析】HIV 感染 T 细胞的机制是 HIV 膜蛋白 gp120 与 T 细胞表面 CD4 分子结合，介导病毒与细胞膜融合，致使病毒核酸侵入细胞，CD4 是 HIV 的主要受体。

6. C【解析】CD21 分子（CR2）旧称 C3d 受体，是 B 细胞上的 EB 受体，CD21 分子是 B 细胞活化辅助受体的一个组成部分。

7. C【解析】L929 细胞株用于检测小鼠干扰素。

8. A【解析】AIDS 病免疫功能是最重要的检测手段是流式细胞术。

9. B【解析】艾滋病主要通过三种途径传播：性接触传播、血源性传播和母婴传播。

10. C【解析】病毒性肝炎酶免疫检验中，有高值、中值、低值的质控物，其中以低值的质控物为最重要，设置临界于 Cut -off 值（CO 值）的低值弱阳性质控物是室内质控的关键。

11. C【解析】首次免疫后，因机体正处于识别和进行 B 细胞活化增殖阶段，如果很快进行第 2 次注入抗原，极易造成免疫抑制。若间隔时间太长，则刺激减弱，抗体效价不高。第 1 次与第 2 次免疫间隔时间以 10~20 天为好，第 3 次及以后的间隔时间一般为 7~10 天。

12. E【解析】外斐反应用与立克次体有共同菌体抗原的变形杆菌 OX_{19}、OX_2、OX_k 进行非特异性凝集反应，检测患者血清中有无立克次体抗体。外斐反应亦称变形杆菌凝集试验，用以诊断流行性斑疹伤寒，恙虫病等急性传染病。

13. B【解析】IgA、IgD 和 IgE 不能与 C1q 结合的原因 Fc 段无补体结合点。

14. B【解析】Raji 细胞是由 Burkitt 淋巴瘤患者分离建立的 B 细胞株。

15. B【解析】mRF 对 IC、变性 IgG 及聚合 IgG 均很高。

16. C【解析】分离血清 CIC 的 PEG 相对分子量是 6000。

17. C【解析】非抗原特异性循环免疫复合物的检测不考虑免疫复合物中抗原性质。只检测免疫复合物的总量。

18. A【解析】热聚合人 IgG（heat agglutination human IgG，HAHG）：作为参考标准品，绘制标准曲线进行 CIC 定量，或测定 A 值代表 CIC 相当于 HAHG 的含量。

19. A【解析】超敏反应又称变态反应，是机体对某型抗原初次应答致敏后，再次接触相同抗原刺激时，所出现的一种以生理功能紊乱或组织细胞损伤的异常免疫应答。

20. D【解析】抗促甲状腺激素受体抗体类别是 IgG。

21. E【解析】Arthus 是一种实验性局部Ⅲ型超敏反应。Ⅲ型超敏反应是指由可溶性免疫复合物沉积于局部或全身多处毛细血管基底膜通过激活补体，并在血小板、嗜碱性粒细胞、中性粒细胞参与下引起的以充血、水肿、局部坏死和中性粒细胞浸润为主要特征的炎症反应和组织损伤。

22. C【解析】Ⅱ型超敏反应又称细胞毒型或细胞溶解型超敏反应，有补体介导的细胞溶解，巨噬细胞的吞噬，NK 细胞吞噬细胞的 ADCC 作用，受体介导的对靶细胞的刺激或抑制作用。

23. B【解析】IgE 是一种分泌型免疫球蛋白，是引起Ⅰ型变态反应的主要抗体，其最明显的基本生物学特性是亲同种细胞性。IgE 是免疫球蛋白中对热最不稳定者，在 5 种免疫球蛋白中，IgE 半衰期最短，并且具有最高的分解率和最低的合成率，因此血清中含量最低。

24. B【解析】HLA 抗原是由组要组织相容性复合体（MHC）编码的人类白细胞抗原，是不同个体间进行器官移植时发生排斥反应的主要成分。

25. C【解析】Ⅲ型超敏反应是由可溶性免疫复合物沉积于局部或全身多处毛细血管基底膜后，通过激活补体，并在中性粒细胞、血小板、嗜碱性粒细胞等效应细胞参与下，引起的以充血水肿、局部坏死和中性粒细胞浸润为主要特征的炎性反应和症状损伤。

26. D【解析】结核菌素皮肤试验属皮内试验，是Ⅳ型超敏反应的典型例子。用一定浓度旧结核菌素（OT）或结核分枝杆菌纯蛋白衍生物（PPD）作抗原，于前臂内侧皮内注射，48~72 小时后观察局部有无红肿和硬结。

27. C【解析】Ⅰ型超敏反应又称变态反应，是由 IgE 介导，肥大细胞和嗜碱性粒细胞释放生物活性介质引起的局部或全身反应。

28. B【解析】Ⅳ型超敏反应是 T 淋巴细胞活化后产生细胞因子，促使单个核细胞浸润为主的炎症反应，即单个核细胞主要是单核-巨噬细胞活化清除抗原的同时引起炎症。

29. D【解析】呼吸道包括口、鼻、咽喉，过敏是一种免疫系统失调的疾病。临床上常见的呼吸道过敏症主要有花粉症、变应性鼻炎、过敏性咳嗽、过敏性哮喘等。

30. E【解析】免疫复合物疾病发病机制：①中等大小可溶性复合物形成。②中等大小可溶性免疫复合物的沉积。③免疫复合物沉积引起的组织损伤：a. 补体作用：激活补体产生裂解片段 C3a，C5a。b. 中性粒细胞作用。c. 血小板作用：释放血管活性胺类物质。

31. B【解析】Arthus 反应是一种实验性局部Ⅲ型超敏反应。1903 年 Arthus 用马血清经皮下免疫家兔数周后，发现当再次注射马血清时，免疫家兔可在注射部位出现红肿、出血和坏死等剧烈炎症反应。

32. A【解析】新生儿溶血症是Ⅱ型超敏反应，如母亲为 Rh 阴性，胎儿为 Rh 阳性，在首次分娩时，胎儿血进入母体内，母亲可产生以 IgG 类为主的 Rh 抗体。当母亲再次妊娠时，体内的 Rh 抗体通过胎盘进入胎儿体内，与其红细胞结合，引起流产或发生新生儿溶血。初次分娩后，72 小时内给母亲注射 Rh 抗体，能及时清除进入母体内的 Rh 阳性红细胞，可有效预防再次妊娠时发生新生儿溶血症。

33. D【解析】系统性红斑狼疮（SLE）属于Ⅲ型超敏反应。

34. B【解析】常见的Ⅳ型超敏反应性疾病：①感染性迟发型超敏反应。②接触性皮炎。由如油漆、染料、农药、化妆品和某些药物如磺胺和青霉素等引起。皮损表现为局部皮肤出现红肿、皮疹、水疱，严重者可出现剥脱性皮炎。③移植排斥反应。A 群溶血性链球菌感染 2~3 周后，由体内产生的相应抗体与链球菌可溶性抗原如 M 蛋白，结合后沉积在肾小球基底膜即引起Ⅲ型超敏反应。

35. B【解析】Ⅱ型超敏反应又称细胞毒型或细胞溶解型超敏反应。

36. E【解析】常见的Ⅲ型超敏反应性疾病：①局部免疫复合物病：如 Arthus 反应及类 Arthus 反应。②全身免疫复合物病：a. 血清病。b. 链球菌感染后肾小球肾炎。c. 慢性免疫复合物病：如系统性红斑狼疮、类风湿关节炎等。d. 过敏性休克样反应：见于临床上用大剂量青霉素治疗梅毒、钩端螺旋体病时出现的与过敏性休克相同的临床表现。

37. A【解析】犹如一种规律，患特应性疾病（包括特应性皮炎）有着遗传素质，患者对吸入或摄入的物质（变应原）产生由 IgE 抗体介导的超敏反应，而这些物质对无特应性疾病的人是无害的，除特应性皮炎外，通常 IgE 抗体会介导超敏反应，在婴幼儿虽然特应性皮炎的症状是由 IgE 介导的食物过敏所致，然而在大龄儿童和成年人皮炎症状很大程度上与过敏因素无关，尽管大多数患者仍保持有特异的过敏性。

38. B【解析】Ⅳ型超敏反应的发生机制特点：发生迟缓，再次接触抗原后 24~72 小时发生；与抗体、补体无关，而与效应 T 细胞和吞噬细胞及其产生的细胞因子和细胞毒性介质有关。

39. A【解析】Ⅰ型超敏反应发生迅速，如不及时抢救患者会很快死亡。但Ⅰ型超敏反应一般不引起组织损伤，所以诱发因素解除后康复也快。因此寻找变应原，避免接触变应原是防治Ⅰ型超敏反应的重要手段之一。

40. B【解析】嗜酸性粒细胞是一类人体固有的免疫细胞，具有多种功能，见于多种疾病，如过敏性疾病、寄生虫病、感染性疾病（细菌、真菌、病毒）、结缔组织病、肉芽肿和肿瘤等。还有一些疾病，也伴有明显的嗜酸性粒细胞增多，但发病机制不明，如特发性嗜酸性粒细胞增多症。嗜酸性粒细胞相关疾病通常是由于周围血或组织中嗜酸性粒细胞增多而被发现的；可以大概分为以嗜酸性粒细胞增高为主的固有疾病，如慢性嗜酸性粒细胞白血病、特发性嗜酸性粒细胞增多综合征、家族性嗜酸性粒细胞增多症、淋巴瘤等，以及疾病涉及嗜酸性粒细胞，如寄生虫等感染、药物与生物化学过敏、胶原性与免疫性疾病、各系统的嗜酸性粒细胞相关的疾病。

41. B【解析】Ⅳ型超敏反应为迟发型超敏反应，常见疾病有传染性超敏反应、接触性皮炎等。

42. B【解析】皮肤试验出现假阴性的常见原因：①试验抗原的浓度过低，或者因各种原因失效；②试验时正服用免疫抑制剂或抗组胺药物（后者可通过设立组胺阳性对照而判断出来）；③操作误差，例如皮内试验时注射过深进入皮下，注入抗原量过少等；④皮试季节选择不当，例如花粉季节过后，抗花粉抗体水平可下降。

43. B【解析】迟发型皮试结果判定标准：(-) 为无反应或小于对照，(+) 为仅有红肿，(++) 为红肿伴硬结，(+++) 为红肿、硬结、水疱，(++++) 为大疱和/或溃疡。

44. E【解析】过敏性休克是一种最严重的Ⅰ型超敏反应性疾病，机体再次接触变应原后数秒或数分钟内可出现症状，若抢救不及时，可导致死亡。

45. C【解析】结核菌素皮试阳性结果表现为红肿/硬结。

46. A【解析】Ⅰ型超敏反应因发生快、消退也快，故称为速发型超敏反应。

47. B【解析】临床常见的Ⅱ型超敏反应性疾病有输血反应、新生儿溶血症、药物过敏性血细胞减少症、自身免疫性溶血性贫血、甲状腺功能亢进。

48. D【解析】RH 抗体属于 IgG 类抗体，是免疫抗体，而不是天然抗体。

49. C【解析】Ⅲ型超敏反应，又称免疫复合物型超敏反应或血管炎型超敏反应。它是由中等大小可溶性的抗原抗体复合物沉积到局部或全身毛细血管基底膜，通过激活补体和在血小板、嗜碱性粒细胞、中性粒细胞参与作用下，引起以充血水肿、局部坏死和中性粒细胞浸润为主要特征的炎症反应和组织损伤。属于Ⅲ型超敏反应的疾病有链球菌感染后的部分肾小球肾炎、系统性红斑狼疮、外源性哮喘等。另外，阿尔图斯反应是一种局部的Ⅲ型超敏反应。

50. D【解析】血清病：通常在初次接受大剂量抗毒素（马血清）1~2 周后，出现发热、皮疹、关节肿痛、全身淋巴结肿大、荨麻疹等症状。主要是体内马血清尚未清除就产生了相应抗体，两者结合形成中等大小的可溶性循环免疫复合物所致。该病为自限性疾病，停用抗毒素后可自然恢复。

51. C【解析】Ⅳ超敏反应：与补体和抗体无关，是一种以单核细胞浸润和细胞变性坏死为主要特征的超敏反应，主要临床疾病有结核菌素反应、传染性超敏反应、接触性皮炎、移植排斥反应。

52. C【解析】参见 A1 型题第 36 题解析。

53. E【解析】Ⅲ型超敏反应的抗体虽与Ⅱ型超敏反应中的抗体相似，主要也是 IgG 和 IgM 类抗体，但所不同之处是这些抗体与相应可溶性抗原异性结合形成抗原抗体复合物（免疫复合物），并在一定条件下沉积在肾小球基底膜、血管壁、皮肤或滑膜等组织中。

54. B【解析】抗人球蛋白参与的血凝试验包括直接 Coombs 试验和间接 Coombs 试验，分别检测红细胞上的不完全抗体和游离在血清中的不完全抗体。

55. B【解析】Raji 细胞表面有大量 C3b、C1q 和 C3d 受体，没有 SmIg，利用这些受体与结合补体的循环免疫复合物结合，再加入放射性核素标记的抗人 IgG，可检测循环免疫复合物。

56. D【解析】Ⅰ型超敏反应可通过患者的血清被动转移。

57. A【解析】新生儿溶血症患儿体内引起红细胞溶解的抗体为母体内产生的以 IgG 类为主的抗 Rh 抗体。

58. E【解析】过敏毒素作用最强的补体裂解片段是 C5a。

59. A【解析】初次分娩后，72 小时内给母体注射 Rh 抗体，能及时清除进入母体内的 Rh 阳性红细胞，可有效预防再次妊娠时发生新生儿溶血症。

60. C【解析】Ⅲ型超敏反应中等大小的可溶性免疫复合物的形成：①当抗体多于抗原时，形成小分子的可溶性免疫复合物，通过肾脏排出体外。②当抗原和抗体的比例相当时，形成大分子的免疫复合物，被吞噬细胞吞噬清除。③当抗原略多于抗体时，形成中等大小的可溶性免疫复合物，长期存在于血液循环中，称为循环免疫复合物。它易沉积于毛细血管基底膜，引起Ⅲ型超敏反应。

61. B【解析】Ⅱ型超敏反应又称细胞毒型或细胞溶解型超敏反应，指当抗体与特异的细胞或组织表面的抗原结合，通过活化补体系统或其他机制引起靶细胞的损伤。某些药物可刺激机体产生抗药物抗原表位特异性的抗体，与结合有药物的粒细胞、红细胞或血小板作用，可引起药物过敏性血细胞减少症。

62. C【解析】参见上一题解析。

63. A【解析】引起全身性过敏休克的Ⅰ型超敏反应最主要的生物活性介质是组胺。

64. E【解析】白喉抗毒素导致血清过敏性休克属于Ⅰ型和Ⅲ型超敏反应。

65. D【解析】接触性皮炎属Ⅳ型超敏反应，通常在接触相同抗原24~72小时出现炎症发生，48~96小时达高峰。

66. A【解析】Ⅱ型超敏反应又称为溶细胞型或细胞毒型超敏反应，是由IgG或IgM类抗体与靶细胞表面相应抗原结合后，在补体、吞噬细胞和NK细胞参与下，引起的以细胞损伤溶解为主的病理性免疫反应。

67. E【解析】Ⅳ型超敏反应发生机制：$CD4^+$ Th1细胞介导的炎症反应和组织损伤；$CD8^+$ Tc细胞介质的细胞毒作用。其中效应性$CD4^+$ Th1细胞识别抗原后活化，可释放IFN-γ、TNF、淋巴毒素（LT）、IL-3、GM-CSF、单核细胞趋化蛋白-1（MQ-1）等多种细胞因子。

68. D【解析】Ⅳ型超敏反应的效应T细胞与特异性抗原结合后，引起以单个核细胞浸润和组织损伤为主要特征的炎症反应。

69. B【解析】Ⅰ型超敏反应的脱相期反应主要发生在变应原刺激后6~12小时，可持续数天或更长时间，该种反应主要由新合成的脂类介质如白三烯、血小板活化因子等引起。

70. E【解析】Ⅰ型超敏反应中靶细胞颗粒内预先合成的储备介质有组胺、激肽原酶，细胞内新合成的介质有白三烯（LTS）、前列腺素D_2（PGD_2）、血小板活化因子（PAF）。

71. E【解析】青霉素可引起Ⅰ型、Ⅱ型、Ⅲ型、Ⅳ型超敏反应。

72. C【解析】Ⅱ型超敏反应涉及的抗原比较复杂，药物、病毒、同种异型抗原或自身抗原都可成为变应原，刺激机体产生IgG或IgM类抗体，抗体可特异性地结合到位于细胞表面的抗原上，活化补体，溶解靶细胞，诱导粒细胞浸润及吞噬作用。ABO血型抗原为同种异型抗原。

73. D【解析】ADCC效应主要是Ⅱ型超敏反应的发生过程，只有D选项为Ⅱ型超敏反应。

74. C【解析】新生儿溶血性贫血检查可用抗人球蛋白试验（Coombs test）。

75. A【解析】新生儿溶血性贫血是由于母体抗RhD抗体或其他不兼容血型抗体对胎儿红细胞进行攻击而引起的。为了检测新生儿血液中是否存在这些抗体，可以通过胶乳凝集试验来进行检查。这种试验利用了RhD抗原与抗RhD抗体之间的反应，在检测样本中加入抗人球蛋白和RhD抗原时，如果存在抗体，会发生凝集反应，从而判断出样本中是否存在不兼容血型抗体。值得注意的是，假阳性也可能出现，因此需要结合病史和临床表现综合分析。

76. C【解析】免疫功能包括免疫防御、免疫自稳、免疫监视。自身免疫疾病由自身免疫应答引起，是由于免疫自稳功能损害所致。

77. A【解析】IL-1的主要产生细胞是巨噬细胞，IL-2主要由T细胞产生。

78. A【解析】抗胰岛细胞抗体（APICA）是1型糖尿病（DM1）患者中最常见的自身

抗体。

79. C【解析】未经治疗的 SLE 或 MCTD 患者几乎 95% 以上都有抗核抗体，且滴度较高，一般 1∶100 以上具有临床诊断价值。

80. C【解析】抗平滑肌抗体（ASMA）是抗肌动球蛋白的自身抗体。ASMA 是自身免疫性肝炎的血清学标志抗体。

81. D【解析】常见的 ANA 荧光图形有均质型、斑点型、核膜型、核仁型 4 种。高滴度均质型主要见于 SLE 患者；高滴度斑点型常见于 MCTD；高滴度核膜型几乎仅见于 SLE；核仁型在硬皮病中出现率最高。

82. C【解析】抗 Sm 抗体仅发现于 SLE 患者，是 SLE 的血清标志抗体，已列入 SLE 的诊断标准。

83. C【解析】干燥综合征 RF 检出率为 95%，在几个选项中为检出率最高。

84. C【解析】SLE 患者存在许多免疫学上的异常，其中血清抗 Sm 抗体是目前公认的 SLE 标志抗体。

85. B【解析】原发性胆汁性肝硬化（PBC）是一种器官特异性的进行性自身免疫疾病，常见于女性，以肝脏门脉周围的淋巴细胞浸润、胆管上皮细胞特异性损伤及血清中高滴度抗线粒体抗体（AMA）为主要特征。

86. B【解析】携带 HLA-B27 基因的个体与强直性脊柱炎密切相关。

87. C【解析】类风湿关节炎患者的 Ig 以 IgM 为主，且是针对自身抗原的 IgM。

88. C【解析】高滴度均质型主要见于 SLE 患者，低滴度均质型可见于 RA、慢性肝脏疾病、传染性单核细胞增多症或药物诱发的狼疮患者。

89. D【解析】抗核小体抗体是系统性红斑狼疮（SLE）的主要自身抗原。由于核小体抗原纯化技术的改进，抗核小体抗体的诊断特异性和阳性的抗核小体抗体的诊断特异性，在活动期 SLE 中更为常见，尤其是狼疮性肾炎，也是 SLE 的特异性。

90. D【解析】免疫自稳是机体免疫系统维持内环境稳定的一种生理功能，可及时清除体内损伤、衰老或变性的细胞或抗原抗体复合物，而对自身成分不发生免疫应答。若免疫自稳功能失调，则可出现自身免疫病。

91. B【解析】参见 A1 型题第 88 题解析。

92. D【解析】*HLA-DR5* 与桥本甲状腺炎、恶性贫血、青年型类风湿关节炎有关系。

93. E【解析】高滴度的 ASMA（大于 1∶1000）对诊断自身免疫性肝炎的特异性可达 100%。

94. B【解析】抗 dsDNA 和抗 Sm 抗体是 SLE 的特征性标志。

95. B【解析】若免疫球蛋白的轻链合成超过重链时，则轻链游离于血清中，容易从尿中排出，命名为本周蛋白。

96. B【解析】成人 T-细胞白血病/淋巴瘤的产生与一种反转录病毒 HTLV-1 的感染有关。

97. C【解析】单克隆抗体是由一个仅识别一种抗原表位的 B 细胞克隆产生的同源抗体，故只和相应的一个抗原决定簇结合，特异性高。

98. C【解析】目前最有效的单克隆抗体纯化方法为亲和层析法，常用葡萄球菌 A 蛋白或抗小鼠免疫球蛋白抗体与载体（最常用 Sepharose）交联，制备亲和层析柱将抗体结合后洗脱，回收率可超过 90%。

99. C【解析】骨痛和贫血常作为多发性骨髓瘤的首发症状和就诊原因，感染和肾衰竭是本病的重要死因。

100. E【解析】单克隆抗体性质鉴定最常用的方法是 ELISA 法。

101. D【解析】单克隆抗体的制备方法：小鼠脾细胞中加聚乙二醇（PEG）与小鼠骨髓瘤细胞融为一体在 HAT 选择性培养基中杂交瘤细胞生长，经过反复免疫学检测、筛选和单个细胞培养，最终接种于小鼠腹腔，即可得到高效性的单克隆抗体。

102. C【解析】调节内皮细胞-黑色素瘤细胞间相互作用的黏附分子是 VCAM-1。

103. A【解析】常用于诱发小鼠产生骨髓瘤细胞的油类制剂为液状石蜡。

104. C【解析】多发性骨髓瘤是浆细胞异常增生的恶性肿瘤，细胞有恶性变化。

105. D【解析】轻链病患者尿中可测得本周蛋白，但血中呈阴性，因为本周蛋白分子量小，极易从尿中排出，血中含量并不升高。

106. D【解析】有 4 个重链恒定区的 Ig 是 IgM 和 IgE。

107. A【解析】多发性骨髓瘤是浆细胞异常增生的恶性肿瘤。

108. D【解析】多发性骨髓瘤男性多发，男女比例为 2∶1，平均发病年龄 46.5 岁。

109. D【解析】重链病以重链不同进行免疫分型，以 α、γ、ω 型为多见。其中 γHCD、αHCD 均无本周蛋白尿；μHCD 多数有本周蛋白尿，属 k 链。

110. A【解析】单克隆丙种球蛋白病又名单克隆高丙种球蛋白血症，其浆细胞单克隆增殖并产生均一的免疫球蛋白，可分为原发恶性、原发良性和继发性三种。原发恶性单克隆丙种球蛋白病实际上是恶性浆细胞瘤和恶性淋巴瘤，故近代文献已不用此名称，而按各种浆细胞或淋巴细胞疾病命名。大部分病例无症状，其中 5% 病例最终演变为恶性疾病，如多发性骨髓瘤。诊断必须除外恶性与继发性单克隆丙种球蛋白病。继发单克隆丙种球蛋白病可继发于多种慢性炎症，如结核、肾盂肾炎；自身免疫性疾病，如类风湿关节炎、系统性红斑狼疮；非造血组织的实体肿瘤，如胃肠道癌、乳腺癌、胸腺瘤；代谢性疾病，如急性卟啉病、Gaucher 病；以及其他疾病，如甲状腺功能亢进、慢性肝病等。除原发病外，实验室检查尚有与原发性良性单克隆丙种球蛋白病相雷同之处，即血清中单克隆丙种球蛋白增加，但浓度不超过 20g/L，正常免疫球蛋白并不减少，尿中仅有少量或没有本周（Bence-Jones）蛋白，骨髓内浆细胞一般不超过10%，分化较为成熟，X线检查无骨骼损害。

111. B【解析】本周蛋白是游离的免疫球蛋白轻链，能自由通过肾小球滤过膜，当浓度增高超过近曲小管重吸收的极限时，可自尿中排出。

112. C【解析】骨髓瘤患者基因相关位点主要存在于1、11、14号染色体。

113. C【解析】常见错误是认为IgG是抗感染的主要抗体，忽略了SIgA是局部黏膜抗感染的主要抗体。IgA在生后4~6个月左右产生，因此3~6个月婴儿易患呼吸道感染，主要与SIgA分泌不足有关。

114. B【解析】IgG缺乏者易发生化脓性感染。

115. B【解析】遗传性血管性水肿系常染色体遗传性疾病，可发生于任何年龄，多见于成年早期。其病因是患者血清中C1脂酶抑制因子（一种α_2球蛋白）减少或功能缺损，使C1过度活化，C4及C2的裂解失控，所生成的补体激肽增多，以致使微血管通透性增高，引起水肿。

116. C【解析】慢性肉芽肿病（CGD），是以皮肤、肺及淋巴结广泛肉芽肿性损害为特点的遗传性粒细胞杀菌功能缺陷病。

117. C【解析】免疫缺陷病概念：免疫系统先天发育不全或后天损害而使免疫细胞的发育、分化、增殖和代谢异常，导致免疫功能障碍所引起的疾病。

118. D【解析】先天性胸腺发育不全又称DiGeorge综合征或第3、4对咽囊综合征，是因胚胎早期第1至第6对咽囊发育异常引起的先天性免疫缺陷。

119. D【解析】B细胞免疫缺陷主要表现为B细胞数量减少或缺陷，以及功能障碍，导致体内Ig水平降低或缺陷。Ig主要检测IgG、IgM、IgA。

120. E【解析】血小板无力症又称血小板衰弱症，是常染色体隐性遗传病，并不少见，男女均可罹患，多见于近亲结婚的子女。其基本缺陷是血小板膜的异常，纤维蛋白原的受体糖蛋白（GP）Ⅱb/Ⅲa缺乏，使血小板不能聚集。

121. C【解析】HIV感染对免疫系统的损伤主要表现为$CD4^+$T细胞数量减少，以及$CD4^+$T细胞/$CD8^+$T细胞比例失调。因此$CD4^+$T细胞计数是反映HIV感染患者免疫系统损害状态的最明确指标。

122. B【解析】X性连锁无丙种球蛋白血症发病机制：为B细胞的信号转导分子酪氨酸激酶基因缺陷（tyrosine kinase），使得B细胞发育过程中信号转导障碍，导致B细胞发育停滞于前B细胞阶段，成熟B细胞数量减少或缺失。

123. B【解析】T细胞缺陷主要表现为T细胞数量的减少和功能缺陷。最直接简便的检查方法是T细胞绝对值计数。

124. D【解析】慢性肉芽肿为吞噬细胞缺陷，XSCID综合征为性联重症联合免疫缺陷，DiGeorge综合征为先天性胸腺发育不全综合征。

125. B【解析】继发性免疫缺陷病由多种因素引起，常见的因素包括感染，如风疹病毒、麻疹病毒、麻风杆菌等细菌和病毒感染；恶性肿瘤；自身免疫性疾病，如系统性红斑狼疮、牛皮癣、类风湿关节炎；此外，免疫球蛋白合成不足，淋巴细胞丢失，以及糖尿病、肝硬化，都有可能会导致免疫缺陷病。

126. A【解析】白细胞黏附缺陷为常染色体隐性遗传，分为LAD-1和LAD-2，LAD-1是由于CD18基因突变，LAD-2为一种岩藻糖转移酶基因突变。

127. B【解析】重症联合免疫缺陷病（SCID）是一组胸腺、淋巴组织发育不全及Ig缺失的遗传性疾病，机制是不能产生体液免疫和细胞免疫应答。常可见常染色体隐性遗传（AR），或X连锁隐性遗传（XL）。X-SCID主要病理表现为①T细胞缺乏或显著减少；②B细胞数目正常但功能异常，导致Ig生成减少和类别转换障碍；③B细胞表面可表达Pre-B细胞的特异性标志p120抗原，表明B细胞存在成熟障碍；④反复感染。常染色体隐性遗传性SCID又称AR性SCID无淋巴细胞瘤，主要机制为T细胞与B细胞成熟障碍，为AR。

128. A【解析】免疫缺陷病的临床特点：①反复感染；②肿瘤，以白血病和淋巴系统肿瘤居多；③自身免疫疾病，以类风湿关节炎和恶性贫血多见；④遗传倾向；⑤临床表现和病理损伤复杂多样。

129. B【解析】慢性肉芽肿病患者NBT阳性细胞百分率显著降低，甚至为0。

130. B【解析】HLA交叉配型与预存抗体的检测，取供者的淋巴细胞和受者血清做交叉细胞毒试验，可检出受者血清中是否含有针对供者淋巴细胞的细胞毒抗体，以防止超急性排斥反应的发生。

131. A【解析】在进行同种异体移植时，在三类HLA分子中，Ⅰ、Ⅱ类分子是触发移植排斥反应的首要抗原，尤其是HLD-DR。

132. D【解析】在骨髓或其他细胞输注时，来自供体的强表达HLA的抗原提呈细胞和其他免疫细胞，其HLA发挥着双重作用，即一方面作为同种异体抗原介质宿主抗移植物反应（HVGR），另一方面作为过客细胞的重要膜分子参与移植物抗宿主反应（GVHR）。

133. C【解析】检测淋巴细胞HLA抗原的血清学方法，目前使用的是Terasaki改良的微量补体依赖的细胞毒试验，该方法被美国国立卫生研究院认可，成为国际通用的标准技术。

134. E【解析】超急性排斥反应主要是由体液免疫介导，由于患者体液中预先存在供者HLA抗体所致。接通血管后，抗体立即发挥作用，排斥反应在术后数分钟至数小时即可发生。

135. E【解析】超急性排斥反应发生迅速、反应强烈、不可逆转，是宿主抗抑制物反应中最为严重的排斥反应。

136. C【解析】HLA复合体的经典Ⅰ类基因区有HLA-A、HLA-B、HLA-C。

137. B【解析】在进行HLA定型过程中，用以标记的寡核苷酸系人工合成的已知HLA

序列的特异性寡核苷酸，标注后的寡核苷酸称为特异性寡核苷酸探针（SSOP）故此法也称 PCR-SSOP 分型法。

138. E【解析】HLA-A、HLA-B、HLA-C、HLA-DR、HLA-DQ 位点的抗原可用血清方法进行检测，所以称为 SD 抗原，其检测方法目前普遍采用补体依赖的微量细胞毒（CDC）试验。

139. E【解析】移植排斥反应中免疫细胞的作用：APC 摄取，处理并提呈抗原；Tc 直接杀伤靶细胞；NK 细胞参与杀伤靶细胞；TDTH 介导Ⅳ型超敏反应引起的靶器官损伤。

140. A【解析】交叉配型常用于肾脏移植。

141. B【解析】急性排斥反应是最常见的一种移植排斥反应，一般发生在移植术后几个小时或者 6 个月内。

142. A【解析】引起移植排斥反应最重要的抗原是主要组织相容性抗原。

143. C【解析】GVHR 时，骨髓移植物中成熟 T 细胞被宿主的型别不同的组织相容性抗原激活，增殖分化为效应 T 细胞，并随血液循环游走至受者全身，对宿主组织或器官发动免疫攻击。

144. B【解析】交叉反应是指某一抗原刺激产生的抗体与其他抗原结合。发生交叉反应的物质基础是因为它们之间存在有共同表位。使用交叉反应进行诊断的例子是外斐反应，原因是立克次体与变形杆菌之间有共同抗原。

145. E【解析】肾移植时，HLA 配型最为重要的是 HLA-DR、HLA-A、HLA-B。

146. E【解析】预防骨髓移植 GVHR 的有效方法是诱导特异性免疫耐受。

二、A2 型题

1. D【解析】出生 24 小时、第 2 胎、24 小时内出现黄疸等，考虑新生儿溶血性贫血的可能性最大。

2. C【解析】传染性单核细胞增多症是由 EB 病毒感染所致，患者发病早期血清中出现一种 IgM 型抗体能非特异性地凝集绵阳红细胞，称为“嗜异性抗体”，所以可辅助诊断此病。

3. B【解析】判断患儿 T 淋巴细胞功能，应选择皮肤迟发性超敏反应。

4. C【解析】在移植前，为预防超急性排斥反应的发生，进行的检查为 PHA 激发淋巴细胞转化试验。

三、A3/A4 型题

1. D【解析】Ⅰ型溶血性链球菌引起的变态反应性疾病是风湿热。

2. C【解析】链球菌感染最常用的免疫学实验室检查是抗链球菌溶血素“O”（ASO）检测。

3. B【解析】系统性红斑狼疮患者可出现发热、皮疹、关节痛、肾损害、心血管疾病、浆膜炎、贫血、精神症状等多种临床表现。

4. E【解析】应完善抗核抗体的检查。

5. B【解析】抗 dsDNA 抗体对 SLE 的诊断意义较大。

6. D【解析】临床中以早期、积极、综合治疗为主，治疗措施以个体化为原则，轻度可用氯喹治疗，急性活动期首选糖皮质激素。

7. C【解析】诊断多发性骨髓瘤的主要依据：血清蛋白电泳出现 M 蛋白峰；骨骼 X 线检查示多处溶骨性改变；骨髓涂片中找到大量骨髓瘤细胞。若三项中有两项阳性，结合临床表现，即可作出诊断。

8. A【解析】多发性骨髓瘤临床表现最主要为骨骼 X 线片示普遍性骨质疏松。

9. B【解析】确诊多发性骨髓瘤必须要做进一步免疫学检查和分型，不典型浆细胞数量与血清或尿中的异常蛋白的数量不成比例，这类浆细胞由于是单克隆细胞增殖，其产生的免疫球蛋白无抗体活性也无免疫活性。溶骨性破坏是由于骨质形成细胞调节功能紊乱所引起。

10. C【解析】M 蛋白的电泳特征均一，在区带电泳时可检出 M 蛋白，但不能检出是哪一类型 M 蛋白，可通过免疫电泳和免疫固定电泳检出 M 蛋白的种类，但不能确定其含量。

11. D【解析】B 细胞的主要功能是产生各类抗体，抗体在外周血中含量很高，检测方法非常成熟，通过检测血清中各类抗体的水平实际是对 B 细胞的功能进行判定，临床上很少进行体外 B 细胞功能试验。

12. B【解析】淋巴细胞功能测定可分为体内实验和体外实验，体内实验主要是进行迟发性超敏反应，体外试验主要包括淋巴细胞对抗原或有丝分裂原刺激后的增殖反应、细胞毒性试验及淋巴细胞分泌产物的测定。

13. D【解析】性联无丙种球蛋白血症为 B 细胞生成障碍，淋巴细胞亚群计数一般以 $CD19^+$ 来判断为 B 细胞。

14. C【解析】移植前如果受者血清中存在抗供者淋巴细胞抗体，移植后 80% 发生超急性排斥反应，因此必须做 HLA 交叉配型以检测受者体内供者淋巴细胞的细胞毒性抗体。常用的交叉配型试验是淋巴细胞交叉毒性试验。

15. B【解析】发生于移植后数周至数月内的排斥反应为急性排斥反应。

16. D【解析】急性排斥反应与 $CD4^+$ T 细胞和 $CD8^+$ T 细胞激活有关，属于Ⅳ型超敏反应。

17. A【解析】T 细胞的数量与细胞免疫或移植排斥反应有关，在急性移植排斥反应临床症状出现前 1~5 天，$CD4^+$T 细胞与 $CD8^+$T 细胞比值可升高至 1.2 以上。

18. D【解析】免疫系统的功能是免疫防御、免疫监视、免疫自稳，免疫抑制剂长期使用会导致肿瘤发生率和病毒感染率增高。

四、B 型题

1. A【解析】甲肝是经粪-口传播途径感染人体的，甲肝病毒进入人体后是否会引起甲肝，这还取决于人的抵抗力、甲肝病毒的数量和毒性。

2. E【解析】丙型病毒性肝炎，简称为丙型肝炎、丙肝，是一种由丙型肝炎病毒（HCV）感染引起的病毒性肝炎，主要经输血、针刺、吸毒等传播。

3. A【解析】见表 33－1。

表 33－1 Ⅰ型超敏反应皮肤试验结果的判定标准

结果	红晕直径	风团直径
－	<0.5cm	<0.5cm
±	0.5~1.0cm	0.5~1.0cm
＋	1.1~2.0cm	0.5~1.0cm
＋＋	2.1~3.0cm	0.5~1.0cm
＋＋＋	3.1~4.0cm	1.1~1.5cm 或有伪足

4. D【解析】参见上一题解析。

5. B【解析】参见 B 型题第 3 题解析。

6. C【解析】参见 B 型题第 3 题解析。

7. E【解析】参见 B 型题第 3 题解析。

8. E【解析】见表 33－2。

表 33－2 变应原浸液浓度

变应原	变应原浸液浓度
动物皮屑	0.001mg 总氮量
羽毛	0.1mg 总氮量
蒿草、花粉、豚草花粉	1:10000~1:1000W/V
屋尘、动物皮毛、尘螨	1:100W/V
牛奶、蛋类、肉类、鱼虾、蟹	1:10W/V

9. A【解析】参见上一题解析。

10. C【解析】参见 B 型题第 8 题解析。

11. D【解析】参见 B 型题第 8 题解析。

12. B【解析】参见 B 型题第 8 题解析。

13. B【解析】特异性 IgE 抗体是使机体致敏的主要物质，其产生所涉及的免疫细胞与其他体液免疫应答大致相同，主要包括抗原呈递细胞如巨噬细胞、Th 细胞和 B 细胞。肥大细胞和嗜碱性粒细胞表面具有 IgE Fc 受体，它们能与特异性 IgE 抗体结合而处于致敏状态。当致敏肥大细胞/嗜碱性粒细胞再次接受相同抗原刺激时，即可通过脱颗粒，释放多种生物活性介质，产生相应临床症状。

14. C【解析】参与Ⅱ型超敏反应的有 IgG、IgM、补体、巨噬细胞、NK 细胞、中性粒细胞。

15. D【解析】Ⅲ型超敏反应是抗原与相应的 IgG、IgM 类抗体结合形成免疫复合物，沉积于血管基底膜，并通过激活补体、吸引中性粒细胞聚集、活化血小板等作用引起炎症。

16. E【解析】Ⅳ型超敏反应由 T 细胞介导，以单核-巨噬细胞和淋巴细胞为主，效应 T 细胞又释放细胞因子参与炎症反应。

17. E【解析】引起 Grave 病的抗原是 TSH 受体，为细胞正常结构，故说明该病属于自身免疫病。

18. D【解析】肾上腺皮质细胞是 Addison 病的自身抗原。

19. C【解析】乙酰胆碱受体是重症肌无力的自身抗原。

20. D【解析】共同抗原引发的交叉反应是柯萨奇病毒感染引起糖尿病的机制。

21. A【解析】隐蔽抗原（眼部特异抗原）的释放与自身抗体作用产生交感性眼炎。

22. B【解析】变性 IgG 刺激机体产生类风湿因子为自身成分改变。

23. B【解析】Ⅱ型超敏反应是由抗体与靶细胞表面相应的抗原结合后，在补体、吞噬细胞和 NK 细胞的参与下，引起以靶细胞溶解破坏为主要特征的免疫反应，如输血反应、自身免疫性溶血性贫血等。

24. C【解析】系统性红斑狼疮是由于体内持续出现 DNA-抗 DNA 复合物沉积于肾小球，或其他部位血管基底膜，引起肾小球肾炎、关节炎等的脏器损害，为Ⅲ型超敏反应性疾病。

25. C【解析】胰岛素依赖性糖尿病为类 Arthus 反应，是局部免疫复合物病，为Ⅲ型超敏反应。

26. C【解析】类风湿关节炎为自身变性 IgG 与类风湿因子结合，形成免疫复合物，沉积于关节滑膜，为Ⅲ型超敏反应性疾病。

27. E【解析】免疫性血小板减少性紫癜（ITP）不属于任何一种经典的超敏反应类型，而是一种自身免疫性、细胞介导的疾病。ITP 的发病机制是机体产生了针对自身血小板膜表面抗原的自身抗体（通常是 IgG 类），这些抗体与血小板结合后被巨噬细胞吞噬，或作用于骨髓中的血小板母细胞，从而使得血小板数量减少，引起出血症状。因此，ITP 主要涉及自身免疫、细胞介导和抗体相关的机制，但并不符合经典的Ⅰ至Ⅳ型超敏反应的特征。

28. A【解析】当患者血清中仅检出抗组蛋白抗体（和抗 ssDNA 抗体）而无其他抗核抗体时，强烈支持药物性狼疮的诊断。

29. D【解析】抗 SS-B 抗体与抗 SS-A 抗体同属于抗核抗体的其中一种，其在干燥综合征与系统性红斑狼疮患者的血清中可被发现。

30. B【解析】抗核糖核蛋白抗体（anti-RNP）是在混合性结缔组织病患者血清中首次发现的组自身抗体，其靶抗原是位于小核糖核蛋白分子颗粒。

31. C【解析】抗 Scl-70 抗体是分子量为 100KD 的 DNA 拓扑异构酶 I 的降解产物，首先在皮肤弥漫型多发性系统性硬化症（PSS）患者血清中发现。

32. E【解析】抗线粒体抗体（AMA）是诊断原发性胆汁性肝硬化（PBC）的特异性抗体，敏感性达 90%。

33. C【解析】细胞因子 IL-4 启动休止期的 B 细胞进入 DNA 合成期；IL-5 促进 B 细胞继续增殖；IL-6 促使 B 细胞分化成浆细胞，正常条件下 IL-6 可以反馈抑制 IL-4，控制 B 细胞的增殖分化过程。

34. D【解析】参见上一题解析。

35. E【解析】参见 B 型题第 33 题解析。

36. E【解析】参见 B 型题第 33 题解析。

37. A【解析】血清蛋白区带电泳为检测 M 蛋白的初筛试验，鉴定 M 蛋白类型的能力差。

38. B【解析】免疫电泳可以鉴别 M 蛋白的类型，但其灵敏度低于免疫固定电泳。

39. D【解析】血清免疫球蛋白的定量对于诊断免疫球蛋白增殖性疾病具有重要价值。

40. C【解析】疑似患有免疫增殖病，但仅检出少量的 M 蛋白时，应做免疫固定电泳。

41. E【解析】多发性骨髓瘤患者通常有不明原因蛋白尿，宜加做尿的本周蛋白检测加以鉴别。

42. B【解析】多发性骨髓瘤为 B 细胞增殖。

43. A【解析】原发性淋巴细胞淋巴瘤为 T 细胞增殖。

44. B【解析】补体增高可见于甲状腺炎。

45. E【解析】急性单核细胞白血病为组织-单核细胞增殖。

46. B【解析】传染性单核细胞增多症为单核-巨噬细胞系统增生性疾病，出现异性淋巴细胞增多。

47. C【解析】急性淋巴细胞白血病为裸细胞增殖。

48. E【解析】DiGeorge 综合征是由于胸腺发育不全，末梢淋巴组织和血液循环中缺乏 T 淋巴细胞或 T 细胞功能障碍而致。

49. A【解析】X-LA 为 B 细胞的信号转导分子酪氨酸激酶（Btk）基因缺陷使 B 细胞发育过程中信号转导障碍，导致 B 细胞发育停滞于前 B 细胞阶段，成熟 B 细胞数量减少或缺失。

50. B【解析】性联 IgM 增高综合征的发病机制主要是 T 细胞 *CD40L* 基因突变或缺失，该病通常为 X 连锁隐性遗传，多见于男性，也有非 X 连锁的高 IgM 综合征。

51. C【解析】X-SCID 的发病机制主要是 IL-2 受体 γ 链基因突变。

52. E【解析】Shwachman 综合征又称中性粒细胞减少伴胰腺功能不全，为原发性吞噬细胞缺陷性疾病。

53. D【解析】遗传性血管神经性水肿属于原发性补体免疫缺陷病。

54. B【解析】X-连锁无丙种球蛋白血症（Bruton 病）是由于人类 B 细胞系列发育障碍引起的原发性免疫缺陷病，为原发性 B 细胞缺陷的典型代表。

55. A【解析】原发性 T 细胞免疫缺陷病是由于 T 细胞的遗传性缺陷，涉及 T 细胞前体和 T 细胞的发生、发育、分化和功能障碍。最常见的是 DiGeorge 综合征（先天胸腺发育不良）。

56. C【解析】共济失调毛细血管扩张症是一种婴儿期发病的常染色体隐性遗传疾病，属联合免疫缺陷病，其临床特征是进行性小脑共济失调、眼与皮肤的毛细血管扩张和反复发作的呼吸道感染。

57. C【解析】Wiskott-Aldrich 综合征为小儿紫斑湿疹综合征，为 X 染色体上基因改变，导致 WASP 蛋白异常，为联合免疫缺陷病。

58. D【解析】Job 综合征为高免疫球蛋白 E 综合征（HIES）为补体免疫缺陷。

59. E【解析】慢性肉芽肿病是原发性吞噬细胞缺陷病，发病机制是由于编码还原型辅酶Ⅱ氧化酶系统的基因缺陷，呼吸爆发受阻，吞噬细胞不能产生足量的超氧离子等，使得吞入细胞内的微生物非但不能被杀死，反而继续存活、繁殖，并随吞噬细胞游走播散，造成反复的慢性感染形成肉芽肿。

60. E【解析】G6PD 缺乏症俗称蚕豆病，为隐性遗传病，因缺乏 G6PD 酶而导致，为原发性吞噬细胞免疫缺陷。

61. A【解析】HLA 复合体位于第 6 号染色体上，内含数十个基因位点。根据各位点基因及其编码产物结构和功能的不同，可将 HLA 复合体基因分为三个区域，即Ⅰ类、Ⅱ类和Ⅲ类基因区。HLA-Ⅰ类基因区内含经典 HLA-A、HLA-B、HLA-C 三个基因位点，Ⅰ类基因编码 HLA-Ⅰ类分子的重链。

62. B【解析】HLA-Ⅱ类基因区内含 HLA-DP、HLA-DQ、HLA-DR 三个基因位点，Ⅱ类基因编码 HLA-Ⅱ类分子。

63. E【解析】HLA-Ⅲ类基因区介于Ⅰ类与Ⅱ类基因之间，内含 6 种以上编码血清物质的基因。

64. A【解析】HLA（人体白细胞抗原）首先发现于白细胞表面，是人类主要组织相容性抗原。

65. B【解析】小鼠的主要组织相容性抗原称为 H-2 抗原，小鼠的 MHC 称为 H2 复合体。

66. D【解析】黑猩猩的主要组织相容性抗原为 chLA。

67. C【解析】大鼠的主要组织相容性抗原是 AgBH-1，称为 RT1 复合体。

68. D【解析】阴性分型法：又称为纯合子分型细胞试验（HTC）。

69. E【解析】阳性分型法：又称为预致敏淋巴细胞分型法（PLT）。

70. B【解析】强直性脊柱炎与 HLA-B27 具有很强的相关性。

71. E【解析】HLA-Ⅱ类基因包括 DP、DQ、DR 三个位点，上述选项中 HLA-DR4 为 HLA-Ⅱ类分子。

72. D【解析】移植中 HLA-C 的等位基因表达少，可不必重视。

73. E【解析】在器官缺乏的情况下对受者施用免疫抑制剂不再强调 HLA 配型。

74. D【解析】融合蛋白可杀伤过客细胞的 CD45 单克隆抗体与蓖麻毒素。

75. E【解析】雷公藤的免疫抑制有效成分雷公藤总甙（TⅡ）作用机制与干扰 T 细胞转化，抑制 IL-2 的分泌和 IL-2R 的表达有关。

76. B【解析】细胞性单克隆抗体只针对单一细胞发挥而破坏相应细胞，以达免疫抑制，为介导免疫抑制。

77. B【解析】多功能干细胞特征性表面标志为 $CD34^+/HLA-DR^-$。

78. C【解析】定向干细胞特征性表面标志 $CD34^+/HLA-DR^+$。

79. A【解析】超急性排斥反应常见于 ABO 等血型不符、多次妊娠、反复输血或接受过器官移植者，也可发生在被移植器官灌流不畅或缺血时间过程长等情况。

80. C【解析】急性体液性排斥反应亦涉及 T 细胞的作用，T 细胞可直接溶解内皮细胞，引起内皮细胞坏死，故又有急性脉管排斥反应之称。

81. E【解析】慢性排斥反应的病理特点为血管壁细胞浸润，间质纤维化和瘢痕形成，时有血管硬化性改变。

82. A【解析】GVHR 是骨髓移植时可能发生的主要并发症。

83. C【解析】环孢霉素 A（CSA）的临床运用提高了心脏移植的成功率，使心脏移植患者的存活时间明显延长。

84. B【解析】术前输血曾被作为肾移植时减少排斥反应的措施之一。

85. A【解析】CMV 活动性感染在骨髓移植中较早出现。

五、X 型题

1. CD【解析】目前国内测定梅毒患者血清中反应素的凝集反应是 USR、RPR。

2. ABDE【解析】人轮状病毒是引起婴幼儿胃肠炎和腹泻的主要病原体，轮状病毒抗原只能从粪便中检测到，血清中无法检测，轮状病毒感染 1 天后患者血清中可测出 IgM 抗体水平的升高，可用于轮状病毒早期诊断。

3. ABCD【解析】C1q 固相法检测 CIC 特点，灵敏度较低、重复性差。

4. ABCDE【解析】T 细胞介导的超敏反应是Ⅳ型超敏反应：①感染性迟发型超敏反应，如结核分枝杆菌抵抗活化巨噬细胞的杀伤效应，则可发展为慢性炎症，形成肉芽肿，结核菌素试验是典型的传染性迟发型超敏反应；②接触性皮炎；③移植排斥反应。

5. ABC【解析】抗原与抗体在体内形成的免疫复合物，沉积于血管壁基底部，从而激活补体，引起Ⅲ型超敏反应，被激活的补体，发挥溶解细菌、病毒、肿瘤细胞等作用；免疫复合物使血小板聚合，释放出血管活性胺或形成血栓；它在正常情况下，小分子可溶性免疫复合物被肾小球滤过排出，大分子不溶免疫复合物被巨噬细胞吞噬消灭，噬细胞被激活，释放 IL-1 等细胞因子，加重炎症反应。

6. ABDE【解析】选项 C 属于Ⅲ型。

7. ABDE【解析】全身免疫复合物病是Ⅲ型超敏反应，主要有血清病、链球菌感染后肾小球肾炎、类风湿关节炎、系统性红斑狼疮。Arthus 反应属于局部免疫复合物病。

8. BCDE【解析】A 答案描述错误。

9. ABCD【解析】Ⅰ型超敏反应的常见疾病：①全身过敏性疾病：a. 药物过敏性休克：青霉素常见，其次头孢菌素、链霉素、普鲁卡因等。b. 血清过敏性休克：破伤风抗血清、白喉抗毒素等。②局部变态反应：a. 呼吸道变态反应：过敏性鼻炎、过敏性哮喘等。b. 消化道变态反应：过敏性胃肠炎等。c. 皮肤过敏：主要包括荨麻疹、特应性皮炎（湿疹）和血管性水肿。

10. DE【解析】Ⅲ型超敏反应又称免疫复合物型，常见的Ⅲ型超敏反应有血清病、链球菌感染后肾小球肾炎、系统性红斑狼疮、类风湿关节炎等。

11. BCDE【解析】Ⅲ型超敏反应发病机制：可溶性免疫复合物（IC）沉积于局部或全省多处毛细血管基底膜后，通过激活补体，并在中性粒细胞、血小板、嗜碱性粒细胞等效应细胞参与下，引起一充血水肿、局部坏死和中性粒细胞浸润为主要特征的血管及其周围的炎症反应和组织损伤。

12. ABCDE【解析】活性介质引起的反应：①毛细血管扩张；②通透性增强；③刺激平滑肌浓缩；④对白细胞有趋化作用；⑤促进黏膜腺体分泌。

13. ACDE【解析】Ⅰ型超敏反应的特点如下：①发生快，几秒钟至几十分钟内出现症状，消退亦快；为可逆性反应。②由结合肥大细胞和嗜碱性粒细胞上的 IgE 抗体所介导。③主要病变在小动脉，毛细血管扩张，通透性增加，平滑肌收缩。④有明显个体差异和遗传背景。⑤补体不参与此型反应。

14. BDE【解析】特异性 IgE 抗体是使机体致敏的主要物质，其产生所涉及的免疫细胞与其他体液免疫应答大致相同，主要包括抗原呈递细胞如巨噬细胞、Th 细胞和 B 细胞。肥大细胞和嗜碱性粒细胞表面具有 IgE Fc 受体，它们能与特异性 IgE 抗体结合而处于致敏状态。当致敏肥大细胞/嗜碱性粒细胞再次接受相同抗原刺激时，即可通过脱颗粒释放多种生物活性介质，产生相应临床症状。

15. ABDE【解析】Raji 细胞是从 Burkin 淋巴瘤患者分离的一种 B 细胞株，表面有大量 C1q、C3b 和 C3d 受体，但无表面免疫球蛋白，因此 Raji 细胞能与带有补体的免疫复合物结合。Raji 细胞试验：先在塑料管中加入一定量的 Raji，再加入待检血清，充分作用后离心洗涤；最后加入荧光素标记的抗人 IgG，洗涤后细胞表面显现荧光为试验阳性；但荧光法只能做定性检测。或加入同位素标记的抗人 IgG，离心洗涤后检测沉淀细胞的放射活性；以热聚合 IgG 作参考标准，可绘制出 CIC 含量与放射活性的标准曲线，从而求得待测标本中 CIC 的含量。Raji 细胞法敏感性高、特异性强、方法简单，不受 DNA 与内毒素的影响；但 Raji 细胞表面还有 Fc 受体，因此被检血清中的游离 IgG 通过 Fc 段与 Raji 细胞结合，造成假阳性。在待检标本中有抗淋巴细胞抗体时也可导致假阳性。再则，维持 Raji 细胞的培养较困难，培养条件的变化可改变 Raji 细胞表面受体的数目及亲和性，影响检测敏感性。

16. ABC【解析】参与Ⅰ型超敏反应的细胞有肥大细胞、嗜酸性粒细胞及嗜碱性粒细胞。

17. ABCE【解析】常见的Ⅱ型超敏反应性疾病：①输血反应；②新生儿溶血症；③自身免疫性溶血症；④药物过敏性血细胞减少症；⑤肺出血肾炎综合征；⑥甲状腺功能亢进症。

18. BCDE【解析】Ⅰ型超敏反应中，引起平滑肌收缩的活性介质有：①组胺；②激肽原酶，使激肽原生成缓激肽；③白三烯（ITs）；④前列腺素 D_2（PGD_2）。血小板活化因子（PAF）能增强毛细血管扩张和通透性，不能使平滑肌收缩。

19. ABCE【解析】Ⅱ型超敏反应又称为细胞毒型，抗原主要是细胞表面固有的抗原成分和吸附于组织细胞上的外来抗原，抗体直接与靶细胞表面的抗原结合，在补体、吞噬细胞和 NK 细胞参与下，导致靶细胞溶解。Ⅳ型超敏反应有大量效应性 T 细胞增殖。

20. ACDE【解析】Ⅳ型超敏反应的特点是由效应 T 细胞及其产生的细胞因子或毒性介质引起，无补体、抗体参与。

21. ABCD【解析】Ⅲ型超敏反应的疾病：局部免疫复合物病（Arthus 反应）、血清病、急性肾小球肾炎、类风湿关节炎、系统性红斑狼疮。

22. BCDE【解析】Ⅲ型超敏反应是因抗原与相应抗体结合，形成中等分子可溶性免疫复合物，在一定条件下易沉积于全身或局部血管基底膜，通过激活补体、吸引白细胞浸润和聚集、活化血小板等引起以充血水肿、局部坏死和中性粒细胞浸润为主的炎性病理改变。

23. ABDE【解析】Ⅰ型超敏反应：引起变态反应的生物活性介质主要有两类，一类是在胞质颗粒内预先贮备的介质，另一类是细胞受刺激后新合成的介质。组胺和激肽原酶是两种在胞浆颗粒内预先贮备的介质。激肽原酶的生物活性是作用于血浆中的激肽原生成激肽，其中的缓激肽有下述作用：刺激平滑肌收缩，引起支气管痉挛；使毛细血管扩张，通透性增；强趋化白细胞；刺激痛觉神经引起疼痛。白细胞三烯、血小板活化因子、前列腺素、细胞因子是四类新合成的介质。

24. BD【解析】Ⅰ型超敏反应参与细胞有肥大细胞、嗜碱性粒细胞、嗜酸性粒细胞；Ⅱ型超敏反应参与细胞有NK细胞-吞噬细胞；Ⅲ型超敏反应参与细胞有血小板、嗜碱性粒细胞、中性粒细胞；Ⅳ型超敏反应参与细胞有效应T细胞、单核-吞噬细胞。

25. BCD【解析】Ⅰ型超敏反应防治原则：寻找变应原，避免再接触；切断或干扰超敏反应发生过程中某些环节，以终止后续反应的进行。肾上腺素、异丙肾上腺素、麻黄碱及前列腺素E等能激活腺苷酸环化酶，解除支气管平滑肌痉挛，增加CAMP的生成，阻止CAMP的降解，此两类药物均能提高细胞内CAMP水平，抑制致敏细胞颗粒，释放活性介质。

26. ABCDE【解析】自身免疫病的共同特征：①可以有诱因，也可无诱因，但多数病因不清；②患者以女性居多；③有遗传倾向；④血清中有自身抗体或体内有针对自身组织细胞的致敏T淋巴细胞。⑤疾病的重叠现象；⑥一般病程长多迁延为慢性；⑦免疫抑制剂治疗有效；⑧病理损伤的局部有淋巴细胞、浆细胞、中性粒细胞浸润；⑨血清中IgG、IgA、IgM升高。

27. ABCDE【解析】自身免疫病的基本特征包括：患者体内可检测到高效价的自身抗体和/或自身反应性T细胞；自身抗体和/或自身反应性T细胞介导对自身细胞或自身成分的免疫应答，造成损伤或功能障碍；病情转归与自身免疫应答的强度相关；应用免疫抑制剂治疗有效；病变组织中有Ig沉积或淋巴细胞浸润；通过血清或淋巴细胞可以被动转移疾病；应用自身抗原或自身抗体可复制出具有相似病理变化的动物模型。

28. BCD【解析】许多自身免疫性疾病与超敏反应密切相关，有Ⅱ、Ⅲ、Ⅳ型超敏反应。

30. ABCDE【解析】自身免疫现象：①不同淋巴细胞克隆间的相互识别，在体内可构成特型免疫网络；②自身混合淋巴细胞反应为1975年Opelz等报道的；③免疫应答过程中各时相中自身MHC限制作用；④现知自身免疫现象在正常人体内可引起维持机体生理自稳的作用。可以测得多种天然自身抗体，如抗肌动蛋白、肌凝蛋白、角蛋白、DNA、铁蛋白、细胞色素C、胶原蛋白、清蛋白、IgG、细胞因子、激素等抗体。

31. ABCDE【解析】多发性骨髓瘤（MM）是多发生于B淋巴细胞的恶性浆细胞病，其细胞稳定易培养，融合率高，自身不分泌Ig或细胞因子，是HGPRT缺陷株。

32. BDE【解析】单克隆抗体不能进行沉淀和凝集反应。适用于以标记为特点的免疫学分析方法，运用高特异性和单一生物学功能，可用于体内放免显像和免疫导向治疗。

33. ABCE【解析】Ficoll分离液法主要用于分离外周血中的单个核细胞。

34. ABCD【解析】活体组织标本：用尚存活的生命体制作的标本，比如用健那绿做染色体染色的细胞就是活体标本。对于采集处理的要求较高：取材可取病变处，也可以为病变与正常交界处，除了位置要求外，大小也应该适中，太大不便观察，太小观察不清楚，采集时应正确处理标本，减少对组织标本的损伤与挤压，保持最大的还原性。

35. ACDE【解析】多发性骨髓瘤是浆细胞异常增殖的恶性肿瘤，临床早期可出现红细胞沉降率增快。当瘤细胞的数量达到一定程度时可出现骨质损伤或骨髓抑制，引起溶骨性损害或广泛骨质疏松。骨痛和贫血为首发症状，继而出现反复感染。

36. DE【解析】吞噬能力明显低下者见于补体或抗体缺陷症。

37. ABCDE【解析】所谓免疫缺陷，是指机体免疫系统某些方面因素，由于先天发育不全或后天损害而造成的免疫功能障碍。如果在另一种情况下，由于免疫功能过盛或降低，可以引起对机体无利而有害的各种反应，并造成机体损害。过盛见于免疫功能亢进，可引起以变态反应疾病为代表的自身免疫性疾病；而免疫缺陷是指由于免疫功能降低而表现出的反应，结果引起机体感染和恶性肿瘤。免疫缺陷可分为二类，一类是先天具有的，另一类是后天获得的，所以可能的原因有遗传基因异常、中枢免疫器官发育障碍、感染、免疫细胞内在缺陷、免疫细胞间调控机制异常等。

38. ABCE【解析】免疫缺陷病的共同临床特点：①病原体的易感性强、常发生反复感染、严重感染，难以治愈。T细胞缺陷易发生病毒真菌和寄生虫感染。余缺陷病易发生细菌感染，尤以化脓感染为主。②易发生恶性肿瘤和并发自身免疫病。③有遗传倾向。

39. ABCD【解析】免疫缺陷病的治疗原则：①抗感染：应用抗细菌、真菌、病毒、原虫、支原体的药物控制感染，缓解病情。②免疫重建：借助造血干细胞移植以补充免疫细胞。③基因治疗：转染自体胚胎干细胞，治疗某些原发性免疫缺陷病。④免疫制剂：补充各种免疫分子（如Ig、CK）以增强机体免疫功能。

40. ABCE【解析】黏附分子ICM-1在正常组织中仅少量表达或不表达，而在器官移植排斥反应中则大量表达，并随之免疫排斥反应的好转而降低，所以其抗体有抑制作用。表达可在不同细胞进行，如内皮细胞、肾小管细胞、浸润白细胞等。

41. BE【解析】在人类肾移植中，细胞黏附分子在内皮细胞、肾小管细胞和浸润细胞上表达增加，而且E-选择和VCMA-1的表达与CD25记忆T细胞相关，对移植排斥有重要作用，用相应的黏附分子抗体有保护作用。

42. ABDE【解析】同种异体组织器官移植时，供体和受体间的HLA抗原差异大小，决定着排斥反应严重程度。排斥反应中，细胞介导的免疫反应及抗体介导的免疫反应均起重要作用。其中能用来抑制排斥反应的有糖皮质激素、硫唑嘌呤、FK506、环孢菌素A等物质。血管活性药是通过调节血管舒缩状态，改变血管功能和改善微循环血流灌注而达到抗体休克目的的药物，包括血管收缩药和血管扩张药。

43. ABCE【解析】Ⅰ类分子可广泛地表达于各种组织的有核细胞上，以淋巴细胞、白细胞表面的表达密度最高，肝、肾、皮肤、主动脉和肌细胞次之，成熟的红细胞、神经细胞及滋养层细胞不表达。血清与其他体液中少量存在。

44. CDE【解析】人类的MHCⅡ类分子由HLA复合体中的D区基因编码，已经明确的

Ⅱ类分子包括 HLA-DR、HLA-DP 和 HLA-DQ 抗原。

45. ABCD【解析】HLA 血清学分型主要应用于 HLA 配型、HLA 交叉配型、群体反应性抗体的检测。

46. BCE【解析】移植物抗宿主反应的发生条件：①宿主与移植物之间的组织相容性不合；②移植物中必需含有足够数量的免疫细胞；③宿主处于免疫无能或免疫功能严重缺损状态。

47. ACDE【解析】次要组织相容性抗原（mHA）一般仅引起较弱的排斥反应，但某些次要组织相容性抗原的组合能引起强而迅速的排斥反应。次要组织相容性抗原包括非 ABO 血型抗原及性染色体相关抗原。例如，男性 Y 染色体上有编码次要组织相容性抗原的基因，称为 *H-Y* 基因，女性受者可针对男性供者 H-Y 抗原产生排斥反应。另外，在不使用免疫抑制剂的情况下，即使主要组织相容性抗原完全相同的同胞兄弟姐妹间进行移植，仍会发生移植排斥，此乃由次要组织相容性抗原所引起，这些抗原可能定位在其他染色体上。由于组织配型技术的改进，在主要组织相容性抗原引起的排斥反应基本被控制后，次要组织相容性抗原引起的排斥反应将引起人们的关注。

48. ABCDE【解析】经典的Ⅱ类抗原主要表达在某些免疫细胞表面，如 B 细胞、单核-巨噬细胞、树突状细胞、激活的 T 细胞等，内皮细胞和某些组织的上皮细胞也可检出 MHC-Ⅱ抗原。

49. BD【解析】急性排斥反应：①急性体液性排斥反应：引起移植组织或器官的血管炎。②急性细胞性排斥反应：移植组织或器官实质性损伤。血管内凝血为超急性排斥反应；血管硬化和间质纤维化为慢性排斥反应。

六、案例分析题

1. D【解析】原发性肝癌体征：有时于右上腹或中上腹可见饱满或隆起，扪之有大小不等的结节，质多坚硬，并伴有各种程度的压痛和腹肌痉挛，20% 患者有黄疸，大多为轻中度。

2. B【解析】ATP 和超声显像用于肝癌高危人群的监测，使肝癌能够在无症状和体征的亚临床期作出判断。

3. A【解析】目前比较明确的与肝癌关系的病毒肝炎有乙型、丙型和丁型三种。其中以乙型肝炎与肝癌关系最为密切。

4. E【解析】危险因素包括酒精性肝硬化、肝腺瘤、长期摄入黄曲霉素、其他类型的慢性活动性肝炎、Wilson 病、酪氨酸血症和糖原贮积症。

5. B【解析】肝性脑病通常为肝癌终末期的并发症，其预后远，较其他肝病并发的肝性脑病为严重，常见的致死并发症为肝性昏迷。

6. C【解析】本患者为服用药物引起的溶血性贫血。

7. B【解析】药物性溶血性贫血为Ⅱ型超敏反应。

8. C【解析】溶血性贫血的检测具有诊断意义的是 Coombs 试验。

9. ACD【解析】接触性皮炎为典型的接触性迟发型超敏反应，为常见的Ⅳ型超敏反应。通常由于接触小分子半抗原物质如油漆、染料、农药、化妆品和某些药物如磺胺和青霉素等引起。

10. C【解析】斑贴试验主要用于Ⅳ型超敏反应，寻找接触性皮炎的变应原。

11. ACE【解析】接触性皮炎是皮肤或黏膜单次或多次接触外源性物质后，在接触部位甚至以外的部位发生的炎症性反应。表现为红斑、肿胀、丘疹、水疱甚至大疱。

第五篇

临床医学检验（临床血液专业）

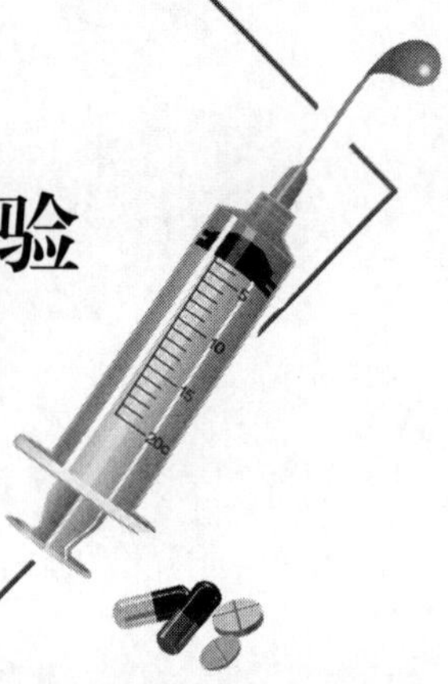

第三十四章　概　　述

一、A1 型题

1. MCV 以飞升（fl）为单位，fl 等于
   A. 10^{-9}L
   B. 10^{-15}L
   C. 10^{-12}L
   D. 10^{-13}L
   E. 10^{-18}L
2. 下列选项不属于临床血液学研究内容的是
   A. 血细胞
   B. 造血组织
   C. 淋巴细胞的分化和发育
   D. 外伤、手术等造成的血液异常
   E. 出血倾向和血管栓塞的致病原因
3. 下列叙述不符合血液学发展史的是
   A. 1673 年发现红细胞
   B. 1749 年发现白细胞
   C. 1942 年发现血小板
   D. 显微镜的发明为血液学的发展开拓了新的前景
   E. 血液有形成分主要包括红细胞、白细胞和血小板
4. 不符合原始细胞一般形态特征的是
   A. 胞质中一般无颗粒
   B. 细胞核内可见明显核仁
   C. 核染色质均匀，浓集
   D. 胞体大，一般核质比例大
   E. 一般为圆形或类圆形
5. 对于患肝疾病出血和手术出血的患者应该输注的是
   A. 清蛋白
   B. 白细胞
   C. 红细胞
   D. 血小板
   E. 凝血酶原复合物
6. 染色体核型中缩写符号“t”表示
   A. 倒位
   B. 末端
   C. 易位
   D. 插入
   E. 嵌合体

7. MPV是

A. 平均血小板体积
B. 血小板体积
C. 平均血小板数
D. 外周血小板体积
E. 富血小板悬液

8. 血液学的主要研究对象是

A. 血液疾病
B. 造血器官
C. 血液病患者
D. 血液和造血组织
E. 造血干细胞及造血细胞

9. 世界上第1台血细胞自动计数仪是（　　）发明的

A. 1942年
B. 1912年
C. 1871年
D. 1985年
E. 1953年

10. 肝脏清除胆固醇的最重要途径是

A. 合成CM
B. 合成激素
C. 合成胆汁酸
D. 合成VLDL
E. 合成CHE

11. 胰岛素释放试验表现为低平曲线的是

A. 1型糖尿病
B. 2型糖尿病
C. 低血糖症
D. 注射胰岛素
E. 胰岛B细胞瘤

12. 由于标本中与被测物共存物质也能和测定试剂发生反应所引起的误差原因是

A. 主观因素
B. 光学因素
C. 不遵守光吸收定律
D. 化学因素
E. 有色物质的生成受到影响

13. CLIA'88的技术细则规定满意的S1、S2均应大于

A. 60
B. 70
C. 80
D. 90
E. 100

14. 在室间质评中，一般认为VIS大于（　　）时表明测定结果超过允许误差

A. 80
B. 150
C. 200
D. 300
E. 400

15. OCV与RCV的关系是

A. OCV = RCV
B. OCV < 1/2RCV

C. OCV　　D. OCV > RCV

E. 两者无关系

16. 影响测定准确度最重要的因素是

A. 所用仪器　　B. 人员素质

C. 标本处理　　D. 所用校准品

E. 干扰物的影响

17. 应用 PCR 检测结核分枝杆菌时，每毫升标本中含有多少可以检测出

A. $10 \sim 10^2$　　B. $10^2 \sim 10^3$

C. $10^3 \sim 10^4$　　D. $10^4 \sim 10^5$

E. $10^5 \sim 10^6$

18. 下列病毒不是 DNA 病毒的是

A. 腺病毒　　B. 丙肝病毒

C. 乙肝病毒　　D. SV40 病毒

E. 疱疹病毒

19. HIV 中，哪个基因组表达产物与病毒体的装配、成熟和释放有关

A. *tat*　　B. *vif*

C. *vpu*　　D. *nef*

E. *vpr*

20. 丙型肝炎病毒基因组中有几个 ORF

A. 1 个　　B. 2 个

C. 3 个　　D. 4 个

E. 5 个

21. 下列不属于病毒基因组结构特点的有

A. 含有大量基因重叠现象　　B. 基因组多数是单倍体

C. 编码区在基因组中的比例极少　　D. 转录产物为多顺反子

E. 病毒核酸类型可能是 DNA，也可能是 RNA

22. 下列有关乙肝病毒，描述错误的是

A. 是目前感染人类最小的 DNA 病毒

B. 负链 DNA 核苷酸序列为转录模板

C. 转录模板上有 5 个 ORF，分布为 S、C、P、X、U 区

D. P 区是跨度最大并与其他区有重叠

E. S 区段编码病毒颗粒的外膜蛋白

23. 下列哪种血清酶可在传染性肝炎临床症状出现之前就急剧升高

A. 肌酸激酶　　B. γ 谷氨酰转移酶

C. 碱性磷酸酶
D. 丙氨酸氨基转移酶
E. 乳酸脱氢酶

24. 下列不属于单基因疾病的是
A. 遗传性通风
B. 苯丙酮尿症
C. 血红蛋白病
D. 原发性高血压
E. 强直性肌肉萎缩

25. 人类有些疾病患病率不低，有遗传基础，常表现为家族倾向性，这些疾病所具有的形状是以基因数量形状为基础，即在正常数量基础上的增加或减少
A. 染色体病
B. 分子病
C. 单基因遗传病
D. 多基因遗传病
E. 线粒体遗传病

26. 家族性帕金森病1型与遗传型帕金森型青年帕金森病的区别点在于
A. 家族史
B. 家族性帕金森病1型20~40岁之间
C. 家族性帕金森病1型病理检查神经元胞质中有嗜酸性包涵体
D. 家族性帕金森病1型病理检查神经元胞质中无包涵体
E. 临床表现包括静息时震颤，肌强直，随意运动减慢，姿势不稳定等

27. 属常染色体显性（AD）遗传的神经系统疾病是
A. 脊髓性肌萎缩
B. 亨廷顿病
C. 家族性帕金森病青年型
D. 肝豆状核变性病
E. 2A型进行性肌阵挛性癫痫

28. 编码蛋白质为*p*21的癌基因家族为
A. *erb*
B. *ras*
C. *src*
D. *myc*
E. *myb*

29. *erb*癌基因家族不包括
A. *erb-A*
B. *fms*
C . *mas*
D. *erb-B*
E . *fos*

30. 以下哪种不是癌基因的产物
A. 反式作用因子
B. 化学致癌物质
C. 生长因子类似物
D. 蛋白激酶类
E. 结合GTP的蛋白质

31. 神经纤维瘤病发生过程中，相对应的特异的主要相关抑癌基因表达产物异常的是

A. *p*3　　B. *APC*

C. *p*16　　D. *BRCA*1

E. *NF*1

32. 抑癌基因失活的常见方式是

A. 点突变　　B. 碱化

C. 染色体易位　　D. 插入

E. 甲基化程度降低

33. 引起视网膜母细胞瘤的抑癌基因位于几号染色体

A. 12p13　　B. 13p15

C. 17p13　　D. 16q12

E. 13q14

34. 原发性肝癌与下列哪些因素无关

A. HDV 感染　　B. HBV 感染

C. 抑癌基因 *p*53 突变　　D. 黄曲霉素摄入

E. 染色体突变

35. 肿瘤标志物测试时要保证结果良好的重复性，日内和日间的 CV < 10% 。重复性好指的是下列何项指标高

A. 精密度　　B. 特异性

C. 敏感性　　D. 测定范围

E. 敏感性 + 特异性

36. 分子生物学检验技术不能用于以下临床实验诊断的哪些方面

A. 病毒的检测　　B. 个体身份的识别

C. 亲子关系的鉴定　　D. 支原体的检测

E. 细菌感染能力的鉴定

37. 医院感染控制中细菌基因分型常用的分子诊断技术不包括

A. 脉冲场凝胶电泳技术　　B. 限制性片段长度多态性技术

C. 随机引物扩增多态性 DNA 分析　　D. 多位点测序分析技术

E. 免疫杂交 PCR

二 A2 型题

1. 患者，女性，53 岁。体检时查出与动脉粥样硬化呈正相关的血脂项目均增高，则增高的实验室检查项目不包括

A. TG　　B. HDL-C

C. TC
D. apoB
E. LDL-C

2. 患者男性，空腹血糖测定结果为7.5mmol/L，无任何不适感觉，只是饭量较大。你认为下一步应做何检查

A. OGTT
B. 尿糖
C. 尿酮体
D. D3-羟丁酸
E. 糖化血红蛋白

3. 急诊患者，自述半小时前曾有剧烈胸痛发生，最先出现异常的实验室检查项目是

A. cTnT
B. cTnI
C. Mb
D. LDH
E. CK-MB

4. 患者，女性，45岁。其脑脊液透明或呈磨玻璃状，标本放置数小时后有白色纤维膜形成。糖量降低至2.2mmol/L以下，氯化物降低最为明显（低于102mmol/L）。最可能的诊断是

A. 病毒性脑膜炎
B. 真菌性脑膜炎
C. 结核性脑膜炎
D. 化脓性脑膜炎
E. 原发性阿米巴性脑脓肿

5. 患者，男性，45岁。发现有动脉硬化症状。查体：角膜有老年性色素环。血TC 12.00mmol/L、TG 2.6mmol/L。最可能的诊断是

A. 混合性高脂血症
B. Ⅰ型高脂血症
C. 家族性高胆固醇血症
D. 高甘油三酯血症
E. Ⅱ型高脂血症

6. 患者，昏迷。检查发现CSF蛋白质总量增高（超过450mg/L），β2微球蛋白（β2-MG）含量升高。LD及同工酶、AST、CK及同工酶、核糖核酸酶、酸性磷酸酶均增高。CT表现特征性征象为瘤体周围组织广泛水肿，邻近脑结构及中线结构偏移。怀疑为

A. PA患者
B. 帕金森病患者
C. 脑肿瘤患者
D. 癫痫患者
E. 精神分裂症患者

7. 患者，男性，52岁。乙肝“小三阳”20余年，B超体检发现肝区结节状肿块数个。实验室检查：AFP＞1000ng/L，ALT 35U/L。首先可考虑为

A. 胰腺癌
B. 胆管癌
C. 胃癌肝转移
D. 原发性肝癌
E. 肾癌肝转移

三 A3/A4 型题

(1~2 题共用题干)

患者，女性，29 岁。由于上感、发热住院。实验室检查：免疫球蛋白降低，CD4 分子数量减少。经询问，该患者有不洁性接触史。

1. 初步考虑为

A. 淋病感染
B. 梅毒感染
C. HIV 感染
D. 自身免疫性疾病
E. 染色体异常

2. 进一步检查应做

A. 泌尿生殖道感染
B. 梅毒抗体或抗原检查
C. HIV 抗原检测
D. 分子生物学检查染色体
E. 不需要检查，直接治疗

(3~5 题共用题干)

患者，女性，49 岁。因厌食、恶心和类感冒综合征 8 天就诊，2 天前见尿液呈暗色。TBIL 63mmol/L，AST 936U/L，ALT 1500U/L，ALP 450U/L，白球比例 1.71。

3. 该患者最有可能患的是

A. 急性病毒性肝炎
B. 流感
C. 胃炎
D. 肝硬化
E. 慢性迁延性肝炎

4. 尿液呈暗色，最可能的原因是

A. 尿红细胞增高
B. 结合胆红素升高
C. 尿白细胞增高
D. 泌尿系感染
E. 未结合胆红素升高

5. 为进一步了解肝细胞损伤程度及预后，应查

A. ACP
B. γ-GT
C. IgG
D. 血清总蛋白
E. 线粒体 AST

(6~8 题共用题干)

患者，男性，18 岁。为 SARS 患者，发病早期因病情比较严重，使用了人工呼吸器。在病情恢复时，停用去掉人工呼吸器，没有出现不良反应；数天后血样分析如下：Na^+

136mmol/L，pH 7.32，K^+ 4.5mmol/L，CO_2总量 36mmol/L，Cl^- 92mmol/L，PCO_2 9.33kPa（70mmHg）。

6. 患者为哪种酸碱平衡紊乱

A. 代谢性酸中毒
B. 代谢性碱中毒
C. 代偿性呼吸性酸中毒
D. 呼吸性碱中毒
E. 失代偿性代谢性碱中毒

7. 患者的阴离子隙（mmol/L）为

A. 14.6
B. 140.5
C. 48.5
D. 232.5
E. 23.5

（8～11题共用）

患者，女性，39岁。发现皮肤黄色斑块10年，胸闷2年，反复发作胸痛1年。心电图检查示心肌缺血。血压138/90mmHg，心率74次/分，律齐，无心脏杂音。双侧上眼睑有扁平黄色瘤，手指、足跟肌腱处见结节状黄色瘤，两眼有明显的角膜弓。血脂测定结果：TC 12.3mmol/L，TG 1.5mmol/L，HDL-C 1.2mmol/L，LDL-C 8.0mmol/L。其母亲有冠心病，父亲有高血压，兄妹中一个有胆固醇增高。

8. 如结合症状、家族史与血脂测定结果，临床上应考虑为

A. 家族性乳糜微粒血症
B. 家族性混合型高脂血症
C. 家族性高甘油三酯血症
D. 家族性异常β脂蛋白血症
E. 家族性高胆固醇血症

9. 患者可诊断为（　　）高脂血症

A. Ⅰ型
B. Ⅱa型
C. Ⅲ型
D. Ⅳ型
E. Ⅴ型

10. 如要进一步确诊，可进行下述何种检查

A. LDL受体基因检测
B. Lp（a）基因检测
C. LPL活性测定
D. ApoB基因检测
E. ApoE基因检测

11. 进行降脂治疗，首选的药物是

A. 贝特类
B. 鱼油制剂
C. 他汀类
D. 普罗布考
E. 烟酸类

(12~13 题共用题干)

患者，女性，48 岁。反复发作胸痛 2 年。心电图检查示心肌缺血。实验室检查结果：TG 4.98mmol/L，TC 4.91mmol/L，LDL-C 2.35mmol/L。琼脂糖凝胶电泳发现前 β 脂蛋白增高，β 脂蛋白正常。血清外观浑浊。

12. 按 WHO 高脂蛋白血症分型标准，患者可能的分型为
   A. Ⅰ型高脂蛋白血症　　B. Ⅱa 型高脂蛋白血症
   C. Ⅲ型高脂蛋白血症　　D. Ⅳ型高脂蛋白血症
   E. Ⅱb 型高脂蛋白血症

13. 此型高脂血症的遗传方式为
   A. 常染色体显性遗传　　B. 伴性遗传
   C. 性染色体显性遗传　　D. 性染色体隐性遗传
   E. 常染色体隐性遗传

(14~15 题共用题干)

患者，男性，58 岁。原发性高血压 18 年，反复发作胸痛 3 年。心电图检查示心肌缺血。半年前行冠脉造影示左前降支中段狭窄 72%，并做 PTCA。血压 150/100mmHg，心率 68 次/分，律齐，无心脏杂音。未发现任何黄色瘤。4 年前血脂测定结果：TG 5.6mmol/L，TC 5.2mmol/L，HDL-C 1.1mmol/L。现在测定结果：TG 2.8mmol/L，TC 7.1mmol/L，HDL-C 1.2mmol/L。其父亲有高血压和高脂血症，死于脑卒中（中风）；有 2 位弟弟，其中 1 位血浆甘油三酯升高。

14. 按 WHO 的分型标准，患者可诊断为何种高脂血症
   A. Ⅰ型或Ⅴ型　　B. Ⅱa 型
   C. Ⅱb 型　　D. Ⅲ型
   E. Ⅳ型

15. 结合症状、家族史与血脂测定结果，患者基本上可诊断为
   A. 家族性高胆固醇血症　　B. 家族性异常 β 脂蛋白血症
   C. 家族性混合型高脂血症　　D. 家族性高甘油三酯血症
   E. 家族性载脂蛋白 B100 缺陷症

(16~17 题共用题干)

患者，男性，31 岁。头晕，乏力。查体：呼吸 17 次/分，血压 10.6/6.7kPa，心率 123 次/分。实验室检查：血糖 13.5mmol/L。

16. 患者首先考虑诊断为
   A. 肾炎　　B. 垂体瘤

C. 肝炎　　D. 糖尿病

E. 内分泌失调

17. 下一步处理最需要做的是

A. CT　　B. 脑电图

C. 肝功能　　D. 复查血糖并做糖耐量实验

E. 肾功能

（18~20题共用题干）

患者，男性，50岁。健康体检，各项体征正常。内脏B超、X线未见异常。血清实验室检查结果：乙型肝炎两对半中HBsAg（+）；抗-HCV（-）；AFP 400μg/L，余无异常。

18. 患者近期做哪项实验室检查无意义

A. 血清HBsAg测定　　B. 复查测定ALT

C. 血清CEA测定　　D. 血清AFU测定

E. 复查测定AFP

19. 诊断可能性最大的是

A. 肝硬化　　B. 胆结石

C. 乙型肝炎　　D. 肝脓肿

E. 肝癌

20. 哪些检查可以确诊

A. 动态观察AFP　　B. 动态观察AFU

C. 肝胆CT扫描　　D. 以上都不是

E. 以上都是

（21~24题共用题干）

患者，女性，55岁。肝硬化病史2年。血清实验室检查结果：AFP 300μg/L（既往检查<50μg/L），ALT 50U/L，余无异常。

21. 应考虑可能是合并

A. 肝硬化　　B. 肝血管瘤

C. 乙型肝炎　　D. 肝脓肿

E. 肝癌

22. 哪些检查可以辅助诊断是否为恶性肿瘤

A. 磁共振显像　　B. B型超声

C. 动态观察AFP　　D. 动态观察AFU

E. 以上都是

23. 3 个月前患者肝部分切除，手术后复查血清中 AFP 250μg/L，ALT 30U/L，首先应考虑可能是

A. 自身免疫性肝炎
B. 急性病毒性肝炎
C. 肝血管瘤破裂出血
D. 肝癌组织未完全切除
E. 肝硬化合并门静脉高压

24. 1 周前复查血清 AFP 1000μg/L，ALT 500U/L，首先应考虑可能是

A. 自身免疫性肝炎
B. 急性病毒性肝炎
C. 肝癌的复发或转移
D. 肝血管瘤破裂出血
E. 肝硬化合并门静脉高压

四 B 型题

（1~3 题共用备选答案）

A. Ⅲ
B. Ⅷ
C. Ⅸ
D. Ⅹ
E. Ⅶ

1. 半衰期最短的是
2. 吸附血浆中含有
3. 与 vWF 以复合物存在的是

（4~6 题共用备选答案）

A. 人员的素质和稳定性
B. 标本的正确处理和测定
C. 实验室质量保证
D. 运送试验报告
E. 实验室的纵横向的协调设计

4. 为分析后质量保证的内容的是
5. 为分析前质量保证的内容的是
6. 为分析中质量保证的内容的是

（7~8 题共用备选答案）

A. *HBV*
B. *HCV*
C. *HPV*
D. *CMV*
E. *MTb*

7. 基因组具有独特的结构，是 1 个长约 3.2kb 的不完全双联环状 DNA 的是
8. 核心为双链闭环的 DNA，长约 8kb，其中 G + C 占 58% 的是

（9～10 题共用备选答案）

A. 家族性高胆固醇血症
B. 苯丙酮尿症
C. 色素失调症
D. 遗传性葡萄糖-6-磷酸脱氢酶缺乏症
E. 外耳道多毛症

9. 属 X 连锁隐性遗传的是

10. 可利用限制性内切酶 BsH Ⅰ 检测位于外显子 3 和 7 中的 *R*111*X* 和 *R*243*Q* 突变，进行分子诊断的是

（11～12 题共用备选答案）

癌基因的活化机制有

A. 转导
B. 点突变
C. 插入突变
D. 易位
E. 基因扩增

11. 可通过原位杂交加以证实的是

12. 是指反转录病毒中的慢病毒本身不含有癌基因，但能以前病毒的形式插入宿主细胞癌基因的邻近而将其激活的是

（13～14 题共用备选答案）

A. 单倍型
B. 共显性
C. 双倍型
D. 共隐性
E. 连贯性

13. 新生代的 HLA 将遗传信息传给子代的单位为

14. 某位点的等位基因不论是杂合子还是纯合子，均能同等表达，二者的编码产物都可在细胞表面检测到是指

五 X 型题

1. 常用的血液分子生物学技术可包括

A. 膜片钳技术
B. 核酸原位杂交技术
C. Southern 杂交技术
D. 基因芯片技术
E. 荧光实时 Q-PCR 技术

2. 下列关于白血病治疗达到完全缓解的判断标准中正确的是

A. 临床上无白血病浸润所致的症状和体征
B. 骨髓中原粒细胞Ⅰ型＋Ⅱ型≤5%，红细胞及巨核细胞系正常
C. 血象示男性 Hb＞110g/L，女性及儿童 Hb≥100g/L

D. 骨髓中原单+幼单或原淋+幼淋≤5%，红细胞及巨核细胞系正常

E. 血象中中性粒细胞绝对值≥1.5×10^9/L，血小板≥100×10^9/L，外周血分型中无白血病细胞

3. 下列哪些属于分析前质量保证的内容

A. 实验室的工作环境
B. 实验仪器的质量保证
C. 实验室的设置
D. 试剂盒的选择与评价
E. 检测方法的选择和评价

4. 下列哪些属于分析后质量评估的内容

A. 实施 PT 方案
B. 参加室间质控
C. 患者投诉调查
D. 临床信息反馈
E. 室内质控的数据管理

5. 标本采集前影响血液成分变化的生理可控因素主要有

A. 运动
B. 近期食谱
C. 情绪
D. 体位改变
E. 性别

6. 采血不宜在空腹多长时间后进行

A. 6、8~12、14 小时
B. 8~24 小时
C. 随时
D. 24 小时以上
E. 12~24 小时

7. 血标本采集时防止溶血的办法有

A. 不用或短时间使用止血带，忌长时间压迫血管
B. 抽血器和容器必须干燥洁净
C. 抽血后取下针头再将血液沿容器壁徐徐注入容器内，切勿用力过猛
D. 用抗凝管作为容器，应轻轻倒转容器与抗凝剂混匀，切勿用力振摇
E. 用抗凝管作为容器，应用力振摇与抗凝剂充分混匀

8. 下列哪些病毒是 RNA 病毒

A. 腺病毒
B. HIV
C. HAV
D. HEV
E. 冠状病毒

9. 属先天性代谢病的是

A. 苯丙酮酸尿症
B. 糖原贮积症
C. 同型半胱氨酸尿症
D. 酪氨酸血症
E. 维生素 B_1 缺乏病

10. 血清蛋白电泳图中可能出现单克隆区带的疾病有

A. 淋巴瘤
B. 华氏巨球蛋白血症
C. 多发性骨髓瘤
D. 肝病
E. 败血症

11. 成年家族性高胆固醇血症的诊断指标包括

A. TG＞5.6mmol/L
B. 有家族史
C. TC＞7.8mmol/L
D. LDL-C＞4.9mmol/L
E. 有肌腱黄色瘤

12. 用于肿瘤复发监测时，对肿瘤标志物的要求是

A. 敏感性高
B. 测定范围越宽越好
C. 精密度严格
D. 特异性高
E. 测定范围无特殊要求

13. 下列指标在脑肿瘤中增高的是

A. 核糖核酸酶
B. AST
C. LDH及同工酶
D. 酸性磷酸酶
E. β-葡萄糖苷酶

14. 在脑外伤、脑肿瘤时，下列叙述正确的是

A. AST下降
B. LDH及同工酶增高
C. ACh升高
D. 酸性磷酸酶下降
E. CPK（CK）及同工酶增高

15. 嗜铬细胞瘤好发于肾上腺髓质，患者以高血压为主要症状，其常用的诊断指标是

A. 皮质醇
B. 肾上腺素
C. VMA
D. ACTH
E. 去甲肾上腺素

16. 临床上可用于乳腺癌诊治的糖蛋白抗原类肿瘤标志物有

A. CA15-3
B. CA72-4
C. CA549
D. CA19-9
E. CA27-29

17. 肿瘤是失去了正常生物调控的异常生长、分化的细胞和组织，其区别于其他疾病的临床特征是

A. 晚期肿瘤无症状
B. 肿瘤的转移特性
C. 肿瘤的局限生长
D. 早、中期肿瘤无症状
E. 肿瘤早期即可诊断

18. 下列属癌基因（oncogene）的是

A. *p53*　　B. *N-ras*

C. *bcl-2*　　D. *N-myc*

E. *c-erbB-2*

19. HLA 复合体分为Ⅰ类、Ⅱ类、Ⅲ类基因区。其中Ⅱ类主要包括的基因有

A. *DM*　　B. *DO*

C. *DP*　　D. *DQ*

E. *DR*

20. 分子诊断在法医学鉴定中的应用包括

A. 亲子鉴定　　B. 个人识别

C. 性别鉴定与 Y 基因检测　　D. 线粒体 DNA 分析

E. 指纹鉴定

参考答案与解析

一、A1 型题

1. B【解析】fl：费升，也叫菲升或飞升，是容积/体积单位。1fl 等于 1 立方微米，是血液检查里常用的单位。

2. C【解析】临床血液学重点研究各种血液疾病。

3. C【解析】1842 年发现血小板。

4. C【解析】核染色质细致均匀，无浓集。

5. E【解析】对于肝脏疾病出血和手术出血的患者可以输注凝血酶原复合物。

6. C【解析】各染色体变异以小写字母表示，如 t 表示易位。是指染色体断裂的断片离开原来位置而接到同一条染色体的另一处或另一条染色体上，从而造成染色体的重排。

7. A【解析】MPV 是平均血小板体积。

8. D【解析】血液学是医学科学的一个独立的分支。它的主要研究对象是血液和造血组织，包括研究血液中有形成分形态的血细胞形态学；研究细胞的来源、增殖、分化和功能的血细胞生理学；研究血细胞组成、结构、代谢和血浆成分的血液生化学；研究血细胞免疫和体液免疫的血液免疫学；研究血液病遗传方式和信息传递的遗传血液学；研究血液流动性和血细胞变形性的血液流变学；研究实验技术和建立实验方法的实验血液学。

9. E【解析】世界上第一台血细胞自动计数仪诞生于 1953 年。

10. C【解析】胆汁酸的形成是肝清除胆固醇的主要方式，随胆汁排泄。

11. A【解析】1型糖尿病血浆胰岛素及C肽含量低，糖耐量曲线呈低水平状态。

12. D【解析】标本中与被测物共存的其他物质可能会与测定试剂发生非特异性反应，从而引起分析误差。这种误差来源于化学反应，不同于光学或色度学误差。例如，假设标本中含有干扰物质，它们可以结合测定试剂，使得试剂对被测物的检测产生干扰，导致测定结果不准确。另外，一些药物、代谢产物等也可能对测定结果产生影响，因此在进行临床检验时需要注意样本的采集、处理和储存方式，避免不必要的干扰因素。

13. C【解析】国际CLIA′88技术细则规定S1S2均应大于80，否则判为不满意，如果S1或S2连续两次或两次以上不满意，均为失败。

14. C【解析】我国使用变异指数得分（VIS）进行室间质评分时的“有临床上不允许的误差”标准为VIS≥200。

15. C【解析】最佳条件下的变异（OCV）小于常规条件下的变异（RCV）。

16. D【解析】影响测定准确度的最重要因素是所用校准品。

17. A【解析】至少10个，可被检出。

18. B【解析】丙型肝炎病毒属于RNA病毒。

19. C【解析】HIV-1的基因组由两条相同的正股RNA链在5′端通过部分碱基互补配对而成二聚体。病毒基因组全长约9200bp，含有*gag*、*pol*、*env* 3个结构基因及*tat*、*rev*、*nef*、*vif*、*vpr*、*vpu* 6个调节基因。在病毒基因组的5′端和3′端各有相同的一段核苷酸序列，称为长末端重复序列（long terminal repeat，LTR）。*gag*基因编码p55的蛋白前体，经蛋白酶裂解而形成病毒的核衣壳蛋白（p7）、内膜蛋白（p17）和衣壳蛋白（p24）。*pol*基因编码病毒复制所需的酶类，*env*编码gp120和gp41两种包膜糖蛋白，决定病毒感染宿主的靶向性。*tat*基因编码的gp14是一种反式激活的转录因子，与LTR结合后能促进病毒所有基因的转录。*rev*基因编码的产物gp19能促进未经拼接的大mRNA分子从细胞核向胞浆转运，并相对减少拼接后小mRNA分子的数量。*nef*基因编码负调节蛋白，对病毒的结构蛋白和调节蛋白的表达均有下调作用。*vif*编码产物与病毒体的感染性有关。*vpu*产物与病毒的装配、成熟和释放有关。而*vpr*编码产物的功能尚不清楚。

20. A【解析】丙型肝炎病毒基因组中有ORF 1个。

21. C【解析】病毒基因组的结构特点：①不同病毒基因组大小相差较大，如乙肝病毒（HBV）基因组DNA为3.2kb，编码4中蛋白，而痘病毒基因组DNA为30kb，编码几百种蛋白。②病毒基因组可由DNA组成，也可由RNA组成，但每种病毒颗粒只含有一种核酸，病毒基因组的DNA或RNA可能是单链的，也可能是闭合环状的或线性的分子。③DNA病毒基因组均由连续的DNA分子组成。多数RNA病毒基因组也由连续的核糖核酸链组成，但有些则以不连续的核糖核酸组成。④常见基因重叠现象，即同一段DNA可编码2种甚至3种蛋白质分子，这种现象在其他生物细胞中仅见于线粒体DNA和质粒DNA。⑤病毒基因组的大部分是用来编码蛋白质的，只有很小的一部分不编码蛋白质。⑥病毒基因组 DNA 序列中功能上相关的蛋白质基因往往丛集在基因组的一个或几个特定的部位，形成一个功能单位或转录单元，它们可被一起转录成含有多个 mRNA 的分子（称为多顺反子 mRNA），后加工成各种蛋白质的 mRNA 模板。⑦除逆转录病毒基因组有两个拷贝外，至今发现的病毒基因都是单倍体，每个基因在病毒颗粒中只出现一次。⑧噬菌体的基因组是连续的，而多数真核细胞病毒常含不连续基因。

22. C【解析】HBV 基因组已经确定在负链 DNA 核苷酸序列为模板转录的，RNA 上含有四个 ORF，分别称为 S、C、P、X 区。

23. D【解析】肝炎造成的肝损害是丙氨酸氨基转移酶偏高最常见的原因，只要有 1% 的肝组织受损，丙氨酸氨基转移酶就会升高一倍以上。

24. D【解析】原发性高血压是指病因尚不明确，以血压升高为主要表现的一种独立疾病。单基因高血压属于继发性高血压。

25. D【解析】多基因遗传病特点有遗传性，发病率高，有家族聚集倾向，由两对以上等位基因控制。

26. C【解析】家族性帕金森病Ⅰ型病理检查神经无胞质中有嗜酸性包涵体。

27. B【解析】亨廷顿病性痴呆由亨廷顿（Huntington）于 1872 年首先报道，故而得名。属单基因常染色体显性遗传病。

28. B【解析】*ras* 基因家族与人类肿瘤相关的基因有三种，即 *H-ras*、*K-ras* 和 *N-ras*，分别定位在 11、12 和 1 号染色体上。*K-ras* 因编码 21kD 的 *ras* 蛋白，故又名 *P*21 基因。

29. E【解析】*erb* 癌基因家族包括 *erb-A*、*fms*、*mas*、*trk* 等基因。

30. B【解析】癌基因蛋白产物：生长因子类，蛋白酪氨酸激酶类生长因子，膜结合的蛋白酪氨酸激酶，细胞内蛋白酪氨酸激酶，细胞内蛋白丝/苏氨酸激酶与膜结合的 GTP 结合蛋白，核内转录因子。

31. E【解析】Ⅰ型神经纤维瘤病是一种常染色体显性遗传病，发病率为 1/3500，*NF*1 基因突变导致Ⅰ型神经纤维瘤病，因此 *NF*1 基因为肿瘤抑制基因。

32. A【解析】抑癌基因失活的主要方式包括：基因缺失、点突变、异常甲基化和易位。其中点突变最为常见。

33. E【解析】视网膜母细胞瘤（RB）是一种来源于光感受器前体细胞的恶性肿瘤。*RB* 基因是一种最早发现的抑癌基因，定位于 13q14. 2。

34. E【解析】原发性肝癌的发病机制尚未完全明确，根据高发区流行病学调查可能与下列因素有关：①病毒性肝炎；②肝硬化；③黄曲霉素摄入，黄曲霉素 B1 可通过影响 *P*53 突变。

35. A【解析】精密度的度量是重复性和再现性。重复性衡量的是测量结果的最小差异，重复性好，则精密度高。

36. E【解析】分子生物学检验技术在临床试验诊断中的应用：①感染性微生物的检测（如PCR技术进行甲型、乙型肝炎病毒检测和支原体检测等）；②基因突变检测；③法医学检测（如PCR微卫星检测技术进行亲子关系鉴定和个体身份识别）；④基因异常表达检测。

37. E【解析】细菌分子生物学分型的分子诊断技术：①脉冲场凝胶电泳；②随机扩增多态性；③重复序列聚合酶链反应；④扩增片段长度多态性；⑤低频限制性切割位点；⑥多位点酶电泳；⑦多位点测序。

二、A2型题

1. B【解析】HDL主要在肝脏中合成，是血清中颗粒数最多的脂蛋白。它的主要生理功能是转运磷脂和胆固醇，胆固醇和其他脂类以与蛋白质结合形式在血液中运输这些脂蛋白复合体。临床上以不同种类脂蛋白比例的分析，作为不同类型的脂蛋白血症的诊断。高密度脂蛋白是一种抗动脉粥样硬化的脂蛋白，是冠心病的保护因子，能促进外周组织中胆固醇的消除，防止动脉粥样硬化的危险，其含量与动脉管腔狭窄程度呈显著的负相关。

2. A【解析】葡萄糖耐量是指机体对血糖浓度的调节能力。正常人在进食米、面等主食或服葡萄糖后，几乎全被肠道吸收，使血糖升高，刺激胰岛素分泌、肝糖原合成增加，分解受抑制，肝糖输出减少，体内组织对葡萄糖利用增加，因此饭后最高血糖不超过10.0mmol/L，且进食或多或少血糖都保持在一个比较稳定的范围内。这说明正常人对葡萄糖有很强的耐受能力，即葡萄糖耐量正常。但若胰岛素分泌不足的人，口服75g葡萄糖后2小时可超过7.8mmol/L，可等于或大于11.1mmol/L，说明此人对葡萄糖耐量已降低。①糖耐量降低：表现为血糖增高幅度高于正常人，回复到空腹水平的时间延长。如糖尿病；甲亢、垂体机体能亢进、肾上腺机能亢进；胰腺炎、胰腺癌；严重肝病和糖原贮积症。②糖耐量增高：空腹血糖值正常或偏低，口服糖后血糖浓度上升不明显，耐受曲线平坦。多见于内分泌功能低下，如甲状腺功能减退、肾上腺皮质功能低下和垂体功能低下。③迟滞性耐量曲线：口服葡萄糖后在正常时间内可回复到空腹水平，但有一个明显增高的血糖峰值，往往超过10mmol/L，这种情况以后可能发展为糖尿病。

3. C【解析】Mb位于细胞内，故心肌损伤后出现较早，是AMI发生后出现最早的可检测的标志物之一，可在数十分钟内完成测定。

4. C【解析】结核性脑膜炎脑脊液一般外观呈淡黄色透明，放置后有白色细菌性膜形成，氯化物含量降低（CL↓）葡萄糖含量减少（Clu↓）。

5. C【解析】家族性高胆固醇血症是一种遗传性疾病，主要由于LDL受体基因突变导致机体无法正常清除血浆中的低密度脂蛋白（LDL），从而导致血液中胆固醇水平升高。在此过程中，角膜出现老年性色素环或者黄色瘤是常见的表现之一。FH患者通常在儿童或青少年时期就会出现动脉粥样硬化，因此需要尽早诊断和治疗以防止并发症的发生。

6. C【解析】患者昏迷，CSF 检查蛋白↑，$β_2$-Mg↑LD↑，CK 及同工酶↑，核糖核酸酶↑，酸性磷酸酶↑；CT 特征性征象为瘤体周围组织广泛水肿，邻近脑结构及中线结构偏移。符合脑肿瘤，考虑为脑肿瘤。

7. D【解析】血 AFP>400Mg/L 对原发性肝癌有诊断意义。

三、A3/A4 型题

1. C【解析】患者有不洁性接触史，免疫球蛋白降低，CD4↓，符合 HIV 感染。

2. C【解析】为了确认是否为 HIV 感染，应进一步做 HIV 抗原检测。

3. A【解析】ALT↑，AST↑，ALT>AST，ALP↑，符合急性病毒性肝炎。

4. B【解析】当肝细胞发生病变时，或胆红素不能正常地转化为胆汁，或因肝细胞肿胀，使肝内的胆管受压，排泄胆汁受阻，使血中胆红素升高，这时就发生了肝细胞性黄疸，尿液呈暗色即结合胆红素升高所致。

5. E【解析】这名女性患者的 TBIL、AST、ALT 和 ALP 水平明显升高，提示患者存在肝功能损伤。而线粒体 AST 是一种与线粒体相关的酶，在肝脏细胞受到严重破坏时会释放出来。因此，测定血清中线粒体 AST 的水平可以帮助评估患者肝细胞的损伤程度和预后。ACP 和 γ-GT 是常用的肝胆道酶，但它们对于肝细胞的损伤并没有特异性，因此不能准确反映肝细胞损伤的程度。IgG 可作为某些肝病的辅助诊断指标，但在该患者的情况下，其检测意义不大。血清总蛋白也未必能够提供关于肝细胞损伤的信息。

6. C【解析】根据患者的病史及血气分析结果 pH 7.32，PCO_2↑初步判断为呼吸性酸中毒，根据慢性呼吸性酸中毒预计代偿公式［HCO_3^-］=24+（PaW_2-40）×0.4±3，计算其预计［HCO_3^-］为 33~39，可判断为代偿性呼吸性酸中毒。

7. C【解析】参见上一题解析。

8. E【解析】阳离子间隙是指细胞外液阳离子与阴离子之差。计算公式 AG（mmol/L）=$Na^+ + K^+ - [cl^- + HCO_3^-]$ =14.6。

9. B【解析】TC↑，LDL↑，符合Ⅱa 型高脂血症。

10. A【解析】家族性胆固醇血症发病原因是 LDL 受体基因的自然突变。

11. C【解析】发现高胆固醇血症后，首先应调整生活规律、改善饮食方式。单纯性高胆固醇血症的治疗，应首选他汀类药物。

12. D【解析】考查高脂血症的分型及其特征，Ⅳ型高脂蛋白血症主要是 VLDL 升高，表现为电泳出现前 β 带，血清外观浑浊。

13. A【解析】Ⅳ型高脂蛋白血症属常染色体显性遗传。

14. C【解析】该患者 TG 略升高，总胆固醇升高，以 LDL 为主。

15. C【解析】该患者 TG、CHO 都升高。

16. D【解析】血糖大于正常且无其他检查，首先考虑糖尿病。

17. D【解析】下一步检查首先确诊或排除糖尿病，应复查血糖并做糖耐量实验。

18. E【解析】AFP半衰期2~8天，甲胎蛋白>400μg/L持续1个月或>200μg/L持续2个月而无肝病活动证据，并排除了妊娠和生殖腺胚胎瘤者，应怀疑肝癌。

19. E【解析】一般认为AFP>400μg/L时，可对原发性肝癌准确诊断。

20. D【解析】病理检查是肝癌的确诊方法。

21. E【解析】低阳性患者同时伴有肝硬化及慢性肝炎时，患肝癌的危险性更大。

22. E【解析】肿瘤诊断的医学影像检查方法：CT、B超、PET（正电子发射计算机断层扫描）、磁共振成像检查（MRI）、内窥镜检查及单项或多项肿瘤标志物联合检查。

23. D【解析】肿瘤标志物浓度不下降或下降很小，提示肿瘤切除不完全有残留肿瘤，或肿瘤转移，或存在多发性肿瘤。

24. C【解析】肿瘤标志物浓度下降，但过一段时间后又重新上升，提示肿瘤复发或转移。

四、B型题

1. E【解析】凝血因子Ⅶ是四种维生素K依赖的凝血因子之一，半衰期4~6小时，是半衰期最短的凝血因子。严重肝衰竭、华法林抗凝与维生素K缺乏时最早出现不足。

2. B【解析】硫酸钡吸附血浆含有Ⅰ、Ⅴ、Ⅷ、Ⅺ、Ⅻ因子。

3. B【解析】vWF是一种重要的血浆成分，vWF在止血过程中主要有两种作用：①与血小板膜GPIb-IX复合物及内皮下胶原结合，介导血小板在血管损伤部位黏附；②与因子Ⅷ结合，作为载体具有稳定Ⅷ的作用。

4. D【解析】实验室的质量保证包括前质量保证、分析过程中质量保证和后质量保证三个方面。其中，前质量保证主要包括人员的素质和稳定性、实验室的纵横向的协调设计等；分析过程中质量保证主要包括标本的正确处理和测定等；后质量保证主要包括运送试验报告等。

5. A【解析】分析前质量保证的内容：①人员的素质和稳定性；②实验室的设置和工作环境；③实验仪器的质量保证；④检测方法的选择和评价；⑤试剂盒的选择与评价；⑥患者准备；⑦标本的采集、处理和储存；⑧实验室用水等。

6. B【解析】分析中质量保证的内容：标本的正确处理和测定；项目操作规程的建立；室内质控和结果分析；登记和填发报告等。

7. A【解析】*HBV*基因组具有独特的结构，*HBV*基因组是一个长约3.2kb的不完全双链环状DNA。

8. C【解析】*HPV*基因的结构特点：为双链环状DNA，长约8kb，其中G+C占58%。

9. D【解析】红细胞葡萄糖-6-磷酸脱氢酶（G6PD）缺乏症是世界上最多见的红细胞酶病，本病有多种G6PD基因变异型，受到伯氨喹等药物、感染等刺激后可出现溶血性贫血和黄疸等。本病呈X连锁隐性遗传。

10. B【解析】苯丙酮尿症是一种带染色体隐性遗传病，由苯丙氨酸羟化酶基因突变导致肝脏 PAH 酶活性降低或丧失所致。在中国人 PGH 基因的已知突变中，一些突变改变了基因序列中的限性内切酶的切位点，为此，我们应用 PGL 限制性内切酶法直接检测一些改变了限制性内切酶酶切位点的突变基因。

11. A【解析】应用原位杂交技术可以证实癌基因转变。

12. C【解析】为插入突变的描述。

13. A【解析】新代的 HILA 以单倍型为单位将遗传信息传给子代。

14. B【解析】共显性遗传共显性是指某位点的等位基因不论是杂合子还是纯合子，均能同等表达，两者的编码产物都可在细胞表面检测到。

五、X 型题

1. BCDE【解析】血液分子生物学检验技术主要包括 PCR 技术、DNA 测序技术、限制性片段长度多态性（RFLP）、转基因技术及基因芯片（DNA-chip）技术等分子生物学技术。①核酸分子杂交技术原理和方法：Southern 印迹杂交、Northern 印迹杂交、核酸原位杂交。②聚合酶链反应原理和常用 PCR 产物检查方法：PCR 产物检测（琼脂糖凝胶电泳、Southern 印迹杂交、斑点杂交法、PCR-ELISA 法、原位杂交法）。③以 PCR 为基础的相关技术：逆转录 PCR、定量 PCR、多重 PCR、差异显示 PCR、原位 PCR。④基因芯片技术。

2. ABDE【解析】完全缓解需满足：①临床上没有白血病浸润的症状和体征。②血象：血红蛋白男性每升不小于 100g 或女性每升不小于 90g，中性粒细胞绝对值每升不小于 1.5×10^9，血小板计数每升不小于 100×10^9，分类中没有白血病细胞。③骨髓象：原始细胞加早幼细胞不大于 5%，红细胞系和巨核细胞系正常。

3. ABCDE【解析】参见 B 型题第 5 题解析。

4. ABCDE【解析】参见 B 型题第 4 题解析。

5. ACD【解析】标本采集前影响血液成分变化的生理可控因素主要有情绪、运动、体位改变等。

6. BCDE【解析】空腹采血要求至少禁食 8 小时，以 12 小时~14 小时为宜，但不宜超过 16h。宜安排在上午 7：00~9：00 采血。空腹期间可少量饮水。

7. ABCD【解析】血标本采集时应尽量避免溶血。防止溶血的办法：①抽血器和容器必须干燥洁净，因为红细胞遇水即会溶血，应尽量使用一次性抽血器；②不用或短时间使用止血带，忌长时间压迫血管；③抽血后取下针头再将血液沿容器壁徐徐注入容器内，切勿用力过猛；④若需血浆可用抗凝管作容器，应轻轻倒转容器与抗凝剂混匀，切勿用力振摇。

8. BCDE【解析】RNA 病毒：烟草花叶病毒、车前草病毒、SARS 病毒、HIV（艾滋病）、禽流感病毒、所有流感病毒、麻疹病毒、狂犬病毒、黄病毒（黄热病和登革热）、流行性乙型脑炎病毒、埃博拉病毒等。

9. ABCD【解析】维生素 B_1，即硫胺素是鸡体碳水化合物代谢必需的物质，其缺乏会导致碳水化合物代谢障碍和神经系统病变，是以多发性神经炎为典型症状的营养缺乏性疾病。

10. ABC【解析】如果在γ-球蛋白区域出现染色均一、长而尖的峰，则预示为单克隆丙种球蛋白血症。其中包括多发性骨髓瘤、巨球蛋白血症孤立性浆细胞瘤、不明意义单克隆两种球蛋白血症、浆细胞淋巴瘤、重链病和淀粉样变性病。

11. ABDE【解析】成年家族性高胆固醇血症的诊断指标包括：①成人血总胆固醇浓度超过7.8mmol/L，或LDL-C大于4.9mmol/L；16岁以下儿童血总胆固醇超过6.7mmol/L。②患者本人或其一级亲属中有肌腱黄色瘤者。③纯合子与杂合子FH患者的鉴别，血总胆固醇浓度超过16mmol/L，患者有肌腱黄色瘤，可诊断为纯合子。

12. ACE【解析】理想的肿瘤标志物应是特异性高、敏感性强、可信度高、稳定性强。用于监测肿瘤复发时，肿瘤标志物应是敏感性强、精密度严格、可信度高的，对测定范围无特殊要求。

13. ABCDE【解析】颅内肿瘤又称脑肿瘤、颅脑肿瘤，是指发生于颅腔内的神经系统肿瘤，包括起源于神经上皮、外周神经、脑膜和生殖细胞的肿瘤，淋巴和造血组织肿瘤，蝶鞍区的颅咽管瘤与颗粒细胞瘤，以及转移性肿瘤。脑肿瘤中增高的指标：LDH及同工酶、AST、核糖核酸酶、酸性磷酸酶、β-葡萄糖苷酶。

14. BCE【解析】在脑外伤、脑肿瘤时LDH及同工酶增高，Ach升高，CPK（CK）及同工酶增高。

15. BCE【解析】VMA可见于嗜铬细胞瘤及肾上腺髓质增生，是嗜铬细胞瘤诊断的重要指标。血清肾上腺素和去甲肾上腺素明显升高主要见于嗜铬细胞瘤。

16. ACE【解析】CA153、CA125、CA225、CA27-29、CA549等对乳腺癌有辅助诊疗意义。

17. BD【解析】肿瘤是失去了正常生物调控的异常生长、分化的细胞和组织。和其他疾病比较，肿瘤有两个明显的临床特征：一是肿瘤的转移特性，二是早、中期肿瘤无症状。

18. BCDE【解析】*P*53是抑癌基因，其余为原癌基因。

19. ABCDE【解析】HLA复合体位于第6号染色体上，内含数十个基因位点。根据各位点基因及其编码产物结构和功能的不同，可将HLA复合体基因分为三个区域，即Ⅰ类、Ⅱ类和Ⅲ类基因区。HLA-Ⅰ类基因区内含经典HLA-A、B、C三个基因位点，Ⅰ类基因编码HLA-Ⅰ类分子的重链；HLA-Ⅱ类基因区内含HLA-DP、DQ、DR三个基因位点，Ⅱ类基因编码HLA-Ⅱ类分子；HLA-Ⅲ类基因区介于Ⅰ类与Ⅱ类基因之间，内含6种以上编码血清物质的基因。

20. ABCD【解析】分子诊断在法医学鉴定中的应用包括亲子鉴定、个人识别、性别鉴定与Y基因检测、线粒体DNA分析。

造血与骨髓增殖性疾病检测技术

第三十五章　造血与造血检验

一　A1 型题

1. 下列疾病除哪项外，均可引起外周血全血细胞减少
   A. MDS　B. 骨髓纤维化
   C. 恶性组织细胞病　D. 慢性粒细胞白血病
   E. 急性淋巴细胞白血病
2. RAEB 为骨髓增生异常综合征的
   A. 难治性贫血　B. 环形铁粒幼细胞难治性贫血
   C. 慢性粒-单核细胞白血病　D. 原始细胞过多难治性贫血
   E. 转化中的原始细胞过多难治性贫血
3. 下列哪种疾病属于骨髓增生性疾病
   A. ITP　B. 增生性贫血
   C. 慢性粒细胞白血病　D. 恶性组织细胞病
   E. 类白血病
4. 3~6 个月的胚胎主要造血器官是
   A. 胸腺　B. 肝脏
   C. 脾脏　D. 骨髓
   E. 卵黄囊
5. 与慢性粒细胞白血病血象不符合的是
   A. 初诊病例血小板多减低　B. 可见各阶段粒细胞
   C. 白细胞数量显著升高　D. 嗜碱性粒细胞可高达 10%~20%
   E. 多呈正细胞正色素性贫血
6. 妊娠 2~3 个月时的 NAP 积分可
   A. 正常　B. 轻度减低
   C. 减低　D. 轻度增高
   E. 增高
7. 下列对造血多能干细胞发生作用的造血生长因子为
   A. EPO　B. IL-3

C. M-CSF　　D. G-CSF

E. Meg-CSF

8. 人体出生后的造血器官主要是

A. 胸腺　　B. 肝脏

C. 脾脏　　D. 骨髓

E. 卵黄囊

9. 下列疾病中可溶性转铁蛋白受体不增加的是

A. 缺铁性贫血　　B. 巨幼细胞贫血

C. 溶血性贫血　　D. 无效生成性贫血

E. 再生障碍性贫血

10. 胚胎期造血始于

A. 胚胎第2周末　　B. 胚胎第5周

C. 胚胎第8周　　D. 胚胎第10周

E. 胚胎第16周

11. 妊娠分娩时的NAP积分可

A. 减低　　B. 轻度减低

C. 正常　　D. 轻度增高

E. 增高

12. 人体内具有多向分化能力的最早的造血细胞是

A. 红系祖细胞　　B. 巨核系祖细胞

C. 造血干细胞　　D. 粒系祖细胞

E. T淋巴系祖细胞

13. 下列哪项说法不符合髓外造血的病理生理

A. 是机体正常反应，不属于病理改变

B. 多见于儿童

C. 可导致相应器官的肿大

D. 造血部位可以累及到胸腺

E. 是机体对血细胞的需求明显增高的一种代偿

14. 下列哪项不符合正常骨髓象的特征

A. 粒红比例（2~4）:1　　B. 有核细胞增生活跃

C. 原始淋巴细胞占8%　　D. 可见少量网状细胞和肥大细胞

E. 原粒细胞<2%，早幼粒细胞<5%

15. 下列哪项叙述符合骨髓生理

A. 白骨髓主要为支架细胞　　B. 红骨髓主要有脂肪细胞组成

C. 黄骨髓主要由造血细胞组成
D. 黄骨髓具有造血的潜能
E. 分为黄骨髓、红骨髓和白骨髓

16. 中性、嗜酸性、嗜碱性粒细胞源于
A. 淋巴系干细胞
B. 粒细胞系祖细胞
C. 各自的祖细胞
D. 粒-单细胞系祖细胞
E. 单核细胞系祖细胞

17. 下列哪项是真性红细胞增多症的血象特征
A. 血红蛋白增加，男性 >180g/L，女性 >170g/L
B. 多染性红细胞明显增多
C. 血细胞比容增高，男性 >0.50，女性 >0.48
D. 血涂片中出现幼粒细胞和粒细胞分叶过度
E. 红细胞数增加，男性 $>6.0\times10^{12}/L$，女性 $>5.5\times10^{12}/L$

18. 正常成人骨髓，以下哪一个数值不正确
A. 淋巴细胞占 20% 左右
B. 浆细胞占 10% 左右
C. 中幼粒细胞 <9%
D. 有核红细胞占 20% 左右
E. 粒细胞系统总数至少占骨髓有核细胞总数的 50%

19. 下列因子中不具有正向调节造血作用的是
A. 干细胞因子
B. 集落刺激因子
C. 乳酸铁蛋白
D. 白细胞介素
E. Fame 样酪氨酸激酶受体 3 配体

20. 不具备有丝分裂能力的细胞是
A. 中幼粒细胞
B. 早幼粒细胞
C. 原始粒细胞
D. 晚幼粒细胞
E. 粒系祖细胞

21. FPA 和 FPB 是哪个因子的降解产物
A. 因子Ⅴ
B. 因子Ⅷ
C. 因子Ⅲ
D. 因子Ⅰ
E. 因子Ⅱ

22. 人体最早的造血器官是
A. 卵黄囊
B. 肝脏
C. 胸腺
D. 骨髓
E. 脾脏

23. 下列关于血细胞发育过程的一般规律描述正确的是
A. 细胞体积由小变大，胞质由少到多

B. 核质比例由大变小

C. 核仁由无到有

D. 胞质颗粒从有到无

E. 核染色质结核由紧密粗糙到疏松细致

24. 骨髓干细胞不产生下列哪项

A. CFU-E
B. CFU-GM
C. CFU-TL
D. FU-Eo
E. CFU-Meg

25. 下列物质中对骨髓所有造血细胞的增殖、分化都有调控作用的是

A. G-CSF
B. IL-2
C. IL-3
D. IL-4
E. IL-6

26. 下列关于造血祖细胞培养的临床应用，叙述错误的是

A. 巨幼细胞贫血时，CFU-GM 集落数正常或增高

B. PNH 时，CFU-E 和 CFU-GM 集落数均减低

C. 缺铁性贫血时，CFU-E 和 CFU-GM 集落数均减低

D. 再生障碍性贫血时，BFU、CFU-E 和 CFU-GM 集落数均减低

E. 纯红细胞再生障碍性贫血时，CFU-E 的集落明显减低，而 CFU-GM 集落数常正常

27. 下列哪种疾病不宜做骨髓检查

A. ITP
B. PNH
C. 多发性骨髓瘤
D. 妊娠中晚期妇女
E. 再生障碍性贫血

二 A2 型题

患者，女性，64 岁。皮肤、脸部紫红 5 月余，无心、肺疾病史。查体：脾肋下 3cm，肝肋下 1cm。实验室检查：血红蛋白 185g/L，血小板 $665\times10^9/L$，白细胞 $17\times10^9/L$。首先考虑下列哪种疾病

A. 骨髓增生性疾病
B. 继发性血小板增多症
C. 真性红细胞增多症
D. 继发性红细胞增多症
E. 原发性血小板增多症

三 A3/A4 型题

（1~3 题共用题干）

患者，男性，65 岁。手脚麻木伴头晕 3 个月，并时常有鼻出血。查体：脾肋下 3.0cm，

肝肋下 1.5cm。实验室检查：血红蛋白 150g/L，血小板 1100×10^9/L，白细胞 21.6×10^9/L，以中性分叶核为主，NAP 积分增高。

1. 首先考虑是下列哪种疾病
   A. 慢性粒细胞白血病　　B. 骨髓增生性疾病
   C. 继发性血小板增多症　　D. 原发性血小板增多症
   E. 慢性中性粒细胞白血病
2. 鼻出血是由于什么原因
   A. 鼻黏膜炎症　　B. 血小板功能异常
   C. 血小板数增多　　D. 鼻黏膜下血管畸形
   E. 凝血因子合成减少
3. 此病临床上易并发
   A. 血栓形成　　B. 溶血
   C. 皮肤出血　　D. 骨骼破坏
   E. 肺部感染

(4~5 题共用题干)

患者，男性，60 岁。乏力伴右上腹胀半年。查体：脾肋下 4cm。实验室检查结果：血红蛋白 98g/L，血小板 327×10^9/L，白细胞 36×10^9/L。白细胞分类：中性成熟粒细胞 45%、嗜碱性粒细胞 2%、幼粒细胞 9%、淋巴细胞 33%、单核细胞 1%，幼红细胞 10%，粒细胞形态正常，NAP 积分 180 分。

4. 首先考虑下列哪种疾病
   A. CML　　B. 类白血病反应
   C. 骨髓纤维化　　D. 真性红细胞增多症
   E. 溶血性贫血
5. 下列哪项不符合患者骨髓穿刺检查
   A. 常常出现干抽　　B. 早期骨髓增生
   C. 费城染色体阴性　　D. 造血细胞病态造血较明显
   E. 晚期骨髓增生减低

(6~9 题共用题干)

患者，男性，48 岁。乏力、体重减轻 4 月余。查体：脾肋下 5 指，肝脏肋下 2 指，胸骨有压痛。血常规：Hb 78g/L，WBC 35.2×10^9/L，PLT 196×10^9/L，中性中幼粒细胞 11%、中性晚幼粒细胞 17%、中性杆状核细胞 23%、中性分叶核细胞 34%，嗜酸性粒细胞 5%，嗜碱性粒细胞 4%，淋巴细胞 6%。外周血中性粒细胞碱性磷酸酶阳性率明显减低。

6. 本病最可能的诊断

A. 恶性肿瘤　　B. 急性感染

C. 类白血病反应　　D. 慢性粒细胞白血病

E. 急性粒细胞白血病

7. 确诊本病的首选检查是

A. 骨髓象检测　　B. 电镜超微结构检查

C. *BCR/ABL* 融合基因检测　　D. 腹部超声检查

E. 造血干细胞集落培养

8. 患者骨髓象检查不会出现下列何种情况

A. 原始粒细胞 12%　　B. 巨核细胞增多

C. 骨髓可发生轻度纤维化　　D. 粒红比增高

E. 嗜酸性粒细胞和嗜碱性粒细胞增多

9. 患者治疗后症状缓解出院。1 年后，患者不明原因高热，骨关节疼痛，再次入院。经骨髓象检查发现骨髓中原粒细胞为 31% 。此时应考虑下列何种疾病

A. 骨髓纤维化　　B. 粒细胞型类白血病反应

C. 骨髓增生异常综合征　　D. 急性粒细胞白血病（M_2型）

E. 慢性粒细胞白血病急性变

（10~13 题共用题干）

患者，男性，50 岁。低热、乏力、多汗、食欲缺乏、体重减轻 2 个月余。查体：脾肿大明显，肝脏轻至中度肿大，胸骨有压痛。外周血白细胞 $50\times10^9/L$，粒细胞占 90% ，大量未成熟粒细胞，以中性中幼粒、晚幼粒细胞及以下阶段细胞为主，嗜酸性粒细胞 6% ，嗜碱性粒细胞 4% ，中性粒细胞碱性磷酸酶减低。

10. 本病最可能的诊断是

A. 慢性粒细胞白血病　　B. 急性感染

C. 类白血病反应　　D. 急性粒细胞白血病

E. 骨髓增生异常综合征

11. 确诊本病的首选检查是

A. 腹部超声检查　　B. 造血干细胞集落培养

C. 电镜超微结构检查　　D. 骨髓象检查

E. *BCR/ABL* 融合基因检测

12. 患者经治疗后，症状缓解。1 年后，患者因不明原因的发热、脾脏进行性肿大、骨关节疼痛再次住院，经检查骨髓中原粒细胞≥20% ，原粒 + 早幼粒≥30% ，此时应考虑下列

何种疾病

A. 骨髓增生异常综合征
B. 急性粒细胞白血病（M_2型）
C. 粒细胞性类白血病反应
D. 脾脏功能亢进
E. 慢性粒细胞白血病急性变

13. 为了鉴别小型原始粒细胞与原始淋巴细胞，下列首选试验是

A. POX 染色
B. PAS 染色
C. SB 染色
D. ASDNSE 染色
E. ACP 染色

（14~16 题共用题干）

患者，男性，20 岁。持续高热 10 天，近 1 周出现皮肤出血点和黄染，明显消瘦。查体：多处浅表淋巴结肿大，肝肋下 2cm，脾肋下 4cm。入院时血常规结果为：血红蛋白 95g/L，白细胞 $2.3\times10^9/L$，血小板 $32\times10^9/L$。2 天后复查血常规结果为：血红蛋白 65g/L；白细胞 $1.3\times10^9/L$，血小板 $11\times10^9/L$。黄疸加深，全身进行性衰竭。

14. 首先考虑下列哪种疾病

A. 肝炎
B. 急性白血病
C. 恶性组织细胞病
D. 恶性淋巴瘤
E. 骨髓增生异常综合征

15. 骨髓中找到什么细胞对诊断本病意义最大

A. 异形淋巴细胞
B. 淋巴瘤细胞
C. 原始细胞增多
D. 小巨核细胞
E. 异常组织细胞和多核巨组织细胞

16. 此病病程常为多长时间

A. 小于半年
B. 小于 2 年
C. 多年
D. 大于 2 年
E. 大于半年

四 B 型题

（1~4 题共用备选答案）

A. 10~18μm
B. 15~25μm
C. 12~25μm
D. 15~30μm
E. 10~20μm

1. 早幼粒细胞直径是

2. 原始粒细胞直径是
3. 原始淋巴细胞直径是
4. 原始红细胞直径是

（5~7 题共用备选答案）

A. 1%
B. 5%
C. 10%
D. 15%
E. 20%

5. 诊断 RAEB-T 时，外周血中原始粒细胞应大于
6. WHO 将原始细胞大于多少作为急性白血病的诊断标准
7. 诊断为 RAS，骨髓中环形铁粒幼细胞应大于

（8~9 题共用备选答案）

A. RA
B. RAS
C. RAEB
D. RAEB-T
E. CMML

8. 当外周血原始粒细胞小于 5%，骨髓中原始粒细胞为 5%~20% 时，MDS 的亚型为
9. 我国 1986 年天津会议提出将 MDS 分为四期，不列入 MDS 的是

（10~15 题共用备选答案）

A. 幼稚浆细胞
B. 小淋巴细胞
C. 原始粒细胞
D. 成骨细胞
E. 原始红细胞
F. 肥大细胞
G. 内皮细胞
H. 幼稚巨核细胞
I. 组织细胞

10. 某细胞胞体直径 8μm，圆形胞核有小切迹，核染色质呈大块状，副染色质不明显，核仁消失，胞质极少，呈淡蓝色（有时较深蓝），有少许紫红色颗粒考虑是
11. 某细胞胞体直径 16μm，椭圆形胞核圆形，偏位，核染色质较粗，核仁模糊，胞质丰富，深蓝色，不透明，有空泡及核旁半月形淡染区考虑是
12. 某细胞胞体直径 22μm，圆形胞核圆形、居中，核染色质呈颗粒状，核仁 2 个，边界不清楚，胞质较多，深蓝色且不透明，有油画蓝感，无颗粒考虑是
13. 某细胞胞体直径 25μm，椭圆形胞核圆形，偏位，核染色质呈粗网状，有 2 个较清晰核仁，胞质丰富，深蓝色，有空泡，离核较远处椭圆形淡染区考虑是

14. 某细胞其胞体直径 30μm，不规则胞核不规则；核染色质粗至小块状，排列紧密；无核仁，胞质较丰富，深蓝色，近核处出现少许细小的淡紫红色颗粒考虑是
15. 某细胞胞体直径 30μm，呈长尾形，边界清晰胞核不规则，核染色质呈网状，无核仁，胞质较少，分布于细胞的一端或两端，呈淡蓝色或淡红色考虑是

（16~20 题共用备选答案）

A. 观察骨髓小粒
B. 观察中性成熟粒细胞
C. 观察浆细胞
D. 观察中、晚幼红细胞
E. 观察毛细胞
F. 观察嗜碱性粒细胞
G. 观察有核红细胞

16. PAS 染色
17. 铁染色（细胞外铁）
18. ACP 染色
19. NAP 染色
20. 铁染色（细胞内铁）

五 X 型题

1. 促红细胞生成素（EPO）的造血作用包括
   A. 减少红系祖细胞凋亡的比例
   B. 促进幼红细胞分化成熟
   C. 增强红细胞的寿命
   D. 促进幼红细胞形成血红蛋白
   E. 刺激造血干细胞向红系方向发展
2. 造血干细胞的特征是
   A. 自我更新
   B. 对称分裂
   C. 定向分化
   D. 多向分化
   E. 不均一性
3. 下述不符合正常骨髓特征的是
   A. 骨髓增生极度活跃
   B. 原淋巴 + 幼淋巴占骨髓有核细胞的 10%
   C. 有核红细胞占骨髓有核细胞的 20% 左右
   D. 原粒 + 早幼粒占骨髓有核细胞的 50%~60%
   E. 单核细胞占骨髓有核细胞的 3%~8%
4. 骨髓“干抽”可见于下述哪些情况
   A. 缺铁性贫血
   B. 真性红细胞增多症

C. 再生障碍性贫血　　D. 原发性骨髓纤维化

E. 巨幼细胞贫血

5. 关于总铁结合力和转铁蛋白的关系，下列说法错误的是

A. 总铁结合力反映的是血清铁蛋白的水平

B. 总铁结合力反映的是血清转铁蛋白的水平

C. 总铁结合力与血清铁蛋白成正比关系

D. 总铁结合力等于血清可溶性转铁蛋白受体的水平

E. 总铁结合力反映的是血清转铁蛋白饱和度的水平

6. 细胞凋亡的特征有

A. 细胞膜破裂　　B. 细胞膜发泡

C. 细胞色素 C 释放　　D. 核染色质降解

E. 胞内 Ca^{2+} 浓度增高

7. 急性再障骨髓象检查非造血细胞比例增高，非造血细胞是指

A. 肥大细胞　　B. 粒细胞

C. 巨核细胞　　D. 浆细胞

E. 淋巴细胞

8. 流式细胞术可用于下列哪些项目检测

A. 细胞分选　　B. 血小板病诊断

C. 白血病免疫分型　　D. 凝血因子活性测定

E. 造血干/祖细胞计数

9. 下列哪些说法符合骨髓基质细胞的病理生理

A. 骨髓基质细胞产生调控造血的生长因子

B. 基质细胞是骨髓造血微环境的重要组成部分

C. 基质细胞产物与造血细胞的黏附无关

D. 基质细胞分泌的细胞因子也可以作用于基质细胞

E. 基质细胞由纤维细胞、内皮细胞、脂肪细胞等多种细胞成分组成

10. 下列哪些指标支持小细胞低色素性贫血的诊断

A. MCV 65fl　　B. MCH 31pg

C. MCH 22pg　　D. MCV 88fl

E. MCHC 0.28

11. 关于粒/红比值错误的是

A. 增生性贫血时粒/红减低　　B. 正常人为（2~4）:1 或 3:1

C. 再生障碍性贫血时粒/红减低　　D. 各种类型白血病时粒/红均增高

E. 各阶段粒系百分数总和与各阶段幼红细胞百分数总和之比

12. 对造血起负调控作用的生长因子有

A. 干扰素　　B. 集落生长因子

C. 转化生长因子　　D. 肿瘤坏死因子

E. 胰岛素类生长因子

13. 外周血中出现有核红细胞可见于

A. 溶血性贫血患者　　B. 骨髓纤维化

C. ANLL（M_6）患者　　D. 出生 1 周以内的新生儿

E. 再生障碍性贫血

14. 血块收缩不佳见于

A. 血小板无力症　　B. 血小板增多症

C. 血小板减少症　　D. 低纤维蛋白原血症

E. 血栓性疾病

15. 骨髓增生异常综合征的病态造血可见

A. 小巨核细胞　　B. 多个圆形巨核

C. 多核巨组织细胞　　D. 单圆核巨核

E. 巨大血小板

16. 下列哪些属于骨髓纤维化的诊断标准

A. 脾明显肿大

B. 脾、肝、淋巴结病理检查示有造血灶

C. 整个病程中血中红细胞、白细胞总数减少

D. 骨髓穿刺多次“干抽”或呈“增生低下”

E. 外周血出现幼稚粒细胞和/或有核红细胞，且有数量不一的泪滴状红细胞

17. 下列符合真性红细胞增多症血象检查的是

A. 血小板计数增高达（400~500）$\times 10^9$/L

B. HCT 增高，男 >0.50，女 >0.45

C. 无感染及其他原因引起白细胞计数多在（12~30）$\times 10^9$/L

D. 外周血中性粒细胞碱性磷酸酶（NAP）积分减低至 0

E. 男 Hb >180g/L，RBC >6.5 $\times 10^9$/L；女 Hb >170g/L，RBC >6.0 $\times 10^9$/L

18. 2000 年世界卫生组织修订了 MDSFAB 分类，以下属于新分类的是

A. 难治性贫血（RA）

B. 5q-综合征

C. 难治性贫血伴有原始细胞增多（RAEB）

D. 难治性血细胞减少伴有多系增生异常（RCMD）

E. 慢性粒-单核细胞白血病

19. 诊断良性单克隆免疫球蛋白血症应排除多发性骨髓瘤，两者的区别包括

A. 前者无骨质破坏，后者常有

B. 前者血中清蛋白增高，后者降低

C. 前者尿中常无本周蛋白，后者常有

D. 前者血浆黏稠度多正常，后者多增高

E. 前者骨髓中浆细胞＜10%，形态正常，后者＞10%，有骨髓瘤细胞

20. 下列哪些情况下，慢性粒细胞白血病患者可被诊断为进入急变期

A. 有髓外原始细胞浸润

B. 外周血嗜碱粒＞20%

C. 出现Ph染色体以外的染色体异常

D. 骨髓中原始粒＋早幼粒细胞＞50%

E. 原始细胞（Ⅰ型＋Ⅱ型）或原淋＋幼淋，或原单＋幼单在外周血或骨髓中≥20%

六 案例分析题

（1~8题共用题干）

患者，女性，15岁。低热、关节疼痛、鼻出血7天。查体：双侧颈部及腋下淋巴结均肿大，肝、脾肋下1cm，胸骨压痛（+）。实验室检查：Hb 80g/L，WBC 3.5×10^9/L。分类：中性粒细胞30%，淋巴细胞20%，原始细胞50%。PLT 18.8×10^9/L，POX染色阳性反应。

1. 患者诊断可能为

A. 恶性淋巴瘤

B. ITP（急性）

C. 急性淋巴细胞白血病

D. 急性粒细胞白血病

E. 传染性单核细胞白血病

2. 下列哪项符合α-醋酸萘酚酯酶（α-NAE）染色

A. 巨核细胞和血小板均呈阴性反应

B. 少数粒细胞可呈弱阳性反应，且不被NaF抑制

C. 单核细胞和幼单核细胞为阳性反应，且不被NaF抑制

D. 急性粒细胞白血病时，白血病细胞多呈阳性反应

E. 浆细胞呈阳性

3. 下列哪项不符合氯乙酸AS-D萘酚酯酶染色（AS-DNCE）

A. 肥大细胞呈阴性

B. 粒细胞酶活性随细胞的成熟而增强

C. 淋巴细胞、浆细胞、幼红细胞均呈阴性反应

D. 单核细胞为阴性反应，个别呈弱阳性反应

E. 急性粒细胞白血病时，白血病原始细胞出现阳性或阴性反应

4. 正常血细胞做过氧化物酶染色，下列叙述正确的是

A. 吞噬细胞有时可呈阳性

B. 幼单可呈弱阳性反应

C. 原粒细胞阴性反应或弱阳性反应

D. 嗜碱性粒细胞阳性程度最强

E. 淋巴细胞系和红细胞系均呈阳性反应

5. 下列哪项符合α-丁酸萘酚酯酶染色（α-NBE）结果

A. 粒细胞系统均呈阴性反应

B. 幼单细胞为阳性反应，不被 NaF 抑制

C. 非 T 非 B 细胞可呈颗粒状阳性

D. 组织细胞呈阳性反应，不被 NaF 抑制

E. 幼单细胞为阳性反应，被 NaF 抑制

6. 下列哪项不符合醋酸 AS-D 萘酚酯酶（AS-DNAE）染色结果

A. 急性单核细胞白血病时，白血病细胞可呈阳性反应，但被 NaF 抑制

B. 急性粒细胞白血病时，白血病细胞可呈阳性反应，且不被 NaF 抑制

C. 红细胞系统均呈阴性反应

D. 淋巴细胞均呈阳性反应

E. 淋巴细胞均呈阳性反应，但被 NaF 抑制

7. 白血病性原始细胞的超微结构与正常原始细胞相比，其基本特征是

A. 胞核内有特殊形态

B. 细胞大水差别较大，细胞形态不规则

C. 胞质内各种细胞器的数量和形态变化较大

D. 细胞核的形态不规则，常有深浅不等的凹陷，有时核畸形明显，甚至分叶

E. 胞质内均可出现 Auer 小体

8. 属于急性髓细胞白血病的是

A. L_1

B. L_2

C. M_1

D. M_2

E. M_3

参考答案与解析

一、A1 型题

1. D【解析】慢粒是一种起源于造血干细胞的克隆性骨髓增殖性肿瘤，主要累及粒系，表现为持续性，进行性外周血白细胞数量增加。

2. D【解析】RA——难治性贫血，RARS——环形铁粒幼细胞难治性贫血；RAEB——原始细胞过多难治性贫血，CMML——慢性粒-单核细胞白血病；RAEB-T——转化中原始细胞过多难治性贫血。

3. C【解析】骨髓增生性疾病，简称 MPD，是一组造血干细胞肿瘤增生性疾病。在骨髓细胞普遍增生的基础上，有一系列细胞尤其突出，呈持续不断的过度增殖。临床上根据增生为主的细胞系列的不同分为四种：①以红细胞系增生为主者，称真性红细胞增多症。②以粒细胞系增生为主者称慢性粒细胞白血病，也称为 CML。③以巨核细胞系增生为主者称原发性血小板增多症。④以原纤维细胞增生为主者，称原发性骨髓纤维化症。本组疾病原因未明，多见于中老年人。

4. B【解析】3~6 个月的胚肝是体内主要的造血场所。此期肝造血的特点主要以生成红细胞为主，约 90% 的血细胞为有核红细胞，第 4 个月以后的胎肝才有粒细胞生成，肝脏不生成淋巴细胞。

5. A【解析】慢性粒细胞白血病的血象：①白细胞：白细胞数显著升高，初期一般为 $50\times10^9/L$,多数在（100~300）$\times10^9/L$，最高可达 $1000\times10^9/L$。可见各阶段粒细胞，其中以中性中幼粒及晚幼粒细胞增多尤为突出，杆状粒和分叶核也增多，原始粒细胞（Ⅰ+Ⅱ）低于 10%，嗜碱性粒细胞可高达 10%~20%，是慢粒特征之一。嗜酸性粒细胞和单核细胞也可增多。随病情进展，原始粒细胞可增多，加速期可大于 10%，急变期可大于 20%。②红细胞：红细胞和血红蛋白早期正常，少数甚至稍增高，随病情发展渐呈轻、中度降低，急变期呈重度降低。③血小板：血小板增多见于 1/3~1/2 的初诊病例，有时可高达 $1000\times10^9/L$，加速期及急变期，血小板可进行性减少。

6. D【解析】妊娠期的变化：妊娠 2~3 个月的 NAP 积分值轻度增高，以后逐月增高，分娩时达高峰，产后则恢复正常。

7. B【解析】IL-3 又名多向性集落刺激因子，具有刺激多能造血干细胞、髓样、红样、单核、中性、嗜酸性、嗜碱性粒细胞及肥大细胞增殖分化的功能。

8. D【解析】血岛是人类最初的造血中心，从胚胎发育第二周到第九周。出生后的造血器官主要是骨髓造血，淋巴器官造血，髓外造血。骨髓包括红骨髓和黄骨髓，黄骨髓具有造血潜能，当机体需要时重新转变为红骨髓。

9. E【解析】血清转铁蛋白受体升高常见于缺铁性贫血和溶血性贫血；降低见于再障、慢性病贫血、肾衰竭等。

10. A【解析】中胚叶造血期的造血大约在人胚发育第二周末开始，到人胚第9周时止。

11. E【解析】妊娠2~3个月的NAP积分值轻度增高，以后逐月增高，分娩时达高峰

12. C【解析】造血干细胞是造血组织中最原始的细胞，具有自我复制能力，并有向各系列细胞分化的潜能，可以产生各种类型的子代血细胞，故也称为多能干细胞。简单地说，造血干细胞就是一切造血细胞的“祖先”。并且，每个造血干细胞在向其他造血子细胞分化、发育的同时，又产生一个功能、形态完全一样的造血干细胞，从而维持人类造血活动正常、不断地进行下去。

13. A【解析】髓外造血：生理情况下，出生2个月后，婴儿的肝、脾、淋巴结等已不再制造红细胞、粒细胞和血小板。但在某些病理情况下，如骨髓纤维化、骨髓增殖性疾病及某些恶性贫血时，这些组织又可重新恢复其造血功能，称为髓外造血。髓外造血部位也可累及胸腺、肾上腺、腹腔的脂肪、胃肠道等。

14. C【解析】正常骨髓象特征：①骨髓有核细胞增生活跃。②粒红比值正常，(2~4)：1。③粒细胞系所占比例最大，约占40%~60%，一般原粒细胞小于2%，早幼粒细胞小于5%，二者之和小于10%，中、晚幼粒细胞各小于15%，成熟粒细胞中杆状核多于分叶核，嗜酸性粒细胞小于5%，嗜碱性粒细胞小于1%。④红细胞系占骨髓第二位，约20%，原红细胞小于1%，早幼红细胞小于5%，以中、晚幼红细胞为主，平均各约为10%，无巨幼红细胞。成熟红细胞大小、形态正常。⑤淋巴细胞占20%（小儿可达40%），难见到原始淋巴和幼稚淋巴细胞。⑥单核细胞小于4%，主要是成熟阶段。⑦浆细胞小于4%，主要是成熟阶段。⑧巨核细胞，1.5cm×3cm髓膜可见巨核细胞7~35个，难见原始巨核细胞，其中幼巨核细胞0~5%，颗粒型巨核细胞10%~27%，产板型巨核细胞44%~60%，裸核8%~30%。髓片约每25个成熟红细胞应有一个血小板，无异形和巨大血小板。⑨非造血细胞，如网状细胞、吞噬细胞、组织嗜酸细胞等可少量存在，它们百分率虽然很低，但却是骨髓的标志。⑩无异常细胞和寄生虫，不易见核分裂象。

15. D【解析】体内的骨髓有两种，一种是红骨髓，另一种是黄骨髓。幼年时人的骨髓腔里是红骨髓，具有造血功能。成年后骨髓腔里的红骨髓转变成了黄骨髓失去造血功能。但当人体大量失血时，骨髓腔里的黄骨髓还可以转化为红骨髓，恢复造血的功能。在人的骨松质里有红骨髓，终生具有造血功能．骨质包括骨松质和骨密质。

16. C【解析】组细胞具有较为明确分化目标的干细胞，中性、嗜酸性、嗜碱性粒细胞都源于各自的祖细胞分化而来。

17. A【解析】真性红细胞增多症“血象”：①血红蛋白≥180g/L（男），≥170g/L

（女）；②红细胞计数≥6.5×10^{12}/L（男），≥6.0×10^{12}/L（女）；③白细胞、血小板计数也有一定程度的升高。

18. B【解析】正常成人骨髓，浆细胞占 0~0.021（0~2.1%）。

19. C【解析】造血的正向调控因子：①干细胞因子；②fam 样酪氨酸激酶受体；③集落刺激因子；④促红细胞生成素；⑤白细胞介素；⑥白血病抑制因子；⑦巨核细胞集落刺激因子和血小板生成素等。乳酸铁蛋白抑制粒－单集落刺激因子属负调控因子。

20. D【解析】原粒、早幼粒、中幼粒都具有分裂能力。晚幼粒及以后各期丧失分裂能力。

21. D【解析】凝血系统的激活导致凝血酶生成，凝血酶结合于纤维蛋白原的中央结构域释放出纤维蛋白态 A（FPA）和纤维蛋白肽 B（FPB）。FPA 和 FPB 为纤维蛋白原也称因子Ⅰ的降解产物。

22. A【解析】中胚叶造血期造血大约在人胚发育第 2 周开始，到人胚第 9 周时止。卵黄囊壁上的胚外中胚层细胞是一些未分化的、具有自我更新能力的细胞，这些细胞聚集成团称为血岛。血岛是人类最初的造血中心，是血管和原始造血发生的原基。

23. B【解析】血细胞发展的一般规律是：细胞体积由大变小；核染色质结构由疏松细致到紧密粗糙；核仁由显著可见到无；核浆比例由大到小；胞质颗粒从无到有。

24. C【解析】T 细胞组细胞于胸腺、脾、淋巴结内发育成熟。

25. E【解析】白介素-6（IL-6）对骨髓所有造血细胞的增殖、分化都有调控作用。

26. C【解析】部分缺铁性贫血时 CFu-GM 增加。

27. D【解析】骨髓检查禁忌证：①有出血倾向或凝血时间明显延长者不宜做，如为了明确疾病诊断也可做，但完成穿刺后必须局部压迫止血 5～10 分钟，而严重血友病禁忌。②晚期妊娠的妇女做骨穿时应慎重。

二、A2 型题

C【解析】真性红细胞增多症的诊断标准，包括两条主要标准和三条次要标准。①主要标准：第一条，红细胞明显增高，男性大于 185 克每升，女性大于 165 克每升。第二条，能检测到 *jak2-v617f* 的基因突变或 *jak2* 的第 12 外显子突变。②次要标准：第一条，骨髓活检或骨髓涂片，可以检测到红系、粒系、巨核系增生活跃，以红系增生活跃为主。第二条，血清促红素水平较正常降低。第三条，如果做骨髓一培养，在体外可以看到有内源性的集落形成。如果是两条主要标准都符合，再加上任何一条次要标准，或者一条主要标准，加上两条次要标准，就可以诊断为真性红细胞增多症。

三、A3/A4 型题

1. D【解析】原发性血小板增多症好发于 50~70 岁，约 50% 患者发病时无症状，在常规血细胞检查时才偶然发现血小板显著增高，但约 20%~30% 患者初诊时已有血管梗死或出血。以胃肠道、上呼吸道黏膜出血最常见。患者可有血管性头痛，头晕意识模糊等症状，初诊时约50%以上患者可见中度脾大，约20%肝大。血象血小板计数多在1000~3000×10^9/L，白细胞计数多（10~30）×10^9/L，分类以中性分叶核粒细胞为主，化学染色NAP↑，综上考虑为原发性血小板增多症。

2. B【解析】原发性血小板增多症多伴血小板功能异常导致出血。以胃肠道、上呼吸道黏膜出血最常见。

3. A【解析】约40%的患者缺乏脂氧酶，而环氧酶代谢途径增强，导致TXA_2增多，使cAMP减少，诱发血栓形成。

4. C【解析】骨髓纤维化是一种骨髓增殖性疾病，临床特征有贫血和脾大，血象出现幼红和幼粒细胞并有不同程度的骨髓纤维化及髓外造血等。血象红细胞：一般为中度贫血，晚期或伴溶血时可出现严重贫血，多为正细胞正色素。白细胞：多正常或中度增高，少数达100×10^9/L，多为成熟中性粒细胞，也可见中，晚幼粒细胞偶见。原粒细胞、嗜酸性粒细胞和嗜碱性粒细胞也增多。血小板约1/3增多，晚期减少，形态可有异常。

5. D【解析】骨髓象：因骨髓纤维化，骨质坚硬骨髓穿刺常干抽，疾病早期骨髓造血细胞仍可增生，特别是粒系和巨核，但晚期显示增生低下。遗传学：约60%患者有克隆性染色体异常，无ph染色体改变。

6. D【解析】中性粒细胞碱性磷酸酶积分在慢粒时明显减低，甚至为0，但在类白血病反应时升高。

7. C【解析】对慢粒白血病患者而言，*BCR-ABL*融合基因定量检测结果非常关键，它可以帮助患者进行慢粒病情的诊断，疗效的监测，以及停药试验的中药指标。

8. A【解析】慢性粒细胞白血病患者的骨髓象，骨髓增生明显活跃或者是极度活跃，以粒细胞为主，粒红比例明显增多，其中中性、中幼、晚幼及杆状核粒细胞明显增多，原始细胞小于10%，嗜酸、嗜碱性粒细胞也增多，红细胞相对减少，聚合细胞正常或增多，晚期减少。

9. E【解析】WHO具有下列之一者可诊断为慢性粒细胞白血病急性变：①原始细胞在外周血或骨髓中≥20%，约70%患者为急性髓细胞变原始细胞可以是中性粒，嗜酸，嗜碱性，单核，巨核细胞，约20%~30%为急淋变；②髓外浸润；③骨髓活检显示原始细胞局灶性大量聚集，即使其余部位骨髓活检显示为慢性期，何可诊断为急变期。

10. A【解析】诊断慢性粒细胞白血病的标准：①外周血中性粒细胞升高，不成熟粒细胞>10%，原始粒细胞<5%~10%；②骨髓粒系细胞高度增生，以中、晚幼粒细胞为主，原始粒细胞<10%；③中性粒细胞碱性磷酸酶（NAP）积分降低；④Ph1染色体阳性和/或*BCR-ABL*融合基因阳性。慢性粒细胞白血病的加速期诊断标准：①外周血或骨髓中原始细胞10%~20%；②伴贫血或血小板减少；③出现绿色瘤。慢性粒细胞的急变期标准同急性白

血病。

11. D【解析】慢性粒细胞白血病确诊的首选检查是骨髓象检查。

12. E【解析】慢性粒细胞性白血病加速期的外周血及骨髓原粒细胞≥20%。

13. A【解析】鉴别白血病小原粒细胞与急淋的原始淋巴细胞，首选试验是 POX 染色。

14. C【解析】恶性组织细胞病，临床起病急，以高热、贫血、肝脾淋巴结肿大、全血细胞减少、出现黄疸和进行性衰竭为主要特征。病程较短，多在半年内死亡。

15. E【解析】目前认为以异常组织细胞和多核巨组织细胞对恶性组织细胞病的诊断意义较大。

16. A【解析】恶性组织细胞病病程较短，患者多在半年内死亡。

四、B 型题

1. C【解析】早幼粒细胞胞体直径 12~25μm。

2. E【解析】原始粒细胞胞体直径 10~18μm

3. A【解析】原始淋巴细胞：其胞体直径 10~18μm，圆形或类圆形。

4. B【解析】正常原始红细胞直径 15~22μm。

5. B【解析】RAEB-T 时外周血中原始粒细胞应≥5%。

6. E【解析】WHO 分类规定骨髓中原始细胞≥20%，即为急性白血病。

7. D【解析】RAS 骨髓中环形铁粒幼细胞应大于 15%。

8. C【解析】RAEB 原始粒细胞骨髓 5%~20%，外周血 <5%。

9. E【解析】1986 年天津会议提出了原发性 MDS 的诊断建议草案：骨髓至少有两系病态造血；外周血一系、二系或三系血细胞减少，偶有白细胞增多，可见病态造血；除外其他引起病态造血的疾病。建议将 MDS 分为四期，CMML 已为白血病不列入 MDS。建议将 MDS 分为四期，CMML 已为白血病不列入 MDS。

10. B【解析】小淋巴细胞：胞体直径 6μm~9μm，圆或近圆形，边缘整齐；胞核圆形，见小切迹，核染色质致密块状，染深紫红色；胞质量极少，颇似裸核，如可见，于核周呈新月形，淡蓝色，一般无颗粒。

11. A【解析】幼稚浆细胞（proplasmacyte）：12~16μm，胞体多呈椭圆形，核圆形或椭圆形，占细胞的 1/2，居中或偏位，核染色质较原浆细胞粗糙紧密，开始聚集，染深紫红色，核仁模糊或消失；胞浆量多，深蓝色或紫蓝色或呈蓝色火焰状，不透明，有时可有空泡及少数嗜天青颗粒。

12. E【解析】原始红细胞：胞体直径 15~20μ；胞核圆形，居中或稍偏于一旁，约占细胞的 4/5，紫红色，染色质颗粒状；核仁明显，1~2 个，大小不均，模糊或清楚，染浅蓝色；胞质量少，深蓝色，不透明，有油画蓝感，在核周围常形成淡染区。

13. D【解析】成骨细胞：核仁清晰，1~3 个，呈深蓝色。胞质丰富，呈蓝色或灰蓝色云絮状，偶见着色不均的泡沫状，离核远处常有一椭圆形浅染区，偶见少数嗜天青颗粒，胞质边界常不清楚。

14. H【解析】幼稚巨核细胞：胞体明显增大，直径30~50μm，外形常不规则。胞核不规则，有重叠或扭转，核染色质呈粗颗粒状或小块状，排列紧密，核仁可有可无，胞质量增多，染蓝色或浅蓝色，近核处呈淡蓝色或浅粉红色，出现少量天青胺蓝颗粒。

15. G【解析】内皮细胞：胞体较大，大小不一，外形不规则，多呈椭圆形或梭形，直径约10~30μm。胞核呈圆形、椭圆形或不规则形；核染色质呈细网状，染紫红色。胞质量多少不一，边缘不整齐，多向核的两侧伸展，呈淡蓝或淡粉色，可见少量嗜天青颗粒。

16. G【解析】PAS染色，红细胞系统疾病，红血病，红白血病，MDS中有核红可呈阳性，某些红系良性疾病如缺铁性贫血，巨幼细胞贫血等中的有核红呈阴性，个别细胞可呈阳性反应弱。

17. A【解析】细胞外铁检查时，观察骨髓小粒中的铁，呈弥散蓝色、颗粒状、小珠状或块状。

18. E【解析】多毛细胞白血病：多毛细胞呈阳性（常呈强阳性），阳性反应，不被L－酒石酸抑制。

19. B【解析】NAP主要存在于中性成熟粒细胞胞浆内，故中性成熟粒细胞胞浆呈阳性，其他细胞基本呈阴性。

20. D【解析】细胞内铁观察100个中幼红和晚幼红细胞，计算出铁粒幼红细胞的百分比（即细胞内体阳性率）。

五、X型题

1. ABDE【解析】EPO造血作用能促进幼红细胞分化和成熟，缩短红细胞产生时间，促进红细胞脱核，提早进入血液，促进幼红细胞合成血红蛋白；减低红系祖细胞凋亡比例。

2. ADE【解析】造血干细胞的特征包括形态上类似淋巴细胞、不均一、自我更新能力强、不定向分化、不对称性。

3. ABD【解析】正常骨髓象：①骨髓增生活跃现象。②粒细胞占有核细胞比例为40~60%，原粒细胞小于2%，早幼粒细胞小于5%，中晚粒细胞各小于15%。③其中幼红细胞的总百分率占有核细胞的20%左右。④粒红比值正常为（2~4）：1。⑤淋巴细胞百分率为20%左右。⑥单核细胞一般小于4%，浆细胞小于3%。⑦骨髓中可见少量网状细胞，内皮细胞和组织嗜碱性粒细胞等。建议您听从医嘱。

4. BCD【解析】“干抽”常见于原发性和继发性骨髓纤维化症、白血病、真性红细胞增多症、再生障碍性贫血、恶性淋巴瘤、多发性骨髓瘤、骨髓转移癌等。

5. ACDE【解析】转铁蛋白是血清中铁的转运蛋白。总铁结合力是指每升血清中的转铁蛋白所能结合的最大铁量，实际反映转铁蛋白的水平。但由于总铁结合力实际上是铁离子和各种蛋白的非特异结合，所以不能依据转铁蛋白的分子量将二者相互转换。

6. BCDE【解析】细胞凋亡具有以下特征：①由于细胞核酸内切酶激活，使 DNA 特征性荧光染色减少；②细胞质膜完整；③线粒体仍有跨膜电位；④保留了 AIP 依赖的溶酶体质子泵；⑤蛋白含量明显减少，因为内源性蛋白酶被激活；⑥在胸腺细胞，凋亡发生在 G0 期；⑦前进光散射减少和直角散射不变（HL-60 细胞）或增加（胸腺细胞）。

7. ADE【解析】非造血细胞包括淋巴细胞、浆细胞、肥大细胞等。

8. ABCE【解析】流式细胞术在临床中的应用：①骨髓肿瘤的免疫表型分析；②淋巴系肿瘤的免疫表型分析；③不明系列急性白血病的免疫表型分析；④流式造血干/祖细胞计数；⑤流式红细胞分析；⑥流式血小板分析。

9. ABDE【解析】骨髓基质细胞能够黏附造血干细胞并支持和调控造血细胞定居、分化、增殖、成熟的内环境。

10. ACE【解析】小细胞低色素性贫血诊断：MCV < 80fl，MCH < 27pg，MCHC < 0.32。

11. CD【解析】比例增高：见于各类白血病、类白血病反应和单纯红细胞生成障碍。比例减低：见于粒细胞缺乏症、增生性贫血、脾功能亢进、红细胞增多症、骨髓增生异常综合征等。比例正常：除外正常人，还可见于再生障碍性贫血、多发性骨髓瘤、淋巴瘤、恶性组织细胞病，以及非原发于造血系统的其他恶性及非恶性疾病。E 计数有核红细胞的数量。

12. ACD【解析】造血正调控因子包括：干细胞因子、芙来 3 配体、集落刺激因子、白细胞介素、血小板生成素等。负调控因子包括：转化生长因子-β，肿瘤坏死因子-α、β，干扰素 α、β、γ 和趋化因子。

13. ABCD【解析】成人外周血中出现有核红细胞均属病理现象。可见于：①增生性贫血：最常见于各种贫血，急性失血性贫血、巨幼细胞贫血、严重的低色素性贫血。以出现晚幼红细胞或中幼红细胞为多见。外周血中出现有核红细胞表示骨髓中红细胞系增生明显活跃。②红血病、红白血病：骨髓中幼稚红细胞异常增生并释放入血，以原红细胞、早幼红细胞为多见。③髓外造血：骨髓纤维化时，脾、肝、淋巴结等组织恢复胚胎时期的造血功能，这些组织因缺乏对血细胞释放的调控能力，幼稚血细胞大量进入外周血。各发育阶段的幼红细胞都可见到，并可见到幼稚粒细胞及巨核细胞。④其他：如骨髓转移癌、严重缺氧等。

14. ABCD【解析】血块收缩不佳或完全不收缩，可见于血小板无力症、血小板减少症、血小板增多症、红细胞增多症、严重凝血因子缺乏、低（无）纤维蛋白血症、纤维蛋白原增多症、异常球蛋白血症等。

15. ABDE【解析】MDS 病态巨核：外周血可见小巨核细胞和巨大血小板，血小板颗粒减少或出现空泡病态巨核分 5 类：①淋巴样小巨核；②单核小巨核；③多圆核巨核；④大单圆核巨核；⑤多分叶巨核。

16. ABDE【解析】国内存在一套对骨髓纤维化的诊断标准。首先是内脏脾会出现明显的肿大，同时在脾肝淋巴结病理检查中会有造血灶的存在。然后外周血象当中出现幼稚粒细胞，或者是含有核红细胞，还可能有数目不一定的泪滴状红细胞，随着病情的加重，红细胞、白细胞和血小板的数量可能会增多，也有可能会减少。最为重要的诊断标准就是在骨髓活检病理切片的检查中，纤维组织存在明显的增生。国外对于骨髓纤维化也存在一套诊断标准。脾肿大是国内外都认可的一项。外周血涂片有幼稚粒、幼稚红细胞，并且红细胞在数目上显示正常，而染色体呈现出阴性。将良好的骨髓进行活检之后进行切片，如果纤维组织占据的三分之一以上，也可以当做一项诊断依据。除了这两种诊断依据之外，对于骨髓纤维化还存在其他的诊断依据。有一种诊断方法划分得更加细致，对纤维化划分为前期和后期，在这两种时期存在不同的诊断依据，但并不是经常用。

17. ACE【解析】真性红细胞增多症“血象”：①血红蛋白：≥180g/L（男），≥170g/L（女）。②红细胞计数：$\geq 6.5\times 10^{12}$/L（男），$\geq 6.0\times 10^{12}$/L（女）。③白细胞、血小板计数也有一定程度的升高。

18. ABCD【解析】WHO MDSTAB 分型 2008：①RCUD（RA，RN，RT）；②RARS；③RCMD；④RCMD-RS；⑤RAEB-1；⑥RAEB-2；⑦MDS-u；⑧$MDS59^-$。

19. ACDE【解析】造血正向调控的细胞因子：①干细胞因子；②Flt3 配体；③集落刺激因子；④白细胞介素；⑤促红细胞生成素；⑥血小板生成素；⑦其他因子，如胰岛素样生殖因子 1 和 2、肝细胞生长因子、血小板衍生生长因子等。

20. ADE【解析】慢性粒细胞白血病的急变期表现为贫血、感染、出血、组织器官浸润。骨髓中原始细胞如原淋、幼淋或原单、幼单 >20%，或原粒、早幼粒细胞 >50%。部分患者可见髓外原始细胞浸润，属于慢性粒细胞白血病终末期。

六、案例分析题

1. D【解析】原始细胞 50%、POX（+），判断为急性粒细胞白血病。

2. B【解析】在本题的 5 个选项中，只有少数粒细胞可呈弱阳性反应，且不被 NaF 抑制，符合 α-醋酸萘酚酯酶（α-NAE）染色。

3. AB【解析】AS-DNCE 染色急粒时原粒呈阳性或阴性，所以染色阴性不能排除急粒。粒系：分化差的原粒呈阴性，分化好的原粒呈阳性，自早幼粒至成熟中性粒均呈阳性，嗜酸呈阴性或弱阳性，嗜碱呈阳性。单核系：绝大多数为阴性仅个别单核细胞系统呈弱阳。其他细胞：淋巴、浆细胞、巨核、有核红、血小板等均呈阴性，肥大细胞阳性。

4. ABC【解析】POX 染色淋巴细胞、红细胞系、巨核细胞均呈阴性，单核细胞呈弱阳性，但嗜酸性粒细胞 POX 染色呈强阳性。

5. CDE【解析】碱性 α-丁酸萘酚酯酶染色（α-NBE）：①原理：血细胞内的 α-丁酸萘酚酯酶在 pH 碱性的条件下水解基质液中的 α-丁酸萘酚，释放出 α-萘酚，后者与基质液中的重氮盐偶联形成不溶性的有色沉淀，定位于细胞质内酶所在的部位。②结果判断：阳性结果为胞质中出现蓝色颗粒。③正常血细胞的染色反应：a. 各期粒细胞均呈阴性。b. 分化差的原单细胞呈阴性，分化好的原单细胞呈阳性，幼稚及成熟的单核细胞呈阳性，阳性反应能被氟化钠抑制。c. 外周血的T淋巴细胞、非T非B淋巴细胞可呈阳性，B淋巴细胞呈阴性。d. 巨核细胞、幼红细胞、浆细胞呈阴性或弱阳性；组织细胞呈阳性，但不被氟化钠抑制。④临床意义：a. 辅助鉴别急性白血病细胞类型。b. 急性单核细胞白血病有时须与恶性组织细胞病相鉴别，异常组织细胞呈阳性，但不能被氟化钠抑制。

6. CE【解析】醋酸AS-D萘酚酯酶（AS-D-NAE）染色判断：①急性粒细胞白血病时，白血病原始粒细胞可呈阳性反应，此反应不被氯化钠抑制。②急性单核细胞白血病时，白血病原始单核细胞可呈阳性反应，幼单核细胞和单核细胞为阳性反应，此反应被氯化钠抑制。③急性粒-单核细胞白血病时，部分白血病细胞的阳性反应可被氯化钠抑制，部分阳性反应不被氯化钠抑制。

7. ABCD【解析】急性淋巴细胞白血病，胞质内不会出现Auer小体。

8. CDE【解析】急性髓细胞白血病形态学分型：根据FAB的AML形态学分型，将它分为M0、M1、M2、M3、M4、M5、M6和M7型。

贫血诊断的一般实验技术

贫血的特殊检验与实验室诊断（1）

贫血的特殊检验与实验室诊断（2）

第三十六章　红细胞疾病与检验

一　A1 型题

1. 珠蛋白生成障碍性贫血最常见下列哪种异常形态红细胞增多
   A. 球形红细胞　　B. 靶形红细胞
   C. 破碎红细胞　　D. 泪滴形红细胞
   E. 镰状红细胞

2. 诊断温抗体型溶血性贫血最重要的实验室检查是
   A. Ham 试验　　B. 血红蛋白电泳
   C. 免疫球蛋白测定　　D. Coombs 试验
   E. Donath-Landsteiner 试验

3. 缺铁性贫血最可能出现
   A. sTfR 升高、SF 降低、Ret 正常　　B. sTfR 升高、SF 升高、Ret 正常
   C. sTfR 降低、SF 降低、Ret 正常　　D. sTfR 降低、SF 降低、Ret 升高
   E. sTfR 升高、SF 降低、Ret 降低

4. 按贫血的形态学分类，骨髓病性贫血属于
   A. 大细胞性贫血　　B. 单纯小细胞性贫血
   C. 正常细胞性贫血　　D. 小细胞低色素性贫血
   E. 珠蛋白生成障碍性贫血

5. 关于抗碱血红蛋白的叙述哪项不正确
   A. 又称碱变性试验　　B. 用 540nm 波长比色
   C. 用半饱和硫酸铵中止反应　　D. 测定 HbF 的抗碱能力
   E. 珠蛋白生成障碍性贫血时，HbF 减少

6. 不符合原红细胞特点的是
   A. 核质比大　　B. 染色质呈粗颗粒状
   C. 核仁大，界限不清　　D. 胞质呈均匀淡蓝色
   E. 胞体大，外缘可见瘤状突起

7. 细胞内铁主要存在于
   A. 环铁细胞　　B. 细胞间隙

C. 巨噬细胞　　D. 巨核细胞
E. 幼红细胞

8. 我国最常见的血红蛋白病是
A. HbC 病　　B. HbD 病
C. HbE 病　　D. HbS 病
E. 稳定 Hb 病

9. 血块收缩不佳的指标为
A. 血块收缩率大于 45%　　B. 血块收缩率大于 90% 左右
C. 血块收缩率在 45%~80%　　D. 血块收缩率在 80%~90%
E. 血块收缩率小于 45%

10. 下列叙述不符合原始红细胞在透射电镜下的特点的是
A. 线粒体较多，呈圆形、卵圆形或杆状
B. 基质密度高，粗面内质网少
C. 核内异染色质占优势
D. 高尔基体发育良好
E. 在高尔基体附近可见少量溶酶体颗粒

11. 红细胞镰变试验用于诊断下列哪种疾病
A. HbC 病　　B. HbE 病
C. HbH 病　　D. HbS 病
E. Hb Bart 病

12. 不属于红细胞生成减少性贫血的是
A. 缺铁性贫血　　B. 红细胞酶缺陷性贫血
C. 再生障碍性贫血　　D. 铁粒幼细胞贫血
E. 营养性巨幼细胞贫血

13. 下列哪项不是缺铁性贫血早期的实验室指标
A. 红细胞形态正常　　B. 铁粒幼细胞正常
C. 网织红细胞计数正常　　D. 血清铁减少
E. 骨髓小粒染色铁正常或减少

14. 下列哪项疾病是获得性溶血性贫血
A. 镰状细胞贫血　　B. 冷凝集素综合征
C. 丙酮酸激酶缺陷症　　D. 遗传性球形红细胞增多症
E. 不稳定血红蛋白病

15. 外周血中出现巨大原始红细胞的疾病是
A. 红白血病　　B. 骨髓纤维化

C. 再生障碍性贫血　　D. 再生障碍危象
E. 恶性肿瘤骨髓转移

16. 下列哪种疾病可能出现单纯小细胞性贫血
A. 白血病　　B. 缺铁性贫血
C. 巨幼细胞贫血　　D. 珠蛋白生成障碍性贫血
E. 尿毒症

17. 下列疾病与血管内溶血无关的是
A. 自身免疫性溶血性贫血　　B. 疟疾
C. PNH　　D. G6PD 缺乏症
E. 阵发性冷性血红蛋白尿

18. 目前环形铁粒幼红细胞是指幼红细胞胞质内蓝色颗粒
A. 在 4 颗以上并围绕核周 1/4 以上者
B. 在 4 颗以上并围绕核周 1/2 以上者
C. 在 6 颗以上并围绕核周 1/4 以上者
D. 在 6 颗以上并围绕核周 1/2 以上者
E. 以上说法都不对

19. 全血细胞减少最常见于
A. 白血病　　B. 溶血性贫血
C. 再生障碍性贫血　　D. 缺铁性贫血
E. 巨幼细胞贫血

20. 红细胞分布宽度（RDW）可用于估计
A. Hct　　B. 红细胞数
C. 红细胞体积异质性　　D. 血红蛋白量
E. 血细胞比容

21. 正常成人每天需要多少维生素 B_{12}
A. 2～5μg　　B. 5～10μg
C. 10～20μg　　D. 20～25μg
E. 25～30μg

22. 下列哪项不是溶血性贫血的特征
A. 血清间接胆红素增高　　B. 髓有核红细胞增生活跃
C. 周围血网织红细胞计数增高　　D. 红细胞、血红蛋白减少
E. 尿胆红素阳性

23. 下列哪项属于遗传性溶血性贫血
A. 镰状细胞贫血　　B. ABO 血型不合溶血性贫血

C. 自身免疫性溶血性贫血
D. 阵发性睡眠性血红蛋白尿症
E. 微血管病性溶血性贫血

24. 成人中度贫血血红蛋白含量为
A. 31~60g/L
B. 60~90g/L
C. 80~100g/L
D. 60~120g/L
E. 100~120g/L

25. 正常人骨髓中幼红细胞内铁以
A. Ⅰ型为主
B. Ⅱ型为主
C. Ⅲ型为主
D. Ⅳ型为主
E. 环形铁为主

26. 下列哪种疾病不属于遗传性疾病
A. PNH
B. 血友病
C. PK 酶缺陷症
D. G6PD 缺陷症
E. 珠蛋白生成障碍贫血

27. 患者诊断为 G6PD 缺乏症伴血管内溶血。下列哪项不是该患者的特异性实验室检查
A. 网织红细胞升高
B. 血浆结合珠蛋白降低
C. 高铁血红蛋白血症
D. 尿含铁血黄素试验（+）
E. 血浆内游离血红蛋白升高

28. 下列哪项不能用于急性和慢性再生障碍性贫血的区别
A. 发展快慢不同
B. 发病原因不同
C. 起病缓急不同
D. 骨髓检查特点不同
E. 预后不同

29. 下列哪项不属于血红蛋白病
A. 卟啉病
B. β 地中海贫血
C. 镰状细胞贫血
D. 血红蛋白 E 病
E. 高铁血红蛋白血症

30. 缺铁性贫血的细胞形态学表现为
A. 小细胞低色素性贫血
B. 大细胞性贫血
C. 正细胞正色素性贫血
D. 大细胞低色素性贫血
E. 小细胞正色素性贫血

31. 下列哪种疾病的血常规、骨髓象中血小板、巨核细胞均减少
A. 脾功能亢进
B. Evan 综合征
C. 再生障碍性贫血
D. 巨幼细胞贫血
E. 特发性血小板减少性紫癜

32. 成熟红细胞中出现铁颗粒称为

A. 环铁粒红细胞　　B. 铁粒红细胞

C. 铁粒幼红细胞　　D. 铁红细胞

E. 以上都不是

33. 溶血性贫血患者溶血发作期的外周血网织红细胞计数一般为

A. 0.5%~1.5%　　B. 1.6%~2.5%

C. 2.6%~3.5%　　D. 3.6%~4.5%

E. 5.0%~20.0%

34. 下列疾病骨髓活检可出现幼稚前体细胞异常定位（ALIP）的是

A. AML　　B. MDS

C. MM　　D. PNH

E. MPD

35. 骨髓涂片细胞形态学检查不能确诊的疾病是

A. 急性白血病　　B. 慢性白血病

C. 多发性骨髓瘤　　D. 再生障碍性贫血

E. 缺铁性贫血

36. 下列哪项符合小细胞低色素性贫血

A. MCV 55fl，MCH 21pg，MCHC 0.29

B. MCV 71fl，MCH 25pg，MCHC 0.34

C. MCV 105fl，MCH 36pg，MCHC 0.41

D. MCV 82fl，MCH 29pg，MCHC 0.34

E. MCV 100fl，MCH 33pg，MCHC 0.38

37. 胆红素合成场所为

A. 肝细胞高尔基体内　　B. 有核红细胞的溶酶体内

C. 有核红细胞和肝细胞的溶酶体内　　D. 有核红细胞和肝细胞的线粒体内

E. 有核红细胞和肝细胞的高尔基体内

38. 诊断慢性血管内溶血最有意义的阳性结果是

A. 黄疸　　B. 尿胆原阳性

C. 血清间接胆红素阳性　　D. 抗人球蛋白试验阳性

E. 尿含铁血黄素试验阳性

39. 脾切除对下列哪种溶血性贫血治疗效果最好

A. PNH　　B. 遗传性球形红细胞增多症

C. 自身免疫性溶血性贫血　　D. 珠蛋白生成障碍性贫血

E. 红细胞 G6PD 缺乏症

40. 骨髓增生活跃，正常幼红细胞难见，粒红比值明显增高，见巨大原始红细胞是其突出特点。该细胞圆形或椭圆形，直径30~50μm，形态特征与正常原始红细胞相似，粒系和巨核细胞系大致正常。这种骨髓象最可能见于下列哪种疾病

A. 缺铁性贫血　　B. 再生障碍性贫血

C. 再生障碍危象　　D. 巨幼细胞贫血

E. 自身免疫性溶血性贫血

41. 下列哪项符合血细胞从原始到成熟发育过程的一般规律描述

A. 核仁从无到有　　B. 核质比由大到小

C. 细胞体积从小到大　　D. 胞质颗粒从有到无

E. 核染色质结构由紧密粗糙到疏松细致

42. 不属于遗传性红细胞内在缺陷的是

A. PK缺乏症　　B. 异常Hb病

C. G6PD缺乏症　　D. 巨幼细胞贫血

E. 遗传性球形红细胞增多症

43. 下列哪种疾病外周血涂片上不会出现幼稚细胞

A. 骨髓纤维化　　B. 急性红白血病

C. 再生障碍性贫血　　D. 急性失血后贫血

E. 骨髓异常增生综合征

44. 关于红细胞膜稳定性下面哪项说法不对

A. 氧化损伤不影响膜稳定性

B. 自身抗体与红细胞结合影响膜稳定性

C. 酶代谢异常影响膜稳定性

D. 红细胞膜蛋白遗传性缺陷影响膜稳定性

E. 细菌毒素影响膜稳定性

45. 下列哪项不符合G6PD缺乏症的实验室检查

A. 氰化物-抗坏血酸试验阳性

B. 高铁血红蛋白还原试验还原率下降

C. 抗人球蛋白试验阳性

D. 自溶试验轻度增加，并能被葡萄糖纠正

E. 红细胞组织化学洗脱试验空影细胞大于30%

46. 人体缺铁时，最早表现的是

A. FEP增高　　B. 血清铁降低

C. 血清铁蛋白降低　　D. 转铁蛋白饱和度降低

E. 血清总铁结合力增高

47. 下列哪组符合巨幼细胞贫血

A. MCV 减低，MCH 减低，MCHC 正常

B. MCV 增高，MCH 增高，MCHC 正常

C. MCV 增高，MCH 增高，MCHC 减低

D. MCV 减低，MCH 减低，MCHC 减低

E. MCV 减低，MCH 减低，MCHC 增高

48. 男性轻度贫血，其血红蛋白可能为

A. 30g/L　　B. 98g/L

C. 58g/L　　D. 80g/L

E. 122g/L

49. 下列哪项不引起过氧化物酶（POX）活性减低

A. 放射病　　B. 急性粒细胞性白血病

C. 再生障碍性贫血　　D. 骨髓增生异常综合征

E. 急性单核细胞性白血病

50. 再障患者骨髓病理组织学检验发现造血细胞减少，尤其是

A. 巨大血小板　　B. 巨大早幼粒细胞

C. 巨核细胞　　D. 巨大原始红细胞

E. 巨大原始粒细胞

51. 红细胞渗透脆性试验脆性增加主要见于

A. PNH　　B. 再生障碍性贫血

C. 遗传性球形红细胞增多症　　D. 地中海贫血

E. 自身免疫性溶血性贫血

52. 诊断缺铁性贫血敏感可靠的实验的是

A. 血清铁蛋白测定　　B. 骨髓检查

C. 体格检查　　D. CT 扫描

E. 血清铁测定

53. 缺铁性贫血红细胞 MCV 及 RDW 的变化是

A. RDW 正常，MCV 降低　　B. RDW 升高，MCV 降低

C. RDW 正常，MCV 正常　　D. RDW 正常，MCV 升高

E. RDW 升高，MCV 升高

54. 粒/红比值是指

A. 粒细胞系统细胞总和与有核红细胞总和之比

B. 粒细胞系统细胞总和与成熟红细胞数量之比

C. 粒细胞系统细胞总和与红细胞系统总和之比

D. 骨髓有核细胞总数与成熟红细胞数量之比

E. 骨髓有核细胞总数与有核红细胞总和之比

55. Hb Bart 见于下列哪种疾病

A. HbC 病

B. α 珠蛋白生成障碍性贫血

C. HbE 病

D. HbS 病

E. β 珠蛋白生成障碍性贫血

56. 下列哪种试验用于阵发性冷性血红蛋白尿的诊断

A. 酸溶血试验

B. 蔗糖溶血试验

C. 冷热溶血试验

D. 冷凝集素试验

E. 高渗冷溶血试验

57. 继发性再障可能与下列哪些因素有关

A. 维生素缺乏

B. 红细胞缺乏

C. 单核细胞缺乏

D. 中性粒细胞缺乏

E. 有毒的化学物质如苯

58. 下列哪项符合再生障碍性贫血

A. RDW 正常，MCV 正常

B. RDW 正常，MCV 增高

C. RDW 增高，MCV 正常

D. RDW 正常，MCV 减低

E. RDW 增高，MCV 增高

59. 血红蛋白减少较红细胞减少明显的贫血是

A. 缺铁性贫血

B. 急性溶血性贫血

C. 再生障碍性贫血

D. 巨幼细胞贫血

E. 铁粒幼细胞贫血

60. 缺铁性贫血与铁粒幼细胞贫血的鉴别要点是

A. 血清铁

B. 红细胞内游离原卟啉测定

C. 骨髓铁染色

D. 血清总铁结合力

E. MCV、MCH、MCHC 测定

61. MCV 109fl，MCH 37pg，MCHC 0.34，其贫血属于

A. 正常细胞性贫血

B. 巨幼细胞贫血

C. 单纯小细胞性贫血

D. 大细胞性贫血

E. 小细胞低色素性贫血

62. 下列哪项不是原发性再生障碍性贫血的诊断依据

A. 全血细胞减少

B. 网织红细胞减少

C. 一般无肝、脾肿大

D. 骨髓巨核细胞增生成熟障碍

E. 骨髓有核细胞增生减低

63. 胎儿水肿综合征与下列哪种血红蛋白有关

A. HbE
B. HbH
C. HbS
D. HbF
E. Hb Bart

64. Heinz 小体生成试验与下列哪种疾病有关

A. PNH
B. PK 酶缺乏症
C. 自身免疫性溶血性贫血
D. G6PD 缺乏症
E. 遗传性球形红细胞增多症

65. 诊断温抗体型自身免疫性溶血性贫血最重要的实验室检查是

A. Ham 试验
B. 免疫球蛋白试验
C. 血红蛋白电泳
D. 游离血红蛋白测定
E. Coombs 试验

66. 因功能需要红细胞膜收缩蛋白 α 链和 β 链可相互扭合聚集成 SPT，SPT 是指

A. 收缩蛋白二聚体
B. 收缩蛋白三聚体
C. 收缩蛋白四聚体
D. 收缩蛋白五聚体
E. 收缩蛋白六聚体

67. 下列不是缺铁性贫血原因的是

A. 慢性失血
B. 长期偏食
C. 多次妊娠和哺乳的妇女
D. 药物或毒物的作用
E. 发育中的婴儿和青少年

68. 下列说法哪项不符合先天性球形红细胞增多症

A. 脾肿大明显
B. 红细胞渗透脆性增高
C. 外周血球形红细胞大于 20%
D. 自身溶血试验明显增高，加葡萄糖不能纠正
E. 属于先天性红细胞膜异常性疾病

69. 下列疾病中一般不出现脾大的是

A. 再生障碍性贫血
B. ITP
C. 血吸虫病
D. 原发性血小板增多症
E. 急性淋巴细胞白血病

70. 与巨幼细胞贫血无关的是

A. 中性粒细胞核左移
B. MCH 32~49pg
C. MCV 112~159fl
D. 中性粒细胞核增多
E. MCHC 0.32~0.36

71. 下列哪种溶血性贫血是获得性红细胞膜缺陷所致
A. 原发性睡眠性血红蛋白尿症
B. 微血管病性溶血性贫血
C. 遗传性球形红细胞增多症
D. 自身免疫性溶血性贫血
E. 遗传性椭圆形红细胞增多症

72. 贫血、黄疸和脾肿大最可能是下列哪种疾病的临床表现
A. 血红蛋白症
B. 再生障碍性贫血
C. 再生障碍危象
D. 骨髓纤维化
E. 慢性失血性贫血

73. 下列哪项属于增生性贫血
A. 缺铁性贫血
B. MDS
C. 再生障碍性贫血
D. 慢性疾病性贫血
E. 巨幼细胞贫血

74. 原发性再生障碍性贫血骨髓象检查不可能出现的改变是
A. 粒红比例降低
B. 巨核细胞减少
C. 骨髓增生活跃
D. 粒细胞系统成熟停滞于早期阶段
E. 浆细胞、组织嗜碱细胞及网状细胞增多

75. 下列说法哪一项不对
A. 正常人体内铁的总量为6~8g
B. 缺铁时，铁的排泄可减少50%
C. 当体内铁负荷过多时，每天可排出4mg铁
D. 铁主要随胃肠道脱落的上皮细胞、胆汁等排出
E. 少量经泌尿生殖道、皮肤及黏膜脱落的上皮细胞排泄

76. 成人主要血红蛋白（HbA）由哪几条肽链组成
A. 两条α和两条β肽链
B. 两条α和两条δ肽链
C. 两条α和两条γ肽链
D. 两条β和两条δ肽链
E. 两条β和两条γ肽链

77. 维生素B_{12}测定对下列哪种疾病诊断有价值
A. PNH
B. 巨幼细胞贫血
C. 白血病
D. 缺铁性贫血
E. 再生障碍性贫血

78. 铁在消化道的吸收部位主要是
A. 胃
B. 肝

C. 结肠　　D. 回肠

E. 十二指肠和空肠上段肠黏膜

79. 红细胞直方图显示曲线波峰左移，峰底变窄，提示为

A. 再障　　B. 小细胞性贫血

C. 巨幼细胞贫血　　D. 球形红细胞增多症

E. 铁粒幼细胞贫血

80. 关于人类血红蛋白珠蛋白肽链正确的是

A. 3 种，分别命名为：α、β、γ 链

B. 4 种，分别命名为：α、β、γ、δ 链

C. 5 种，分别命名为：α、β、γ、δ、ε 链

D. 6 种，分别命名为：α、β、γ、δ、ε、ζ 链

E. 7 种，分别命名为：α、β、γ、δ、ε、ζ、η 链

二　A2 型题

1. 患者，女性，48 岁。诊断缺铁性贫血。给予铁剂治疗后 Hb 上升至 130g/L。为保证机体有足够的储存铁，需继续铁剂治疗。期间需选择下列哪项指标监测体内储存铁的变化

A. 血清铁　　B. 铁蛋白

C. 转铁蛋白　　D. 总铁结合力

E. 可溶性转铁蛋白受体

2. 患者，女性，45 岁。腹泻 2 天，自服呋喃唑酮 4 片，次日感畏寒、发热、头晕，酱油色尿。实验室检查：血红蛋白 70g，网织红细胞 15%。尿隐血阳性，高铁血红蛋白还原试验阳性。5 年前因发热服磺胺药后有过类似症状，未治疗，1 周后自愈。最可能诊断是

A. PNH　　B. G6PD 缺陷症

C. 丙酮酸激酶缺乏症　　D. 珠蛋白生成障碍性贫血

E. 药物性自身免疫性溶血性贫血

3. 患儿，男，2 岁。近期发现贫血。查体：中度贫血貌，脾肋下 3cm。实验室检查：Hb 80g/L，MCV 65fl，网织红细胞 10%。红细胞渗透脆性降低。其母有贫血史。根据上述情况，推测其血红蛋白电泳的检查结果最可能是下列哪一组

A. HbA 为零或存在，HbF 20%~80%，HbA_2 量可减低、正常或增高

B. HbA_2 >3.2%，HbF 1%~6%，其余为 HbA

C. HbA 97%，HbA_2 <3.2%，HbF <1%

D. HbA 为零或存在，HbA_2 20%~95%

E. HbF 20%~95%

4. 患儿，女，7 岁。因重型 β 珠蛋白生成障碍性贫血反复输血治疗出现铁负荷过重，需驱

铁治疗。下列哪项指标最能反映驱铁治疗的效果

A. 铁蛋白　　B. 血清铁

C. 转铁蛋白　　D. 总铁结合力

E. 可溶性转铁蛋白受体

5. 患者，男性，17 岁。头晕乏力、牙龈出血半年。查体：贫血貌，皮肤可见散在瘀点，肝、脾、淋巴结不肿大。疑为再生障碍性贫血。下列哪项最有助于该病的诊断

A. 网织红细胞计数减低

B. 周围全血细胞减少

C. 正常细胞正常色素性贫血

D. 骨髓细胞培养集落生长能力降低

E. 骨髓增生低下，造血细胞减少，非造血细胞增多

6. 患者，男性，20 岁。头晕、乏力 1 年余，经检查确诊为继发性再生障碍性贫血。下列哪项不是引起继发性再障的病因

A. 氯霉素　　B. 电离辐射

C. 抗肿瘤药物　　D. 病毒感染

E. 丙酮酸激酶缺乏

7. 患者，男性，58 岁。因头晕 3 年余，四肢麻木 2 个月入院。查体：面色暗红，全身浅表淋巴结不肿大，肝肋下 2 指，质韧，边界清，无压痛；脾肋下 1 指，质韧，边界清。实验室检查：血 RBC 7.2×10^{12}/L，Hb 220g/L，WBC 22.9×10^{9}/L，PLT 580×10^{9}/L；NAP 积分为 180 分，BM 示骨髓增生明显或极度明显活跃，红、粒、巨核 3 系均增生，以红系为主，各系各阶段有核细胞比值及形态大致正常。结合上述资料患者最可能的诊断为

A. 骨髓纤维化　　B. 真性红细胞增多症

C. 原发性血小板增多症　　D. 慢性粒细胞性白血病

E. 骨髓异常增生综合征

三 A3/A4 型题

（1~3 题共用题干）

患者，女性，30 岁。头晕乏力 2 年，近 3 个月加重。实验室检查：血红蛋白 5.8g/L，骨髓亚铁氰化钾染色骨髓小粒含铁血黄素（+++）。

1. 除下列哪项疾病外，均有可能

A. 巨幼细胞贫血　　B. 缺铁性贫血

C. 慢性溶血性贫血　　D. 慢性感染性贫血

E. 慢性再生障碍性贫血

2. 进一步检查，幼红细胞内铁粒明显增多，环形铁粒幼细胞占 23%，见于下列何种疾病

A. 缺铁性贫血　　B. 慢性溶血性贫血

C. 巨幼细胞贫血　　D. 铁粒幼细胞贫血

E. 珠蛋白合成障碍性贫血

3. 假如患者骨髓亚铁氰化钾染色骨髓小粒含铁血黄素（+），幼红细胞内铁粒减少；骨髓象显示：中晚幼红细胞达 45%，体积小，胞浆量少，边缘不规则，最可能的是

A. 缺铁性贫血　　B. 巨幼细胞贫血

C. 慢性溶血性贫血　　D. 铁粒幼细胞贫血

E. 珠蛋白合成障碍性贫血

（4~5 题共用题干）

患者，男性，57 岁。近半个月厌食、恶心、头晕、乏力伴皮肤黄染。实验室检查：血红蛋白 80g/L，网织红细胞 5%；红细胞脆性试验轻度增加；尿胆红素阴性，尿胆原强阳性，尿隐血检查阴性，血清总胆红素 77. 25μmol/L，ALT 28U/L。拟诊为溶血性贫血。

4. 首选下列哪项实验室检查以明确溶血病因

A. Ham 试验　　B. 血红蛋白电泳

C. Coombs 试验　　D. 自身溶血试验

E. 高铁血红蛋白还原实验

5. 若上述试验阴性，结合其他检查，患者最可能为

A. 遗传性球形红细胞增多症　　B. 免疫性溶血性贫血

C. 异常血红蛋白病　　D. 新生儿溶血症

E. 珠蛋白生成障碍性贫血

（6~8 题共用题干）

患者，女性，27 岁。头晕乏力 2 年，近 3 个月加重。实验室检查：血红蛋白 56g/L，骨髓亚铁氰化钾染色骨髓小粒含铁血黄素（+++）。

6. 最不可能为

A. 慢性感染性贫血　　B. 巨幼细胞贫血

C. 慢性再生障碍性贫血　　D. 慢性溶血性贫血

E. 缺铁性贫血

7. 进一步检查显示，幼红细胞内铁粒明显增多，环形铁粒幼细胞占 25%，则可能为

A. 缺铁性贫血　　B. 铁粒幼细胞贫血

C. 慢性溶血性贫血　　D. 巨幼细胞贫血

E. 珠蛋白合成障碍性贫血

8. 若患者骨髓亚铁氰化钾染色骨髓小粒含铁血黄素（+），幼红细胞内铁粒减少，骨髓象显示：中晚幼红细胞45%，体积小，胞质量少，边缘不规则，最有可能为

A. 再生障碍性贫血　　B. 巨幼细胞贫血

C. 慢性溶血性贫血　　D. 缺铁性贫血

E. 珠蛋白合成障碍性贫血

（9～12题共用题干）

患者，女性，29岁。1年来面色苍白，乏力气短。实验室检查：红细胞 2.5×10^{12}/L，血红蛋白55g/L，MCV 74fl，MCH 20pg，MCHC 0.30，网织红细胞1.5%，血涂片红细胞淡染区扩大。

9. 初步诊断最可能为

A. 再障　　B. 白血病

C. 巨幼细胞贫血　　D. 缺铁性贫血

E. 遗传性球形红细胞增多症

10. 下列实验室检查最有诊断意义的是

A. 骨髓内外铁染色　　B. 转铁蛋白饱和度

C. 血清铁测定　　D. 血清铁饱和度测定

E. 血清总铁结合力测定

11. 进行血清铁代谢检查，有可能出现

A. 血清铁减少，血清铁蛋白增加

B. 血清铁减少，血清铁饱和度增加

C. 血清铁减少，总铁结合力减少

D. 清铁减少，红细胞内游离原卟啉减少

E. 血清铁减少，总铁结合力增加

12. 可以确诊为缺铁性贫血的实验是

A. 细胞内铁减少，细胞外铁减少或消失

B. 细胞内铁减少，细胞外铁增加

C. 细胞内铁增加，细胞外铁减少

D. 细胞内铁增加，细胞外铁增加

E. 细胞内铁减少，细胞外铁正常

（13～15题共用题干）

患者，女性，32岁。肝、脾肿大，血红蛋白69g/L，网织红细胞15%，白细胞、血小板正常，骨髓红细胞系统增生明显活跃，Coombs试验阴性；Ham试验阴性，红细胞渗透脆

性试验正常；自溶试验增强，加葡萄糖不纠正，加 ATP 纠正，疑为遗传性溶血性贫血。

13. 最可能诊断为

A. G6PD 缺乏症　　B. 不稳定血红蛋白病

C. 珠蛋白生成障碍性贫血　　D. 遗传性球形红细胞增多症

E. PK 酶缺乏症

14. Coombs 试验对哪种病的诊断有意义

A. 自身免疫性溶血性贫血　　B. PNH

C. 缺铁性贫血　　D. 再生障碍性贫血

E. 珠蛋白生成障碍性贫血

15. 网织红细胞 15%，可排除哪种贫血

A. G6PD 缺乏症　　B. 珠蛋白生成障碍性贫血

C. 再生障碍性贫血　　D. 遗传性球形红细胞增多症

E. 不稳定血红蛋白病

（16~17 题共用题干）

患者，女性，31 岁。2 年前无明显诱因出现巩膜发黄，全身乏力，常感头晕，皮肤瘙痒，并多次出现酱油色尿。近 2 个月来，乏力加重，无法正常工作而入院治疗。查体：中度贫血貌，巩膜黄染，肝肋下 2cm，脾平脐，其余未见异常。血常规：WBC $9.2 \times 10^9/L$，Hb 42g/L，RBC $1.08 \times 10^{12}/L$，PLT $109 \times 10^9/L$。外周血可见晚幼红细胞及晚幼粒细胞，成熟红细胞明显大小不等和形态异常，可见较多的小球形红细胞和嗜多色性红细胞，网织红细胞 32%。拟诊“溶血性贫血”入院。

16. 为进一步明确溶血的存在，应首选哪项实验室检查

A. 补体测定　　B. 肾功能测定

C. 肝功能测定　　D. 红细胞沉降率测定

E. LDH、总胆红素、间接胆红素、血红蛋白尿等测定

17. 为确定溶血原因，应首选下列哪些实验室检查

A. 骨髓检查

B. 体液免疫和细胞免疫

C. 肝功能和肾功能检测

D. Coombs 试验、酸溶血试验及寻找原发病存在的试验

E. 血浆游离血红蛋白测定和红细胞寿命测定

（18~20 题共用题干）

患者，男性，62 岁。发热、盗汗半个月。查体：两侧颈部淋巴结肿大（约 3cm×4cm），

无压痛；肝脾肿大，胸骨压痛，CT显示后腹膜淋巴结肿大。血常规：Hb 85g/L，WBC $3.5\times10^9/L$。白细胞分类：中性成熟粒细胞54%、淋巴细胞38%、嗜酸性粒细胞6%、单核细胞2%，血小板数$86\times10^9/L$。

18. 首先考虑下列哪种疾病

A. MM
B. MDS
C. 急性白血病
D. 传染性单核细胞增多症
E. 恶性淋巴瘤

19. 应首选哪项检查

A. 淋巴结活检
B. PAS染色
C. 溶血性贫血检查
D. 骨髓活检
E. 淋巴细胞亚群分型

20. 如果骨髓检查可见本病细胞，临床上为哪期

A. Ⅰ期
B. Ⅱ期
C. Ⅲ期
D. $Ⅲ_E$期
E. Ⅳ期

（21～24题共用题干）

患者，男性，16岁。面色苍白半年。查体：中度贫血貌，巩膜轻度黄染，脾肋下2.5cm。实验室检查：血红蛋白81g/L，白细胞及血小板正常，网织红细胞16%。Coombs试验（-）；红细胞渗透脆性试验，初溶为58%氯化钠溶液，全溶为46%氯化钠溶液。

21. 本例贫血发病机制可能为

A. 遗传性红细胞膜缺陷
B. 获得性红细胞膜缺陷
C. 红细胞自身抗体产生
D. 珠蛋白肽链合成减少
E. 红细胞磷酸己糖旁路中的酶缺陷

22. 患者可能为哪种溶血性贫血

A. PNH
B. G6PD缺乏症
C. 珠蛋白生成障碍性贫血
D. 高铁血红蛋白血症
E. 遗传性球形红细胞增多症

23. 若确诊为上题中的疾病，下列说法正确的是

A. 为常染色体隐性遗传性疾病
B. 红细胞渗透脆性试验示脆性增加，红细胞寿命缩短
C. 可分为水肿细胞型、干细胞型和其他型
D. 自身溶血试验溶血>5%，加ATP不能纠正

E. 病变来源于造血干细胞的突变，是一种克罗恩病

24. 下列哪项检查对该病的诊断价值不大

A. 骨髓涂片检查　　B. 红细胞厚度测定

C. 红细胞直径测定　　D. 外周血涂片检查

E. 红细胞渗透脆性试验

（25~26 题共用题干）

患者，男性，38 岁。半年前患急性黄疸型肝炎，近半个月来出现发热、牙龈出血。查体：重度贫血貌，肝肋下 2cm，脾肋下可及。实验室检查：红细胞 1.8×10^{12}/L，血红蛋白 55g/L，白细胞 2.5×10^{9}/L，血小板 32×10^{9}/L，网织红细胞 0.2%。

25. 患者最可能为

A. 再生障碍性贫血　　B. 脾功能亢进

C. 慢性肝病性贫血　　D. 巨幼细胞贫血

E. 恶性组织细胞增生症

26. 要明确诊断，还应进行哪项实验室检查

A. Ham 试验　　B. Hb 电泳

C. 骨髓象检查　　D. Coombs 试验

E. 血清维生素 B_{12}测定

（27~29 题共用题干）

患者，男性，30 岁，油漆工人。因面色苍白、心悸、气短伴下肢反复瘀点 2 年就诊。查体：重度贫血貌，心率 120 次/分，心尖 SMⅡ，肝脾未触及。实验室检查：红细胞 2.0×10^{12}/L，血红蛋白 60g/L，白细胞 3.0×10^{9}/L，血小板 35×10^{9}/L，网织红细胞 0.4%，MCV 90fl。

27. 下列哪种辅助检查对诊断最有帮助

A. Ham 试验　　B. 肝、脾 B 超

C. 心脏 B 超　　D. 叶酸、维生素 B_{12}测定

E. 骨髓检查

28. 如果进行骨髓涂片检查，可有何发现

A. 可见明显病态造血

B. 粒、红、巨三系增生受抑，淋巴细胞比例相对升高，非造血细胞易见

C. 骨髓增生极度活跃

D. 粒系以早期阶段细胞为主

E. 可见分叶核粒细胞核分叶过多现象

29. 根据上述发现最可能的诊断是

A. PNH
B. 脾功能亢进
C. 巨幼细胞贫血
D. 慢性再生障碍性贫血
E. 贫血性心脏病

（30~31题共用题干）

患儿，男，13岁。反复发热，深黄色尿2年。查体：巩膜轻度黄染，脾肋下2.5cm。实验室检查：血红蛋白90g/L。网织红细胞12%；血涂片显示红细胞呈小球形，中央苍白区消失；尿胆红素阴性，尿胆原强阳性。

30. 患者可能为下列哪种疾病

A. 肝炎
B. 缺铁性贫血
C. 再生障碍性贫血
D. 铁粒幼细胞贫血
E. 溶血性贫血

31. 红细胞渗透脆性试验正常，Rous试验（-）。为明确诊断还应选择下列哪项实验室检查

A. 自身溶血试验
B. Ham试验
C. 冷热溶血试验
D. 碱变性试验
E. 高铁血红蛋白还原试验

（32~35题共用题干）

患者，女性，45岁。育2子，因头晕乏力、面色苍白1年来诊。既往有十二指肠球部溃疡20年。实验室检查结果：红细胞2.5×10^{12}/L，血红蛋白60g/L，白细胞及血小板正常；血清铁蛋白10μg/L。诊断为缺铁性贫血。

32. 下列哪项符合铁代谢生理

A. Fe^{2+}主要在空肠下端吸收
B. 血清铁一般使Fe^{2+}
C. 维生素C能促进Fe^{2+}的吸收
D. 成人每日需Fe^{2+} 10mg
E. 在肠黏膜细胞内Fe^{2+}与去铁蛋白结合形成铁蛋白

33. 本例缺铁性贫血最可能原因是

A. 偏食
B. 慢性失血
C. 多次妊娠
D. 患者需铁量增加
E. 胃肠道吸收功能障碍

34. 下列骨髓涂片检结果哪项正确

A. 骨髓增生程度减低
B. 幼红细胞胞核小、胞质少，边缘不整
C. 胞核较松，发育迟于胞质
D. 可见幼红细胞巨幼样变

E. 可见成熟红细胞成缗钱状排列

35. 下列符合缺铁性贫血的实验室检查是

A. 血清铁降低，总铁结合力降低　　B. 血清铁降低，总铁结合力正常

C. 血清铁降低和总铁结合力增高　　D. 血清铁降低，总铁结合力增高

E. 血清铁正常，总铁结合力降低

（36~38 题共用题干）

患者，男性，34 岁。头晕乏力 2 年余，加重伴皮肤黄染 1 个月。实验室检查结果：血红蛋白 52g/L，白细胞 3.0×10^9/L，血小板 51×10^9/L，网织红细胞 20%；尿胆红素（-），尿胆原 1280（+），尿含铁血黄素阳性，血清铁蛋白 13.8μg/L。骨髓检查示增生活跃，红系占 49%，以中幼、晚幼红细胞增生为主。

36. 本例最可能诊断是

A. 缺铁性贫血　　B. 自身免疫性溶血性贫血

C. PNH　　D. 珠蛋白生成障碍性贫血

E. PK 缺乏症

37. 再询问病史时，下列哪项最为重要

A. 有无服用药物史　　B. 有无胆石症史

C. 有无消化道出血史　　D. 有无电离辐射史

E. 有无酱油色尿发作史

38. 哪项辅助检查最具确诊价值

A. 骨髓铁染色　　B. 糖水试验

C. Coombs 试验　　D. Ham 试验

E. 血清游离血红蛋白测定

（39~42 题共用题干）

患者，女性，35 岁。黄疸、贫血伴关节酸痛 3 个月。查体：巩膜黄染，脾肋下 2cm。血红蛋白 58g/L，白细胞 5×10^9/L，血小板 120×10^9/L，网织红细胞 25%，外周血涂片成熟红细胞形态正常。尿隐血试验（-）。

39. 最可能的诊断是

A. 急性白血病　　B. 肝癌骨髓转移

C. 风湿性关节炎　　D. 溶血性贫血

E. 急性黄疸型肝炎

40. 明确诊断应做的检查是

A. CT　　B. Coombs 试验

C. 肝功能
D. 抗核抗体
E. 免疫球蛋白

41. 下列实验室检查中与本病不符的是
A. 红细胞寿命缩短
B. 血清结合珠蛋白升高
C. 血涂片中出现幼红细胞
D. 网织红细胞数升高
E. 血清非结合胆红素升高

42. 诊断该病最可靠的指标是
A. 尿含铁血黄素阳性
B. 尿胆原排泄增加
C. 网织红细胞明显增高
D. 血清结合珠蛋白降低
E. 红细胞寿命缩短

四 B 型题

（1～4 题共用备选答案）
A. SF↓，TS↓，sTfR↑
B. SF↑，TS↓，sTfR↓
C. SF↑，TS↑，sTfR↓
D. SFN/↑，TSN/↑，sTfR↓
E. SF↓，TS↑，sTfR↓

以下疾病关于铁代谢的实验分别的表现应是
1. 慢性感染性贫血
2. 缺铁性贫血
3. 地中海贫血
4. 铁粒幼细胞贫血

（5～9 题共用备选答案）
A. 贮存铁下降，早期出现血清铁蛋白下降
B. 贮存铁更进一步减少，铁蛋白减少，血清铁和转铁蛋白饱和度下降，总铁结合力增高和游离原卟啉升高，出现一般症状
C. 除上述特点外，尚有明显红细胞和血红蛋白减少，并出现多个系统症状
D. 内因子缺乏
E. 铁粒幼红细胞增多

5. 缺铁性贫血缺铁性贫血期
6. 缺铁性贫血缺铁期
7. 缺铁性贫血缺铁性红细胞生成期
8. 铁粒幼细胞贫血
9. 恶性贫血

(10~14 题共用备选答案)

A. 正细胞正色素性贫血　　B. 巨幼细胞贫血

C. 小细胞正色素性贫血　　D. 小细胞低色素性贫血

E. 红细胞酶缺陷性贫血

10. 再生障碍性贫血是

11. 长期营养不良是

12. 长期月经过多是

13. 蚕豆病是

14. 钩虫病是

(15~18 题共用备选答案)

A. 再生障碍性贫血　　B. 慢性粒细胞白血病

C. TTP　　D. 多发性骨髓病

E. 溶血性贫血

15. 骨髓象中淋巴细胞比例相对增高、非造血细胞增多为

16. 骨髓增生极度活跃可出现

17. 成熟红细胞常常缗钱状排列的是

18. 巨核细胞明显增生、伴成熟障碍为

(19~21 题共用备选答案)

A. 再生障碍性贫血　　B. 慢性感染性贫血

C. 溶血性贫血　　D. 缺铁性贫血

E. 铁粒幼细胞贫血

19. 骨髓细胞外铁增高，内铁增高

20. 血清铁降低，总铁结合力增高

21. 血清铁降低，骨髓细胞外铁增高，内铁减少

五 X 型题

1. 下列哪些不是急性再障的血常规表现

A. 血红蛋白下降缓慢　　B. 网织红细胞 >2%

C. 正常细胞性贫血　　D. 血小板 $<10\times10^9/L$

E. 中性粒细胞 $<0.5\times10^9/L$

2. 有关溶血性贫血，正确的说法是

A. 红细胞 DNA 合成障碍　　B. 缺乏促红细胞生成素

C. 网织红细胞升高
D. 红细胞表面积与体积的比例增大
E. 可见嗜多色性红细胞

3. 急性再障与慢性再障相比有哪些特点
A. 前者网织红细胞较高
B. 前者血红蛋白下降较快
C. 前者血小板更低
D. 前者中性粒细胞较高
E. 前者白细胞数更低

4. 铁的功能包括
A. 储存铁
B. 合成含铁酶
C. 合成肌红蛋白
D. 合成血红蛋白
E. 参与重要代谢

5. 慢性再障多数病例骨髓象变化是
A. 骨髓增生减低
B. 三系造血细胞减少
C. 中幼红细胞和巨核细胞减少明显
D. 非造血细胞比例增加，>50%
E. 可见“炭核”样晚幼红细胞

6. 有助于自身免疫性溶血性贫血诊断的试验有
A. 抗人球蛋白试验
B. 红细胞包涵体试验
C. 血清内因子阻断抗体试验
D. 变性珠蛋白小体生成试验
E. 冷凝集素试验

7. 铁粒幼细胞贫血的特征
A. 高铁血症
B. 细胞内外铁明显增多
C. 骨髓红系增生
D. 正色素性贫血
E. 大量环形铁粒幼红细胞

8. 哪些贫血网织红细胞常明显增加
A. 缺铁性贫血
B. 再生障碍危象
C. 失血性贫血
D. 溶血性贫血
E. 巨幼细胞贫血

9. 下列不符合再障临床检验的是
A. 血清铁增高
B. 贫血为小细胞性
C. 细胞内、外铁减少
D. 中性粒细胞碱性磷酸酶活性降低
E. 血清可溶性转铁蛋白受体（sTfR）增高

10. 红细胞膜的功能有
A. 血型抗原
B. 凝血调节
C. 细胞运输
D. 信息传递
E. 免疫反应、免疫调节

11. 下列哪些指标支持再生障碍性贫血的诊断

A. MCV88fl　　B. MCH20pg

C. MCH30pg　　D. MCV52fl

E. MCHC0. 33

12. 缺铁性贫血可能出现

A. 反甲　　B. 异食癖

C. 脾肿大　　D. 口角炎

E. 萎缩性胃炎

13. 溶血性贫血时外周血中常可见

A. 网织红细胞　　B. 红细胞缗钱状形成

C. 点彩红细胞　　D. 红细胞寿命缩短

E. 有核红细胞

14. G6PD 酶缺陷症可见于以下哪些类型

A. 蚕豆病　　B. 新生儿高胆红素血症

C. 先天性椭圆形红细胞增多症　　D. 感染诱发溶血性贫血

E. 先天性非球形红细胞性溶血性贫血

15. 急性单核细胞白血病的临床特征有

A. 易发生 DIC　　B. 肝脾淋巴结肿大

C. 多见于儿童与年轻人　　D. 皮肤黏膜浸润较多见

E. 牙龈肿胀、口腔溃疡最显著

16. 影响铁吸收的因素有

A. 食物组成　　B. 维生素 C 等药物

C. 肠道寄生虫病　　D. 胃酸、胆汁的影响

E. 体内铁的贮存量减少时，吸收量增加

17. 影响维生素 B_{12}吸收和转运的因素有

A. 全胃切除　　B. 胃酸、胃蛋白酶分泌减少

C. 铁缺乏　　D. 胰蛋白酶缺乏

E. 恶性贫血的内因子完全缺乏

18. 关于遗传性球形红细胞增多症的描述哪些是正确的

A. 临床上常见静脉血栓形成

B. 外周血小球形红细胞大于 10%

C. 是最常见的遗传性红细胞膜缺陷所致的溶血

D. 应与自身免疫性溶血性贫血所致继发性球形细胞增多症相鉴别

E. 渗透脆性增加：于 5. 2~7. 2g/L 的低渗盐水开始溶解，4. 0g/L 完全溶解

19. 外周血涂片观察成熟红细胞形态对下列哪些疾病的诊断意义不大
A. 巨幼细胞贫血
B. 珠蛋白生成障碍性贫血
C. 遗传性球形红细胞增多症
D. 急性失血性贫血
E. 再生障碍性贫血

20. 与慢性系统性疾病贫血相符的是
A. 正细胞正色素性
B. 小细胞低色素性
C. 总铁结合力正常或降低
D. 骨髓铁染色细胞外铁减少
E. 血清铁、运铁蛋白饱和度增加

21. PNH 可并发
A. 缺铁性贫血
B. DIC
C. 巨幼细胞贫血
D. 门静脉血栓
E. 再生障碍性贫血

22. 符合遗传性铁粒幼细胞贫血的是
A. 常有家族史
B. 多见于男性，幼年和成年均可发病
C. 吡哆醇治疗无效
D. 遗传形式多为不完全 X 染色体性连锁隐性遗传，极少数为常染色体隐性遗传
E. 大细胞性贫血

23. 珠蛋白生成障碍性贫血包括
A. 血红蛋白 H 病
B. 中间型 β 珠蛋白生成障碍性贫血
C. 血红蛋白 Bart 病
D. 不稳定血红蛋白病
E. 轻型 β 珠蛋白生成障碍性贫血

24. 正常成人红细胞内没有
A. HbA
B. HbH
C. HbS
D. HbA_2
E. HbF

25. 溶血性贫血时红细胞中常可见
A. 卡波环
B. 棒状小体
C. Howell-Jolly 小体
D. 中毒颗粒
E. 球形包涵体

26. 下列哪些符合阵发性冷性血红蛋白尿
A. 儿童多见，无遗传因素
B. 与病毒感染有关
C. Coombs 试验阳性
D. 冷热溶血试验阳性
E. 引起本病的抗体为 D-L 冷抗体

27. 下列哪些因素不会使红细胞变形性下降

A. 红细胞膜蛋白异常 B. 形成变性珠蛋白小体

C. 铁离子缺乏 D. 红细胞膜磷脂减少

E. 维生素 B_{12} 缺乏

28. 哪些贫血属于小细胞性贫血

A. 铁粒幼细胞贫血 B. 缺铁性贫血

C. 再生障碍性贫血 D. 遗传性球形红细胞增多症

E. 珠蛋白生成障碍性贫血

29. 目前认为再障的发病机制主要有

A. 免疫机制异常 B. 遗传倾向

C. 造血干细胞异常 D. 造血微环境缺陷

E. 物理因素

30. 未衰老的红细胞过早破坏可能与下列哪些机制有关

A. 红细胞内血红蛋白聚集或沉淀

B. 红细胞内血红蛋白减少

C. 脾功能亢进

D. 红细胞内酶异常

E. 红细胞膜附着有不完全抗体或补体

31. 缺铁性贫血的铁代谢检查结果是

A. 血清铁降低 B. 血清总铁结合力增高

C. 运铁蛋白饱和度减低 D. 细胞内铁明显减少或缺如

E. 细胞外铁阳性

32. 外周血涂片观察成熟红细胞形态对下列哪些疾病有诊断意义

A. 遗传性球形红细胞增多症 B. 珠蛋白生成障碍性贫血

C. 再生障碍性贫血 D. 遗传性椭圆形红细胞增多症

E. G6PD 缺乏症

33. 巨幼细胞贫血应该与下列哪些疾病鉴别

A. PNH B. 缺铁性贫血

C. MDS D. 全血细胞减少性疾病

E. 急性红白血病

34. 口形红细胞于扫描电镜下，根据红细胞的内凹程度可分为

A. 单向凹陷，呈盘形 B. 双面凹陷，呈面包圈状

C. 双面凹陷，呈圆盘状 D. 单向凹陷较深，似面盆或蘑菇帽状

E. 单向凹陷更深，似杯状或深臼状

35. 红细胞膜的功能包括哪些

A. 具有抗原性
B. 参与红细胞内外物质的运输
C. 与免疫复合物的清除有关
D. 调节补体的活性
E. 维持红细胞的正常形态和变形性

36. 重型 β 珠蛋白生成障碍性贫血的 Hb 电泳结果是

A. HbH 出现
B. HbA_2增加
C. HbF 增加
D. HbA_2可增加，或降低，或正常
E. HbA 明显减少或消失

37. 下列疾病中，属于增生性贫血的是

A. 溶血性贫血
B. 巨幼细胞贫血
C. 缺铁性贫血
D. 再生障碍性贫血
E. 失血性贫血

38. 下列哪些检验结果符合缺铁性贫血

A. 铁蛋白降低
B. 铁饱和度降低
C. 铁降低
D. 转铁蛋白升高
E. 总铁结合力降低

39. 下列哪些不是血管内溶血的疾病

A. 血红蛋白病
B. 微血管病性溶血
C. 迟发性溶血性输血反应
D. G6PD 缺乏症
E. 遗传性球形红细胞增多症

40. 关于再障的诊断标准，下列正确的是

A. 能除外引起全血细胞减少的其他疾病
B. 可有肝脾肿大
C. 全血细胞减少，网织红细胞绝对值减少
D. 骨髓至少 1 个部位增生减低或重度减低（如增生活跃，须有巨核细胞明显减少），骨髓小粒非造血细胞增多（有条件者应做骨髓活检等检查）
E. 一般抗贫血药物治疗有效

41. 非造血物质缺乏或利用障碍所致的贫血有

A. 溶血性贫血
B. 营养性巨幼细胞贫血
C. 失血性贫血
D. 骨髓病性贫血
E. 铁粒幼细胞贫血

42. 维生素 B_{12}缺乏所致巨幼细胞贫血与叶酸缺乏所致巨幼细胞贫血的不同之处是

A. 我国前者少见，后者多见
B. 前者有神经症状，后者没有

C. 前者应当以肠道外方式给药治疗，后者一般采用口服方式给药治疗
D. 前者的发病机制是 dTTP 减少和丙酰辅酶 A 堆积，后者仅为 dTTP 减少
E. 前者核少质老，后者核老质少

43. 冷凝集素增高的疾病有
A. 疟疾　　B. 淋巴瘤
C. 支原体肺炎　　D. 冷凝集素综合征
E. 流行性感冒

44. 关于珠蛋白生成障碍性贫血，下列说法正确的是
A. 东南亚为高发区之一　　B. 我国北方多见
C. 红细胞渗透脆性显著降低　　D. 遗传性珠蛋白基因缺失
E. 出现靶形红细胞，嗜碱性点彩红细胞

45. 正常人体的储存铁的主要形式是
A. 肌红蛋白　　B. 铁蛋白
C. 含铁血黄素　　D. 血红蛋白
E. 转铁蛋白

46. 下列哪些试验对不稳定血红蛋白病具有诊断价值
A. 热变性试验　　B. 变性珠蛋白小体试验
C. 异丙醇试验　　D. 酸溶血试验
E. 肽链分析试验

47. 下述符合溶血性贫血的是
A. 骨髓增生明显活跃　　B. 血片可见幼稚红细胞
C. 网织红细胞数目增加　　D. 红细胞寿命缩短
E. 以上都是

48. 下列符合急性溶血性贫血的是
A. 黄疸　　B. 贫血
C. 酱油色尿　　D. 周围神经炎症状
E. 寒战、高热、腰背四肢疼痛

49. 皮肤瘙痒常见下列哪些疾病
A. 恶性淋巴瘤　　B. 多发性骨髓瘤
C. 溶血性贫血　　D. 粒细胞缺乏症
E. 真性红细胞增多症

50. 用于红细胞生成减少所致贫血的检查有
A. 高铁血红蛋白还原试验　　B. 血清铁检测
C. 血清铁蛋白测定　　D. 血浆维生素 B_{12} 检测

E. 红细胞 G6PD 活性测定

51. 临床上同时存在贫血及脾肿大的疾病是
A. 缺铁性贫血
B. 再生障碍性贫血
C. 巨幼细胞贫血
D. G6PD 缺乏症
E. 先天性球形红细胞增多症

52. 下列属于造血功能障碍所致的贫血是
A. 白血病
B. 骨髓病性贫血
C. 再生障碍性贫血
D. 骨髓增生异常综合征
E. 恶性贫血

53. 下列哪些说法符合巨幼细胞贫血
A. 中性粒细胞核右移
B. 大细胞正色素性贫血
C. 可有牛肉舌的临床表现
D. 多起源于营养不良
E. 粒、红、巨核系细胞均出现巨幼变

54. 真性红细胞增多症与继发性真性红细胞增多症的区分可参考下列哪些指标
A. NAP 染色
B. 血小板计数
C. 白细胞计数
D. 脾脏大小
E. 血细胞比容

55. 下列有些疾病临床上同时存在贫血及脾肿大，除外
A. 缺铁性贫血
B. G6PD 缺乏症
C. 再生障碍性贫血
D. 先天性球形红细胞增多症
E. 巨幼细胞贫血

56. 变性珠蛋白小体生成试验阳性见于
A. HbS 病
B. PK 酶缺乏
C. HbM 病
D. HbH 病
E. 不稳定血红蛋白病

六 案例分析题

（1~8 题共用题干）

患者，男性，27 岁。头晕乏力、面色苍白 1 年。实验室检查结果：RBC $2.5\times10^{12}/L$，Hb 56g/L，MCV、MCH、MCHC 均低于正常；血涂片见红细胞中央苍白区扩大，可见靶形红细胞。

1. 本患者除哪项贫血外，其余皆有可能
A. 再生障碍性贫血
B. 缺铁性贫血
C. 溶血性贫血
D. 铁粒幼细胞贫血

E. 慢性感染性贫血

2. 中幼红细胞的胞质呈多嗜色性的原因是

A. RNA 渐少

B. 胞质内血红蛋白形成较多

C. 胞质内血红蛋尚未形成

D. 细胞发生退化变性

E. RNA 等嗜碱性物质占绝对比例

3. 红细胞渗透脆性降低见于

A. 再生障碍性贫血

B. 遗传性球形红细胞增多症

C. 巨幼细胞贫血

D. 缺铁性贫血

E. 珠蛋白生成障碍性贫血

4. 急性溶血发生时，可有以下哪种表现

A. 血中结合珠蛋白增高

B. 尿胆红素增高

C. 尿胆原增高

D. 血中直接胆红素增高

E. 血红蛋白尿

5. 下列关于再生障碍性贫血的检测正确的是

A. 血清铁蛋白增多

B. 大多数患者 HbF 增多

C. Th/Ts 比例倒置

D. 红细胞寿命延长

E. T 淋巴细胞、B 淋巴细胞功能下降

6. 急性再生障碍性贫血的血象特点是

A. 为正色素性小细胞性贫血

B. 全血细胞减少

C. 网织红细胞小于 0.01

D. 血小板小于 $20\times10^9/L$

E. 粒细胞绝对值小于 $0.5\times10^9/L$

7. 鉴别再生障碍性贫血与急性白血病主要的检查是

A. 骨髓检查

B. 中性粒细胞碱性磷酸酶染色

C. 血片中发现幼稚细胞

D. 血小板计数

E. 外周血白细胞计数

8. 慢性系统性疾病贫血，患者多为

A. 小细胞正色素贫血

B. 总铁结合力正常或降低

C. 正细胞正色素性

D. 骨髓铁染色细胞外铁减少

E. 血清铁、运铁蛋白饱和度增加

（9~16 题共用题干）

患者，男性，27 岁。1 年来面色苍白、乏力、气短。实验室检查结果：RBC $2.5\times10^{12}/L$，Hb 55g/L，MCV 74fl，MCH 20pg，MCHC 300g/L，Ret 1.5%，血涂片红细胞浅染区扩大，初步诊断缺铁性贫血。

9. 下列实验室检查最有诊断意义的是
A. 骨髓内外铁染色
B. 血清铁测定
C. 血清铁饱和度测定
D. 血清总铁结合力测定
E. MCV、MCH、MCHC

10. 进行血清铁检查时，有可能是下列哪种情况
A. 血清铁减少，总铁结合力增加
B. 血清铁减少，血清铁蛋白增加
C. 血清铁减少，血清铁饱和度增加
D. 血清铁减少，总铁结合力减少
E. 血清铁减少，红细胞内游离原卟啉减少

11. 可以确诊为缺铁性贫血的实验是
A. 细胞内铁正常，细胞外铁正常
B. 细胞内铁正常，细胞外铁减少
C. 细胞内铁减少，细胞外铁增加
D. 细胞内铁增加，细胞外铁增加
E. 细胞内铁减少，细胞外铁减少或增加

12. 关于改良 Neubauer 计数板结构的叙述，正确的是
A. 白细胞计数采用计数室四角上的 4 个大方格
B. 红细胞计数采用中央大方格 5 个中方格
C. 每个大方格面积为 $0.1mm^2$
D. 每个中方格用双线分成 25 个小方格
E. 中央大方格用双线分成 16 个中方格

13. 手工红细胞计数的稀释液为
A. 生理盐水
B. 甲醛枸橼酸盐稀释液
C. Hayem 稀释液
D. EDTA-K_2溶液
E. 肝素溶液

14. 巨幼细胞贫血患者外周血涂片易见
A. 巨大血小板
B. 大红细胞
C. 巨多核中性粒细胞
D. 靶形红细胞
E. 红细胞中央淡染区扩大

15. 可用肝素作抗凝剂的检验项目
A. 白细胞形态检查
B. 凝血检查
C. 血细胞比容
D. 红细胞计数
E. 红细胞渗透脆性检查

16. 不宜用肝素作抗凝剂的检查

A. 红细胞计数
B. 白细胞形态检查
C. 凝血象检查
D. 血细胞比容
E. 红细胞渗透脆性检查

（17~24 题共用题干）

患者，男性，35 岁。因时有酱油色尿来就诊。实验室检查：红细胞形态正常，血红蛋白 77g/L，网织红细胞 4.0%。Coombs 试验（-），酸化血清试验（+），冷热溶血试验（-）。

17. 本例应诊断为

A. PNH
B. 运动性血红蛋白尿
C. 冷凝集素症
D. 阵发性冷性血红蛋白尿
E. 自身免疫性溶血性贫血

18. 脾切除对以下哪种溶血性贫血治疗最好

A. PNH
B. 红细胞 G6PD 缺乏
C. 珠蛋白生成障碍性贫血
D. 遗传性球形红细胞增多症
E. 自身免疫性溶血性贫血

19. 对先天球形红细胞增多症哪些项是正确的

A. 脾肿大明显
B. 外周球形红细胞大于 20%
C. 红细胞渗透脆性增高
D. 属于先天性红细胞膜异常疾病
E. 自溶试验明显增高，加葡萄糖不能纠正

20. 下列哪些项可以作为 PNH 与再生障碍性贫血的鉴别

A. 酸溶血
B. 蔗糖溶血
C. 中性粒细胞碱性磷酸酶染色
D. 有无黄疸、血红蛋白尿
E. 骨髓增生情况

21. 关于 PNH，下列哪些是正确的

A. 常见晨起第 1 次尿呈酱油色
B. 尿沉渣用铁染色可见含铁血黄素
C. 红细胞减少，但中性粒细胞和血小板正常
D. 中性粒细胞碱性磷酸酶染色积分值降低
E. 观察患者血液在轻度酸性时的溶血情况有助于诊断

22. 下列各项检查对诊断 PK 酶缺乏症有价值

A. 血红蛋白电泳
B. 镰变试验
C. 外周血涂片检查
D. 异丙醇沉淀试验
E. PCR 基因诊断

23. PNH 可并发

A. 血栓形成　　B. 缺铁性贫血

C. 再生障碍性贫血　　D. 脾功能亢进

E. 巨幼细胞贫血

24. 缺铁性贫血实验室检查可见

A. 血清铁降低　　B. 骨髓可染铁消失

C. 骨髓幼红细胞增多　　D. 血清总铁结合率增高

E. 血涂片出现球形红细胞

（25~32 题共用题干）

患者，男性，25 岁。头晕乏力 1 年，近 2 个月加重。实验室检查结果：Hb 50g/L，骨髓亚铁氰化钾染色骨髓小粒含铁血黄素（+++）。

25. 患者不能排除的贫血有

A. 缺铁性贫血　　B. 慢性感染性贫血

C. 巨幼细胞贫血　　D. 慢性再生障碍性贫血

E. 慢性溶血性贫血

26. 进一步检查发现：幼红细胞内铁粒明显增多，环形铁粒幼细胞占 23%，见于下列哪种疾病

A. 慢性溶血性贫血　　B. 白血病

C. 铁粒幼细胞贫血　　D. 巨幼细胞贫血

E. 珠蛋白合成障碍性贫血

27. 假如患者骨髓亚铁氰化钾染色骨髓小粒含铁血黄素（+），幼红细胞内铁粒减少，骨髓象显示：中晚幼红细胞达 45%，体积小，胞质蓝、量少，边缘不规则，最可能的是

A. 巨幼细胞贫血　　B. 慢性溶血性贫血

C. 缺铁性贫血　　D. 再生障碍性贫血

E. 珠蛋白合成障碍性贫血

28. 溶血性贫血可有下列哪些情况

A. 类白血病反应　　B. 尿中尿胆原增加

C. 周围血可见有核红细胞　　D. 尿胆红素阳性

E. 血中直接胆红素增高

29. 在溶血性贫血中红细胞破坏增加的直接依据为

A. 红细胞及血红蛋白降低　　B. 尿中含铁血黄素试验阳性

C. 网织红细胞增加　　D. 血中直接胆红素增高

E. 骨髓红细胞系统明显增生

30. 属于血管内溶血的疾病有

A. PNH　　B. 蚕豆病

C. 微血管病性溶血　　D. 血友病

E. 血红蛋白病

31. 轻型珠蛋白生成障碍性贫血可见下列哪些实验室检查异常

A. MCHC 降低　　B. MCV 降低

C. Hb2 或 HbF 增加　　D. 血小板减少

E. 网织红细胞计数降低

32. 遗传性椭圆形红细胞增多症的临床和实验室表现包括

A. 贫血　　B. 脾肿大

C. 多为常染色体显性遗传　　D. 周围血中网织红细胞增多

E. 周围血可见大量椭圆形红细胞

（33~40 题共用题干）

贫血患者 MCV 75fl，MCH 25pg，MCHC 310g/L，RDW 17.5。

33. 患者属于

A. 正常红细胞性贫血　　B. 大红细胞贫血

C. 大红细胞高色素贫血　　D. 单纯小红细胞性贫血

E. 小细胞低色素性贫血

34. 关于 RDW 的叙述，错误的是

A. MCH/RDW 联合应用于贫血的形态学分类，较传统的三参数分类法更全面

B. RDW 可用于缺铁性贫血的筛选

C. RDW 正常缺铁性贫血的可能性很少

D. 可用于缺铁性贫血与轻型地中海性贫血的鉴别诊断

E. 再生障碍性贫血 RDW 正常，巨幼细胞贫血 RDW 增高

F. 正细胞性贫血 RDW 可降低

G. 小细胞多色素性贫血 RDW 可正常

H. β 珠蛋白生成障碍性贫血 RDW 基本正常

I. RDW 由血液分析仪直接测得

35. 下列哪些疾病可见豪焦小体

A. 脾切除　　B. 溶血性贫血

C. 红白血病　　D. 巨幼细胞贫血

E. 脾萎缩

36. 有关红细胞内酶缺陷的检验包括
A. 血红蛋白 H 包涵体生成试验
B. 自身溶血试验及纠正试验
C. 氰化物-抗坏血酸盐试验
D. 高铁珠蛋白小体生成试验
E. 变性珠蛋白小体生成试验

37. 属于红细胞形态异常的有
A. 靶形红细胞
B. 巨红细胞
C. 点彩红细胞
D. 棘形红细胞
E. 镰刀形红细胞

38. 属于细胞内血红蛋白异常的有
A. 球形红细胞
B. 低色素性红细胞
C. 有核红细胞
D. 嗜多色性红细胞
E. 高色素性红细胞

39. 关于缗钱状形成，哪些是正确的
A. 红细胞排列如同串钱状
B. 红细胞聚集到一起
C. 红细胞表面电荷有改变
D. 红细胞形态发生改变
E. 纤维蛋白原或球蛋白增高容易形成

40. 可在红细胞中出现的有
A. Döhle body
B. Cabot ring
C. Russell body
D. Auer body
E. Howell-Jolly's body
F. Heinz body
G. Pelger-Huetanomaly

（41~48 题共用题干）

患者，男性，15 岁。头晕乏力，牙龈出血半年。查体：贫血面容，皮肤可见散在瘀点，肝、脾、淋巴结肿大。疑为再生障碍性贫血。

41. 下列哪些项目最有助于该病的诊断
A. 正常细胞低色素贫血
B. 周围全血细胞减少
C. 网织红细胞计数低下
D. 骨髓细胞培养集落生长能力降低
E. 骨髓增生低下，造血细胞减少，非造血细胞增多

42. 下列哪种疾病临床上同时存在贫血及脾肿大
A. 缺铁性贫血
B. 巨幼细胞贫血

C. 再生障碍性贫血　　D. G6PD缺乏症
E. 先天性球形红细胞增多病

43. 下列哪项符合阵发性冷性血红蛋白尿
A. Coombs试验阳性　　B. 冷热溶血试验阳性
C. 与病毒感染有关　　D. 引起本病的抗体为D-L冷抗体
E. 酸溶血试验对本病有诊断意义

44. PNH与再生障碍性贫血的鉴别要点是
A. 红细胞渗透脆性试验阳性　　B. 网织红红细增高
C. 蔗糖溶血试验阳性　　D. PNH酸溶血试验阳性
E. 毒蛇溶血试验阳性

45. 关于G6PD哪些是正确的
A. G6PD缺乏是常染色体隐性遗传
B. G6PD缺乏的黑人的电泳B型酶
C. A型G6PD是一种快速移动电泳变异型，大约见于30%的黑人中
D. 人们认为B型G6PD是此酶的正常形式，约见于70%的黑人和几乎所有的白种人
E. G6PD是红细胞糖代谢无氧酵解途径的关键酶

46. 口形红细胞增多症常见于下列哪些情况
A. 自身溶血试验阳性　　B. 可间歇发作的贫血或黄疸
C. 是一种常染色体显性遗传性疾病　　D. 周围血中口形红细胞大于10%
E. 属于自身免疫性溶血性贫血

47. 下列哪些表现对鉴别真性红细胞增多症和继发性红细胞增多症最有价值
A. 红细胞系统增生显著　　B. 血清尿酸水平升高
C. 血清或促红细胞生成素活性升高　　D. 有红细胞增多症家族史
E. 血红细胞电泳图形正常

48. 下列哪项符合再生障碍性贫血骨髓活检表现
A. 造血面积减少　　B. 有局部坏死灶
C. 网状支架结构完整　　D. 红髓被脂肪组织代替
E. 红骨髓中可见到非造血细胞团

（49~56题共用题干）

患儿，男，8岁。头晕、乏力2年余。门诊血常规：血红蛋白7g/L，红细胞$2.0\times10^{12}/L$，红细胞体积基本正常；网织红细胞减少；白细胞计数和血小板计数减少。初诊为再生障碍性贫血。

49. 下列哪些疾病可见豪焦小体

A. 再生障碍性贫血　　B. 溶血性贫血

C. 红白血病　　D. 脾切除

E. 巨幼细胞贫血

50. 溶血性贫血时红细胞中常可见

A. 豪焦小体　　B. 核左移

C. 卡波环　　D. 棒状小体

E. 嗜碱性点彩

51. 病理情况下，红细胞可出现下列哪些结构异常

A. 豪焦小体　　B. 卡波环

C. 核左移　　D. 嗜碱性点彩

E. 棒状小体

52. 网织红细胞增多可见于

A. PNH　　B. 钩虫病

C. 再生障碍性贫血　　D. 珠蛋白生成障碍性贫血

E. 原发性血小板减少性紫癜

53. 属于增生性贫血的是

A. 再生障碍性贫血　　B. 缺铁性贫血

C. 溶血性贫血　　D. 失血性贫血

E. 巨幼细胞贫血

54. 红细胞生成减少所致的贫血有

A. 骨髓性贫血　　B. 失血性贫血

C. 铁粒幼细胞贫血　　D. 溶血性贫血

E. 营养性巨幼细胞贫血

55. 正常成人红细胞中血红蛋白应包括

A. HbA　　B. HbH

C. HbA2　　D. Hb Bart

E. HbF

56. 维持红细胞膜正常结构和变形与下列因素有关的是

A. ATP　　B. G6PD

C. PK 酶　　D. Fe^{2+}

E. 蛋白质代谢

（57～63 题共用题干）

患者，女性，25 岁。头晕乏力半年多。血常规：血红蛋白 7g/L，红细胞 2.0×10^{12}/L，红细胞体积正常；网织红细胞数增多；白细胞计数及分类正常；血小板计数增高。初诊为溶血性贫血。

57. 溶血性贫血的共性改变是
    A. 网织红细胞增多
    B. 血片可见幼稚粒细胞
    C. 红细胞寿命缩短
    D. 骨髓增生明显活跃
    E. 血片可见幼稚红细胞

58. 血管内溶血的特点
    A. 血红蛋白血症
    B. 血红蛋白尿
    C. 脾脏不一定肿大
    D. 血清结合珠蛋白增高
    E. 寒战、高热、腰背酸痛

59. 血管内溶血的证据有
    A. 血红蛋白血症
    B. 血红蛋白尿
    C. 血浆结合珠蛋白增高
    D. Rous 试验阳性
    E. 高铁血红蛋白血症

60. 血管外溶血的特点
    A. 脾肿大
    B. 血红蛋白血症
    C. 尿含铁血红素阳性
    D. 贫血、黄疸
    E. 血浆结合珠蛋白减少

61. G6PD 缺陷可见于下列类型
    A. 蚕豆病
    B. 药物诱发溶血性贫血
    C. 先天性球形红细胞增多症
    D. 先天性椭圆形红细胞增多症
    E. 珠蛋白生成障碍

62. 下列疾病哪些主要表现为血管外溶血
    A. 血红蛋白病
    B. PNH
    C. 遗传性椭圆形红细胞增多症
    D. 丙酮酸激酶缺乏
    E. 遗传性球形红细胞增多症

63. 外周血出现有核红细胞的疾病有
    A. 再生障碍性贫血
    B. 骨髓纤维化
    C. 溶血性贫血
    D. 红白血病
    E. 恶性肿瘤骨转移

（64~70题共用题干）

患者，男性，30岁。头晕乏力2年多。门诊血常规：血红蛋白6g/L，红细胞$2.0 \times 10^{12}/L$，红细胞体积减小，中心淡染区增大，并有嗜多色性红细胞及点彩红细胞增多；网织红细胞轻度增多；白细胞计数及分类正常；血小板计数正常。

64. 患者最可能的诊断是
    A. 急性失血
    B. 缺铁性贫血
    C. 巨幼细胞贫血
    D. 自身免疫性溶血性贫血
    E. 珠蛋白生成障碍性贫血

65. 珠蛋白生成障碍性贫血包括
    A. 不稳性血红蛋白病
    B. HbH
    C. 中间型珠蛋白生成障碍性贫血
    D. Hb Bart
    E. 轻型α珠蛋白生成障碍性贫血

66. 下列选项中属于自身免疫性溶血性贫血的是
    A. 新生儿溶血症
    B. 温反应性抗体
    C. 冷反应性抗体
    D. 冷凝集素综合征
    E. 阵发性冷性血红蛋白病

67. 可引起自身抗体型药物诱发免疫性溶血性贫血的是
    A. 奎尼丁
    B. 青霉素
    C. 甲基多巴
    D. 左旋多巴
    E. 利福平

68. 下列哪些物质缺乏可引起巨幼细胞贫血
    A. 铁
    B. 叶酸
    C. 维生素B_{12}
    D. 磷酸
    E. 葡萄糖

69. 再障的发病机制包括下列哪些因素
    A. 隐性遗传
    B. 遗传倾向
    C. 造血干细胞异常
    D. 造血微环境缺陷
    E. 免疫机制

70. 缺铁性贫血的检查结果有
    A. 铁降低
    B. 铁饱和度降低
    C. 贮存铁升高
    D. 铁蛋白降低
    E. 总铁结合率降低

参考答案与解析

一、A1 型题

1. B【解析】珠蛋白生成障碍性贫血血常规：贫血轻重不一，红细胞大小不均，形态可出现异形，嗜碱性点彩红细胞、靶形红细胞、网织红细胞增高。

2. D【解析】Coombs 试验亦即抗球蛋白试验，是检测体内有无不完全抗体的一种很好的方法。该试验分为直接抗球蛋白试验和间接抗球蛋白试验两种。直接试验是测定患者红细胞上有无附着不完全抗体，间接试验是测定患者血清中有无游离不完全抗体。临床意义：阳性可见于自身免疫性溶血性贫血、冷凝集素综合征、药物诱发的免疫性溶血性贫血、新生儿同种免疫性溶血病、某些高球蛋白血症患者，如系统性红斑狼疮、类风湿关节炎、恶性肿瘤等。Coombs 试验为诊断温抗体型溶血性贫血最重要的试验。

3. A【解析】缺铁性贫血时网织红大多正常，血清铁蛋白 SF 缺铁性贫血时 SF $<14\mu g/L$，SF↓；血清可溶性转铁蛋白受体 SFSR，缺铁性红细胞生成时，SFFR $>2.25mg/L$，STFR↑。

4. C【解析】骨髓病性贫血，血象、贫血程度不一，呈正常细胞性血片中红细胞大小不等和异形红细胞多见。

5. E【解析】抗碱血红蛋白即胎儿血红蛋白（HbF），具有较强的抗碱作用。将待检的溶血液与一定量的氢氧化钠溶液混合，作用 1 分钟后加入半饱和硫酸铵中止碱变性反应。HbF 抗碱作用强，没有变性存在于上清液中，HbA 变性沉淀，取上清液于 540nm 处测定吸光度，检测出 HbF 的浓度。

6. D【解析】原红胞质较多，深蓝色且不透明，有油画蓝感，在核周常形成淡染区。

7. E【解析】细胞内铁指存在于中幼红细胞，晚幼红细胞及红细胞中的铁。

8. C【解析】HbE 病为我国最常见的异常血红蛋白病，广东及云南省多见。

9. E【解析】正常血块收缩率 48%~64%，血块收缩不住时血块收缩率 <45%。

10. C【解析】原始红细胞：较原粒细胞大，呈圆形、椭圆形。胞核大，占整个细胞的大部分，一般呈圆形或椭圆形。核内常染色质占优势，异染色质少，少量异染色质在核周凝集，常见一至几个核仁。胞质内游离核糖体丰富，其数量较原粒多。线粒体也多，呈圆形、椭圆形或杆状；基质密度较高。粗面内质网少，分散分布，常呈细长条状。高尔基复合体发育良好，常包围中心粒。胞质内偶见板层小体。细胞表面开始出现吞饮活动和吞饮小泡（吞饮铁蛋白）。胞质内一般无颗粒，但有时在高尔基体附近可见少量溶酶体颗粒，内含酸性磷酸酶。

11. D【解析】红细胞镰变试验阳性见于镰状细胞性贫血（HbS），纯合子患者镰变红细胞可达100%，杂合子型可达50%左右。

12. B【解析】红细胞酶缺陷性贫血属于红细胞破坏过多性贫血。

13. D【解析】缺铁分为三个阶段：①缺铁性贫血早期，储铁缺乏期：贮存铁下降，早期出现血清铁蛋白下降。②缺铁性红细胞生成期：铁蛋白下降，血清铁和转铁蛋白饱和度下降，总铁结合力上升，游离原卟啉上升，出现一般症状。③缺铁性贫血期：除上述外，尚有明显红细胞和血红蛋白减少并出现多个系统症状。

14. B【解析】冷凝激素综合征是由自身反应性红细胞凝集及冷诱导因素导致慢性溶血性贫血和微循环栓塞为特征的一组疾病，多为继发性。

15. D【解析】再障危象：如见到特征性的巨大原始红细胞和巨大早幼粒细胞，反应性的异型淋巴细胞和组织细胞增多等，具有提示性的诊断价值。

16. E【解析】感染、中毒、尿毒症引起单纯小细胞性贫血。

17. A【解析】自身免疫性溶血属于血管外溶血。

18. D【解析】环形铁粒幼红细胞是指幼红细胞胞质内蓝色颗粒在6颗以上并围绕核周1/2以上者。

19. C【解析】再障诊断标准之一全血细胞减少，网织红细胞绝对值减少。

20. C【解析】红细胞体积分布宽度（RDW）是反映红细胞体积大小的客观指标，常用变异系数（CV）表示。

21. A【解析】一般正常成年人每天需要维生素 B_{12} 2~5μg，婴儿为1~2μg。

22. E【解析】溶血性贫血时尿胆红阴性。

23. A【解析】镰状细胞贫血是出现异常血红蛋白S的常染色体显性遗传病。

24. B【解析】在WHO的标准中，男性血红蛋白在130g/L以下，女性在120g/L以下为贫血。如果确诊了贫血，还应该再进行程度的划分。通常来讲，血红蛋白90g/L以上都是轻度贫血，男女的标准是一样的；中度贫血是血红蛋白为60~90g/L，重度贫血是30~60g/L，极重度贫血是30g/L以下。30g/L以下的贫血会有生命危险，甚至重度贫血都是非常不安全的。

25. A【解析】正常人细胞内铁以Ⅰ型为主，少数为Ⅱ型。

26. A【解析】阵发性睡眠性血红蛋白尿症（PNH）是造血干细胞 *PIG-A* 基因突变引起的后天获得的良性克罗恩病。

27. A【解析】溶血性贫血时网织红细胞升高，不能区分血管内、血管外溶血。

28. B【解析】见表36-1。

表 36-1 急性再障与慢性再障的区别

急性再障	慢性再障
起病急，进展迅速，病程短	起病缓慢，病程进展慢，病程较长，一般4年以上
多部位增生减低；三系：造血细胞明显减少	三系或两系减少，至少一个部位增生不良
治疗效果差，预后不佳，常1年内死亡	经恰当治疗，病情可缓解或治愈，预后较好

29. A【解析】血红蛋白病是由于血红蛋白分子结构异常而引起血红蛋白功能异常所致的疾病，包括珠蛋白生成障碍性贫血，镰状细胞贫血，血红蛋白E病，不稳定血红蛋白病，卟啉病是一组血红蛋白合成过程中酶的缺陷引起的卟啉代谢紊乱所致的遗传疾病。

30. A【解析】小细胞低色素性贫血是缺铁性贫血的主要细胞形态学特征。

31. C【解析】再障其特征是造血干细胞和/或造血微环境功能障碍，可造血的骨髓被脂肪替代，导致全血细胞减少。

32. B【解析】成熟红细胞中出现铁颗粒称为铁粒红细胞。

33. E【解析】网织红细胞正常值为0.5%~1.5%，溶血性贫血时，由于大量网织红细胞进入血液循环，Ret可增至6%，甚至8%以上，急性溶血时，可达20%左右严重者可在50%以上。

34. B【解析】正常人原粒和早幼粒细胞沿骨小梁内膜分布，骨髓异常增生综合征（MDS）患者在骨小梁旁区和间区出现3~5个或更多的呈簇状分布的原粒和早幼粒细胞，称不成熟前体细胞异常定位。此为诊断MDS的重要病理学依据。

35. E【解析】骨髓涂片细胞形态学检查对各种白血病、再障、巨幼细胞贫血、恶性组织病、戈谢病、尼曼-皮克病、海蓝组织细胞增生病、多发性骨髓瘤等具有诊断价值，协助诊断某些疾病：如各种恶性肿瘤的骨髓转移、淋巴瘤的骨髓浸润、骨髓增生异常综合征、缺铁性贫血、溶血性贫血、脾亢和原发性血小板减少性紫癜。

36. A【解析】小细胞低色素性贫血时红细胞参数表现为体积减小，红细胞所含血红蛋白浓度降低。

37. D【解析】胆红素是血红蛋白的组成成分，是Hb、Mb、多种酶和多种细胞色素的辅基，其合成于有核红细胞和肝细胞的线粒体内。

38. E【解析】尿含铁血黄素试验（Rous试验）阳性提示慢性血管内溶血，尿中有铁排出。

39. B【解析】遗传性球形红细胞增多症最主要的治疗方法是脾切除，有显著疗效。

40. C【解析】再障危象骨髓象特点，多数增生活跃，有的增生减低或重度减低，当只有红系造血停滞时，正常幼红细胞难见，粒红比值明显增高，在骨髓涂片中可见巨大原始红细胞是其突出特点，粒系和巨核系大致正常。

41. B【解析】血细胞发育过程中形态演变的一般规律是：核浆比由大到小；核仁由大到小；大小由大到小；染色质细致、疏松到粗糙、精密；颗粒从无到有。

42. D【解析】巨幼细胞贫血血是由维生素 B_{12}或叶酸缺乏使细胞 DNA 合成障碍，导致细胞核发育障碍所致的骨髓三系细胞核浆发育不平衡及无效造血性贫血，非遗传性红细胞内在缺陷。

43. C【解析】外周血片中出现有核红细胞，可见于骨髓增生异常综合征、骨髓纤维化、急性红白血病、骨髓病性贫血、巨幼细胞贫血、急性失血后贫血等；再生障碍性贫血的血象以全血细胞减少为主要特征，网织红细胞绝对值明显减少，无嗜多色性红细胞和有核红细胞。

44. A【解析】氧化损伤使红细胞膜的脆性增加。

45. C【解析】抗人球蛋白试验阳性见于自身免疫性溶血性贫血，冷凝集素综合征，阵发性冷性血红蛋白尿，溶血性输血反应等。

46. C【解析】铁缺乏症包括储存铁缺乏、缺铁性红细胞生成、缺铁性贫血三期。机体缺铁时，首先表现为储存铁缺乏，血清铁蛋白含量能准确反映体内贮铁情况，是诊断缺铁性贫血敏感可靠的方法。

47. B【解析】巨幼细胞贫血时平均红细胞体积增大，平均血红蛋白含量增高，但血红蛋白浓度正常。

48. B【解析】成人诊断贫血的标准是男性小于 120g/L，女性小于 110g/L。根据 Hb 浓度，成人贫血程度划分 4 级：轻度，Hb 参考值下限至 91g/L；中度，60～90g/L；重度，31～60g/L；极重度，≤30g/L。

49. C【解析】中性成熟粒细胞 POX 活性下降见于骨髓增生异常综合征、放射病、退化的中性粒细胞及某些白血病，如急性粒细胞性白血病、急性单核细胞白血病等。

50. C【解析】再障骨髓活检，骨髓增生减低，造血组织与脂肪组织容积比降低，造血细胞减少（特别是巨核细胞减少），非造血细胞比例增加，并可见间质水肿出血甚至液性脂肪坏死。

51. C【解析】红细胞渗透脆性的临床意义：脆性增高见于遗传性球形细胞增多症、椭圆形细胞增多症等；降低见于阻塞性黄疸、珠蛋白生成障碍性贫血、缺铁性贫血等。

52. A【解析】血清铁蛋白可较敏感地反映体内贮存铁的情况，是缺铁性贫血早期诊断的最可靠依据。

53. B【解析】RDW 是指红细胞体积分布宽度，它反映所测标本中红细胞体积大小的异质程度。MCV 值只反映红细胞体积平均大小不能代表红细胞之间的体积差异。缺铁性贫血因为血红素的合成不足，使血红蛋白合成减少，新生的红细胞中血红蛋白量不足而使其体积变小异质性增大。

54. A【解析】粒红比值的定义：粒细胞系统各阶段总和与有核红细胞系统（成熟红细

胞除外总和之比。

55. B【解析】珠蛋白基因缺失或基因缺陷导致一种或一种以上的珠蛋白肽链不能合成或合成不足，如仅珠蛋白基因缺失，α 链不能合成或合成不足，结果形成的 HbH（β4）、Hb Bart（γ4）两种异常血红蛋白，都对氧有极高的亲和力，失去向组织释放氧的功能，而且极不稳定，易发生沉淀形成包涵体，导致溶血。

56. C【解析】阵发性冷性血红蛋白尿症以儿童多见，无遗传和家族因素，冷热溶血试验阳性。临床分原发性和继发性，继发性常见于某些感染，如水痘、麻疹、腮腺炎等。引起本病的自身抗体主要是 IgG，主要引起血管内溶血。在 20℃ 以下时冷反应抗体与红细胞结合，吸附补体，当温度升至 37℃时，补体激活，导致溶血。

57. E【解析】继发性再障常见病因：①化学因素，其中与再障发病高度相关的有苯及其衍生物、抗肿瘤的细胞毒性药物、氯霉素等；②生物因素，如多种病毒感染；③物理因素，如辐射 α、γ 射线等。

58. A【解析】再障为正细胞均一性贫血，RDW 正常，MCV 正常。

59. A【解析】缺铁性贫血血象：血红蛋白，红细胞均减少，以血红蛋白减少更明显。

60. C【解析】缺铁性贫血和铁粒幼细胞贫血在临床表现上有许多相同之处，但两者发病的原因不同，前者为铁缺乏，后者是铁利用障碍；因而辨别两者的实验室方法主要是反映铁代谢的指标，而反映铁代谢的金标准为骨髓铁染色。

61. D【解析】MCV↑，MCH↑，MCHC 正常，大细胞性贫血包括 MDS 巨幼细胞贫血等。选大细胞性贫血更合理。

62. D【解析】再生障碍性贫血是一种骨髓造血功能衰竭症，主要表现为骨髓造血功能低下、全血细胞减少和贫血、出血、感染症候群。临床上主要根据骨髓穿刺及骨髓活检查用于确诊再障。

63. E【解析】重型 α-地贫又称 Hb Bart 胎儿水肿综合征是 Hb Bart 异常所致。

64. D【解析】G6PD 缺乏症 Heinz 小体阳性细胞常 245%，随溶血病情好转，阳性细胞减少，甚至消失。

65. E【解析】Coombs 试验亦即抗球蛋白试验，是检测体内有无不完全抗体的一种很好的方法。该试验分为直接抗球蛋白试验和间接抗球蛋白试验两种。直接试验是测定患者红细胞上有无附着不完全抗体，间接试验是测定患者血清中有无游离不完全抗体。临床意义：阳性可见于自身免疫性溶血性贫血、冷凝集素综合征、药物诱发的免疫性溶血性贫血、新生儿同种免疫性溶血病、某些高球蛋白血症患者，如系统性红斑狼疮、类风湿关节炎、恶性肿瘤等。Coombs 试验为诊断温抗体型溶血性贫血最重要的试验。

66. C【解析】收缩蛋白 α 链和 β 链尾尾相联形成二聚体，二聚体再扭曲呈螺旋状四聚体。

67. D【解析】缺铁最主要的原因是铁摄入不足和铁丢失过多。

68. D【解析】遗传性球形红细胞增多症自身溶血率增加，能被葡萄糖或 ATP 纠正。

69. A【解析】脾脏肿大的病因分类可归纳为两大类：一类是感染性脾大；另一类是非感染性脾大。感染性：①急性感染：见于病毒感染、立克次体感染、细菌感染、螺旋体感染、寄生虫感染。②慢性感染：见于慢性病毒性肝炎、慢性血吸虫病、慢性疟疾、黑热病、梅毒等。非感染性：①淤血：见于肝硬化、慢性充血性右心衰竭等。②血液病：见于各种类型的急慢性白血病、恶性淋巴瘤、溶血性贫血、脾功能亢进症等。③结缔组织病：如系统性红斑狼疮等。④组织细胞增生症：如嗜酸性肉芽肿等。⑤脂质沉积症：如戈谢病（高雪病）、尼曼-皮克病。⑥脾脏肿瘤与脾囊肿。B、C、D、E 选项均可出现脾大，故正确答案为 A。

70. A【解析】确定巨幼细胞贫血主要依据血细胞形态学特点结合临床表现进行诊断。周围血象最突出表现为大卵圆形红细胞增多和中性粒细胞核分叶过多。MCV 常大于 100fl，MCH 常大于 32pg。中性粒细胞核分叶过多具有特征性，当血中 5 叶以上的中性粒细胞超过 3%，或找到 6 叶以上的中性粒细胞，或计算 100 个中性粒细胞的核叶平均数超过 3.5，或 5 叶以上和 4 叶以下中性粒细胞的比率超过 0.17，均具有诊断价值。

71. A【解析】红细胞膜缺陷分原发性和继发性。原发性膜缺陷又分为先天性和后天获得性。临床常见的先天性红细胞膜缺陷所致溶血性贫血有：遗传性球形红细胞增多症、遗传性椭圆形红细胞增多症、自身免疫性溶血性贫血和蚕豆病等。阵发性睡眠性血红蛋白尿症（PNH）是一种后天获得性造血干细胞基因突变引起的红细胞膜缺陷所致的溶血病。

72. A【解析】血红蛋白病属于溶血性贫血其临床表现为贫血，黄疸和肝脾肿大。

73. A【解析】增生性贫血包括下列疾病：缺铁性贫血、溶血性贫血、急性失血性贫血，以及风湿热、内分泌紊乱、维生素缺乏等引起的贫血。

74. D【解析】再生障碍性贫血骨髓象：多部位穿刺增生低下，造血细胞（红细胞、粒细胞、巨核系细胞）明显减少，早期阶段细胞减少或不见，巨核细胞减少或缺如，无明显病态造血，非造血细胞（包括淋巴细胞、浆细胞、肥大细胞等）相对增多，非造血细胞比例增高。如有骨髓粒，染色后镜下为空网状结构或为一团纵横交错的纤维网，其中造血细胞极少，大多为非造血细胞。

75. A【解析】正常人体内铁的总量约为 3~5g。

76. A【解析】成人主要血红蛋白 HbA 由 2 条 α 类肽链和 2 条 β 类肽链组成；次要血红蛋白 HbA2 由 2 条 α 类肽链和 2 条 δ 类肽链组成；胎儿血红蛋白 Hb 由 2 条 α 类肽链和 2 条 γ 类肽链组成。

77. B【解析】血清叶酸和维生素 B_{12} 缺乏可导致巨幼细胞贫血，故其测定对巨幼细胞贫血诊断有重要价值。

78. E【解析】铁吸收主要部位在十二指肠和空肠上段。

79. B【解析】RBC 直方图显示曲线波峰左移提示小红细胞，峰底变窄提示红细胞体积大小一致，主要是轻型珠蛋白合成障碍性贫血。

80. D【解析】人体血红蛋白的种类及控制基因构成人血红蛋白的珠蛋白多肽链有 6 种：即 α、β、γ、δ、ε 和 ζ。

二、A2 型题

1. B【解析】血清铁蛋白含量能准确反映体内储存铁的情况，故应检测铁蛋白。

2. B【解析】药物可诱发 G6PD 缺乏症，临床特点为服用了呋喃唑酮、磺胺甲基异噁唑等出现溶血症状。

3. A【解析】根据临床表现该患者最大的可能是患珠蛋白生成障碍性贫血，血红蛋白电泳的检查结果最可能是 HbA 为零或存在，HbF 20%~80%，HbA_2 量可减低、正常或增高。

4. A【解析】驱铁治疗的疗效主要是观察机体贮存铁量的改变，铁蛋白是机体贮存铁的主要形式。

5. E【解析】再障诊断标准如下：①全血细胞减少，网织红细胞绝对值减少。②一般无脾大。③骨髓检查显示至少一部位增生减低或重度减低（如增生活跃，巨核细胞应明显减少，骨髓小粒成分中应见非造血细胞增多。有条件者应做骨髓活检等检查）。④能除外其他引起全血细胞减少的疾病，如阵发性睡眠性血红蛋白尿、骨髓增生异常综合征中的难治性贫血、急性造血功能停滞、骨髓纤维化、急性白血病、恶性组织细胞病等。⑤一般抗贫血药物治疗无效。

6. D【解析】继发性再障常见的主要病因：①化学因素：药物和化学物质如苯及其衍生物，抗肿瘤药，氯霉素等。②生物因素：再障的发生可能与多种病毒感染有关。③物理因素：如电离辐射。此外，PK 活性下降可见于继发性 PK 缺乏症，如再生障碍性贫血、MDS、白血病等。

7. B【解析】PV 常见临床表现：皮肤及黏膜红紫，常出现头晕，头胀乏力等症状，随病情发展出现肝脾肿大。血象：红细胞数增多男 $>6.5\times10^{12}/L$，血红蛋白增加男 $>180g/L$，白细胞计数在（11~30）$\times10^9/L$，有核在移现象，PLT $>300\times10^9/L$。骨髓象：偶有干抽，骨髓增生明显活跃或极度活跃，红、粒、巨三系均增生，但以红系增生明显各系各阶段有核细胞比值及形态大致正常。

三、A3/A4 型题

1. B【解析】缺铁性贫血细胞外铁明显减低，甚至消失。骨髓亚铁氰化钾染色骨髓小粒含铁血黄素（+++），可排除缺铁贫血。

2. D【解析】骨髓中环铁粒幼红细胞 >15% 是铁粒幼贫血的实验室特征，具有诊断价值。

3. D【解析】缺铁性贫血骨髓象显示以中，晚幼细胞为主，体积小，胞质蓝，量少，边缘不规则骨髓外铁明显减低甚至消失，铁粒幼红细胞 <15%。

4. C【解析】红细胞渗透脆性轻度增加，见于遗传性球形红细胞增多症，部分自身免疫性溶血，Coombs 试验主要用于自身免疫性溶血的诊断及分型，首选 Coombs 可排除是否为自身免疫性溶血，若 Coombs 阴性可考虑为遗传性球形红细胞增多症。

5. A【解析】参见上一题解析。

6. E【解析】缺铁性贫血细胞外铁明显减少，甚至消失可排除。

7. B【解析】缺铁性贫血铁染色：骨髓外铁消失，铁粒幼细胞 < 15% 。环形铁粒幼红细胞 > 15% ，是诊断铁粒幼细胞贫血的重要依据。缺铁性贫血骨髓象显示以中、晚幼红细胞为主，体积小，胞质蓝，量少，边缘不规则，骨髓外铁消失，铁粒幼红细胞 < 15% 。

8. D【解析】参见上一题解析。

9. D【解析】MCV 下降，MCH 下降，MCHC 下降，符合缺铁性贫血。

10. A【解析】骨髓铁染色：缺铁性贫血患者储存铁缺乏，即细胞外铁阴性，细胞内铁明显减少或缺如，且颗粒小着色淡，是诊断缺铁性贫血的一种直接而可靠的方法。

11. E【解析】缺铁性贫血时血清铁下降，总铁结合力上升，血清铁蛋白下降，红细胞内游离原卟啉上升，血清转铁蛋白饱和度下降。

12. A【解析】参见 A3/A4 型题第 10 题解析。

13. E【解析】先天性非球形细胞溶血性贫血Ⅱ型（PK 缺乏症），低渗盐水中溶血显著增强，加葡萄糖后溶血不能纠正，加 ATP 后溶血明显纠正。

14. A【解析】正常人 Coombs 试验直接与间接试验均为阴性，本试验是诊断自身免疫性溶血性贫血（AIHA）的重要依据。

15. C【解析】网织红细胞能够体现骨髓造血情况，再生障碍性贫血为造血功能障碍性贫血，其网织红细胞是减低的。

16. E【解析】溶血存在的实验检查，总胆红素上升，间接胆红素上升，Hb 尿上升，LDH 上升。

17. D【解析】为了确证溶血原因：Coombs 试验，确诊或排除自身免疫性溶血，酸溶血试验，确诊或排除，PNH 及其他确证排除原发病存在的试验。

18. E【解析】对具有无痛性表浅淋巴结肿大，不明原因发热，不明原因肿块的患者应考虑淋巴结可能，尤其是影像学检查发现的深部淋巴结肿大者应尽早行病理切片，活检及骨髓细胞学检查。

19. A【解析】怀疑是淋巴瘤，应该尽早进行病理活检。

20. E【解析】恶性淋巴瘤根据病程分类不同可分为：①Ⅰ期：仅累及单一的区域淋巴结或者是病变局限于淋巴结以外的一个单一器官。②Ⅱ期：病变累及横膈同侧两个以上区域的淋巴结，或者是病变局限区域淋巴结以外的器官，以及横膈同侧一个以上区域淋巴结。③Ⅲ期：横膈同侧、两侧都有淋巴结受侵犯，还有淋巴结以外某一个器官受累。④Ⅳ期：指病变已经侵犯多处淋巴结及淋巴结以外的部位。

21. A【解析】红细胞渗透脆性试验增高见于遗传性球形红细胞增多症，尤其是患者细胞膜异常而引起的疾病。

22. E【解析】遗传性的球形红细胞增多症是一种基因遗传性的溶血性的贫血，是由于患者的细胞膜异常而引起的疾病，这种球形细胞经过脾脏时很容易发生贫血。

23. B【解析】遗传性球形红细胞增多症，脆性试验：红细胞常于0.68% NaCl液中开始溶解，0.4% NaCl液完全溶解，盐水渗透脆性增加，孵育后脆性更高，ATP或葡萄糖能纠正筛选试验，红细胞寿命缩短。

24. A【解析】遗传性球形红细胞增多症的发病机制是由于红细胞膜蛋白基因异常引起的病变，血片中红细胞呈球形，大小较均一，直径变小，厚度增加。渗透脆性试验（+）。

25. A【解析】全血细胞减少且网织红细胞绝对值减少，考虑为再生障碍性贫血。

26. C【解析】再生障碍性贫血是一种严重的血液系统疾病，诊断主要依靠全血细胞计数，骨髓象检查的结果来确定。

27. E【解析】全血细胞减少，网织红绝对值明显减低，且MCV正常，考虑再障，临床上常用骨髓穿刺和活检确诊再障。

28. B【解析】再障骨髓穿刺移植增生不良，涂片可见脂肪滴明显增多，造血细胞三系减低无明显病态造血，非造血细胞（淋巴/浆细胞/肥大细胞等）相对增多，非造血细胞比例增高。

29. D【解析】根据上述检查最可能为再生障碍性贫血，病程2年考虑为慢性再障。

30. E【解析】贫血，黄疸，脾大，网织红上升，血涂片红细胞呈小球形，考虑为溶血性贫血，遗传性球形红细胞增多症。

31. A【解析】自身溶血试验不够灵敏和特异，仅对遗传性球形红细胞增多症有较大诊断价值，遗传性球形红细胞增多症，自身溶血增加，能被葡萄糖或ATP纠正。

32. E【解析】铁主要在消化道的十二指肠和空肠上段黏膜被吸收血清铁以Fe^{3+}形式与转铁蛋白结合存在，成人每日需0.5~1.0mg，维生素C能使Fe^{3+}还原为Fe^{2+}，从而促进铁吸收。

33. B【解析】IDA为多因素发病，主要包括：①需铁量增加：如妊娠期或哺乳期、儿童生长发育迅速。②铁丢失增加：慢性失血比急性失血更常见，如溃疡病、痔疮、月经过多、鼻出血、结直肠息肉或肿瘤、钩虫病、肠道血管畸形等慢性失血性疾病。③铁摄入不足：如偏食。④铁吸收或利用减少：胃酸缺乏（胃大部切除术后、萎缩性胃炎、长期服用抑酸药物）；食物相互作用（如浓茶等含鞣酸食物）；小肠疾病（如克罗恩病、肠结核）。

34. B【解析】缺铁性贫血骨髓象显示以中晚幼红细胞为主，体积小，胞质蓝，量少，边缘不规则。

35. D【解析】①贫血为小细胞低色素性；②有明确的缺铁病因；③血清（浆）铁小于10.7μmol/L；④总铁结合力大于62.7μmol/L，运铁蛋白饱和度小于15%有参考意义，小于

10%有确切意义；⑤骨髓细胞外铁明显减少或消失，铁粒幼红细胞小于15%；⑥红细胞游离原卟啉大于500μg/L；⑦血清铁蛋白小于16μg/L；⑧铁剂治疗有效。符合上述①和②~⑧中至少两条者，可诊断为缺铁性贫血。

36. C【解析】尿含铁血黄素阳性，临床常见于PNH。PNH血象：贫血，网织红增加，可见有核红及红细胞碎片，白细胞和PLT常减少，半数患者为全血细胞减少。骨髓象：半数以上患者，三系增生活跃，尤以红系造血旺盛，综上符合PNH。

37. E【解析】阵发性睡眠性血红蛋白尿，简称PNH，是一种获得性红细胞膜缺陷引起的慢性溶血。其特点为常在睡眠后解酱油色或葡萄酒色尿。

38. D【解析】酸化血清溶血试验特异性高，多数患者为阳性，是PNH诊断的重要依据。

39. D【解析】确定溶血性贫血的存在，依据病史，有贫血，黄疸和网织红计数增加，考虑为溶血性贫血可能，确定溶血部位，慢性过程有脾肿大血管外溶血。

40. B【解析】以下选项仅Coombs试验为溶血性贫血的筛查试验。

41. B【解析】溶血时，血浆中的血红蛋白与HP结合增多，使血清中结合珠蛋白减少。

42. E【解析】溶血性贫血，红细胞寿命缩短，约为14天，红细胞寿命测定试验能反映平均红细胞消亡状态，是诊断溶血性贫血最有力的依据。

四、B型题

1. B【解析】参见表36-2。

表36-2　小细胞性贫血的实验室特征

疾病	SF	SI	TS	sTfR	骨髓铁	血液学发现
缺铁贫血	↓	↓	↓	↑	↓	MCV↓，MCH↓
地中海贫血	N/↑	↑/N	N/↑	↑	↑	MCV↓，MCH↓，Ret↑，靶形RBC
慢性感染性贫血	↑/N	↓/N	↓/N	多↓	N/↑	MCV↓，MCH↓
铁粒幼细胞贫血	↑	↑	↑	↓	↑	MCV↓，MCH↓，铁粒幼细胞↑

2. A【解析】参见上一题解析。

3. D【解析】参见B型题第1题解析。

4. C【解析】参见B型题第1题解析。

5. C【解析】缺铁性贫血的分期：临床缺铁分为三个阶段①储铁缺乏期：贮存铁下降，早期出现血清铁蛋白下降。②缺铁性红细胞生成期：贮存铁更进一步减少，铁蛋白减少，血清铁和转铁蛋白饱和度下降，总铁结合力增高和游离原卟啉升高，出现一般症状。③缺铁性贫血期：除上述特点外，尚有明显红细胞和血红蛋白减少，并出现多个系统症状。

6. A【解析】参见上一题解析。

7. B【解析】参见 B 型题第 5 题解析。

8. E【解析】铁粒幼细胞贫血的骨髓象：红系增生明显活跃，病态造血现象，胞浆可见空泡、浆量少，缺乏血红蛋白形成，铁染色可见铁粒幼红细胞增多，出现环状铁粒幼红细胞 >15%，是本病特征，具有诊断意义。粒系及巨核系正常。

9. D【解析】恶性贫血是因胃黏膜萎缩，胃液中缺乏内因子，使维生素 B_{12} 吸收出现障碍而发生的巨幼细胞贫血。

10. A【解析】再生障碍性贫血是正细胞正色素性贫血。

11. B【解析】长期营养不良导致叶酸和维生素 B_{12} 摄入不足，引起巨幼细胞贫血。

12. D【解析】月经过多是失血引起的体内铁丢失过多，细胞形态为小细胞低色素性贫血。

13. E【解析】蚕豆病是指 G6PD 缺乏患者食用蚕豆，蚕豆制品或接触蚕豆花粉后引起的急性溶血性贫血时红细胞酶缺陷性贫血。

14. D【解析】钩虫病是慢性失血慢性出血，体内铁丢失，细胞形态为小细胞低色素性贫血。

15. A【解析】再障骨髓象诊断标准，骨髓至少 1 个部位增生低下或重度低下（如增生活跃，须有巨核细胞显著减少及淋巴细胞相对增多），骨髓小粒非造血细胞增多。

16. B【解析】慢性粒细胞白血病的骨髓象可见核细胞增生极度活跃，粒红比例显著增高可达（10~50）:1；显著增生的粒细胞中，以中性中幼粒、晚幼粒和杆状核粒细胞居多。原粒细胞 <10%。嗜碱和嗜酸性粒细胞增多，幼红细胞早期增生、晚期受抑制，巨核细胞增多，骨髓可发生轻度纤维化；加速期及急变期时，原始细胞逐渐增多。

17. D【解析】多发性骨髓瘤绝大多数都有不同程度的贫血，贫血多属正细胞正色素性，少数呈低色素性，红细胞常呈“缗钱状”排列，红细胞沉降率也明显加快。

18. C【解析】TTP 是血栓时血小板减少性紫癜骨髓象特点，骨髓红系细胞增生明显活跃，巨核细胞增生或正常，常伴成熟障碍。

19. E【解析】缺铁性贫血时，骨髓细胞外铁明显减低，甚至消失；铁粒幼细胞的百分率减低。经有效铁剂治疗后，细胞外铁增多；因此铁染色可作为诊断缺铁性贫血及指导铁剂治疗的重要方法。非缺铁性贫血如溶血性贫血、营养性巨幼细胞贫血、再生障碍性贫血和白血病，细胞外铁正常或增高，铁粒幼细胞正常或增高。感染、肝硬化、慢性肾炎及尿毒症、血色病及多次输血后，骨髓细胞外铁增加。

20. D【解析】缺铁性贫血是最常见的贫血。当铁量增加而铁摄入不足、铁吸收障碍、铁丢失过多均可以引起缺铁性贫血。缺铁性贫血在铁代谢检查的表现是：骨髓涂片用亚铁氰化钾（普鲁士蓝反应）染色后，在骨髓小粒中无深蓝色的含铁血黄素颗粒，在幼红细胞内铁小粒减少或者消失，铁粒幼细胞少于 0.15；血清铁蛋白降低（<12μg/L）；血清铁降低

（$<8.95\mu mol/L$），总铁结合力升高（$>64.44\mu mol/L$），转铁蛋白饱和度降低（$<15\%$）。

21. B【解析】慢性感染性贫血可有血清铁下降，但细胞外铁不一定减少。

五、X 型题

1. BD【解析】急性再障的血象表现：血象除血红蛋白下降较快外，须具备以下 3 项中的 2 项：①网织红细胞绝对值 $<15\times10^9/L$；②白细胞明显减少，中性粒细胞绝对值 $<0.5\times10^9/L$；③血小板 $<20\times10^9/L$。

2. CE【解析】溶血性贫血时，外周血常出现有核红细胞，点彩，多彩红细胞和红细胞碎片，还可见卡波环和豪焦小体，网织红细胞明显增多。

3. BCE【解析】急性再障多部位骨髓增生减低，3 系造血细胞明显减少，血红蛋白下降较快，非造血细胞（包括淋巴细胞、浆细胞、肥大细胞、网状细胞）增多，巨核细胞均缺如。慢性再障骨髓有散在增生灶，多数病例骨髓增生减低，3 系造血细胞减少，其中幼稚红细胞及巨核细胞减少更明显，非造血细胞增加，比例大于 50%。血象：血红蛋白下降速度较慢，网织红细胞、白细胞、中性粒细胞及血小板值常较急性再障为高。

4. ABCDE【解析】铁的功能：①合成血红蛋白。②合成含铁酶。③参与重要代谢：如儿茶酚胺的代谢。④贮存铁：以铁蛋白和含铁血黄素之主。⑤合成肌红蛋白。

5. ABCD【解析】慢性再障与急性再障骨髓改变相似，多数病例骨髓增生减低，三系造血细胞减少，其中幼稚红细胞及巨核细胞减少更明显，非造血细胞增加，比例大于 50%。

6. AE【解析】自身免疫性溶血，血清学检查：①抗人球蛋白试验（+）。②冷凝集素试验，冷抗体型自身免疫性溶血性贫血（+）。③冷热溶血试验：阵发性冷性血红蛋白尿（+）。

7. ABCE【解析】铁粒幼细胞贫血的特征：①高铁血症；②红细胞无效生成，呈低色素性贫血；③骨髓红系增生，细胞内、外铁明显增多，并伴随大量环形铁粒幼红细胞。

8. CD【解析】网织红细胞增高：①提示骨髓造血功能旺盛：见于各种增生性贫血如缺铁性贫血、巨幼细胞（缺乏叶酸、维生素 B_{12}）贫血、失血性贫血，尤以溶血性贫血时增加最为显著，常 $>10\%$。②缺铁性贫血及巨幼细胞贫血在给予铁剂、维生素 B_{12}、叶酸治疗之后，可见网织红细胞明显增加。

9. BCDE【解析】再障为正细胞正色素性贫血，其骨髓铁染色可见，细胞内，外铁均增加，中性粒细胞碱性磷酸酶活性上升，sTfR 下降，常见于再障，血清铁上升见于再障铁粒幼贫血等。

10. ABCDE【解析】红细胞膜参与细胞运输、信息传递、血型抗原、免疫反应、免疫调节及出、凝血调节等反应。

11. ACE【解析】再障为正细胞正色素性贫血。

12. ABCDE【解析】缺铁性贫血的发生多是隐匿的，由于症状进展缓慢，患者一般能很好地适应，并能继续从事工作。常见症状有头晕、头痛、乏力、易倦、心悸、活动后气短、眼花、耳鸣、皮肤黏膜苍白、毛发干枯、口唇角化、指甲扁平失光泽等。部分患者则会出现口角炎、舌乳头萎缩、舌炎、食欲缺乏、恶心及便秘等缺铁特殊表现，严重者，还可出现匙状指甲，即反甲。

13. ACDE【解析】当红细胞寿命缩短，超过了骨髓造红细胞的能力，导致贫血发生，即溶血性贫血，溶血性贫血时，红细胞代偿性增生表现，外周血出现有核红细胞，点彩，多彩红细胞和红细胞碎片，还可见卡波环和 H-J 小体，网织红细胞明显增多。

14. ABDE【解析】G6PD 缺乏包括蚕豆病、急性溶血贫、新生儿高胆红素血症、先天性非球形红细胞溶血性贫血。

15. ABCDE【解析】M5：本型约占 AML 的 10%，多见于儿童或年轻人。临床上除有一般急性白血病症状外，浸润症状较为明显，其突出表现为皮肤黏膜的损害，牙龈增生，肿胀出血及溃疡，坏死等较多见，鼻黏膜被浸润而引起鼻塞，嗅觉减退，甚至咽喉水肿，窒息等。器官浸润表现为肝、脾、淋巴结肿大，肾损害也较其他类型多见，多发生 DIC。

16. ABCDE【解析】影响铁吸收的因素：①机体铁营养状况：在体内缺铁的情况下，铁的吸收量会明显增加。②膳食铁的含量及存在形式：有机铁、二价铁较易吸收，血红素铁较非血红素铁吸收率高。③膳食中影响铁吸收的因素：抑制铁吸收的因素：草酸、植酸、鞣酸、植物纤维、茶、咖啡、钙（包括牛奶中的钙）、例如植酸是谷物、种子、坚果、蔬菜、水果中以磷酸盐和矿物质贮存形式的六磷酸盐，在小肠的碱性环境中容易形成磷酸盐而妨碍铁吸收，茶与咖啡也影响铁的吸收，茶叶中的鞣酸与铁形成鞣酸铁复合物，可使铁吸收减少。促进铁吸收的因素有肉、禽、鱼类食物中的“内因子”，维生素 C。另外肠道寄生虫病、慢性腹泻或消化不良等疾病时也会影响铁的吸收和利用。

17. ABDE【解析】影响维生素 B_{12} 吸收和转运的因素：胃肠疾病导致的胃酸、胃蛋白酶分泌减少；全胃切除；内因子完全缺乏；胰腺分泌胰蛋白酶缺乏。

18. BCDE【解析】遗传性球形红细胞增多症时一种红细胞膜蛋白结构异常所致的遗传性溶血病，其渗透脆性试验，常于 5.2~7.2g/L 的低渗盐水开始溶解，4.0g/L 完全溶解孵育后脆性更高，加葡萄糖或 ATP 能纠正。血涂片中小球形细胞 >10%，红细胞渗透性增加。应注意与自身免疫性溶血性贫血所致继发性球形红细胞增多相鉴别，后者 Coombs（+）。

19. DE【解析】急性失血性贫血和再生障碍性贫血为正细胞正色素性贫血，红细胞形态对其诊断意义不大。

20. ACE【解析】慢性病贫血系慢性感染、结缔组织病、恶性肿瘤所致的贫血，可呈小细胞性或小细胞低色素性贫血，血清铁降低，总铁结合力降低，骨髓细胞外铁增多而铁粒幼细胞数减少。

21. BDE【解析】我国 PNH 的常见并发症有感染、贫血性心脏病、胆结石及慢性胆囊炎，此外有再生障碍性贫血、溶血危象、DIC 等，血栓及栓塞较少见。国外以血栓、栓塞、感染及骨髓衰竭常见。血栓形成为本病重要并发症之一，多见于静脉系统，下肢静脉血栓多见。血栓形成可扩展到脾静脉和门静脉，往往致死。

22. ABD【解析】遗传性铁粒幼细胞贫血主要是由于遗传引起血红素合成障碍所致，有X染色体伴性遗传及常染色体遗传两种遗传方式，好发于有相关家族史的人群。遗传性铁粒幼细胞贫血患者少数在出生后或婴儿期发病，大多数10~20岁左右发病，偶有50~60岁被发现，大多为男性，常染色体遗传的家族则女性亦可患病。

23. ABCE【解析】珠蛋白生成障碍性贫血包括α-地贫和β地贫。α-地贫包括重型（Hb Bart胎儿水肿综合征）、中间型（血红蛋白H病）、轻型（标准地贫，静止型α-地贫）；β-地贫包括重型、中间型、轻型、静止型。

24. BC【解析】正常成人Hb肽链主要组合成三种形式：$\alpha_2\beta_2$为成人主要血红蛋白，简称HbA，占90%以上；$\alpha_2\delta_2$为成人次要血红蛋白，简称HbA_2，占1%~3%；$\alpha_2\gamma_2$为胎儿主要血红蛋白，简称HbF，1岁后直至成人仅保留2%以下。

25. AC【解析】溶血性贫血时，红细胞代偿性增生表现为外周血出现有核红细胞，点彩、多彩红细胞和红细胞碎片，还可见卡波环和H-J小体。

26. ABCDE【解析】阵发性冷性血红蛋白尿症以儿童多见，无遗传和家族因素，冷热溶血试验阳性。临床分原发性和继发性，继发性常见于某些感染，如水痘、麻疹、腮腺炎等。引起本病的自身抗体主要是IgG，主要引起血管内溶血。在20℃以下时冷反应抗体与红细胞结合，吸附补体，当温度升至37℃时，补体激活，导致溶血。

27. CE【解析】红细胞变形能力减低常见于溶血性疾病：红细胞膜蛋白异常，形成变性珠蛋白小体，红细胞膜成分，磷脂减少均能引起溶血。铁离子缺乏常见于缺铁性贫血，维生素B_{12}缺乏可见于巨幼细胞贫血，可排除。

28. ABE【解析】常见的小细胞性贫血有铁粒幼细胞贫血、地中海贫血、慢性病性贫血、转铁蛋白缺乏症。

29. ABCD【解析】再障的发病机制有三个方面，分别是造血干细胞的缺陷、造血微环境异常和免疫功能异常，分别称作种子学说、土壤学说和虫子学说。

30. ACDE【解析】溶血性贫血是由于红细胞自身缺陷（如细胞膜、能量代谢酶和血红蛋白分子缺陷及存在抗体或补体等）或外在因素（脾功能亢进）使红细胞存活期缩短，破坏加速，超过了骨髓造血的代偿能力而发生的一类贫血。

31. ABCD【解析】缺铁性贫血的实验室检查中生化检查应该提示：血清铁降低，总铁结合力增高，转铁蛋白饱和度降低。

32. ABD【解析】红细胞形态异常球形红细胞临床意义：常见于遗传性球形细胞增多症；自身免疫性溶血性贫血；异常血红蛋白病。

33. CDE【解析】巨幼细胞贫血需与下列疾病进行鉴别：全血细胞减少性疾病；急性红白血病（红血病期）；骨髓增生异常综合征（MDS）；无巨幼细胞改变的大细胞性贫血。

34. ADE【解析】扫描电镜下，根据红细胞的内凹程度可分为三型：Ⅰ型，单向凹陷，呈盘形；Ⅱ型，单向凹陷较深，似面盆或蘑菇帽状；Ⅲ型，单向凹陷更深，似杯状或深臼样。口形红细胞增多主要见于遗传性口形红细胞增多症，也可见于肝脏疾病和肿瘤性疾病。

35. ABCDE【解析】红细胞膜的功能包括物质运输、红细胞膜抗原性；变形性；红细胞的免疫功能。

36. CDE【解析】重型 β 珠蛋白生成障碍性贫血，电泳 HbA 显著减少，HbA_2 1%~5%（正常人 1.2%~3.5%），HbF＞30%，正常人＜2%。

37. ABCE【解析】再生障碍性贫血是一组因化学、物理、生物因素及不明原因所致的造血功能衰竭的综合征。骨髓象表现为造血增生减退。

38. ABC【解析】缺铁性贫血：骨髓涂片用亚铁氰化钾（普鲁士蓝反应）染色后，在骨髓小粒中无深蓝色的含铁血黄素颗粒，在幼红细胞内铁小粒减少或消失，铁粒幼细胞少于 0.15；血清铁蛋白降低（＜12μg/L）；血清铁降低（＜8.95μmol/L），总铁结合力升高（＞64.44μmol/L），转铁蛋白饱和度降低（＜15%）。sTfR（可溶性转铁蛋白受体）浓度超过 8mg/L。

39. ACE【解析】血管内溶血包括微血管病性溶贫、G6PD 缺乏症。

40. ACD【解析】1987 年第四届全国再障学术会议修订的再障诊断标准如下：①全血细胞减少，网织红细胞绝对值减少。②一般无脾肿大。③骨髓检查显示至少一部位增生减低或重度减低（如增生活跃，巨核细胞应明显减少，骨髓小粒成分中应见非造血细胞增多。有条件者应作骨髓活检等检查）。④能除外其他引起全血细胞减少的疾病，如阵发性睡眠性血红蛋白尿、骨髓增生异常综合征中的难治性贫血、急性造血功能停滞、骨髓纤维化、急性白血病、恶性组织细胞病等。⑤一般抗贫血药物治疗无效。

41. ACD【解析】因造血物质缺乏或利用障碍所致的贫血，如缺铁性贫血，叶酸及维生素 B12 缺乏所致的巨幼细胞贫血。

42. ABCD【解析】维生素 B_{12} 缺乏和叶酸缺乏导致的巨幼细胞贫血，均出现“核幼质老”的核浆发育不平衡现象，其余选项均正确。

43. ABCDE【解析】冷凝激素试验阳性主要见于冷凝激素综合征患者。流行性感冒、支原体肺炎、传染性单核细胞增多症、淋巴瘤、疟疾等可引起冷凝激素效价继发性增高。

44. ACDE【解析】珠蛋白生成障碍性贫血原名地中海贫血又称海洋性贫血，是一组遗传性溶血性贫血疾病。由于遗传的基因缺陷致使血红蛋白中一种或一种以上珠蛋白链合成缺如或不足所导致的贫血或病理状态。珠蛋白生成障碍性贫血广泛分布于世界许多地区，东南亚即为高发区之一。我国广东、广西、四川多见，长江以南各省区有散发病例，北方则少见。珠蛋白生成障碍性贫血红细胞渗透脆性减低。重型珠蛋白生成障碍性贫血，外周血象呈小细胞低色素性贫血，红细胞大小不等，中央浅染区扩大，出现异形、靶形、碎片红细胞和有核红细胞、点彩红细胞、嗜多染性红细胞、豪-周氏小体等。

45. BC【解析】贮存铁：铁蛋白是身体铁储备的主要形式；含铁血黄素是铁过多时的沉积物。

46. ABCE【解析】不稳定血红蛋白病：热变性试验易有假阳性，需作正常对照。异丙醇不仅使不稳定血红蛋白沉淀，也可使 HbF 沉淀，应注意鉴别。用 0.1% 乙酰苯肼并在 37℃温育 2~4 小时，可诱发变性珠蛋白小体形成。在切脾后患者的周围血红蛋白中易见到变性珠蛋白小体。

47. ABCDE【解析】溶血性贫血特点：①红细胞寿命缩短，网址红细胞计数升高；②外周血出现有核红细胞，点彩和多彩红细胞，骨髓红系增生明显活跃，粒红比倒置或缩小；③黄疸；④LDH 升高，结合珠蛋白下降。

48. ABCE【解析】急性溶血性贫血表现为起病急骤、可突发寒战、高热、面色苍白、腰酸背痛、气促、乏力、烦躁、亦可出现恶心、呕吐、腹痛等胃肠道症状。这是由于红细胞大量破坏，其分解产物对机体的毒性作用所致。游离血红蛋白在血浆内浓度越过 130mg/dl 时，即由尿液排出，出现血红蛋白尿，尿色如浓红茶或酱油样，12 小时后可出现黄疸，溶血产物损害肾小管细胞，引起坏死和血红蛋白沉积于肾小管，以及周围循环衰弱等因素，可致急性肾衰竭。由于贫血，缺氧、严重者可发生神志淡漠或昏迷，休克和心功能不全。

49. AE【解析】真性红细胞增多症常出现头晕、头胀、头痛、乏力、眼花、心悸、怕热、多汗、失眠、皮肤瘙痒和体重下降。恶性淋巴瘤可伴有发热、消瘦、盗汗、皮肤瘙痒等全身症状。

50. BCD【解析】血清铁检测可以用来检测体内的铁储备量，判断是否存在缺铁性贫血。在缺铁性贫血中，血清铁通常较低。血清铁蛋白测定也可以用来评估体内铁储备情况。血清铁蛋白是体内铁的主要贮存形式之一，它的水平可以反映体内可利用铁的储备程度。血清铁蛋白水平在缺铁性贫血时通常较低。血浆维生素 B_{12} 检测可以帮助诊断巨幼细胞贫血，这是一种由于体内维生素 B_{12} 不足而引起的贫血。缺乏维生素 B_{12} 会影响 DNA 合成和红细胞的生产，造成贫血。

51. DE【解析】缺铁贫以乏力、贫血貌及消化道疾病症状为主，再障以出血、贫血、感染为主要症状，巨幼细胞贫血以贫血、消化道和神经系统异常为主，均无脾肿大。

52. ABCD【解析】恶性贫血为叶酸和维生素 B_{12} 缺乏导致的 DNA 合成障碍性贫血。

53. ABCDE【解析】巨幼细胞贫血：①血象：大细胞性贫血，血涂片见成熟红细胞大小不等，红细胞体积大椭圆。中性粒细胞分叶过多，核左移。严重时白细胞、血小板会全血细胞减少。②骨髓象：增生性贫血；幼红细胞数量增多，中幼细胞和晚幼细胞比例增高；各阶段幼红细胞巨幼变；"核幼浆老"；粒系、巨核系巨幼变。③多起源于营养不良。④消化系统症状：患者会出现食欲缺乏、腹胀、腹泻；舌炎，舌炎表现为舌质红、舌乳头萎缩、表面光滑，俗称牛肉舌，并伴有疼痛。

54. ABCD【解析】真性红细胞增多症与继发性红细胞增多症的鉴别诊断：有引起继发性红细胞增多症的原发病，如慢性缺氧状态、肾脏病变及各种肿瘤等；无脾肿大；动脉血氧饱和度可能减低；不伴有白细胞和血小板增多；中性粒细胞碱性磷酸酶活性不增高；骨髓象仅表现红系增生。血清促红细胞生成素（EPO）水平增高。

55. ACE【解析】缺铁贫血以乏力、贫血貌及消化道疾病为主；再生障碍性贫血以出血、贫血、感染为主要症状；巨幼细胞贫血以贫血、消化道和神经系统异常为主均无脾肿大。

56. ADE【解析】真性红细胞增多症和继发性真性红细胞增多症都是导致红细胞数量增多的疾病，二者的主要区别在于前者由于机体天生异常导致红细胞过多，而后者则是由于某种原因导致肾素-血管紧张素-醛固酮系统激活，引起红细胞生成增加。因此，为了区分这两种疾病，可以参考下列指标：①NAP 染色：用于检测红细胞内的过氧化物酶体含量。真性红细胞增多症患者通常 NAP 染色呈阴性，而继发性真性红细胞增多症患者 NAP 染色呈阳性。②脾脏大小：真性红细胞增多症患者脾脏一般不大，而继发性真性红细胞增多症患者脾脏往往明显肿大。③红细胞容积：真性红细胞增多症患者常伴有高红细胞计数和高红细胞比容，但平均红细胞容积正常或稍低。而继发性真性红细胞增多症患者则不仅红细胞数量增加，而且平均红细胞容积也会明显增大。

六、案例分析题

1. A【解析】再生障碍性为正细胞正素色性贫血，MCV、MCH、MCHC 均低于正常，可排除再生障碍性贫血。

2. AB【解析】中幼红细胞阶段开始形成 Hb，其胞质呈嗜多色性的原因，是 Hb 趋多，而 RNA 减少。

3. DE【解析】红细胞渗透脆性减低见于缺铁性贫血、珠蛋白生成障碍性贫血等。

4. CE【解析】急性溶血时，实验室检查发现血清胆红素增高、尿胆原增多或血红蛋白血症、血红蛋白尿、含铁血黄素尿；骨髓幼红细胞显著增生、网织红细胞增多、外周血中出现幼红细胞、抗人球蛋白试验阳性等。

5. ABCE【解析】再生障碍性贫血和脾功能亢进，红细胞寿命缩短，约为 15~29 天，真性红细胞增多症时，红细胞寿命明显延长。

6. BCDE【解析】急性再生障碍性贫血的血象特点：全血细胞减少，网织红细胞比例小于1%，绝对值 $<15\times10^9/L$，血小板常低于 $20\times10^9/L$；其余同慢性。

7. ABC【解析】急性白血病骨髓检查是诊断的重要依据，骨髓增生活跃及极度活跃血象，白细胞增高或减少，亦出现较多的原始及幼稚细胞，红细胞和血小板进行性减少，NAP 下降，再生障碍性贫血全血细胞减少，骨髓有核细胞增生低下，无幼稚细胞增生 NAP 上升。

8. ABCE【解析】慢性系统性疾病贫血时，患者多为正细胞正色素性或小细胞正色素贫血。骨髓铁染色细胞外铁增加、内铁增加或偏少；血清铁蛋白正常或增加；血清铁、运铁蛋白饱和度降低；总铁结合力正常或降低。

9. A【解析】通常认为骨髓外铁消失是诊断缺铁贫血的金标准。

10. A【解析】缺铁性贫血时血清铁检查：血清铁 $<8.98\mu mol/L$，总铁结合力 >

64.44μmol/L。

11. E【解析】缺铁性贫血骨髓铁染色，细胞外铁阴性，细胞内铁明显减少或缺失。

12. AB【解析】改良 Neubauer（牛鲍）计数板构造：两个计数室，计数室两侧各有一条支柱，比计数室高0.1mm，将计数专用盖玻片覆盖其上时，盖玻片底面与计数室表面形成0.1mm的间隙。每个计数室边长为3mm，划成长宽均为1mm的9个大方格，面积为$1mm^2$，加盖片后容积为$0.1mm^3$。每个计数室四角上的四个大方格用单线划成16个中方格，用于白细胞计数；中央大方格用双线划成25个中方格，其中位于4角的四个和中间一个共5个中方格为红细胞计数区，每个中方格又用单线划成16个小方格。

13. ABC【解析】稀释液：①赫姆（Hayem）稀释液：主要成分有氯化钠（调渗透压）、结晶硫酸钠（提高相对比重和防止细胞粘连）、氯化汞（防腐剂）。②甲醛枸橼酸盐稀释液：其中氯化钠起调节渗透压的作用，枸橼酸钠抗凝和维持渗透压，甲醛固定红细胞和防腐。③生理盐水：用于急用时。

14. ABC【解析】巨幼细胞贫血患者血涂片中可见多数大卵圆形的红细胞，中性粒细胞分叶过多，可有5叶或6叶以上的分叶。偶可见到巨大血小板。网织红细胞计数正常或轻度增高。

15. CDE【解析】肝素的作用原理是加强抗凝血酶灭活丝氨酸蛋白酶的作用，阻止凝血酶的形成，有阻止血小板聚集等作用，从而阻止血液的凝固。绝大多数检查都可以用肝素作为抗凝剂，常用于血细胞比容，血气分析，并且是红细胞渗透脆性实验理想的抗凝剂。但肝素抗凝血在瑞氏染色时背景会偏蓝，不适合血涂片检查。也不适于血液学的一般检查和凝血因子的检查。

16. BC【解析】肝素的作用原理是加强抗凝血酶灭活丝氨酸蛋白酶的作用，阻止凝血酶的形成，有阻止血小板聚集等作用，从而阻止血液的凝固。绝大多数检查都可以用肝素作为抗凝剂，常用于血细胞比容，血气分析，并且是红细胞渗透脆性实验理想的抗凝剂。但肝素抗凝血在瑞氏染色时背景会偏蓝，不适合血涂片检查。也不适于血液学的一般检查和凝血因子的检查。

17. A【解析】酸化血清试验（+）主要见于PNH，是诊断PNH的确诊试验。

18. D【解析】由于遗传性球形红细胞增多症的发病机理主要是由于脾脏对球形红细胞的破坏所致，因此手术切除脾脏是治疗的根本方法。

19. ABCD【解析】遗传性球形红细胞增多症自身溶血率增加，能被葡萄糖或ATP纠正，其余均正确。

20. ABCD【解析】PNH与再障关系密切，可相互转化，不发作型PNH与再障表现相似，但PNH出血感染较轻，NAP不增高，Ret上升细胞内外铁均减少，经溶血性疾病实验室检查，酸溶血（+）蔗糖溶血（+）有黄疸，Hb尿（+）。

21. ABDE【解析】PNH白细胞和血小板常减少，半数患者为全血细胞减少。

22. ABCE【解析】异丙醇沉淀试验只作为不稳定血红蛋白的过筛试验，阳性结果只能说明存在不稳定血红蛋白，其余选项均对 PK 缺乏有价值。

23. AC【解析】参见 X 型题第 21 题解析。

24. ABCD【解析】缺铁性贫血的实验室检查：总铁结合力升高，血清铁、铁蛋白、转铁蛋白饱和度均减低。

25. BCDE【解析】骨髓外铁染色 + + + ，可排除缺铁性贫血。

26. C【解析】骨髓中环铁幼红细胞 > 15%，是铁粒幼的实验特征具有诊断价值。

27. C【解析】缺铁性贫血骨髓象显示以中晚幼红为主，体积小，胞质蓝，量少，边缘不规则，骨髓外铁明显减低甚至消失，内铁减低。

28. ABC【解析】类白血病的病因：如感染、中毒、恶性肿瘤、大出血、急性溶血、过敏性休克等，溶血性贫血时，尿中尿胆原上升，外周血可见有核红，尿胆红素 (−)，血中间接胆红素增高。

29. AB【解析】红细胞破坏后，破碎红细胞释放血红蛋白入血，超过肝的清除能力，使血中游离血红蛋白随尿排出导致红细胞和血红蛋白减低，尿中含铁血黄素试验阳性。

30. ABC【解析】血管内溶血见于 PNH，蚕豆病、阵发性冷性血红蛋白尿、急性溶血性输血反应，药物致免疫性溶血性贫血和微血管病性溶血性贫血。

31. ABC【解析】轻型珠蛋白生成障碍性贫血实验室检查：血红蛋白稍低或正常，末梢血中可有少量靶形红细胞，红细胞轻度大小不均。HBA2 大于 3.5%，HBF 正常或轻度增加 (不超过 5%)。

32. ABCE【解析】遗传性椭圆形红细胞增多症是一种红细胞膜蛋白基因异常所致的遗传性溶血病，多呈常染色体显性遗传。贫血、黄疸和脾肿大，是 HS 最常见的临床表现。HS 的临床特点：慢性溶血过程，伴有急性发作的溶血性贫血。

33. E【解析】发生巨幼细胞贫血时，呈大细胞正色素性贫血，白细胞计数减低，粒细胞核分叶增多，血小板计数可减少。MCV > 94fl，MCH > 32pg，MCHC 320~360g/L。

34. AFI【解析】MCV/RDW 联合应用于贫血形态学分类，转传统的三参数分类更全面。正细胞性贫血 RDW 正常，RDW 是根据仪器检测的红细胞数，红细胞比积和血红蛋白量的实验数据，换算出来的。

35. ACDE【解析】豪焦氏小体见于脾切除后、无脾症、脾萎缩、脾功能减低、红白血病、某些贫血（如巨幼细胞贫血）。

36. BCDE【解析】红细胞酶缺陷的检验：高铁血红蛋白还原试验、变性珠蛋白小体检查、G6PD 测定（荧光斑点试验和 G6PD 活性检测）、丙酮酸激酶测定。

37. ACD【解析】红细胞形态异常：球形红细胞、椭圆形红细胞、靶形红细胞、口形红细胞、镰刀形红细胞、棘形红细胞、裂片红细胞、泪滴形红细胞。

38. BDE【解析】细胞内血红蛋白异常：①正常色素性红细胞：除见于正常人外，可见于急性失血、再生障碍性贫血、白血病、骨髓病性贫血等。②低色素性红细胞：红细胞中心苍白区扩大，常见于缺铁性贫血、珠蛋白生成障碍性贫血、铁粒幼细胞贫血、某些血红蛋白病。③高色素性红细胞：红细胞中心淡染区小时，整个红细胞着色较深，最常见于巨幼细胞贫血、球形红细胞增多症等。④嗜多色性红细胞：红细胞未成熟，尚存嗜碱性物质，如末梢血中大量出现，说明骨髓造血功能旺盛，见于各种增生性贫血，尤其是溶血性贫血。⑤嗜碱性红细胞：常见于急性溶血性贫血。⑥细胞着色不一：多见于铁粒幼细胞贫血。

39. ACE【解析】缗钱状红细胞：红细胞互相连接如串钱状，是因为血浆中某些蛋白（纤维蛋白原球蛋白）增高，使红细胞正负电荷发生改变所致。

40. BEF【解析】可在红细胞内出现的异常结构：①嗜碱性点彩红细胞；②豪焦小体（Howell-Jolly boby）；③卡波环（Cabotring）；④寄生虫；⑤变性珠蛋白小体（Heinz body）。

41. BCDE【解析】再障特点：①正细胞正色素性贫血；②全血细胞减低，网织红细胞绝对值减少；③骨髓穿刺多部位增生减低，三系造血细胞减少，非造血细胞相对增多；④骨髓培养集落生长能力减低。

42. DE【解析】缺铁贫血以乏力、贫血貌及消化道疾病为主；巨幼细胞贫血以贫血、消化道和神经系统异常为主；再障以出血、贫血、感染为主要症状均无脾肿大。

43. ABCD【解析】阵发性冷性血红蛋白尿症以儿童多见，无遗传和家族因素，冷热溶血试验阳性。临床分原发性和继发性，继发性常见于某些感染，如水痘、麻疹、腮腺炎等。引起本病的自身抗体主要是 IgG，主要引起血管内溶血。在 20℃以下时冷反应抗体与红细胞结合，吸附补体，当温度升至 37℃时，补体激活，导致溶血。阵发性冷性血红蛋白尿可作血液、D-L 冷溶血试验、Coombs 试验等实验室检查。①血液。专一般属不一定有贫血，但如发作频繁或发作特别严重时，可见血红蛋白下降，网织红细胞计数上升。②D-L 冷溶血试验。将患者血清加入含有同血型正常人红细胞的新鲜豚鼠血清（供给补体）中，先置于 0℃~4℃冰水中约 30 分钟，然后置于 37℃水中 2 小时，即可发生溶血，而正常则不溶血。这一试验叫作“冷溶血试验”（D-L 冷溶血试验），是阵发性冷性血红蛋白尿作出明确诊断的最有价值的试验。③Coombs 试验。在溶血发作时或发作刚过时，做抗人球蛋白直接试验为阳性。因为这时红细胞表面附有补体，所以用普通的抗人球蛋白血清（抗“γ + 非 γ”）或抗“非 γ”血清均可得到阳性结果。在溶血发作后不久，即转为阴性。④血清瓦氏反应。约 1/3 患者的血清瓦氏反应阳性，但患者不一定有梅毒。抗梅毒治疗后此反应可以转变为阴性，但也可以继续阳性。

44. BCDE【解析】PNH 与再障关系密切可相互转化，不发作 PNH 与再障相似，但 PNH 出血及感染较轻，NAP 不增高，网织细胞计数高于正常，骨髓中红系增生较明显，细胞内外铁均减少，经溶血性疾病实验室检查如酸化溶血（+），蔗糖溶血（+），血细胞表型 CD59/CD55 流式分析等确诊。

45. CD【解析】G6PD 是 X 性连锁隐性或不完全显性遗传病是磷酸戊糖途径关键酶，正常白种人和黄种人的 G6PD 为 B 型，正常黑种人约 30% 为 A 型。

46. ABC【解析】遗传性口形红细胞增多症（HS）为常染色体显性遗传的红细胞膜钠的通透性增加导致的溶血病，以外周血中口形红细胞增多为特征。在干血片中，红细胞中心苍白区呈狭窄的裂缝，裂缝的中央较两端更为狭窄，缝的边缘清楚，类似微张的鱼口；在湿血片中，红细胞双凹面消失而呈单面凹，形似碗状。正常人外周血中也可见到少量口形细胞，一般为 3%~5%，若超过 5% 则可认为异常。口形红细胞增多症可为原发性，也可为继发性，临床主要表现为不同程度的溶血和贫血，部分患者可见黄疸，重症患者可有肝脾肿大。

47. CD【解析】见表 36－3。

表 36－3 真性红细胞增多症与继发性红细胞增多症的鉴别

	家族史	骨髓象	NAP	EPO	脾肿大	维生素 B_{12}
真性红细胞增多症	可有	三系增生	↑	减少或正常	有	增高
继发性红细胞增多症	无	红系增生	正常	增加	无	正常

48. ABDE【解析】再生障碍性贫血骨髓象：有核细胞显著减少是最主要的发现。急性型再障贫血，绝大多数患者进行多部位骨髓穿刺检查，发现骨髓增生不良，粒、红系细胞减少，非造血红胞（淋巴细胞、浆细胞、组织嗜碱细胞及网状细胞）增多。不易找到巨核细胞，脂肪组织增多。慢性型再障，胸骨和棘突大多增生活跃，髂骨多增生减低。增生活跃的部位，红细胞系增多，晚、幼红细胞的比例增多，巨核细胞明显减少；增生减低的部位，红系细胞减少，淋巴细胞比例增多，没有巨核细胞。骨髓小粒、造血细胞所占的面积比例少于 50%，骨髓液中有较多的油滴。

49. BCDE【解析】豪焦氏小体见于脾切除后、无脾症、脾萎缩、脾功能减低、红白血病、某些贫血（如巨幼细胞贫血）。

50. ACE【解析】溶血性贫血时红细胞代偿性增生表现为：外周血出现有核红细胞，点彩、多彩红细胞和红细胞碎片，还可见卡波于和豪焦小体，网织红系细胞明显增多。

51. ABD【解析】细胞内结构异常：嗜碱性点彩、豪焦氏小体、卡波氏环、寄生虫。

52. ABD【解析】失血、溶血性贫血时网织红细胞计数可明显增高，珠蛋白生成障碍性贫血，PNH 为溶血性贫血，钩虫病为慢性失血性贫血。

53. BCDE【解析】增生性贫血包括下列疾病：缺铁性贫血、溶血性贫血、急性失血性贫血以及风湿热、内分泌紊乱、维生素缺乏等引起的贫血。

54. ACE【解析】红细胞生成减少。包括骨髓造血功能衰竭，如再生障碍性贫血、骨髓纤维化等伴发的贫血，或者造血原料缺乏或利用障碍引起的贫血，如缺铁性贫血、铁粒幼细胞贫血、叶酸及维生素 B_{12} 缺乏所致的巨幼细胞贫血。

55. ACE【解析】正常人主要血红蛋白 HbA 占 90% 以上，次要血红蛋白占 HbA_2 占 1%~

3%；胎儿主要血红蛋白 HbF 1 岁后直至成年仅保留 2% 以下。

56. ABC【解析】ATP 缺乏时使钙-ATP 酶受抑制，钙沉着于膜上，使膜柔韧性降低，当 G6PD 缺乏时，氧化剂可破坏红细胞重要成分如 Hb 氧化产生高铁血红蛋白，并沉积变为 Heinz 小体，它易黏附细胞膜上，另一方面细胞膜脂质和膜蛋白巯基氧化，可引起红细胞变僵硬。PK 缺乏时，ATP 产生减少使膜变形性减低。

57. ACDE【解析】溶血性贫血时，外周血红细胞数和血红蛋白量减少，网织红细胞明显增多，常为 2%~5%。

58. ABCE【解析】血管内溶血：红细胞结构完整性遭破坏，直接在循环血流中裂解，多为急性发作，无明显肝脾肿大。典型特征：血红蛋白血症、血红蛋白尿。临床表现：起病急；腰背、四肢疼痛、头疼、呕吐；寒战、高热；面色苍白、血红蛋白尿；严重出现周围循环衰竭。

59. ABDE【解析】提示血管内溶血的检查：血红蛋白血症（血清游离血红蛋白升高）、血红蛋白尿（酱油色尿）、含铁血黄素尿（Rous 试验阳性）、血清结合珠蛋白降低、外周血涂片中破碎红细胞。

60. ABDE【解析】血管外溶血：红细胞被吞噬细胞吞噬而破坏，无血红蛋白血症，血红蛋白尿和含铁血黄素尿。

61. AB【解析】G6PD 缺乏可见于蚕豆病、急性溶血贫、新生儿高胆红素血症、先天性非球形红细胞性溶血性贫血。

62. ACDE【解析】血管外溶血主要是血红蛋白代谢产物增多而引起的相应变化。血管外溶血一般呈慢性溶血过程，多见于遗传性球形红细胞增多症、血红蛋白病、温抗体型自体免疫性溶血性贫血。

63. BCDE【解析】外周血出现有核红细胞可见于：新生儿、严重缺氧、溶血性贫血、巨幼细胞贫血、白血病、骨髓增生异常综合征（MDS）、骨髓增殖性肿瘤（MPN，尤其是骨髓纤维化）、骨髓增生异常/骨髓增殖性肿瘤（MDS/MPN）、骨髓转移性肿瘤等。

64. B【解析】缺铁性贫血临床表现为贫血、乏力、小细胞低色素性，网织红轻度增多，白细胞、血小板正常。

65. BCDE【解析】珠蛋白生成障碍性贫血包括 α-珠蛋白生成障碍性贫血和 β-珠蛋白生成障碍性贫血。α-珠蛋白生成障碍性贫血包括血红蛋白 Bare 胎儿水肿综合征、血红蛋白 H 病、轻型、静止型。β-珠蛋白生成障碍性贫血包括重型、中间型、轻型、静止型。

66. BCDE【解析】自身免疫性溶血根据抗体特征分为温反应性抗体和冷反应性抗体（冷凝集素综合征和阵发性冷性血红蛋白尿）。

67. CD【解析】根据免疫反应的性质，药物诱发的免疫性溶血的免疫机制有三种不同类型：①自身免疫型（甲基多巴型）：据某些报道，经甲基多巴治疗后约有 15% 患者发生无症状的阳性抗人球蛋白试验。但发生药物诱发的免疫性溶血性贫血者仅有 1%，贫血多为轻度至中度，其程度与服用剂量无关。此外，引起此类溶血性贫血的药物还有左旋多巴、普鲁卡因胺、氯丙嗪等。②半抗原型（青霉素型）：代表性药物是青霉素，头孢菌素类可与青霉素抗原产生交叉反应，因此可诱发相同病变，此外尚有四环素、磺胺类、甲苯磺丁脲、非那西丁等也可作为半抗原与红细胞膜蛋白结合。③免疫复合物型（奎宁型）：部分药物诱发的免疫性溶血性贫血患者可发生急性肾衰竭、休克及弥散性血管内凝血。奎宁、奎尼丁、磺胺类、非那西丁、氯丙嗪、异烟肼、利福平、对氨水杨酸、氯磺丙脲等诱发的免疫性溶血性贫血均属此类。

68. BC【解析】巨幼细胞贫血的发病原因主要是由于叶酸或及维生素 B_{12} 缺乏。

69. CDE【解析】再障的发病机制有三个方面，分别是造血干细胞的缺陷、造血微环境异常和免疫功能异常。

70. ABD【解析】缺铁性贫血的检查：骨髓涂片用亚铁氰化钾（普鲁士蓝反应）染色后，在骨髓小粒中无深蓝色的含铁血黄素颗粒，在幼红细胞内铁小粒减少或消失，铁粒幼细胞少于 0.15；血清铁蛋白降低（ $<12\mu g/L$ ）；血清铁降低（ $<8.95\mu mol/L$ ），总铁结合力升高（ $>64.44\mu mol/L$ ），转铁蛋白饱和度降低（ $<15\%$ ）。sTfR（可溶性转铁蛋白受体）浓度超过 8mg/L。

白血病与淋巴瘤的检验检测技术（1）

白血病与淋巴瘤的检验检测技术（2）

第三十七章　白血病与淋巴瘤的检验

一、A1 型题

1. 醋酸 AS-D 萘酚酯酶（AS-DNAE）阳性且能被 NaF 所抑制的细胞是
   A. 粒细胞　B. 红细胞
   C. 巨核细胞　D. 单核细胞
   E. 淋巴细胞
2. 下列哪项叙述不符合醋酸 AS-D 萘酚酯酶（AS-DNAE）的临床意义
   A. 幼单核细胞和单核细胞均为阴性　B. 巨核细胞和血小板均为阳性
   C. 早期幼红细胞呈阴性　D. 淋巴细胞可呈阴性或弱阳性
   E. 自早幼粒细胞至成熟中性粒细胞均为阳性
3. 对急性单核细胞白血病的诊断较有价值的细胞化学染色是
   A. 糖原染色　B. 中性粒细胞碱性磷酸酶染色
   C. 过氧化物酶染色　D. 非特异性酯酶染色和 NaF 抑制试验
   E. 氯醋酸 AS-D 萘酚酯酶染色
4. 孕妇在产后 NAP 积分可
   A. 减低　B. 轻度增高
   C. 正常　D. 轻度减低
   E. 增高
5. 下列哪项是造血干细胞和早期细胞的分化抗原
   A. MPO　B. CD3
   C. CD13　D. CD34
   E. CD41
6. 下列哪项错误
   A. CML——Ph 染色体阳性
   B. APL——可出现 t（15;17）
   C. APL——可出现 *PML-RARα* 融合基因
   D. ALL——染色体易位常累及 *TCR* 基因（T 细胞）
   E. AML 染色体易位常累及 *Ig* 基因

7. 关于 MDS，下列说法错误的是
   A. 可见病态造血
   B. 可分为原发性和继发性两种
   C. 多数患者最终可转化为急性白血病
   D. 按 FAB 分型标准，骨髓中原始细胞 22%，且能找到 Auer 小体，属 MDS-RAEB 型
   E. WHO 1997 年修订 MDS 分型方案，建议取消 RAEB-T 类型
8. α-丁酸萘酚酯酶（α-NBE）染色时与重氮盐偶联成有色沉淀的是
   A. α-丁酸　　B. α-酯酶
   C. α-萘酚　　D. α-萘酯
   E. α-丁酸萘酚
9. 关于中性粒细胞碱性磷酸酶（NAP）的临床意义，哪项是错误的
   A. 慢性粒细胞白血病时 NAP 活性降低
   B. 类白血病时 NAP 活性明显增强
   C. 化脓性感染时 NAP 活性增强，而病毒感染时则无变化
   D. 急性淋巴细胞白血病时 NAP 活性降低，而急性粒细胞白血病时则增强
   E. 再生障碍性贫血患者 NAP 活性增强，PNH 时活性降低
10. 染色体核型 46,XY,del6q 表示
   A. 6 号染色体短臂倒位　　B. 6 号染色体长臂部分缺失
   C. 多 1 条 6 号染色体长臂　　D. 6 号染色体长臂易位
   E. 6 号染色体短臂部分缺失
11. 临床上应用较少的细胞化学染色方法是
   A. 铁染色　　B. 酸性磷酸酶染色
   C. 过氧化物酶染色　　D. 中性粒细胞碱性磷酸酶染色
   E. 非特异性酯酶染色
12. 中性粒细胞碱性磷酸酶（NAP）积分增加见于
   A. 慢性粒细胞性白血病　　B. 病毒感染
   C. 恶性组织细胞病　　D. 阵发性睡眠性血红蛋白尿
   E. 细菌性感染
13. 恶性淋巴瘤以下列哪个部位淋巴结肿大最为常见
   A. 腋下　　B. 腹股沟
   C. 颌下　　D. 颈部
   E. 耳后
14. 下列哪项与急性粒细胞白血病未分化型原始粒细胞的形态特点不相符
   A. 核仁多为 2~5 个　　B. 核染色质呈细致网状，均匀分布

C. 可见白血病裂孔现象　　D. 胞质出现较多特异性颗粒
E. 非特异性酯酶染色可呈阳性且不被氟化钠抑制

15. 柴捆细胞见于
A. ALL　　B. AML-M7
C. AML-M6　　D. AML-M3
E. AML-M0

16. 酸性磷酸酶（ACP）染色主要用于
A. 红细胞白血病　　B. 粒细胞性白血病
C. 单核细胞性白血病　　D. 淋巴细胞性白血病
E. 多毛细胞性白血病

17. 国际血液学标准化委员会（ICSH）推荐的中性粒细胞碱性磷酸酶染色法为
A. 氧化还原法　　B. 钙-钴法
C. 偶氮偶联法　　D. 普鲁士蓝法
E. 以上都不是

18. 下列叙述不符合淋巴细胞在透射电镜下的特点的是
A. 核糖体丰富，线粒体较少　　B. 核内有时可见核仁
C. 细胞表面有少量短小微绒毛　　D. 高尔基复合体发育较差
E. 核内常染色质多，异染色质少

19. 既能与过碘酸希夫反应又能与苏丹黑B起反应的是
A. 类固醇　　B. 糖脂
C. 黏蛋白　　D. 磷脂
E. 黏多糖

20. 如在光镜下见到许多体积较小白血病细胞，为鉴别是急性粒细胞白血病或急性淋巴细胞白血病，可首选下列哪项试验
A. POX 染色　　B. ACP 染色
C. NAP 染色　　D. PAS 染色
E. α-NAE 染色

21. 滤泡性淋巴瘤最多见的异常核型是
A. t（15;17）　　B. t（14;18）
C. t（8;14）　　D. t（9;22）
E. t（2;8）

22. Burkitt 淋巴瘤最多见的异常核型是
A. t（2;8）　　B. t（8;14）
C. t（8;22）　　D. t（15;17）

E. t（9;22）

23. 透射电镜下 AML 与 ALL 中下列哪个细胞器区别最明显

A. 高尔基复合体　B. 线粒体

C. 内质网　D. 核糖体

E. 微丝束

24. 下列哪项组合符合细胞化学染色的临床意义

A. 红血病——幼红细胞 PAS 染色为阳性

B. 急性单核细胞白血病——AS-DNCE 阳性

C. 急性淋巴细胞白血病——POX 染色为阳性

D. 急性粒细胞白血病——α-NBE 阳性

E. 急性巨核细胞白血病——PAS 阴性

25. 染色体核型为 t（8;21）（q22; q23），最有可能见于

A. AML-M0　B. AML-M1

C. AML-M2　D. AML-M3

E. AML-M5

26. 鉴别急性淋巴细胞白血病和急性粒细胞白血病，首选的细胞化学染色为

A. 铁染色　B. 酯酶染色

C. 瑞氏染色　D. 过氧化物酶染色

E. 酸性磷酸酶染色

27. Ⅰ型异形淋巴细胞是指哪种细胞

A. 幼稚型　B. 幼淋巴细胞样型

C. 不规则型　D. 浆细胞型

E. 单核细胞样型

28. 有经验的眼科医生可以从眼底检查中发现的血液疾病可能是

A. 粒细胞缺乏症　B. 轻型血友病

C. 巨球蛋白血症　D. 巨幼细胞贫血

E. 皮肤性淋巴瘤

29. 下列哪种白血病在扫描电镜下细胞表面微结构以皱膜型为主

A. 多毛细胞白血病　B. 急性粒细胞白血病

C. 急性淋巴细胞白血病　D. 急性单核细胞白血病

E. 急性巨核细胞白血病

30. 在白血病的 FAB 分型中规定，急性白血病的诊断标准为

A. 骨髓中原始细胞数≥30%　B. 外周血中原始细胞数≥20%

C. 骨髓中原始细胞数≥20%　D. 外周血中原始细胞数≥30%

E. 骨髓中原始细胞 + 幼稚细胞数≥30%

31. POX、SBB、PAS 及特异性酯酶染色为阴性的急性白血病是

A. AML-M0　　B. AML-M1

C. AML-M2　　D. AML-M6

E. AML-M7

32. 骨髓涂片中的哪项特点对诊断霍奇金淋巴瘤最有价值

A. 非造血细胞增多　　B. 淋巴细胞增多

C. 可见尼曼-匹克细胞　　D. 嗜酸性粒细胞增多

E. 可见 Reed-Sternberg 细胞

33. 下列引起血小板减少的疾病是

A. 脾切除　　B. 急性白血病

C. 化脓性感染　　D. 骨髓增生性疾病

E. 类风湿性疾病

34. 醋酸 AS-D 萘酚酯酶（AS-DNAE）染色时所需的 pH 要求为

A. 酸性　　B. 弱碱性

C. 中性　　D. 弱酸性

E. 碱性

35. 对急性淋巴细胞性白血病的诊断有参考价值的细胞化学染色是

A. 非特异性酯酶染色和 NaF 抑制试验

B. 过氧化物酶染色

C. 氯醋酸 AS-D 萘酚酯酶染色

D. 中性粒细胞碱性磷酸酶染色

E. 糖原染色

36. 鉴别慢性粒细胞性白血病和类白血病最有价值的细胞染色法是

A. 糖原染色　　B. 非特异性酯酶染色

C. 过氧化物酶染色　　D. 中性粒细胞碱性磷酸酶染色

E. 特异性酯酶染色

37. α-丁酸萘酚酯酶（α-NBE）染色时所需的 pH 要求为

A. 酸性　　B. 弱碱性

C. 中性　　D. 弱酸性

E. 碱性

38. 骨髓检查原始粒细胞 >80%，早幼粒细胞 >10%，应考虑为

A. 急性髓细胞白血病 M1 型　　B. 急性髓细胞白血病 M2 型

C. 急性髓细胞白血病 M3 型　　D. 急性髓细胞白血病 M4 型

E. 急性髓细胞白血病 M5 型

39. 白血病性原始细胞的超微结构观察，下列不出现于细胞核内的是

A. 核泡　　B. Auer 小体

C. 核环　　D. 假性包涵体

E. 核内小体

40. 关于多发性骨髓瘤，下列说法正确的是

A. 所有患者尿检均能找到本周蛋白

B. 是唯一可以出现 M 蛋白的疾病

C. 外周血中可发现 10% 以上的异常浆细胞

D. 出现缗钱状红细胞是本病特异性的诊断依据

E. 血清或尿免疫电泳出现大量 IgM 型 M 成分一般不考虑本病

41. 淋巴细胞型类白血病反应最常见的致病原因是下列哪项

A. 细菌感染　　B. 寄生虫病

C. 恶性肿瘤　　D. 大面积烧伤

E. 病毒感染

42. 诊断成人 T 细胞性白血病下列哪种实验方法最可靠

A. 血常规　　B. 免疫学检查

C. 分子生物学检查　　D. 骨髓细胞学检查

E. 病毒学检查

43. 能够辅助 B 细胞产生抗体的是

A. Ts　　B. Th

C. Tc　　D. Ti

E. Fas

44. 对急性巨核细胞性白血病的诊断有参考价值的细胞化学染色是

A. 铁染色　　B. 糖原染色

C. 过氧化物酶染色　　D. 氯醋酸 AS-D 萘酚酯酶染色

E. 中性粒细胞碱性磷酸酶染色

45. 下列免疫学标志物对诊断 M6 有价值的是

A. CD11　　B. CD14

C. 血型糖蛋白 A　　D. CD42b

E. 抗血小板 GPⅡb

46. 下列关于急性白血病及其染色体异常描述正确的是

A. AML-4EOt/del（11）（q23）　　B. AML-M1t（9，11）（q21; q23）

C. AML-M3t（15，17）（q22; q11）　　D. AML-M2t（8，21）（q22; q22）

E. AML-M5a5q-、-5、7q-/-7、-3、+8

47. 确诊淋巴瘤的实验室检查是

A. 胸片
B. 腹部 B 超
C. 血常规
D. 病理组织学切片检查
E. 骨髓细胞学检查

48. 下列哪项叙述不符合透射电镜下的 Auer 小体

A. 电子密度高的杆状或裂片状包涵体
B. 内含电子密度低的颗粒，兼有膜样结构
C. Auer 小体常位于高尔基复合体区内
D. 透射的棒状小体，内有疏松的纤维状物质
E. Auer 小体常位于溶酶体区内

49. 下列关于骨髓中淋巴细胞形态的描述属于急性淋巴细胞白血病 L2 型的是

A. 以大原淋巴细胞为主，胞体大小一致，胞质量较多，核形不规则
B. 以小原淋巴细胞为主，胞体大小不均，胞质量较多，核形不规则
C. 以大原淋巴细胞为主，胞体大小不均，胞质量较多，核形不规则
D. 以大原淋巴细胞为主，胞体大小不均，胞质量较少，核形多规则
E. 以小原淋巴细胞为主，胞体大小一致，胞质量较少，核形多规则

50. 诊断慢性淋巴细胞性白血病时，其骨髓中淋巴细胞数应

A. 大于 40%，以成熟淋巴细胞为主
B. 大于 50%，以成熟淋巴细胞为主
C. 大于 30%，以幼稚淋巴细胞为主
D. 大于 40%，以幼稚淋巴细胞为主
E. 大于 50%，以幼稚淋巴细胞为主

51. 中性粒细胞碱性磷酸酶染色活性明显增高见于

A. MDS
B. 恶性组织白血病
C. 急性粒细胞性白血病
D. 慢性粒细胞性白血病（慢性期）
E. 慢性中性粒细胞白血病

52. 符合 T 细胞 ALL 的原始淋巴细胞的扫描电镜下表面结构特点是

A. 表面主要呈光滑型
B. 高而窄的嵴样突起
C. 相对光滑或出现短微绒毛
D. 出现长而多的微绒毛
E. 核外形可不规则，常有很深的凹陷

53. 当淋巴瘤细胞侵犯骨髓后，需从形态学上对其与白血病进行鉴别，Burkitt 型小无裂细胞淋巴瘤应注意与下列哪种白血病相区别

A. 急性白血病 L1
B. 急性淋巴细胞性白血病 L2
C. 急性淋巴细胞性白血病 L3
D. 慢性淋巴细胞性白血病
E. 淋巴细胞型类白血病反应

54. 下列哪种说法符合非霍奇金淋巴瘤
A. 临床原发病灶仅限于淋巴结　　B. 外周血白细胞多数增加
C. 晚期患者骨髓中常有淋巴瘤细胞　　D. 以年轻人多见
E. 临床表现是确诊本病的主要依据

55. FISH 检测微小残留白血病，其灵敏度可达多少细胞中检出 1 个异常细胞
A. 10^1　　B. 10^2
C. 10^3　　D. 10^4
E. 10^5

56. 下列哪项叙述不符合细胞化学染色的临床意义
A. 急性淋巴细胞白血病时 POX 多呈阴性反应
B. 急性粒细胞白血病时 AS-DNCE 呈阳性反应
C. 急性单核细胞白血病 AS-DNAE 呈阳性反应，且被 NaF 抑制
D. 急性淋巴细胞白血病时 PAS 阳性反应物质呈粗颗粒状或块状，颗粒或块状之间的背景为阴性，阳性反应程度（+）~(++++)
E. 急性粒细胞白血病时 POX 阳性反应物质较少，且呈细小散在分布

57. 下列哪项叙述不符合过碘酸希夫反应（PAS）的临床意义
A. 阳性呈细颗粒均匀红色
B. 分化差的原始粒细胞为阴性
C. 粒细胞的阳性程度并不随细胞成熟逐渐增强
D. 嗜酸性粒细胞不见嗜酸颗粒着色
E. 嗜碱性粒细胞可见嗜碱颗粒着色

58. 中性粒细胞碱性磷酸酶（NAP）积分下降见于
A. 骨髓增生异常综合征　　B. 再生障碍性贫血
C. 真性红细胞增多症　　D. 原发性血小板增多症
E. 慢性中性粒细胞白血病

59. 关于骨髓增生程度，错误的是
A. 通常在低倍镜下判断骨髓增生程度
B. 骨髓增生活跃可见于正常人和某些贫血
C. 骨髓有核细胞增生程度通常分为 5 级
D. 可根据骨髓有核细胞与成熟红细胞的比例判断增生程度
E. 骨髓增生明显活跃时，成熟红细胞与有核细胞之比为 50∶1

二 A2 型题

1. 患者，男性，24 岁。高热、皮肤出血点伴皮肤黄染 2 周。查体：重病容，皮肤中度黄染，

可见散在出血点，浅表淋巴结普遍肿大，肝肋下 3cm，脾肋下 4cm。质中。实验室检查：血常规示 WBC 2.1×10^9/L，Hb 74g/L，PLT 33×10^9/L。临床高度怀疑恶性组织细胞病，下列哪项检查最有助于恶组的诊断

A. 胸片　　B. NAP 积分

C. 腹部 B 超　　D. Coombs 试验

E. 骨髓细胞学检查

2. 患者，女性，48 岁。因肾衰竭伴发热收住肾内科。血常规检查：血红蛋白量 79g/L，白细胞数 2.3×10^9/L，血小板数 71×10^9/L，红细胞沉降率 112mm/h，血清总蛋白为 118g/L，血涂片中红细胞呈缗钱状排列。首先考虑下列哪种疾病

A. 慢性肾炎　　B. 再生障碍性贫血

C. 恶性淋巴瘤　　D. 原发性巨球蛋白血症

E. 多发性骨髓瘤

3. 患者，男性，62 岁。乏力、疲倦 1 年，食欲缺乏、低热 1 个月。查体：轻度贫血貌，颈部可扪及多个蚕豆大小淋巴结，质韧无压痛，肝未扪及，脾肋下 2cm。实验室检查：血常规示 Hb 81g/L，WBC 20×10^9/L，N 22%，L 75%，M 3%，网织红细胞 12%；Coombs 试验（+）。患者最可能的诊断为

A. 慢性淋巴细胞白血病伴自身免疫性溶血

B. 传染性单核细胞增多症

C. 急性淋巴细胞性白血病

D. 恶性淋巴瘤伴自身免疫性溶血

E. 溶血性贫血伴淋巴细胞性类白血病反应

4. 患者，男性，64 岁。因低热、乏力 3 月余就诊。两侧颈部可触及多个蚕豆大小淋巴结，脾肋下 2cm。RBC 4.25×10^9/L，Hb 134g/L，WBC 19.1×10^9/L。白细胞分类：中性分叶核细胞 15%、中性杆状核细胞 2%、淋巴细胞 83%，PLT 152×10^9/L。骨髓象：增生明显活跃，以淋巴细胞系增生为主，幼淋细胞 3%，淋巴细胞 78%。该患者最可能的诊断为

A. 慢性粒细胞白血病　　B. 急性粒细胞白血病

C. 急性淋巴细胞白血病　　D. 幼淋巴细胞白血病

E. 慢性淋巴细胞白血病

5. 患者，男性，50 岁。因皮肤瘀斑 27 天，头痛 16 天入院。查体：贫血貌，全身可见散在大小不等瘀斑，以四肢为主，压之不褪色，胸骨下段压痛，肝脾肋下未扪及。实验室检查：BR 示三系细胞均减少；BM 示骨髓增生明显活跃，其中原始粒细胞占非红系细胞的 49%，其余各阶段粒细胞占 32%，单核细胞占 14%，红系增生受抑，巨核细胞 2 个/片，

结合上述资料认为患者最可能的诊断为

A. 再生障碍性贫血
B. 骨髓异常增生综合征
C. 急性髓系白血病 M4b
D. 急性髓系白血病 M2
E. 急性髓系白血病 M1

6. 临床上常用的细胞化学染色固定方法是

A. 化学固定法
B. 冷冻固定法
C. 干燥固定法
D. 火焰固定法
E. 冷藏固定法

7. 患者，女性，55 岁。消瘦 6 个月，高热 10 天。查体：颈部淋巴结明显肿大，肝脾肿大。CT 显示腹腔淋巴结肿大，肺等部位无明显异常，无骨痛，骨髓中未见明显异常细胞，你首先考虑可能是下列哪种疾病

A. 甲状腺癌
B. 转移性癌
C. 结核病
D. 恶性淋巴瘤
E. 恶性组织细胞病

8. 患者，男性，24 岁。头晕乏力，鼻黏膜出血及牙龈出血 10 天。实验室检查：血红蛋白 75g/L，白细胞 41.6×10^9/L，血小板 27×10^9/L，外周血白细胞分类幼稚细胞占 56%；骨髓检查示增生极度活跃，原始细胞占 53%，早幼粒细胞占 21%，POX 染色强阳性，NAP 染色（-），NSE 染色部分呈阳性且不被 NaF 抑制。确诊为急性非淋巴细胞白血病。FAB 分型是

A. 急性髓细胞白血病 M1 型
B. 急性髓细胞白血病 M2 型
C. 急性髓细胞白血病 M3 型
D. 急性髓细胞白血病 M4 型
E. 急性髓细胞白血病 M5 型

9. 患者，女性，54 岁。食欲缺乏，左上腹饱胀 1 年余。查体：消瘦，胸骨无压痛，肝肋下未及，脾脐下 7cm，腹部移动性浊音（-）。实验室检查：Hb 73g/L，WBC 112×10^9/L，PLT 305×10^9/L；骨髓穿刺呈干抽，NAP 染色为阴性，积分为 0。该患者最可能的诊断为

A. 急性白血病
B. 原发性骨髓纤维化
C. 多毛细胞白血病
D. 慢性粒细胞性白血病
E. 骨髓异常增生综合征

10. 患者，男性，40 岁。发热伴皮肤黏膜出血 2 周。查体：贫血貌，肝肋下 1.5cm，脾肋下 3cm，胸骨压痛。Hb 72g/L，白细胞 15.2×10^9/L，血小板 43×10^9/L。骨髓象检查：骨髓增生明显活跃，原始细胞 0.6，应进一步做下列哪项检查

A. 抗血小板抗体
B. 细胞化学染色
C. 染色体核型检查
D. 骨髓活检 + 铁染色

E. 中性粒细胞碱性磷酸酶

三 A3/A4 型题

（1~2 题共用题干）

患者，男性，62 岁。全身骨痛 6 个月，10 年前曾做过全胃切除术。查体：胸骨压痛，淋巴结、肝、脾无肿大。实验室检查：血红蛋白量 95g/L，白细胞数 3.8×10^9/L，血小板 85×10^9/L，血清 IgG 55g/L、IgA 10g/L、IgD 0.2g/L、IgM 6g/L、IgE 0.8g/L。胸部 X 线片显示：肋骨有破坏。

1. 首先考虑下列哪种疾病

A. 恶性淋巴瘤
B. 骨髓转移癌
C. 多发性骨髓瘤
D. 骨质疏松症
E. 巨幼细胞贫血

2. 对诊断该病最有重要诊断价值的检查是

A. 蛋白电泳
B. 细胞化学染色
C. 血钙测定
D. 血清叶酸和 B 族维生素检测
E. 骨髓检查

（3~5 题共用题干）

患者，男性，36 岁。头晕乏力 1 年余，近 1 个月加重伴皮肤黄染。实验室检查：血红蛋白 50g/L，白细胞 3.0×10^9/L，血小板 48×10^9/L，网织红细胞 20%；尿胆红素（-），尿胆原（+），尿含铁血黄素（+），血清铁蛋白 12μg/L；骨髓检查示增生活跃，红系占 53%，以中、晚幼红细胞增生为主。

3. 本病最可能诊断为

A. 缺铁性贫血
B. PK 酶缺乏症
C. 自身免疫性溶血性贫血
D. 珠蛋白生成障碍性贫血
E. PNH

4. 再次询问病史时，下列哪项最为重要

A. 有无服用药物史
B. 有无电离辐射史
C. 有无胆石症史
D. 有无酱油色尿发作史
E. 有无消化道出血史

5. 下列哪项检查最具确诊意义

A. 糖水试验
B. 骨髓铁染色
C. Ham 试验
D. Coombs 试验

E. 血清游离血红蛋白测定

(6~7 题共用题干)

患者，男性，46 岁。发热 4 天。肝肋下 1cm，脾肋下 2cm，全身多处浅表淋巴结肿大。血象：RBC 1.93×10^{12}/L，HB 68g/L，WBC 29.5×10^{9}/L，PLT 32×10^{9}/L，可见分类不明的有粗大嗜碱性颗粒的细胞占 15%。骨髓增生明显活跃，可见大量幼稚和成熟的肥大细胞，嗜碱性粒细胞为 2%，红细胞系和粒细胞系明显受抑。

6. 本病最可能的诊断
   A. 组织嗜碱细胞白血病　B. 慢性粒细胞白血病
   C. 恶性组织细胞病　D. 嗜碱性粒细胞白血病
   E. 反应性组织细胞增生症

7. 此病的异常细胞，进行细胞化学染色有一定特异性的是
   A. ACP 呈阴性　B. PAS 呈阴性
   C. SB 染色阳性　D. 甲苯胺蓝染色呈强阳性
   E. POX 强阳性

(8~9 题共用题干)

患者，男性，35 岁。贫血 6 个月，经各种抗贫血药物治疗无效。肝肋下 2cm，脾肋下 1cm，浅表淋巴结未及。血常规：RBC 2.30×10^{12}/L，Hb 70g/L，WBC 3.5×10^{9}/L，白细胞分类可见幼稚粒细胞为 3%，中性分叶核粒细胞呈 Pelger 畸形，PLT 46×10^{9}/L。骨髓增生明显活跃，原始粒细胞为 3%，早幼粒细胞为 4%，红系有巨幼样变，可见小巨核细胞。骨髓铁染色，细胞外铁为（+++），铁粒幼细胞为 47%，环形铁粒幼细胞为 19%。

8. 本病最可能的诊断为
   A. 急性粒细胞白血病　B. 巨幼细胞贫血
   C. 骨髓增生异常综合征　D. 缺铁性贫血
   E. 慢性再生障碍性贫血

9. 以下何种疾病不会出现铁粒幼细胞增多
   A. 巨幼细胞贫血　B. 溶血性贫血
   C. 铁粒幼细胞贫血　D. 缺铁性贫血
   E. 环形铁粒幼细胞增多的难治性贫血

(10~12 题共用题干)

患者，女性，18 岁。发热、咽痛、鼻黏膜出血 10 天。查体：浅表淋巴结和肝、脾大，

胸骨压痛（+），右下肢皮肤可见 3cm × 3cm 肿块而且质硬。实验室检查：血红蛋白 86g/L，白细胞 25×10^9/L，血小板 20×10^9/L；骨髓检查示增生极度活跃，原始细胞占 80%，部分原始细胞胞质中可见 Auer 小体。

10. 该病初步诊断为

A. 急性粒细胞白血病
B. 急性红白血病
C. 急性单核细胞白血病
D. 急性早幼粒细胞白血病
E. 急性淋巴细胞白血病

11. 该型白血病细胞形态学特征是

A. 胞质量较少
B. 核偏位，呈马蹄形、S 形、肾形等
C. 胞质易见粗而短的 Auer 小体
D. 染色质较致密
E. 细胞体积较小，形态变化不大

12. 进一步做细胞化学染色，出现下列哪种结果最有诊断价值

A. AS-DNCE 阳性
B. 原始细胞 POX 染色强阳性
C. α-NAE 染色阳性
D. PAS 染色阳性，胞质内有红色粗颗粒或块状物质
E. α-NBE 染色阳性且能被 NaF 抑制

（13～14 题共用题干）

患者，男性，40 岁。左上腹包块 2 年余，近半个月高热，全身骨关节疼痛，脾大平脐。实验室检查结果：红细胞 2.0×10^{12}/L，白细胞 300×10^9/L，血小板 40×10^9/L，分类示原粒细胞 0.15，早幼粒细胞 0.25，杆状核粒细胞 0.12，分叶核粒细胞 0.4，嗜酸性粒细胞 0.08；NAP 活力轻度增高，考虑为 CML 白血病急变。

13. 下列关于 CML 白血病急变期的诊断标准正确的是

A. NAP 积分减低甚至 0 分
B. 染色体检查仅有 Ph 染色体出现
C. 外周血原粒细胞 + 早幼粒细胞 > 30%
D. 外周血中嗜碱性粒细胞 > 20%
E. 原始细胞（Ⅰ型 + Ⅱ型）在血和/或骨髓中 > 10%

14. 下列出现于 CML 的是

A. t（8;2）
B. *BCR-ABL* 融合基因
C. t（9;11）
D. t（15;17）
E. *PML-RARA* 融合基因

四 B 型题

（1~4 题共用备选答案）

A. 嗜碱性中幼粒细胞　　B. 早幼粒细胞
C. 小淋巴细胞　　D. 中性中幼粒细胞
E. 嗜酸性中幼粒细胞

1. 胞质淡蓝色，浆内有粗大而不规则的紫黑色颗粒，可压在核上
2. 胞质淡红色，充满粗大、均匀形如小珠的橘红色颗粒
3. 胞质天蓝色、量少，一般无颗粒
4. 胞浆淡红色，含有许多细小、均匀的淡红色颗粒

（5~8 题共用备选答案）

A. 原始粒细胞　　B. 早幼粒细胞
C. 原始红细胞　　D. 原始淋巴细胞
E. 浆细胞

5. 胞体直径 15~20μm，可见伪足突出，核染色质粗粒状，不均匀，着色深，可有 1~3 个核仁，较大界限不清，胞质深蓝浓稠，核周有淡染区
6. 胞体直径 10~18μm，核染色质细致，颗粒状排列均匀、平坦，核仁 2~5 个，界限清楚，胞质淡蓝色，着色均匀浅淡
7. 直径 8~15μm，胞核偏位，核染色质常排列成车轮状，胞质丰富、染蓝色或红蓝相混的蓝紫色、有泡沫感
8. 胞体直径 10~18μm，核染色质细致呈颗粒状、核仁 1~2 个、清晰，核膜清楚、胞质很少、亮蓝色、核周可有透明区

（9~11 题共用备选答案）

A. 异常浆细胞　　B. 副蛋白
C. 免疫球蛋白　　D. 骨髓转移癌细胞
E. 凝溶蛋白

9. M 蛋白又称为
10. 骨髓瘤细胞又称为
11. 本周蛋白又称为

（12~14 题共用备选答案）

A. POX 染色　　B. PAS 染色

C. NAP染色　　D. α-NAE + NAF抑制试验

E. 苏丹黑B染色

12. 最适宜用来鉴别慢性粒细胞白血病与类白血病反应的细胞化学染色是

13. 最适宜用来鉴别急性单核细胞性白血病与急性粒细胞白血病的细胞化学染色是

14. 最适宜用于鉴别真性红细胞增多症与继发红细胞增多症的细胞化学染色是

（15~17题共用备选答案）

A. PAS可阳性　　B. POX可阳性

C. SBB可阳性　　D. AS-DNCE可阳性

E. 铁染色可阳性

15. 正常人幼稚红细胞

16. 正常人淋巴细胞

17. 正常人巨核细胞

（18~21题共用备选答案）

A. ASDPqAE阳性且阳性不被NaF抑制

B. AS-DNAE阳性且部分阳性被NaF抑制

C. AS-DNAE阳性且阳性被NaF抑制

D. 环状铁阳性

E. 细胞内铁阴性

18. 急性粒单细胞性白血病

19. 急性粒细胞性白血病

20. 骨髓异常增生综合征

21. 急性单核细胞性白血病

（22~23题共用备选答案）

A. 急性粒细胞白血病　　B. 急性早幼粒细胞白血病

C. 慢性粒细胞白血病　　D. 慢性淋巴细胞白血病

E. 幼淋巴细胞白血病

22. 单克隆性免疫功能不全的淋巴细胞恶性增生性疾病是

23. 起源于造血干细胞的克隆性增殖性疾病是

（24~26题共用备选答案）

A. 颈部淋巴结肿大　　B. 骨痛

C. 栓塞　　D. 进行性黄疸、全身多个脏器进行性衰竭

E. 血常规中出现幼粒细胞、幼红细胞

24. 多发性骨髓瘤

25. 恶性淋巴瘤

26. 恶性组织细胞病

（27~31 题共用备选答案）

A. PLL　　B. $AMLM_1$

C. $AMLM_3$　　D. $AMLM_5$

E. ALL

27. 常出现巨脾的白血病是

28. 最易并发 DIC 的白血病是

29. 常出现绿色瘤的白血病是

30. 易发生中枢神经系统白血病的是

31. 牙龈增生肿胀明显的白血病是

（32~34 题共用备选答案）

A. 进行性黄疸　　B. 有明显的病因（即原发病）

C. 良性增生性传染病　　D. 主要临床表现为头晕乏力

E. 常有肺部感染

32. 类白血病反应是

33. 传染性单核细胞增多症是

34. 白细胞减少症是

（35~38 题共用备选答案）

A. ABC 法　　B. 泼尼松刺激试验

C. 肾上腺素激发试验　　D. 白细胞趋化性试验

E. 吞噬细胞吞噬功能试验

35. 了解吞噬细胞的非特异性吞噬功能

36. 观察粒细胞的趋化功能

37. 了解骨髓中性粒细胞储备池的容量

38. 急性白血病的免疫分型

（39~41题共用备选答案）

A. CD13
B. CD7
C. CD19
D. HLA-DR
E. CD34

39. 属于髓系细胞免疫标记的是

40. 属于B淋巴细胞免疫标记的是

41. 属于T淋巴细胞免疫标记的是

五 X型题

1. 形态学检查时见到Auer小体可以排除
   A. 急性粒细胞白血病
   B. 急性淋巴细胞白血病
   C. 急性早幼粒细胞白血病
   D. 急性单核细胞白血病
   E. 急性巨核细胞白血病

2. 急性杂合性白血病免疫学分型为
   A. 双表型
   B. 双系列类型
   C. 双显型
   D. 细胞系列转变型
   E. 单表型

3. 急性早幼粒细胞白血病下列呈强阳性的有
   A. 苏丹黑染色
   B. 过氧化物酶染色
   C. α-丁酸萘酚酯酶染色
   D. α-醋酸萘酚酯酶染色
   E. 氯醋酸AS-D萘酚酯酶染色

4. 属于染色体数目异常的是
   A. 嵌合体
   B. 非整倍体
   C. 多倍体
   D. 环状染色体
   E. 等臂染色体

5. 引起NAP活性增高的因素有
   A. 恐惧
   B. 紧张
   C. 老年期
   D. 月经后期
   E. 激烈运动

6. 下列不应作为观察骨髓穿刺是否成功的指标有
   A. 粒/红比值小于2∶1
   B. 可见骨髓小粒
   C. 镜下可见骨髓中特有细胞成分
   D. 抽出骨髓瞬间，患者有特殊疼痛感
   E. 骨髓杆状核/分叶核小于外周血杆状核/分叶核

7. 白血病的 MICM 分型是指
A. 免疫学分型
B. 形态学分型
C. 细胞遗传学分型
D. 分子生物学分型
E. 临床分型

8. 下列对治疗反应良好，缓解期较长的 AML 核型是
A. t（8; 14）
B. t（8; 21）
C. t（4; 11）
D. t（9; 22）
E. t（15; 17）

9. 过氧化物酶染色呈阳性反应的细胞有
A. M3 型白血病颗粒增多的早幼粒细胞
B. M5 型白血病的幼单核细胞
C. 急性淋巴细胞白血病原淋巴细胞
D. M6 型白血病的原始红细胞
E. 急性粒细胞白血病分化差的原粒细胞

10. 流式细胞仪可以检测
A. 白细胞抗体
B. 白细胞吞噬能力
C. 白细胞表面抗原
D. 白细胞趋化性
E. 白细胞 DNA 含量

11. 白血病原始细胞的基本特征是
A. 胞质内细胞器的数量和形态变化较大
B. 细胞大小差别较大，细胞形态不规则
C. 胞质内一定有 Auer 小体的出现
D. 核的形态不规则，常有核畸形
E. 胞核内有特殊结构的出现

12. 近年 T-ALL 采用的特异性一线单抗有
A. HLA-DR
B. CD7
C. CD3
D. CD2
E. CD19

13. 识别染色体的重要指标有
A. 随体
B. 臂率
C. 着丝粒指数
D. 核型
E. 染色体的相对长度

14. 醋酸 AS-D 萘酚酯酶（AS-DNAE）染色可呈阳性的有
A. 红细胞系
B. 粒细胞系

C. 巨核细胞系
D. 淋巴细胞系
E. 单核细胞系

15. 属于染色体结构异常的是
A. 缺失
B. 随体
C. 嵌合体
D. 等臂染色体
E. 环状染色体

16. 血小板数减少的疾病有
A. DIC
B. 急性大出血
C. 急性溶血
D. 肝硬化
E. 急性白血病

17. 苏丹黑（SBB）能被细胞内含脂物质溶解的是
A. 糖脂
B. 磷脂
C. 中性脂肪
D. 类固醇
E. 黏多糖

18. 根据细胞化学染色原理无须新鲜涂片也可以的是
A. 过氧化物酶（POX）染色
B. 铁染色
C. 糖原（PAS）染色
D. 苏丹黑（SBB）染色
E. 中性粒细胞碱性磷酸酶（NAP）染色

19. 关于慢性淋巴细胞白血病的正确描述是
A. 为一种免疫学不成熟、功能不全的淋巴细胞增生
B. 出血是常见的死亡原因
C. 本病主要发生于60岁以上的老年男性
D. 全身淋巴结进行性肿大为较突出的体征
E. CLL绝大多数为T细胞性

20. 下列细胞化学染色原理相同的是
A. 苏丹黑（SBB）染色
B. 酸性磷酸酶（ACP）染色
C. 中性粒细胞碱性磷酸酶（NAP）染色
D. 过氧化物酶（POX）染色
E. 氯醋酸AS-D萘酚酯酶（AS-DNCE）染色

21. 诊断急性白血病（B细胞性）的一线单抗
A. CD7
B. CD19
C. CD22
D. CD13
E. CD34

22. 下列 FAB 分型中，正确的是

A. AML-M2：骨髓中原始粒细胞占 30%~89%（非红系细胞），单核细胞 >20%

B. AML-M3：骨髓中异常早幼粒细胞≥30%（非红系细胞），胞内常有成束的 Auer 小体

C. AML-M1：原始细胞≥30%，无 T、B 淋巴系标记，至少表达一种髓系抗原

D. AML-M4 是急性粒-单核细胞白血病的一种以原始和早幼粒细胞增生为主，原、幼单核 + 单核细胞≥20%（非红系细胞）

E. AML-M6：骨髓中红细胞系 >50%，且常有形态学异常，骨髓非红细胞系原粒细胞（或原始 + 幼稚单核细胞）Ⅰ + Ⅱ >30%

23. 下列哪些是 B 细胞的免疫标志

A. CD10　　B. CD19

C. CD22　　D. CD68

E. HLA-DR

24. AML 患者可出现的染色体异常有

A. inv（16）　　B. t（8;21）

C. t（9;22）　　D. t（8;14）

E. t（15;17）

25. 关于急性淋巴细胞性白血病，下列描述正确的是

A. 是一种白血病组织在造血组织中无限增殖所致的恶性血液病

B. 很少出现高尿酸血症及睾丸白血病等并发症

C. 其易并发中枢神经系统白血病

D. 其可发生于任何年龄，主要见于中老年人

E. 其化疗后完全缓解率较高

26. 急性早幼粒细胞白血病（APL）特有的遗传学标志有

A. PML-RARα　　B. RARa-PML

C. PLZF-RARα　　D. t（15;17）（q22;q12）

E. t（11;17）（q23;q21）

27. 恶性组织细胞按其形态学特征可分为

A. 多核巨细胞　　B. 异常组织细胞

C. 淋巴样组织细胞　　D. 吞噬性组织细胞

E. 单核样组织细胞

28. 过碘酸希夫反应（PAS）呈强阳性的是

A. 巨核细胞　　B. 尼曼-匹克细胞

C. 戈谢细胞　　D. 骨髓转移性腺癌细胞

E. Reed-Steinberg 细胞

29. α-醋酸萘酚酯酶（α-NAE）染色可呈阳性的有

A. 单核细胞
B. 淋巴细胞
C. 吞噬细胞
D. 晚幼红细胞
E. 早幼粒细胞

30. 下列急性白血病疗效判断标准中判断复发的标准是

A. 骨髓外白血病细胞浸润者
B. 骨髓原粒细胞Ⅰ型+Ⅱ型（原单+幼单或原淋+幼淋）>20%者
C. 骨髓原粒细胞Ⅰ型+Ⅱ型（原单+幼单或原淋+幼淋）>5%且<20%，经过有效抗白血病治疗1个疗程仍未达骨髓完全缓解者
D. 骨髓原粒细胞Ⅰ型+Ⅱ型>5%且<20%，经过有效抗白血病治疗3个疗程仍未达骨髓完全缓解者
E. 骨髓原粒细胞Ⅰ型+Ⅱ型（原单+幼单或原淋+幼淋）>10%且<20%，经2个疗程有效抗白血病治疗未达骨髓完全缓解者

31. 下列哪些符合嗜碱性粒细胞白血病的诊断标准

A. 血象中嗜碱性粒细胞明显增多
B. 临床上有白血病表现，脏器有组织嗜碱细胞浸润
C. 骨髓中可见大量嗜碱性粒细胞，原粒细胞大于5%，嗜碱中幼、晚幼粒细胞亦增多
D. 骨髓中组织嗜碱细胞占有核细胞50%以上
E. 应排除其他原因所致的嗜碱性粒细胞增多

32. 下列白血病中过氧化物酶染色呈阴性反应的是

A. 慢性粒细胞白血病
B. 急性粒细胞白血病
C. 急性单核细胞白血病
D. 急性淋巴细胞白血病
E. 急性巨核细胞白血病

33. 下列有关浆细胞白血病的描述正确的是

A. 免疫学检验时CD10、CD20均可阳性
B. 外周血白细胞分类中浆细胞>20%或绝对值≥2.0×10^9/L
C. 骨髓中浆细胞成熟程度和形态一致
D. 继发性浆细胞白血病主要来自多发性骨髓瘤、慢性淋巴细胞白血病、巨球蛋白血症等
E. 电镜下异常细胞的核质比例增高，核仁不明显，胞质内粗面内质网和高尔基体不甚发达

34. 浆细胞特异性抗原有

A. CD4
B. CD138

C. PC-1　　D. CD8

E. PCA-1

35. 非霍奇金淋巴瘤患者的淋巴结病理学检查特点有哪些

A. 无 R-S 细胞

B. 淋巴结胞膜被侵犯

C. 淋巴瘤细胞替代了正常淋巴结的细胞

D. 瘤细胞较典型的有淋巴细胞型、组织细胞型、混合细胞型和未分化型

E. 各个淋巴瘤细胞形态均很一致

36. AML-M7（急性巨核细胞白血病）细胞中下列化学染色为阳性的有

A. SBB　　B. PAS

C. POX　　D. NANE

E. ACP

37. 下列哪些疾病 Coombs 试验可为阳性

A. 淋巴瘤　　B. 系统性红斑狼疮

C. 慢性淋巴细胞白血病　　D. 再生障碍性贫血

E. 多发性骨髓瘤

38. 棒状小体（Weibel-Palade 小体）是下列哪些物质产生的场所

A. Vwf　　B. t-PA

C. AT　　D. proteinc

E. 肌球蛋白

39. 临床上预后较差的急性淋巴细胞白血病有

A. T-ALL　　B. B-ALL

C. 普通型-ALL　　D. 儿童前 B-AlL

E. 早期 B 前体-AlL

40. 可以发现 R-S 细胞的疾病包括下列哪些

A. 多发性骨髓瘤　　B. EB 病毒感染

C. 非霍奇金淋巴瘤　　D. 传染性单核细胞增多症

E. 恶性组织细胞病

六 案例分析题

（1~8 题共用题干）

患者，男性，65 岁。低热、乏力、消瘦 6 个月。双侧颈部可触及数个蚕豆大小淋巴结，质中，脾肋下 4cm。Hb 130g/L，WBC 98×10^9/L，分类：中性 12%，淋巴 88%，PLT 11.8 ×

10^9/L，血尿酸 8mg/dl。骨髓象：增生明显活跃，幼淋 2%，淋巴 80%。

1. 患者可诊断为
   A. CML
   B. CLL
   C. 急性淋巴细胞白血病
   D. 急性粒细胞白血病
   E. 急性单核细胞白血病
2. 下列哪些病通过骨髓象检查，就能够确认的
   A. 急性白血病
   B. 戈谢病
   C. 尼曼-皮克病
   D. MDS
   E. 传染性单核细胞增多症
3. 骨髓检查的禁忌证有
   A. 戈谢病
   B. 多发性骨髓瘤
   C. 再生障碍性贫血
   D. 晚期妊娠
   E. 凝血因子缺乏引起的出血性疾病
4. 下列哪些疾病常导致脾脏明显肿大
   A. CML
   B. 毛细胞白血病
   C. 骨髓纤维化
   D. 幼淋巴细胞白血病
   E. CLL
5. 淋巴结肿大可见于
   A. 溶血性贫血
   B. 戈谢病
   C. 恶性组织细胞病
   D. 急性白血病
   E. 传染性单核细胞增多症
6. 酸性磷酸酶染色阳性的是
   A. CLL 的淋巴细胞
   B. 淋巴肉瘤细胞
   C. B 淋巴细胞
   D. 尼曼-匹克细胞
   E. 多毛细胞白血病细胞
7. 骨髓片作 PAS 染色，大多白血病细胞呈红色块状阳性，而胞质底色不红，下列最与此相符的是
   A. 急性单核细胞白血病
   B. 急性淋巴细胞白血病
   C. 急性粒细胞白血病
   D. 慢性粒细胞白血病
   E. 慢性淋巴细胞白血病
8. 下列哪项不符合正常血细胞 PAS 反应结果
   A. 巨噬细胞可为阳性
   B. 巨核细胞和血小板均呈阳性反应

C. 大多数淋巴细胞为阴性反应

D. 幼红细胞和红细胞均呈阳性反应

E. 原粒细胞阳性反应，早幼粒细胞后阶段阳性逐渐增强

(9~16 题共用题干)

患者，女性，38 岁。左上腹包块 1 年，近半个月高热，全身骨关节疼痛，脾大平脐。实验室检查结果：RBC 2.0×10/L，PLT 40×10/L，WBC 300×10/L。分类：原粒 0.15，早幼粒细胞 0.25，杆状核粒细胞 0.12，分叶核粒细胞 0.4，嗜酸性粒细胞 0.08；NAP 活力轻度增高，考虑为 CML 白血病急变

9. 下列关于 CML 白血病急变期的诊断标准错误的是

A. NAP 积分减低甚至 0 分

B. 外周血中原粒细胞+早幼粒细胞>30%

C. 外周血中嗜碱性粒细胞>20%

D. 染色体检验仅有 Ph 染色体出现

E. 原始细胞（Ⅰ型+Ⅱ型）在血和/或骨髓中>10%

10. 下列不出现于 CML 的是

A. *BCR-ABL* 融合基因　　B. t（8;2）

C. t（9;11）　　D. t（15;17）

E. *PML-RARA* 融合基因

11. 鉴别急性粒细胞白血病与急性淋巴细胞白血病常用的细胞化学染色方法有

A. POX　　B. NAP

C. SBB　　D. AS-DNCE

E. 铁染色

12. CD34 抗原除表达在干/祖细胞外，还常在下列哪类白血病中表达

A. M0　　B. M1

C. M2　　D. M3

E. M5

13. 非霍奇金淋巴瘤患者的淋巴结病理学检查特点有

A. 淋巴正常结构尚存

B. 淋巴结包膜被侵犯

C. 无 R-S 细胞

D. 淋巴瘤细胞替代了正常淋巴结的细胞

E. 各个淋巴瘤细胞形态均很一致

14. 慢性粒细胞白血病（CML）加速期可能出现哪些细胞
   A. 中性粒细胞　　B. 原始粒细胞
   C. 早幼粒细胞　　D. 原始单核细胞
   E. 原始淋巴细胞
15. 白血病性原始细胞核内的特殊结构有
   A. 核泡　　B. 核环
   C. 核内小体　　D. 假包涵体
   E. Auer 小体
16. 细胞化学染色临床上常用于
   A. 发病机制研究
   B. 辅助判断急性白血病的细胞类型
   C. 辅助血液系统等疾病的诊断与鉴别诊断
   D. 观察疾病疗效和预后
   E. 鉴别良性恶性肿瘤

（17~24 题共用题干）

患儿，女，13 岁。因低热、关节疼痛、鼻出血 1 周入院。两侧颈部腋下淋巴结均肿大，1×2cm，肝脾肋下 1cm，胸骨轻压痛。血常规：血红蛋白 70g/L，白细胞 4×10^9/L，中性粒细胞 30%，淋巴细胞 20%，原淋巴细胞 50%，血小板 20×10^9/L。

17. 可能的诊断是
   A. 传单　　B. 急性淋巴细胞白血病
   C. 风湿热　　D. 恶性淋巴瘤
   E. 结核病合并类白血病
18. POX 染色在鉴别急性白血病中，下述叙述正确的是
   A. 急性单核细胞白血病与组织细胞性白血病均呈阴性反应
   B. 急性单核细胞白血病与组织细胞性白血病均呈阳性反应
   C. 急性粒细胞白血病呈阳性，急性单核细胞性白血病均呈弱阳性反应，急性淋巴细胞白血病呈阴性
   D. 小原粒与原淋细胞区别，前者可呈阳性，后者可呈阴性
   E. 急早白与急性单核细胞白血病区别，前者呈强阳性，后者呈弱阳性
19. 正常血细胞 POX 反应，下述结果正确的是
   A. 浆细胞、组织细胞呈阴性
   B. 大多数单核细胞系统的细胞呈阴性或弱阳性

C. 中性粒细胞随细胞的成熟阳性程度逐渐增强

D. 淋巴细胞系呈阴性反应，而巨核细胞系呈强阳性反应

E. 原单细胞呈阴性反应，幼单和单核细胞呈弥散状弱阳性反应

20. 急性淋巴细胞白细胞病其骨髓象应出现下列哪些变化

A. 骨髓增生极度低下　　B. 以分化好的小淋巴细胞为主

C. 三系细胞增生受抑　　D. 白血病细胞内可见 Auer 小体

E. 原始及幼淋巴细胞增生明显活跃

21. 骨髓涂片细胞形态学检查能确诊的疾病是

A. 慢性白血病　　B. 多发性骨髓瘤

C. 急性白血病　　D. 缺铁性贫血

E. 再生障碍性贫血

22. 下列哪几种符合急性混合细胞白血病（MAL）的特点

A. 可能起源于多能干细胞

B. 单纯形态学特征能诊断 MAL

C. 免疫表型是诊断 MAL 的重要手段

D. 近年多用积分法诊断 MAL

E. 依白血病细胞来源及抗原表达不同 MAL 分为 3 种类型：双表型、双系表型及系列转换型

23. 关于幼淋巴细胞白血病的叙述，正确的是

A. 免疫表型以 T 型细胞为主

B. 临床上脾大，而淋巴结不大

C. 可见 $14q^{+}$ 或 t（6; 12）核型异常

D. 外周血白细胞总数增高，其中幼淋巴细胞占 55% 以上

E. 白血病细胞体积较大，胞质嗜碱性，核圆，核仁清晰可见，核染色质浓密，核质比例低

24. 急性淋巴细胞白血病的原淋巴细胞的形态特点有

A. 核膜不清楚　　B. 核仁 3~5 个

C. 糖原染色多为阴性　　D. POX 染色呈阴性反应

E. 核染色质致密、分布不均匀

（25~32 题共用题干）

患者，男性，50 岁。头晕乏力 1 年余。血常规：血红蛋白 6.7g/L，红细胞 $2.6\times10^{12}/L$，红细胞体积基本正常；网织红细胞数减少；白细胞 $34\times10^{9}/L$，外周血涂片可见大量幼稚粒

细胞。白血病待定。

25. 关于急性粒细胞白血病和单核细胞白血病下列说法正确的是
    A. 急性粒细胞白血病和单核细胞白血病假包涵体均多见
    B. 急性粒细胞白血病假包涵体多见，单核细胞白血病假包涵体少见
    C. 急性粒细胞白血病假包涵体少见，单核细胞白血病假包涵体多见
    D. 急性粒细胞白血病 Auer 小体可见，单核细胞白血病 Auer 小体少见
    E. 急性粒细胞白血病 Auer 小体少见，单核细胞白血病 Auer 小体可见

26. 急性粒细胞白血病的血象特点包括
    A. 血小板增多
    B. 白细胞计数一定高于正常
    C. 白细胞分类中以中、晚幼粒细胞为主
    D. 红细胞大小不等，中心淡染
    E. 白细胞分类可有原始、早幼粒细胞明显增多

27. 支持 APL（M_3）诊断的是
    A. 白血病细胞中易见 Auer 小体
    B. $CD13^+$、$CD33^+$
    C. t（8;21）（q22;q22）
    D. $CD19^+$、HLA-DR^+
    E. t（15;17）形成的 *PML-RARA* 融合基因

28. 下列哪项符合慢性淋巴细胞白血病（CLL）
    A. 老年人发病率高
    B. 可并发自身免疫性贫血
    C. 淋巴结、肝、脾肿大
    D. 骨髓涂片中淋巴细胞 >10%
    E. 以上都不是

29. T-ALL 均呈阳性的白细胞免疫标志为
    A. TdT
    B. CD19
    C. HLA-DR
    D. CD33
    E. CD7

30. 全血细胞减少可见于下列哪些疾病
    A. 巨幼细胞贫血
    B. 多发性骨髓瘤
    C. 恶性组织细胞病
    D. 阵发性睡眠性血红蛋白尿
    E. 缺铁性贫血

31. 骨髓增生性疾病包括下列哪些疾病
    A. 真性红细胞增多症
    B. 骨髓纤维化
    C. 原发性血小板增多症
    D. CML
    E. 骨髓增生异常综合征

32. 下列哪些疾病可能出现干抽
A. 骨髓纤维化
B. 真性红细胞增多症
C. 缺铁性贫血
D. 毛细胞白血病
E. 特发性血小板减少性紫癜

(33~40 题共用题干)

患者，女性，17 岁。1 周来无力、发热。末梢血 WBC $30\times10^9/L$，95% 为原始或幼稚细胞。

33. 下列哪些有助于诊断患者是急性粒细胞白血病
A. 原始细胞中有 Auer 小体
B. 原始细胞 POX 和 SB 染色反应阳性
C. 原始细胞末端脱氧核苷酸转移酶（TdT）阴性
D. 有严重贫血和血小板减少症
E. 原始细胞 AS-DNCE 染色呈（+）

34. 下列关于多发性骨髓瘤的描述，哪些是正确的
A. 尿本周蛋白（-）即可排除本病
B. 多发性骨髓瘤的突出症状是广泛性出血
C. 血尿酸升高对诊断有重要意义
D. 骨髓穿刺涂片形态学检查对诊断具有决定性意义
E. 多发性骨髓瘤并发浆细胞白血病的诊断标准是外周血瘤细胞 >30%，绝对值 $>3\times10^9/L$

35. 血液学研究的对象包括对血液和造血组织的研究
A. 生化学
B. 细胞生理学
C. 血液流变学
D. 细胞和体液免疫
E. 细胞形态学

36. 下列说法中正确的是
A. 真性红细胞增多症是骨髓增生性疾病的一种
B. 纯红细胞再生障碍性贫血（纯红再障）者可有家族史
C. 恶性贫血患者骨髓中三系细胞呈巨型变，粒细胞和巨核细胞系核分叶过多
D. 急性造血功能停滞者在诱因去除后，往往仍留有造血功能紊乱的后遗症
E. 上述均正确

37. 周围血液中出现幼稚粒细胞见于下列哪些疾病
A. 骨髓纤维化
B. 类白血病反应

C. 慢性粒细胞白血病
D. 巨幼细胞贫血
E. 缺铁性贫血

38. 中性粒细胞的生物化学与代谢包括
A. 趋化作用
B. 调理作用
C. 吞噬作用
D. 杀菌作用
E. 变形性和黏附性

39. 骨髓检查的适应证有
A. 白血病的疗效判定
B. 多发性骨髓瘤疗效判定
C. 某些原发或转移性癌肿
D. 原虫病如疟疾、黑热病
E. 某些代谢性疾病，如戈谢病、尼曼-皮克病

40. 以下哪些属于中性粒细胞的病理形态
A. 中毒颗粒
B. 空泡变性
C. 染色质小体
D. 杜氏小体
E. 嗜碱性点彩

（41~47题共用题干）

患者，男性，60岁。头晕乏力1年多。门诊血常规：血红蛋白6.7g/L，红细胞2.6×10^{12}/L，红细胞体积基本正常；网织红细胞数减少；白细胞计数和血小板计数正常。贫血类型待确定。

41. 造血干细胞疾病包括下列哪些疾病
A. CML
B. 骨髓纤维化
C. 真性红细胞增多症
D. 原发性血小板增多症
E. 缺铁性贫血

42. 外周血出现异型淋巴细胞，可见于下列哪些情况
A. 巨细胞病毒
B. 某些药物作用
C. 肝炎病毒感染
D. 单纯疱疹病毒感染
E. 细菌感染

43. 恶性淋巴瘤包括
A. 霍奇金淋巴瘤
B. 非霍奇金淋巴瘤
C. 多发性骨髓瘤
D. 浆细胞白血病
E. 巨球蛋白血症

44. 霍奇金淋巴瘤的组织学分型包括
A. 原始淋巴细胞
B. 混合细胞型

C. 结节硬化型　　D. 淋巴细胞为主型

E. 淋巴细胞消减型

45. 恶性淋巴瘤侵犯骨髓者，要注意与下列哪些疾病鉴别

A. 多发性骨髓瘤　　B. 类白血病反应

C. CLL　　D. 恶性组织细胞病

E. 急性淋巴细胞白血病

46. 下列哪些恶性组织细胞对诊断恶性组织细胞病最有诊断价值

A. 多核巨组织细胞　　B. 异常组织细胞

C. 淋巴样组织细胞　　D. 单核样组织细胞

E. 吞噬组织细胞

47. 目前染色体常用的显带技术有

A. G 显带　　B. S 显带

C. Q 显带　　D. R 显带

E. H 显带

参考答案与解析

一、A1 型题

1. D【解析】单核细胞醋酸 AS-D 萘酚酯酶染色阳性且被氟化钠抑制。

2. A【解析】醋酸 AS-D 萘酚酯酶（AS-DNAE）的临床意义：帮助鉴别急性白血病的类型。急性粒细胞白血病时，白血病原始粒细胞可呈阳性反应，此反应不被氯化钠抑制。急性单核细胞白血病时，白血病原始单核细胞可呈阳性反应，幼单核细胞和单核细胞为阳性反应，此反应被氯化钠抑制。急性粒-单核细胞白血病时，部分白血病细胞的阳性反应可被氟化钠抑制，部分阳性反应不被氯化钠抑制。

3. D【解析】急性单核细胞白血病细胞化学染色：①POX，SB 染色原单，幼单呈阴性或弱阳性反应而幼粒细胞呈强阳性反应。②非特异性酯酶染色，应用 α-醋酸萘酚为底物进行染色，原始和幼稚细胞呈阳性反应，不被 NaF，抑制，而原单，幼单细胞可被 NaF 抑制。

4. C【解析】NAP 积分值，是中性粒细胞碱性磷酸酶积分。不同疾病 NAP 活性有变化，而且有些生理性因素可使酶活性发生改变，如应激状态、经前期、妊娠期、新生儿等可使 NAP 活性增加。

5. D【解析】造血干细胞和早期细胞的分化抗原是 CD34。

6. E【解析】AML 染色体易位常累及的基因：t（8;21）（q22;q22）；t（15;17）（q22;q12）；

inv（16）（p13; q22）；t/del（11; q23）。

7. D【解析】参见表 37 -1。

表 37 -1　MDS 的 FAB 分型标准

分型	RA（难治性贫血）	RAS（环形铁粒幼细胞性难治性贫血）	RAEB（难治性贫血伴原始细胞增多）	RAEB-T（难治性贫血伴原始细胞增多转变型）	CMML（慢性粒-单核细胞性白血病）
骨髓象原始细胞	<5%	<5%	5%~20%	20% <原始细胞<30% 或 Auer 小体	5%~20%，幼单细胞为主
环形铁粒幼细胞		>15%			
血象原始细胞	<1%	<1%	<5%	≥5%	<5%，单核细胞 $>1\times10^9/L$

8. C【解析】血细胞内的α-丁酸萘酚酯酶在 pH 碱性的条件下水解基质液中的α-丁酸萘酚，释放出α-萘酚，后者与基质液中的重氮盐偶联形成不溶性的有色沉淀，定位于细胞质内酶所在的部位。

9. D【解析】中性粒细胞碱性磷酸酶（NAP）的临床意义：①急性化脓性感染时 NAP 活性明显升高，病毒性感染时其活性在正常范围或略低。因此，NAP 可用于细菌和病毒感染的鉴别。②慢性粒细胞白血病的 NAP 活性明显降低，积分值常为 0。类白血病反应的 NAP 活性极度增高，故可作为与慢性粒细胞白血病鉴别的重要指标。③急性粒细胞白血病时 NAP 积分值减低；急性淋巴细胞白血病的 NAP 多增高；急性单核细胞白血病时一般正常或减低。故可作为急性白血病的鉴别方法之一。④再生障碍性贫血时 NAP 活性增高；阵发性睡眠性血红蛋白尿时活性减低，可作为两者的鉴别。⑤其他情况：如应用肾上腺皮质激素时 NAP 升高；恶性组织细胞病时 NAP 活性降低。

10. B【解析】参见表 37 -2。

表 37 -2　常用的正常和异常染色体的命名、缩写和符号

命名、缩写或符号	意义
/	用于分开嵌合体不同的细胞系
+，-	放在常染色体号或组的符号之前时，表示整个染色体的增加或丢失；放在染色体壁、结构或其他符号之后时，表示染色体长度的增加或减少
?	染色体结构不明或有疑问，“?”应放在染色体组或号之前
:	表示断裂

续表

命名、缩写或符号	意义
::	断裂和连接
;	从几个染色体结构重排中，分开染色体和染色体区
→	从……到……
ace	无着丝粒断片
cen	着丝粒
chi	异源嵌合体
ct	染色单体
del	缺失
der	衍生染色体
dic	双着丝粒
dup	重复
end	内复制
g	裂隙
h	次缢痕
i	等臂染色体
ins	插入
inv	倒位
inv ins	倒位插入
inv（p-q+）/ inv（p+q-）	臂间倒位
mar	标记染色体
mat	来自母亲
mos	嵌合体（同源）
P	染色体短臂
pat	来自父亲
Ph′	费城染色体
q	染色体长臂

续表

命名、缩写或符号	意义
r	环状染色体
rcp	相互易位
rea	重排
rec	重组染色体
rob	罗伯逊易位
s	随体
sce	姐妹染色体互换
t	易位
tan	连续（串联）易位
ter	末端
pter	短臂末端
qter	长臂末端
tri	三着丝粒。

11. B【解析】酸性磷酸酶染色临床上应用较少。

12. E【解析】参见A1型题第9题解析。

13. D【解析】恶性淋巴瘤的症状包括全身症状和局部症状，前者包括发热、体重下降、皮肤瘙痒等，后者取决于不同部位，常表现为无痛性进行性淋巴结肿大，还会出现呼吸道、消化道、全身其他器官非特异性病变等。

14. D【解析】M1：（急性未分化型原始粒细胞白血病）以来未分化或低分化原始粒细胞增生为特征，原始粒细胞分Ⅰ型和Ⅱ型。Ⅰ型细胞胞浆内无颗粒；Ⅱ型细胞胞浆内含少数嗜天青颗粒或Auer小体。原始粒细胞Ⅰ型+Ⅱ型≥90%。

15. D【解析】急性髓系白血病，M3型（AML，M3）/急性早幼粒细胞白血病（APL）患者，骨髓中以颗粒增多的异常早幼粒细胞增生为主，占30%~90%（NEC），原粒细胞比例无明显增加。早幼粒细胞特点为细胞大小不一，胞核常不规则，染色质粗细不等，核仁常被嗜天青颗粒所覆盖而不清。胞质量丰富，含有大量密集紫红色嗜天青颗粒，并可见蓝色无颗粒之外浆呈伪足状突出。Auer小体易见，有时可呈“柴捆状”称为“柴捆细胞”。

16. E【解析】酸性磷酸酶染色能帮助鉴别戈谢细胞（呈阳性反应）及尼曼-皮克细胞（呈阴性反应）；红血病及红白血病时幼红细胞呈核旁单侧阳性反应；多发性骨髓瘤细胞、急性单核细胞性白血病、恶性组织细胞增生症细胞、多毛细胞白血病、T淋巴细胞性白血病等均呈强阳性反应。

17. C【解析】ICSH 推荐的中性粒细胞碱性磷酸酶染色法为偶氮偶联法。

18. E【解析】淋巴细胞在透射电镜下的特点：①原始淋巴细胞：较原始粒细胞小，圆形或椭圆形，细胞表面有微绒毛和活动的胞饮作用、胞核大，占整个细胞的大部分，圆形或椭圆形，常染色质占优势，异染色质少，但比原粒和原单核细胞多，在核周凝集，可见大的核仁，常为 1~2 个。胞质少，有较多核糖体，糙面内质网少，微小管较多，高尔基复合体较小。线粒体较大，呈圆形或椭圆形。胞质内可见 1~2 个溶酶体，有时在高尔基复合体附近可见少量致密颗粒，有界膜，呈圆形或椭圆形。②幼淋巴细胞：与原淋巴细胞相似。胞核大，占整个细胞的大部分。核内异染色质较原淋巴细胞多，在核周凝集较原淋巴细胞更明显，可见 1~2 个核仁，胞质少，有丰富核糖体，糙面内质网少而分散，线粒体较大，数目不等，高尔基复合体较小，位于核凹陷处，有时可见中心粒。胞质内有时可见少数有界膜的颗粒，呈圆形或椭圆形，基质电子密度高，常聚成一堆，位于高尔基复合体附近。③淋巴细胞：直径 5~10μm，呈圆形或椭圆形，细胞表面有少量短小微绒毛。胞核大，占整个细胞大部分，呈圆形或椭圆形，可有浅的凹陷。核内常染色质少，异染色质多，在核周明显凝集，核内有时可见核仁。胞质少，有丰富核糖体，糙面内质网很少，线粒体不多，呈卵圆形，常集中在细胞的一侧。高尔基复合体发育较差，有时可见中心粒。有的淋巴细胞胞质内可见少量有界膜的颗粒，常聚成一堆，形成溶酶体。

19. B【解析】糖脂既能与过碘酸希夫反应又能与苏丹黑 B 起反应。

20. A【解析】POX 染色帮助鉴别急性白血病的类型：①急性粒细胞白血病时，白血病性原始粒细胞可呈阳性反应，阳性颗粒一般较多，较粗大，常呈局限性分布；急性淋巴细胞白血病时，原始淋巴细胞和幼淋巴细胞均呈阴性反应；急性单核细胞白血病时，白血病性原始单核细胞呈阴性反应，有时虽少数可呈弱阳性反应，但阳性颗粒少而细小，常弥散分布。②小型原始粒细胞和原始淋巴细胞不易区别，如果小型原始细胞呈过氧化物酶阳性反应，可确定为小型原始粒细胞。③急性早幼粒细胞白血病有时须与急性单核细胞白血病鉴别，如果白血病细胞呈过氧化物酶强阳性反应，应确定为急性早幼粒细胞白血病。④急性单核细胞白血病有时须与组织细胞白血病或恶性组织细胞病鉴别，异常组织细胞的过氧化物酶呈阴性反应，而白血病性幼单核细胞和单核细胞呈弱阳性反应。

21. B【解析】滤泡型淋巴瘤携带有 t（14;18）（q32; q21），可导致 BCL-2 高表达。

22. B【解析】已发现 90% 的 Burkitt 淋巴瘤患者瘤细胞有异常核型，包括 8、14 染色体易位，部分有 *c-myc* 癌基因易位，可能都与发病有关。

23. A【解析】透射电镜下 AML 与 ALL 中，细胞器区别最明显的是：高尔基复合体。

24. A【解析】PAS 染色：红血病、红白血病、缺铁性贫血、重型地中海贫血及骨髓增生异常综合征时幼红细胞呈强阳性反应。

25. C【解析】染色体核型为 t（8; 21）（q22; q22）易位：主要见于 AML-M2。

26. D【解析】过氧化物酶染色临床意义：急性粒细胞性白血病时呈阳性反应，急性单核细胞性白血病时则多呈弱阳性反应，急性淋巴细胞性白血病时呈阴性反应。

27. D【解析】Ⅰ型异形淋巴细胞又称空泡型或浆细胞型。胞体比正常淋巴细胞稍大，多为圆形、椭圆形、不规则形。细胞核为圆形、肾形、分叶状，常偏位。染色质粗糙，呈粗网状或小块状，排列不规则。胞质丰富、染深蓝色、含空泡或呈泡沫状。

28. C【解析】五官科有经验的眼科医生可从眼底检查发现血液疾病，如巨球蛋白血症。

29. D【解析】急性粒细胞白血病中较大原粒细胞以嵴样及球样突起型为主；急性淋巴细胞白血病中以光滑型为主，其中 B 细胞型可出现长而多的微绒毛；急单以皱膜型为主。

30. A【解析】FAB 分型是目前应用最广泛的一种急性白血病的分型方法，其主要依据是骨髓细胞形态学细胞化学特征，尤其是原始细胞的数量和形态，规定原始细胞≥30% 为急性白血病的诊断标准，并将急性白血病分为急性淋巴细胞性白血病（ALL）和急性非淋巴细胞性白血病（ANLL）或称急性髓性白血病（AML）两大类。

31. A【解析】AML-M0 时，POX、SBB、PAS 及特异性酯酶染色均为阴性。

32. E【解析】霍奇金氏淋巴瘤镜下观：淋巴结的正常结构被破坏消失，由瘤组织取代，瘤组织内细胞成分多样由肿瘤性成分和反应性成分组成，肿瘤性成分主要是 R-S 细胞，反应性成分由炎细胞及间质组成，应重点掌握 R-S 细胞，它具有诊断性意义。

33. B【解析】血小板减少症状在急性淋巴细胞白血病及急性非淋巴细胞白血病中均有体现。故选择 C 选项。

34. C【解析】醋酸 AS-D 萘酚酯酶（AS-DNAE）染色时所需的 pH 要求为中性。

35. E【解析】恶性淋巴瘤、急慢性淋巴细胞白血病时，糖原染色积分升高。

36. D【解析】临床上碱性磷酸酶染色法对以下疾病有鉴别意义：类白血病反应显著增高，慢性粒细胞白血病（无继发感染）显著减低；急性细菌感染伴白细胞增多时，积分显著升高，病毒性感染时多正常；真红细胞增多症积分升高，继发性红细胞增多者则正常，而阵发性血红蛋白尿症则减低；再生障碍性贫血患者明显升高，淋巴细胞白血病往往积分升高，但该病成熟的中性粒细胞较少，较难判断。

37. E【解析】α-丁酸萘酚酯酶（α-NBE）染色原理：血细胞内的 α-丁酸萘酚酯酶（α-NBE）在 pH 碱性的条件下水解基质液中的 α-丁酸萘酚，释放出 α-萘酚，后者与基质液中的重氮盐偶联形成不溶性的有色沉淀，定位于细胞质内酶所在的部位。本试验常用的重氮盐为坚牢紫酱 GBC，形成的有色沉淀为红色。α-NBE 主要存在于单核细胞中，其阳性产物能被氟化钠抑制，而其他细胞系列的阳性产物不能被氟化钠抑制。属于单核细胞酯酶染色。

38. B【解析】M2 型（急性粒细胞白血病部分分化型）：粒系明显增生，可见 Auer 小体；红系、巨核细胞系增生受抑。根据粒细胞分化程度不同又分为：M2a 型：原粒细胞 30%~90%（非红系细胞），单核细胞 < 20%，早幼粒细胞以下阶段 > 10%。M2b 型：原始及早幼粒细胞明显增多，但以异常的中性中幼粒细胞增生为主，其胞核常有核仁，核浆发育明显不平衡，此类细胞 >30%。

39. B【解析】Auer 小体，棒状小体是在 Wright 或 Giemsa 染色的血涂片中，白细胞浆中出现紫红色细杆状物质。长约 1~6μm，1 条或数条不定。棒状小体在急性粒细胞性白血病的幼稚粒细胞质中较为多见，呈粗短棒状，常见为 1~2 条；在颗粒增多的早幼粒细胞性白血病（M3 型）中则可见数条至数十条，有些呈束状；急性淋巴细胞性白血病中则不出现棒状小体。故棒状小体对急性白血病的诊断，以及白血病细胞类型的鉴别有一定的参考价值。Auer 小体不出现在细胞核内。

40. E【解析】多发性骨髓瘤经血清和尿免疫电泳，“M”成分以 IgG 型最多见，约占 70%，具有典型多发性骨髓瘤的临床表现。

41. E【解析】淋巴细胞型类白血病反应常见于某些病毒性感染，如传染性单核细胞增多症、百日咳、水痘、风疹等，也可见于粟粒性结核、猩红热、先天性梅毒、胃癌等。

42. E【解析】成人型 T 细胞性白血病（adult T-cell leukemia，ATL）是一种与人 T 细胞白血病病毒Ⅰ（HTLV-Ⅰ）感染直接相关、发生于成人的特殊类型淋巴系统恶性克隆增殖性疾病，其病变主要发生在外周血淋巴细胞，亦可侵及骨髓。最可靠的诊断方法是：病毒学检查。用酶标免疫分析法或间接免疫荧光试验可检测抗 HTLV-Ⅰ抗体；用 RT-PCR 方法可检测肿瘤细胞 HTLV-Ⅰ病毒 RNA 表达，尤其 HTLV 原病毒 DNA 阳性对本病诊断意义较大；用 PCR 技术检测 HTLV-Ⅰ前病毒负荷，有利于早期评估 ATL 瘤负荷。

43. B【解析】胸腺依赖性抗原（TD-Ag）：刺激 B 细胞产生抗体时需要 Th 细胞辅助，主要为蛋白质性抗原，由 BCR 识别后 B 细胞内吞并将抗原降解为短肽，通过与 MHCII 类分子结合，提呈给 Th 细胞识别，为 B 细胞活化提供刺激信号。

44. B【解析】原始巨核细胞对过氧化物酶及苏丹黑 B 染色均呈阴性反应。部分细胞糖原染色（PAS）阳性，非特异性酯酶阳性，并可被氟化钠抑制。

45. C【解析】红白血病 M6 免疫细胞化学染色：CD34-，CD33+，CD13-，CD14+，血型糖蛋白 A+。

46. D【解析】见表 37-3。

表 37-3　细胞遗传学和分子生物学异常

白血病类型	基因改变	染色体改变
M2	*AML1-ETO*	t（8;21）（q22;q22）
M3	*PML-RARα*	t（15;17）（q22;q21）
M4	*PLZF-RARα*	t（11;17）（q23;q21）
M4Eo	*CBFβ-MYH11*	inv（16）（p13;q22）

续表

白血病类型	基因改变	染色体改变
M4Eo	*CBFβ-MYH*11	t（16）（p13; q22）
M4/M5	*MLL*	t（11q23）
L3	*MYC-IgH*	t（8; 14）（q24; q32）
M4Eo	*BCR-ABL*	t（9; 22）（p34; q11）

47. D【解析】淋巴结病理组织学检查为淋巴瘤的确诊依据。

48. E【解析】Auer 小体，其大小与形态不尽相同，有杆形、环形或分叉形等。电镜下一般有三种形态：①透明的棒状体，内有疏松的纤维状物质；②内含电子密度低的颗粒，有膜样结构；③电子密度高的杆状或裂片状包涵体。胞核较大，畸形，常见核袋，异染色质增多，聚集在核周，核仁大而明显，多数核仁接近核膜或与核膜接触。

49. C【解析】急性淋巴细胞白血病（L2）：以原始未分化的大淋巴细胞为主。细胞体积较大，胞浆量常较多，核型不规则，常见凹陷和折叠，核染色质疏松，结构不一致，核仁清楚，1 个或多个。

50. A【解析】慢性淋巴细胞白血病：骨髓增生活跃或明显活跃，淋巴细胞≥40%，以成熟淋巴细胞为主。

51. E【解析】类白血病反应时的碱性磷酸酶染色积分值明显增高，中性杆状核粒细胞的碱性磷酸酶活性增强，甚至中性晚幼粒细胞也呈阳性反应。因此本法为常用于鉴别慢粒和类白血病反应及观察慢粒疗效的指标之一。其余选项均为碱性磷酸酶染色积分值降低。

52. A【解析】扫描电镜下，T 细胞急淋的原始淋巴细胞表面结构特点是以光滑型为主。

53. C【解析】急性淋巴细胞白血病按淋巴细胞形态学（FAB）分型，可分为三型，L1、L2、L3。L1：小细胞型，以原始和幼淋巴细胞小于 12μm 为主。L2：大细胞型，原始细胞和幼淋巴细胞直径大于 12μm 为主。L3：Burkitt 型，原始和幼淋巴细胞以大细胞为主，但是细胞内有明显空泡，胞质嗜碱性，染色深。淋巴瘤细胞侵犯骨髓后，应与 L3 型进行鉴别。

54. C【解析】非霍奇金淋巴瘤（NHL）是具有很强异质性的一组独立疾病的总称。NHL 病变是主要发生在淋巴结、脾脏、胸腺等淋巴器官，也可发生在淋巴结外的淋巴组织和器官的淋巴造血系统的恶性肿瘤。依据细胞来源将其分为三种基本类型：B 细胞、T 细胞和 NK/T 细胞 NHL。NHL 诊断必须依靠病理确诊。晚期患者常有骨髓浸润，骨髓中可见淋巴瘤细胞。

55. C【解析】FISH 检测微小残留白血病，其灵敏度可达 1000 个细胞中检出 1 个异常细胞。

56. E【解析】POX 染色是临床上辅助判断急性白血病细胞类型首选、最重要的细胞化学染色。但在观察要辨认的细胞 POX 染色结果前，首先要注意观察成熟粒细胞是否呈强阳性，以判断染色是否成功。①帮助鉴别急性白血病的类型：a. 急性粒细胞白血病，白血病性原始粒细胞可呈阳性反应，阳性颗粒一般较多，较粗大，常呈局限性分布，但阴性时也不能排除本病；急性淋巴细胞白血病时，原始淋巴细胞和幼稚淋巴细胞均呈阴性反应，但可有少许阳性细胞，此系残留的原粒细胞，故 FAB 分型规定急性淋巴细胞白血病其阳性率。b. 小型原始粒细胞和原始淋巴细胞不易区别，如果小型原始细胞呈过氧化物酶阳性反应，可确定为小型原始粒细胞。c. 急性早幼粒细胞白血病有时须与急性单核细胞白血病鉴别，如果白血病细胞呈过氧化物酶强阳性反应，应确定为急性早幼粒细胞白血病。d. 急性单核细胞白血病有时须与组织细胞白血病和恶性组织细胞病相鉴别，异常组织细胞的过氧化物酶呈阴性反应，而白血病性幼单核细胞和单核细胞呈弱阳性反应。②成熟中性粒细胞过氧化物酶活性的变化：a. 活性增高：可见于再生障碍性贫血、感染（特别是化脓性细菌感染）、急性淋巴细胞白血病和慢性淋巴细胞白血病。b. 活性减低：可见于急性粒细胞白血病、慢性粒细胞白血病、急性单核细胞白血病、骨髓增生异常综合征、放射病及退化性中性粒细胞。

57. C【解析】过碘酸希夫反应（PAS）的临床意义：根据反应的阳性程度及阳性特点可进行红细胞系统、白细胞系统等疾病的辅助诊断及鉴别诊断，其阳性特点意义更大。①白血病类型鉴别：急性粒细胞白血病原始粒细胞呈阴性或弱阳性反应，阳性以弥漫性为主；急性淋巴细胞白血病原幼淋巴细胞多呈块状阳性反应，也有少数呈阴性反应；急性单核细胞白血病原幼单核细胞呈阳性反应，其颗粒细小，弥散分布。②淋巴系统增生疾病鉴别：淋巴系统恶性增生如恶性淋巴瘤、霍奇金病、慢性淋巴细胞性白血病、急性淋巴细胞性白血病时，其淋巴细胞阳性反应均有明显增高，呈粗颗粒状或块状。传单时淋巴细胞的 PAS 轻度增高，而其他病毒感染时常在正常范围。③幼红细胞增生疾病鉴别：红血病、红白血病、骨髓增生异常综合征中其幼红细胞反应明显增强，呈均匀红色或状。缺铁性贫血、地中海贫血、溶血性贫血及巨幼细胞贫血时幼红细胞 PAS 反应多为阴性或仅可轻度增高。④确定巨核细胞：发育成熟的巨核细胞此反应多呈阳性，小巨核细胞时亦常呈阳性反应，故为确认小巨核细胞最常用手段之一。⑤细胞鉴别：鉴别巨核细胞和 Reed-Sternberg 细胞，巨核细胞呈强阳性，Reed-Sternberg 细胞呈阴性或极弱阳性反应；鉴别高雪氏细胞和尼曼-匹克细胞，高雪氏细胞呈强阳性尼曼-匹克细胞常为阴性或极弱阳性。

58. A【解析】NAP 积分下降：慢性粒细胞白血病慢性期、阵发性睡眠型血红蛋白尿症、骨髓增生异常综合征、恶性组织细胞病等。

59. E【解析】骨髓增生明显活跃成熟红细胞与有核细胞比为 10∶1。

二、A2 型题

1. E【解析】骨髓穿刺检查或活检是确诊恶组的主要途径，骨髓受累常为局限性或早期不受累，表现为增生活跃或三系减低。

2. E【解析】红细胞呈缗钱状排列见于多发性骨髓瘤。

3. A【解析】慢性淋巴细胞白血病（CLL）是一种原发于造血组织的恶性肿瘤。临床表现为：无痛性淋巴结肿大，肝脾略大，贫血，血象：白细胞持续增多≥$10\times10^9/L$，淋巴细胞比例≥50%，单克隆淋巴细胞绝对值≥$5\times10^9/L$。自身免疫性溶血性贫血（AIHA）系体内免疫功能调节紊乱，产生自身抗体和/或补体吸附于红细胞表面，通过抗原抗体反应加速红细胞破坏而引起的一种溶血性贫血。血象：血红蛋白和红细胞计数与溶血程度相关，周围血片可见球形红细胞、幼红细胞，网织红细胞比值及绝对值增多。抗人球蛋白（Coombs）试验：多阳性。

4. E【解析】慢性淋巴细胞白血病（CLL）是一种原发于造血组织的恶性肿瘤。临床表现为：无痛性淋巴结肿大，肝脾大，贫血，血象：白细胞持续增多≥$10\times10^9/L$，淋巴细胞比例≥50%，单克隆淋巴细胞绝对值≥$5\times10^9/L$。骨髓象：骨髓增生活跃，为肿瘤细胞所占据，占40%以上，形态与外周血基本一致，红、粒及巨核细胞系生成受抑。外周血及骨髓可见少量幼稚淋巴细胞。

5. D【解析】急性髓细胞性白血病（Acute myeloid leukemia，AML）是髓系造血干/祖细胞恶性疾病。以骨髓与外周血中原始和幼稚髓性细胞异常增生为主要特征，临床表现为贫血、出血、感染和发热、脏器浸润、代谢异常等。急性髓系白血病部分分化型（M2）分以下两个亚型：①M2a骨髓中原粒细胞（Ⅰ+Ⅱ型）30%~90%。②M2b骨髓中原始及早幼粒细胞明显增多，以异常的中性中幼粒细胞增生为主，其胞核常有核仁，有明显的核浆发育不平衡，此类细胞>30%。

6. A【解析】为了保持细胞结构及化学成分的不变，需对细胞进行固定。根据染色的成分不同，选择合适的固定液，使细胞内的蛋白质、酶类、糖类等变成不溶性物质。固定的方法有物理法和化学法，临床上常用的是化学法固定。

7. D【解析】恶性淋巴瘤（ML）是一组起源于淋巴造血系统的恶性肿瘤的总称，其主要临床表现是无痛性淋巴结肿大，全身各组织器官均可受累。淋巴瘤患者在发现淋巴结肿大前或同时可出现发热、盗汗、消瘦、皮肤瘙痒等全身症状。根据病理、临床特点以及预后转归等将淋巴瘤分为非霍奇金淋巴瘤（NHL）和霍奇金淋巴瘤（HL）两类。

①血常规及血涂片。血常规一般正常，可合并慢性贫血。HL可出现血小板增多、白细胞计数增多、嗜酸性粒细胞数增多；NHL侵犯骨髓者可出现贫血、白细胞及血小板数减少，外周血可出现淋巴瘤细胞。

②骨髓涂片及活检。HL罕见骨髓受累。NHL侵犯骨髓者，骨髓涂片可见淋巴瘤细胞，细胞体积较大，染色质丰富，呈灰蓝色，形态明显异常，可见“拖尾现象”。淋巴瘤细胞≥20%为淋巴瘤白血病；骨髓活检可见淋巴瘤细胞聚集浸润。部分患者骨髓涂片可见噬血细胞增多及噬血现象，多见于T细胞淋巴瘤。

8. B【解析】M2（急性粒细胞白血病部分分化型，AML with maturation）原粒细胞占骨髓 NEC 的 30%~89%，其他粒细胞 >10%，单核细胞 <20%。

9. D【解析】慢性粒细胞白血病进展缓慢，根据骨髓中白血病细胞的数量和症状的严重程度，分为三个期：慢性期、加速期和急变期。临床症状：①贫血：表现为乏力、头晕、面色苍白或活动后气促等。②反复感染且不易治好：主要由于缺少正常的白细胞，尤其是中性粒细胞。③出血倾向：容易出血、出血不止、牙龈出血、大便出血及月经不规则出血等，由于血小板减少引起。④肝、脾大、不明原因的消瘦及盗汗等。慢性粒细胞白血病主要依靠血常规、骨髓穿刺活检来诊断的；表现为外周血白细胞异常升高和骨髓大量的白血病细胞堆积。慢性期：①白细胞增多（一般 $>50\times10^9/L$，范围 20to $>500\times10^9/L$）。②外周血碱性粒细胞增多。③外周血及骨髓原始细胞 <5%，可见大量中晚幼粒细胞。④碱性磷酸酶 NAP 积分明显减低，甚至为 0。加速期：①外周血及骨髓原始细胞 10~19%。②外周血碱性粒细胞 ≥20%。③持续血小板减少。④出现白血病细胞克隆进化的细胞遗传学。急变期：①外周血及骨髓原始细胞 ≥20%。②骨髓外原始细胞侵犯。

10. B【解析】题目中，患者全血细胞减少，骨髓中原始细胞占 60%，可初步判定为急性白血病，下一步应首先做细胞化学染色，对急性白血病类型进行鉴别。血细胞化学染色是细胞学和化学相结合而形成的一门科学，它以细胞形态学为基础，结合运用化学反应的原理对血细胞内的各种化学物质进行定性、定位、半定量分析的方法。

三、A3/A4 型题

1. C【解析】多发性骨髓瘤（MM）是一种恶性浆细胞病，其肿瘤细胞起源于骨髓中的浆细胞，而浆细胞是 B 淋巴细胞发育到最终功能阶段的细胞。多发性骨髓瘤起病徐缓，早期无明显症状，容易被误诊。MM 的临床表现多样，主要有贫血、骨痛、骨骼变形和病理骨折、肾功能不全、感染、出血、神经症状、高钙血症、淀粉样变等。骨髓象：浆细胞数目异常增多 ≥10%，为形态异常的原始或幼稚浆细胞。M-成分：血清 IgG >3.5g/dL 或 IgA >2.0g/dL，尿本周蛋白 >1g/24h。

2. E【解析】骨髓细胞形态学检查对血液系统疾病，如各种类型白血病、淋巴瘤、恶性组织细胞病、多发性骨髓瘤等有重要诊断价值。

3. E【解析】根据实验室检查可初步诊断为 PNH。

4. D【解析】PNH 的症状：贫血症状，睡眠后有无典型酱油色尿或葡萄酒色尿，发作次数及严重程度。

5. C【解析】阵发性睡眠性血红蛋白尿（PNH）患者体内存在对补体敏感的红细胞，即红细胞在酸性（pH 6.4~6.5）的正常血清中孵育，补体被激活，PNH 红细胞被破坏而产生溶血。而正常红细胞不被破坏，无溶血现象，如经 56℃加热 30 分钟，使补体灭活，患者红细胞即不被破坏。Ham's test 阳性常见于 PNH，敏感度较低，有 30% 以上的患者呈阴性反应，某些自身免疫性溶血性贫血发作严重时可呈阳性。

6. A【解析】根据临床表现及实验室检查可初步诊断为组织嗜碱细胞白血病。

7. D【解析】组织嗜碱细胞白血病进行细胞化学染色有一定特异性的是甲苯胺蓝染色呈强阳性。

8. C【解析】骨髓增生异常综合征（MDS）是起源于造血干细胞的一组异质性髓系克隆性疾病，特点是髓系细胞分化及发育异常，表现为无效造血、难治性血细胞减少、造血功能衰竭，高风险向急性髓系白血病（AML）转化。MDS的诊断标准：①必要条件：a. 持续（≥6月）一系或多系血细胞减少：红细胞（Hb＜110g/L）；中性粒细胞（ANC＜1.5×10^9/L）；血小板（BPC＜100×10^9/L）。b. 排除其他可以导致血细胞减少和病态造血的造血及非造血系统疾患。②确定标准：a. 病态造血：骨髓涂片红细胞系、中性粒细胞系、巨核细胞系中任一系至少达10%；血涂片中性分叶核粒细胞若呈Pelger畸形有很大的提示意义。b. 环状铁粒幼细胞占有核红细胞比例≥15%。c. 幼稚细胞：血涂片1~19%；骨髓涂片5~19%。

9. D【解析】缺铁性贫血不会出现铁粒幼细胞增多。

10. C【解析】根据症状及实验室检查可初步诊断为急性单核细胞白血病。

11. B【解析】白血病细胞形态特点：①原单及幼稚单核细胞体积较大，形态变化多端。②胞核较小，常偏一侧，呈笔架形、马蹄形、"S"形、肾形或不规则形核染色质疏松，排列似蜂窝状，着色较淡。③胞浆量相对较多，常出现内外双层浆，有明显伪足突出边缘清晰，颗粒的粗细和数量不一。

12. E【解析】急性单核细胞白血病细胞化学染色：①POX和SB染色：原单核细胞呈阴性和弱阳性反应而幼单核细胞多数为阳性反应。②PAS染色：原单细胞约半数呈阴性反应，半数呈细粒状或粉红色弱阳性反应，而幼单核细胞多数为阳性反应。③酯酶染色：非特异性酯酶染色阳性，可被氟化钠抑制，其中α－丁酸萘酚酯酶（a-NBE）染色诊断价值较大。

13. C【解析】CML白血病急变期的诊断标准：外周血中原粒＋早幼粒＞30%，骨髓中原粒＋早幼粒＞50%，原始细胞或原淋＋幼淋或原单＋幼单＞20%。

14. B【解析】慢性粒细胞白血病（CML）是一种发生于造血干细胞的血液系统恶性克隆增生性疾病。在受累的细胞系中可找到Ph标记染色体或/和bcr/abl基因重排。

四、B型题

1. A【解析】胞质淡蓝色，浆内有粗大而不规则的紫黑色颗粒，可压在核上的细胞为嗜碱性中幼粒细胞。

2. E【解析】嗜酸性中幼粒细胞：直径10~20μm，圆或椭圆形。胞核：染色质粗糙，无核仁。胞质：大部分为圆形等大的橘黄色嗜酸特异性颗粒，少部分为紫黑色非特异性颗粒。

3. C【解析】小淋巴细胞：6~9μm，核相对较小，呈圆形，核染色质紧密呈大块状，结构不清楚，染深紫红色；胞浆极少，似裸核样，如可见则呈淡蓝色，一般无颗粒。

4. D【解析】胞浆淡红含有许多细小均匀的淡红色颗粒，这是中性颗粒的特点。

5. C【解析】原始红细胞：直径15~20μ，胞核圆形，居中或稍偏于一旁，约占细胞的

4/5，紫红色，染色质颗粒状；核仁明显，核仁 1~2 个，大小不均，模糊或清楚，染浅蓝色；胞浆量少，或有部分胞浆呈伪足状，深蓝色且厚，近核处不见色浅区。

6. A【解析】原始粒细胞：胞体直径 10~20μ，圆或稍椭圆。胞核较大、圆或稍椭圆居中或稍偏一侧，占细胞 2/3 以上，染色质细呈细粒状，排列均匀，平坦如一层薄纱，无浓集。核膜较不清楚。核仁：2~5 个较小，清楚，呈淡蓝色或无色。胞浆：量少，呈明亮天蓝色，绕于核周，无颗粒，过氧化酶染色阴性，但后期有时也可见阳性颗粒。

7. E【解析】浆细胞直径 8~15μm，胞核偏位，核染色质常排列成车轮状，胞浆丰富、染蓝色或红蓝相混的蓝紫色、有泡沫感。

8. D【解析】原始淋巴细胞胞体直径 10~18μm，核染色质细致，颗粒状排列均匀、平坦，核仁 2~5 个，界限清楚，胞浆淡蓝色，着色均匀浅淡。

9. B【解析】单克隆蛋白（M 蛋白）在单克隆丙种球蛋白病患者血清中异常增多，其理化性质十分均一，多无免疫活性，又称副蛋白。M 蛋白可以是 IgG、IgM、IgA、IgE 或 IgD，也可以是 κ 或 λ 轻链中的任何一型。M 蛋白多见于恶性单克隆丙种球蛋白血症、继发性单克隆丙种球蛋白血症、良性 M 蛋白血症等。

10. A【解析】骨髓瘤细胞又称异常浆细胞。多发性骨髓瘤患者主要是骨髓中单克隆浆细胞大量增生为特征的恶性疾病。骨髓瘤细胞就是指的数量和质量异常的浆细胞。显微镜下观察到的骨髓中多发性骨髓瘤细胞形态不一，成堆出现，典型的骨髓瘤细胞为未成熟，分化较差的浆细胞，它的形态为多核，核圆形或不规则，核膜内陷，核内可见空泡，染色质稍疏松，不呈车轮状排列，含仁大而明显，一般至少超过 10%。

11. E【解析】凝溶蛋白又称本周蛋白，是游离的免疫球蛋白轻链，能自由通过肾小球滤过膜，当浓度增高超过近曲小管重吸收的极限时，可自尿中排出。

12. C【解析】慢性粒细胞白血病的 NAP 积分明显减低，常为 0；缓解时，NAP 积分值上升到正常。类白血病反应时 NAP 积分明显增高。

13. D【解析】急性单核细胞白细胞病：单核系细胞大多 α-丁酸萘酚酯酶染色呈阳性，阳性反应能被氟化钠抑制；急性粒细胞白血病：原粒细胞一般呈阴性。

14. C【解析】真性红细胞增多症的 NAP 明显增高，而继发性红细胞增多症多数正常。

15. E【解析】正常人幼稚红细胞铁染色可阳性。

16. A【解析】淋巴细胞 PAS 呈阴性反应，少数为弱阳性反应。

17. A【解析】巨核细胞及血小板 PAS 为阳性。

18. B【解析】急性粒单细胞性白血病：醋酸 AS-D 萘酚酯酶染色（AS-D-NAE）可呈阳性反应，但强度较弱，且不被氟化钠抑制。

19. A【解析】急性粒细胞白血病：ASDPqAE 阳性且阳性不被 NaF 抑制。

20. D【解析】MDS-RAS 诊断标准：环状铁粒幼细胞占有核红细胞比例≥15%。

21. C【解析】急性单核细胞性白血病 a-NAE 阳性，被 NaF 抑制。

22. D【解析】慢性淋巴细胞白血病（CLL）是单克隆性小淋巴细胞恶性增生性疾病，这类细胞形态上类似成熟淋巴细胞，然而是一种免疫学不成熟、功能不全的细胞。CLL 绝大多数为 B 细胞性（占 95%），T 细胞性者少见。本病主要发生于 60 岁以上的老年男性，起病缓慢。约 10%~20% 的患者可并发自身免疫性溶血性贫血。外周血象中白细胞总数 $>10\times10^9/L$，淋巴细胞≥60%。骨髓增生明显活跃或极度活跃，淋巴细胞显著增多，占 40% 以上，原淋巴细胞和幼淋巴细胞较少见。

23. C【解析】慢性粒细胞白血病（CML）简称慢粒，是起源于造血干细胞的克隆性增殖性疾患，主要累及粒细胞系，表现为持续性进行性外周血白细胞数量增加，分类中出现不同分化阶段的粒细胞，尤其以中性粒细胞增多为主，90% 以上患者白血病细胞中有恒定的、特征性的 Ph 染色体及其分子标志 BCR/ABL 融合基因。

24. B【解析】多发性骨髓瘤最重要的一个特征就是有骨痛，疼痛的程度轻重不一。早期常常是轻度的、暂时性的，随着病程进展可以变为持续而严重，疼痛剧烈或者突然加剧常提示发生了病理性骨折，骨痛往往是早期出现的表现，开始的时候，腰部最为多见，其次是胸骨、肋骨与四肢骨。

25. A【解析】恶性淋巴瘤多数首先表现颈部和/或锁骨上淋巴结无痛性肿大，表面光滑、质韧、大小不等，后期可相互融合，与皮肤粘连、固定或破溃等。也可以表现淋巴结外器官受侵，例如胃肠道、肝脾、肾等部位，表现为胃肠道肿块、肝脾肿大等。

26. D【解析】恶性组织细胞病是一种恶性克隆性组织细胞增生疾病，以高热、贫血、肝脾及淋巴结肿大、全血细胞减少、出血、黄疸以及进行性衰竭为主要临床特征。

27. A【解析】幼淋巴细胞白血病（幼淋巴细胞白血病）（PLL）属慢性淋巴增殖性疾病，中位发病年龄为 65~70 岁，男女之比为 2∶1，东方国家少见。常见的症状为乏力、体重下降、腹部胀痛或不适，常有巨脾。

28. C【解析】AL 患者凝血障碍最常见类型是 DIC，AL 并发 DIC 的发生率为 7%~30%，早幼粒细胞白血病可达 33.1%，异常的早幼粒细胞颗粒中含大量促凝物质，常发生在大剂量化疗后。

29. B【解析】绿色瘤一般见于急性粒细胞白血病，称为粒细胞肉瘤。

30. E【解析】急性淋巴细胞白血病较易并发中枢系统神经白血病。

31. D【解析】牙龈增生是急性白血病一个重要的特异性体征，很少见于其他疾病，并且常常伴有继发感染而导致牙龈肿胀，主要见于急性髓系白血病的 M4、M5 型。

32. B【解析】类白血病反应的发生常与各种感染、中毒、恶性肿瘤变态反应性疾病甚至急性失血、溶血性贫血、组织损伤等有关。

33. C【解析】由于传染性单核细胞增多症的传染性不是很强，一般不会出现大范围流行，大多数情况是单发病例。

34. D【解析】白细胞减少症主要临床症状为乏力、头晕、食欲差等非特异性症状，可以继发感染导致严重并发症。

35. E【解析】吞噬细胞吞噬功能试验：小鼠腹腔内注射硫代乙醇酸钠，可刺激巨噬细胞的聚集。四日后小鼠腹腔内注入羊红细胞悬液，一小时后解剖收集腹腔吞噬细胞，染色、镜检可观察对羊红细胞的吞噬现象。通过计算吞噬百分比或吞噬指数可测定吞噬细胞的吞噬功能。

36. D【解析】白细胞趋化性试验用来观察粒细胞的趋化功能。

37. B【解析】糖皮质激素（泼尼松）具有刺激骨髓中性粒细胞由储存池向外周血释放的功能。服用泼尼松后外周血中性粒细胞应有明显增高。中性粒细胞减少者．如服用泼尼松后外周血中性粒细胞最高绝对值大于 $20\times10^9/L$，表明中性粒细胞的生成和储备正常，中性粒细胞的减少可能由于骨髓释放障碍或其他因素所致。

38. A【解析】ABC 法是 ABC 免疫酶染色法的简称，又称卵白素－生物素－酶复合物染色法，是最敏感的免疫组织化学染色法之一。可用于急性白血病的免疫分型。

39. A【解析】髓系免疫标志 CD13、CD33、MPO（自 2001 年 9 月采用单抗胞浆内标记）。

40. C【解析】①TCR（T 细胞受体）：可表达于所有成熟 T 细胞表面，是 T 细胞识别外来抗原并与之结合的特异性受体。②BCR（B 细胞受体）：mIg 膜免疫球蛋白，表达于所有成熟 B 细胞表面和大多数 B 细胞瘤表面，是 B 细胞最具特征性的表面标志。③CD 抗原（簇分化抗原）：区别淋巴细胞的重要标志。④CD2：是胸腺细胞最早表达的分化抗原。表达于全部人 T 细胞和 NK 细胞表面，因其能和绵阳红细胞结合，形成玫瑰花，又称绵阳红细胞受体（SRBCR），利用 E 花环试验测定外周血中 T 细胞总数。⑤CD3：CD3 表达于全部 T 细胞表面，是 T 细胞的共同的表面标志。是组成 TCR－CD8 复合物的重要组成部分。⑥CD4：主要是辅助性 T 细胞（Th 细胞），HIV 受体。⑦CD7：主要存在于外周血 T 细胞、自然杀伤细胞和胸腺细胞。⑧CD8：主要是细胞毒 T 细胞（Tc 细胞）。⑨CD14：单核细胞特异性免疫标志。⑩CD19/CD5 分子：成熟 B 细胞均表达 CD19，根据有无 CD5 分子表达，可将 B 细胞区分为 B1 细胞（有 CD5 分子），B2 细胞（无 CD5 分子）。⑪CD21：B 细胞上的 EB 病毒受体。⑫CD32：又称 Fc 受体，此受体可与抗体包被的红细胞结合形成 EAC 玫瑰花环，是鉴别 B 细胞的方法。（注意 CD2 绵阳红细胞受体 E 受体 E 花环别混淆了）。⑬CD34：造血干细胞。⑭CD35：C3b 受体。此分子与相应补体或者分子结合后，可使 B 细胞活化。⑮CD56：临床上将 CD3＋CD56＋CD16＋认作 NK 细胞。NK 细胞标志。⑯NKT 细胞：大多数 CD4－CD8－T 细胞。⑰CD41：巨核细胞

41. B【解析】参见上一题解析。

五、X 型题

1. BE【解析】Auer 小体可出现在急粒、急单和急粒－单白血病细胞质内，但不见于急淋白血病，在骨髓增生异常综合征（MDS）的 RAEB－t 型也可检出。

2. ABD【解析】急性杂合性白血病又称为混合性急性白血病，分为双表型，双克隆型，

双系列类型，单细胞系列转换型。

3. ABDE【解析】急性早幼粒细胞白血病细胞化学染色：POX，SBB，AS-DNCE 和 ACP 染色均呈阳性或者强阳性反应。AS-DNCE 可呈阳性反应，但不被氟化钠抑制，α-NAE 染色阴性，依此可与急单鉴别。NAP 积分明显降低。

4. ABC【解析】在细胞分裂过程中，如果染色体分离出现障碍，就会出现染色体数目异常，包括整倍体和非整倍体。染色体数目异常是以二倍体细胞为标准进行命名的。整倍体是以染色体组为单位的增减，如单倍体、三倍体、四倍体等，三倍体以上称为多倍体。非整倍体是指细胞核内染色体数不是染色体组的整倍数，包括单体、三体、四体、双三体、缺体等。一个个体内同时存在两种或两种以上核型的细胞系，这种个体称为嵌合体。嵌合体可以是数目异常之间，结构异常之间以及数目和结构异常之间的嵌合。

5. ABE【解析】碱性磷酸酶染色具有的临床意义：①生理变化：a. 年龄变化：新生儿 NAP 活性增高，以后下降。儿童期各年龄大致相似，成年期较儿童期活性减低，老年期更低。b. 应激状态下的变化：紧张、恐惧、激烈运动等 NAP 活性可增高。c. 月经周期中的变化：经前期增高，行经后降低，经后期恢复。d. 妊娠期的变化：妊娠2~3个月的 NAP 积分值轻度增高，以后逐月增高，分娩时达高峰，产后则恢复正常。②病理性变化：a. 感染：细菌性感染时 NAP 积分值增高。在细菌性感染中球菌性感染较杆菌性感染为高；在球菌性感染中，急性较慢性为高。病毒性感染时，NAP 积分值一般无明显变化。因此本染色法有时可帮助鉴别细菌性感染和病毒性感染。b. 血液病：慢性粒细胞白血病的 NAP 积分值明显减低，常为“0”，缓解时 NAP 积分值上升到正常。类白血病反应时的 NAP 积分值明显增高，中性杆状核粒细胞的碱性磷酸酶活性增强，甚至中性晚幼粒细胞也呈阳性反应。因此本法常用来鉴别慢性粒细胞白血病（简称慢粒）和类白血病反应及观察慢粒疗效的指标之一。c. 其他：红白血病的 NAP 积分值减低，慢性淋巴细胞白血病、骨髓纤维化、原发性血小板增多症和红血病等疾病的 NAP 积分值可增高；NAP 积分值减低，也可见于镰形细胞性贫血、严重型嗜酸性粒细胞增多症、家族性低磷酸酶血症。③其他：应用肾上腺皮质激素、雌激素和 ACTH 后 NAP 积分值增高。

6. DE【解析】骨髓穿刺成功的指标：骨髓液中可见淡黄色骨髓小粒或脂肪滴；涂片检查有骨髓特有细胞，如巨核细胞、网状细胞、浆细胞等；做分类计数时，骨髓片中杆状核与分叶核之比大于血涂片。

7. ABCD【解析】MICM 分型白血病 MICM 分型，是指形态学（morphology）、免疫学（immunology）、细胞遗传学、（cytogenetics）分子特征（molecular）分型。

8. BE【解析】AML 中具有 t（15：17），inv（16），t（8;21）异常的患者对治疗反应良好，缓解期长，而具有-5、-7、+8 及 t（9：22）的 AML 患者则预后较差。

9. AB【解析】过氧化物酶染色对白血病诊断有意义，急性粒细胞白血病除早期原粒细胞呈阴性反应或弱阳性反应外，其余各阶段均呈阳性反应。急性多颗粒早幼粒细胞白血病早幼粒细胞呈强阳性反应。急性单核细胞白血病原始细胞呈阴性或弱阳性反应。慢性粒细胞白血病呈强阳性反应。淋巴细胞白血病呈阴性反应。组织细胞白血病呈阴性反应。

10. ACE【解析】流式细胞仪可以检测：白细胞抗体、白细胞表面抗原、白细胞 DNA RNA 含量。

11. ABDE【解析】白血病原始细胞中：髓系（粒系、单核系）幼稚细胞可以看到 Auer 小体，红系、淋巴系幼稚细胞不可见 Auer 小体。

12. BCD【解析】T-ALL 的特异性免疫学标记：CD2、CD3、CD7。

13. ABCE【解析】识别染色体的重要指标：染色体相对长度、臂率、着丝粒指数、随体的有无。

14. ABCDE【解析】醋酸 AS-D 萘酚酯酶（AS-DNAE）染色临床意义：帮助鉴别急性白血病的类型。急性粒细胞白血病时，白血病原始粒细胞可呈阳性反应，此反应不被氟化钠抑制。急性单核细胞白血病时，白血病原始单核细胞可呈阳性反应，幼单核细胞和单核细胞为阳性反应，此反应被氯化钠抑制。急性粒-单核细胞白血病时，部分白血病细胞的阳性反应可被氟化钠抑制，部分阳性反应不被氟化钠抑制。

15. ADE【解析】常见的染色体结构异常有如下几种：①缺失。②倒位。③易位。④环状染色体。⑤等臂染色体。⑥脆性位点。

16. ADE【解析】DIC、肝硬化、急性白血病可导致血小板减少。

17. ABCD【解析】SBB 染色在鉴别白血病类型，尤其在帮助鉴别急性非淋巴细胞白细胞与急性淋巴细胞白细胞时较 POX 更敏感。苏丹黑是一种脂溶性染料，可将细胞中的中性脂肪、磷脂及胆固醇等脂类染成棕黑色颗粒，定位于胞质内。

18. BCD【解析】无须新鲜涂片染色的是：铁染色、PAS 染色、SBB 染色。必须用新鲜涂片染色的是：瑞-姬染色、POX 染色、NAP 染色。

19. ACD【解析】慢性淋巴细胞白血病（CLL），是一种单克隆性小淋巴细胞疾病，细胞以正常或高于正常的速率复制增殖，大量积聚在骨髓、血液、淋巴结和其他器官，最终导致正常造血功能衰竭的低度恶性疾病。这类细胞形态上类似成熟淋巴细胞，其实是一种免疫学不成熟的、功能不全的细胞。慢性淋巴细胞白血病绝大多数起源于 B 细胞，T 细胞者较少。本病在欧美各国是最常见的白血病，而在我国、日本及东南亚国家较少见。

20. ACE【解析】SBB 染色、碱性磷酸酶染色及 AS-DNCE 染色原理均为：偶联法。

21. BC【解析】急性白血病（B 细胞性）的一线单抗是：CD19、CD22。

22. BDE【解析】ALL 分为三个亚型：①L1 型：原始和幼稚细胞以小细胞为主（直径≤12μm）。②L2 型：原始和幼稚细胞以大细胞为主（直径 >12μm）。③L3 型：（Burkitt 型）：原始和幼稚淋巴细胞以大细胞为主，大小较一致，胞浆内有许多空泡。

AML 分为八个亚型：①M0（急性髓细胞白血病微分化型）原始细胞大于 20%。②M1（急性粒细胞白血病未分化型）原始粒细胞大于 90%。③M2（急性粒细胞白血病部分分化型）原始粒细胞 20~89%，单核细胞小于 20%。④M3（急性早幼粒细胞白血病）：骨髓中以多颗粒的早幼粒细胞为主，≥20%。⑤M4（急性粒－单核细胞白血病）：骨髓原始细胞在非红系细胞中 >20%，各阶段粒细胞占 30%~80%，单核细胞 >20%。⑥M5（急性单核细胞白血病）：骨髓非红系中原单核、幼单核≥20%，且各阶段单核细胞≥80%，原单核细胞≥80% 为 M5a，<80% 为 M5b。⑦M6（急性红白血病）：骨髓中非红系细胞中原始细胞≥20%，幼红细胞≥50%。⑧M7（急性巨核细胞白血病）：骨髓中原始巨核细胞≥20%。

23. ABCE【解析】B 细胞分化抗原有 CD10、CD19、CD20、CD21 和 CD22；而 HLA-DR 属非特异性抗原，它可表达于干细胞、祖细胞各分化阶段的 B 细胞及激活的 T 细胞。另外 CD11b、CD31~CD36、CD64、CD68 等是粒-单核细胞共有的标记。

24. ABCE【解析】AML 最常见染色体异常为 t（8；21），t（15；17），inv（16），t（9；22）等。

25. ACE【解析】急性淋巴细胞白血病（ALL）是一种起源于淋巴细胞的 B 系或 T 系细胞在骨髓内异常增生的恶性肿瘤性疾病。异常增生的原始细胞可在骨髓聚集并抑制正常造血功能，同时也可侵及骨髓外的组织，如脑膜、淋巴结、性腺、肝等。中枢神经系统白血病在 ALL 明显多于其他类型白血病。ALL 在 25% 男孩有隐匿性睾丸白血病。表现睾丸无痛性肿大、阴茎异常勃起。ALL 儿童期（0~9 岁）为发病高峰，可占儿童白血病的 70% 以上。ALL 在成人中占成人白血病的 20% 左右。目前依据 ALL 不同的生物学特性制定相应的治疗方案已取得较好疗效，大约 80% 的儿童和 30% 的成人能够获得长期无病生存，并且有治愈的可能。

26. ABCDE【解析】急性早幼粒细胞白血病（APL）特有的遗传学标志：①融合基因：PML-RARα、RARα-PML、PLZF-RARα。②染色体异位：t（15；17）（q22；q12）、t（11；17）（q23；q21）。

27. ABCDE【解析】恶性组织细胞按形态学特征，可归纳为五型：异常组织细胞、多核巨组织细胞、淋巴样组织细胞、单核样组织细胞、吞噬性组织细胞。

28. ACD【解析】过碘酸希夫反应（PAS）：①鉴别淋巴系统增生的性质：凡恶性增生时 PAS 呈强阳性，如急慢性淋巴细胞白血病、淋巴瘤、霍奇金病的淋巴细胞呈强阳性。良性增生时呈阴性，如传单和传淋的淋巴细胞呈阴性。②鉴别红系增生的性质。凡恶性增生时 PAS 呈强阳性，如红血病、红白血病，其原幼红细胞呈强阳性反应。良性增生时 PAS 呈阴性，如巨幼细胞贫血、溶贫的幼红细胞呈阴性。③鉴别戈谢细胞和尼曼-匹克细胞：前者阳性，后者阴性。④巨核细胞白血病时，巨核细胞呈强阳性。⑤骨髓转移性腺癌细胞呈强阳性。

29. ABCDE【解析】α-醋酸萘酚酯酶（α-NAE）染色：①帮助鉴别急性白血病的类型：单核细胞白血病时，白血病原始单核细胞可呈阳性反应，幼单核细胞和单核细胞大多呈阳性反应，此反应能被氟化钠抑制，抑制率在 50% 以上；急性粒细胞白血病时，白血病原始粒细胞为阴性反应，有时个别白血病原始粒细胞可呈阳性反应，但此反应不被氟化钠抑制；急性淋巴细胞白血病时，白血病原始淋巴细胞为阴性反应，有时原始淋巴细胞可出现阳性反应，主要见于T细胞型急淋；急性粒-单核细胞白血病时，部分原始白血病细胞呈阳性反应，并能被氟化钠抑制，这些白血病细胞可能是单核细胞系细胞，部分白血病细胞呈阴性反应，可能是粒细胞系细胞。②红血病和红白血病：异常幼红细胞可呈阳性反应。③巨幼细胞贫血：巨幼细胞也可呈阳性反应。

30. ABC【解析】急性白血病疗效判断标准中判断复发的标准：有下列三者之一者称为复发：①骨髓原粒细胞（原单、幼单、原淋+幼淋）大于5%且小于20%，经过抗白血病治疗一个疗程仍未达骨髓完全缓解者。②骨髓原粒（原单、幼单、原淋）大于20%者。③骨髓外白血病细胞浸润者。

31. ABCE【解析】嗜碱粒细胞白血病的诊断标准：①骨髓增生性疾病：CML是最常见的MPD，大多数CML患者在病程中外周血嗜碱性粒细胞逐渐增多，骨髓中也相应地增多，故需和BL鉴别，嗜碱性粒细胞的数量是鉴别的关键，如血和骨髓中均>30%，应考虑CML已发生嗜碱性粒变，即已转变为BL，而<30%则仍为CML伴嗜碱性粒细胞增多，其他的MPD，如真性红细胞增多症，特发性骨髓纤维化在病程中可伴嗜碱性粒细胞增多，但增加的过程有限，大多在10%以下，同时分别有真红、髓纤的临床和实验室特征，通常不易和BL混淆。②肥大细胞疾病：此组疾病包括色素性荨麻疹，系统性肥大细胞增多症及肥大细胞白血病，由于均伴有高组胺血症，故有相似有临床表现。鉴别要点为组织学，血液学上肥大细胞疾病由肥大细胞参与，而BL为嗜碱粒细胞参与，二者的形态是完全不同的，困难病例可行细胞化学染色区别，肥大细胞氯醋酸酯酶及耐酒石酸性磷酸酶染色阳性，而嗜碱性粒细胞阴性。BL在少数情况下需和各种重金属中毒和恶性肿瘤伴嗜碱粒细胞质增多鉴别，原发病的存在及检出，通常易于区别。

32. DE【解析】过氧化物酶染色对白血病诊断有意义，急性粒细胞白血病除早期原粒细胞呈阴性反应或弱阳性反应外，其余各阶段均呈阳性反应。急性多颗粒早幼粒细胞白血病早幼粒细胞呈强阳性反应。急性单核细胞白血病原始细胞呈阴性或弱阳性反应。慢性粒细胞白血病呈强阳性反应。淋巴细胞白血病呈阴性反应。组织细胞白血病呈阴性反应。

33. ABD【解析】继发性浆细胞白血病主要来自多发性骨髓瘤、慢性淋巴细胞白血病、巨球蛋白血症等，其白血病病理改变和临床表现与原发性浆细胞白血病基本相似。①血象：大多数病例有中度贫血，多为正细胞正色素性贫血，少数低色素性，白细胞总数多升高，可高（10~90）$\times 10^9$/L，包括原始和幼稚浆细胞，形态异常，血小板计数多减少。②骨髓象：骨髓增生极度活跃或明显活跃，各阶段异常浆细胞明显增生，包括原浆细胞、幼浆细胞、小型浆细胞和网状细胞样浆细胞。浆细胞成熟程度和形态不一致，形态一般较小，呈圆形或卵圆形，胞核较幼稚，核仁明显，核染色质稀疏，核质发育不平衡。③免疫学检验：除具有浆细胞相关抗原外，还可有早期B细胞和相关抗原，如CD10、CD20及膜表面免疫球蛋白（SmIg）。④其他：红细胞沉降率明显增高。血清中出现异常免疫球蛋白，以IgG、IgA型多见。多数患者尿本-周氏蛋白阳性。血清 β_2-微球蛋白及 LDH 水平明显升高。骨骼 X 片有半数患者可见骨质脱钙及溶骨现象。

继发性浆细胞白血病国内诊断标准：①临床上呈现白血病的临床表现或多发性骨髓瘤的表现。②外周血白细胞分类中浆细胞 >20% 或绝对值 $\geq 2.0\times10^9/L$。③骨髓象浆细胞明显增生，原始与幼稚浆细胞明显增多，伴形态异常。

34. BCE【解析】激活 B 细胞进一步分化成为产生抗体的浆细胞，这时获得 PC-1、PCA-1和 CD138 浆细胞特异抗原，CD85 表达增加，CD38 抗原再出现。

35. ABCD【解析】组织病理学上将淋巴瘤分为霍奇金淋巴瘤和非霍奇金淋巴瘤两大类。霍奇金淋巴瘤的组织学诊断必须发现 R-S 细胞；非霍奇金淋巴瘤的病理学诊断有赖于活体组织切片、淋巴结穿刺涂片或印片。瘤细胞较典型的有：淋巴细胞型、组织细胞型、混合细胞型和未分化型四种类型。非霍奇金淋巴瘤的病理特点：淋巴结正常结构破坏；细胞成分单一，即肿瘤细胞增殖、浸润。

36. BDE【解析】原始巨核细胞对过氧化物酶及苏丹黑 B 染色均呈阴性反应。部分细胞糖原染色（PAS）阳性，非特异性酯酶阳性，并可被氟化钠抑制。

酸性磷酸酶染色（ACP）可为阳性。

37. ABC【解析】coombs 试验就是抗人球蛋白试验，有直接抗人球蛋白试验和间接抗人球蛋白试验两种类型。直接抗人球蛋白试验阳性，表示红细胞膜上存在着自身抗体，常见于自身免疫性溶血性贫血，系统性红斑狼疮，类风湿关节炎，恶性淋巴瘤，慢性淋巴细胞性白血病，伊文思综合征，以及青霉素等药物引起的溶血性贫血。间接抗人球蛋白试验阳性，表明血清中存在着自身抗体，常见于血型不合引起的溶血性贫血。

38. AB【解析】棒状小体（Weibel—Palade 小体）可能是血管性血友病因子（vWF）和组织纤溶酶原激活物（t-PA）等的产生场所。

39. ABDE【解析】目前普通型-ALL 不同的生物学特性制定相应的治疗方案已取得较好疗效，大约 80% 的儿童和 30% 的成人能够获得长期无病生存，并且有治愈的可能。

40. BD【解析】R-S 细胞见于 Hodgkin's lymphoma（霍奇金淋巴瘤），是霍奇金淋巴瘤含有的一种体积较大的独特的瘤巨细胞即 Reed - Sternberg 细胞（简称 R-S 细胞）。

六、案例分析题

1. B【解析】慢性淋巴细胞白血病（CLL）是一种原发于造血组织的恶性肿瘤。临床表现为：无痛性淋巴结肿大，肝脾略大，贫血。血象：白细胞持续增多 $\geq 10\times10^9/L$，淋巴细胞比例 $\geq 50\%$，单克隆淋巴细胞绝对值 $\geq 5\times10^9/L$。骨髓象：骨髓增生活跃，为肿瘤细胞所占据，占 40% 以上，形态与外周血基本一致，红、粒及巨核细胞系生成受抑。外周血及骨髓可见少量幼稚淋巴细胞。

2. ABC【解析】通过骨髓象检查，能够确诊的疾病有白血病、尼曼-皮克病、巨幼细胞贫血、多发性骨髓瘤、戈谢病。

3. DE【解析】骨髓检查的禁忌证：由于凝血因子缺乏引起的出血性疾病如血友病；DIC；晚期妊娠孕妇做骨髓穿刺术应慎重。

4. ABCD【解析】血液病是原发于造血系统的疾病，或影响造血系统伴发血液异常改变的疾病，此病会导致脾大的出现。能引起脾大的血液病主要有以下几种：

①异常细胞的浸润及恶性增生：在各种急慢性白血病时由于未成熟白细胞的浸润及异常增殖而致，尤以慢性粒细胞白血病 CML 明显，脾脏可重度甚至极度肿大达盆腔。此外淋巴瘤、恶性组织细胞病患者均可有不同程度的脾大。慢性淋巴细胞白血病 CLL 可略增大。②髓外化生：常见于骨髓纤维化时，脾脏因髓外造血而肿大。③脾功能亢进：临床较常见，表现为一种或多种血细胞减少而骨髓造血细胞相应增生。④类脂质贮存病：由于类脂质代谢障碍，各种类脂质贮积脾脏而肿大，如戈谢病（Gaucher disease）、尼曼－皮克病（Niemann-Pick disease）、莱特勒－西韦病（Letterer-Siwe disease）。而会出现这些现象导致脾大的血液病主要有溶血性贫血、特发性血小板减少性紫癜和再生障碍性贫血等。

5. BCDE【解析】戈谢病在临床有贫血伴肝脾肿大，恶性组织细胞病、传染性单核细胞增多症及急性白血病在临床亦可见淋巴结肿大。

6. ABE【解析】酸性磷酸酶染色的临床意义：①帮助鉴别戈谢细胞和尼曼－匹克细胞，前者酸性磷酸酶染色为阳性反应，后者为阴性。②帮助诊断多毛细胞白血病，多毛细胞白血病时多毛细胞的酸性磷酸酶染色为阳性反应，此酶耐 L－酒石酸的抑制作用。淋巴肉瘤细胞和慢性淋巴细胞白血病的淋巴细胞，酸性磷酸酶染色也呈阳性反应，但此酸可被 L－酒石酸抑制。③帮助鉴别 T 淋巴细胞和 B 淋巴细胞，T 淋巴细胞呈阳性反应，而 B 淋巴细胞为阴性反应。

7. BE【解析】急性淋巴细胞白血病骨髓片做过碘酸希夫染色时，白血病细胞呈红色块状阳性而胞质底色不红。

8. DE【解析】PAS 染色又称过碘酸希夫染色，糖原染色。阳性反应，胞浆呈红色，阴性反应，胞浆呈无色；在正常血片中 RBC 不染色；PLT 染成深红色；中性粒细胞胞浆染成红色或深红色，有些细胞有阳性颗粒；单核细胞的胞浆染成淡红色，可含有细小或粗大阳性颗粒；少数淋巴细胞的胞浆内含有少许小的淡红色或红色颗粒；正常骨髓的原始及幼稚细胞和有核 RBC 都不染色；巨核细胞的胞浆内呈弥散红色或深红色。巨核细胞的胞浆内呈弥散红色或深红色。

9. ACDE【解析】CML 急变期：具下列之一者可诊为本期：①原始细胞（Ⅰ型＋Ⅱ型）或原淋＋幼淋，或原单＋幼单在外周血或骨髓中≥20%。②外周血中原始粒＋早幼粒细胞≥30%。③骨髓中原始粒＋早幼粒细胞≥50%。④有髓外原始细胞浸润。此期临床症状、体征比加速期更恶化，CFU-GM 培养呈小簇生长或不生长。

10. BCDE【解析】典型的 CML 发病机理：Ph 染色体是由于第 9 号染色体和第 22 号染色体之间遗传基因物质发生交换，造成第 22 号染色体比正常要短，即 t（9;22）易位。易位后生成一种新的有缺陷的融合基因 BCR-ABL，该基因产生融合蛋白 P-210，有少部分患者产生的是 P-190，融合蛋白作为一个信使，向骨髓发送错误的指令，使得骨髓产生大量的 CML 白血病细胞。

11. ABCD【解析】POX 染色是临床上辅助判断急性白血病类型首选的最重要的细胞化学染色，是鉴别急性淋巴细胞白血病和急性非淋巴细胞白血病的重要指标。急性粒细胞白血病时 NAP 积分值减低，急性淋巴细胞白血病时 NAP 积分值一般增高，因此本法可作为鉴别急粒和急淋的方法之一。SBB 与 POX 染色相似，但比 POX 染色更敏感。对急性白血病的鉴别价值更大。①强阳性：急性粒细胞白血病、早幼粒细胞白血病。②弱阳性：单核细胞白血病。③阴性：急性淋巴细胞白血病、组织细胞白血病。急性淋巴细胞白血病 AS-DNCE 为阴性，急性淋巴细胞白血病 AS-DNCE 为阳性。

12. ABE【解析】CD34 抗原在白血病 M0、M1、M5 中均有表达。见表 37－4、表 37－5。

表 37－4　各型急性白血病细胞的化学染色特征

类型	POX	PAS	NAS－DCE	NAS－DAE	NaF 抑制	NAP
ALL	(-)	(+) ~ (+++)	(-)	(-) ~ (+)	不抑制	↑
M1－M2	(-) ~ (++)	(-) ~ (+)	(-) ~ (++)	(-) ~ (+)	不抑制	↓
M3	(+++) ~ (++++)	(+) ~ (+++)	(++) ~ (+++)	(+) ~ (+++)	不抑制	↓
M4	(-) ~ (++)	(-) ~ (++)	(-) ~ (++)	(+) ~ (+++)	部分抑制	↑ or ↓
M5	(-) ~ (+)	(-) ~ (++)	(-)	(++) ~ (+++)	抑制	↑ or ↓
M6 幼红细胞	(-)	(+) ~ (+++)	(-)	(-)		↓
M7	(-)	(+) ~ (+++)	(-)	(-)		↓

表 37－5　急性髓性白血病免疫分型

单抗	MO	M1	M2	M3	M4	M5	M6	M7
HLA－DR	+	+	+	－	+	+	+/－	+/－
CD34	+	+	+/－	－	+/－	+/－	－	+/－
CD33	+	+	+	+	+	+	+/－	
CD13	+/－	+/－	+	+	+	+	+/－	+/－
CD11b	－	－	+/－	+/－	+	+	+/－	NR
CD15	－	－	+/－	+/－	+	－	+/－	NR

续表

单抗	M0	M1	M2	M3	M4	M5	M6	M7
CD14	–	–	–	–	+	+	+/–	NR
MPO	电镜 +	+	+	+	+	原单 – 幼单 +	+	–
血型 GP	–	–	–	–	–	–	–/+	+
血小板 GP Ⅱb/Ⅲa/Ⅰb	–	–	–	–	–	–	–	+

13. BCD【解析】组织病理学上将淋巴瘤分为霍奇金淋巴瘤和非霍奇金淋巴瘤两大类。霍奇金淋巴瘤的组织学诊断必须发现 R-S 细胞；非霍奇金淋巴瘤的病理学诊断有赖于活体组织切片、淋巴结穿刺涂片或印片。瘤细胞较典型的有：淋巴细胞型、组织细胞型、混合细胞型和未分化型四种类型。非霍奇金淋巴瘤的病理特点：淋巴结正常结构破坏；细胞成分单一，即肿瘤细胞增殖、浸润。

14. BCDE【解析】慢性粒细胞白血病（CML）加速期诊断要点：有以下一项或一项以上即可诊断。①外周血或骨髓中原始细胞 10~19%。②外周血嗜碱粒细胞≥20%。③与治疗无关的持续性血小板减少（$<100\times10^9$/L 或治疗无效的持续性血小板增多（$>1000\times10^9$/L)。④进行性脾肿大和白细胞增多，治疗无效。⑤克隆演化的细胞遗传学证据（即出现 CML 慢性期初诊时没有的额外遗传学异常)。⑥成片成簇的巨核细胞增殖，伴有显著的网硬蛋白增多或胶原纤维化，和/或明显的粒细胞发育异常等应考虑提示 CML 加速期，这些表现尚未经过大系列临床研究分析，因而尚未明确它们是否为 CML 加速期的独立诊断标准，但它们常与上列的一项或一项以上特征同时出现。

15. ABCD【解析】Auer 小体，棒状小体是在 Wright 或 Giemsa 染色的血涂片中，白细胞浆中出现紫红色细杆状物质。长约 1-6μm，1 条或数条不定。棒状小体在急性髓系白血病的幼稚细胞质中较为多见，幼稚淋巴及幼稚红细胞不可见。

16. ABCD【解析】细胞化学染色临床上常用于：①辅助判断急性白血病的细胞类型。②辅助血液系统等疾病的诊断和鉴别诊断。③观察疾病疗效和预后。④发病机制的探讨。

17. B【解析】急性淋巴细胞白血病（ALL）是一种起源于淋巴细胞的 B 系或 T 系细胞在骨髓内异常增生的恶性肿瘤性疾病。ALL 一般起病急骤。临床表现与白血病细胞的增生与浸润有关。多数骨髓细胞增生活跃或明显活跃，骨髓细胞分类可见到≥20% 原始及幼稚淋巴细胞。

18. CDE【解析】POX 染色临床意义：①帮助鉴别急性白血病的类型：a. 急性粒细胞白血病时，白血病性原始粒细胞可呈阳性反应，阳性颗粒一般较多，较粗大，常呈局限性分布；急性淋巴细胞白血病时，原始淋巴细胞和幼淋巴细胞均呈阴性反应；急性单核细胞白血病时，白血病性原始单核细胞呈阴性反应，有时虽少数可呈弱阳性反应，但阳性颗粒少而细小，常弥散分布。b. 小型原始粒细胞和原始淋巴细胞不易区别，如果小型原始细胞呈过氧化物酶阳性反应，可确定为小型原始粒细胞。c. 急性早幼粒细胞白血病有时须与急性单核细胞白血病鉴别，如果白血病细胞呈过氧化物酶强阳性反应，应确定为急性早幼粒细胞白血病。d. 急性单核细胞白血病有时须与组织细胞白血病或恶性组织细胞病鉴别，异常组织细胞的过氧化物酶呈阴性反应，而白血病性幼单核细胞和单核细胞呈弱阳性反应。②成熟中性粒细胞过氧化物酶活性的变化：a. 活性增高：可见于再生障碍性贫血、感染（特别是化脓菌感染）、急性淋巴细胞白血病和慢性淋巴细胞白血病。b. 活性减低：可见于急性粒细胞白血病、慢性粒细胞白血病、急性单核细胞白血病、骨髓增生异常综合征、放射病及退化性中性粒细胞。

19. ABC【解析】正常血细胞的 POX 染色反应：①粒细胞系统：原始粒细胞大多呈阴性反应，有的可出现少量蓝黑色颗粒。自早幼粒细胞至成熟中性粒细胞均呈阳性反应，随细胞的成熟，阳性反应的程度逐渐增强。中性分叶核粒细胞为强阳性反应，嗜酸性粒细胞阳性反应的程度最强，其阳性颗粒比中性粒细胞粗大，有折光性，嗜碱性粒细胞呈阴性反应。②单核细胞系统：原始单核细胞呈阴性反应，幼单核细胞和单核细胞呈弱阳性反应，阳性颗粒少而细小，弥散分布，有的也可呈阴性反应。③其他细胞：淋巴细胞、巨核细胞、血小板、幼红细胞、浆细胞和组织细胞均呈阴性反应。有的吞噬细胞可呈阳性反应。

20. CE【解析】急性淋巴细胞白细胞病骨髓象：骨髓增生极度或明显活跃，少数病例呈增生活跃，以原始和幼稚淋巴细胞为主，大于25%，伴有形态异常，粒细胞系统增生受抑制，红细胞系统增生也受抑制。巨核细胞系显著减少或不见，血小板减少。退化细胞明显增多，篮状细胞（涂抹细胞）多见，这是急淋的特征之一。

21. BC【解析】通过骨髓涂片细胞形态学检查对各种白血病、再障、巨幼细胞贫血、恶性组织病、戈谢病、尼曼-皮克病、海蓝组织细胞增生病、多发性骨髓瘤等具有诊断价值。可协助诊断某些疾病：如各种恶性肿瘤的骨髓转移、淋巴瘤的骨髓浸润、骨髓增生异常综合征、缺铁性贫血、溶血性贫血、脾亢和原发性血小板减少性紫癜。

22. ACDE【解析】急性混合细胞白血病（MAL）是指急性白血病中髓细胞系和淋巴细胞系共同被累及的一组疾病，它的诊断主要依据免疫表型。近年欧美国家提倡采用抗体积分系列作为免疫分型判断标准。①发病机制：在造血过程中，造血干细胞可分化为淋系和髓系细胞。在急性白血病发生过程中，转化的造血干细胞在克隆扩增过程中常伴有生长和分化异常，使某些患者的白血病细胞具有一系以上的表现型和基因型。②本病依白血病细胞来源及表达不同分3种类型：a. 双表型（biphenotypic）在混合细胞白血病中，确定有大于或等于10%的恶变细胞，同时表达淋巴细胞系和髓细胞系的特征，亦称嵌合体（chimeric）。b. 双系列型（bilineage）白血病细胞一部分表达髓系特征，另一部分表达淋巴系特征，可同时发生，也可在6个月之内先后发生，这两部分白血病细胞均来自同一克隆，亦称镶嵌型（mo-

saic）。当这两部分白血病细胞分别起源于各自不同的克隆称双克隆型（biclonal）。c. 系列转换型指白血病细胞由一个系列向另一系列转化，且多在 6 个月以上病程时发生。

23. BCDE【解析】幼淋巴细胞白血病（PLL）的诊断标准如下。①多见于 50 岁以上患者脾大明显病程呈进展性。②外周血白细胞明显升高幼淋巴细胞 >55%。③幼淋巴细胞特征为胞体较大、胞质呈嗜碱性核染色质浓密核仁清晰、核质比例低。④免疫表型 B-PLL：SIg 高表达 CD19、CD79b、CD7、CD22 阳性；CD5、CD23 阴性。T-PLL：CD2、CD3、CD4、CD5、CD7 阳性。⑤能排除 CLL。老年人脾明显肿大病程呈进展性、血白细胞数及淋巴细胞明显升高且有核仁，即可基本诊断为 PLL。如核仁不典型者可行 Fulgen 染色证实。幼淋巴细胞白血病（PLL）的骨髓象，染色体检查异常核型有 14q+、t（11;14）、6q-、t（6;12）、17q-等。

24. BCDE【解析】原始淋巴细胞（lymphoblast）：细胞直径 10~18μm，圆形或椭圆形、边缘整齐；胞质量极少。胞浆呈淡蓝色或天蓝色，透明，无颗粒。胞核常有狭窄的核周淡染区；胞核圆形或椭圆形，居中或稍偏一，核膜浓厚，界限清晰；核仁 3~5 个，小而明显，染淡蓝色，好像凹陷的小洞。染色质细致，呈颗粒状，排列匀称，但比原粒细胞稍粗且色深。正常骨髓中不见。POX 及 PAS 染色多呈阴性。

25. AD【解析】急性粒细胞白血病及单核细胞白血病假包涵体均多见，急性粒细胞白血病中 Auer 小体较单核细胞白血病多见。

26. DE【解析】急性粒细胞白血病血象中可见原始早幼等幼稚阶段细胞。

27. ABE【解析】APL（M_3）血象：血红蛋白及红细胞数呈轻度到中度减少，部分病例为重度减少。白细胞计数大多 15×10^9/L 以下，分类以异常早幼粒细胞为主，可高达 90%，Auer 小体易见。血小板中度到重度减少。骨髓象：多数病例骨髓增生极度活跃，个别病例增生低下。分类以颗粒增多的早幼粒细胞为主，30%~90%（NEC），早幼粒细胞与原始细胞之比 3∶1 以上。幼红细胞和巨核细胞均明显减少。细胞化学染色：POX、SB、AS-D-NCE 和 ACP 染色均呈阳性或强阳性反应。AS-D-NAE 可呈阳性反应，但不被氟化钠抑制，α-萘酚丁酸酯酶染色阴性，依次可与急单作鉴别。免疫学检验：髓系标志为主 CD13、CD33、MPO、CD68 等阳性，而 HLA-DR、CD34 为阴性者。染色体及分子生物学检验：约 70%~90% 的 APL 具有特异性的染色体易位 t（15;17），是 APL 特有的遗传学标志，t（15;17）染色体易位使 17 号染色体上的维 A 酸受体 α（*PARα*）基因发生断裂。与 15 号染色体上的早幼粒细胞白血病（*PML*）基因发生融合，形成 *PML-RARα* 融合基因。

28. ABC【解析】慢性淋巴细胞白血病（CLL）：患者多为老年，平均发病年龄多为 60~70 岁。起病十分缓慢，往往无自觉症状，约 25% 的患者因其他疾病到医院就诊才确诊。早期症状可能有乏力疲倦，后期出现食欲缺乏、消瘦、低热、盗汗及贫血等症状。淋巴结肿大常首先引起患者注意，以颈部、腋部、腹股沟等处淋巴结肿大为主。肿大的淋巴结无压痛，较坚实，可移动。偶因肿大的淋巴结压迫胆道或输尿管而出现阻塞症状。50%~70% 患者有轻至中度脾大。晚期患者可出现贫血、血小板减少、皮肤黏膜紫癜。T 细胞慢淋白血病可出现皮肤增厚、结节以至全身红皮病等。由于免疫功能减退，常易感染。约 8% 患者可并发自身免疫性溶血性贫血。

29. AE【解析】T-ALL 的免疫学标记是：CD3、CD7、TDT 末端脱氧核糖核酸转移酶（TDT）。

30. ABCD【解析】巨幼细胞贫血、恶性组织细胞病、阵发性睡眠性血红蛋白尿、骨髓转移癌等——常伴有全血细胞减少。

31. ACDE【解析】典型骨髓增生性疾病可以分为慢性粒细胞白血病、真性红细胞增多症、原发性血小板增多症、原发性骨髓纤维化等。

32. ABD【解析】骨髓穿刺进行骨髓细胞学检查是临床常用的一种检查疾病的方法。在抽骨髓的过程中如果碰到抽不出骨髓的情况，被称为骨髓干抽。此时患者或患者家属常不理解，甚至埋怨，以为是医生技术不好，其实因技术不熟练而抽不出骨髓是不多见的，更多的时候是因为骨髓本身存在明显病理改变，因此骨髓干抽也是疾病的一种表现。

骨髓干抽常见情况：①骨髓增生低下：骨髓几乎全被脂肪组织所取代，造血细胞空虚，无细胞可抽，例如再生障碍性贫血。②骨髓间质细胞增多：骨髓病理切片显示成纤维细胞和网状纤维弥漫增生，甚至部分骨质硬化，造血组织萎缩被固定在坚韧的纤维组织中，如骨髓纤维化，是最常见的引起骨髓干抽的疾病。③骨髓增生极度活跃：骨髓内细胞过多，排列紧密，细胞与细胞间几无空隙，不易被抽吸造成干抽。如慢性粒细胞性白血病、急性非淋巴细胞性白血病、骨髓增生异常综合征、急性淋巴细胞性白血病、急性毛细胞白血病、多发性骨髓瘤、骨髓转移瘤、真性红细胞增多症等。④骨髓坏死：严重感染或骨髓转移瘤等原因导致骨髓内细胞溶解破坏时也常抽不出骨髓。

33. ABCE【解析】贫血及血小板减少是急性白血病的共有表现，不是急性粒细胞白血病所特有的。

34. D【解析】多发性骨髓瘤是骨髓内单一浆细胞株异常增生的一种恶性肿瘤，骨髓内的异常浆细胞，即骨髓瘤细胞，骨髓穿刺涂片形态学检查发现骨髓瘤细胞对多发性骨髓瘤诊断具有决定性意义。

35. ABCDE【解析】血液学主要研究对象是血液和造血组织，内容包括：血细胞形态学、生理学、血液生化学、血液免疫学、遗传血液学、血液流变学、实验血液学、血细胞生物学、血液分子生物学。

36. ABC【解析】A 项，典型骨髓增生性疾病可以分为慢性粒细胞白血病、真性红细胞增多症、原发性血小板增多症、原发性骨髓纤维化等。B 项，纯红细胞再生障碍性贫血（简称纯红再障）。是一种比较少见的贫血。其特点是贫血显著，白细胞和血小板正常。骨髓中红细胞系统极度减少，而粒细胞和巨核细胞系统增生正常。纯红再障可分为先天性和获得性。先天性病因不明，多见婴儿，且多于 6 个月内发病。C 项，恶性贫血的诊断：①有叶酸、维生素 B_{12} 缺乏的病因及临床表现。②外周血呈大细胞性贫血（MCV > 100fl）、大多红细胞呈大卵圆形，中性粒细胞核分叶过多，5 叶者 > 5% 或有 6 叶者出现。③骨髓呈现典型的巨型改变　巨幼红细胞 > 10%，粒细胞系统及巨核细胞系统亦有巨型改变。无其他病态造血表现。④血清叶酸，水平降低，< 6.81nmol/L、红细胞叶酸水平 < 227nmol/L、维生素 B_{12} 水平降低 < 75pmol/L。

37. ABC【解析】骨髓纤维化主要病理改为骨髓纤维化及脾、肝淋巴结的髓外造血。骨髓纤维化的发生是由中心逐向外周发展，先从脊柱、肋骨、骨盆及股骨、肱骨的近端骨骺开始，以后逐步蔓延至四肢骨骼远端。①血象：大多数患者就诊时均有轻重不等的贫血，晚期可有严重贫血，贫血通常属正细胞正色素型。红细胞的形态有明显的大小不一及畸形，网织红细胞 2%~5%。外周血出现泪滴样红细胞、幼红细胞及幼粒细胞或巨大血小板是本病的特征之一。②白细胞计数：早期大部分患者增多，一般在 10×10^9~20×10^9/L，很少超过 50×10^9/L，分类中以成熟中性粒细胞为主，也可见到中幼粒及晚幼粒细胞，少数可见 5% 以下原粒和早幼粒细胞。嗜酸性和嗜碱性粒细胞也可轻度增多，70% 患者粒细胞碱性磷酸酶活性异常增高。

类白血病反应是某种因素刺激机体的造血组织而引起的某种细胞增多或左移反应，似白血病现象。其分型较多，包括粒细胞型、红白血病型、浆细胞型以及混合细胞型，其中以中性粒细胞型最多见。

诊断依据：①有明确的病因：如较为严重的感染、中毒、恶性肿瘤、大出血、急性溶血、过敏性休克、服药史等。②实验室检查：a. 红细胞与血红蛋白测定值基本正常，血小板计数正常。b. 粒细胞型类白血病反应：白细胞计数 50×10^9/L 以上，或外周血出现原粒和幼粒细胞。成熟中性粒细胞胞浆中往往出现中毒性颗粒和空泡，骨髓象除了有增生和左移现象外，没有白血病的细胞形态畸形（如细胞核与细胞质的发育不平衡、细胞核畸形、核仁多或特别大等），成熟中性粒细胞碱性磷酸酶积分明显增高。c. 淋巴细胞型类白血病反应：白细胞计数轻度或明显增多，分类中成熟淋巴细胞占 40% 以上，并可有幼稚型淋巴细胞出现。d. 单核细胞型类白血病反应：白细胞计数在 30×10^9/L 以上，单核细胞 > 30%。e. 嗜酸粒细胞型类白血病反应：外周血象中嗜酸粒细胞明显增多，无幼稚细胞。骨髓象原始细胞不多，也无 Ph 染色体以及嗜酸粒细胞形态异常等。f. 红白血病型类白血病反应：外周血中有幼红及幼粒细胞，骨髓象中除粒细胞系增生外，尚有红细胞系增生。g. 白细胞不增多型类白血病反应：白细胞计数不高，但外周血象中出现幼稚细胞。

慢性粒细胞白血病主要依靠血常规、骨髓穿刺活检来诊断；表现为外周血白细胞异常升高和骨髓大量的白血病细胞堆积。①慢性期：a. 白细胞增多（一般 > 50×10^9/L，范围 20to > 500×10^9/L）。b. 外周血碱性粒细胞增多。c. 外周血及骨髓原始细胞 < 5%，可见大量中晚幼粒细胞。②加速期：a. 外周血及骨髓原始细胞 10~19%。b. 外周血碱性粒细胞≥20%。c. 持续血小板减少。d. 出现白血病细胞克隆进化的细胞遗传学。③急变期：a. 外周血及骨

髓原始细胞≥20%。b. 骨髓外原始细胞侵犯。

38. ABCDE【解析】中性粒细胞的生物化学与代谢包括：趋化作用、调理作用、变形性和粘附性、杀菌作用、吞噬作用。

39. ABCDE【解析】骨髓检查的适应证有：①诊断造血系统疾病及疗效观察，如白血病诊断及化疗后的观察；②协助诊断某些疾病，如缺铁性贫血、溶血性贫血、高雪氏病等；③诊断原发性或转移性癌肿，如多发性骨髓瘤、肺癌、骨癌的骨体转移；④诊断某些原虫病，如黑热病、疟疾等；⑤提高某些疾病的诊断率，如用骨髓进行培养、肝细胞培养及染色体培养等。

40. ABD【解析】中性粒细胞发生毒性变化时，胞体可出现大小不均、中毒颗粒、空泡、杜勤小体、退行性变。

41. ABCD【解析】造血干细胞是血液系统中的成体干细胞，是一个异质性的群体，具有长期自我更新的能力和分化成各类成熟血细胞的潜能。大部分白血病，特别是急性髓系白血病（AML）以及慢性髓性白血病（CML）的发生，都直接或间接与造血干细胞异常相关。CML是最经典染色体易位导致造血干细胞恶变的一类常见白血病，其他多数急性髓系白血病由祖细胞直接恶变而来。造血干细胞最先获得染色体易位等主要的致病突变，但并不影响其分化为正常功能的成熟细胞的能力，当染色体易位的造血干细胞或者其分化下游的细胞获得第二次打击之后，就会引发白血病。骨髓增殖性疾病，例如骨髓纤维化、真性红细胞增多症、原发性血小板增多症均属于造血干细胞疾病。

42. ABCD【解析】异型淋巴细胞通常是由病毒或者药物引起的应激反应，在显微镜下可以看到其细胞体积变大，细胞核体积也增大，细胞质颜色加深，出现空泡等。这与正常淋巴细胞形态有明显不同。这时候，就应报告发现异型淋巴细胞。人体异型淋巴细胞正常值为0~2.0%。异型淋巴细胞数量增多不一定就是淋巴细胞白血病。比如，有一种叫作“传染性单核细胞增多症”的疾病，就可以出现血液中异型淋巴细胞增多，甚至达20%~30%。（参考值为<10%）。这种病为EB病毒感染，多数是经唾液感染，可以通过检查血液中EB病毒的抗体来证实感染的存在。其他病毒的感染有时也会出现同样的反应，有的药物也会引发淋巴细胞的应激反应，产生异型淋巴细胞。

43. AB【解析】恶性淋巴瘤是一大类淋巴造血系统恶性肿瘤的总称，分为霍奇金淋巴瘤和非霍奇金淋巴瘤两大类，属于常见肿瘤。

44. BCDE【解析】2008年WHO对霍奇金淋巴瘤再次进行分型，可分为结节性淋巴细胞为主型霍奇金淋巴瘤和经典型霍奇金淋巴瘤。后者又包括结节硬化型、混合细胞型、淋巴细胞消减型和淋巴细胞丰富型。

45. CDE【解析】恶性淋巴瘤（ML）是一组起源于淋巴造血系统的恶性肿瘤的总称，其主要临床表现是无痛性淋巴结肿大，全身各组织器官均可受累。ML骨髓侵犯表现为骨髓受侵或合并白血病，多属疾病晚期表现之一，绝大多数为NHL。应与CLL、ALL及恶性组织细胞病相鉴别。

46. AB【解析】恶性组织细胞病是一种单核—巨噬细胞系统中组织细胞异常增生的全身性恶性疾病。临床表现为发热，消瘦，全血细胞减少，肝、脾、淋巴结肿大。多见于青年人，起病急，预后差。骨髓中出现异常组织细胞是诊断本病的重要依据，异常组织细胞形态特点可归纳为下列5种：异常组织细胞、多核巨组织细胞、淋巴样组织细胞、单核样组织细胞、吞噬性组织细胞。

47. ACD【解析】染色体常用的显带技术根据显带方法不同可分为Q显带、G显带、C显带、T显带等，其中G显带技术最为常用。

第三十八章　与机体防御和代谢相关的白细胞疾病的检验

一 A1 型题

1. 成人粒细胞缺乏症是指周围血白细胞计数及粒细胞绝对值持续低于

A. 白细胞计数低于 $2.0\times10^9/L$，中性粒细胞绝对值低于 $0.5\times10^9/L$

B. 白细胞计数低于 $3.0\times10^9/L$，中性粒细胞绝对值低于 $2.0\times10^9/L$

C. 白细胞计数低于 $2.0\times10^9/L$，中性粒细胞绝对值低于 $1.0\times10^9/L$

D. 白细胞计数低于 $1.5\times10^9/L$，中性粒细胞绝对值低于 $0.8\times10^9/L$

E. 白细胞计数低于 $2.5\times10^9/L$，中性粒细胞绝对值低于 $2.0\times10^9/L$

2. 有关类白血病反应的外周血的描述下列哪项是错误的

A. 白细胞可见形态异常

B. 有白细胞的增高，并有幼稚细胞出现

C. 无白细胞增高，无幼稚细胞出现

D. 红细胞多数量和形态正常

E. 白细胞计数常大于 $50\times10^9/L$，也有白细胞不增高

3. 下列关于恶性组织细胞病错误的是

A. 酸性磷酸酶染色呈强阳性

B. 全血细胞减少是本病的典型血象表现

C. 骨髓象中找到淋巴样组织细胞和吞噬性组织细胞对诊断有价值

D. NAP 积分明显低于正常甚至 0 分

E. 起病急剧，病程较短，患者多在半年内死亡

4. 下列哪项符合恶性组织细胞病的血象特点

A. 可见幼粒细胞、幼红细胞及小巨核细胞

B. 血涂片异常组织细胞检出率高于骨髓涂片

C. 破碎红细胞易见

D. 网织红明显增加

E. 三系进行性下降

5. 下列哪种血液病的诊断需要求助于五官科医生会诊
   A. 骨髓瘤　　B. 皮肤性淋巴瘤
   C. 轻型血友病　　D. 巨幼细胞贫血
   E. 粒细胞缺乏症
6. 早期慢性型戈谢病的骨头变化最有特征性的是哪项
   A. 溶骨改变　　B. 骨质疏松
   C. 骨皮质变薄　　D. 股骨呈“三角烧瓶样”
   E. 骨质呈蜂窝状改变
7. 下列哪项检查对诊断传染性单核细胞增多症具有重要价值
   A. 骨髓检查　　B. 冷凝集试验
   C. 嗜异性凝集试验　　D. IgM 含量检测
   E. 红细胞沉降率测定
8. 典型的粒细胞缺乏症患者骨髓象特征为
   A. 有核细胞再生或成熟障碍
   B. 粒细胞系再生或成熟障碍，红系和巨核系正常
   C. 粒系和红系再生或成熟障碍，巨核系正常
   D. 粒细胞系再生或成熟障碍，红系和巨核系增多
   E. 粒细胞系再生或成熟障碍，红系正常，巨核系增多
9. 下列哪项不符合中性粒细胞型类白血病反应
   A. NAP 积分常明显增加
   B. 血涂片中可出现幼粒细胞
   C. 是类白血病反应中最常见的一种类型
   D. 可见于感染、恶性肿瘤骨髓转移、农药中毒等
   E. 白细胞计数常为（10~20）$\times 10^9$/L
10. 下列哪项不符合类白血病反应
    A. 骨髓象变化不大
    B. 常需要做骨髓检查，以排除白血病
    C. 血红蛋白量和血小板数正常
    D. 巨系、红系无明显异常
    E. 血象中以中性中幼粒细胞以下为主，并见嗜酸性及嗜碱性粒细胞增多
11. 下面关于传染性单核细胞增多症的描述哪项是错误的
    A. 外周血中异常单核细胞增多　　B. 病程有自限性
    C. 是一种传染性低的传染病　　D. 由 EB 病毒感染引起

E. 不规则发热、咽峡炎、肝脾淋巴结肿大为典型的临床表现

12. 对急性粒细胞性白血病有肯定价值的细胞化学染色是

A. 糖原染色
B. 氯醋酸 AS-D 萘酚酯酶染色
C. 过氧化物酶染色
D. 中性粒细胞碱性磷酸酶染色
E. 非特异性酯酶染色和 NaF 抑制试验

13. 下列哪项不符合传染性单核细胞增多症的临床表现

A. 常有不规则发热
B. 常有咽峡炎
C. 可有淋巴结肿大
D. 可有肝、脾大
E. 本病根据临床表现分为五型

14. 传染性单核细胞增多症患者血清中存在的嗜异性抗体在体内出现、高峰及持续的时间分别是

A. 出现于起病后 1~2 周，2~3 周滴定度最高，一般持续 3~6 个月
B. 出现于起病后 1 周内，2~3 周滴定度最高，一般持续终身
C. 出现于起病后 1 周内，1~2 周滴定度最高，一般持续 3~6 个月
D. 出现于起病后 1~2 周，2~3 周滴定度最高，一般持续终身
E. 出现于起病后 2~3 周，3~4 周滴定度最高，一般持续 3~6 个月

15. 尼曼-皮克病会导致下列哪种物质在细胞中堆积

A. 鞘磷脂
B. 糖原
C. 鞘磷脂酶
D. 葡萄糖脑苷脂
E. 葡萄糖脑苷脂酶

16. 戈谢细胞的突出特征是下列哪项

A. 有吞噬现象
B. 胞核小，多个，核偏位
C. 胞质内有洋葱样或蜘蛛网状结构
D. 胞质中含神经鞘磷脂
E. 胞体大，胞质丰富

17. 下列哪项符合嗜酸性粒细胞增多症

A. 外周血中嗜酸性粒细胞 >4%，以成熟型为主
B. 骨髓中红系、巨系常受抑制
C. 外周血不可见幼稚细胞
D. 本病的主要诊断依据是骨髓检查
E. 骨髓中以幼稚嗜酸性粒细胞增多为主，且有形态异常

18. 关于类脂质沉积病下列哪项描述正确

A. 为一组较多见的遗传性性疾病，由溶酶体中参与类脂代谢的酶不同程度缺乏引起
B. 为一组较罕见的遗传性性疾病，由溶酶体中参与类脂代谢的酶不同程度增多引起

C. 为一组较罕见的继发性性疾病，由溶酶体中参与类脂代谢的酶不同程度增多引起
D. 为一组较多见的继发性性疾病，由溶酶体中参与类脂代谢的酶不同程度缺乏引起
E. 为一组较罕见的遗传性性疾病，由溶酶体中参与类脂代谢的酶不同程度缺乏引起

19. 泡沫样细胞是指
A. 脂肪细胞
B. R-S 细胞
C. 尼曼-匹克细胞
D. 戈谢细胞
E. 骨髓瘤细胞

20. 传染性单核细胞增多症血象的突出表现为
A. 单核细胞增多，伴异型淋巴细胞出现
B. 淋巴细胞增多，伴幼稚淋巴细胞出现
C. 单核细胞增多，伴幼稚单核细胞出现
D. 淋巴细胞增多，伴异型淋巴细胞出现
E. 中性粒细胞增多，伴异型淋巴细胞出现

21. 下列哪项符合尼曼-匹克细胞的细胞化学染色
A. POX 染色呈阳性
B. NAP 染色呈阴性
C. PAS 染色泡壁呈弱阳性
D. ACP 染色呈阳性
E. SBB 染色呈阴性

22. 尼曼-匹克细胞突出的形态特征是下列哪项
A. 常吞噬有红细胞
B. 胞核常为 1 个，染色质疏松
C. 胞体大，直径 20~90μm
D. 胞质呈空泡状或泡沫状
E. 胞质丰富，瑞氏染色为紫蓝色

二 A2 型题

1. 患者，男性，29 岁。不明原因肝、脾大 3 年余。无发热、肝炎病史，近 1 个月出现鼻出血。查体：肝肋下 2cm，脾平脐。血常规：Hb 103g/L，WBC 2.7×10^9/L，PLT 61×10^9/L；肝功能正常。骨髓：有核细胞增生明显活跃，粒红比正常，片中有大量胞体大、形态特殊的细胞，该细胞 PAS、ACP 及 SBB 染色呈阳性至强阳性，POX 染色阴性。询问病史有遗传史。你首先考虑下列（　　）疾病
A. 再障
B. 血友病
C. 戈谢病
D. 尼曼-皮克病
E. 地中海贫血

2. 患者，男性，36 岁。患者持续高热 8 天收住入院时，肝、脾肋下 1cm。血常规：血红蛋白 95g/L，白细胞 3.1×10^9/L，血小板 67×10^9/L。用抗生素和激素治疗无效。近 1 周出

现皮肤黄染，肝、脾呈进行性肿大，深部及浅部淋巴结也肿大，同时出现腹腔积液、胸腔积液，全身进行性衰竭。最近血常规为：血红蛋白48g/L，白细胞1.1×10^9/L，血小板19×10^9/L。临床上首先考虑的是（　　）疾病

A. 再障
B. 急性白血病
C. 恶性组织细胞病
D. 恶性淋巴瘤
E. 骨髓增生异常综合征

三 A3/A4型题

（1~3题共用题干）

患者，女性，78岁。右上腹痛伴高热1周，有糖尿病史。查体：肝区有压痛及叩击痛。实验室检查：Hb 104g/L，PLT 443×10^9/L，WBC 56×10^9/L。白细胞分类：中性成熟粒细胞90%、淋巴细胞5%、单核细胞2%，幼稚粒细胞3%，粒细胞可见毒性改变。B超检查可见肝区有4cm×6cm大小的液性暗区。

1. 白细胞增多首先考虑是哪种疾病
   A. 骨髓纤维化
   B. 脾功能亢进
   C. 慢性粒细胞白血病
   D. 急性白血病
   E. 类白血病反应
2. 为了要排除其他疾病，必须要做哪项检查
   A. 骨髓检查
   B. PAS染色
   C. POX染色
   D. NAP染色
   E. 费城染色体检查
3. 此病首先要与下列哪种疾病鉴别
   A. 慢性粒细胞白血病
   B. 类白血病反应
   C. 骨髓纤维化
   D. 急性白血病
   E. 慢性中性粒细胞白血病

（4~6题共用题干）

患儿，男，10岁。发热1周，并有咽喉痛，最近2天皮肤有皮疹。查体：颈部及腋下浅表淋巴结肿大，肝肋下未及，脾肋下1cm。入院时血常规：Hb 113g/L，WBC 8×10^9/L，PLT 213×10^9/L。血涂片白细胞分类淋巴细胞比例增加。

4. 首先考虑下列哪种疾病
   A. 恶性淋巴瘤
   B. 传染性单核细胞增多症
   C. 上呼吸道感染
   D. 急性淋巴细胞白血病
   E. 慢性淋巴细胞白血病

5. 血涂片检查中，可见哪种异常细胞增多

A. 异型淋巴细胞　　B. 涂抹细胞
C. 异常组织细胞　　D. 淋巴瘤细胞
E. 原始及幼稚淋巴细胞

6. 对诊断此病有重要价值的检查是哪一项

A. 骨髓检查　　B. 淋巴结活检
C. 细胞化学染色　　D. 嗜异性凝集试验
E. 免疫球蛋白测定

四 B 型题

（1~3 题共用备选答案）

A. 骨髓中网状细胞增多　　B. NAP 积分及阳性率下降
C. 骨髓中粒系成熟障碍　　D. 血中异型淋巴细胞增多
E. 血中白细胞增多且有明显毒性改变

1. 类白血病反应为
2. 粒细胞缺乏症为
3. 传染性单核细胞增多症为

五 X 型题

1. 继发性脾功能亢进多见于下列哪些疾病

A. 瘀血性疾病　　B. 免疫性疾病
C. 感染性疾病　　D. 血液系统疾病
E. 类脂质沉积类疾病

2. 下列符合传染性单核细胞增多症实验室检查的特点的是

A. 白细胞数增多或正常　　B. 骨髓无特异性改变
C. 血中单核细胞增多　　D. 骨髓象中可见异形淋巴细胞
E. 骨髓中原始淋巴细胞不增多

3. 临床上将戈谢病分哪几型

A. 慢性型　　B. 青年型
C. 急性型　　D. 老年型
E. 亚急性型

4. 下列哪几项符合恶性组织细胞病的临床表现

A. 全血细胞减少、出血　　B. 发病率高于恶性淋巴瘤

C. 病变常累及多个脏器
D. 好发于男性老年人
E. 持续高热、肝脾淋巴结肿大

5. 类脂质沉积病常累积下列哪些组织和器官
A. 脾
B. 肝
C. 骨髓
D. 生殖系统
E. 淋巴结

6. 粒细胞缺乏症患者骨髓中的粒细胞系常有何改变
A. 粒细胞数量明显减少
B. 巨细样变明显
C. 幼粒细胞可见退行性变化
D. 粒细胞分叶过多
E. 成熟阶段中性粒细胞减少，可见原粒

六 案例分析题

（1~7 题共用题干）

患者，男性，25 岁。头晕乏力、鼻黏膜出血 7 天就诊。实验室检查：Hb 83g/L，WBC 40×10^9/L，外周血涂片分类见幼稚细胞。骨髓片增生极度活跃，原始细胞 50%，幼粒细胞 20%，PLT 19×10^9/L，原始细胞 POX 阳性反应，NAP（-），NSE 部分呈阳性反应，不被 NaF 抑制，确诊为急性非淋巴细胞白血病。

1. FAB 分型是
A. M1
B. M2
C. M3
D. M4
E. M5

2. 骨髓有核细胞增多可见于
A. CML
B. 骨髓纤维化
C. 再生障碍性贫血
D. 骨髓稀释
E. 急性白血病

3. 浆细胞病包括
A. 重链病
B. 多发性骨髓瘤
C. 原发性淀粉样变
D. 原发性巨球蛋白血症
E. 传染性单核细胞增多症

4. X 光片显示骨质破坏，可见于下列哪些疾病
A. 类白血病反应
B. 骨髓纤维化
C. 多发性骨髓瘤
D. 恶性组织细胞病
E. 恶性肿瘤转移

5. 下列哪些符合脾功能亢进的临床特征

A. 无原发性类型
B. 骨髓增生活跃
C. 外周血细胞减少
D. 继发于多种类型
E. 骨髓常有巨核细胞不同程度的成熟障碍

6. 能引起假性戈谢细胞增多的疾病有

A. 巨幼细胞贫血
B. 多发性骨髓瘤
C. 白血病
D. 获得性免疫缺陷综合征
E. 先天性红细胞发育不良贫血

7. 临床上将尼曼-皮克病分哪几型

A. 脑病型
B. 黄疸型
C. 急性神经型
D. 慢性非神经型
E. 慢性神经型

（8~15 题共用题干）

患者，女性，40 岁。发热、牙龈出血伴月经量增多 2 周就诊。查体：体温 39.2℃，贫血面容，浅表淋巴结（-），胸骨压痛（+），肝肋下 1cm，脾肋下 2cm。实验室检查：Hb 72g/L，WBC 30 $\times 10^9$/L，PLT 29 $\times 10^9$/L，骨髓增生明显活跃，原始细胞占 0.62（62%）。

8. 为对上述患者进行正确治疗，通常宜进行下列哪些检查

A. 血细胞组织化学染色
B. 染色体组织型分析
C. 骨髓活检组织学检查
D. 单克隆抗体检查
E. 血培养

9. 下列属于白细胞代谢及其产物检验的有

A. 硝基四氮唑蓝还原试验
B. N-碱性磷酸酶检测
C. 过氧化物酶检测
D. 酸性 α-醋酸酯酶检测
E. 末端脱氧核苷酰转移酶检测

10. 关于 DNA 含量检测的描述，正确的是

A. 选用的荧光染料是碘化丙啶
B. PI 也可嵌入双链 RNA 碱基对中与之结合
C. PI 可嵌入双链 DNA 和 RNA 碱基对中与之结合
D. 用 PI 染 DNA 后在指定的光波激发下发绿色荧光
E. 根据不同的荧光强度即可得知 DNA 含量

11. 对白细胞免疫标记进行检测的方法有

A. 流式细胞仪计数检测法
B. 生物素-亲和素酶标检测法

C. 荧光显微镜检测计数检测法　　D. 聚合酶链反应法
E. 碱性磷酸酶抗碱性磷酸酶桥联酶标检测法

12. 下列哪些符合传染性单核细胞增多症骨髓象表现
A. 骨髓有特异性改变　　B. 单核细胞常增多
C. 原淋巴细胞增多　　D. 异形淋巴细胞增多
E. 淋巴细胞比例增加或正常

13. 粒细胞减少的原因和发病机制包括
A. 粒细胞释放障碍　　B. 粒细胞成熟障碍
C. 粒细胞破坏或消耗过多　　D. 边缘池粒细胞增多，循环池粒细胞减少
E. 粒细胞膜结构异常

14. 临床上引起嗜酸性粒细胞增多症的最常见病因是
A. 恶性淋巴瘤　　B. 嗜酸性淋巴肉芽肿
C. 高嗜酸性粒细胞综合征　　D. 变态反应性疾病
E. 寄生虫感染

15. 为了减少恶性组织细胞病的误诊，除骨髓细胞形态检查外，还应做
A. 染色体检查　　B. 病理学检查
C. 免疫表型检查　　D. 细胞化学染色
E. 骨髓细胞培养

参考答案与解析

一、A1 型题

1. A【解析】根据血常规检查的结果即可作出白细胞减少、中性粒细胞减少或粒细胞缺乏症的诊断。国内诊断标准：成人外周血白细胞 $<4.0\times10^9/L$ 称白细胞减少；成人外周血中性粒细胞绝对值 $<2.0\times10^9/L$ 称中性粒细胞减少；外周血中性粒细胞绝对值 $<0.5\times10^9/L$ 称粒细胞缺乏。

2. C【解析】类白血病反应血象：血红蛋白、血小板计数大致正常。主要变化为白细胞增多，常 $>50\times10^9/L$，按细胞类型可分为以下几种类型：①粒细胞型类白血病反应，白细胞计数 $>50\times10^9/L$，或外周血白细胞计数 $<50\times10^9/L$，但出现原粒、幼粒细胞，成熟中性粒细胞胞质中常出现中毒性颗粒和空泡碱性磷酸酶积分明显增高。也是最常见的一型。②淋巴细胞型类白血病反应，白细胞数明显增多，超过 $50\times10^9/L$，其中40%以上为淋巴细胞；若白细胞 $<50\times10^9/L$，其中异形淋巴细胞应 $>20\%$，并出现幼淋巴细胞。③单核细胞型类

白血病反应，白细胞 $>30\times10^9/L$，单核细胞 >30%；若白细胞 $<30\times10^9/L$，幼单核细胞应 >5%；④嗜酸粒细胞型类白血病反应，外周血嗜酸性粒细胞明显增加但无幼稚嗜酸粒细胞；骨髓中原始细胞比例不增高，嗜酸性粒细胞形态无异常；⑤红白血病型类白血病反应，外周血白细胞及有核红细胞总数 $>50\times10^9/L$，并有幼稚粒细胞；若白细胞总数 $<50\times10^9/L$，原粒细胞应 >2%。骨髓中除粒细胞系增生外，尚有红细胞系增生；⑥浆细胞型类白血病反应，白细胞总数增多或不增多，外周血浆细胞 >2%。

3. C【解析】淋巴样和单核样细胞在其他疾病中也可出现，对恶性组织细胞病无特异性诊断意义。

4. E【解析】大多有全血细胞减少，早期即有贫血，多为中度，后期呈进行性加重。网织红细胞计数正常或轻度增高。白细胞计数早期高低不一，疾病中、晚期减少。血小板多数减少。

5. E【解析】白细胞减少症的患者，多数有头晕、疲乏、两下肢沉重、失眠和多梦等症状，有的易感染，如感冒、肺炎和气管炎等；少数则无症状，也无感染，仅在检验时发现。因此，在反复感染伴乏力、头晕的患者应检查血白细胞计数和分类计数。然而，粒细胞减少症和缺乏症，尤其是急性，起病急骤，病情凶险，伴有畏寒、高热、头痛、多汗，常有咽峡炎、扁桃体脓肿（需五官科医生会诊）和肛周溃疡等，常见原因是患者对药物（氨基比林、保太松等）或化学品（某些化妆品等）过敏所引起。此时必须检查白细胞和分类计数即可确诊，并作有效的治疗。

6. D【解析】戈谢细胞患儿 X 射线检查：广泛性骨质疏松影响股骨、肱骨、腓骨等。表现为海绵样多孔透明区改变、虫蚀样骨质破坏、骨干扩宽或在股骨下端可见扩宽的“三角烧瓶样”畸形；骨皮质变薄，并有化骨核愈合较晚等发育障碍现象。

7. C【解析】嗜异性凝集试验用于诊断传染性单核细胞增多症的试验。

8. B【解析】典型的粒细胞缺乏症患者骨髓象特征：因病因不同而异，早期可无明显变化，也可呈幼粒细胞不少而成熟粒细胞减少的“成熟障碍”表现，或疾病极期呈粒系减少，恢复期逐渐出现各阶段粒细胞。

9. E【解析】中性粒细胞型类白血病反应白细胞计数可达：$50\times10^9/L$ 以上。

10. E【解析】类白血病反应血象：红细胞、血红蛋白测定值及血小板计数一般正常。白细胞计数一般在（30~50）$\times10^9/L$，少数结核病引起的类白血病反应，患者白细胞可高于 $100\times10^9/L$。白细胞分类可见数量不一的幼稚细胞。

11. A【解析】传染性单核细胞增多症血象：病程中不同阶段白细胞数可增多、正常或减少，淋巴细胞比例增高，异型淋巴细胞超过 10%。

12. B【解析】急性粒细胞白血病时，白血病性原粒氯醋酸 AS-D 萘酚酯酶染色可出现阳性反应。

13. E【解析】传染性单核细胞增多症的临床表现：潜伏期2~5周，儿童约10天。起病急、缓不一，大多数人先出现乏力、头痛、发热、咽炎及淋巴结肿大等前驱症状并持续一至数周，体温可达39~40℃，持续5~10天或更长。发病后出现咽峡炎，特点为弥漫性膜性扁桃体炎，硬腭及软腭出现多数小出血点，伴吞咽困难。出现全身性淋巴结肿大，以颈、腋下、腹股沟部多见，多在热退后几周内消退，但有持续数月，甚至数年的情况。一半患者有中度肝脾肿大。大约10%~15%患者在发病后4~6天出现斑疹、斑丘疹，也有麻疹样、猩红样红斑，以躯干、上肢前臂、小腿多见，也可发生于面部，皮疹多在几天内消退，不留痕迹。青少年以外的人群，原发性EBV感染并不经常造成完全性感染性单核细胞增多症。在儿童中，原发性EBV感染引起的发热及咽炎在临床上难以与其他病毒、支原体、链球菌引起的上呼吸道感染区别。在任何年龄段，脑炎、神经炎、肺炎、肝炎、心肌炎、溶血性贫血、血小板减少症都可能是重要的临床表现。非典型性淋巴细胞增多或异嗜性抗体可不突出或缺如。

14. A【解析】传染性单核细胞增多症患者血清中存在嗜异性抗体，该抗体是IgM，能使绵羊和马的红细胞凝集，故又称嗜异性凝集素。血清中的嗜异性抗体出现于发病后1~2周，于病后2~3周达高峰，持续3~6个月。

15. A【解析】尼曼-皮克病是由于缺乏神经鞘磷酸酯酶导致神经鞘磷脂不能被水解而大量沉积在单核-巨噬细胞内，形成特殊的尼曼-匹克细胞所致。

16. C【解析】戈谢细胞胞体大，直径20~80μm；胞核小，1~2个，偏位；胞核圆形、椭圆形或不规则形，染色质粗糙，偶见核仁；胞质丰富，淡蓝色；无空泡，胞质中含有许多起皱的波纹状纤维样物质，排列如洋葱皮样或蜘蛛网状。

17. A【解析】正常人外周血嗜酸性粒细胞为0~0.04，其绝对值为（0.05~0.45）$\times 10^9/L$，如嗜酸性粒细胞超过0.04，或绝对值超过$0.45 \times 10^9/L$，称为嗜酸性粒细胞增多症。

18. E【解析】类脂质沉积病是一组较为罕见的遗传性类脂代谢紊乱疾病。由溶酶体中参与类脂代谢的酶不同程度缺乏引起。

19. C【解析】尼曼匹克细胞，顾名思义，就是两位外国学者名字命名的细胞，它见于一种特殊的常染色体隐性遗传的疾病，尼曼-皮克病，也叫鞘磷脂沉积症。是一种先天性的糖脂类代谢异常的疾病。这个病的特点就是全单核吞噬细胞的异常增殖，伴有神经系统大量的含有神经鞘磷脂的泡沫细胞，称为尼曼匹克细胞，它是诊断尼曼-皮克病的特征性的细胞。

20. D【解析】传染性单核细胞增多症血象：病程中不同阶段白细胞数可增多、正常或减少，淋巴细胞比例增高，异型淋巴细胞超过10%。

21. C【解析】尼曼-皮克细胞PAS染色空泡中心呈阴性，泡壁阳性，酸性磷脂阴性或弱阳性，此点区别与戈谢细胞。

22. D【解析】尼曼-匹克细胞体积大，直径20~100μm，有一个胞核，呈偏心位，染色质疏松，可见2~3个核小体，胞质充满空泡，呈泡沫样。

二、A2型题

1. C【解析】凡临床有贫血伴有肝脾大者，骨髓涂片或肝、脾或淋巴结活检中找到较多戈谢细胞，可考虑为戈谢病。

2. C【解析】恶性组织细胞病是一种单核—巨噬细胞系统中组织细胞异常增生的全身性恶性疾病。临床表现为发热，消瘦，全血细胞减少，肝、脾、淋巴结肿大。多见于青年人，起病急，预后差。患者就诊时血象正常者仅约10%，其余均有各种血细胞不同程度的减少（少数病例白细胞计数可增高），随着病情的发展全血细胞减少愈趋明显，成为本病的突出表现之一。约有半数患者在外周血片末端边缘易找到异常细胞（特别是用浓缩法或在白细胞层）。不论是何种类型的恶组，发热常是首发表现。热型以不规则高热居多（38.7%）、其次为稽留热（26.3%）、弛张热（21.2%），间歇热（10.8%）及低热（3%）少见。苍白、乏力是因贫血所致，出血倾向在首发表现中亦不少见，尤其到病程晚期愈来愈重是致死原因之一。黄疸一般在早期常不明显多在较晚期出现，但也有部分患者以黄疸首发而住入传染病医院。

三、A3/A4型题

1. E【解析】类白血病反应血象：红细胞、血红蛋白测定值及血小板计数一般正常。白细胞计数一般在（30~50）$\times 10^9$/L，少数结核病引起的类白血病反应，患者白细胞可高于100×10^9/L。白细胞分类可见数量不一的幼稚细胞。

2. A【解析】骨髓检查的主要意义在于排除白血病，原发病存在，以及原发病缓解好转后血象随之恢复正常是最主要的诊断依据，尤其是类急性白血病反应，在某时间段内几乎无法与急性白血病区分，随诊动态观察为唯一的鉴别手段。

3. A【解析】类白血病反应首先要与慢性粒细胞白血病鉴别。

4. B【解析】患儿发热一周，并有咽喉痛，最近两天皮肤有皮疹。体检：颈部及腋下浅表淋巴结肿大，肝肋下未及，脾肋下1cm。符合传染性单核细胞增多症症状，再结合血常规检查首先考虑传染性单核细胞增多症。

5. A【解析】传染性单核细胞增多症血象：白细胞分类淋巴细胞>50%或淋巴细胞总数≥5.0×10^9/L，异型淋巴细胞≥10%或总数≥1.0×10^9/L。

6. D【解析】传染性单核细胞增多症的诊断标准：①典型的临床症状：大多数患者会表现为发热、乏力、咽痛、淋巴结肿大等症状。②血象：白细胞分类淋巴细胞>50%或淋巴细胞总数≥5.0×10^9/L，异型淋巴细胞≥10%或总数≥1.0×10^9/L。③嗜异性凝集试验阳性。④EB病毒的IgM抗体阳性，或动态观察IgG抗体滴度明显上升。⑤EB病毒DNA检查：血液、唾液、口咽上皮细胞、尿液或组织中的EB病毒DNA阳性。⑥EB病毒抗原检查：鼻咽拭子直接测定抗原阳性。符合上述临床症状和血象检查，同时具备第 3~6 项之一，可确诊传染性单核细胞增多症。

四、B 型题

1. E【解析】表现外周血白细胞显著增高（$>50\times10^9$/L）和/或存在有异常未成熟白细胞，与某些白血病相类似，但并非白血病。

2. C【解析】粒细胞缺乏症血象：白细胞明显减少，常低于 2×10^9/L，中性粒细胞绝对值在 0.5×10^9/L 以下。分类仅占 1~2%，甚至缺如，余绝大多数为淋巴细胞和单核细胞。红细胞和血小板变化不大。

3. D【解析】传染性单核细胞增多症血中异型淋巴细胞常大于 10%~20%。

五、X 型题

1. ABCD【解析】继发性脾功能亢进多见于感染性疾病、免疫性疾病、淤血性疾病、血液系统疾病。

2. C【解析】参见 A3/A4 型题第 6 题解析。

3. ACE【解析】戈谢病分Ⅰ型（慢性型）、Ⅱ（急性型）、Ⅲ（亚急性型）。

4. ACE【解析】恶性组织细胞病最常见的症状为发热、疲乏、消瘦和贫血等，发热常高达 40℃，多数为不规则发热，也有弛张热或稽留热，有时发热前有畏寒。发热的同时，常伴有一些非特异性症状，如食欲缺乏、衰弱、出汗、头痛和腹痛腹胀等，有时有腹泻和排黏液血便。由于肺部浸润可出现咳嗽等症状，贫血早期即较明显，并逐渐加重，患者肌肉消瘦、体重下降，可迅速发生衰竭。恶性组织细胞病的体征是肝脾及淋巴结肿大，肝脾肿大见于 80% 以上的患者，少数患者始终没有此现象。浅表淋巴结肿大多见于半数患者，常是轻、中度肿大，往往到晚期才明显。由于患者血小板显著降低，终末期可出现紫癜、瘀点及出血。由于肝脏损害、肝门淋巴结肿大压迫胆管以及大量红细胞被吞噬而导致溶血，可以出现黄疸。

5. ABCE【解析】类脂质沉积病时，不同酶的缺乏导致鞘脂类不能分解而以各种神经酰胺衍生物沉积于肝脾、淋巴结、骨髓及中枢神经等全身各组织而引起各种疾病。

6. ACE【解析】粒细胞缺乏症：①血象：白细胞明显减少，常低于 2×10^9/L，中性粒细胞绝对值在 0.5×10^9/L 以下。分类仅占 1~2%，甚至缺如，余绝大多数为淋巴细胞和单核细胞。红细胞和血小板变化不大。②骨髓象：细胞增生不良，分类中红系、巨核系细胞正常。粒系细胞视病因而定。再生障碍型粒细胞缺乏症，其粒系各阶段细胞均明显减少，有时仅见少数早幼粒和原始粒细胞。免疫型粒细胞缺乏症的粒系细胞比例可能不减少，但有成熟障碍。恢复期细胞增生高度活跃，并有一过性原始粒细胞和早幼粒细胞增多，但数日内比例恢复正常，可与急性白血病相鉴别。

六、案例分析题

1. B【解析】M2（急性粒细胞白血病部分分化型，AML）原粒细胞占骨髓 NEC 的 30%~89%，其他粒细胞 >10%，单核细胞 <20%。

2. AE【解析】骨髓有核细胞：①增多：示骨髓增生，如白血病、溶血性贫血、脾功能亢进等。②减少：示造血组织功能减退，如再生障碍性贫血。

3. ABCD【解析】浆细胞病包括多发性骨髓瘤、孤立性浆细胞瘤、原发性巨球蛋白血症、重链病、原发性淀粉样变、意义未明的单株峰丙种球蛋白病。

4. CDE【解析】①骨转移瘤：CT 示右侧髂骨可见骨质破坏，局部可见软组织肿块，周围软组织可见肿块影像。X 线平片示右肱骨上段骨转移瘤，骨质破坏，并发病理性骨折。②多发性骨髓瘤 X 线表现为穿凿状、鼠咬状、蜂窝状及斑点状改变，最典型的为穿凿样骨质破坏。③恶性组织细胞病 X 线检查：胸部 X 线可显示纵隔或肺门块状阴影，气管或气管旁淋巴结肿大；肺部浸润多呈肺泡间质性（占 42%），少数可呈肿块阴影。半数患者钡餐检查见消化道外肿块伴胃或十二指肠受压迫征，淋巴管造影可见主动脉旁或髂部淋巴结轻度肿大，骨骼改变为骨质疏松，皮质被侵蚀，骨质多处溶解和硬化，有骨移位及骨膜反应。

5. BCDE【解析】脾功能亢进的临床特征：①脾大。②外周血细胞减少。③骨髓造血细胞增生活跃或明显活跃。部分病例可出现轻度成熟障碍表现（因外周血细胞大量破坏、骨髓中成熟细胞释放过多造成类似成熟障碍的现象）。④脾切除后可使外周血象接近或恢复正常。⑤^{51}Cr 标记红细胞或血小板后注入患者体内，体表放射性测定，显示脾区放射性比率为肝区的 2~3 倍（正常为 1∶1）。

6. BCDE【解析】白血病、多发性骨髓瘤、地中海贫血、先天性红细胞发育不良或获得性免疫缺陷综合征等引起假戈谢细胞病。

7. CDE【解析】尼曼－皮克病分 A 型（急性神经型）、B（慢性非神经型）、C 型（慢性神经型）、D 型（nova scotia 型）、E 型（成年人非神经型）。

8. ABCD【解析】白血病精确的诊断分型国际上通用的是细胞形态学（Morphology）、免疫学（Immunology）、细胞遗传学（Cytogenetics）和分子生物学（Molecular biology）分型，即我们常说的 MICM 分型。本题初步考虑为急性白血病，需进行：血细胞组织化学染色、染色体组织型分析、骨髓活检、单克隆抗体检查。

9. BCDE【解析】白细胞代谢及其产物检验的有末端脱氧核苷酰转移酶检测、N-碱性磷酸酶检测、酸性 α-醋酸酯酶检测、过氧化物酶检测。

10. ABCE【解析】DNA 含量检测：选用的荧光染料是碘化丙啶；PI 可嵌入双链 DNA 和 RNA 碱基对中与之结合；PI 也可嵌入双链 RNA 碱基对中与之结合；根据不同的荧光强度即可得知 DNA 的含量。

11. ABCE【解析】对白细胞免疫标记进行检测的方法：碱性磷酸酶抗碱性磷酸酶桥联

酶标检测法、荧光显微镜检测计数检测法、生物素－亲和素酶标检测法、流式细胞仪计数检测法。

12. DE【解析】传染性单核细胞增多症骨髓象：多数骨髓无特异性改变，淋巴细胞可能稍多。可见异型淋巴细胞，但不如血象改变明显，组织细胞可增多。

13. ABCD【解析】各种原因导致外周血白细胞数持续低于 $3.5\times10^9/L$，称为白细胞数减少症。外周血中性粒细胞绝对值在成人低于 $2\times10^9/L$，称为中性粒细胞减少症。当中性粒细胞低于 $0.5\times10^9/L$，称为粒细胞缺乏。中性粒细胞的生长在骨髓中可分为干细胞池、分裂池、储存池。成熟的中性粒细胞多储存于骨髓，可随时释放入血。进入血液后，中性粒细胞一半附于小血管壁，称为边缘池，另一半在血液循环中，称为循环池，二者之间互相交换。中性粒细胞在外周血的半衰期很短，6~7 小时，随后进入组织。中性粒细胞减少原因很多，发病机制复杂，临床上分为：粒细胞释放障碍、粒细胞成熟障碍、粒细胞破坏或消耗过多、边缘池粒细胞增多、循环池粒细胞减少等。

14. DE【解析】嗜酸性粒细胞增多根据病因可分为四类：①反应性增多：a. 过敏性疾病，如支气管哮喘、过敏性鼻炎、药物过敏等；b. 感染，如寄生虫、结核分枝杆菌、衣原体等；c. 皮肤病，如银屑病、湿疹、剥脱性皮炎等。②继发性增多：伴随某种疾病发生者，如结缔组织病（类风湿关节炎、Wegener 肉芽肿、结节性多动脉炎等）、肿瘤（淋巴瘤、各种实体瘤或囊性纤维化）、内分泌疾病（Addison 病、垂体功能不全等）、免疫缺陷病（IgA 缺乏症、Wiskott-Aldrich 综合征、移植物抗宿主病等）、间质性肾病。③克隆性嗜酸性粒细胞增多：这种情况下，嗜酸性粒细胞增多为恶性疾病表现。④特发性增多：当患者嗜酸性粒细胞持续增高，而不能找到其他确定的病因，被称为特发性嗜酸性粒细胞增多综合征（IHES）。

15. ABCD【解析】为和恶性组织细胞病相鉴别，白血病精确的诊断分型国际上通用的是细胞形态学（Morphology）、免疫学（Immunology）、细胞遗传学（Cytogenetics）和分子生物学（Molecular biology）分型，即我们常说的 MICM 分型。还需进行：细胞化学染色、染色体检查、病理检查、免疫表型检查。

第三十九章　血栓与止血的检验

一 A1 型题

1. 下列哪项不是明确诊断依赖维生素 K 凝血因子缺乏所需的试验

A. 因子Ⅱ:C 测定

B. 因子Ⅶ:C 测定

C. 因子Ⅷ:C 测定

D. 因子Ⅺ:C 测定

E. 因子Ⅹ:C 测定

2. 外源性凝血系统最常用的筛检试验是

A. TT

B. BT

C. CT

D. PT

E. APTT

3. 正常共同凝血途径中以下哪项是正确的

A. 因子Ⅲ、Ⅶa 和 Ca^{2+} 形成复合物

B. 因子Ⅹa、Ⅴa 和 PF3、Ca^{2+} 形成复合物

C. 因子Ⅹa、Ⅴa 和 Ca^{2+} 形成复合物

D. 因子Ⅸa、Ⅷa 和 PF3、Ca^{2+} 形成复合物

E. 因子Ⅸ、Ⅷ、Ⅱ和磷脂、Ca^{2+} 形成复合物

4. 在下列致血小板聚集诱导剂中，活性最强的是

A. Ⅱa

B. ADP

C. PAF

D. 肾上腺素

E. 瑞斯托霉素

5. 被称作“易变因子”的凝血因子是

A. 因子Ⅱ

B. 因子Ⅺ

C. 因子Ⅷ

D. 因子Ⅸ

E. 因子Ⅴ

6. 下列关于易栓症的描述正确的是

A. 发病多为青壮年

B. 血栓与止血的检验结果对易栓症的诊断具有决定性作用

C. PS 缺陷不属于易栓症

D. 多出现多个凝固调节蛋白的分子结构缺陷

E. 血栓形成或栓塞不易自发，多有明确诱因

7. 下列哪种血液病可能会首次到骨科就诊

A. 粒细胞缺乏症
B. 皮肤性淋巴瘤
C. 巨幼细胞贫血
D. 轻型血友病
E. 再生障碍性贫血

8. 凝血酶时间（TT）参考值（手工法）是

A. 2~5 分钟
B. 16~18 秒
C. 11~14 秒
D. 18~22 秒
E. 23~36 秒

9. 下列哪组是维生素 K 依赖的凝血因子

A. 因子Ⅱ、Ⅶ、Ⅸ、Ⅹ
B. 因子Ⅰ、Ⅴ、Ⅷ、Ⅻ
C. 因子Ⅷ、Ⅸ、Ⅹ、Ⅺ
D. 因子Ⅱ、Ⅴ、Ⅶ、Ⅹ
E. 因子Ⅺ、Ⅻ、PK、HMWK

10. 血友病 A 的患者治疗时应该输注的是

A. 抗血友病球蛋白制剂
B. 清蛋白
C. 肝素
D. 华法林
E. 血小板

11. 下列哪项不符合原发性纤溶亢进症的实验室检查

A. 血浆 Fg 含量明显降低，ELT 明显缩短

B. 血、尿 FDP 明显增高

C. 3P 试验阳性，D–二聚体含量增高

D. t–PA 或 u–PA 活性增高

E. 血浆 PLG 减低和/或 PL 活性增高

12. 不会导致 APTT 延长的因素是

A. 因子Ⅷ减少
B. 因子Ⅺ减少
C. 因子Ⅶ减少
D. 因子Ⅸ减少
E. 抗凝物质增多

13. 不属于内源性凝血系统的因子是

A. Ⅻ
B. Ⅶ
C. Ⅺ
D. Ⅸ
E. Ⅷ

14. 诊断急性血管内溶血最有意义的结果是

A. 黄疸　B. 尿胆原增加
C. 血红蛋白血症和血红蛋白尿　D. 红细胞减少
E. 红细胞渗透脆性试验阳性

15. 下列哪项不符合特发性血小板减少性紫癜

A. 临床分为急性和慢性两型
B. PAIgG 增高，PAC_3和 PAC_4也增高
C. 是一种免疫性血小板破坏过多造成的疾病
D. 本病以外周血血小板减少、血小板生存时间缩短为特征
E. 骨髓巨核细胞计数减少，产血小板巨核细胞缺如

16. 在凝血过程中，血小板的作用是

A. 稳定纤维蛋白
B. 与 FⅫ接触，参与内源性凝血系统
C. 作为组织因子，参与外源性凝血系统
D. 为 FⅨa、Ⅹa 提供了催化表面
E. 阻止Ⅱa 的形成

17. 下列关于因子Ⅹ叙述正确的是

A. 属接触系统因子　B. 为外源性凝血途径的始动因子
C. 在血液凝固过程中起辅因子作用　D. 属维生素 K 依赖性凝血因子
E. 属凝血酶敏感的凝血因子

18. 临床上以皮肤紫癜和黏膜出血为主要表现的疾病，应选用下列哪组检测作为筛选性试验

A. PLT、PT、Fbg　B. APTT、CT、TT
C. TT、Fbg、D-D　D. 束臂试验、出血时间、血小板计数
E. PLT、BT、血块收缩时间

19. 对凝血酶灭活能力最强的蛋白质是

A. TM　B. PL
C. AT　D. PS
E. APC

20. 内源性凝血系统最常用的筛检试验是

A. APTT　B. BT
C. CT　D. ACT
E. 复钙时间

21. PAgT 减低常见于

A. 糖尿病　B. 吸烟者

C. 高凝状态　　D. 血小板无力症

E. 口服避孕药物

22. 经典的凝血瀑布学说认为内源性凝血途径的启动因子是

A. PK　　B. 因子Ⅻ

C. TF　　D. 因子Ⅶ

E. 因子Ⅴ

23. 血栓前状态的分子标志物检测结果正确的是

A. FDP 增加、PAP 正常、t-PA 降低、PAI 增高、D-D 增高

B. FDP 增加、PAP 降低、t-PA 降低、PAI 增高、D-D 降低

C. FDP 增加、PAP 正常、t-PA 增高、PAI 增高、D-D 增高

D. FDP 降低、PAP 正常、t-PA 增高、PAI 降低、D-D 增高

E. FDP 降低、PAP 正常、t-PA 降低、PAI 降低、D-D 降低

24. 患者血浆 PT 延长，蝰蛇毒时间（RV-VT）正常，下列哪项正确

A. 因子Ⅻ缺乏　　B. 因子Ⅹ缺乏

C. 因子Ⅴ缺乏　　D. 因子Ⅶ缺乏

E. PF_3缺乏

25. 外源性凝血途径是指

A. 从因子Ⅲ的进入到凝血酶的形成过程

B. 从因子Ⅶ的活化到因子Ⅹ的活化过程

C. 从因子Ⅴ的活化到因子Ⅹ的活化过程

D. 从因子Ⅲ的进入到因子Ⅹ的活化过程

E. 从因子Ⅻ的活化到因子Ⅹ的活化过程

26. 下列结果哪项不符合特发性血小板减少性紫癜患者的实验室检查

A. BT 时间延长　　B. 血块收缩不良

C. PT 时间延长　　D. 血小板数减少

E. PDW 可增高

27. 关于凝血酶时间测定及甲苯胺蓝纠正试验，下列哪项叙述不正确

A. 纤维蛋白原量或质有异常可使 TT 延长

B. 若循环抗凝血酶类物质存在，TT 延长

C. 甲苯胺蓝可中和肝素和肝素类抗凝物质

D. 凝血酶时间（TT）测定是体外提供凝血酶

E. 若 TT 时间延长被甲苯胺蓝纠正，不能确定存在肝素或类肝素物质

28. 在下列试验操作中，哪个不需加入 Ca^{2+}

A. PT　　B. APTT

C. RVVT　　D. STGT

E. TT

29. 内源性凝血途径是指

A. 从因子Ⅻ的活化到 Fb 形成过程

B. 从因子Ⅻ的活化到因子Ⅹ的活化过程

C. 从因子Ⅺ的活化到 Fb 的形成过程

D. 从因子Ⅲ的进入到因子Ⅹ的活化过程

E. 从因子Ⅻ的活化到凝血酶的形成过程

30. 降解纤维蛋白（原）的物质是

A. PK　　B. t-PA

C. 凝血酶　　D. 纤溶酶

E. 凝血活酶

31. 临床实验室测定 β-TG 和 PF4 的常用方法是

A. ELISA 法　　B. RIA

C. PCR　　D. 免疫扩散法

E. 免疫电泳法

32. 患者 PT 及 AFTT 同时延长，提示下列哪组凝血因子有缺陷

A. 因子Ⅶ、TF　　B. 因子Ⅹ、Ⅴ、Ⅱ、Ⅰ

C. 因子Ⅺ、Ⅻ　　D. 因子Ⅷ、Ⅸ、Ⅺ

E. 因子 PK、HMWK

33. 由可溶性纤维蛋白形成不溶性纤维蛋白的过程中，除 Ca^{2+} 外，还需要哪种因子

A. Ⅻ　　B. ⅩⅢ

C. ⅩⅢa　　D. Ⅻa

E. Ⅹa

34. 下列 CT 测定方法中最敏感的方法是

A. 玻片法　　B. 硅管法

C. 毛细管法　　D. 普通试管法

E. 活化凝血时间法

35. 血友病患者，FⅧ:C 为 0.5%（正常对照为 98%），FⅧ:Ag 为 3%（正常对照为 98%），可确诊为

A. 重型血友病甲　　B. 重型血友病乙

C. 中型血友病甲　　D. 中型血友病乙

E. 轻型血友病甲

36. 下列哪项检查结果符合特发性血小板减少性紫癜
A. Fg 减少，TT 及 PT 延长
B. BT 正常，TT 和 PT 延长
C. PLT 减少，血块收缩不良，BT 延长
D. 血块收缩良好，凝血时间正常，BT 缩短
E. PLT 减少，MPV 和 PDW 均减低，血小板膜抗体为阳性

37. 下列哪项是血小板致密颗粒内产物
A. ADP 和 PS
B. β-TG 和 vWF
C. vWF 和 Fg
D. β-TG 和 PF4
E. ATP 和 5-HT

38. 在使用链激酶或尿激酶溶栓治疗时，可选用下列哪项指标监护
A. PT
B. APTT
C. TT
D. PCT
E. RVVT

39. 外源性凝血系统较为敏感和最常用的筛选试验是
A. BT
B. PT
C. CT
D. APTT
E. Ⅱ、Ⅴ、Ⅶ、Ⅹ因子活性测定

40. 一期止血缺陷常用的筛检试验是
A. BT 和 CT
B. BT 和 BPC
C. BT 和 PT
D. APTT 和 BPC
E. PT 和 APTT

41. 核圆形，居胞体中央，染色质呈块状，核仁消失，胞质呈嗜多色性，该特征符合
A. 早幼红细胞
B. 网织红细胞
C. 晚幼红细胞
D. 中幼红细胞
E. 原始红细胞

42. 血小板 GPⅠa 与 GPⅡa 形成的复合物是
A. 胶原的受体
B. Fg 受体
C. TSP 的受体
D. 层素的受体
E. vWF 的受体

43. 正常凝血过程中的内源、外源性凝血系统开始共同起作用的因子是
A. TF
B. 因子Ⅺ
C. 因子Ⅷ
D. 因子Ⅹ

E. 因子Ⅱ

44. 下列哪种颗粒在血小板内不存在

A. α 颗粒　　B. β 颗粒

C. A 颗粒　　D. 致密颗粒

E. 糖原颗粒

45. 内源性凝血系统较为敏感和最常用的筛选试验是

A. CT　　B. BT

C. STGT　　D. TT

E. APTT

46. 组织型纤溶酶原激活物（t-PA）激活 PLG 变为 PL 需

A. 尿激酶型纤溶酶原激活物　　B. 蛋白 C 抑制物

C. 纤溶酶原激活抑制物-1　　D. 凝血酶

E. 纤维蛋白

47. 下列哪项不是血浆鱼精蛋白副凝固试验（3P）阴性的临床意义

A. 原发性纤溶症

B. DIC 晚期

C. 健康人

D. 可以排除 DIC

E. 水浴温度未达 37℃，或纤维蛋白原的含量过低

48. 血小板 a 颗粒内容物为

A. vWF 和 ADP　　B. β-TG 和 5-HT

C. vWF 和 β-TG　　D. vWF 和 ATP

E. PF4 和 5-HT

49. 关于血栓性血小板减少性紫癜-溶血性尿毒症综合征（TTP-HUS）下列说法错误的是

A. 外周血血小板数减少

B. TTP 病变累及全身所有器官

C. HUS 病变主要累及肾脏

D. 外周血白细胞数减少

E. 本病典型病理改变为微动脉和毛细血管透明血栓形成

50. 肝病并发 DIC 时，你认为下列哪组试验最有诊断价值

A. 因子Ⅷ:C 降低，vWF:Ag 增高，vWF:Ag/因子Ⅷ:C 增高

B. APTT、PT，TT 均延长

C. AT-Ⅲ、PC、纤溶酶原降低

D. 3P 试验（+），FDP 含量增高

E. 血小板 β-TG、PF 和血清 FDP 均增高

51. 关于嗜酸性粒细胞白血病的白血病细胞的细胞化学染色应为

A. 酸性磷酸酶染色阴性
B. 糖原染色可呈强阳性
C. 无特征性的细胞化学染色
D. NAP 积分明显增高
E. 氰化物抗过氧化物酶染色阴性

52. 血小板第 3 因子活性主要是下列哪种物质由膜内侧转向膜外侧所形成的

A. 甘油磷脂
B. 磷脂酰胆碱
C. 磷脂酰肌醇
D. 磷脂酰丝氨酸
E. 磷脂酰乙醇胺

53. PAgT 增高常见于

A. 肝硬化
B. 巨大血小板综合征
C. 血小板无力症
D. 维生素 B_{12} 缺乏症
E. 糖尿病

54. TM 主要参与下列哪项的作用

A. 启动凝血系统
B. 激活血小板
C. 蛋白 C 系统的活化
D. 凝血因子活化
E. 纤溶系统活化

55. 下列有关止血血栓理论中错误的是

A. 血管壁参与内源性凝血途径
B. 血小板只参与止血而不参与凝血过程
C. 血管壁参与外源性凝血途径
D. 因子Ⅳ参与内源性和外源性凝血途径
E. 内源性、外源性凝血系统形成凝血活酶时，都需要因子Ⅹ参与

56. 蛋白 C 系统不包括

A. PCI
B. PC
C. TM
D. PS
E. APCI

57. 血小板黏附率增高见于下列哪种疾病

A. MDS
B. 深静脉血栓形成
C. 肝硬化
D. 血小板抑制剂的使用
E. 血管性血友病

58. 在采用聚集仪测定 PAgT 时，下列哪种诱导剂诱导出现单峰

A. ADP（1.0μmol/ml）
B. ADP（0.5μmol/ml）
C. 肾上腺素（0.4μg/ml）
D. 胶原（3.0μg/ml）

E. 瑞斯托霉素（1.5mg/ml）

59. 不被硫酸钡所吸附的凝血因子是

A. Ⅶ　　B. Ⅹ

C. Ⅸ　　D. PK

E. Ⅱ

60. 符合深静脉血栓患者的实验室检测结果的是

A. Fbg 含量降低、PLG 降低、FDP 和 D-二聚体增高、PC 和 PS 增高

B. Fbg 含量增高、PLG 降低、FDP 和 D-二聚体降低、PC 和 PS 增高

C. Fbg 含量增高、PLG 降低、FDP 和 D-二聚体增高、PC 和 PS 降低

D. Fbg 含量降低、PLG 增高、FDP 和 D-二聚体增高、PC 和 PS 降低

E. Fbg 含量增高、PLG 增高、FDP 和 D-二聚体降低、PC 和 PS 降低

61. 下列哪项说法不符合抗凝血酶活性检测的有关理论

A. 裂解出的 PNA 呈颜色变化

B. 剩余的凝血酶越多，裂解产生的 PNA 越多，显色越深

C. 剩余的凝血酶作用于带有对硝基苯胺（PNA）显色基团的发色底物 S-2238

D. 在该试验中，加入过量的凝血酶，使其与受检者血浆中的抗凝血酶形成 1∶1 复合物

E. 显色越深，表明抗凝血酶活性越高

62. 下列物质不是舒血管物质的是

A. 内皮素　　B. 激肽

C. 一氧化氮　　D. 乙酰胆碱

E. 前列环素

63. 诊断血友病的简便而敏感的筛选试验是

A. APTT　　B. PT

C. TT　　D. BT

E. FIB

64. 凝血过程中起加速（催化）作用的因子是

A. Ca^{2+}　　B. PK

C. 因子Ⅹ　　D. HMWK

E. 凝血酶

65. 下列哪种物质不是血小板常用的致聚剂

A. 胶原　　B. ADP

C. 凝血酶　　D. 肾上腺素

E. Ca^{2+}

66. 关于肝疾病的凝血障碍的叙述，错误的是
   A. 肝细胞合成凝血因子能力减低
   B. 肝脏抗凝蛋白（AT、PC等）的合成增强
   C. 与凝血因子和抗凝蛋白的消耗增多有关
   D. 患者可出现循环抗凝物质和血FDP增多
   E. 肝病出血的原因涉及一期止血、二期止血、纤溶亢进和血小板异常等多方面因素
67. 下列哪项关于凝血因子的说法是正确的
   A. 依赖维生素K的是Ⅱ、Ⅶ、Ⅷ、Ⅺ
   B. TF、Ⅴ、FⅧ在血液凝固过程中起辅因子作用
   C. 所有的凝血因子均来自血液
   D. 血浆含量最高的凝血因子是凝血酶原
   E. 内外凝血途径形成凝血活酶，均需要因子Ⅷ的参与
68. 下列哪组产物是由交联后纤维蛋白的降解产生的
   A. X、Y、D、E及D-二聚体
   B. X、Y、D、E及A、B、C、H碎片
   C. A、B、C、H碎片及D-二聚体
   D. X'、Y'、D、E及A、B、C、H碎片
   E. X'、Y'、D、E'及D-二聚体
69. vWF的主要作用是
   A. 下调FⅧ的合成
   B. 调节血小板的释放作用
   C. 抑制血小板的收缩作用
   D. 促进血小板的聚集作用
   E. 介导血小板的黏附作用

二、A2型题

1. 患儿，男，5岁。无明显诱因出现右膝关节巨大血肿，伴剧烈疼痛与功能障碍，患儿外祖父确诊为血友病甲，对患儿进行实验室检查，最不可能出现下列哪项结果
   A. CT延长
   B. PT延长
   C. 复钙时间延长
   D. APTT延长
   E. 凝血活酶生成不佳，不能被正常人血清纠正
2. 患者，男性，15岁。自幼常有鼻出血，外伤后曾有出血不止。检查：PT 12.6秒（参考值10~13秒），APTT 62秒（参考值23.3~36.8秒）。在考虑病因时可除外哪项
   A. 因子Ⅹ、Ⅻ含量减少
   B. 凝血酶原严重减少
   C. 纤维蛋白原严重减少
   D. 因子Ⅶ减少
   E. 因子Ⅷ、Ⅸ、Ⅺ含量少
3. 患者，女性，35岁。高热4天，皮肤多处片状瘀斑。BP 80/45mmHg，HR 114次/分，Hb

92g/L，WBC 18.2 $\times 10^9$/L，血小板 55 $\times 10^9$/L，便隐血（++），血培养发现大肠埃希菌生长。诊断为大肠埃希菌败血症，并发 DIC 可能。为确诊 DIC，选择下列哪项试验

A. BT　　B. PC 活性

C. Fg 定量、D-二聚体　　D. PLG 活性

E. TFPI 测定

4. 患者，女性，29 岁。在鞋厂工作 3 年，近 1 月来发热伴出血 2 周。Hb 60g/L，白细胞 4.3 $\times 10^9$/L，分类正常；骨髓中原粒细胞 10%，早幼粒细胞 51%，凝血酶原时间 18 秒，正常对照 13 秒，血浆纤维蛋白原 0.19g/L。最可能的诊断是

A. 肝脏功能损伤　　B. 急性型再生障碍性贫血

C. M3 型白血病并发 DIC　　D. 急性感染并发 DIC

E. 急性型原发性血小板减少性紫癜

5. 即将分娩妇女，患肺炎。查体：高热，血压 83/42mmHg，全身皮肤、黏膜严重出血，四肢及躯干皮肤呈现大片状瘀斑。实验室检查：血红蛋白 80g/L，白细胞 4.0 $\times 10^9$/L，血小板进行性下降，最低 30 $\times 10^9$/L；便隐血（+++）；PT 26 秒（参考值 10~13 秒），APTT 86 秒（参考值 23.3~36.8 秒），3P 试验（-），纤维蛋白原 1.7g/L，ELT 50 分钟；外周血涂片破碎红细胞（占 3%）。最可能的出血原因为

A. ITP（急性型）　　B. DIC

C. 脾功能亢进　　D. 肝功能损害凝血障碍

E. 再生障碍性贫血（急性型）

6. 患者 APTT 延长，加 1/4 量正常新鲜血浆和正常吸附血浆均能纠正，而正常血清不能纠正，可能缺乏的凝血因子是

A. 因子Ⅹ　　B. 因子Ⅸ

C. 因子Ⅷ　　D. 因子Ⅺ

E. 因子Ⅻ

三 A3/A4 型题

（1~3 题共用题干）

患者，男性，18 岁。踢足球后左膝关节肿胀疼痛就诊。查体：左膝关节局部肿胀，压痛明显，膝关节及其周围有大片瘀斑，其兄有血友病 A 病史。

1. 下列哪组纠正试验能诊断为血友病 A

A. 正常新鲜血浆不能纠正

B. 正常新鲜血浆能纠正

C. 正常血清能纠正，正常人新鲜血浆能纠正

D. 正常血清不能纠正，正常 $BaSO_4$吸附血浆能纠正

E. 正常血清能纠正，正常 $BaSO_4$吸附血浆不能纠正

2. 如患者诊断为血友病 A，则会出现

A. FⅧ促凝活性部分明显减少

B. 血小板功能异常

C. FⅧ相关抗原轻度减少

D. 服阿司匹林使出血加重

E. FⅧ促凝活性部分明显增多

3. 假如患者为 vWD 除下列哪项外，均正确

A. 为常染色体显性遗传性疾病

B. 口服吲哚美辛、双嘧达莫均可以出血加重

C. 血小板黏附功能降低

D. 血小板计数正常，BP 延长或阿司匹林耐量试验延长

E. Ⅷ:C/ⅧR:Ag 比例降低

（4~5 题共用题干）

患者，男性，35 岁。入院时呈半昏迷状态。查体：巩膜黄染，肝肋下 2cm，穿刺部位渗血不止。实验室检查：血小板 58×10^9/L；A/G 为 0.92，ALT 681U；APTT 90 秒（对照 45 秒）；PT 28 秒（对照 13 秒）；TT 35 秒（对照 18 秒）；BPC 8×10^9/L；血浆 D-二聚体阳性（胶乳凝集法）。

4. 患者最可能的诊断是

A. ITP

B. 血友病

C. 血管性血友病

D. DIC

E. 原发性纤溶亢进

5. 关于患者，错误的说法是

A. 该 DIC 发生很可能是由肝病引起

B. 3P 试验一定阳性

C. 因子Ⅱ、Ⅴ、Ⅹ缺乏

D. 出血时间一定延长

E. TT 延长是由于低纤维蛋白血症和/或纤维蛋白降解产物增多引起

（6~7 题共用题干）

患者，男性，出现右膝关节血肿。实验室检测结果：PT 14.6 秒，APTT 150 秒、FIB 2.9g/L，加正常血浆纠正后测定 PT 14.0 秒（对照 13.0 秒）、APTT 46.0 秒（对照 30.0 秒）。FⅧ:C 110%，FⅨ:C 5%。

6. 该患者初步诊断为

A. vWD　　B. 血友病 B

C. 因子Ⅷ的抑制物存在　　D. 血友病 A

E. 遗传性因子Ⅺ缺乏症

7. 患者如与正常女性结婚后，所生子女符合下列哪项

A. 女儿 50% 为患者，儿子 50% 是患者

B. 女儿 50% 为携带者，儿子 100% 为正常人

C. 女儿 100% 为携带者，儿子 100% 为患者

D. 女儿 100% 为携带者，儿子 100% 为正常人

E. 女儿 50% 为携带者，儿子 50% 为患者

（8～10 题共用题干）

纤维蛋白原（Clauss 法）的检测原理是以凝血酶作用于待测血浆中的纤维蛋白原，使其转变为纤维蛋白，血浆凝固。血浆中的纤维蛋白原含量与凝固时间呈负相关，检测结果与参比血浆制成的标准曲线对比可得出纤维蛋白原的含量。

8. Clauss 法为

A. 免疫检测　　B. 化学检测

C. 功能检测　　D. 含量检测

E. 理学检测

9. 可以影响 Clauss 法测定结果的物质是

A. vWF　　B. 蛋白 C

C. 抗凝血酶　　D. FDP

E. D-二聚体

10. 纤维蛋白原成人参考值是

A. 0～4mg/dl　　B. 2～4g/L

C. 2～4mg/L　　D. 200～400g/L

E. 200～400g/dl

四 B 型题

（1～4 题共用备选答案）

A. 参与止血过程　　B. 参与凝血过程

C. 参与纤溶激活过程　　D. 参与纤溶抑制过程

E. 参与抗凝过程

1. 组织因子途径抑制因子
2. 高分子激肽原
3. 组织型纤溶酶原激活物
4. 纤溶酶原激活物抑制因子

（5~8题共用备选答案）

A. APTT
B. PT
C. 抗FⅩa活性测定
D. D-二聚体测定
E. TT及甲苯胺蓝纠正试验

5. 血友病筛选试验
6. 监测LMWH抗凝治疗的首选指标
7. 诊断继发性纤溶亢进
8. 口服华法林的实验室监测指标

（9~11题共用备选答案）

A. 纤维蛋白肽A测定
B. 骨髓细胞学检查
C. 血小板抗体PAIgG检测
D. 简易凝血活酶生成试验
E. 血小板黏附及聚集功能测定

9. 用于DIC的早期诊断的是
10. 血小板无力症检查
11. 甲、乙型血友病检查

（12~14题共用备选答案）

A. 白色血栓
B. 红色血栓
C. 血小板血栓
D. 微血管血栓
E. 混合血栓

12. 又称为透明血栓，主要由纤维蛋白及其单体组成的是
13. 又称为血小板血栓，常发生在血流较急的动脉内的是
14. 又称为静脉血栓，常发生在血流较慢的静脉内的是

（15~17题共用备选答案）

A. 动脉血栓
B. 静脉血栓
C. 血小板血栓
D. 微血管血栓

E. 低凝状态

15. AT 缺乏常引起
16. 血管内皮细胞损伤和血小板激活主要形成
17. 血流缓慢及凝血因子活性增高主要形成

(18~22 题共用备选答案)

A. 巨核细胞减少　　B. 巨核细胞增多
C. PAIg 增高和血小板寿命缩短　　D. 伴有微血管病性溶血
E. 肝肾功能检查异常

18. 血栓因素引起血小板减少时
19. 再生障碍性贫血引起血小板减少时
20. 破坏加速和分布异常引起血小板减少时
21. 与免疫因素有关者减少时
22. 与免疫因素有关者

(23~27 题共用备选答案)

A. 产生血小板抗体
B. 代谢产物积累损伤血小板
C. 抑制花生四烯酸的环氧酶代谢途径
D. 直接覆盖或损伤血小板膜的糖蛋白
E. 抑制血浆纤维蛋白原与 GPⅡb/Ⅲa 的结合

23. 抗生素类药引起血小板减少由于
24. 尿毒症引起血小板减少由于
25. 阿司匹林和吲哚美辛引起血小板减少由于
26. 多发性骨髓瘤引起血小板减少由于
27. 噻氯匹定引起血小板减少由于

(28~37 题共用备选答案)

A. 舒血管物质　　B. 缩血管物质
C. 即能舒血管又能缩血管的物质　　D. 调节血液凝固物质
E. 激活血小板物质

28. TXA_2
29. 血管紧张素

30. 组胺
31. 激肽
32. PGI_2
33. 5-HT
34. NO
35. FPA
36. 乙酰胆碱
37. 儿茶酚胺

（38~47 题共用备选答案）

A. BT 测定
B. 血小板表面相关抗体和补体测定
C. 血涂片上血小板分散不堆集
D. BPC 计数，束臂试验，BT
E. 血涂片上体积巨大（如类白血病）的血小板 >50%
F. SDS-凝胶电泳中检出 vWF 多聚体结构异常
G. 3P（-）
H. PT
I. BPC 计数，PT，纤维蛋白原测定

38. 能反映 PGI_2-TXA_2 的平衡关系的是
39. 对 ITP 有诊断意义的是
40. 患者的皮肤黏膜出血为主要临床表现，应选（　　）作为筛选试验
41. 发现血小板无力症最简便的试验是
42. 疑为血友病患者，首选常用的筛选试验是
43. 发现巨大血小板综合征的最简便试验
44. 外源凝血系统最常用的筛选试验是
45. 血管性血友病实验室诊断敏感性高，特异性强的是
46. 患者术后伤口渗血不止，临床疑有 DIC，应选（　　）作为筛选试验
47. 原发性纤溶时可见

五 X 型题

1. DIC 常用的实验室常规检测项目有

A. PT　　B. PLT

C. CRT　　D. FDP

E. D-二聚体

2. APTT 和 PT 都延长多见于

A. 内源性凝血途径缺陷所引起的出血性疾病

B. 外源性凝血途径缺陷所引起的出血性疾病

C. 血液循环中存在抗凝物质

D. 共同凝血途径缺陷所引起的出血性疾病

E. 各种血栓与止血改变处于代偿阶段

3. 下列检查哪项改变与溶血有关

A. 黄疸　　B. 结合珠蛋白减少

C. 血清直接胆红素增多　　D. 网织红细胞增多

E. 尿胆原增多

4. 下列哪些疾病 APTT 延长

A. 因子Ⅸ缺乏　　B. 因子Ⅻ缺乏

C. 因子Ⅶ缺乏　　D. 因子Ⅷ缺乏

E. 血管性血友病

5. AT-Ⅲ可抑制

A. 凝血酶活性　　B. 因子Ⅹa 活性

C. 因子Ⅺa 活性　　D. 因子Ⅶa

E. 因子Ⅻa

6. 下列哪几项可作为确诊溶血的证据

A. 尿胆原阴性　　B. 血浆高铁血红素清蛋白阳性

C. 直接胆红素增高　　D. 血浆游离血红蛋白增高

E. 血清结合珠蛋白减低

7. 抗凝血酶可以抑制下列哪些因子的活性

A. 因子Ⅸa　　B. 因子Ⅹa

C. 因子Ⅺa　　D. 因子Ⅻa

E. 因子Ⅴ

8. 有关特发性血小板减少性紫癜下列哪些说法是正确的

A. 脾脏常肿大

B. 主要临床表现为皮肤紫癜、黏膜出血

C. 慢性型多见于青壮年

D. 目前认为是一种变态反应性疾病

E. 慢性型可伴有血小板相关补体的增高

9. 目前“凝血常规”检验项目主要包括

A. PT
B. vWF:Ag 测定
C. APTT 试验
D. TT
E. 纤维蛋白原（FIB）

10. 下列何种核型的 AML 对治疗反应良好，缓解期较长

A. t（4;11）
B. t（8;21）
C. t（9;22）
D. t（8;14）
E. t（15;17）

11. 血友病患者临床出血特征为

A. 自发性或轻微外伤后出血难止
B. 均有皮肤紫癜及黏膜出血
C. 可出现颅内出血导致死亡
D. 负重的肌肉常可出现血肿
E. 出血常发生于负重的大关节腔内

12. 出血时间延长，可见于下列哪种疾病

A. 血友病 A
B. 血小板无力症
C. 单纯性紫癜
D. 血管性血友病
E. XIII缺乏症

13. 有关血管内和血管外溶血的区别，下列哪些正确

A. 前者以获得性多见，而后者以遗传性多见
B. 前者多见肝脾肿大，而后者少见
C. 前者多为慢性，而后者常为急性
D. 前者红细胞脆性变化小，而后者多有改变
E. 前者血红蛋白尿常见，而后者血红蛋白尿无或轻度

14. 血小板计数常用的方法有

A. 免疫比浊法
B. 发光法
C. 激光法
D. 电阻法
E. 显微镜计数法

15. 下列哪项可引起继发性血小板减少性紫癜

A. DIC
B. 恶性淋巴瘤
C. SLE
D. 高血压
E. Evans 综合征

16. 下列哪些属于血管壁的止血功能

A. 激活血小板
B. 激活凝血途径

C. 血管收缩反应

D. 促凝物质释放反应

E. 局部血液黏稠度下降

17. ITP 的诊断标准是

A. 多次实验室检查血小板计数减少

B. 脾不肿大或轻度肿大

C. 骨髓检查巨核细胞数增多或正常，有成熟障碍

D. PAIg 增多

E. 以上均不是

18. 血小板在止血过程中的作用正确的是

A. 黏附功能

B. 聚集功能

C. 释放反应

D. 促凝作用

E. 活化Ⅻ因子，启动内源凝血途径

19. 过敏性紫癜伴有的临床症状为

A. 皮肤紫癜

B. 心血管症状

C. 脑功能紊乱

D. 关节症状

E. 泌尿系统症状

20. 下列哪些疾病表现出 PAdT 减低

A. 血管性血友病

B. 肝硬化

C. 巨大血小板综合征

D. 糖尿病

E. 血栓性疾病

21. PAgT 试验质量保证要求是

A. 采血顺利，避免产生气泡

B. 选用 EDTA 抗凝剂

C. 选用枸橼酸盐抗凝剂

D. 注意诱聚剂的保存

E. 试验前 10 天必须停用抑制血小板药物

22. 下列哪些疾病属于血小板功能异常性疾病

A. ITP

B. 血小板无力症

C. 巨大血小板综合征

D. 血小板减少症

E. MDS 继发血小板功能异常

23. 下列哪些疾病表现出 PAgT 的减低

A. 口服避孕药

B. 血小板无力症

C. 巨大血小板综合征

D. 高 β-脂蛋白血症

E. 无纤维蛋白原血症

24. 调节血管舒张的物质是

A. NO

B. PGI_2

C. 乙酰胆碱　　D. ET

E. TXA_2

25. 目前国内使用的多发性骨髓瘤诊断标准包括哪些指标

A. 血片中浆细胞占2%~3%

B. 血清中出现大量的M蛋白

C. 无其他原因的溶骨病变或广泛性骨质疏松

D. 临床表现为出血和骨痛等

E. 骨髓中浆细胞大于15%，并有异常浆细胞

26. α-丁酸萘酚酯酶（α-NBE）染色可呈阳性的有

A. 淋巴细胞　　B. 单核细胞

C. 早幼粒细胞　　D. 吞噬细胞

E. 异常组织细胞

27. 弥散性血管内凝血（DIC）的病理生理特点是

A. 微血栓形成　　B. 血小板聚集

C. 继发性纤溶亢进　　D. 病理性凝血酶生成

E. 纤维蛋白在微血管内沉积

28. 下述表现属于血管外溶血的是

A. 遗传性多见　　B. 尿含铁血黄素阳性

C. 脾肿大　　D. 网织红细胞增高

E. 常见红细胞形态改变

29. 非霍奇金淋巴瘤患者的实验室检查特点有哪些

A. 诊断本病主要依靠骨髓检查

B. 晚期血中也可出现淋巴瘤细胞

C. 骨髓无明显异常或可见一定数量的淋巴瘤细胞

D. 外周全血细胞数常减少

E. 90%病例有某些染色体异常，常见染色体畸变为相互易位

30. 关于血栓前状态的血液有形成分和无形成分的生化学和流变学发生的变化的描述下列哪些是正确的

A. 凝血因子含量减低或活性减弱

B. 血小板和白细胞被激活或功能亢进

C. 血管内皮细胞坏死

D. 纤溶成分含量减低或活性减弱

E. 血液凝固调节蛋白含量减少或结构异常

六 案例分析题

(1~7 题共用题干)

患者，男性，30 岁。皮下淤血，来院就诊。血常规：红细胞和白细胞计数正常，血小板计数正常。APTT 39 秒，PT 20 秒，纤维蛋白原 2.3g/L。原因待查。

1. 口服抗凝剂治疗的实验室监测指标有
   A. TT　　B. PT
   C. BT　　D. F1 +2 监测
   E. APTT
2. 肝素治疗的实验室检测指标有
   A. PT　　B. APTT
   C. BT　　D. 抗 FⅩa 活性测定
   E. F1 +2 监测
3. 符合 DIC 的变化包括
   A. 血浆 D-二聚体不增高　　B. 血浆 FDP 显著增高
   C. 凝血酶原时间进行性延长　　D. 血浆纤维蛋白原进行性减低
   E. 血小板进行性增多
4. PT 试验可反映下列哪些凝血因子水平
   A. 凝血酶原　　B. 因子Ⅵ、Ⅴ
   C. 纤维蛋白原　　D. 因子Ⅲ、Ⅴ
   E. 因子Ⅴ、Ⅶ、Ⅹ
5. 关于纤维蛋白原下列哪些说法是正确的
   A. 所谓Ⅰ因子
   B. 双缩脲法测定其含量正常值为 2~4g/L
   C. 异常纤维蛋白原血症患者 TT 可能延长
   D. 所谓Ⅱ因子
   E. 纤维蛋白原含量增多见于高凝状态疾病
6. 关于国际敏感指数 ISI 下列哪些说法正确
   A. ISI 越低表示试剂越敏感
   B. ISI 是标准品组织活酶与每批组织凝血活酶 PT 校正曲线的斜率
   C. ISI 由各实验室自测
   D. ISI 越高，试剂越敏感
   E. ISI 由试剂厂商提供

7. 下列哪些是促进内皮细胞合成 PGI_2 的物质

A. ADP
B. ATP
C. PAF
D. 纤溶酶
E. γ-干扰素

（8～15题共用题干）

患儿，女，14岁。皮下淤血，来院就诊。血常规：红细胞和白细胞计数正常，血小板计数 $25\times10^9/L$。APTT 50秒，PT 19秒，纤维蛋白原2.5g/L。

8. 血小板减少的疾病有

A. DIC
B. 急性大出血
C. 急性溶血
D. 肝硬化
E. 急性白血病

9. 血小板止血功能有

A. 聚集功能
B. 促凝功能
C. 黏附功能
D. 释放功能
E. 降解凝血酶作用

10. 血小板数增多的疾病有

A. ITP
B. DIC
C. 肝病
D. 急性溶血
E. 切除术后

11. 血小板形态学的临床意义

A. 有利于巨核细胞和血小板病的诊断
B. 巨大血小板综合征可见巨大血小板
C. MDS和血小板减少症可有小血小板增多
D. 了解体内巨核细胞和血小板数量和功能状态
E. 血小板无力症时可见血小板散在分布，且大小不一

12. 出血时间测定常用于

A. 外科手术的出血筛选试验
B. 抗血小板药物的监控
C. 诊断巨大血小板综合征
D. 诊断血友病
E. 凝血因子活性下降的判断

13. BT测定质量保证的要求

A. 穿刺位置的正确选择
B. 选用Duke法
C. 关注穿刺的深度及血流速度
D. 注意保暖

E. 忌服影响血管和血小板功能类药物

14. 平均血小板体积测定的临床意义

A. 鉴别血小板减少的原因　　B. 输血中的意义

C. 提示骨髓功能恢复的预后价值　　D. 血小板代谢功能的了解

E. 判断心脑血管病

15. 下列哪种疾病出血时间延长

A. 血管性紫癜　　B. 血友病 B

C. 血管性血友病　　D. 血小板无力症

E. XIII缺乏

(16~20 题共用题干)

患者，女性，39 岁。皮下淤血，来院就诊。血常规检查：红细胞和白细胞计数正常，血小板计数正常。APTT 49 秒，PT 18 秒，纤维蛋白原 2.5g/L。原因待查。

16. 与肝病出血有关的因素是

A. 凝血因子和抗凝蛋白的消耗增多　　B. 异常抗凝物质和血 FDP 增多

C. 凝血因子和抗凝蛋白的合成减少　　D. 血小板减少及功能亢进

E. 类肝素物质灭活增多

17. 以丝氨酸蛋白酶为活性中心的凝血因子是

A. 因子XI　　B. 因子XII

C. 因子XIII　　D. HMWK

E. PK

18. 在硫酸钡吸附血浆中不存在的因子是

A. 因子V　　B. 因子VII

C. 因子VIII　　D. 因子X

E. 因子XII

19. 纤溶酶的生理作用是

A. 激活补体　　B. 水解多种凝血因子

C. 裂解纤维蛋白　　D. 裂解纤维蛋白原

E. 可将谷氨酸纤溶酶原转变成赖氨酸纤溶酶原

20. 3P 试验阳性可见于

A. 严重感染　　B. 肝病变

C. 原发性纤溶　　D. DIC 晚期

E. DIC 早、中期

（21~25题共用题干）

患者，男性，20岁。皮下淤血，来院就诊。血常规：红细胞和白细胞计数正常，血小板计数正常。APTT 53秒，PT 17秒，纤维蛋白原4.5g/L。

21. 下列哪种疾病APTT间延长

A. 血友病乙

B. 血管性血友病

C. 因子Ⅴ缺乏症

D. ITP

E. 因子Ⅶ缺乏症

22. 下列哪种疾病凝血酶原时间延长

A. 因子Ⅶ缺乏症

B. 血管性紫癜

C. 无纤维蛋白原血症

D. 血友病甲

E. 血管性血友病

23. 血浆凝血酶时间延长可见于

A. DIC

B. 肝素治疗中

C. 异常纤维蛋白原血症

D. 低纤维蛋白原血症

E. 妊高征

24. 凝血因子Ⅷ缺乏时

A. 凝血过程非常缓慢

B. 发生血友病

C. 血小板血栓难形成

D. 血块收缩不良

E. 因子Ⅺ不能被激活

25. 正常人血液在血管内不发生凝固的主要原因

A. 纤溶系统作用

B. 血液流动快

C. 血管内膜光滑完整

D. 纤溶活性增强

E. 有抗凝物质存在

参考答案与解析

一、A1型题

1. C【解析】凝血原因子FⅡ：C、FⅦ：C、FⅨ：C、FⅩ：C和FⅡ：Ag、FⅦ：Ag、FⅨ：Ag、FⅩ：Ag检测。维生素K缺乏时，可以造成这些指标不同程度的异常。

2. D【解析】（PT）是在体外模拟体内外源性凝血的全部条件，测定血浆凝固所需的时间，用以反映外源性凝血途径和共同凝血途径凝血因子是否异常，是筛检止凝血功能最常用的试验之一。

3. B【解析】凝血共同途径：从因子X被激活至纤维蛋白形成，是内源、外源凝血的共同凝血途径。①凝血活酶形成：即Xa、因子V、PF3与钙离子组成复合物，即凝血活酶，也称凝血酶原酶。②凝血酶形成：在凝血酶原酶的作用下，凝血酶原转变为凝血酶。③纤维蛋白形成：纤维蛋白含有三对多肽链，其中A和B中含很多酸性氨基酸，故带较多负电荷，凝血酶将带负电荷多的纤维蛋白肽A和肽B中水解后除去，转变成纤维蛋白单体，能溶于尿素或溴化钠中，是可性纤维蛋白；同时，凝血酶又激活因子，后者使溶性纤维蛋白发生交联而形成不溶的稳定的纤维蛋白，从而形成血凝块。至此凝血过程才全部完成。

4. C【解析】血小板活化因子（PAF）是血小板聚集诱导剂中活性最强的。

5. E【解析】凝血因子V又称易变因子，可在肝脏和血小板中合成。凝血因子V参与凝血的共同途径。依赖维生素K的凝血因子包括FⅡ、FⅦ、FⅨ和FX。

6. B【解析】易栓症患者的血栓与止血检验主要是某个血液凝固调节蛋白、凝血因子和纤溶成分分子结构的单一性缺陷根据缺陷成分的活性及其抗原性的不同，可对易栓症作出实验室分型。

7. D【解析】血友病是一种遗传性凝血活酶生成障碍引起的出血性疾病。分为血友病A和血友病B两种。前者为凝血因子Ⅷ（FⅧ）缺乏，后者为凝血因子Ⅸ（FⅨ）缺乏。血友病的主要病理变化是凝血过程的第一阶段——凝血活酶生成障碍。其主要特征为凝血时间延长，终身具有自发性或轻微损伤后出血倾向。患者容易发生轻微外伤后出血不止或自发性出血。最常见的出血部位是关节，其次是软组织包括肌肉、皮肤黏膜出血。关节出血为血友病特征，常反复发生。血肿压迫组织或器官可出现相应症状。其他部位出血有皮肤、黏膜及肌肉出血，多发生在外伤后，也可有自发出血者。内脏出血：可有呕血、便血、尿血及咯血，颅内出血少见。严重出血包括内脏出血，如泌尿道和消化道出血。致死性出血多为中枢神经系统出血。外伤或手术后延迟性出血是本病的重要特点。

8. B【解析】凝血酶时间（TT）参考值（手工法）是16~18秒。

9. A【解析】依赖维生素K的因子Ⅱ、Ⅶ、Ⅸ、X都有共同的分子结构，其N端都含有γ羧基谷氨酸，若没有这一结构，则无凝血活性。

10. A【解析】血友病A的患者治疗时应该输注的是抗血友病球蛋白制剂。

11. C【解析】原发性纤溶亢进实验室检查：APTT、PT、TT均延长血浆纤维蛋白原含量减低；血、尿FDP增高；血浆PLG减低或PL活性增高；PAl、a2P1活性减低；t-PA、u-PA活性增高；纤维蛋白肽β1-42水平增高；3P试验阴性，D-二聚体正常。

12. C【解析】当患者有下列异常因素时，APTT时间值就会出现延长，在检查单上就会见到检测出的APTT时间值大于正常范围。①如它们中的一个或多个凝血因子有减少，但不显著，会出现损伤后易出血，APTT时间值会相应延长；如凝血因子显著减少，就有可能出现自发性出血，APTT时间值会明显延长。这些凝血因子包括凝血因子Ⅷ（FⅧ）、凝血因子

Ⅸ（FⅨ）、凝血因子Ⅺ（FⅪ）。②当下列任意一种在凝血过程中的接触性活化因子不足，也会导致 APTT 延长，但它们的不足，不会导致出血。它们是凝血因子Ⅻ（FⅫ）、前激肽释放酶（PK）、高分子激肽原（HK）。在临床，前激肽释放酶，高分子激肽原降低罕见。③一些异常的自身抗凝物质也会引起 APTT 延长。目前易见的是 FⅧ抑制物、狼疮抗凝物（狼疮抗体）、抗磷脂抗体、抗 β_2-糖蛋白Ⅰ抗体和抗核抗体。如存在 FⅧ抑制物，则会导致 FⅧ降低，APTT 必定延长。其临床表现类似于 FⅧ降低。如 FⅧ降低明显，则有自发性出血可能，类似于血友病甲的病情。而身体内存在其他的自身抗凝物质，如狼疮抗凝物、抗磷脂抗体、抗 β_2-糖蛋白Ⅰ抗体和抗核抗体，大部分情况下，不会引起 APTT 延长，少部分情况下，会引起 APTT 延长。而这些自身抗凝物质引起 APTT 延长，可能会引起严重出血。④肝素，或类肝素药物存在体内。可引起 APTT 延长，可引起出血。

13. B【解析】参与内源性凝血的凝血因子有：经典的Ⅻ、XI、Ⅷ、Ⅸ。

14. C【解析】严重的血管内溶血，释放出大量的血红蛋白，超过肾小管阈值时，血红蛋白出现在尿中呈阳性。如 PNH、血型不合输血等。

15. E【解析】特发性血小板减少性紫癜骨髓象：急性病例骨髓巨核心细胞数增多或正常。慢性者巨核细胞显著增多，幼稚巨核细胞增多，核分叶减少，核-浆发育不平衡，产生血小板的巨核细胞明显减少，其胞浆中有孔泡形成、颗粒减少和胞浆量少等现象。

16. D【解析】在凝血过程中，血小板的作用是为Ⅸa、Ⅴa 提供了催化表面。

17. D【解析】凝血因子 FⅡ、FⅦ、FⅨ、FⅩ的生成需要维生素 K 的参与，称为维生素 K 依赖性的凝血因子。

18. D【解析】皮肤紫癜和黏膜出血为主的疾病，应选用的筛选性试验是束臂试验、出血时间、血小板计数。

（1）束臂试验（CFT）。试验对毛细血管施以压力，观察血管壁、血管内皮细胞、血小板等因素的综合止血作用。正常血管壁对血液的压力有一定耐受力，如果血管脆性增加或血管内膜受损，以及血小板量或质异常，则在正常压力下即可出现多数出血点，而正常人无此现象。

（2）在一定条件下，人为刺破皮肤毛细血管后，从血液自然流出到自然停止所需的时间，称为出血时间（BT）。BT 测定受血小板的数量和质量、毛细血管结构和功能以及血小板与毛细血管之间相互作用的影响，而受血液凝固因子含量及活性作用影响较小。BT 测定方法有 Duke 法和 Ivy 法，目前推荐使用标准化出血时间测定器法（TBT）。

（3）血小板计数增高见于血小板增多症、脾切除后、急性感染、溶血、骨折等。血小板计数减少见于再生障碍性贫血、急性白血病、急性放射病、原发性或继发性血小板减少性紫癜、脾功能亢进、尿毒症等。

19. C【解析】抗凝血酶（AT）是一个较小的蛋白质分子，可灭活凝血系统几种酶类，灭活能力最强。

20. A【解析】APTT 的长短反映了血浆中内源凝血系统凝血因子的水平。APTT 是内源性凝血系统常用的筛检试验。

21. D【解析】PAgT 减低：见于血小板无力症、血友病、巨大血小板综合征。

22. B【解析】瀑布学说认为内源性凝血途径是指从 FⅫ激活至 FⅨa-Ⅷa-Ca^{2+}-PF3 的形成（内源性Ⅹ因子激活物Ⅹa）。

23. A【解析】血栓前状态是指凝血、抗凝及纤溶机制平衡失调，即血管内皮细胞、血小板、凝血、抗凝和纤溶系统等发生改变所引起的有利于血栓形成的病理状态。体内凝血因子浓度升高，或凝血抑制物浓度降低而产生的血液易凝状态，但尚未达到形成血栓的程度，或形成的少量血栓正处于溶解状态。FDP 增加，PAP 正常，t-PA 降低，PAI 增高，D-二聚体增高。

24. D【解析】患者血浆 PT 延长，蝰蛇毒时间（RV-VT）正常提示因子Ⅶ缺乏。

25. D【解析】外源性凝血途径：是指从因子Ⅶ被激活到形成Ⅹ或Ⅶa-Ca^{2+}-TF 激活因子Ⅹ过程。

26. C【解析】特发性血小板减少性紫癜患者无凝血因子缺乏，所以 PT 时间正常。

27. E【解析】甲苯胺蓝可纠正肝素的抗凝作用，在 TT 延长的血浆中加入少量的甲苯胺蓝，若延长的 TT 明显恢复正常和缩短，表示受检血浆中肝素或类肝素样物质增多，否则为其他类抗凝物或是纤维蛋白原异常。

28. E【解析】凝血酶时间（TT）的测定原理：在血浆中加入“标准化”的凝血酶溶液后，血浆凝固所需时间为凝血酶时时间（TT）。

29. B【解析】内源性凝血途径是指从因子Ⅻ激活，到因子 X 激活的过程。

30. D【解析】降解纤维蛋白和纤维蛋白原是纤溶酶的主要作用之一。

31. A【解析】常用 β-TG 和 PF4 的测定方法是 ELISA 法

32. B【解析】APTT 及 PT 同时延长，说明是共同途径中的凝血因子的缺乏，即可能是因子Ⅹ、Ⅴ、Ⅱ、Ⅰ。

33. C【解析】FXⅢ在凝血酶和 Ca^{2+} 的作用下，生成有转谷氨酰胺酶活性的 FXⅢa，后者可使可溶性纤维蛋白单体（SFM）发生交联变成不溶性的纤维蛋白。

34. E【解析】活化凝血时间（ACT）法：本法是在待检全血中加入白陶土部分凝血活酶悬液，先充分激活接触活化系统的凝血因子Ⅶ、Ⅺ等，并为凝血反应提供丰富的催化表面，从而提高了试验的第三性，是内源性系统第三的筛选试验之一，能检出Ⅷ：C 水平 < 45% 亚临床血友病。ACT 法也是监护体外循环肝素用量的较好的指标之一。

35. A【解析】血友病根据凝血因子活性水平的高低，血友病分为轻型（活性 > 5%~40%）、中间型（活性 1%~5%）和重型（活性 < 1%）。血友病甲缺乏因子Ⅷ，血友病乙缺

乏因子Ⅸ。

36. C【解析】特发性血小板减少性紫癜实验室检查：①PLT计数减少，平均体积增大，功能正常，血小板动力学无明显加速。②出血时间（BT）延长，血块收缩不良-凝血时间（CT）正常。

37. E【解析】血小板致密颗粒释放ADP、ATP、5-HT和焦磷酸等。

38. C【解析】TT是常用的纤溶活性筛查试验。用于监测链激酶、尿激酶溶栓治疗。

39. B【解析】凝血酶原时间（PT）是反映外源凝血系统最常用的筛选试验。

40. B【解析】一期止血缺陷是指血管壁和血小板异常所引起的止血功能缺陷，其筛检试验包括出血时间（BT）和血小板计数（PLT）。

41. D【解析】中幼红细胞：胞体直径8~15μm，圆形。胞核圆形或椭圆形，约占细胞的1/2，核染色质凝聚成索条状或块状，其中有明显空隙，核仁消失。胞质内血红蛋白形成逐渐增多，可呈嗜多色性。

42. A【解析】血小板膜糖蛋白（GP）Ⅰa~Ⅱa是血小板主要的胶原受体，属整合素家族，由α和β两个亚单位组成，亦称α2β1整合素。

43. D【解析】内源性凝血途径：由因子Ⅻ活化而启动。当血管受损，内膜下胶原纤维暴露时，可激活Ⅻ为Ⅻa，进而激活Ⅺ为Ⅺa。Ⅺa在Ca^{2+}存在时激活Ⅸa，Ⅸa再与激活的Ⅷa、PF3、Ca^{2+}形成复合物进一步激活X。上述过程参与凝血的因子均存在于血管内的血浆中，故取名为内源性凝血途径。由于因子Ⅷa的存在，可使Ⅸa激活X的速度加快20万倍，故因子Ⅷ缺乏使内源性凝血途径障碍，轻微的损伤可致出血不止，临床上称甲型血友病。外源性凝血途径：由损伤组织暴露的因子Ⅲ与血液接触而启动。当组织损伤血管破裂时，暴露的因子Ⅲ与血浆中的Ca^{2+}、Ⅶ共同形成复合物进而激活因子X。因启动该过程的因子Ⅲ来自血管外的组织，故称为外源性凝血途径。

44. C【解析】血小板内散在着两种颗粒：α颗粒和致密颗粒。另外，在血小板中还存在有线粒体、β颗粒、糖原颗粒等。

45. E【解析】部分活化凝血活酶时间（APTT）测定是内源性凝血系统较为敏感和常用的筛选实验。

46. E【解析】HPA主要由内皮细胞合成，单链HPA与纤维蛋白的亲和力比双链型高，双链t-PA对纤溶酶原的激活能力比单链高，游离状态的t-PA与PLG的亲和力低，t-PA与PLG、纤维蛋白形成复合物之后，才能有效激活PLG。

47. D【解析】血浆鱼精蛋白副凝（3P）试验阴性的临床意义：见于正常人，DIC晚期，原发性纤溶。本试验是鉴定原发性纤溶与继发性纤溶（DIC）的试验之一。

48. C【解析】α颗粒内容物是中等电子密度，有的颗粒中央还有电子密度较高的芯。α颗粒中含纤维蛋白原、血小板第4因子、组织蛋白酶A、组织蛋白酶D、酸性水解酶等。含

VWF因子、血小板第4因子、β血栓球蛋白等成分

49. D【解析】血栓性血小板减少性紫癜（TTP）为一种罕见的微血管血栓-出血综合征。这是一组由于微循环中形成了血小板血栓，血小板数因大量消耗而减少所形成的紫癜。由于小动脉与微血管的栓死，导致器官缺血性功能障碍乃至梗死，对微循环依赖性强的器官（脑、肾等）最易出现症状。

50. A【解析】重症肝病因凝血因子合成减少及可能同时存在的血小板减少而发生多部位的出血。重症肝病并发DIC时Ⅷ：C降低，VWF：Ag可升高，VWF：Ag/Ⅷ：C比值增高。

51. B【解析】嗜酸性粒细胞白血病时糖原染色可成强阳性。

52. D【解析】PF3：血小板第3因子。血小板膜上的磷脂酰丝氨酸（PS）在血小板被激活时，转向血小板膜的外侧面，即成为PF3，参与凝血。

53. E【解析】血小板聚集试验（PAgT）主要反映血小板的聚集功能。结果增高见于糖尿病、急性心肌梗死、静脉血栓形成、高β脂蛋白血症、抗原—抗体复合物反应、人工瓣膜、口服避孕药、高脂饮食及吸烟等。

54. C【解析】TM是蛋白C系统的主要组成部分，蛋白C系统是微循环抗血栓形成的主要血液凝固调节物质。

55. B【解析】血小板是血液中的一种有形成分，其功能主要是促进止血和凝血，维护毛细血管壁完整性的功能。

56. A【解析】蛋白C系统：包括蛋白C（PC）、蛋白S（PS）、血栓调节蛋白（TM）及活性蛋白C抑制物（APC1）。

57. B【解析】血小板黏附率增高见于：高凝状态和血栓性疾病，如心肌梗死、心绞痛、脑血管疾病、糖尿病、深静脉血栓形成、妊娠高血压综合征、肾小球疾病等。

58. D【解析】血小板聚集实验（PAgT）采用血小板聚集仪，以ADP为诱导剂测定血小板聚集率，以百分比表示。

59. D【解析】硫酸钡吸附血浆中Ⅱ、Ⅶ、Ⅸ、Ⅹ。

60. C【解析】深静脉血栓是指血液非正常地在深静脉内凝结，属于下肢静脉回流障碍性疾病。符合深静脉血栓患者的实验室检测结果的是Fbg含量增高、PLG降低、FDP和D-二聚体增高、PC和PS降低。

61. E【解析】抗凝血酶活性检测（产色底物法）：①受检血浆加过量凝血酶，血浆中抗凝血酶与凝血酶形成1∶1复合物，剩余的凝血酶与发色。②底物S-2238显色基团对硝基苯胺结合显色，显色深浅与剩余的凝血酶呈正相关，而与AT-Ⅲ呈负相关。用比色法测定其加入发色底物试剂后吸光度的改变与校准血浆比较而测得其活性。

62. A【解析】舒血管物质：组织细胞活动时释放出某些血管活性物质，其中某些具有

舒张血管功能。①舒缓激肽（bradykinin）和血管舒张素（kallidin）：存在于某些腺体中，被激活后对血管具有强大的舒张作用。②组胺：它在组织损伤时被释放出来，具有局部舒张血管的作用。③前列腺素 PGI_2：存在于血管内皮细胞，当血管受损时被释放出来，具有很强的舒张血管的作用。以上三种舒张血管物质，多在局部起到舒张血管作用，一般不大影响全身的血压。

63. A【解析】血友病筛选试验可见 APTT 延长，BT、PT、TT 正常。故可选择 APTT 作为其简便而敏感的筛选试验。

64. E【解析】凝血酶形成后可以反馈激活 FⅧ、FV 和 FXⅢ等，加速凝血进程。

65. E【解析】血小板之间的相互黏附叫做聚集。ADP、肾上腺素、凝血酶和胶原等都是血小板的致聚剂。

66. B【解析】肝脏疾病的凝血障碍概述：出血是肝脏疾病的常见症状。出血常表现为皮肤瘀斑、黏膜出血（鼻出血、牙龈出血），月经过多，内脏出血（黑便、血尿等），且出血的严重程度与肝功能损害的程度成正相关。肝病出血的原因甚为复杂，涉及一期止血、二期止血、纤溶亢进和血小板异常等各个方面，主要与以下几个方面有关：①凝血因子和抗凝蛋白合成减少，导致凝血和抗凝机制发生紊乱；②凝血因子和抗凝蛋白消耗增多；③异常抗凝物和血 FDP 增多；④血小板减少及其功能障碍。

67. B【解析】辅因子包括因子Ⅲ、Ⅴ、Ⅷ、HM-WK 和 Ca。

68. E【解析】纤维蛋白（原）降解机制：PL 不仅降解纤维蛋白，而且可以降解纤维蛋白原。PL 降解纤维蛋白原产生 X 片段、Y 片段及 D、E 片段。降解纤维蛋白则产生 x′、Y′、D-D、E′片段。上述所有的片段统称为纤维蛋白降解产物（FDP）。

69. E【解析】vWF 的两个主要生理作用：①vWF 与受损的血管内皮下成分结合，介导血小板的黏附和聚集。②作为凝血因子Ⅷ的载体蛋白，vWF 可以稳定Ⅷ因子，并支持Ⅷ因子的活化。

二、A2 型题

1. B【解析】根据相关症状及病史，考虑血友病甲，其实验室检查：①凝血时间（试管法）重型延长，中型可正常，轻型，亚临床型正常；②活化部分凝血活酶时间（APTT），重型明显延长，能被正常新鲜和吸附血浆纠正，轻型稍延长或正常，亚临床型正常；③血小板计数，出血时间，血块回缩正常；④凝血酶原时间（PT）正常；⑤Ⅷ促凝活性（FⅧ：C）减少或极少；⑥血管性血友病因子抗原（vWF：Ag）正常，FⅧ：C/vWF：Ag 明显降低。

2. E【解析】APTT 延长（＞正常值 10s 以上）：弥散性血管内凝血（DIC）、FDP 增多（纤维蛋白降解产物）、凝血因子第Ⅷ、第Ⅸ、第Ⅺ、第Ⅻ因子缺乏，第Ⅱ、第Ⅴ、第Ⅹ因子减少，应用抗凝剂（肝素、双香豆素）治疗、抗血友病球蛋白（AHG）减少，血浆凝血活酶成分（PTC）减少，纤维蛋白原严重减少，血浆凝血活酶前质（PTA）减少。

3. C【解析】DIC（播散性血管内凝血）是一种发生在许多严重疾病基础上或某些特殊条件下由致病因素激活人体凝血系统，导致微循环弥散性微血栓形成及继发性纤溶亢进的综合征。由于播散性血管内凝血发展过程中多有不同程度凝血因子水平消耗性下降，故有些学者称之为“消耗性凝血病”。实验室诊断：同时有下列 3 项以上实验异常：血小板计数、凝血酶原时间、激活的部分凝血活酶时间、凝血酶时间、纤维蛋白原水平、D-二聚体等。

4. C【解析】骨髓中以异常的多颗粒早幼粒细胞为主。考虑为 M3（急性早幼粒细胞白血病），最易发生 DIC。

5. B【解析】DIC 的病因来自基础疾病。感染性疾病和恶性疾病约占 2/3，产科灾难和外伤也是 DIC 的主要病因。诱发 DIC 的基础疾病包括：①全身感染/严重感染，包括细菌、病毒、寄生虫、立克次体等。②外伤，包括多发性创伤、大面积的灼伤、脂肪栓塞等。③器官损害，见重症胰腺炎等。④恶性肿瘤，包括各种实体瘤、白血病、骨髓增生性疾病等。⑤产科灾难，包括羊水栓塞、胎盘早剥、死胎综合征等。⑥其他，如严重肝衰竭、严重中毒或蛇咬伤、输血反应、器官移植排斥反应等。

（1）临床表现与基础疾病有关。DIC 时何种蛋白溶解过程（凝血或纤溶）处于优势，将在很大程度上决定临床表现的特征。以凝血为主者可只表现为血栓栓塞性 DIC；以纤溶为主者可发展为急性消耗性出血。也可在上述之间呈现一种广谱的，涉及不同类型的 DIC 临床表现。①出血：多部位出血常预示急性 DIC。以皮肤紫癜、便血、瘀斑及穿刺部位或注射部位渗血多见。②溶血：播散性血管内凝血引起溶血的原理主要是由于血管内凝血所形成的纤维蛋白条索状物，使微血管管径变小、扭曲，当血细胞通过时，即遭到机械性损伤，红细胞破裂发生血管内凝血。急性溶血表现为发热、腰背酸痛、血红蛋白尿、黄疸、乏力、贫血等；慢性溶血表现为贫血、黄疸、乏力等。

（2）实验室检查：①筛选试验：包括血小板计数、凝血酶原时原时间及纤维蛋白原量。②纤溶活力试验：包括凝血酶时时间、优球蛋白溶解时间、FDP、纤维蛋白溶酶原及 3P 试验。③筛选试验 3 项异常者即可确诊；2 项异常加纤溶活力试验 2 项者，亦可诊断为播散性血管内凝血。

6. C【解析】对内源性凝血途径因子（Ⅷ、Ⅸ、Ⅺ）缺乏较 CT 敏感（血小板异常不影响 APTT），能检出Ⅷ：C 小于 25% 的轻型血友病。对凝血酶原、纤维蛋白缺乏则不够敏感，故 APTT 延长的最常见疾病为血友病。此时可进一步做纠正试验，即于患者血浆中加入 1/4 量的正常新鲜血浆、硫酸钡吸附血浆或正常血清，再做 APTT，如正常血浆和吸附血浆能纠正延长的结果而血清不能纠正，则为因子Ⅷ缺乏。

三、A3/A4 型题

1. D【解析】血友病凝血检查：出血时间正常；凝血时间延长；凝血酶原时间（PT）正常；活化部分凝血活酶时间（APTT）延长，能被正常新鲜血浆或硫酸钡吸附血浆纠正者为血友病甲（A）；能被正常血清纠正，但不被硫酸钡吸附血浆纠正者为血友病乙（B）。

2. A【解析】血友病（hemophilia）是一种遗传性凝血活酶生成障碍引起的出血性疾病。分为血友病A和血友病B两种。前者为凝血因子Ⅷ（FⅧ）缺乏，后者为凝血因子Ⅸ(FⅨ)缺乏。

3. E【解析】①遗传性血管性血友病为常染色体遗传性疾病，多数患者为显性遗传，少数为隐性遗传。②单纯的vWD患者，其血小板形态及计数一般正常。③血小板黏附试验：由于vWF作为连接血小板表面糖蛋白IB-Ⅸ（GP-Ⅰb-Ⅸ）与内皮下成分之间的桥梁，因此当vWF有或量的缺陷时，可以导致血小板的黏附功能降低。④出血时间（BT）：在3型和大部分2型vWD中BT产科正常或接近正常。阿司匹林耐量试验为服药后2hBT较服药前延长超过2min为阳性。⑤vWD禁用阿司匹林、保泰松、吲哚美辛、潘生丁及低分子右旋糖苷、前列腺素E1等可影响止血凝血机能的药物，以防加重出血。

4. D【解析】DIC诊断的一般标准：①在易致DIC的基础疾病，如感染、恶性肿瘤、病理产科、大型手术及创伤等。②有以下二项以上临床表现：a. 严重或多发性出血倾向；b. 不能用原发病解释的微循环障碍或休克；c. 广泛性皮肤、黏膜栓塞、灶性缺血性坏死、脱落及溃疡形成，或不明原因的肺、肾、脑等脏器功能衰竭；d. 抗凝治疗有效。③实验室检查符合以下条件（同时有下列三项以上实验异常）：a. 血小板计数 $<100\times10^9/L$ 或呈进行性下降；b. 纤维蛋白原含量 $<1.5g/L$ 或进行性下降，或 $>4.0g/L$；c. 3P试验阳性或 FDP $>20mg/L$ 或D-二聚体水平升高（阳性）；d. 凝血酶原时间缩短或延长3秒以上或呈动态性变化或APTT延长10秒以上；e. 疑难或其他特殊患者，可考虑行抗凝血酶、因子Ⅷ：C及凝血，纤溶、血小板活化分子标记物确定。

5. B【解析】DIC患者3P试验阳性或 FDP $>20mg/L$ 或D-二聚体水平升高（阳性）。

6. B【解析】血友病B的诊断诊断血友病甲所用的筛选试验同样适用于血友病B。APTT延长，PT和TT正常。血清能纠正延长的APTT时间，但硫酸钡（或氢氧化铝凝胶）吸附血浆不能纠正。Biggs TGT可以明确FⅨ缺乏少数FⅨ：C水平在35%以上的病例PTT延长可能不明显甚至正常Biggs TGT仍可能异常，而FⅨ：C测定具有诊断意义。一期法FⅨ：C测定需用无FⅨ的血浆作基质血浆。FⅨ：Ag测定对血友病B进一步分型时具有价值，FⅨ：Ag正常或略降低，而FⅨ：C显著降低者称为交叉反应物质阳性型（CRM+）可能是血友病B的变异型。PT在绝大多数血友病B病例中正常，但偶尔有延长者。变异型血友病B Bm用牛脑凝血活酶作PT试验时APPT延长，由于用兔脑来源的凝血活酶作PT试验可以漏诊血友病B Bm变异型。因此可初步诊断为血友病B。

7. D【解析】血友病患者与正常女性结婚，所生儿子为正常，女儿均为携带者。

8. C【解析】纤维蛋白原是一种由肝脏合成的具有凝血功能的蛋白质。纤维蛋白是在凝血过程中，凝血酶切除血纤维蛋白原中的血纤肽A和B而生成的单体蛋白质。正常参考值为2~4g/L。纤维蛋白原降解产物对血液凝固和血小板功能有一定影响。其碎片X与可溶性纤维蛋白单体结构相似，可与纤维蛋白原竞争凝血酶，并可与纤维蛋白单体形成复合物，以阻止纤维蛋白单体的交联。

9. D【解析】Clauss法：以凝血酶作用于待测血浆中的FIB，使其转变为纤维蛋白，血浆凝固。当FDP增高时，Clauss法测定结果会受到影响。

10. B【解析】纤维蛋白原成人参考范围：2~4g/L。

四、B型题

1. E【解析】组织因子参与凝血过程，其抑制剂参与抗凝过程。

2. B【解析】高分子激肽原参与内源性凝血途径的表面激活。

3. C【解析】组织型纤溶酶原激活物可激活纤溶酶而降解已形成的纤维蛋白。

4. D【解析】纤溶酶原激活物激活使纤溶酶原转变为纤溶酶，激活纤溶系统。其抑制因子参与纤溶抑制过程。

5. A【解析】血友病甲、乙缺乏因子Ⅷ、Ⅸ。APTT检测FⅧ、FⅨ的灵敏度较高。

6. C【解析】抗因子Xa活性测定（因子Xa抑制试验）：原理是将过量的抗凝血酶（AT）加入血浆，以形成LMWH-AT复合物，再加入已知过量的因子Aa，形成LMWH-AT-Xa复合物，剩余因子Xa用显色方法测定。本法快速，可靠，重复性好，被推荐作为监测LMWH的首选指标。

7. D【解析】由于D-二聚体是纤维蛋白的特异性降解产物，且敏感性极高，是鉴别原发性纤溶亢进与继发性纤溶亢进的关键因素。原发性纤溶亢进时表现为纤维蛋白原降低、FDP异常增加、D-二聚体阴性或不升高，而继发性纤溶亢进时D-二聚体明显升高。

8. B【解析】服华法林后通过监测其对外源性凝血系统的影响（凝血酶原时间，PT）来调整剂量。

9. A【解析】纤维蛋白肽A（FPA）测定临床意义：在凝血酶作用下，纤维蛋白原α（A）链的精16和甘17之间的肽链裂解，释放出由1~16个氨基酸组成的纤维蛋白肽A（FPA）。临床上多种疾病，如静脉血栓形成、深部静脉血栓形成、脑栓塞、肺转移癌、膀胱癌、胃癌、主动脉瘤、急性脑血管意外、血栓性微血管病、心肌梗死、肾性高血压、尿毒症、急性感染、蜂窝组织炎、急性粒细胞白血病、妊娠期、妊娠高血压综合征等常出现FPA水平的升高。由于FPA是凝血酶作用于纤维蛋白原强度的直接反应，所以通过该指标就可以了解患者是否处于血栓前状态或DIC状态，该实验对DIC诊断具有特异性。

10. E【解析】血小板无力症GPⅡb/Ⅲa数量减少或缺乏，血小板聚集障碍。vWD由于vWF缺陷，是血小板对受损血管壁的黏附发生障碍。

11. D【解析】简易凝血活酶生成试验（STGT）延长：可见于甲，乙、丙型血友病，血管性血友病，血中有抗凝物质增加或服用双香豆素类抗凝药物。

12. D【解析】透明血栓：这种血栓发生于微循环小血管内，只能在显微镜下见到，故又称微血栓。主要由嗜酸性同质性纤维蛋白构成，最常见于弥漫性血管内凝血。

13. A【解析】白色血栓，又称为血小板血栓或析出性血栓。发生于血流较快的部位（如动脉、心瓣膜、心腔内）或血栓形成时血流较快的时期（如静脉混合性血栓的起始部，即延续性血栓的头部）。

14. B【解析】红色血栓也称静脉血栓是各种原因引起小腿静脉回流压力降低，导致血栓形成，是静脉的一种急性非化脓性炎症，并伴有继发性血管腔内血栓形成的疾病。病变主要累及四肢浅表静脉或下肢深静脉。其临床特点为患肢局部肿痛、皮下可扪及有压痛的条索状物或伴有病变远端浅表静脉曲张等静脉回流受阻现象。

15. B【解析】抗凝血酶（AT），是人体抗凝系统的主要因子之一，AT 缺乏见于静脉血栓前期和血栓性疾病，如心绞痛、心肌梗死、脑血管疾病、弥散性血管内凝血、外科手术后、口服避孕药、深部静脉血栓形成、肺梗死、妊高征等。

16. A【解析】血流过快，易造成血管壁损伤、血小板活化，易形成动脉血栓。

17. B【解析】血流过慢，血液黏度升高、局部凝血因子的浓度升高，易形成静脉血栓。

18. D【解析】血栓性血小板减少性紫癜（TTP）是一种严重的弥散性血栓性微血管病，以微血管病性溶血性贫血、血小板聚集消耗性减少，以及微血栓形成造成器官损害（如肾脏、中枢神经系统等）为特征。

19. A【解析】各种原因引起的再生障碍性贫血，都有骨髓巨核细胞减少，血小板的生成减少等特点，血小板减少可以是再生障碍性贫血最早出现的表现，也可能是经过治疗之后血红蛋白及粒细胞恢复正常，血小板尚未得到恢复，骨髓病性疾病如癌肿浸润时血小板减少，大多为肿瘤细胞损害巨核细胞，因此血小板生成减少，以上两种情况检查骨髓即可明确诊断，前者骨髓增生低下，巨核细胞减少；后者可查到肿瘤细胞。

20. B【解析】大多数情况下血小板破坏加速导致巨核细胞增多。

21. E【解析】与免疫因素有关者减少时肝肾功能检查异常。

22. C【解析】与免疫因素有关者：PAIg 增高，血小板寿命缩短。

23. D【解析】抗生素类药引起血小板减少由于：药物直接覆盖或损伤血小板膜的糖蛋白。

24. B【解析】尿毒症血液系统表现：CRF 患者血液系统异常主要表现为肾性贫血和出血倾向。大多数患者一般均有轻、中度贫血，其原因主要由于促红细胞生成素缺乏，故称为肾性贫血；如同时伴有缺铁、营养不良、出血等因素，可加重贫血程度。晚期 CRF 患者出现血小板功能异常，代谢产物积累损伤血小板，有出血倾向，如皮下或黏膜出血点、瘀斑、胃肠道出血、脑出血等。

25. C【解析】阿司匹林是非甾体抗炎药，主要通过抑制炎症细胞的花生四烯酸代谢物过程中的环氧酶，减少炎症介质，从而抑制前列腺素的合成，发挥解热镇痛作用。

26. A【解析】多发性骨髓瘤（MM）是一种恶性浆细胞病，其肿瘤细胞起源于骨髓中的浆细胞，而浆细胞是B淋巴细胞发育到最终功能阶段的细胞。因此多发性骨髓瘤可以归到B淋巴细胞淋巴瘤的范围。多发性骨髓瘤起病徐缓，早期无明显症状，容易被误诊。MM的临床表现多样，主要有贫血、骨痛、肾功能不全、感染、出血、神经症状、高钙血症、淀粉样变等。贫血较常见，为首发症状，早期贫血轻，后期贫血严重。晚期由于产生血小板抗体，可出现血小板减少，引起出血症状。皮肤黏膜出血较多见，严重者可见内脏及颅内出血。

27. E【解析】噻氯匹定为血小板聚集抑制剂。抗血小板聚集药，能抑制ADP、胶原、凝血酶、花生四烯酸以及前列腺素内过氧化物等多种诱导剂引起的血小板聚集，能抑制外源和内源性ADP诱导的血小板聚集反应。用于血管手术和体外循环发生的血栓、动脉闭塞性脉管炎及闭塞性动脉硬化。可降低中风、心肌梗死或血栓栓塞性卒中的血管坏死发生率。

28. B【解析】TXA_2是血栓素A_2，是由血小板微粒体合成并释放的一种具有强烈促进血管收缩和血小板聚集的生物活性物质。

29. B【解析】已知最强的缩血管物质：血管升压素、血管紧张素II、内皮素。

30. C【解析】组胺，是一种有机含氮化合物，是由组氨酸在脱羧酶的作用下产生的。许多组织，特别是皮肤、肺和肠黏膜的肥大细胞中含有大量的组胺。当组织受到损伤或发生炎症和变态反应时，都可释放组胺。组胺有强烈的舒血管作用，并能使毛细血管和微静脉的管壁通透性增加，血浆漏入组织，导致局部组织水肿。其亦有缩血管的作用。

31. A【解析】舒血管物质：内啡肽、激肽、PGI_2、NO、腺苷、组胺。

32. A【解析】参见上一题解析。

33. C【解析】5-羟色胺既能舒血管又能缩血管。

34. A【解析】参见B型题第31题解析。

35. B【解析】FPA是缩血管物质。

36. A【解析】参见B型题第31题解析。

37. B【解析】缩血管物质：儿茶酚胺，血管紧张素，血管升压素，血栓烷A_2，内皮素。

38. A【解析】BT反映了毛细血管与血小板的相互作用，包括内皮下组织与血小板黏附（通过vWF的作用）、血小板的聚集和释放等反应，以及PGI_2与TXA_2的动态平衡。

39. B【解析】血小板表面相关抗体和补体测定对ITP的诊断意义。

40. D【解析】紫癜筛选试验。常做的试验有束臂试验、出血时间和血小板计数等。

41. C【解析】血小板无力症患者血小板计数正常，血涂片上血小板散在分布，不聚集成堆。

42. H【解析】血浆凝血酶原时间（PT）检测可以初步鉴别血友病性出血与外源凝血系统凝血因子缺乏所致的出血。前者PT检测正常，后者PT检测有不同程度的延长。

43. E【解析】巨大血小板综合征血小板正常至中度减少，与出血时间（BT）延长不成比例，且不同患者或同一患者不同时间差异极大。多伴巨大血小板，（如小淋巴细胞）的血小板>50%，血块收缩正常；血小板第3因子（PF3）有效性正常或下降，血小板滞留试验减低或正常；血小板聚集试验，加利托菌素、凝血酶、含因子Ⅷ的牛纤维蛋白原不聚集，加其他诱导剂聚集正常；缺乏血小板膜糖蛋白Ⅰ（AN51抗原减少），因为GPIb含有Ⅷ因子/vWF的受体，用单抗隆抗体可确诊，但输血可产生抗血小板膜上GPIb的抗体，使输入血小板寿命缩短。

44. H【解析】PT是外源凝血系统的较为敏感的筛选试验，血友病时正常。

45. F【解析】正常人及1型血管性血友病（vWD）患者的vWF多聚体结构为分子量从大到小的序列，可多至15~17条区带，但某些2型vWD患者的vWF大分子多聚体缺失，而小分子部分正常或增多，3型即重型vWD患者的vWF一般无区带显示。

46. I【解析】弥漫性血管内凝血的筛选试验：可选用血小板计数（BPC）、血浆凝血酶原时间（PT）、血浆纤维蛋白原含量检测（Fg）、纤维蛋白（原）降解产物（FDP）。

47. G【解析】原发性纤溶症患者的3P试验阴性，纤溶酶原含量减低，血浆纤维蛋白原含量降低，血浆纤溶酶原活性减低，血浆鱼精蛋白副凝固试验阴性。

五、X型题

1. ABDE【解析】DIC的诊断主要依靠临床结合实验室检查。DIC常规检测项目包括凝血酶原时间（PT）、部分活化凝血活酶时间（APTT）、血小板计数（PLT）、纤维蛋白原含量（FIB）、纤维蛋白（原）降解产物（FDP）、凝血酶时间（TT）、D-二聚体（D2D）测定等。

2. CD【解析】APTT是内源性凝血途径筛检试验，PT是外源性凝血途径筛检试验。两者都延长，多少是由于共同凝血途径缺陷所引起的出血性疾病，如遗传性和获得性因子Ⅹ、Ⅴ凝血酶原和纤维蛋白原缺乏症。此外，临床应用肝素治疗时，APTT和PT也都相应延长。

3. ABDE【解析】溶血时：有黄疸，A项正确；血清结合珠蛋白降低，B项正确；网织红细胞增多在5%~20%以上，D项正确；尿胆原排出增多，E项正确。

4. ADE【解析】①APTT延长的最常见疾病为血友病。可进一步作纠正试验，即于患者血浆中加入1/4量的正常新鲜血浆、硫酸钡吸附血浆或正常血清（试剂参见凝血酶原消耗试验的纠正试验），再作APTT，如正常血浆和吸附血浆能纠正延长的结果而血清不能纠正，则为因子Ⅷ缺乏；如吸附血浆不能纠正，其余两者都能纠正，则为因子Ⅸ缺乏；如三者都不能纠正，则为病理性循环抗凝物质。②在使用肝素治疗时，多用APTT监测药物用量，一般以维持结果为基础值的2倍左右（1.5~3.0倍）为宜（75~100秒之间）。③血管性血友病：

由于患者 vWF 缺陷，使 FⅧ不稳定，导致 FⅧ：C 活性减低，故 APTT 延长。不同类型 vWD FⅧ：C 活性降低不一样，故 APTT 延长的程度也不同。④异常抗凝物增多。⑤纤溶亢进。

5. ABC【解析】AT 由肝、血管内皮细胞分泌，对以丝氨酸为活性中心的被激活的凝血因子（Ⅻa、Ⅺa、Ⅸa、Ⅹa、Ⅱa）及蛋白酶［纤溶酶、血管舒缓素（激肽释放酶）、胰蛋白酶］都有抑制作用。

6. BDE【解析】溶血证据：①RBC、Hb 降低。②尿胆原：急性溶血增高，慢性溶血不一定增高。③血红蛋白尿阳性。④血清间接胆红素（血管外溶血不增高）、血浆游离血红蛋白增高，血浆结合珠蛋白降低，血浆高铁血红素清蛋白（Schumm 试验）一次溶血后可存在多日。⑤含铁血黄素尿阳性。

7. ABCD【解析】抗凝血酶Ⅲ能不可逆地抑制凝血因子Ⅸa、Ⅹa、Ⅺa、Ⅻa 以及由Ⅶa 与组织因子所形成的复合体，故具有防止血栓的作用。ATⅢ与肝素结合后发生构象变化，与靶蛋白结合能力提高 1000 倍，抑制作用亦随之增强。先天性或获得性的 ATⅢ缺失可导致血栓形成。

8. BCE【解析】特发性血小板减少性紫癜（ITP）是常见的获得性出血性疾病，分急性和慢性两型。急性型常见于儿童，慢性型则多见于成人，年龄多在 20~50 岁，且以女性居多，男女比约为 1∶2。特发性血小板减少性紫癜出血的特点是皮肤、黏膜广泛出血，多为散在性针头大小的皮内或皮下出血点，形成瘀点或瘀斑，脾脏不大或轻度增大。血小板抗体检查：血小板相关抗体（PAIg）增高和血小板相关补体（PAC_3）增高。

9. ACDE【解析】凝血四项包括凝血酶原时间（PT）、活化部分凝血活酶时间（APTT）、凝血酶时间（TT）、纤维蛋白原（FIB），目的是在术前了解患者的止血功能有无缺陷，以事先有所准备，防止术中大出血而措手不及。

10. BE【解析】AML 中具有 t（15;17）、inv（16）、t（8;21）异常的患者对治疗反应良好，缓解期较长，而具有-5、-7、+8 及 t（9;22）的 AML 患者则预后较差。

11. ACDE【解析】出血是血友病患者的重要临床特征，自发性、轻微外伤后出血难止或创伤、手术后严重出血多见。出血的部位常见于负重的大关节（如膝盖、肘、踝、腕、髂、肩等）；内脏出血（如腹腔内、腹膜后、泌尿、消化、呼吸道等）；皮肤、黏膜出血（皮肤瘀血、鼻出血、口腔出血、牙龈出血等）。致命性出血有颅内出血、神经系统出血、咽颈部出血和无准备的创伤、手术出血等。

12. BD【解析】出血时间延长表示初期止血缺陷，可见于：血管结构功能异常，如血小板减少性紫癜；血小板量和功能异常，如血小板无力症；血管性假血友病；严重的凝血功能障碍，但一般凝血因子缺乏，BT 并不延长。血友病是一组遗传性因子Ⅷ、Ⅸ基因缺陷、突变、缺失、插入等导致内源性凝血途径激活凝血酶原功能发生障碍所引起的出血性疾病。

13. ADE【解析】见表 39－1。

表39-1 血管内溶血和血管外溶血的区别

项目	血管内溶血	血管外溶血
病因	红细胞内缺陷，外因素获得性多见	红细胞内缺陷，外因素遗传性多见
红细胞主要破坏场所	血管内	单核吞噬细胞系统
病程	急性多见	常为慢性，可急性加重
贫血、黄疸	常见	常见
肝、脾肿大	多见	常见
红细胞形态学改变	少见	常见
红细胞脆性改变	变化小	多有改变
血红蛋白血症	常>100mg/L	轻度增高
血红蛋白尿	常见	无或轻微
尿含铁血黄素	慢性可见	一般阴性
骨髓再障危象	少见	急性加重时可见
LDH	增高	轻度增高

14. CDE【解析】其计数原理曾采用过变阻脉冲法、光电计数法、激光计数法等。

15. ABCE【解析】可引起继发性血小板减少性紫癜的病因：①血小板生成减少；②血小板破坏增多（SLE、Evans综合征、恶性淋巴瘤）；③血小板耗损过多（DIC）；④血小板分布异常。

16. ABCD【解析】A、B、C、D均为血管壁的止血功能，局部血液程度下降与血管壁无关。

17. ABCD【解析】ITP的诊断标准是：①多次实验室检查血小板计数减少。②脾不肿大或轻度肿大。③骨髓检查巨核细胞数增多或正常，有成熟障碍：a. 以下五项中应具其中一项：波尼松治疗有效；切脾治疗有效；PAIg增多；PAC3增多；血小板寿命缩短。b. 排除继发性血小板减少症。

18. ABCD【解析】血小板在止血和凝血过程中具有重要作用。其主要功能是黏附、聚集和释放反应。其次，血小板也参加凝血机制、血块回缩和血管收缩。

19. ADE【解析】过敏性紫癜的症状表现最常见的是皮肤紫癜，可单独出现，亦可同时或先后伴有关节，胃肠或泌尿系统症状。

20. ABC【解析】血小板黏附率（PAdT）减低：血管性血友病（VWD）、巨大血小板综合征、爱-唐综合征以及肝硬化、尿毒症、骨髓增生综合征、服用血小板抑制药物等。

21. ACDE【解析】PAgT试验的注意事项：①采血：采血要顺利，避免反复穿刺而将组织液抽到注射器内，或混入气泡。②时间：实验应在采血后3~4小时内完成，时间过长会降低血小板的聚集强度和速度。③温度：采血后的标本应放在15~25℃室温下为宜，低温会致使血小板激活。④血浆pH：血浆pH 6.8~8.5可获得最佳聚集效果，pH小于6.4或大于10.0，聚集受到抑制或消失。⑤抗凝剂：聚集作用随血浆枸橼酸钠浓度的降低而增高，故贫血时应加入较正常者为多的抗凝剂。乙二胺四乙酸和肝素不宜作抗凝剂。⑥药物：阿司匹林、双嘧达莫、肝素和口服抗凝剂均可抑制血小板聚集，阿司匹林作用可持续1w。⑦PRP中混有其他物质：混有红细胞、溶血、血脂过高等因素可降低透光度，掩盖血小板聚集变化。⑧接触表面：用未涂硅的普通试管或吸管，可影响血小板聚集，甚至使原来正常者出现异常结果。⑨诱导剂：ADP配制成溶液后宜在-20℃冰箱贮藏，一般半年内不会降低活性；应用肾上腺素时应避光。⑩阿司匹林、潘生丁、肝素、华法林等药物均可抑制血小板聚集，故采血前一段时间不应服用此类药物。

22. BCE【解析】常见的血小板功能异常性疾病如下：①血小板无力症。②巨血小板综合征。③贮藏池病。④血小板第3因子（PF3）缺乏症。

23. BCE【解析】血小板聚集率减低见于血小板无力症、巨大血小板综合征、贮藏池病、May-Hegglin异常以及低（无）纤维蛋白原血症；尿毒症、肝硬化、维生素B12缺乏症、血小板抑制药等。

24. ABC【解析】参见B型题第31题解析。

25. BCE【解析】诊断多发性骨髓瘤的标准：①主要标准：a. 组织活检证明有浆细胞瘤或骨髓涂片检查：浆细胞>30%，常伴有形态改变。b. 单克隆免疫球蛋白（M蛋白）：IgG>35g/L，IgA>20g/L，IgM>15g/L，IgD>2g/L，IgE>2g/L，尿中单克隆K或λ轻链>1g/24h，并排除淀粉样变。②次要标准：a. 骨髓检查：浆细胞10%~30%。b. 单克隆免疫球蛋白或其片段的存在，但低于上述标准。c. X线检查有溶骨性损害和/或广泛骨质疏松。d. 正常免疫球蛋白量降低：IgM。

26. BDE【解析】α-丁酸萘酚酯酶（α-NBE）染色血细胞的染色反应：①粒细胞系统：各期粒细胞均呈阴性。②单核细胞系统：分化差的原单细胞呈阴性，分化好的原单细胞呈阳性，幼稚及成熟的单核细胞呈阳性，阳性反应能被氟化钠抑制。③淋巴细胞系统：外周血的T淋巴细胞、非T非B淋巴细胞可呈阳性，B淋巴细胞呈阴性。④其他细胞：巨核细胞、幼红细胞、浆细胞呈阴性或弱阳性；组织细胞也可呈阳性，但不被氟化钠抑制。⑤异常组织细胞呈阳性，但不能被氟化钠抑制。

27. ABCDE【解析】弥散性血管内凝血（DIC）的病理生理改变如下。

（1）微血栓形成：微血栓形成是DIC的基本病理变化，亦为DIC的特征性改变。存在部位极为广泛，多见于肺、肾、脑、肝、心、肾上腺、胃肠道及皮肤黏膜等部位。伴随微血管栓塞而出现的继发性病理变化有：血栓远端血管痉挛、间质水肿、灶状出血及缺血性坏死。因此在有微血栓形成的脏器，可出现一过性功能损害甚至不可逆的功能衰竭。

（2）凝血功能异常：此为DIC最常见的病理生理变化，其检出率可高达90%~100%。其演变过程如下：①初发性高凝期，为DIC的早期改变；②消耗性低凝期，在高凝期进行的同时，由于血栓形成过程中凝血因子的消耗及纤溶酶对凝血因子的降解，血液凝固性降低。③纤溶亢进期，可与低凝期同时存在，但易见于DIC后期，随着血管内血栓形成、大量血小板和凝血因子的消耗及代偿性抗凝增强，凝血．过程渐趋减弱，纤溶过程则逐渐增强，且成为DIC病理生理过程中的主要矛盾。

（3）微循环障碍：微循环衰竭或休克为DIC的重要发病诱因，亦是DIC中最常见的病理生理变化之一。

28. ACDE【解析】血管外溶血的特点是脾大、血红蛋白血症、血浆结合珠蛋白减低、贫血、黄疸。尿含铁血黄素试验阳性提示慢性血管内溶血。

29. BCE【解析】病理活检是诊断MHL及病理类型的主要依据，本病只有通过被切除的组织进行组织学检查才能作出诊断。MHL骨髓象：早期正常，晚期浸润骨髓时骨髓象可发生变化，如找到淋巴瘤细胞，此时可称为淋巴瘤白血病。90%的非霍奇金淋巴瘤存在非随机性染色体核型异常，常见为染色体易位，部分缺失和扩增等。MHL外周血：早期患者血象多正常，继发自身免疫性溶血或肿瘤累及骨髓可发生贫血，血小板减少及出血，约9%~16%的患者可出现白血病转化，常见于弥漫型小淋巴细胞性淋巴瘤，滤泡型淋巴瘤，淋巴母细胞性淋巴瘤及弥漫型大细胞淋巴瘤等。

30. BDE【解析】血栓前状态也称为血栓前期，是指血液有形成分和无形成分的生化学和流变学发生某些变化，这些变化可以反映：①血管内皮细胞受损或受刺激；②血小板和白细胞被激活或功能亢进；③凝血因子含量增高或被活化；④抗凝蛋白含量减少或结构异常；⑤纤溶成分含量减低或活性减弱；⑥血液黏度增高或血流减慢等这一系列的病理状态。血栓前状态仅仅是一种血栓与止血的病理状态，可以长时间存在，故临床上常无特异性的临床症状和体征。

六、案例分析题

1. BD【解析】口服抗凝剂：①PT是监测口服抗凝剂的首选指标。在应用口服抗凝剂化过程中，使PT维持在正常对照值（12.0±1.0s）的1.5~2.0倍，使凝血酶原时间比率（PTR）维持在1.5~2.0为佳。若PTR大于2.0时，其出血发生率为22%；在PTR小于2.0时，其出血发生率仅为4%。②其他指标：凝血酶原片段1-2（F1+2）也是监测口服抗凝剂的良好指标，升高的F1+2在治疗后下降，与PT的延长程度一致，其比INR更为敏感和特异，但费用昂贵。

2. BD【解析】肝素治疗的实验室检测指标有：①普通肝素（肝素）：活化的部分凝血酶时间（APTT）、凝血酶（凝固）时间（TT，TCT）、血小板计数（BPC）、抗凝血酶-Ⅲ活性（AT-Ⅲ：C）测定、活化的凝血时间（ACT）。②低分子量肝素（LMWH）：抗FXa活性测定（抗FXa抑制试验）、BPC。

3. BCD【解析】DIC 时，血小板 $<100\times10^9/L$ 或进行性下降；3P 试验阳性，或血浆 FDP $>20mg/L$ 或 D-二聚体水平升高（阳性）。

4. ACE【解析】血浆凝血酶原时间（PT）：①延长：先天性凝血因子Ⅱ、Ⅴ、Ⅶ、Ⅹ缺乏症；纤维蛋白原（Fg）缺乏（$<0.5g/L$）；无纤维蛋白原（Fg）血症；异常纤维蛋白原（Fg）血症；弥散性血管内凝血；原发性纤溶亢进；严重的急慢性肝病；阻塞性黄疸；维生素 K 缺乏；循环抗凝物质增多等。②缩短：先天性凝血因子Ⅴ增多症、血栓性疾病、弥散性血管内凝血（DIC）高凝期；口服避孕药等。

5. ABCE【解析】纤维蛋白原也称为Ⅰ因子。测定值的参考范围为 2～4g/L（双缩脲法）。血浆纤维蛋白原（Fg）增高见于糖尿病、急性心肌梗死、急性传染病、急性肾炎、多发性骨髓瘤、休克、大手术后、妊娠高血压综合征、急性感染、恶性肿瘤和应急状态等。降低见于先天性低或无 FIB 血症、遗传性 FIB 异常、原发性纤溶症、重症肝炎和肝硬化等。

6. ABE【解析】ISI 表示标准品组织凝血活酶与每批组织凝血活酶校正曲线的斜率。标准品组织凝血活酶 ISI 为 1.0。试剂 ISI 值越低，越接近 1.0，越敏感。

7. ABCE【解析】物质可以刺激内皮细胞生成 PGI_2，如 ATP、ADP、PAF、凝血酶，内皮素及 NO 等。

8. ADE【解析】血小板减少的原因：①血小板生成减少或无效死亡：包括遗传性和获得性两种。获得性血小板生成减少是由于某些因素如药物，恶性肿瘤，感染，电离辐射等损伤造血干细胞或影响其在骨髓中增殖所致。这些因素可影响多个造血细胞系统，常伴有不同程度贫血，白细胞减少，骨髓巨核细胞明显减少。②血小板破坏过多：包括先天性和获得性两种。获得性血小板破坏过多包括免疫性和非免疫性。免疫性血小板破坏过多常见的有特发性血小板减少性紫癜和药物血小板减少。非免疫性血小板减少破坏过多包括感染，弥漫性血管内凝血，血栓性血小板减少性紫癜等。③血小板在脾内滞留过多：最常见于脾功能亢进。脾切除是治疗血小板减少的方法之一。

9. ABCD【解析】血小板的止血功能：黏附功能、聚集功能、释放反应、促凝功能、血块收缩功能、维护血管内皮的完整性。

10. DE【解析】血小板增多症：继发性增多；慢性类细胞性白血病、真性红细胞增多症；一过性增多。急性化脓性感染、急性大出血、急性溶血；脾切除术后。

11. ABDE【解析】BPC 形态学检验的临床意义：①正常形态血小板直径 2～3μm，成熟形态为圆形，椭圆形或不规则形，透明区淡蓝色，颗粒区多含紫红色颗粒。正常外周血涂片中，血小板常见 3～5 个成堆，成片出现。②病理形态：在冠心病，原发性血小板增多症和继发性血小板增多症等病变时，血小板 40～50 成堆出现，甚至可达数百个；在再生障碍性贫血，特发性血小板减少性紫癜时，血小板黏附聚集减少；在血小板无力症时，血小板散在分布，不出现聚集现象。血小板在分布或过度聚集，都提示血小板功能异常，前者常发生出血现象，后者常引起局灶性或全身性的栓塞性病理改变。通过血小板的形态学检验对原发性血小板减少性紫癜，血小板无力症及巨大血小板综合征能作出初步的诊断及鉴别诊断。

12. AB【解析】出血时间广泛用于外科手术前的出血筛选和抗血小板药物的监控，以免发生出血。

13. ACDE【解析】BT测定注意事项：①采血部位应保持血液自动流出。②由于刀片刺入长度和深度均固定，结果较为准确。③滤纸吸血时，注意勿接触伤口。④试验前一周内不能服用抗血小板药物，如阿司匹林等，以免影响结果。另外，DUKE法的灵敏度比出血时间测定器法差得多，应逐渐淘汰。应首选出血时间测定器法。

14. ABCD【解析】平均血小板体积测定的临床意义：①鉴别血小板减少的病因。②提示骨髓功能恢复的预后价值。另外还有输血中的意义及血小板代谢功能的了解。

15. CD【解析】出血时间延长主要有2方面的因素。一是毛细血管本身病变，如过敏性紫癜、坏血病等。二是血小板量的减少和/或功能缺陷。血小板减少的疾病，如血小板减少性紫癜、弥散性血管内凝血（DIC）等。因血小板功能缺陷引起的如血小板无力症、严重的肝病、血管性假性血友病等。

16. ABCD【解析】肝病出血的原因甚为复杂，涉及一期止血、二期止血、纤溶亢进和血小板异常等各个方面，主要与以下几个方面有关：①凝血因子和抗凝蛋白合成减少，导致凝血和抗凝机制发生紊乱；②凝血因子和抗凝蛋白消耗增多；③异常抗凝物和血FDP增多；④血小板减少及其功能障碍。

17. ABC【解析】以丝氨酸为活性中心的凝血因子Ⅱa、Ⅸa、Ⅹa、Ⅺa和Ⅻa。

18. BD【解析】硫酸钡吸附血浆中不含有Ⅱ、Ⅶ、Ⅸ、Ⅹ。

19. BCDE【解析】纤溶酶（PL）：PL是一种丝氨酸蛋白酶，作用如下：降解纤维蛋白和纤维蛋白原；水解多种凝血因子Ⅴ、Ⅷ、Ⅹ、Ⅶ、Ⅺ、Ⅱ等；使纤溶酶原转变为纤溶酶；等等。

20. BDE【解析】3P试验阳性，常见于弥漫性血管内凝血（DIC）伴继发性纤溶的早期。而在DIC后期，因纤溶物质极为活跃，纤维蛋白单体及纤维蛋白碎片X（大分子FDP）均被消耗，结果3P试验反呈阴性。

21. ABC【解析】APTT延长：凝血因子Ⅻ和Ⅺ缺乏症和甲、乙血友病；凝血因子Ⅱ、凝血因子Ⅰ及凝血因子Ⅴ、Ⅹ缺乏；存在抗凝物质如凝血因子抑制物。

22. AC【解析】凝血酶原时间延长临床意义：先天性凝血因子缺乏，如凝血酶原（因子Ⅱ）、因子Ⅴ、因子Ⅶ、因子Ⅹ及纤维蛋白原缺乏。获得性凝血因子缺乏：如继发性/原发性纤维蛋白溶解功能亢进、严重肝病等；使用肝素，血循环中存在凝血酶原、因子Ⅴ、因子Ⅶ、因子Ⅹ及纤维蛋白原的抗体，可以造成凝血酶原时间延长。

23. ABCD【解析】凝血酶原时间延长，主要是反映外源性凝血因子和共同途径凝血因子缺乏，可见于以下几种情况：①凝血因子缺乏：可以造成PT结果延长，即凝血酶原时间结果延长。②先天性凝血因子缺乏：在内源性和共同途径中，某一凝血因子先天缺乏可造成凝血酶原时间延长。③血液中存在抗凝物质：比如红斑狼疮，抗凝物质的存在可以造成凝血酶原时间延长。④DIC 晚期：凝血酶原时间也会延长。⑤低纤维蛋白原血症：纤维蛋白原缺乏，共同途径凝血因子缺乏，会造成凝血结果延长。

24. AB【解析】因子Ⅷ为抗血友病因子，缺乏时凝血缓慢。

25. ABCE【解析】血管内循环着的血液一般不会发生凝固，主要原因是：①正常的心脏和血管的内膜光滑，不致发生血小板的破坏。②血液中有抗凝物质，如肝素是体内产生的一种较重要的抗凝物质。它可以抑凝血酶原转变为凝血酶，从而抑纤维蛋白原形成纤维蛋白。③血浆中还有使已形成的纤维蛋白溶解的物质，可以随时将血管内已形成的纤维蛋白溶解。

第六篇

临床医学检验（临床微生物学专业）

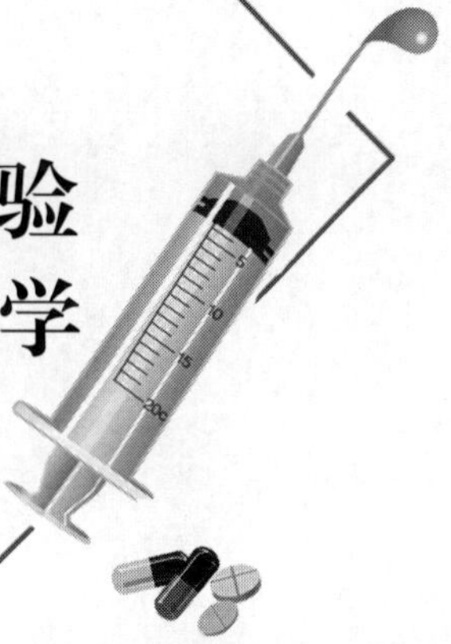

细菌的分类
与命名

第四十章 概 述

一 A1 型题

1. 目前分离出有荚膜的霍乱弧菌是
   A. 古典型
   B. 流行型
   C. E1-Tor 型
   D. 非流行型
   E. O139 群
2. 一般不引起条件致病菌感染的原因是
   A. 大面积烧伤
   B. 肿瘤
   C. 糖尿病
   D. 应用免疫抑制剂
   E. 骨折
3. O139 霍乱弧菌的暴发最早出现地是
   A. 东南亚
   B. 亚洲西部
   C. 南非
   D. 非洲东部
   E. 拉丁美洲
4. 下列疾病与朊粒无关的是
   A. 瘙痒病
   B. 库鲁病
   C. 亚急性硬化性全脑炎
   D. 疯牛病
   E. 传染性痴呆
5. 属于机会致病菌的细菌是
   A. 破伤风梭菌
   B. 肉毒梭菌
   C. 难辨梭菌
   D. 产气荚膜梭菌
   E. 酪酸梭菌
6. 细菌学名的中文译名，正确的是
   A. 属名在前，种名在后
   B. 科名在前，种名在后
   C. 种名在前，属名在后
   D. 科名在前，属名在后
   E. 属名在前，科名在后
7. 不动杆菌属细菌引起的院内感染，最常见的部位是
   A. 生殖道
   B. 消化道

C. 呼吸道　　D. 泌尿道

E. 皮肤伤口

8. 在国际细菌拉丁文双命名法中，正确的说法是

A. 属名在后，种名在前　　B. 科名在前，种名在后

C. 科名在前，属名在后　　D. 种名在前，属名在后

E. 属名在前，科名在后

9. 铜绿假单胞菌引起的医源性感染最常见于

A. 脑炎患者　　B. 血液病患者

C. 烧伤患者　　D. 恶性肿瘤患者

E. 肺炎患者

二 B型题

A. 1796年　　B. 1862年

C. 1864年　　D. 1867年

E. 1892年

1. 英国医生琴纳发明种牛痘预防天花，开创了预防接种方法是在
2. 法国微生物学家创造巴士消毒法是在
3. 俄国学者伊凡诺夫斯基发现第一种病毒即烟草花叶病病毒是在

三 X型题

目前比较关注的耐药细菌主要有

A. 金黄色葡萄球菌　　B. 肺炎链球菌

C. 肺炎克雷伯菌　　D. 大肠埃希菌

E. 肠杆菌

参考答案与解析

一、A1型题

1. E【解析】O1群霍乱弧菌无荚膜，O139群霍乱弧菌含有一层较薄的荚膜结构。

2. E【解析】骨折一般引起条件致病菌感染。

3. A【解析】霍乱是由霍乱弧菌所引起的。O1和O139这两种霍乱弧菌的血清型能够引起疾病暴发。大多数的疾病暴发由O1型霍乱弧菌引起，而1992年首次在孟加拉国确定的

O139 型仅限于东南亚一带。

4. C【解析】亚急性硬化性全脑炎（SSPE）是一种持续性的麻疹病毒感染的以大脑白质和灰质损害为主的全脑炎，是一种罕见的致命性中枢神经系统退变性疾病。

5. C【解析】难辨梭菌（CD）是一种能动的革兰阳性厌氧芽孢杆菌，是一种机会致病菌，且对绝大多数抗生素耐药。

6. C【解析】一个细菌种的学名由两个拉丁字组成，属名在前，用名词，首字母大写；种名在后，用形容词，首字母小写；两者均用斜体字。中文译名种名在前，属名在后。

7. C【解析】不动杆菌属引起的院内感染最常见的部位是呼吸道不动杆菌属实机会致病菌，当机体抵抗力降低时易引起机体感染，本菌引起呼吸道感染、败血症、脑膜炎等。

8. E【解析】《国际细菌命名法典》是目前公认的命名法典，细菌的科学名称具备拉丁化文字的形式和明确分类等级两个特点，即由属名 + 种名构成。属名在前，首字母大写；种名在后；两者均用斜体表示。细菌学名的中文译名则种名在前，属名在后。

9. C【解析】铜绿假单胞菌广泛分布在医院环境中，其感染多见于皮肤黏膜受损部位，如烧伤、创伤或手术切口等。

二、B 型题

1. A【解析】1796 年英国医生琴纳发明种牛痘预防天花，开创了预防接种方法。

2. B【解析】1862 年，法国科学家巴斯德发现发酵和腐败是微生物的作用结果，为了防止酒类变质，他创造加温处理方法即巴氏消毒法。

3. E【解析】俄国学者伊凡诺夫斯基于 1892 年发现了第一种病毒即烟草花叶病病毒。

三、X 型题

ABCDE【解析】所有选项均为目前比较关注的耐药细菌。

第四十一章　临床微生物学及其检验的基本技术

一 A1 型题

1. 用于快速鉴定迟缓发酵乳糖菌株的试验是
   A. MR 试验　B. v-P 试验
   C. ONPG 试验　D. O-F 试验
   E. Optochin 试验
2. 细菌体内含有一定的渗透压，但细菌却不会崩裂，这与细菌的哪种结构有关
   A. 荚膜　B. 细胞壁
   C. 核质　D. 胞质
   E. 细胞膜
3. 在培养基中加入某种化学成分或抗生素以抑制某些细菌的生长而有助于需要的细菌生长，此培养基称为
   A. 基础培养基　B. 选择培养基
   C. 特殊培养基　D. 营养培养基
   E. 鉴别培养基
4. 下列哪项与细菌外毒素测定无关
   A. 肉毒毒素检测　B. 鲎试验
   C. LT 及 sT 测定　D. 白喉毒素检测
   E. Elek 平板毒力测定
5. 七叶苷水解试验中，七叶素与下列哪种离子反应使培养基变黑
   A. Cu^{2+}　B. NH_4^+
   C. Ag^+　D. Mn^{2+}
   E. Fe^{2+}
6. 荧光显微镜观察细菌的必备条件不包括
   A. 普通光镜为基础　B. 激发光滤片
   C. 吸收光滤片　D. 荧光集光器
   E. 具有紫外光或蓝紫光的荧光光源

7. 卵黄双抗培养基中的双抗为
A. 新霉素和卡那霉素
B. 万古霉素和多黏菌素 B
C. 青霉素和链霉素
D. 四环素和庆大霉素
E. 林可霉素和万古霉素

8. 细菌代谢过程中，大分子营养物质在酶的作用下经过一种或多种途径转变为一个共同通用的中间产物，这个产物是
A. 甲酸
B. 丙酮酸
C. 乙酸
D. 尿酸
E. 脂肪酸

9. 利用细菌生化反应鉴定细菌是根据
A. 细菌酶活性差异
B. 细菌毒素活性差异
C. 细菌毒素种类的差异
D. 细菌分解代谢产物的差异
E. 细菌酶含量的差异

10. 关于免疫荧光技术，叙述错误的是
A. 免疫荧光菌球法也属于免疫荧光技术
B. 可进行细菌形态学观察
C. 常用方法为直接法
D. 可用于细菌的快速鉴定
E. 血清学方法结合显微镜示踪技术可检测抗原

11. 研究肠道菌丛常用动物模型是
A. 悉生动物
B. 无菌动物
C. 普通动物
D. 清洁动物
E. 无特殊病原体动物

12. 产生［葡萄糖（+）、乳糖（-）、H_2S（-）、动力（+）］生化反应的细菌是
A. 大肠埃希菌
B. 志贺菌
C. 布鲁菌
D. 伤寒沙门菌
E. 副伤寒沙门菌

13. 甲基红试验所用培养基是
A. 肉汤培养基
B. 蛋白胨水
C. 生理盐水
D. 葡萄糖蛋白胨水
E. 碱性蛋白胨水

14. 在微生物检验中，ELISA 间接法比双抗体夹心法应用更广泛，主要因为
A. 间接法有较大的放大作用
B. 间接法减少了冲洗次数

C. 间接法减少了操作步骤

D. 间接法可用一种酶标抗体检测各种与抗原相应的抗体

E. 间接法通常用来检测抗体

15. 关于芽孢哪项是错的

A. 细菌的休眠状态

B. 形成受机体内基因控制

C. 对外界抵抗力强具有多层膜结构

D. 革兰阳性杆菌特有

E. 是细菌特殊结构，仅为少部分革兰阴性菌特有

16. 厌氧培养基中加入的指示剂是

A. 中性红　　B. 酚红

C. 天青　　D. 溴麝香草酚蓝

E. 溴甲酚紫

17. 细菌哪种结构的功能类似真核细胞的线粒体

A. 核糖体　　B. 质粒

C. 中介体　　D. 胞质颗粒

E. 异染颗粒

18. 关于胆汁溶菌试验，正确的是

A. 是一种苷类代谢试验　　B. 是一种抑菌试验

C. 是一种增菌试验　　D. 是一种氨基酸代谢试验

E. 是一种酶类试验

19. 没有细胞壁的原核细胞型微生物是

A. 支原体　　B. 细菌

C. 放线菌　　D. 衣原体

E. 立克次体

20. 关于细菌产生的色素，错误的是

A. 有助于鉴别细菌　　B. 可进行光合作用

C. 其功能尚不清楚　　D. 色素产生需一定的条件

E. 分两类：脂溶性和水溶性

21. 某医院新生儿病房发生剥脱性皮炎流行，为追踪引起剥脱性皮炎的金黄色葡萄球菌带菌者，应对医务人员及患儿做

A. 细菌学涂片染色镜检　　B. 金黄色葡萄球菌噬菌体分型

C. 血浆凝固酶试验　　D. 细菌分离培养和鉴定

E. 血清中葡萄球菌抗体效价滴定

22. 下列与细菌致病性无关的结构是
A. 脂质 A
B. 鞭毛
C. 荚膜
D. 异染颗粒
E. 普通菌毛

23. 培养基的保存，叙述错误的是
A. 制备好的培养基应保存于低温环境中
B. 温度越低，保存时间越长
C. 不同性质的培养基，保存期限不同
D. 保存培养基应避免强光照射
E. 放在塑料袋中密封，可延长保存时间

24. 用间接免疫荧光法检测某病原微生物，其荧光素应标记在
A. 微生物上
B. 抗 Ig 抗体上
C. 某种动物红细胞
D. 固相载体
E. 该微生物相应的特异性抗体上

25. 能与黏膜上皮细胞上的黏附素受体发生结合的是
A. 荚膜
B. 糖萼
C. 鞭毛
D. 芽孢
E. 普通菌毛

26. 在细菌的糖代谢过程中，最重要、最广泛的是
A. 麦芽糖
B. 蔗糖
C. 葡萄糖
D. 果糖
E. 糖原

27. 若用明胶培养基培养细菌，其目的在于观察细菌能否液化明胶，则应在何温度培养
A. 25℃
B. 30℃
C. 22℃
D. 35℃
E. 37℃

28. 动物试验不可用于
A. 制备免疫血清
B. 测定细菌毒力
C. 鉴定病原微生物
D. 完全等同于人类病原感染结果
E. 生物制品的毒性试验

29. 大多数荚膜的化学组成是
A. 脂蛋白
B. 蛋白质
C. 多糖
D. 磷壁酸
E. 脂多糖

30. 碳源和氮源利用试验不包括
A. 马尿酸盐水解试验
B. 丙二酸盐利用试验
C. 硝酸盐还原试验
D. 枸橼酸盐利用试验
E. 醋酸盐利用试验

31. 能初步鉴别致病性肠道杆菌与非致病性肠道杆菌的试验是
A. 枸橼酸盐利用试验
B. VP 试验
C. 乳糖发酵试验
D. 甲基红试验
E. 葡萄糖发酵试验

32. 关于标准的 PCR 技术程序，不包括
A. 提取标本中的 DNA
B. 72℃左右扩增
C. <90%变性
D. 55℃左右退火
E. 扩增产物作凝胶电泳

33. 研究细菌不常应用的动物是
A. 家兔
B. 豚鼠
C. 小白鼠
D. 恒河猴
E. 大白鼠

34. 需用电子显微镜才能观察到的结构是
A. 荚膜
B. 芽孢
C. 菌毛
D. 鞭毛
E. 异染颗粒

35. 除何者外均为细菌的特殊结构
A. 芽孢
B. 核质
C. 鞭毛
D. 荚膜
E. 菌毛

36. 临床标本分离弯曲菌时，常用选择性培养基，这种培养基中最常用的抗生素是
A. 头孢他啶
B. 头孢噻肟
C. 头孢噻吩
D. 头孢呋辛
E. 头孢哌酮

37. 甲基红试验中培养基的 pH 需降至多少，指示剂指示阳性结果
A. 2.5
B. 5.0
C. 4.5
D. 6.5
E. 7.4

38. 与β-内酰胺类抗生素联用能增加其抗菌活性的是
A. 四环素
B. 舒巴坦

C. 亚胺培南　　D. 氨苄西林

E. 克林霉素

39. 有关肉汤稀释法药物原液，叙述错误的是

A. 原液浓度不低于 1000μg/ml　　B. 原液浓度 10 倍高于最低测试浓度

C. 保存期不超过 6 个月　　D. 原液应贮存于-60℃以下

E. 原液浓度 10 倍高于最高测试浓度

40. 以下叙述不正确的是

A. PCR 技术已发展到既能定性又能定量

B. 与 PCR 不同的是 LCR，需两对相邻的寡核苷酸引物

C. 基因芯片技术一次性可完成大量样品 DNA 序列的检测和分析

D. 病毒核酸检测阳性，即说明标本中或病变部位一定有活病毒

E. 在 RT-PCR 的反应体系中先加入病毒 RNA 分子作为模板合成 cDNA

41. 关于医院感染和社区感染，叙述正确的是

A. 医院感染为内源性，社区感染为外源性

B. 前者的病原体主要是机会致病菌，后者为典型致病菌

C. 前者较易治疗，后者较难治疗

D. 二者均为多重耐药的病原体

E. 二者的易感者相同

42. 与细菌侵袭力无关的物质是

A. 荚膜　　B. 菌毛

C. 透明质酸酶　　D. 芽孢

E. 血浆凝固酶

43. O157∶H7 的鉴别培养基是

A. TCBS　　B. 中国蓝培养基

C. 山梨醇麦康凯培养基　　D. 麦康凯培养基

E. SS 琼脂

44. 不属于细菌菌落特征的是

A. 湿润　　B. 扁平

C. 透明　　D. 致密

E. 完全溶血

45. 不属于细菌形态学观察的是

A. 平板分区划线观察单个菌落　　B. 光镜观察细菌形态

C. 鞭毛染色观察细菌的动力　　D. 革兰染色观察细菌染色性

E. 暗视野显微镜观察细菌动力

46. 非发酵菌包括
   A. 莫拉菌属，黄杆菌属，肠杆菌属
   B. 假单胞菌属，埃希菌属，产碱杆菌属
   C. 假单胞菌属，不动杆菌属，产碱杆菌属
   D. 假单胞菌属，气单胞菌属，黄杆菌属
   E. 假单胞菌属，黄杆菌属，变形杆菌属
47. 肥达试验所用的所有抗原是
   A. H、O　　B. H、A、B、C、O
   C. H、A、B、O　　D. H、A、B
   E. 变形杆菌 OX19
48. 经隐性或显性感染后，病毒基因存在于一定的组织或细胞中，但不能产生有感染性的病毒体，在某些条件下病毒可被激活而急性发作的感染是
   A. 慢性感染　　B. 潜伏性感染
   C. 急性感染　　D. 亚临床感染
   E. 慢发病毒感染
49. 关于平板画线分离培养法，叙述错误的是
   A. 适用于临床标本的分离培养
   B. 接种时斜持平板（45°角）
   C. 常用画线方式为平板分区画线
   D. 接种细菌越多越好
   E. 目的是使标本中的细菌各自形成单个菌落
50. 下列关于菌群的说法正确的是
   A. 不同部位的正常菌群组成基本相同
   B. 人体清除速率高低对菌群的特征有显著影响
   C. 组成正常菌群的细菌对机体都不致病
   D. 体内正常菌群的平衡不受外界因素的影响
   E. 人体各黏膜皮肤部位与菌群没有严格的对应关系
51. 不能作为培养基指示剂的是
   A. 溴酚蓝　　B. 孔雀绿
   C. 甲基红　　D. 酚红
   E. 溴甲酚紫
52. O/F 试验应注意的内容是
   A. 仅含单种糖类　　B. 封蜡管除氧
   C. 培养基 pH 准确　　D. 培养基中糖与蛋白比例准确

E. 以上均是

53. 关于穿刺接种法，错误的是

A. 半固体培养基多用于观察细菌动力

B. 用接种针或接种环接种

C. 可以是固体培养基，也可以是半固体培养基

D. 若细菌在半固体培养基中只沿穿刺线生长，则无动力

E. 若细菌有动力，穿刺线周围的半固体培养基会变浑浊

54. 用以观察细菌内部结构的最好仪器是

A. 相差显微镜　　B. 暗视野显微镜

C. 电子显微镜　　D. 荧光显微镜

E. 光学显微镜

55. 关于斜面接种培养，错误的是

A. 接种完毕后，先将接种环灭菌，然后塞上管口

B. 主要用于单个菌落的纯培养

C. 用接种环接种

D. 带有菌的接种环先于内焰加热，再移至外焰灭菌

E. 在斜面底部向上画一条直线，然后从底部向上作曲折连续画线

56. 触酶是

A. 氧化酶　　B. 过氧化氢酶

C. 还原酶　　D. 超氧化物歧化酶

E. 细胞色素氧化酶

57. 下列方法中可长期保存病毒的是

A. 冷冻真空干燥　　B. 细胞培养反复传代

C. −70℃冰箱中保存　　D. −20℃冰箱中保存

E. 置 50% 中性甘油盐水中保存

58. 大肠埃希菌分解以下什么物质生成靛基质

A. 尿素　　B. 色氨酸

C. 枸橼酸盐　　D. 葡萄糖

E. 半胱氨酸

59. 病毒标本长期保存的存放温度是

A. 4℃　　B. 0℃

C. −20℃　　D. −70℃

E. −196℃

60. 临床微生物的最基本分类单位是
A. 科
B. 属
C. 型
D. 种
E. 亚种

61. 据病毒的结构与组成，病毒属于
A. 真核细胞型微生物
B. 原核细胞型微生物
C. 体积最小的微生物
D. 非细胞型微生物
E. 严格细胞内寄生微生物

62. 裸露病毒体的结构是
A. 核酸 + 包膜
B. 核心 + 衣壳
C. 核酸 + 蛋白质
D. 核衣壳 + 刺突
E. 核心 + 衣壳 + 包膜

63. 经隐性或显性感染后，病毒未完全清除，可持续存在于血液或组织中并不断排出体外，可出现症状，也可无症状的这类感染是
A. 慢性感染
B. 潜伏性感染
C. 急性感染
D. 亚临床感染
E. 慢发病毒感染

64. 对病毒包膜的叙述错误的是
A. 可保护病毒
B. 表面凸起称为壳微粒
C. 具有病毒种、型抗原特异性
D. 包膜溶解可使病毒灭活
E. 化学成分是蛋白质、脂类及多糖

65. 病毒的刺突位于
A. 衣壳的表面
B. 衣壳的内部
C. 包膜的表面
D. 核酸的表面
E. 衣壳的外部

66. 下列何种处理常用于制备病毒疫苗
A. 甲醛
B. 乙醛
C. 氯仿
D. 酒精
E. 异丁醇

67. 引起内源性感染的最常见的人体菌群是
A. 皮肤菌群和上呼吸道菌群
B. 皮肤菌群和肠道菌群
C. 口咽部菌群和肠道菌群
D. 肠道菌群和泌尿生殖道菌群
E. 上呼吸道菌群和泌尿生殖道菌群

68. 在抗病毒感染中，起局部免疫作用的是

A. IgA　　B. IgM

C. IgG　　D. SIgA

E. IgE

69. 对病毒干扰现象的叙述不正确是

A. 只发生在活病毒之间　　B. 与干扰素产生有关

C. 可使感染自然终止　　D. 与病毒竞争细胞受体有关

E. 与缺损干扰颗粒有关

70. 有包膜的病毒侵入宿主细胞的方式是

A. 胞饮　　B. 吞噬

C. 直接穿入　　D. 膜融合

E. 受体介导的内吞作用

71. 类病毒的化学本质是

A. 核酸、蛋白质　　B. 糖蛋白

C. 核酸　　D. 活性蛋白质

E. 核酸、蛋白质、糖脂

72. 下列关于病毒感染的描述中，正确的是

A. 母亲将病毒传给子女的感染为垂直传播

B. 慢发病毒感染就是病毒的慢性感染

C. 病毒感染细胞造成的免疫病理损伤仅限于超敏反应

D. 病毒在人群个体间的相互传播为水平传播，主要经皮肤和黏膜传播

E. 以上均不正确

73. 病毒灭活是指通过理化因素的作用使病毒失去

A. 抗原性　　B. 免疫原性

C. 细胞融合性　　D. 感染性

E. 诱生 IFN 的特性

74. 制备病毒疫苗最常选用

A. 器官培养　　B. 次代细胞培养

C. 人二倍体细胞培养　　D. 传代细胞培养

E. 原代细胞培养

75. 病毒感染细胞后导致的变化不包括下列哪一种

A. 细胞坏死　　B. 细胞凋亡

C. 干扰现象　　D. 培养液变浑浊

E. 细胞代谢改变

76. 制备免疫血清常用动物是

A. 猫　B. 大鼠　C. 小鼠　D. 兔　E. 豚鼠

77. 真菌孢子的主要功能是

A. 抵抗干燥环境　B. 引起炎症反应　C. 繁殖　D. 抗吞噬细胞的吞噬　E. 引起变态反应

78. 病毒能否吸附易感细胞的关键因素是

A. 有无包膜　B. 刺突的数量　C. 壳粒的排列方式　D. 核酸的类型　E. 病毒表面的配体位点和敏感细胞表面的特异性受体

79. 下列关于真菌一般特性的描述中，错误的是

A. 种类多　B. 对四环素敏感　C. 形态变异大　D. 多种方式对人致病　E. 大部分对人类无害

80. 在下列哪种条件下，大多数病毒可保持比较稳定的状态

A. 56℃　B. pH 9.0 以上　C. pH 5~9　D. 37℃　E. pH 5.0 以下

81. 感染性核酸是指

A. 脱去衣壳的核酸　B. 进入细胞并能复制的核酸　C. 整合入细胞基因组的核酸　D. 带有逆转录酶的核酸　E. 可直接作为 mRNA 的核酸

82. 单负链 RNA 病毒本身具有哪种酶

A. 水解酶　B. 解链酶　C. DNA 多聚酶　D. 依赖 RNA 的 RNA 多聚酶　E. 依赖 RNA 的 DNA 多聚酶

83. 顿挫感染产生的原因是

A. 因宿主细胞内有相应抑制物　B. 因感染病毒抗原性转变　C. 因宿主细胞缺乏有关酶　D. 因感染病毒有核酸缺失　E. 因宿主细胞 DNA 有关基因激活

84. 双股DNA病毒在生物合成过程中翻译成的早期蛋白主要是

A. 依赖DNA的DNA多聚酶　　B. 解链酶

C. 依赖DNA的RNA多聚酶　　D. 依赖RNA的RNA多聚酶

E. DNA多聚酶

85. 下列哪项不是病毒分类的依据

A. 病毒体的形状与大小　　B. 对脂溶剂的敏感性

C. 氨基酸的种类　　D. 核酸类型与结构

E. 病毒体的形态结构（衣壳的对称型、有无包膜）

86. 病毒感染所特有的感染方式是

A. 顿挫感染　　B. 隐性感染

C. 迟发感染　　D. 慢性感染

E. 显性感染

87. 判断病毒有无包膜的方法是

A. 细胞病变　　B. pH稳定性

C. 对脂溶剂的敏感性　　D. 对温度的抗性

E. 对石炭酸的敏感性

88. 病毒感染后有很长的潜伏期，既不能分离出病毒也无症状。经数年或数十年后，可发生某些进行性疾病，并导致死亡的这类感染是

A. 慢性感染　　B. 亚临床感染

C. 慢发病毒感染　　D. 潜伏性感染

E. 急性感染

89. 观察真菌菌落色素，合适的培养基是

A. 尿素琼脂　　B. 玉米粉培养基

C. 沙氏培养基　　D. 马铃薯葡萄糖琼脂

E. 心脑浸出液葡萄糖琼脂

90. 下列关于病毒复制周期的叙述中，正确的是

A. 吸附、穿入、脱壳、生物合成、装配与释放

B. 结合、复制、组装及释放

C. 吸附、脱壳、生物合成、装配与释放

D. 吸附、接合、穿入、生物合成、装配及释放

E. 特异性结合、脱壳、复制、装配与释放

91. 真菌形态最多的部分是

A. 分生孢子　　B. 分生孢子梗

C. 菌丝　　D. 顶囊

E. 分生孢子梗茎

92. 病毒不存在的核酸类型是

A. 双链分段 RNA　　B. 单链负链 RNA

C. 单链正链 RNA　　D. 单链正链分段 RNA

E. 单链负链分段 RNA

93. 一般认为在抗病毒免疫中起最主要作用的是

A. NK　　B. 单核细胞

C. 中性粒细胞　　D. $CD4^+$T 细胞

E. $CD8^+$细胞

94. 有关病毒体的概念，错误的是

A. 具有感染性　　B. 细胞外的病毒结构

C. 完整的病毒颗粒　　D. 包括核衣壳结构

E. 宿主细胞内复制的病毒组装成分

95. 病毒侵入机体后最早产生的有免疫调节作用的物质是

A. SIgA　　B. IFN

C. 补体结合抗体　　D. IgM

E. 中和抗体

96. 病毒引起细胞病变的机制中，与免疫损伤有关的是

A. 病毒衣壳蛋白对细胞的毒性

B. 病毒包涵体对细胞的损伤

C. 病毒改变细胞膜抗原引起的细胞损伤

D. 病毒出芽造成细胞膜损伤

E. 病毒的酶抑制细胞的代谢

97. 真菌培养的特点是

A. 营养要求高　　B. 生长缓慢

C. 厌氧生长　　D. pH 7~8

E. 最宜温度为31℃左右

98. 院内感染常分离到的耐药菌株，除外

A. coli　　B. MRS

C. VRE　　D. PRSP

E. MRSA

99. 医院感染最易产生的病原体是

A. 真菌　　B. 支原体

C. 病毒　　D. 细菌
E. 衣原体

100. 单药纸片搭桥法联合药敏试验，细菌对甲、乙两药均敏感，两药抑菌环交界呈锐角，两药联合对被检菌产生的作用是
A. 累加作用　　B. 拮抗作用
C. 协同作用　　D. 无关作用
E. 其他作用

101. 对药敏试验结果没有影响的是
A. 培养基的厚度为 6mm　　B. 孵育温度为 30℃
C. 培养基琼脂含量为 2.5%　　D. 培养基 pH 7.3
E. 接种细菌后放置 20 分钟后贴药敏纸片

102. 真菌孢子具有的特点是
A. 对热抵抗力强　　B. 非繁殖方式
C. 1 条菌丝产生 1 个孢子　　D. 具有二相性
E. 单一性

103. 真菌的形态特点是
A. 多细胞　　B. 单细胞
C. 可形成假菌丝　　D. 具有二相性
E. 以上都是

104. 真菌的繁殖方式不包括
A. 芽生　　B. 萌管
C. 复制　　D. 裂殖
E. 隔殖

二 A2 型题

患儿，女，12 岁。诊断为败血症，血培养鉴定为 B 群链球菌，该患者青霉素过敏，药敏试验必要的是
A. 该菌对丁胺卡那的敏感试验　　B. 该菌对头孢噻肟的敏感试验
C. 该菌对头孢他啶的敏感试验　　D. 该菌对万古霉素的敏感试验
E. 该菌对红霉素的敏感试验

三 A3/A4 型题

（1~4 题共用题干）

患者，女性，42 岁。体质较弱，因 SLE 合并肾衰竭而入院治疗，采用激素冲击疗法，

连续应用激素 1 周。患者的肾衰症状有所缓解，但出现发热、咳嗽、气喘等呼吸系统症状，听诊肺部有啰音。

1. 患者出现的呼吸道症状，最可能与下列哪项有关
   A. 气管炎　　B. 医院感染
   C. 激素的副作用　　D. 普通感冒
   E. SLF 合并肺部感染
2. 若患者咳痰为砖红色胶胨样，可能是哪种细菌感染
   A. 肺炎链球菌　　B. 金黄色葡萄球菌
   C. 肺炎克雷伯菌　　D. 铜绿假单胞菌
   E. 乙型溶血性链球菌
3. 若患者咳痰为翠绿色或黄脓色，可能是哪种细菌感染
   A. 肺炎克雷伯菌　　B. 乙型溶血性链球菌
   C. 肺炎链球菌　　D. 铜绿假单胞菌
   E. 金黄色葡萄球菌
4. 为确定为何种细菌感染，应首选做哪项检查
   A. 痰细菌培养　　B. X 片检查
   C. 痰物理性质检查　　D. 血清学实验
   E. 组织病理学检查

（5~6 题共用题干）

从大便中分离到一种细菌，检验其是否为志贺菌属应该进行。

5. 分离培养出可疑菌落，初步鉴定可用
   A. 试探性凝集试验　　B. 耐药性变异
   C. 传代法　　D. 初步生化反应
   E. A + D
6. 进一步作生化反应发现，易与类志贺邻单胞菌混淆，可作
   A. 氧化酶和 ONPG 试验　　B. 血清凝集试验
   C. 免疫荧光菌球法　　D. 加热破坏 K 抗原
   E. 在 KIA 上培养 24 小时以上

四 B 型题

（1~2 题共用备选答案）

A. 内氏小体　　B. “猫头鹰眼”样大型嗜酸性包涵体
C. 病毒颗粒　　D. 三聚体
E. 五邻体

1. 光镜下巨细胞病毒在上皮细胞核内可出现
2. 狂犬病毒感染后光镜下于脑细胞胞质中可见

（3~5 题共用备选答案）

A. 免疫荧光技术
B. 酶免疫技术
C. 固相放射免疫技术
D. RT-PCR 技术
E. PCR 技术

3. 流感病毒的抗原检测可用上述哪项技术检测
4. 病毒核酸检测中 RNA 病毒可用上述哪项技术检测
5. 病毒核酸检测中 DNA 病毒可用上述哪项技术检测

（6~8 题共用备选答案）

A. 血凝试验
B. 中和试验
C. 空斑形成试验
D. 红细胞吸附试验
E. 耐酸试验

6. 将病毒与特异性抗体进行免疫反应而使病毒失去感染性的试验是
7. 肠道病毒对酸有耐受力，而鼻病毒在酸性环境下易灭活，因而可行
8. 正黏病毒感染的宿主细胞能吸附鸡红细胞，运用这现象进行的试验为

（9~12 题共用备选答案）

A. 钩端螺旋体
B. 梅毒螺旋体
C. 伯氏疏螺旋体
D. 回归热疏螺旋体
E. 奋森疏螺旋体

9. 属于密螺旋体的是
10. 导致反复发作菌血症的病原体是
11. 与梭形杆菌协同引起溃疡性牙龈炎的病原体是
12. 形成的典型病变为游走性红斑的病原体是

（13~14 题共用备选答案）

A. 24mm
B. 15mm
C. 20mm
D. 28mm
E. 10mm

13. 纸片琼脂扩单法药敏试验中，纸片与平板内缘相距应大于
14. 纸片琼脂扩散法药敏试验中，两纸片中心相距应大于

（15~17题共用备选答案）

A. <0.5
B. 0.5~1
C. 1~2
D. 2~3
E. >3

15. 两药对杀灭某种细菌为无关作用，其FIC指数应
16. 两药对杀灭某种细菌有协同作用，其FIC指数应
17. 两药对杀灭某种细菌有相加作用，其FIC指数应

（18~21题共用备选答案）

A. 直接接触传播
B. 间接接触传播
C. 空气传播
D. 共同媒介物传播
E. 生物媒介传播

18. 感染原直接将病原菌传给易感者，需外环境传播媒介的参与而称之为
19. 主要指接触了带菌污染物而发生感染，病原菌通过医护人员的手和被污染的物品传播称为
20. 以空气为媒介而实现医院感染的是
21. 以食物、水、血液及血液制品、医院制剂等媒介物受病原菌污染，经饮用和注射而传播，可引起多人同时感染的是

（22~23题共用备选答案）

A. 20%
B. 15%
C. 10%
D. 8%
E. 7%

22. 我国三级医院的医院感染率控制指标是
23. 我国一级医院的医院感染率控制指标是

（24~25题共用备选答案）

A. 500张病床以上的医院
B. 500张病床以下的医院
C. 300张病床以上的医院
D. 300张病床以下的医院
E. 400张病床以下的医院

24. 按卫健委要求要设立医院管理领导小组是在
25. 按卫健委要求要设立医院感染管理委员会是在

五 X型题

1. 关于机会致病菌，下列说法错误的是
   A. 致病性、传染性较强
   B. 绝大多数对健康个体并无致病性
   C. 引起的感染最常发生于医院内的各种重症患者
   D. 大都存在于人体内，环境中较少
   E. 要引起感染通常需要先在人体内繁殖增长到较大的量时才致病
2. 细菌的生化检测试验及方法包括
   A. VP 试验　　B. 气液相色谱法
   C. 硫化氢试验　　D. 聚合酶链反应
   E. 细菌药敏试验
3. 条件致病菌感染可发生在
   A. 严重烧伤　　B. 免疫功能缺陷
   C. 慢性消耗性疾病　　D. 条件致病菌感染一定时期内大量存在
   E. 细菌的寄居部位发生改变
4. 病毒广泛存在于自然界，可寄生于
   A. 人　　B. 真菌
   C. 动物　　D. 细菌
   E. 植物
5. 引起内源性感染的机制有
   A. 长期应用免疫抑制剂
   B. 严重创伤导致病原菌侵入体内增殖
   C. 生理功能紊乱导致对菌群的清除速率降低
   D. 机会致病菌在人体内的异常定植与增殖
   E. 长期使用抗生素破坏正常菌群
6. 病毒核衣壳的成分包括
   A. 刺突　　B. 核酸
   C. 衣壳　　D. 包膜
   E. 核蛋白
7. 既可测病毒抗原又可测病毒抗体的方法有
   A. 核酸分子杂交　　B. 免疫荧光技术
   C. 酶免疫技术　　D. 斑点分子杂交
   E. 免疫电镜检查法

8. 有关细菌毒素正确说法是
   A. 只有 G^- 菌产生内毒素
   B. 外毒素主要由 G^+ 菌产生，其毒性作用大致相同
   C. 内毒素可用鲎试验进行检测
   D. 外毒素对热不稳定，60℃30 分钟可被破坏
   E. 多数外毒素均有毒性亚单位和无毒亚单位
9. 不动杆菌属中，多重耐药最多见于哪些细菌
   A. 溶血不动杆菌
   B. 醋酸钙不动杆菌
   C. 洛菲不动杆菌
   D. 琼氏不动杆菌
   E. 鲍曼不动杆菌
10. 病原菌鉴定的一般程序包括
   A. 电镜观察
   B. 分离培养
   C. 直接涂片
   D. 血清学鉴定
   E. 生化鉴定
11. 有关鞭毛的叙述正确的是
   A. 化学成分是蛋白质
   B. 是细菌的运动器官
   C. 具有抗原性
   D. 必须在电镜下才可见
   E. 某些细菌鞭毛与其致病性有关
12. 病毒垂直传播可能导致
   A. 畸形
   B. 死胎
   C. 流产
   D. 正常
   E. 宫内感染
13. 细菌致病性的含义包括
   A. 细菌致病性质
   B. 细菌致病的途径
   C. 细菌致病的能力
   D. 细菌致病的部位
   E. 细菌致病的对象（宿主）
14. 常用的菌种保存方法是
   A. 转种保存法
   B. 干燥保存法
   C. 冷冻干燥保存法
   D. 培养基保存法
   E. 液氮超低温保存法
15. 机体杀伤病毒感染靶细胞的机制包括
   A. ADCC 效应
   B. CTL 的直接杀伤作用
   C. 补体介导的溶细胞作用
   D. NK 细胞的杀伤作用
   E. 巨噬细胞及细胞因子的作用

16. 病毒结构的对称包括

A. α螺旋、β片层型　　B. 三十面体对称型

C. 螺旋对称型　　D. 复合对称型

E. 二十面体立体对称型

17. 鸡胚的哪些部位可用于病毒的接种

A. 卵黄囊　　B. 尿囊腔

C. 羊膜腔　　D. 鸡胚

E. 绒毛尿囊膜

18. 常用的传代细胞有

A. FL　　B. Hep-2

C. Vero　　D. BHK21

E. HeLa

19. 病毒感染所致的细胞病变包括

A. 脱落　　B. 坏死

C. 融合　　D. 溶解

E. 变圆

20. 病毒的蛋白质有下列哪些功能

A. 组成病毒衣壳　　B. 直接杀伤

C. 与病毒吸附感染有关　　D. 引起特异性免疫应答

E. 组成病毒复制中的调节蛋白

21. 关于抗菌药物敏感试验，说法正确的是

A. 监测耐药性　　B. 可预测抗菌治疗的效果

C. 其结果总与体内用药结果相一致　　D. 提供所选择药物的依据

E. 指导医生选择使用抗生素

22. 分离培养病毒常接种的动物有

A. 家兔　　B. 猴

C. 小鼠　　D. 猩猩

E. 雪貂

23. 机会致病菌的致病条件是

A. 菌群失调　　B. 拮抗作用

C. 寄居部位改变　　D. 免疫作用

E. 内源性感染

24. 显性感染的特点是

A. 有明显的临床症状　　B. 在机体免疫力下降时发病

C. 致病菌毒力强
D. 致病菌数量多
E. 机体的组织细胞受到不同程度的损害

25. 核酸杂交在临床细菌检测中的应用是
A. 细菌分类鉴定
B. 细菌毒素的检测
C. 细菌耐药性检测
D. 细菌快速鉴定
E. 细菌流行病学检测

26. 小白鼠是细菌学研究常用实验动物，其优点是
A. 对传染病抵抗力强
B. 易于饲养管理
C. 对多种细菌有易感性
D. 品系较多
E. 耐饥饿，耐寒冷

27. 以下可用于检测病毒感染者体内特异性抗体的试验有
A. ELISA
B. 血凝抑制试验
C. 红细胞吸附试验
D. 中和试验
E. 蚀斑形成试验

28. 弯曲菌的生长环境是
A. 微需氧菌
B. 兼性厌氧菌
C. 10% CO_2、85% N_2和5% O_2的环境
D. 专性需氧菌
E. 0.5% CO_2环境

29. 厌氧菌感染的指征是
A. 在体外极难培养
B. 细菌培养时间长，一般在1个月以上
C. 分泌物有恶臭或呈暗红色
D. 动物咬伤后的继发感染
E. 感染组织局部产生大量气体，皮下有捻发感

30. 以下不可用于检测病毒大小的方法有
A. 光谱
B. 比色法
C. 染色法
D. 电子显微镜
E. 比浊法

31. 细菌遗传学分类法不包括的有
A. 核酸同源值测定
B. 代谢途径的分析
C. DNAG + Cmol% 测定
D. 菌体成分测定
E. 核糖体RNA碱基序列测定

32. 下列疾病中可用肥达试验进行协助诊断的是
A. 伤寒
B. 乙型副伤寒沙门菌所致副伤寒
C. 斑疹伤寒
D. 甲型副伤寒沙门菌所致副伤寒
E. 丙型副伤寒沙门菌所致副伤寒

33. 有关医院感染的定义，叙述正确的是

A. 患者入院后 48~72 小时发病
B. 又称为医院获得性感染
C. 只包括外源性感染
D. 包括在院内感染出院后发病的
E. 不包括在院外已感染住院后发病的

34. 病毒感染细胞后可出现的结果是

A. 细胞转化
B. 形成包涵体
C. 杀死细胞
D. 细胞增殖
E. 细胞膜上出现新抗原

35. SPA 与 IgG 结合后的复合物具有

A. 损伤血小板
B. 促进吞噬
C. 抗吞噬
D. 促进细胞分裂
E. 引起超敏反应

36. 病毒包涵体可作为

A. 鉴定病毒必需的依据之一
B. 衡量病毒颗粒数量的方法之一
C. 病毒在细胞内增殖的标志之一
D. 某些病毒性疾病的诊断依据之一
E. 病毒毒力强弱的标志之一

37. 隐性感染的特点是

A. 可诱导产生 Tm、Bm 细胞
B. 可作为传染源
C. 不产生临床症状
D. 可诱导宿主产生免疫应答
E. 不排出病毒

38. 病毒体的结构包括

A. 衣壳、包膜
B. 核酸、衣壳
C. 核衣壳、包膜
D. 核酸、包膜
E. 核酸、包膜刺突

39. 病毒分类的原则有

A. 核酸类型与结构
B. 病毒的致病力
C. 衣壳的对称性
D. 有无包膜
E. 对脂溶剂的敏感性

40. 真菌的结构或成分包括

A. 内质网
B. 细胞壁
C. 细胞膜
D. 鞭毛
E. 核糖体

41. 病毒不能在无细胞的人工培养基上生长的主要原因是

A. 只有一种核酸
B. 对理化因素的抵抗力差

C. 不能产生能量
D. 无完整酶系统
E. 无核膜结构

42. 在电镜下可检测病毒的
A. 壳粒
B. 形态
C. 大小
D. 成分
E. 核酸类型

43. 目前认为两种病毒同时感染同一细胞的可能后果是
A. 一种病毒的增殖抑制另一种病毒的增殖
B. 一种灭活病毒也可干扰另一种病毒的增殖
C. 一种病毒的基因组可弥补另一种缺陷病毒基因组的不足
D. 两种病毒互相提供所缺损的基因产物
E. 两种病毒整合

44. 病毒在细胞内形成的包涵体的组成包括
A. 病毒颗粒
B. 病毒抗原
C. 病毒生物合成的产物
D. 宿主细胞器
E. 宿主核酸

45. 关于类病毒的叙述，下列哪些是正确的
A. 无包膜或衣壳
B. 小的杆状 RNA 分子
C. 由 200~400 个核苷酸组成
D. 在细胞核内增殖
E. 利用宿主细胞的 RNA 多聚酶Ⅱ复制

46. 病毒衣壳的作用不包括
A. 保护核酸
B. 可破坏易感细胞的细胞膜
C. 鉴别和分类的依据
D. 本身具有感染性
E. 构成病毒特异性抗原

47. 可用于病毒感染早期快速诊断的方法是
A. 核酸杂交
B. 病毒核酸扩增
C. 电镜检查标本中病毒颗粒
D. 光学显微镜观察包涵体
E. 检测体内特异性 IgG

48. 病毒的晚期蛋白包括
A. 核酸复制的多聚酶
B. 抑制宿主细胞代谢的蛋白质
C. 病毒的衣壳蛋白
D. 病毒的核蛋白
E. 血凝素和神经氨酸酶

49. 在抗病毒感染的过程中起主要作用的因素是
A. 中和抗体
B. 致敏 T 细胞

C. 干扰素　　D. 中性粒细胞
E. 抗毒素

50. 下列哪种情况下可能出现病毒的干扰现象
A. 同株病毒之间　　B. 同型之间
C. 同种病毒之间　　D. 异种病毒之间
E. 灭活病毒与活病毒之间

51. 病毒区别于其他微生物的主要特征是
A. 对抗生素不敏感　　B. 严格活细胞内寄生
C. 只含有一种核酸　　D. 其增殖方式为复制
E. 无核糖体

52. 抗病毒蛋白严格来说应能
A. 抑制核酸复制　　B. 破坏宿主细胞
C. 降解 mRNA　　D. 阻断病毒蛋白合成
E. 抑制多肽链的延伸和抑制转译

53. 细菌耐药性表型的检测方法有
A. 琼脂筛选试验　　B. E 试验
C. 碘淀粉测定法　　D. 头孢硝噻吩滤纸片法
E. 双相纸片试验

54. 制备所有培养基必须加入的成分不包括
A. 抑制剂　　B. 营养物质
C. 指示剂　　D. 水
E. 生长因子

55. 厌氧标本送到实验室后，应该
A. 最迟不超过 2 小时处理标本　　B. 放入冰箱，准备好一切条件后再处理
C. 在 20~30 分钟内处理完毕　　D. 在室温保存，2 小时内处理完毕
E. 放入冰箱。接种前，从冰箱取出，待标本达到室温后再接种

56. 从可疑病例中分离病毒，采集标本时注意
A. 在发病早期采集　　B. 标本应尽快送检
C. 标本应保持在低温环境　　D. 采集适当部位的标本
E. 在疾病晚期再次采集标本

六 案例分析题

（1~8 题共用题干）

金黄色葡萄球菌感染患者，利用克林霉素治疗 1 周后，突然出现发热、水样腹泻，便中

有大量黏液和斑块状假膜。

1. 抗感染治疗的基本原则可概括为“安全、有效、经济”，其中关键因素是“有效”。具体体现为
   A. 合理选药
   B. 合理给药和考核疗效
   C. 认真观察疾病演变情况加强综合疗法
   D. 预防和延迟细菌耐性产生
   E. 预防和避免抗微生物药物的不良反应和相互作用以及二重感染的发生
2. 下列有关协同凝集试验的叙述中，正确的是
   A. 属于间接凝集反应
   B. 以金黄色葡萄球菌作为颗粒性载体
   C. 主要应用于可溶性抗原的检出
   D. IgG 通过其 Fab 段结合菌体
   E. 菌体的细胞壁中含有 SPA，可与 IgG 特异性结合 DIgG 通过其 Fab 段结合菌体
3. 临床细菌学检验常用的细菌培养方法是
   A. 微需氧培养法　　B. 需氧培养法
   C. 厌氧培养法　　D. 细胞培养法
   E. 二氧化碳培养法
4. 药物敏感试验的稀释法用来定量测定药物对被检菌的
   A. MIC　　B. MBC
   C. LD_{50}　　D. 杀菌浓度
   E. 抑菌浓度
5. 苯丙氨酸脱氨酶试验阴性的细菌有
   A. 奇异变形杆菌　　B. 产碱普罗威登斯菌
   C. 黏质沙雷菌　　D. 阴沟肠杆菌
   E. 大肠埃希菌
6. 以下哪些成分不包含于 HAT 选择性培养基中
   A. 胞嘧啶　　B. 次黄嘌呤
   C. 氨甲蝶呤　　D. 鸟嘌呤
   E. 胸腺嘧啶核苷
7. 质量控制的内容包括
   A. 患者的准备　　B. 标本正确、及时地处理
   C. 标本的收集　　D. 正确使用仪器及设备
   E. 质控物插入常规标本中一起测定，并用统计学方法进行分析和控制

8. 室内质控中，连续5次测定结果在均线的同一侧，则

A. 称为“连日定向改变”　　B. 在控

C. 称为“连日倾向改变”　　D. 失控

E. 无法判断

参考答案与解析

一、A1型题

1. C【解析】ONPG试验又称β-半乳糖苷酶试验，有些细菌可产生β-半乳糖苷酶，能分解邻-硝基酚-β-D半乳糖苷，而生成黄色的邻硝基酚，在很低浓度下也可检出。迟缓分解乳糖的细菌ONPG试验为阳性，不发酵乳糖的细菌为阴性。

2. B【解析】细胞壁能够维持细胞形状，控制细胞生长细胞壁增加了细胞的机械强度，并承受着内部原生质体由于液泡吸水而产生的膨压，从而使细胞具有一定的形状，这不仅有保护原生质体的作用，而且维持了器官与植株的固有形态。

3. B【解析】选择培养基是在培养基中加入某些特殊化学物质，抑制某些细菌生长而有助于需要的细菌种类生长，使需要将菌从混杂的微生物群体中分离出来。

4. B【解析】鲎试验原理：鲎是一种海洋节肢动物，其血液中有一种独特的有核变形红细胞。这种变形红细胞的裂解物可与微量的细菌内毒素起凝集反应，这是由于细胞的裂解物中一种酶被细菌内毒素脂多糖激活，使蛋白形成凝胶。

5. E【解析】七叶苷可被某些细菌分解生成葡萄糖和七叶素，七叶素与培养基中枸橼酸铁的Fe^{2+}起反应，形成黑色化合物，使培养基变黑。主要用于D群链球菌与其他链球菌的鉴别，也可用于革兰阴性杆菌及厌氧菌的鉴别。

6. D【解析】荧光激光器并非荧光显微镜观察细菌的必备条件。

7. B【解析】对于带菌者的鼻咽拭子的检查，应采用卵黄双抗培养基，即含卵黄的培养基中加入多黏菌素B和万古霉素，以抑制其他球菌和革兰阴性杆菌生长，而有利于脑膜炎球菌的分离培养。

8. B【解析】细菌代谢过程中，大分子营养物质在酶的作用下经过一种或多种途径转变为共同通用的中间产物丙酮酸；再从丙酮酸进一步分解产生能量或合成新的碳水化合物、氨基酸、脂类和核酸。

9. D【解析】生化反应的差异是由于细菌含有不同种类的酶造成的，但是酶的差异通过生化试验一般是观察不到的，生化反应能观察到的只是细菌分解代谢产物的差异。

10. C【解析】直接法比较简单，特异性也较高，但每种荧光抗体只能检测一种相应的抗原，应用范围较窄，敏感性也较低。

11. A【解析】悉生动物是给无菌动物引入已知 5~17 种正常肠道菌丛培育而成的动物。

12. A【解析】大肠埃希菌：能发酵葡萄糖等多种糖类，绝大多数菌株发酵乳糖；吲哚、甲基红、VP、枸橼酸盐（IMViC）试验结果为“++--”，硫化氢试验（-），产气产酸。

13. D【解析】甲基红试验所用培养基为葡萄糖蛋白胨水。

14. D【解析】间接法测抗体主要用于对病原体抗体的检测而进行传染病的诊断。间接法的优点是只要变换包被抗原就可利用同一酶标抗抗体建立检测相应抗体的方法。

15. E【解析】芽孢是某些细菌（主要是革兰阳性菌）在一定条件下，细胞质、核质脱水浓缩而形成的圆形或椭圆形的小体。

16. C【解析】厌氧培养基中加入的指示剂是天青。

17. C【解析】中介体的形成有效地扩大了细胞膜面积，相应地增加了酶的含量和能量的产生，其功能类似于真核细胞的线粒体，故亦称为拟线粒体。

18. E【解析】胆汁溶菌试验是一种酶类试验。

19. A【解析】支原体是一类没有细胞壁的原核细胞型微生物。

20. B【解析】细菌产生的色素一般在营养丰富、氧气充足、温度适宜的条件下产生，功能尚不清楚，有助于鉴别细菌。有两类：水溶性色素和脂溶性色素。

21. B【解析】应对医务人员及患儿做金黄色葡萄球菌噬菌体分型。

22. D【解析】异染颗粒与细菌致病性无关。

23. B【解析】细胞培养液的储存条件一般为 2~8℃、密闭、避光保存，但要注意如下几点：①过滤后的完全培养液，即添加了血清、谷氨酰胺、抗生素等的培养液要尽快使用，一般在 2~3 周内使用完。②灭菌后的未加 L-谷氨酰胺等添加剂的培养基溶液，一般可在 4℃保存 6~9 个月，也可冷冻保存，用时解冻。③高压除菌后的培养基应置 4℃环境保存，不能因为其可耐受高温而忽略储存温度。④添加了谷氨酰胺的培养液放置 2 周后，要补加和原来同样量的谷氨酰胺，但这样并不能消除谷氨酰胺降解产生的游离氨，建议配制好的培养液尽快使用。⑤添加某些生长因子、激素等添加物，可能会改变培养液的储存条件，比如温度、时间等方面的要求。

24. B【解析】荧光素应标记在抗 Ig 抗体上。

25. E【解析】普通菌毛遍布菌细胞表面，每菌可达数百根。这类菌毛是细菌的黏附结构，能与宿主细胞表面的特异性受体结合，是细菌感染的第一步。

26. C【解析】细菌合成细胞组分和获得能量的基质（生物氧化底物）主要为糖类，其中最主要、最广泛的是葡萄糖。

27. C【解析】用明胶培养基培养细菌，其目的在于观察细菌能否液化明胶，则应在 22℃温度培养。

28. D【解析】动物实验的主要用途是分离和鉴定病原微生物、测定其毒力、制备免疫血清及鉴定生物制品的安全，毒性试验和供给试验用血液或血清。

29. C【解析】荚膜的化学成分随种而异，多数细菌的荚膜为多糖，如肺炎链球菌等；少数细菌的荚膜为多肽，如炭疽芽孢杆菌；个别细菌的荚膜为透明质酸。

30. C【解析】硝酸盐还原试验属于酶类试验。

31. C【解析】鉴定肠道杆菌中致病菌和非致病菌上有重要价值的试验是乳糖发酵试验，肠道非致病菌除变形杆菌属外均发酵乳糖产酸，肠道致病菌均不发酵乳糖。

32. C【解析】变性：加热至90~95℃一定时间后，使双链解离，使之成为单链。

33. D【解析】恒河猴研究细菌不常应用。

34. C【解析】菌毛在普通光学显微镜下看不到，必须用电子显微镜观察。

35. B【解析】细菌的特殊结构：荚膜、鞭毛、菌毛、芽孢。

36. E【解析】分离弯曲菌常用的选择性培养基大多含有抗生素，主要为头孢哌酮，以抑制肠道正常菌群，提高临床标本阳性分离率。

37. C【解析】某些细菌在糖代谢过程中，分解葡萄糖产生丙酮酸，再进一步分解产生甲酸、乙酸、乳酸等，使培养基的 pH 降至4.5以下，当加入甲基红试剂则成红色，为阳性。主要用于鉴别大肠埃希菌与产气肠杆菌，前者阳性，后者阴性。

38. B【解析】舒巴坦与β内酰胺类抗生素联用对能增加其抗菌活性。

39. B【解析】抗菌药物贮存液制备：抗菌药物贮存液浓度不应低于1000g/ml，如1280g/ml或10倍于最高测定浓度。

40. D【解析】病毒核酸检测阳性，并不等于标本中或病变部位一定有活病毒。

41. B【解析】医院感染主要机会致病菌，社区感染为典型致病菌。

42. D【解析】某些细菌在一定的环境条件下，能在菌体内部芽孢结构模式形成一个圆形或卵圆形小体，是细菌的休眠方式，称为内芽孢，简称芽孢。产生芽孢的细菌都是革兰阳性菌。它是细菌的防御结构，而与侵袭力无关。

43. C【解析】O157：H7的鉴别培养基是山梨醇麦康凯培养基。

44. D【解析】细菌菌落常表现为湿润、黏稠、光滑、较透明、易挑取、质地均匀以及菌落正反面或边缘与中央部位颜色一致，边缘一般看不到细胞，与培养基不结合，颜色比较浅，菌落外观形态小而凸起或大而平坦，菌落透明或稍透明。细菌的细胞相互关系是单个分散或有一定的排列方式的。它的形态特征是小而均匀，个别有芽孢。细胞生长速度一般很快，细菌一般有臭味。

45. A【解析】细菌的形态学观察需要借助显微镜观察，C项是观察细菌的菌落特征。

46. C【解析】非发酵菌包括假单胞菌属、不动杆菌属、产碱杆菌属、窄食单胞菌属、洋葱伯克菌属、黄杆菌属、莫拉菌属、巴斯德菌属、心杆菌属等，是一组重要的机会致病菌。

47. B【解析】肥达试验所用的诊断菌液有伤寒O、H及副伤寒A、B、C，共5种。

48. B【解析】潜伏性感染：病原体感染人体后，寄生在机体中某些部位，由于机体免疫功能足以将病原体局限化而不引起显性感染，但又不足以将病原体清除，病原体便可长期潜伏下来，成为携带者。

49. D【解析】分类培养，获得单个菌落。

50. B【解析】机体对菌群清除速率的改变，同样会导致菌群的改变，这种改变往往更为迅速、更为严重、在临床上也更为常见，很多人体菌落异常，即与此有关。

51. B【解析】作为培养基指示剂的是溴甲酚紫、酚红、甲基红、中性红、中国蓝等。孔雀绿具有抑菌作用。

52. E【解析】O/F实验，A、B、C、D选项内容都应注意。

53. B【解析】穿刺接种法主要用于半固体培养基用接种针取细菌少许进行接种。

54. C【解析】电子显微镜是使用最为广泛的一类电镜。工作原理：在细胞生物学上，可用于观察和研究细胞内部的亚显微镜结构、蛋白质、核酸等生物大分子的形态结构及病毒的形态结构。

55. A【解析】斜面接种法：主要用于经划线分离培养所获得的单个菌落的移种，以及观察细菌的某些培养特征。以菌种移种为例，其接种方法是：①取一菌种管和培养基管，置左手食指、中指、无名指间，拇指压住两管底部上侧面，使菌种管位于外侧，培养基管位于内侧。②右手拇指和食指分别旋松两管棉塞。火焰灭菌接种环。③以右手小指与手掌，小指与无名指分别夹取棉塞（先外管后内管），将两管口迅速通过火焰1~2次。④将已灭菌的接种环伸入菌种管中，从斜面上取菌少许，迅速伸入待接种的培养基管中，在斜面底部向上划一条直线，然后从底部起向上作曲折连续划线，直至斜面上方顶端；⑤取出接种环，火焰灭菌管口，塞上棉塞（先塞内管）；最后将接种环经火焰灭菌放好。⑥做好标识，置35℃培养箱中培养18~24小时。斜面培养一般形成均匀一致的菌苔。一般可观察表面、透明度、色泽等特征。

56. B【解析】过氧化氢酶又称触酶，具有过氧化氢酶的细菌，能催化过氧化氢成为水和原子态氧，继而形成氧分子，出现气泡。

57. A【解析】冷冻干燥保藏法同时具有干燥、低温和缺氧等菌种保藏条件，可使微生物得到长期的保存。

58. B【解析】大肠埃希菌能分解蛋白胨中的色氨酸，生成吲哚。

59. D【解析】病毒标本长期保存的存放温度是-70℃。

60. D【解析】生物最基本的分类单位从上到下是：种（species）→属（genns）→科（family）→目（order）→纲（class）→门（phyllum）等。

61. D【解析】微生物按大小、结构、组成分为三大类：非细胞型微生物、原核细胞型微生物和真核细胞型微生物。真菌属于真核细胞型微生物。原核细胞型微生物种类众多，包括细菌、支原体、衣原体、立克次体、螺旋体和放线菌。非细胞型微生物是最小的一类微生物，主要包括病毒。

62. B【解析】病毒体的基本结构是由核心和衣壳构成的核衣壳。有些病毒的核衣壳外有包膜和包膜的构成成分刺突。有包膜的病毒称为包膜病毒，无包膜的病毒体称裸露病毒。

63. A【解析】慢性感染，指显性或隐性感染后，病毒并未完全清除，可持续存在于血液或组织中并不断排出体外或经输血，注射而传播。病程常达数月至数十年，患者表现轻微或无临床症状，如 HBV、巨细胞病毒、EB 病毒感染。

64. B【解析】壳粒是构成衣壳的单位，包膜表面的突起称为刺突。

65. C【解析】包膜的表面为黏蛋白或蛋白质构成的包膜子粒称为刺突，镶嵌于包膜的类脂质中。

66. A【解析】甲醛溶液广泛用于病毒疫苗的制备，应用浓度一般为 0. 23~0. 40%。

67. C【解析】内源性感染与机会致病菌的感染增加，其中肠道菌群和口咽部菌群是最重要的内源性感染源。

68. D【解析】在抗病毒感染中，SIgA 起局部免疫作用。

69. A【解析】病毒干扰现象可使感染自然终止，与干扰素产生病毒竞争细胞以及缺陷性干扰颗粒有关。

70. D【解析】膜融合：有包膜病毒侵入过程中病毒包膜与细胞膜融合。

71. C【解析】类病毒的化学本质是 RNA。

72. A【解析】垂直传播即母婴传播，指病原体由亲代传至子代，包括经生殖细胞传播、妊娠期经胎盘传播、分娩期经产道传播、围生期传播及产后经哺乳传播。

73. D【解析】灭活病毒会使病毒蛋白的高级结构受到破坏，蛋白不再有生理活性，所以失去感染、致病和繁殖能力，但是常规的灭活不影响病毒蛋白的一级结构，即病毒蛋白的序列没有变化。

74. C【解析】人二倍体细胞株来源于正常人胎儿组织，主要用于培养病毒制备疫苗等。

75. D【解析】病菌感染细胞不会致培养液变浑浊。

76. D【解析】制备抗血清的动物主要是哺乳类和禽类。羊、马、豚鼠、兔都是常用的动物。

77. C【解析】真菌孢子是真菌的繁殖器官。

78. E【解析】病毒吸附易感细胞的决定因素是病毒表面的配体位点与敏感细胞表面的特异性受体。

79. B【解析】真菌对四环素不敏感。

80. C【解析】大多数病毒在 pH 5~9 的范围内比较稳定，而在 pH 5 以下或 pH 9 以上迅速灭活，但不同病毒在 pH 的耐受能力有很大不同。

81. B【解析】裸露出来的病毒核酸仍可进入宿主细胞并复制出子代病毒，则称为感染性核酸。

82. D【解析】负链 RNA 病毒的颗粒中含有依赖 RNA 的 RNA 多聚酶，可催化合成互补链，成为病毒 mRNA，翻译病毒蛋白。

83. C【解析】病毒进入宿主细胞，若细胞缺乏病毒增殖所需的酶、能量及必要的成分，则病毒不能合成本身成分；或虽合成部分或全部成分，但不能装配和释放出有感染性的病毒颗粒，这样的病毒感染称为顿挫感染。

84. A【解析】早期蛋白质主要是依赖 DNA 的多聚酶。

85. C【解析】病毒分类的依据：核酸的类型、结构及相对分子质量；病毒的形状和大小；病毒体的形态结构（包括体壳的对称型、立体对称或复合对称；有无囊膜；二十面体壳体的壳粒数目和直径、螺旋壳体的直径。）；病毒体对乙醚、氯仿等脂溶剂的敏感性；血清学性质和抗原关系；病毒在细胞培养上的特性；除脂溶剂外对其他化学和物理因子的敏感性；流行病学的特点。

86. E【解析】病毒感染所特有的感染方式是显性感染。

87. C【解析】对脂溶剂的敏感性是判断病毒是否具有包膜的方法。

88. C【解析】慢发病毒感染：病毒感染后有很长的潜伏期，既不能分离出病毒也无症状，经数年或数十年后，可发生某些进行性疾病，并导致死亡。

89. D【解析】马铃薯葡萄糖琼脂：观察真菌菌落色素，用于鉴别真菌。

90. A【解析】从病毒进入宿主细胞开始，经过基因组复制到释放出来，为一个复制周期。分 4 个步骤：①吸附和穿入。②脱壳。③生物合成。④组装成熟和释放。

91. D【解析】真菌形态最多的部分是顶囊。

92. D【解析】单链正链分段 RNA 不是病毒存在的核酶类型。

93. E【解析】一般认为在抗病毒免疫中起最主要作用的是 $CD8^+$ 细胞。

94. E【解析】一个成熟有感染性的病毒颗粒称“病毒体”，具有一定形态结构和感染性的完整病毒颗粒称为病毒体。病毒体，只要核衣壳一种结构就可以称为病毒体。

95. B【解析】病毒侵入机体后最早产生的有免疫调节作用的物质是 IFN。

96. C【解析】病毒改变细胞抗原引起细胞损伤。

97. B【解析】真菌的特点是生长缓慢，传统的培养鉴定方法所需时间较长，一般 3～7 天。

98. D【解析】肺炎链球菌是引起社区获得性肺炎的重要致病菌，耐青霉素，肺炎链球菌（PRSP）不是院内感染的耐药菌株。

99. D【解析】医院感染中常见的病原体通常可分为细菌、病毒、真菌、肺孢子虫、弓形虫、衣原体和疟原虫等，其中以各种细菌最为常见，约占 95% 。

100. D【解析】无关作用是指单药纸片搭桥法联合药敏试验，细菌对甲、乙两药均敏感，两药抑菌环交界呈锐角，两药联合对被检菌产生的作用。

101. D【解析】培养基对药敏试验结果的影响因素：①pH：pH 太低或太高都会对药敏试验的抑菌圈直径大小造成影响。如 pH 太低将导致大环内酯类和喹诺酮类药物的抑菌圈变小或导致四环素类药物的抑菌圈直径变大。②培养基中含有能拮抗抗菌药活性的物质：如钙、镁离子能降低氨基糖苷类药物的抗菌活性，胸腺嘧啶核苷和对氨苯甲酸（PABA）能拮抗磺胺药和TMP的活性。③培养基的厚度：标准厚度为4mm，琼脂厚度＜4mm，抑菌圈将会增大；＞4mm则会变小。④培养基的湿度：使用药敏平皿前必须先把培养基表面的水分烘干，培养基湿度过高不利于细菌的生长，另外，还可能对抗菌药起到稀释作用。⑤营养条件：培养基的营养条件太差不利于细菌的生长，抑菌圈直径变大；反之，培养及营养条件太好会使抑菌圈直径变小。⑥培养基的硬度：硬度过高则不利于抗菌药在琼脂中的扩散。

102. C【解析】一条菌丝产生一个孢子是真菌具有的特点。

103. E【解析】真菌形态特点有单细胞和多细胞两种，类酵母菌有假菌丝，还有一类真菌因寄生环境或培养条件不同，可出现两种形态，称为二相性真菌。

104. C【解析】真菌的无性繁殖方式可概括为四种：①菌丝体的断裂片段可以产生新个体，大多数真菌都能进行这种无性繁殖，实验室“转管”接种便是利用这一特点来繁殖菌种。②营养细胞分裂产生子细胞，如裂殖酵母菌无性繁殖就像细菌一样，母细胞一分为二地繁殖。③出芽繁殖，母细胞出“芽”，每个“芽”成为一个新个体，酵母菌属的无性繁殖就是这种类型的繁殖。④产生无性孢子，每个孢子可萌发为新个体。

二、A2 型题

E【解析】B群链球菌感染时常采用青霉素G和一种氨基糖苷粒合用，B群链球菌对青霉素、头孢菌素以及红霉素等均敏感。

三、A3/A4 型题

1. B【解析】出现的呼吸道症状最可能与医院感染有关。

2. C【解析】肺炎克雷伯菌临床表现可类似严重的肺炎链球菌肺炎，但痰多呈黏稠脓性、量多、带血、灰绿色或红砖色、胶胨状。

3. D【解析】铜绿假单胞菌俗名绿脓杆菌，可引起呼吸道感染。肺部铜绿假单胞菌感染患者痰液呈翠绿色或黄脓色，较黏，伴发热。

4. A【解析】为确定为何种细菌感染，应首选痰细菌培养。

5. E【解析】培养出可疑菌落，初步鉴定可用试探性凝集试验和初步生化反应。

6. A【解析】志贺菌属与类志贺菌属鉴别：可用动力和氧化酶试验，志贺菌属均为阴性，而类志贺邻单胞菌为阳性。

四、B 型题

1. B【解析】巨细胞病毒在上皮细胞的细胞核内出现周围绕有一轮晕似“猫头鹰眼”样大型嗜酸性包涵体。

2. A【解析】狂犬病病毒在脑细胞出现嗜酸性的圆形或椭圆形包涵体，称为内氏小体。

3. A【解析】流感病毒的抗原检测可用免疫荧光技术。

4. D【解析】RT-PCR 技术灵敏而且用途广泛，可用检测细胞、组织中基因表达水平，细胞中 RNA 病毒的含量和直接克隆特点基因的 cDNA 序列等。

5. E【解析】病毒核酸检测中 DNA 病毒可用 PCR 技术，聚合酶链反应对靶细胞序列进行指数放大，目前广泛应用于病毒核酸检测。

6. B【解析】中和试验是将病毒与特异性抗体进行免疫反应，使病毒失去感染性，在细胞内培养和活的机体内不出现病变的试验。

7. E【解析】耐酸试验肠道病毒对酸有耐受力，而鼻病毒在酸性环境下易被灭活。

8. D【解析】红细胞吸附试验简称"血吸附试验"。经某些病毒如粘病毒、附粘病毒等感染的宿主细胞能吸附脊椎动物（豚鼠、鸡、猴等）的红细胞，发生红细胞吸附现象。因感染的红细胞膜含有病毒成分（血凝素），故能吸附红细胞。本试验可作为某些病毒发生增殖的指标和用于初步鉴定。

9. B【解析】密螺旋体有 8~14 个较细密而规则的螺旋，对人有致病作用的主要是梅毒螺旋体、雅司螺旋体、品他螺旋体。

10. D【解析】回归热疏螺旋体（B. recurrentis）是引起人类回归热的病原体。其临床特点为急起急退的高热，全身肌肉酸痛，1 次或多次复发，肝、脾肿大，重症可出现黄疸和出血倾向。

11. E【解析】奋森疏螺旋体与梭形梭杆菌寄居于人类口腔牙龈部。当机体免疫功能下降，则这两种菌大量繁殖，协同引起樊尚咽峡炎、牙龈炎、口腔坏疽等。

12. C【解析】伯氏疏螺旋体是莱姆病的病原体。莱姆病多发生在户外工作者或旅行者，表现为慢性游走性红斑，并可累及心脏、神经和关节等多系统。常可复发，晚期伴随有器官的严重功能损伤。

13. B【解析】药敏试验（纸片扩散法）：涂布后的平板在室温下干燥 3~5 分钟，用纸片分配器或无菌镊子将纸片贴于琼脂表面并轻压，使纸片与琼脂表面完全接触。各纸片中心相距应大于 24mm，纸片距平板内缘应大于 15mm。

14. A【解析】参见本题型 13 题解析。

15. C【解析】FIC 指数判读标准：当 FIC 指数小于 0.5 时，两种药为协同作用；当 FIC 指数为 0.5~1.0 时，两种药为相加作用；当 FIC 指数大于 1 且小于 2 时，两种药为无关作用；当 FIC 指数大于 2 时，两种药为拮抗作用。

16. A【解析】参见上一题解析。

17. B【解析】参见 B 型题第 15 题解析。

18. A【解析】直接接触传播是指由已感染的个体直接（不经媒介）将病原体传给易感宿主，如母婴间疱疹病毒、沙眼衣原体、柯萨奇病毒等的传播途径等。

19. B【解析】间接接触传播主要指接触了带菌污染物而发生的感染，为常见的传播方式。医护人员的手在传播病原体上起着重要作用。

20. C【解析】空气传播是以空气为媒介，传播微生物气溶胶。一般通过飞沫、飞沫核和尘埃三种方式进行。

21. D【解析】医院中血液、血液制品、药物及各种制剂、医疗设备、水、食物等均为患者共用或常用，因其受到病原体污染引起医院感染，称为共同媒介物传播。

22. C【解析】三级医院的医院感染发病率应分别低于 10%。

23. E【解析】一级医院的医院感染发病率应分别低于 7%。

24. D【解析】《建立健全医院感染管理组织的暂行办法》要求 300 张床以上的医院设立医院感染管理委员会，300 张床以下的医院设立医院感染小组。

25. C【解析】参见上一题解析。

五、X 型题

1. AD【解析】人体及环境中存在者大量微生物且种类繁多，其中绝大多数对健康个体并无致病性。但对处于抵抗力低下或生理机能异常状态的患者，致病性微生物“谱”增宽，一些致病性弱、对正常机体无致病性的细菌成为冰原菌，这些细菌成为机会致病菌和机会性致病菌。

2. ABC【解析】常见的细菌的生化试验有糖（醇、苷）类发酵试验、甲基红试验、VP 试验、吲哚试验、硫化氢试验。

3. ABCE【解析】机会致病菌致病的条件可能是寄居部位改变、内源性感染、菌群失调及使用广谱抗生素，具体如下：①继续部位的改变，如某些大肠埃希菌是产能人的常见菌，当进入泌尿道就会引起泌尿道感染。②机体免疫功能低下，常引起内源性感染。③菌群失调。④长期应用广谱抗生素，体内正常微生物引受到抑制而发生平衡的变化，未被抑制的细菌趁机大量繁殖致病。

4. ABCDE【解析】病毒在自然界分布非常广泛，可在人、动物、植物、昆虫、真菌和细菌中寄居并引起感染。

5. ACDE【解析】长期应用免疫抑制剂，长期使用抗生素破坏正常菌群，机会致病菌在人体内异常定植与增殖，生理功能紊乱导致对菌群清除速率减低都会引起内源性感染。

6. BC【解析】病毒的基本结构包括核心和衣壳，二者形成核衣壳。

7. BC【解析】免疫荧光技术和酶免疫技术都可以测病毒抗原和抗体。

8. ACDE【解析】外毒素主要由 G^+ 菌，活菌释放，毒性强，对组织细胞有高度选择性。

9. ABE【解析】不动杆菌属包括鲍曼不动杆菌、洛菲不动杆菌、醋酸钙不动杆菌和溶血不动杆菌等 7 个种 21 个基因型。

10. BCDE【解析】病原菌鉴定一般程序包括直接涂片镜检、分离培养、生化试验、血清学试验、动物试验、药物敏感试验，不包括电镜观察。

11. ABCE【解析】鞭毛化学成分是蛋白质，鞭毛蛋白具有较强的抗原性，可借此进行细菌的鉴定和分型。鞭毛是细菌的运动器官。与细菌致病性相关。

12. ABCDE【解析】病毒垂直传播可能性全部选项均可能发生。

13. ABCDE【解析】细菌致病性是对特定宿主而言，有的仅对人类有致病性，有的只对动物有致病性，其含义包括致病性质、途径、能力、部位以及对象（宿主）。

14. BCDE【解析】常用的菌种保存方法：培养基保存法、干燥保存法冷冻干燥保存法、脱脂牛奶保存法。

15. ABCDE【解析】全部选项均为机体杀伤病毒感染靶细胞的机制。

16. CDE【解析】病毒的结构可有 3 种立体对称型：螺旋对称型、20 面体立体对称型和复合对称型。

17. ABCE【解析】鸡胚培养法接种常用的有绒毛尿囊膜、尿囊腔、卵黄囊和羊膜腔四个接种部位。

18. ABCDE【解析】传代细胞为适应在体外培养条件下持续传代培养的细胞，常用的传代细胞有 FL、Hep-2、Vero、BHK_{21}、Hela 等。

19. ABCDE【解析】病毒感染对细胞造成的损伤病毒的致细胞病变效应（CPE）造成细胞变圆，脱落，融合，裂解等可见现象。

20. ABCDE【解析】病毒的蛋白质功能：①构成病毒结构：有蛋白质组成病毒衣壳，包在病毒核酸的外面。衣壳保护核酸，免受理化因子破坏及被核酸酶水解。②侵染性：衣壳、包膜、噬菌体尾丝上含有病毒吸附在寄主细胞表面受体上的位点，决定感染的特异性，促使病毒吸附。③增殖：DNA 和 RNA 聚合酶、RNA 转录酶及合成病毒蛋白质所需的各种酶。④抗原性：蛋白质决定病毒粒子的抗原性，并能刺激机体产生特异性抗体，继发机体免疫应答。

21. ABDE【解析】预测抗菌治疗效果，指导临床医生选择使用抗生素，提供所选择药物的依据，监测耐药性均是抗菌药物敏感性试验的意义。

22. AC【解析】动物接种是最原始的病毒培养方法。常用的动物有小鼠、大鼠、豚鼠、兔和猴等，接种的途径有鼻内、皮下、皮内、脑内、腹腔内、静脉等。

23. ACE【解析】机会致病菌致病的条件可能是寄居部位改变、内源性感染、菌群失调，以及使用广谱抗生素。

24. ABCDE【解析】显性感染：当病原菌毒力强，数量多且宿主机体感染免疫力相对较弱，机体受到严重损害，出现明显临床症状。

25. ABCDE【解析】核酸杂交在临床细菌检测中的应用是包括细菌分类鉴定、细菌快速鉴定、细菌耐药性检测、细菌毒素的检测、细菌流行病学检测。

26. BCD【解析】小白鼠体型小，性情温顺，易于饲养管理、操作和观察。对外来刺激、多种毒素和病原体均很敏感，所以，各种药物的毒性试验，微生物、寄生虫的研究，半数致死量的测定都选用小白鼠。

27. BDE【解析】血凝抑制试验、中和试验、蚀斑形成试验可用于检测病毒感染者体内特异性抗体。

28. AC【解析】弯曲菌属是微需氧菌，初次分离时需在含 5% O_2、85% N_2、10% CO_2气体环境中生长，传代培养能在 10% CO_2环境中生长。

29. CDE【解析】厌氧菌感染的临床细胞学指征有：①感染组织局部产生大量气体，造成组织肿胀和坏死，皮下有捻发感，是产气荚膜梭菌所引起感染的特征。②发生在口腔、肠道、鼻咽腔、阴道等处的感染，易发生厌氧菌感染。③深部外伤如枪伤后，以及动物咬伤后的继发感染，均可能是厌氧菌感染。④分泌物有恶臭或呈暗红色，并在紫外光下发出红色荧光，均可能是厌氧菌感染。分泌物或脓肿有硫黄颗粒，为放线菌感染。⑤分泌物涂片经革兰染色，镜检发现有细菌，而培养阴性者，或在液体及半固体培养基深部生长的细菌，均可能为厌氧菌感染。⑥长期应用氨基糖苷类抗生素无效的病例可能是厌氧菌感染。⑦胃肠手术后的感染。

30. ABCE【解析】病毒的大小的计量单位是纳米，所以测量病毒大小主要依靠电子显微镜。

31. BD【解析】目前较为稳定的应用遗传学的细菌分类方法有下列几种：DNAG + Cmol% 测定、核酸同源值测定、核糖体 RNA 碱基序列测定。

32. ABDE【解析】肥达试验用伤寒沙门菌 O、H 抗原，甲、乙、丙型副伤寒沙门菌的 H 抗原与待检血清作试管凝集试验，测定血清中有无相应抗体及含量，以辅助诊断伤寒和副伤寒感染。

33. ABDE【解析】新的诊断标准将医院感染定义为：住院患者在医院内获得的感染，包括在住院期间发生的感染和在医院内获得出院后发生的感染；但不包括入院前已开始或入院时已存在的感染。医院工作人员在医院内获得的感染也属医院感染。无明确潜伏期的感染，规定入院 48 小时后发生的感染为医院感染；有明确潜伏期的感染，自入院时超过平均潜伏期后发生的感染为医院感染。

34. ABCDE【解析】病毒感染细胞后可出现的结果：①细胞膜的变化：病毒在感染宿主细胞的过程中．可发生宿主细胞膜受体被破坏、细胞膜成分发生变化等。其中以出现细胞融合及细胞表面产生新抗原更具有特征。②包涵体的形成。③细胞转化和增生。

35. ACDE【解析】SPA 与 IgG 结合后的复合物具有抗吞噬、促细胞分裂、引起超敏反应、损伤血小板等多种生物学活性。

36. CD【解析】病毒包涵体是包裹在细胞内的异常物质，是病毒在增殖过程中，在宿主细胞内形成的一种蛋白质性质的病变结构，分为核内包涵体和胞质内包涵体。病毒种类繁多，大约半数病毒可有包涵体形成，而且很多包涵体特异性不强，难以确定其为何种病毒，所以只能作为病毒感染的一种诊断线索，然后辅以特殊染色、免疫组化、原位杂交或基因检测等，进一步确定病毒类型。

37. ABCD【解析】隐性感染：指病原体侵入人体后，仅诱导机体产生特异性免疫应答，而不引起或只引起轻微的组织损伤，因而在临床上不产生任何症状、体征甚至生化改变，只能通过免疫学检查才能发现。隐性感染者可向体外播散病毒而成为传染源。

38. BC【解析】病毒体的基本结构是由核酸和衣壳构成的核衣壳。有些病毒的核衣壳外有包膜和包膜的构成成分刺突。有包膜的病毒称为包膜病毒，无包膜的病毒称裸露病毒。

39. ACDE【解析】对病毒分类的原则：①核酸类型与结构；②病毒体的形状和大小；③病毒体的形态结构（衣壳的对称性型、有无包膜）；④对脂溶剂的敏感性等。病毒可根据传播途径或感染部位分为虫媒病毒、肠道病毒、肝炎病毒、呼吸道病毒、性传播病毒等。

40. ABCE【解析】真菌细胞的基本构造有细胞壁、细胞膜、细胞核、内质网、线粒体等。

41. CD【解析】病毒为非细胞型微生物，没有细胞结构，没有产生能量的酶系统，不能在人工培养基上繁殖，只有一种遗传物质 DNA 或者 RNA，能够通过细菌滤器。

42. ABC【解析】电镜下可观察到许多病毒粒体的形态和大小，还看到衣壳是由一定数量的壳粒组成，每个壳粒称为一个形态亚单位。

43. ABC【解析】两种病毒同时感染同一细胞可能出现两种病毒抑制、干扰、弥补后果，除干扰现象外，还可出现双重感染、互补、加强、表型混合与病毒杂交等现象。

44. ABC【解析】病毒在细胞内形成包涵体的组成包括病毒颗粒病毒抗原及病毒生物合成的产物。

45. ABCDE【解析】类病毒很小的杆状病毒，由 200～400 个核苷酸组成，无包膜或衣壳。在细胞核内增殖，利用宿主细胞的 RNA 聚合酶Ⅱ进行复制。

46. BD【解析】病毒的衣壳具有多种功能，包括能够保护病毒核酸，使其免受核酸酶或其他理化因素的破坏；参与病毒感染细胞的过程，决定病毒对宿主细胞的亲嗜性；具有抗原性，诱导宿主产生特异性免疫反应等。

47. ABCD【解析】病毒感染早期快速诊断的方法：光学显微镜观察包涵体、电镜检查标本中病毒颗粒、免疫荧光、ELISA、分子生物学技术。

48. CDE【解析】病毒晚期蛋白包括病毒蛋白、病毒的核蛋白、血凝素和神经氨酸酶，由病毒构成决定。

49. ABC【解析】在抗病毒感染过程中其主要作用的因素是中和抗体、致敏 T 细胞、干扰素。

50. ABCDE【解析】病毒的干扰现象可发生在同种病毒之间；同株病毒之间；异种病毒之间；同型之间；灭活病毒与或病毒之间。

51. ABC【解析】病毒：最小的微生物；无典型细胞结构；仅含有 DNA 或 RNA 一种核酸；专性活细胞寄生，以自我复制方式增殖，对抗生素不敏感。

52. CDE【解析】干扰素并没有直接抗病毒的作用，它抗病毒必须经宿主细胞介导，α/β-干扰素作用与细胞的干扰素受体后，经一系列过程，使细胞合成了数种抗病毒蛋白（主要是2’-5’腺嘌呤核苷合成酶、磷酸二酯酶、蛋白激酶等），这些酶通过降解病毒mRNA，抑制多肽链的延伸和抑制转译等环节阻断病毒蛋白质的合成而起抗病毒的作用。

53. AE【解析】细菌耐药性表型的检测方法：琼脂筛选试验；折点敏感试验；双相纸片试验；自动化仪器。

54. ACE【解析】制备培养基必须加入水、营养物质。

55. ACD【解析】厌氧应该标本送到实验室后，应在20~30分钟内处理完毕，最迟不超过2小时，以防止标本中兼性厌氧菌过度繁殖而抑制厌氧菌的生长。如不能及时接种，可将标本置室温保存（一般认为，冷藏对某些厌氧菌有害，而且在低温时氧的溶解度较高）。

56. ABCD【解析】从可疑病例中分离病毒，采集标本时，应根据病毒感染采取不同部位的标本，如鼻咽分泌物、脑脊液、血液、粪便等，应在急性期或发病初期采样。

六、案例分析题

1. ABCDE【解析】抗感染治疗的基本原则：可概括为“安全、有效、经济”，其中关键因素是“有效”。具体体现为：①合理选药：合理的抗感染选药方案主要取决于：病原微生物；药敏试验结果和拟选药物的临床药理学特点；感染部位、患者的基础疾病和免疫状态；拟选药物的临床试验和既往的应用经验等。②合理给药和考核疗效：应根据患者的实际情况合理选择，并密切观察临床疗效、及时调整用药。③认真观察疾病演变情况加强综合疗法。④预防和避免抗微生物药物的不良反应和相互作用，以及二重感染的发生。⑤预防和延迟细菌耐药性的产生：细菌对抗菌药物的耐药性可分为固有耐药和获得耐药。它们的发展、表现都与抗生素的使用密切相关，在临床实践中应注意预防和延迟。

2. ABCE【解析】SPA协同凝集试验是一种间接凝集试验，利用金黄色葡萄球菌细胞壁中的A蛋白具有能与IgG Fc段结合的特性，将IgG与葡萄球菌连接成为致敏的颗粒载体，用于检测相应的抗原。

3. BCE【解析】临床细菌学检验常用的细菌培养方法是需氧培养法、二氧化碳培养法和厌氧培养法。

4. AB【解析】MIC和MBC为最小抑菌浓度和最小杀菌浓度。

5. CDE【解析】苯丙氨酸脱氨酶试验特异性较高，主要用于肠杆菌科细菌鉴定。变形杆菌属、摩根菌属和普罗威登菌属细菌均为强阳性，肠杆菌科中其他细菌均为阴性。

6. AD【解析】HAT系次黄嘌呤（hypoxantin）、氨基蝶呤（aminopterin）和胸腺嘧啶脱氧核苷（thymidin）三种物质各英文首字之缀列，HAT培养基也就是指含有这三种物质的细胞培养基。

7. ABCDE【解析】质量控制内容包括患者的准备，标本处理、收集及仪器使用，质控物与样本同时测定进行统计学分析和控制。

8. AD【解析】连续五次测定均在同一侧为失控，也称“连日定向改变”。

革兰阳性球菌

第四十二章　临床细菌学检验

一　A1 型题

1. 在亚急性细菌性心内膜炎患者血液中分离到 1 株细菌：血平板上草绿色溶血，菌落小，灰白色。革兰阳性链状排列球菌，触酶阴性，杆菌肽阴性，胆汁溶菌阴性，Optochin 阴性，胆汁七叶苷阴性，此菌最可能是

A. 粪肠球菌
B. 甲型溶血性链球菌
C. 金黄色葡萄球菌
D. 肺炎链球菌
E. 化脓链球菌

2. 能够产生透明质酸酶的细菌是

A. 大肠埃希菌
B. 乙型溶血性链球菌
C. 脑膜炎奈瑟菌
D. 变形杆菌
E. 产气荚膜梭菌

3. 病原菌侵入血流并在其中大量繁殖，产生毒性代谢产物，引起严重的全身中毒症状称为

A. 菌血症
B. 败血症
C. 毒血症
D. 脓毒血症
E. 内毒素血症

4. 葡萄球菌 A 蛋白（SPA）能与

A. IgA 结合
B. IgG 的 Fabl 段结合
C. IgG 的 Fc 段结合
D. IgG 的 Fab 段结合
E. IgM 结合

5. 下列细菌除哪种外，均能产生肠毒素

A. 白喉杆菌
B. 大肠埃希菌
C. 霍乱弧菌
D. 产气荚膜梭菌
E. 金黄色葡萄球菌

6. 弧菌属细菌中最耐盐的细菌是

A. 创伤弧菌
B. 副溶血弧菌

C. 霍乱弧菌　　D. 霍利斯弧菌
E. 溶藻弧菌

7. 具有极强的水解马尿酸盐作用的细菌是
A. 铜绿假单胞菌　　B. 粪产碱杆菌
C. 恶臭假单胞菌　　D. 荧光假单胞菌
E. 嗜肺军团菌

8. 假单胞菌耐药产生的机制主要是
A. 细菌代谢改变　　B. 外膜低通透性
C. 产生 β-内酰胺酶　　D. 抗生素结合位点发生变异
E. 具有能量依赖性的主动外排系统

9. 关于热原质，错误的是
A. 在革兰阴性菌，热原质即是其细胞壁的脂多糖
B. 耐高温
C. 高压蒸汽灭菌可破坏热原质
D. 最好的除去热原质方法为蒸馏法
E. 用吸附剂和特殊石棉滤板可除去液体中大部分热原质

10. 革兰阳性菌体内的渗透压为多少个大气压
A. 25~30　　B. 20~25
C. 15~20　　D. 10~15
E. 5~10

11. 关于嗜肺军团菌的抵抗力，错误的是
A. 对热和常用化学消毒剂敏感
B. 对紫外线不敏感
C. 在 80% 的相对湿度下极为稳定
D. 在含有藻类物质的气溶胶中可长期存活
E. 天然水环境中存在的大部分菌群，在水中的生存能力很强

12. 下列假单胞菌属中不能产生水溶性色素的是
A. 铜绿假单胞菌　　B. 斯氏假单胞菌
C. 曼多辛假单胞菌　　D. 荧光假单胞菌
E. 恶臭假单胞菌

13. 研究结核分枝杆菌常用的动物是
A. 小白鼠　　B. 豚鼠
C. 恒河猴　　D. 家兔

E. 黑猩猩

14. 下列细菌中产生神经毒素的有

A. 霍乱弧菌
B. 结核分枝杆菌
C. 铜绿假单胞菌
D. 破伤风梭菌
E. 肠侵袭性大肠埃希菌

15. 鲍曼不动杆菌目前已知有

A. 10 个血清型
B. 16 个血清型
C. 26 个血清型
D. 30 个血清型
E. 34 个血清型

16. 革兰阴性菌体内渗透压为多少个大气压

A. 5~6 个
B. 2~3 个
C. 3~4 个
D. 4~5 个
E. 1~2 个

17. 假单胞菌属中营养要求不高，新分离菌株在培养基上可形成特征性干燥、皱缩样菌落，黏附于琼脂表面难以移动，可产生黄色素，无荧光的是

A. 铜绿假单胞菌
B. 恶臭假单胞菌
C. 斯氏假单胞菌
D. 荧光假单胞菌
E. 产碱假单胞菌

18. 下列细菌中不属于病原菌的是

A. 伤寒沙门菌
B. 脑膜炎奈瑟菌
C. A 群链球菌
D. 肠球菌
E. 结核分枝杆菌

19. 莫拉菌属与布兰汉菌属的区别在于

A. 氧化酶
B. DNA 酶
C. 触酶
D. 糖类发酵
E. 形态染色

20. 下列哪种为专性需氧菌，生长同时还需要 2.5%~5.0% 的二氧化碳

A. 黄杆菌
B. 嗜肺军团菌
C. 荧光假单胞菌
D. 鲍曼不动杆菌
E. 嗜麦芽寡养单胞菌

21. 不适合于普通琼脂斜面保存法的细菌是

A. 葡萄球菌
B. 沙门菌
C. 链球菌
D. 志贺菌

E. 大肠埃希菌

22. 金色杆菌属细菌与假单胞菌属细菌的区别在于

A. 触酶试验 B. 氧化酶试验

C. 色素产生 D. 动力

E. 营养要求

23. 肠杆菌科细菌鞭毛抗原的化学成分是

A. 双糖 B. 多糖

C. 蛋白质 D. 磷脂

E. 脂多糖

24. 制备培养结核分枝杆菌的罗-琴培养基时应选用

A. 间歇灭菌法 B. 煮沸消毒法

C. 巴氏消毒法 D. 流通蒸汽灭菌法

E. 高压蒸汽灭菌法

25. 呈沉淀生长的革兰阳性需氧杆菌是

A. 蜡样芽孢杆菌 B. 产单核细胞李斯特菌

C. 白喉棒状杆菌 D. 阴道加特纳菌

E. 炭疽芽孢杆菌

26. 可在 6.5% 高盐培养基中生长的假单胞菌属是

A. 恶臭假单胞菌 B. 斯氏假单胞菌

C. 铜绿假单胞菌 D. 荧光假单胞菌

E. 产碱假单胞菌

27. 用小白鼠分离培养的立克次体是

A. 汉赛巴通体 B. 莫氏立克次体

C. Q 热立克次体 D. 恙虫病立克次体

E. 普氏立克次体

28. 结核分枝杆菌分裂 1 次所需的时间约为

A. 3 分钟 B. 3 小时

C. 9 小时 D. 18 小时

E. 24 小时

29. 进行院内感染的流行病学调查，对铜绿假单胞菌的分型方法不正确的是

A. 噬菌体分型 B. 血清学分型

C. 生化反应的区别 D. 脉冲场凝胶电泳分析

E. 质粒指纹图谱分析

30. 葡萄球菌A蛋白是一种细菌表面蛋白，其英文简称是
A. HRP
B. SSP
C. SPA
D. SAP
E. ASP

31. 革兰阳性菌的等电点为
A. 1~2
B. 3~4
C. 2~3
D. 4~5
E. 5~6

32. 霍乱弧菌的血清分型主要依据
A. O抗原
B. H抗原
C. K抗原
D. S抗原
E. M抗原

33. 治疗乙型溶血性链球菌肺炎的主要药物是
A. 利福平
B. 红霉素
C. 青霉素
D. 磺胺类
E. 氨基糖苷类

34. 下列不能鉴别不同立克次体的是
A. 核酸检测
B. 外斐反应
C. 型特异性抗原
D. 属特异性抗原
E. 在宿主细胞内的位置

35. 关于非典型性肺炎，叙述错误的是
A. 可以用冷凝集试验检测患者血清
B. 可用青霉素治疗
C. 病原是肺炎支原体
D. 取痰液接种人工培养基
E. 患者血清可与MG株链球菌发生凝集

36. 对区别结核分枝杆菌与非结核分枝杆菌有意义的试验是
A. 烟酸试验
B. 中性红试验
C. 硝酸盐还原试验
D. 热触酶试验
E. 5% NaCl生长试验

37. 在下列食物中毒中，均主要表现有胃肠道症状，除外
A. 沙门菌食物中毒
B. 变形杆菌食物中毒
C. 霍乱弧菌食物中毒
D. 肉毒梭菌食物中毒

E. 葡萄球菌食物中毒

38. 立克次体与细菌的不同点是

A. 繁殖方式　　B. 核酸类型

C. 培养方式　　D. 细胞结构

E. 对抗生素敏感

39. 葡萄球菌 A 蛋白存在于菌细胞的部位是

A. 鞭毛　　B. 菌毛

C. 细胞壁　　D. 细胞膜

E. 脂多糖

40. 抗结核分枝杆菌的人工自动免疫制剂是

A. PPD　　B. OT

C. 丙种球蛋白　　D. BCG

E. 以上都不是

41. 关于衣原体包涵体，以下叙述错误的是

A. Giemsa 染色呈紫色

B. 成熟包涵体含大量原体

C. 各种衣原体的包涵体都不一样，可用于鉴别衣原体

D. 不同时期，包涵体的形态和大小有差别

E. 是在易感细胞内含增殖网状体和子代原体的空泡

42. 引起化脓性骨髓炎、化脓性心包炎、急性心内膜炎、脓肿挤压后败血症和烧伤后败血症的常见细菌是

A. 铜绿假单胞菌　　B. 金黄色葡萄球菌

C. 溶血性链球菌　　D. 肺炎链球菌

E. 真菌

43. 关于耐甲氧西林葡萄球菌，叙述不正确的是

A. 耐药菌携带的耐药基因是 mecA

B. 已成为目前葡萄球菌医院感染的主要问题

C. 在琼脂筛选试验中只要有 1 个菌落生长，就判为耐药

D. 体外药敏试验表现为敏感的药物，临床疗效也一定好

E. 在药敏培养基中加入 2%~4% 氯化钠可提高耐药菌的检出率

44. 显微镜凝集试验制备抗原时，钩端螺旋活体约为

A. 2×10^5螺旋体/毫升　　B. 2×10^7螺旋体/毫升

C. 2×10^8螺旋体/毫升　　D. 2×10^9螺旋体/毫升

E. 2×10^{10}螺旋体/毫升

45. 与结核分枝杆菌致病性有关的是

A. 蜡质D
B. 磷脂
C. 索状因子
D. 硫酸脑苷脂
E. 以上均是

46. 属胞内寄生菌的是

A. 变形杆菌
B. 麻风分枝杆菌
C. 霍乱弧菌
D. 枯草杆菌
E. 痢疾志贺菌

47. 细菌毒素中，毒性最强的是

A. 霍乱肠毒素
B. 金葡菌肠毒素
C. 白喉外毒素
D. 肉毒毒素
E. 破伤风痉挛毒素

48. 与细菌L型比较，支原体

A. 能通过滤菌器
B. 任何情况下都不能变成细菌
C. 形态高度不规则
D. 无细胞壁
E. 菌落呈荷包蛋样

49. 下列哪项与幽门螺杆菌的致病无关

A. 触酶
B. 荚膜
C. 菌毛对胃黏膜有较强的黏附力
D. 蛋白酶
E. 产生尿素酶

50. 关于螺旋体的特征，叙述不正确的是

A. 属于原核细胞型微生物
B. 除钩体外，人工培养较为困难
C. 通常用暗视野显微镜观察其形态
D. 细胞壁缺失后仍可存活
E. 以二分裂方式进行增殖

51. 下列方法与检查细菌动力无关的是

A. 鞭毛染色
B. 压滴法
C. 半固体穿刺
D. 革兰染色
E. 悬滴标本镜检

52. 一个临床结核患者，结核菌素试验阴性，其可能的原因是

A. 患了腹泻
B. 正在服抗结核药
C. 皮肤上有一个伤疤
D. 处于流感的恢复期
E. 抵抗力太差，对结核菌素没有反应能力

53. 白喉病病愈后可获牢固的免疫力与下列因素有关
A. 形成菌血症
B. 建立了细胞免疫
C. 细胞内寄生菌
D. 人类对其有耐受性
E. 白喉毒素抗原性强

54. 革兰阴性菌的等电点为
A. 1~2
B. 2~3
C. 3~4
D. 4~5
E. 5~6

55. 与白喉棒状杆菌性状无关的是
A. 豚鼠结膜试验阳性
B. 在含血清，鸡蛋的培养基上生长良好
C. 有毒株带 β-噬菌体
D. 革兰阳性有异染颗粒的棒状杆菌
E. 分解葡萄糖，麦芽糖及糊精产酸不产气

56. Runyon 根据菌落色素与生长速度将非结核分枝杆菌分为
A. 3 群
B. 4 群
C. 5 群
D. 6 群
E. 7 群

57. 下列微生物中培养较困难，厌氧或微需氧的是
A. 阴道加特纳菌
B. 白喉杆菌
C. 星型诺卡菌
D. 产单核细胞李斯特菌
E. 衣氏放线菌

58. 不动杆菌中分离率最高的是
A. 鲍曼不动杆菌
B. 洛菲不动杆菌
C. 琼氏不动杆菌
D. 醋酸钙不动杆菌
E. 溶血不动杆菌

59. 下列哪种细菌一般不采用革兰染色
A. 金黄色葡萄球菌
B. 大肠埃希菌
C. 铜绿假单胞菌
D. 甲型溶血性链球菌
E. 结核分枝杆菌

60. 胆固醇约占支原体细胞膜成分的
A. 20%
B. 26%
C. 30%
D. 36%
E. 100%

61. 常用于葡萄球菌肠毒素敏感试验的动物是
A. 家兔
B. 幼猫

C. 豚鼠　　D. 大白鼠
E. 乳兔

62. 铜绿假单胞菌引起的感染最常见于
A. 烧伤或创伤后　　B. 肠道感染
C. 尿路感染　　D. 肺部感染
E. 介入性治疗后

63. 从有正常菌群存在的部位所采取的标本应接种在哪种培养基中分离培养病原体
A. 增菌培养基　　B. 营养培养基
C. 基础培养基　　D. 选择鉴别培养基
E. 特殊培养基

64. 关于氧化酶试验，叙述错误的是
A. 氧化酶又称为细胞色素氧化酶
B. 氧化酶试剂常用盐酸四甲基对苯二胺
C. 氧化酶与氧化酶试剂接触产生颜色反应
D. 革兰阴性杆菌均应进行氧化酶试验
E. 试验时接触含铁物质会出现假阳性

65. 下列哪种细菌氧化酶试验阴性
A. 霍乱弧菌　　B. 副溶血性弧菌
C. 铜绿假单胞菌　　D. 大肠埃希菌
E. 莫拉菌属细菌

66. 属于区分葡萄球菌属和链球菌属的试验的是
A. 氰化钾试验　　B. 吲哚试验
C. VP 试验　　D. 硝酸盐还原试验
E. 触酶试验

67. 哪类微生物属原核细胞型微生物
A. 真菌　　B. 衣原体
C. 病毒　　D. 原虫
E. 朊粒

68. 培养物经涂片、染色，如为革兰阴性成双排列的球杆菌，形态似奈瑟菌；KIA 底层及斜面均不变色、无动力，氧化酶阴性，硝酸盐还原阴性，可初步确定为何属细菌
A. 不动杆菌属　　B. 产碱杆菌属
C. 肠杆菌属　　D. 假单胞菌属
E. 奈瑟菌属

69. 假单胞菌属为

A. 微需氧菌　　B. 专性需氧菌

C. 兼性厌氧菌　　D. 专性厌氧菌

E. 需 CO_2 培养

70. 肺炎克雷伯菌的生长特点是

A. 形成细小、圆形凸起菌落　　B. 血平板上无溶血现象

C. 形成相互融合黏液型菌落　　D. 形成粗大、干燥的 R 型菌落

E. 营养要求高，普通培养基上生长不良

71. D 群链球菌的重要特征是

A. 对杆菌肽耐药　　B. 水解尿酸

C. 胆汁七叶苷试验阳性　　D. 对杆菌肽敏感

E. CAMP 试验阳性

72. 革兰阳性菌和革兰阴性菌细胞壁的共同成分是

A. 脂蛋白　　B. 脂多糖

C. 磷壁酸　　D. 肽聚糖

E. 脂质

73. 鼠伤寒沙门菌在 SS 培养基上的生长特点为

A. 生长，无色透明菌落　　B. 生长，黑色菌落中心

C. 部分抑制生长　　D. 生长，红色浑浊菌落

E. 部分抑制生长，无色透明菌落

74. 能产生外毒素的志贺菌是

A. 痢疾志贺菌　　B. 宋内志贺菌

C. 鲍氏志贺菌　　D. 福氏志贺菌

E. 以上都不是

75. 关于外毒素的叙述，下列哪项是错误的

A. 毒性强　　B. 由革兰阳性菌及少数革兰阴性菌产生

C. 抗原性强　　D. 是活菌释放至菌体外的一种蛋白质

E. 性质稳定、耐热

76. 假单胞菌属的特性之一是

A. 在双糖铁培养基上产生硫化氢

B. 不能在麦康凯培养基上生长

C. 无动力

D. 非发酵菌

E. 属无芽孢细菌中抵抗力较低的细菌之一

77. 不同来源的同种细菌称为

A. 菌株
B. 亚种
C. 种
D. 异种
E. 型

78. 在肠杆菌科的细菌鉴定中，如何选用选择性培养基主要取决于

A. 标本类型
B. 患者的症状
C. 标本量的多少
D. 临床要求
E. 实验室的条件

79. 铜绿假单胞菌培养特性为

A. 兼性厌氧
B. 专性需氧
C. 专性厌氧
D. 微需氧
E. 以上都是

80. 引起感染的最常见的不动杆菌是

A. 洛菲不动杆菌
B. 琼氏不动杆菌
C. 溶血不动杆菌
D. 鲍曼不动杆菌
E. 醋酸钙不动杆菌

81. 关于不动杆菌属特征，不正确的是

A. 不能运动
B. 硝酸盐还原阴性
C. 氧化酶阳性
D. 专性需氧
E. 革兰阴性杆菌，菌体多为球杆状

82. 革兰阴性菌特有的成分是

A. 肽聚糖
B. 脂类
C. 膜磷壁酸
D. 外膜
E. 壁磷壁酸

83. 迟缓发酵乳糖的志贺菌是

A. 鲍氏志贺菌
B. 福氏志贺菌
C. 痢疾志贺菌
D. 宋内志贺菌
E. 以上都不是

84. A群链球菌与其他群链球菌的主要鉴别试验是

A. 马尿酸水解试验
B. 杆菌肽敏感试验
C. 血浆凝固酶试验
D. 甘露醇发酵试验
E. 新生霉素敏感试验

85. 在初步鉴别肠道致病菌和非致病菌时具有重要意义的试验是

A. 是否有芽孢
B. 乳糖发酵试验
C. 是否有鞭毛
D. 是否具有菌毛
E. 葡萄糖发酵试验

86. 可用作高压蒸汽灭菌效果检测的细菌

A. 大肠埃希菌
B. 金黄色葡萄球菌
C. 嗜热脂肪芽孢杆菌
D. 黏质沙雷菌
E. 嗜麦芽窄食单胞菌

87. 在下列革兰阴性杆菌中，动力、氧化酶、硝酸盐还原 3 项同时阴性的细菌是

A. 产碱杆菌
B. 军团菌
C. 伤寒沙门菌
D. 不动杆菌
E. 痢疾志贺菌

88. 常出现迁徙生长现象的细菌是

A. 变形杆菌
B. 克雷伯菌
C. 大肠埃希菌
D. 伤寒沙门菌
E. 宋内志贺菌

89. 下列哪种是大多数细菌共有的基本代谢途径，专性厌氧菌产能的唯一途径是

A. ED 途径
B. 发酵
C. HMP 途径
D. 厌氧呼吸
E. 需氧呼吸

90. 以下哪项是金黄色葡萄球菌与表皮葡萄球菌所共有的特点

A. 血浆凝固酶
B. SPA
C. 有核糖核酸酶
D. 甘露醇发酵
E. 产生金黄色色素

91. 关于痢疾志贺菌 I 型产生的志贺毒素的特性，叙述不正确的是

A. 具有神经毒性
B. 单位是毒素的活性部位，能抑制蛋白合成
C. 具有肠毒性
D. 具有细胞毒性
E. 由两个亚单位组成

92. 从临床标本中初次分离时需要二氧化碳环境的是

A. 淋病奈瑟菌
B. 铜绿假单胞菌
C. 大肠埃希菌
D. 金黄色葡萄球菌

E. 产气荚膜梭菌

93. 军团菌的分离培养基是

A. 沙保培养基
B. 罗–琴培养基
C. 血琼脂培养基
D. 麦康凯培养基
E. 半胱氨酸–铁培养基

94. 气相色谱仪鉴定厌氧菌是检测

A. 细菌的酶活性
B. 细菌的核酸
C. 细菌的抗原物质
D. 细菌的化学组成
E. 细菌的代谢产物

95. 目前已知的最强的致泻毒素是

A. 内毒素
B. 不耐热性肠毒素
C. 耐热性肠毒素
D. 气单胞菌不耐热性肠毒素
E. 霍乱肠毒素

96. 有一种革兰阴性杆菌，发酵葡萄糖产酸，25℃有动力，37℃无动力，该试验菌可能为

A. 鼠疫耶尔森菌
B. 小肠结肠炎耶尔森菌
C. 大肠埃希菌
D. 荧光假单胞菌
E. 产单核李斯特菌

97. 下列微生物中具有独特的发育周期的是

A. 立克次体
B. 衣原体
C. 支原体
D. 钩端螺旋体
E. 梅毒螺旋体

98. 用于回归热患者血液涂片检查的染色法是

A. 吉姆萨染色
B. 镀银染色
C. 革兰染色
D. 瑞氏染色
E. 印度墨汁染色

99. 可用作霍乱弧菌的运输保存的培养基是

A. SS 琼脂
B. PV 平板
C. EC 肉汤
D. 碱性蛋白胨水
E. GN 增菌液

100. 鼠疫耶尔森菌在肉汤培养基中生长，其具有诊断意义的生长现象是

A. 絮状沉淀
B. 浑浊生长
C. 颗粒状沉淀
D. 形成菌膜，晃动后呈钟乳石状下沉
E. 形成菌膜，菌液澄清

101. 在4℃条件下生长并且可在普通冰箱贮存的血液中生长繁殖，污染血液，自溶后释放内毒素，导致输血后不可逆性休克的细菌是

A. 斯氏假单胞菌
B. 荧光假单胞菌
C. 恶臭假单胞菌
D. 铜绿假单胞菌
E. 鼻疽假单胞菌

102. 不动杆菌的生物学特征中“三阴”是指

A. DNA 酶阴性，氧化酶试验阴性，动力阴性
B. 动力阴性，硝酸盐还原试验阴性，DNA 酶阴性
C. 氧化酶试验阴性，动力阴性，硝酸盐还原试验阴性
D. 氧化酶试验阴性，硝酸盐还原试验阴性，凝固酶阴性
E. 氧化酶试验阴性，硝酸盐还原试验阴性，DNA 酶阴性

103. 关于恶臭假单胞菌，错误的是

A. 单端丛毛菌，运动活跃
B. 革兰阴性杆菌，氧化酶阴性
C. 专性需氧，42℃不生长，4℃生长不定
D. 为鱼的一种致病菌，常从腐败的鱼中检出
E. 菌落特征与铜绿假单胞菌相似，但只产生荧光素，不产生绿脓素

104. 下列关于钩端螺旋体特征的叙述中，不正确的是

A. 抵抗力强，可在湿土或水中存活数月
B. 电镜观察其最外层由细胞壁构成
C. 用 Fontana 镀银染色法染成棕褐色
D. 制备疫苗时用无蛋白的培养基培养
E. 暗视野显微镜观察形似细小珍珠排列的细链，一端或两端呈钩状

二 A2 型题

1. 患者，男性，36 岁。因尿频、尿急、尿痛到泌尿科就诊。查体：尿道上有脓性分泌物。分泌物革兰染色白细胞内外均查到革兰阴性双球菌，患者最可能的诊断为

A. 加德纳菌性尿道炎
B. 淋病性尿道炎
C. 一般细菌性尿道炎
D. 梅毒性尿道炎
E. 尖锐湿疣性尿道炎

2. 多见于 2~7 岁儿童，发病急，发展快，高热，体温 40℃以上，中毒症状明显且发于病程前 24 小时，中毒症状重而消化道症状不一定重的疾病可诊断为

A. 慢性菌痢迁延型
B. 慢性菌痢

C. 急性菌痢中毒型　　D. 慢性菌痢急性发作型
E. 急性菌痢普通型

3. 患者头痛剧烈，喷射性呕吐，皮肤出血性瘀斑，查脑膜刺激征（+）。培养此病原菌应选用

A. 藤培养基　　B. 巧克力血琼脂培养基
C. 罗氏培养基　　D. 吕氏培养基
E. 鲍-金培养基

4. 患者，男性，30 岁。有尿频、尿急、尿痛等症状，并且尿道口有脓性分泌物，脓性分泌物涂片革兰染色镜检发现大量白细胞，在白细胞内发现革兰阴性双球菌，下列最适合用于经验治疗的抗生素是

A. 青霉素 G　　B. 四环素
C. 阿莫西林　　D. 大观霉素
E. 氨苄西林

5. 患者，男性，因发热入院，怀疑为伤寒，2 次抽血做肥达反应，入院后第 4 天结果如下：H 、O 1∶80，A、B、C 1∶40。入院后第 12 天结果如下：H、O 1∶640，A、B、C 1∶40，应做何种诊断

A. 伤寒　　B. 甲型副伤寒
C. 丙型副伤寒　　D. 非特异性回忆反应
E. 乙型副伤寒

6. 患者因急性高烧休克由家人送入医院就诊，细菌培养革兰染色阳性球菌，无鞭毛，无芽孢，产生 β 溶血，血浆凝固酶阳性，该病原菌为

A. 肺炎链球菌　　B. 粪肠球菌
C. 金黄色葡萄球菌　　D. 脑膜炎奈瑟菌
E. 乙型溶血性链球菌

7. 患者，男性，24 岁。住院 2 周后出现呼吸道感染症状。实验室细菌检查结果为：氧化酶试验、硝酸盐还原试验和动力均为阴性，应考虑引起感染的细菌是

A. 不动杆菌　　B. 黄杆菌
C. 军团菌　　D. 产碱杆菌
E. 嗜麦芽窄食单胞菌

8. 金黄色葡萄球菌感染患者，利用克林霉素治疗 1 周后，突然出现发热、水样腹泻，便中有大量黏液和斑块状假膜，在明确诊断前根据经验采用以下哪种方案

A. 停止现用抗生素，补充体液，纠正电解质，口服甲硝唑
B. 继续现用抗生素，补充体液，纠正电解质，口服万古霉素

C. 继续现用抗生素，补充体液、纠正电解质，口服庆大霉素
D. 停止现用抗生素，补充体液、纠正电解质，静脉滴注亚胺培南
E. 停止现用抗生素，补充体液、纠正电解质，静脉滴注万古霉素

9. 孕妇产前检查时发现有淋菌性子宫颈炎。胎儿娩出后应做的处理是
A. 迅速将婴儿放入无菌隔离室　　B. 给婴儿口服诺氟沙星
C. 给婴儿注射青霉素　　D. 10g/L 硝酸银滴眼
E. 0.01% 氯己啶清洗婴儿皮肤

10. 患者，女性，40 岁。低热盗汗 6 个月，原因待查。做 5UPPD 试验，72 小时后皮肤硬结 45mm × 46mm，下列意见哪项正确
A. PPD 试验无临床意义　　B. 可以明确诊断结核病
C. 复查 1 次 PPD 试验　　D. 有结核病可能，应进一步寻找病变部位
E. 以上均不正确

11. 患者，女性，46 岁，牧民。病死 1 只绵羊，即剥皮后将羊肉放锅内煮后食用，2 天后全身无力，并有紫黑色便血，去医院检查诊断为肠炭疽。试分析感染的最关键原因
A. 肉中芽孢未被杀死　　B. 荚膜
C. 缺乏特异免疫力　　D. 炭疽毒素
E. 经呼吸道感染

12. 腹泻患者粪便培养，可疑菌落镜检革兰阴性杆菌，不分解乳糖，分解葡萄糖产酸不产气，同时产生 H_2S，半固体培养基中扩散生长，该菌可能是
A. 副溶血弧菌　　B. 志贺菌
C. 伤寒沙门菌　　D. 副伤寒沙门菌
E. 致病性大肠埃希菌

13. 有一临床分离菌株，其结果为吲哚（+）、甲基红（+）、V-P（-）、枸橼酸盐（IMViC）（-），在克氏双糖铁琼脂（KIA）上斜面和底层均产酸，该菌株可能为
A. 埃希菌属　　B. 沙门菌属
C. 爱德华菌属　　D. 肠杆菌属
E. 克雷伯菌属

14. 患者突然起病，畏冷、发热，体温在 38℃ 以上，同时出现腹痛、腹泻，每天排便 10 余次。食欲缺乏，恶心、呕吐，可能是
A. 急性菌痢普通型　　B. 慢性菌痢
C. 慢性菌痢迁延型　　D. 急性菌痢中毒型
E. 慢性菌痢急性发作型

15. 患儿突然发热、咽痛、“杨梅舌”，病后第 3 天，耳后颈部出现皮疹，然后发展为全身弥

漫性鲜红皮疹，疹退后有皮屑。咽拭子培养的结果亦支持此病是猩红热。猩红热皮疹产生的原因是

A. 链球菌溶血素的毒性作用
B. 链球菌 DNA 酶的扩散作用
C. 链球菌致热外毒素的毒性作用
D. 透明质酸酶的扩散作用
E. 链球菌链激酶的扩散作用

16. 患者，男性，35岁。午餐后数小时出现头晕、恶心、腹痛、呕吐等症状。呕吐物接种到血液琼脂平皿培养后出现完全溶血环，金黄色菌落。培养滤液给幼猫腹腔注射4小时后出现呕吐，此病可诊断为

A. 金黄色葡萄球菌引起的食物中毒
B. 肠炎沙门菌引起的食物中毒
C. 产气荚膜梭菌引起的食物中毒
D. 肉毒梭菌引起的食物中毒
E. 鼠伤寒沙门菌引起的食物中毒

17. 从患者痰中分离1株细菌，血平板上为灰白色、黏液型菌落，用接种环可拉出长丝。革兰染色为阴性杆菌，氧化酶试验阴性，O/F试验为发酵型，苯丙氨酸脱氨酶试验阴性，动力阴性，此菌最可能是

A. 大肠埃希菌
B. 伤寒沙门菌
C. 肺炎克雷伯菌
D. 痢疾志贺菌
E. 铜绿假单胞菌

18. 患者不规则发热持续半个月，伴有轻度腹泻。检验结果显示血常规基本正常，肥达反应呈进行性异常，最后1次检查其效价分别为O 1∶80，H 1∶160，A 1∶40，B 1∶640。外斐反应 OX_2 1∶80，OX_{19} 1∶80，OX_k 1∶40。应考虑为

A. 伤寒
B. 副伤寒甲
C. 副伤寒乙
D. 斑疹伤寒
E. 副伤寒丙

19. 患儿，6岁。突发高热、剧烈头痛、喷射状呕吐、颈项强直。其脑脊液培养鉴定为脑膜炎奈瑟菌。该种细菌侵入机体繁殖后，因自溶或死亡而释放内毒素，内毒素的主要作用是

A. 菌血症
B. 血小板解聚
C. 细菌素产生
D. 血管坏死和血栓形成，周围血管出血
E. 血液白细胞减少

20. 某校多名学生在食堂进餐后数小时出现恶心、呕吐症状。取剩余食物作细菌培养，培养物呈金黄色、可产生血浆凝固酶、可分解甘露醇。此菌的其他特点是

A. 胆汁溶菌试验阳性
B. 人是其唯一宿主
C. 致病物质有 SPA
D. 不耐低温

E. 可形成双层溶血环

21. 患者，女性，47 岁。脑瘤术后，体质较弱，住院期间出现发热、咳嗽、痰多，对痰液进行细菌培养，发现该细菌用接种环挑呈黏液丝样。引起感染的细菌可能是

A. 大肠埃希菌　　B. 肺炎链球菌
C. 肺炎克雷伯菌　　D. 金黄色葡萄球菌
E. 铜绿假单胞菌

三 A3/A4 型题

（1~2 题共用题干）

患者，女性，38 岁。因 SLE 并发肾衰竭而入院治疗，采用激素冲击疗法，连续应用激素 1 周。患者的肾衰有所缓解，但却出现发热、咳嗽、气喘等呼吸系统症状，听诊肺部有啰音。

1. 若患者咳痰为脓色、黏稠，可能感染的细菌是

A. 金黄色葡萄球菌　　B. 乙型溶血性链球菌
C. 肺炎链球菌　　D. 铜绿假单胞菌
E. 肺炎克雷伯菌

2. 若患者咳痰为铁锈色，可能感染的细菌是

A. 肺炎克雷伯菌　　B. 乙型溶血性链球菌
C. 铜绿假单胞菌　　D. 肺炎链球菌
E. 金黄色葡萄球菌

（3~5 题共用题干）

患儿，男，10 个月。呕吐，其他胃肠症状不明显，肌肉麻痹。怀疑为肉毒中毒。

3. 引起肉毒中毒的细菌是

A. 病毒　　B. 大肠埃希菌
C. 艰难梭菌　　D. 肉毒梭菌
E. 产气荚膜梭菌

4. 肉毒中毒最有意义的试验是

A. 找出细菌的来源　　B. 证实其是何种细菌
C. 找出杀死细菌的药物　　D. 证实细菌是否产生毒素
E. 证实患者是否有其他疾病

5. 处置肉毒中毒的关键环节是

A. 迅速给患者补液　　B. 迅速隔离患者

C. 迅速给予镇定药物
D. 迅速给予抗菌药物
E. 迅速注射 A、B、C 3 型多价抗毒素

（6~9 题共用题干）

患者，男性，36 岁。有肺结核病史，现持续性膀胱炎，经一般抗菌药物治疗后症状不缓解，怀疑为肾结核。

6. 结核分枝杆菌培养最常用的固体培养基是
A. SS 培养
B. 中国蓝培养基
C. 巧克力琼脂
D. 改良罗氏培养基
E. MAC 培养基

7. 最常引起人类肾结核的分枝杆菌是
A. 海分枝杆菌
B. 龟分枝杆菌
C. 鸟分枝杆菌
D. 结核分枝杆菌
E. 牛型分枝杆菌

8. 治疗结核的一线药物包括
A. 异烟肼、氯霉素
B. 异烟肼、青霉素
C. 利福平、氯霉素
D. 利福平、青霉素
E. 利福平、异烟肼、乙胺丁醇、链霉素

9. 诊断分枝杆菌常用的染色方法是
A. 奈瑟染色
B. 革兰染色
C. 萋-尼抗酸染色
D. 稀释复红单染色法
E. 亚甲蓝染色法

（10~12 题共用题干）

患者，男性，70 岁。长期口服克林霉素，诱发假膜性肠炎，诊断为难辨梭菌感染。

10. 难辨梭菌的生物学特征是
A. 革兰阳性粗大杆菌、有鞭毛、无芽孢
B. 革兰阳性粗大杆菌、无鞭毛、无芽孢
C. 革兰阳性粗大杆菌、无鞭毛、有芽孢
D. 革兰阳性粗大杆菌、有鞭毛、有芽孢
E. 革兰阴性粗大杆菌、有鞭毛、有芽孢

11. 难辨梭菌感染患者的粪便特征是
A. 豆花汤样便
B. 黄色稀便

C. 黄色成形便　　D. 水样，有斑片状假膜

E. 成形且带有血丝样便

12. 难辨梭菌产生的毒素是

A. 毒素 A 为肠毒素，毒素 B 为细胞毒素

B. 产生毒素 A 为细胞毒素，毒素 B 为肠毒素

C. 毒素 A

D. 毒素 B

E. 毒素 C

（13~16 题共用题干）

患者有不洁性交史、1 个月后因外生殖器出现丘疹状硬结就诊，查体发现其硬结呈圆形，基底清晰，边缘隆起，质硬，有无痛性溃疡。初步怀疑为梅毒螺旋体感染。

13. 如果是梅毒螺旋体感染，则患者的临床症状应是

A. 一期梅毒　　B. 二期梅毒

C. 神经梅毒　　D. 心血管梅毒

E. 潜伏性梅毒

14. 作直接显微镜检查最适宜的标本是

A. 下疳分泌物　　B. 皮疹渗出液

C. 血浆　　D. 血清

E. 淋巴结穿刺液

15. 在暗视野显微镜下观察，不属于梅毒螺旋体的运动方式的是

A. 屈伸　　B. 滚动

C. 移行　　D. 穿梭

E. 旋转

16. 属于梅毒确证试验的梅毒血清学方法是

A. USR　　B. RPR

C. VDRL　　D. TRUST

E. MHA-TP

（17~24 题共用题干）

患者，女性，36 岁。胃痛，食欲缺乏。胃镜检查发现胃部溃疡，怀疑为幽门螺杆菌感染引起的溃疡。

17. 快速诊断应做

A. 脲酶试验　　B. 触酶试验

C. 凝固酶试验　　D. 氧化酶试验

E. DNA 酶试验

18. 要确诊病原菌，微生物检查所用标本应该是

A. 大便　　B. 胃黏膜

C. 胃液　　D. 肠液

E. 患者食入的食物

19. 镜检时，幽门螺杆菌的菌体形态应该是

A. 革兰阴性球杆菌

B. 革兰阳性短杆菌

C. 革兰阴性短杆菌

D. 革兰阳性弯曲杆菌，呈弧形、S 形或螺旋状

E. 革兰阴性弯曲杆菌，呈弧形、S 形或螺旋状

20. 分离培养时，幽门螺杆菌的培养环境要求是

A. 无氧，高湿度　　B. 无氧，低湿度

C. 微需氧，低湿度　　D. 微需氧，高湿度

E. 专性需氧，高或低湿度

21. 初次分离幽门螺杆菌，需培养的时间是

A. 1~2 天　　B. 2~3 天

C. 3~4 天　　D. 4~6 天

E. 1~2 周

22. 幽门螺杆菌的生长温度是

A. 16℃　　B. 25℃

C. 37℃　　D. 40℃

E. 43℃

23. 幽门螺杆菌是

A. 非自身免疫性慢性食管炎的病原菌

B. 非自身免疫性慢性胃炎的病原菌

C. 非自身免疫性慢性结肠癌的病原菌

D. 非自身免疫性慢性直肠癌的病原菌

E. 非自身免疫性慢性结肠炎的病原菌

24. 幽门螺杆菌的抵抗力是

A. 对热和干燥都不敏感

B. 对热敏感，对干燥不敏感

C. 对干燥敏感，对热不敏感

D. 对热、干燥敏感，空气中放置3小时即死亡
E. 空气中放置24小时仍可存活

(25~27题共用题干)

新生儿，3天。发热，血细菌培养阳性。该细菌的生物学性状是：37℃培养24小时生长良好，在血琼脂平板上形成狭窄β溶血环，在半固体培养基上呈倒伞形生长。怀疑为新生儿产单核李斯特菌感染。

25. 产单核李斯特菌属于
A. 革兰阳性粗大杆菌　　B. 革兰阳性有芽孢杆菌
C. 革兰阳性短小杆菌　　D. 革兰阴性无芽孢杆菌
E. 革兰阴性粗大杆菌

26. 产单核李斯特菌的血清型有
A. 2种　　B. 4种
C. 6种　　D. 8种
E. 10种

27. 通常治疗产单核李斯特菌感染的首选药物是
A. 青霉素　　B. 四环素
C. 氨苄西林　　D. 链霉素
E. 氯霉素

(28~29题共用题干)

患者，男性，57岁。因糖尿病并发酮症酸中毒入院治疗，5天后因皮肤感染而引起败血症。

28. 最可能引起败血症的细菌是
A. MRSA　　B. ORSA
C. 金黄色葡萄球菌　　D. 肺炎链球菌
E. 腐生葡萄球菌

29. 首选药物是
A. 链霉素　　B. 红霉素
C. 青霉素　　D. 万古霉素
E. 舒普深

(30~31题共用题干)

患者，女性，30岁。尿频、尿急、尿痛3天。尿检：白细胞6~10个/HP，偶见白细胞

管型。查体：38.5℃，肾区叩痛，双下肢无水肿。

30. 最可能的诊断为

A. 急性膀胱炎　　B. 急性肾盂肾炎
C. 慢性肾炎　　D. 肾病综合征
E. 急性肾小球肾炎

31. 在常规药敏试验中，下列细菌及其所选抗菌药物组合错误的是

A. 葡萄球菌和青霉素　　B. 肠杆菌和三代头孢
C. 肠球菌和万古霉素　　D. 葡萄球菌和呋喃妥因
E. 肺炎链球菌和红霉素

（32~33 题共用题干）

患儿，男，5 岁。突发咳嗽、发热。胸部 X 线检查发现单侧肺部有散在阴影，怀疑为衣原体肺炎。

32. 下列进一步确诊的最佳方案是

A. PCR 检查肺炎衣原体特异性核酸
B. 细胞培养分离衣原体
C. ELISA 检查肺炎衣原体特异性抗体
D. 鸡胚接种分离肺炎衣原体
E. A + C

33. 首选的药物为

A. 磺胺　　B. 头孢菌素
C. 氨苄西林　　D. 多西环素
E. 链霉素

（34~36 题共用题干）

患者，男性，65 岁。患淋巴细胞性白血病，1 周前出现呼吸道感染症状。经实验室检查，鉴定为产碱杆菌感染。

34. 产碱杆菌属于

A. 革兰阳性发酵菌　　B. 革兰阴性非发酵菌
C. 革兰阳性非发酵菌　　D. 革兰阴性发酵菌
E. 革兰阳性芽孢菌

35. 产碱杆菌的培养特性是

A. 在含有蛋白胨的肉汤中产氨，培养基 pH 升高
B. 在含有蛋白胨的肉汤中产氨，培养基 pH 降低

C. 在含有蛋白胨的肉汤中产氢，培养基 pH 升高

D. 在含有蛋白胨的肉汤中产氢，培养基 pH 降低

E. 在含有蛋白胨的肉汤中产氨，培养基 pH 无变化

36. 产碱杆菌的临床意义是

A. 人体是其唯一寄生场所　B. 组织缺氧时，产碱杆菌生长较快

C. 产碱杆菌是机会致病菌　D. 不易引起医院感染

E. 一般情况下，产碱杆菌不属于人体正常菌群的一部分

(37~38 题共用题干)

患者，女性，35 岁。因下腹疼痛 3 天就诊。自述 1 周前曾在当地卫生院行经阴道手术。妇科检查：阴道大量黄色分泌物，经阴道后穹隆穿刺出 20ml 血性、恶臭的脓性液，厌氧培养结果为革兰阴性杆菌。

37. 导致化脓性感染的病原体可能是

A. 痤疮丙酸杆菌　B. 铜绿假单胞菌

C. 大肠埃希菌　D. 脆弱类拟杆菌

E. 不解糖紫单胞菌

38. 有关该菌生物学特征描述正确的是

A. 革兰阴性杆菌染色不均，具多形性　B. 胆盐可抑制其生长

C. 不发酵葡萄糖　D. 不耐胆盐

E. 不能分解胆汁七叶苷

(39~40 题共用题干)

患者，女性。发热、咳嗽、咳铁锈色痰 3 天。查体：T 39.1℃。胸部 X 线示左肺上叶有大片阴影，左肋膈角变钝。实验室检查：WBC 17×10^9/L，RBC 4.1×10^{12}/L，Hb 120g/L，PLT 100×10^9/L。诊断大叶性肺炎。

39. 患者最有可能感染的致病菌是

A. 肺炎链球菌　B. 铜绿假单胞菌

C. 肺炎支原体　D. 嗜肺军团菌

E. 结核分枝杆菌

40. 有助于早期确诊的检查是

A. 血培养　B. 痰涂片

C. 病史　D. 胸部 X 线

E. 肺部听诊

(41~42题共用题干)

某学校，中午在食堂就餐的大部分同学发生呕吐，腹痛，腹泻。卫生部门对该食堂就餐环境及餐具进行调查后发现无异常，仅见厨师手背有化脓性感染病灶。

41. 导致此次食物中毒最可能的致病菌是

A. 大肠埃希菌
B. 猪霍乱弧菌
C. 金黄色葡萄球菌
D. 乙型溶血性链球菌
E. 铜绿假单胞菌

42. 金黄色葡萄球菌的鉴定主要依赖于

A. 血浆凝固酶试验
B. IMViC 试验
C. 杆菌肽试验
D. 血清凝集试验
E. 氧化发酵试验

(43~44题共用题干)

患者，女性，45岁。3天前突发高热、寒战、腰痛，并有尿频、尿急及尿痛。查体：T 39℃，右季肋区压痛及叩击痛。尿检：外观浑浊，RBC 8个/HP，WBC 30个/HP。临床诊断为急性肾盂肾炎。

43. 此病最常见的致病菌为

A. 大肠埃希菌
B. 真菌
C. 铜绿假单胞菌
D. 产碱杆菌属
E. 金黄色葡萄球菌

44. 对该菌所致尿路感染具有诊断意义的菌落计数为

A. $>10^3$ cfu/ml
B. $>10^4$ cfu/ml
C. 10^4~10^5 cfu/ml
D. $<10^5$ cfu/ml
E. $>10^5$ cfu/ml

(45~46题共用题干)

患者，男性，20岁。饮用不洁河水后1天突发剧烈腹泻，继而呕吐，吐泻物呈“米泔水”样，无腹痛。查体：T 36.8℃，BP 95/70mmHg，腹部无压痛，心肺无异常。

45. 最有可能的病原菌是

A. 痢疾志贺菌
B. 轮状病毒
C. 副溶血弧菌
D. 霍乱弧菌
E. 金黄色葡萄球菌

46. 该病原菌的致腹泻机制是

A. 直接侵入肠黏膜内增殖，引起肠炎

B. 肠毒素激活肠黏膜上皮细胞内 cAMP 酶，使 cAMP 大量增加，快速向细胞外分泌水和电解质

C. 肠毒素激活肠黏膜上皮细胞内 cGMP 酶，使 cGMP 大量增加，快速向细胞外分泌水和电解质

D. 肠毒素作用肠黏膜使毛细血管通透性增高，肠液分泌亢进

E. 质粒介导集聚性黏附上皮细胞，阻断液体吸收

(47~49 题共用题干)

患者，男性。有不洁性交史，1 个月后外生殖器出现丘疹状硬结而就诊。查体见其硬结呈圆形，基底清楚，边缘隆起，质硬，有无痛性溃疡。初步怀疑为梅毒螺旋体感染。

47. 如果是梅毒螺旋体感染，则患者的临床症状应属于

A. 一期梅毒　　B. 二期梅毒

C. 神经梅毒　　D. 心血管梅毒

E. 潜伏性梅毒

48. 如果取患者硬结的分泌物做涂片检查，最佳检查方法为

A. 革兰染色镜检　　B. 暗视野显微镜检查

C. 电镜检查　　D. 相差显微镜检查

E. 不染色显微镜检查

49. 下列梅毒血清学方法中，属于密螺旋体抗原试验的是

A. USR　　B. RPR

C. VDRL　　D. ART

E. MHA-TP

(50~51 题共用题干)

患者有丛林生活史，突发高热，伴剧烈头痛、全身酸痛、食欲缺乏、表情淡漠。查体：全身红色丘疹、水疱，腋窝可见 5mm 大小椭圆形黑色焦痂。用变形杆菌 OX_k 株作抗原与患者血清进行定量凝集试验，抗体效价为 1:320。

50. 患者可能是由何种病原体引起的疾病

A. 恙虫病立克次体　　B. 森林脑炎病毒

C. 普氏立克次体　　D. 斑疹伤寒立克次体

E. Q 热柯克斯体

51. 该病的传播媒介是

A. 蚊　　B. 蜱

C. 鼠蚤　　D. 螨

E. 人虱

（52~53 题共用题干）

患者，男性，18 岁，农民。突起畏寒、高热、头痛、全身酸痛 3 天入院。查体：T 39.5℃，P 110 次/分，神志欠清，结膜充血，颈有抵抗感，左侧腹股沟可扪及直径 1.5cm 的淋巴结，双腓肠肌压痛特别明显，克氏征（+），巴宾斯基征（-）。血常规：白细胞 13×10^9/L，中性粒细胞 0.78，淋巴细胞 0.22。脑脊液：压力增高，蛋白 0.6g/L，白细胞 300×10^6/L，以淋巴细胞为主。

52. 该患者最可能的临床诊断是
A. 流行性脑脊髓膜炎
B. 中毒性菌痢
C. 钩体病
D. 流行性乙型脑炎
E. 结核性脑膜炎

53. 若诊断成立，该病潜伏期为
A. 2~3 天
B. 4~6 天
C. 7~14 天
D. 15~20 天
E. 21~25 天

四 B 型题

（1~4 题共用备选答案）

A. 七叶苷胆汁平板
B. 卡那-万古霉素冻溶血琼脂平板
C. CCFA
D. 卵黄平板
E. Skirrow

1. 脆弱类杆菌选择鉴别培养基
2. 产黑色素普雷沃菌常用的选择性培养基
3. 产气荚膜梭菌鉴别培养基
4. 艰难梭菌选择培养基

（5~8 题共用备选答案）

A. 霍乱红试验
B. 多黏菌素 B 敏感试验
C. 耐盐试验
D. 氧化酶试验
E. 黏丝试验

5. 气单胞菌属的鉴别常用
6. 用于鉴别古典生物型和 Eltor 生物型的试验是
7. 霍乱弧菌与 0.5% 去氧胆碱钠相互作用的试验是

8. 志贺菌属和邻单胞菌属的鉴别常用

(9~12 题共用备选答案)

A. 碱性蛋白胨水　　B. GN 肉汤
C. 1% 氯化钠蛋白胨水　　D. 胆汁葡萄糖肉汤
E. PBS

9. 副溶血性弧菌增菌培养时选用
10. 志贺菌属增菌培养时选用
11. 沙门菌属的血液标本增菌选用
12. 霍乱弧菌增菌培养时选用

(13~15 题共用备选答案)

A. 破伤风梭菌　　B. 产气荚膜梭菌
C. 肉毒梭菌　　D. 艰难梭菌
E. 白喉棒状杆菌

13. 芽孢大于菌体，位于菌体顶端，使细菌呈鼓槌状的是
14. 芽孢大于菌体，位于菌体次极端，细菌呈汤匙状或网球拍状
15. 芽孢不大于菌体，位于菌体中央或次极端

(16~19 题共用备选答案)

A. 发酵葡萄糖　　B. 分解精氨酸
C. 分解尿素　　D. 既能利用葡萄糖，又能利用精氨酸
E. 葡萄糖/精氨酸/尿素都能利用

16. 肺炎支原体
17. 生殖器支原体
18. 解脲脲原体
19. 人型支原体

(20~23 题共用备选答案)

A. β-内酯胺酶产生　　B. 氨基糖苷类钝化酶产生
C. 核蛋白体靶位改变　　D. DHPS 改变
E. DNA 螺旋酶改变

20. 铜绿假单胞菌对氧氟沙星产生耐药，其主要机制为
21. 淋病奈瑟菌对青霉素产生耐药，其主要机制为

22. 肺炎链球菌对红霉素产生耐药，其主要机制为
23. 肠球菌对庆大霉素产生耐药，其主要机制为

（24～25题共用备选答案）

A. 产生β-内酰胺酶
B. PBP改变
C. 药物泵出作用
D. 产生钝化酶
E. 产生ESBL

24. 葡萄球菌对青霉素耐药的主要机制为
25. 肺炎链球菌耐青霉素的主要机制为

五 X型题

1. 下列属于神经毒素的有
A. 炭疽毒素
B. 破伤风痉挛毒素
C. 产气荚膜梭菌α毒素
D. 霍乱毒素
E. 肉毒毒素

2. 能经性接触传播的病原体是
A. 梅毒螺旋体
B. 解脲脲原体
C. 沙眼衣原体
D. 普氏立克次体
E. 白假丝酵母菌

3. 奈瑟菌属中对人不致病的细菌是
A. 金黄奈瑟菌
B. 脑膜炎奈瑟菌
C. 干燥奈瑟菌
D. 淋病奈瑟菌
E. 黏膜奈瑟菌

4. 钩端螺旋体感染的特点为
A. 症状及病程变化大
B. 发病有地区性和季节性
C. 螺旋体可在肾小管内长期存在
D. 出现的抗体仅有特异性
E. 发病无地区性和季节性

5. 结核菌素试验阳性说明
A. 曾经接种过卡介苗
B. 有活动结核
C. 机体体液免疫功能正常
D. 已感染过结核分枝杆菌
E. 机体细胞免疫功能正常

6. 下列不是主要通过消化道传播的是
A. 淋病奈瑟菌
B. 百日咳鲍特菌

C. 伤寒沙门菌　　D. 痢疾志贺菌
E. 斑疹伤寒立克次体

7. 弯曲菌的微生物学检查包括
A. 鉴定　　B. 抗酸染色
C. 革兰染色　　D. 分离培养
E. 直接涂片

8. 与幽门螺杆菌有关的疾病是
A. 胃癌　　B. 痢疾
C. 十二指肠溃疡　　D. 胃炎
E. 伤寒

9. 关于副溶血性弧菌的致病性，叙述正确的是
A. 常因食人未煮熟的海产品而感染
B. 病后可获得牢固免疫力
C. 主要致病物质是耐热溶血毒素
D. 潜伏期 5~72 小时
E. 主要症状为腹痛、腹泻、呕吐、发热等

10. 弯曲菌的形态染色特点是
A. 菌体为细长、螺旋形　　B. 革兰阳性
C. 菌体为栅栏状排列　　D. 大多为单鞭毛
E. 菌体为竹节状排列

11. 关于霍乱弧菌，叙述正确的是
A. O1 群有古典生物型和 E1-Tor 生物型之分
B. 营养要求不高，在普通营养琼脂上生长良好
C. 感染途径主要是通过污染的水源或食物经口摄入
D. 部分对庆大霉素敏感
E. 多黏菌素 B 敏感试验可用于古典生物型和 E1-Tor 生物型的鉴别

12. 钩体病患者的临床常见类型是
A. 流感伤寒型　　B. 肺出血型
C. 黄疸出血型　　D. 脑膜脑炎型
E. 肾衰竭型

13. 葡萄球菌感染中存在的主要问题是
A. 对常用抗生素易产生耐药性
B. 营养要求高，细菌很难分离培养

C. 感染易于扩散

D. 抗体对葡萄球菌感染不起保护作用

E. 带菌率高，易引起医院内交叉感染

14. 对酸敏感的细菌有

A. 霍乱弧菌
B. 副溶血弧菌
C. 幽门螺杆菌
D. 大肠埃希菌
E. 痢疾志贺菌

15. 关于霍乱的叙述，正确的是

A. 传播途径主要是通过污染的水源或食物经口摄入

B. 为人畜共患病

C. 细菌入侵肠上皮细胞和肠腺而损伤肠壁

D. 致病是通过肠毒素作用于小肠上皮细胞受体引起剧烈腹泻和腹痛

E. 只需少量细菌即可使人感染发病

16. 能区别甲型溶血性链球菌与肺炎链球菌的试验是

A. 菊糖发酵试验
B. ASO 试验
C. Optochin 试验
D. 胆汁溶菌试验
E. 荚膜肿胀试验

17. 恶臭假单胞菌与铜绿假单胞菌的区别主要在于

A. 色素产生不同
B. 氧化酶
C. 可生长温度不同
D. 营养要求不同
E. 糖氧化发酵试验

18. 衣原体感染的传播方式主要有

A. 垂直传播
B. 性接触传播
C. 呼吸道传播
D. 直接接触传播
E. 粪-口途径传播

19. 立克次体的共同特点是

A. 立克次体病多数是自然疫源性疾病

B. 大小介于细菌与病毒之间

C. 兼性细胞内寄生

D. 能在血琼脂上生长

E. 立克次体病呈全球性分布

20. 细菌的带电现象与下列哪些有关

A. 抑菌作用
B. 凝集反应

C. 染色反应
D. 杀菌作用
E. 沉淀反应

21. 可疑痢疾患者做粪便细菌培养时应注意
A. 避免被尿液污染
B. 采样后立即送检
C. 采取带脓血或黏液的粪便
D. 若不能及时送检，应将标本保存在30%甘油缓冲液中
E. 应立即涂片做革兰染色

22. 罗-琴培养基用于培养结核分枝杆菌的作用有
A. 营养作用
B. 鉴别作用
C. 选择作用
D. 有利于长期培养
E. 含脂质生长因子，能刺激生长

23. 关于肺炎链球菌，叙述正确的是
A. 致病性强
B. 能形成荚膜
C. 人体的正常菌群
D. 间质性肺炎的病原体
E. 大叶性肺炎的病原体

24. 培养基的质量控制应包括
A. 配制好的培养基随机抽取5%~10%的量做无菌试验
B. MH平板的厚度应为4mm，其他平板厚度一般为3mm
C. 配制好的培养基pH应与规定的pH相差±0.2以内
D. 均应用已知性质的标准菌株进行预测，合格者方可使用
E. 一般平板培养基2~8℃可贮存1~2周，兔血平板至多保存1周

25. 温度敏感突变株具有的特征是
A. 在28~35℃时可增殖
B. 在37~40℃时不能复制
C. 可人工诱导产生
D. 不能通过人工诱导产生
E. 具有容易检测与识别的生物学特性

26. 属于血清凝集反应的有
A. Elek试验
B. Widal试验
C. 抗“O”试验
D. Ascolis试验
E. Weil-Felix反应

27. 衣原体与病毒的相同点是
A. 能通过细菌滤器
B. 以复制方式繁殖
C. 对抗生素不敏感
D. 严格的细胞内寄生

E. 没有肽聚糖

28. 对支原体敏感的抗生素是

A. 青霉素
B. 链霉素
C. 第三代头孢菌素
D. 多西环素
E. 头孢菌素类抗生素

29. 实验室分离培养病毒的方法有

A. 接种营养培养基
B. 细胞培养
C. 鸡胚接种
D. Korthof 培养基
E. 动物实验

30. 金黄色葡萄球菌可引起

A. 化脓性炎症
B. 食物中毒
C. 败血症
D. 假膜性肠炎
E. 猩红热

31. 大多数支原体的生长需人或动物血清，血清可提供

A. 长链脂肪酸
B. 胆固醇
C. 生长促进因子
D. 糖
E. 必需氨基酸

六 案例分析题

（1~8 题共用题干）

患者，男性，65 岁。患支气管炎 10 余年，近日因咳嗽半个月就诊。

1. 对痰的细菌学检测结果进行解释时，以下哪些观点正确

A. 肺炎链球菌和流感嗜血杆菌是主要的病原菌
B. 检出的细菌即可认为是病原菌
C. 优势生长的阴性杆菌可能为病原菌
D. 优势生长的白念珠菌可能是痰标本的病原菌
E. 应根据正常菌群的构成和比例综合分析

2. 关于革兰染色方法，以下说法正确的是

A. 首先用结晶紫初染
B. 最后为稀释石炭酸复红复染
C. 75% 酒精脱色为第三步
D. 卢戈碘液媒染为第二步
E. 以上均正确

3. 关于细菌 L 型以下说法正确的是

A. 细菌 L 型是细胞壁缺陷型细菌
B. L 型的检查意义不大

C. 细菌 L 型典型的菌落为油煎蛋样　　D. 细菌 L 型的菌落与母菌相同
E. L 型的检查可采用特殊培养基进行

4. 关于细菌 L 型，以下叙述哪些正确
A. 革兰阳性菌细胞壁缺失，呈球形，称原生质体
B. 最早由法国 Lister 研究院发现
C. 细菌 L 型大小不一，形态各异，染色不易着色
D. 革兰阴性菌形成对低渗环境具有一定抵抗力的圆球体，称原生质球
E. 只有部分细菌发现有细菌 L 型的变异型存在

5. 微生物学中常用免疫检测技术包括有哪些
A. 凝集反应　　B. 沉淀反应
C. 酶免疫测定　　D. 免疫荧光技术
E. 补体结合试验

6. 以下哪些因素构成机体对细菌的基本抵抗力
A. 胎盘屏障　　B. 血脑屏障
C. 完整的皮肤黏膜　　D. 体液中的溶菌酶及酸性成分
E. 吞噬细胞及细胞因子

7. 原核生物界包括
A. 细菌　　B. 螺旋体
C. 放线菌　　D. 衣原体
E. 真菌

参考答案与解析

一、A1 型题

1. B【解析】甲型溶血性链球菌菌落呈灰色针尖状，菌落周围有 1~2mm 宽的草绿色溶血环，故又称草绿色链球菌。

2. B【解析】链球菌产生的侵袭性酶有透明质酸酶、链激酶和链道酶（streptodornase）等。

3. B【解析】败血症是由致病菌侵入血液循环并在其中生长繁殖，产生毒素而引起的全身性感染，易在人体抵抗力降低的情况下发生。

4. C【解析】金黄色葡萄球菌细胞壁成分中的 A 蛋白（SPA）能与人及多种哺乳动物血清中的 IgG 类抗体的 Fc 段非特异结合。

5. A【解析】除了金黄色葡萄球菌，可产生肠毒素的细菌还包括：大肠埃希菌、产气荚膜梭菌、艰难梭菌、脆弱类杆菌等。沙门菌部分菌型也可产生。

6. E【解析】溶藻弧菌是弧菌属细菌中耐盐性最强的致病菌，70% 的菌株可在 NaCl 浓度高达 10% 的条件下生长。

7. E【解析】嗜肺军团菌可水解马尿酸，可与其他军团菌相鉴别。

8. E【解析】假单胞菌耐药的产生机制与细菌具有能量依赖性的主动外排系统有关，也可能同时存在其他耐药机制。

9. C【解析】热原质（pyrogen）即菌体中的脂多糖，大多是革兰阴性菌产生的。注入人或动物体内能引起发热反应，故名热原质。热原质耐高热，高压蒸汽灭菌（121℃ 20 分钟）不能使其破坏，加热（180℃ 4 小时；250℃ 45 分钟；650℃ 1 分钟）才使热原质失去作用。热原质可通过一般细菌滤器，但没有挥发性，所以，除去热原质最好的方法是蒸馏。

10. B【解析】一般革兰阳性菌的渗透压高达 20~25 个大气压，革兰阴性菌为 5~6 个大气压。

11. B【解析】嗜肺军团菌的生存力较强，在蒸馏水中可存活 100 以上，在下水道污水中可存活 1 年。对热和常用化学消毒剂敏感，1% 来苏水处理数分钟即可杀死。对氯作用的抵抗力比肠道杆菌强，在 21℃时水中含 0. 1mg/L 游离氯，杀死 90% 嗜肺军团菌需 40 分钟，而杀死大肠埃希菌则不到 1 分钟。

12. C【解析】假单胞菌属中除了曼多辛假单胞菌，都可以产生水溶性的色素，铜绿假单胞菌产生绿脓素，斯氏假单胞菌产生黄色色素，荧光假单胞菌产生荧光素，恶臭假单胞菌可产生荧光素。

13. B【解析】研究结核分枝杆菌常用的动物是豚鼠。

14. D【解析】破伤风梭菌对人的致病因素主要是它产生的外毒素。细菌不入血，但在感染组织内繁殖并产生毒素，其毒素人血引起相应的临床表现，本菌产生的毒素对中枢神经系统有特殊的亲和力。

15. E【解析】鲍曼不动杆菌具有复杂的抗原构造，包括菌体抗原以及荚膜抗原，根据抗原的不同可以将鲍曼不动杆菌分为 34 个血清型。

16. A【解析】细菌体内由于含有高浓度的营养物质和无机盐，其渗透压极高，革兰阳性菌渗透压高达 20~25 个大气压，革兰阴性菌也有 5~6 个大气压。

17. C【解析】斯氏假单胞菌：革兰阴性杆菌，单根鞭毛，运动活泼。最适生长温度为 35℃，4℃不生长，90% 菌株 42℃可生长，可在 6. 5% 高盐培养基上生长。新分离菌株在琼脂培养基上形成粗糙有皱纹的菌落，菌落能黏附或凹陷琼脂，呈浅黄色至棕色，很难菌落，常需整个菌落从琼脂挖出才能移动，也很难配制呈混悬液，因此自动化的细菌鉴定和药敏系统很难正确鉴定和进行药敏试验。

18. D【解析】肠球菌属于机会致病菌。

19. B【解析】莫拉菌球杆菌属 DNA 酶试验阴性，布兰汉又称卡他莫拉菌，球菌成双或肾形排列，DNA 酶试验阳性。

20. B【解析】嗜肺军团菌为专性需氧菌，在 2.5%~5.0% 的二氧化碳环境中生长良好；当温度在 25~43℃时繁殖，最适宜生长温度为 35℃；最适宜生长 pH 为 6.7~7.0。

21. C【解析】链球菌、肺炎链球菌适用血液琼脂斜面保存法，保存条件和时间：4℃冰箱中保存，链球菌须半个月至 1 个月移种一次，肺炎链球菌的新分离菌株须 2~4 天移种一次，以后逐渐延长移种时间，在适应后可延至半个月移种一次。

22. D【解析】金色杆菌属不产生色素，而假单胞菌属一般都产生水溶性色素。

23. C【解析】肠杆菌科细菌的抗原成分：①菌体（O）抗原是细菌细胞壁的成分，化学成分是脂多糖。②鞭毛（H）抗原是不耐热的蛋白质抗原，由鞭毛蛋白多肽链上氨基酸序列和空间构型决定鞭毛抗原的特异性。O 抗原和 H 抗原是肠杆菌科血清学分群和分型的依据。表面抗原存在时可阻断 O 抗原与相应抗体之间的反应，加热处理能消除表面抗原的阻断作用。③表面抗原是包绕在 O 抗原外侧的不耐热的多糖抗原，由黏液或荚膜的结构决定表面抗原的特异性。表面抗原在不同菌属中有不同的名称，如大肠埃希菌的 K 抗原，伤寒沙门菌的 Vi 抗原和志贺菌的 B 抗原。

24. A【解析】制备培养结核分枝杆菌的罗-琴培养基时应选用间歇灭菌法。

25. E【解析】炭疽芽孢杆菌俗称炭疽杆菌，是动物和人类炭疽病的病原菌，属芽孢杆菌属。炭疽芽孢杆菌的培养特性：需氧或兼性厌氧，最适生长温度为 30~35℃，在普通琼脂培养基上培养 24h，形成灰白色粗糙型菌落，边缘不整齐，如同卷发状。在血琼脂平板上不溶血。在肉汤培养基中由于形成长链而呈絮状沉淀生长。

26. B【解析】斯氏假单胞菌在 6.5% 高盐培养基中可生长。

27. D【解析】恙虫病立克次体分离用小鼠接种法和 L929 细胞培养法。

28. D【解析】结核分枝杆菌生长缓慢，最快的分裂速度为 18 小时一代，在固体培养基上，一般需要 2~6 周才能生长出菌落。

29. C【解析】对铜绿假单胞菌的分型方法：噬菌体分型、血清学分型、质粒图谱分型、脉冲场凝胶电泳分析。

30. C【解析】葡萄球菌 A 蛋白（SPA）存在于菌细胞壁的一种表面蛋白，位于菌体表面，与胞壁的粘肽相结合。

31. C【解析】革兰阳性菌等电点为 pH 2~3，革兰阴性菌等电点为 pH 4~5。

32. A【解析】霍乱弧菌有耐热的 O 抗原和不耐热的 H 抗原。H 抗原无特异性。根据 O 抗原的不同，现已有 155 个血清群，其中 O1 群和 O139 群引起霍乱，其余的血清群分布于地面水中，可引起人类胃肠炎等疾病，但从未引起霍乱的流行。

33. C【解析】乙型溶血性链球菌肺炎的治疗以青霉素 G 为首选，轻症可肌内注射、重症者静脉滴注。

34. B【解析】外斐反应：用与立克次体有共同菌体抗原的变形杆菌 OX_{19}、OX_2、OX_k 进行非特异性凝集反应，检测患者血清中有无立克次体抗体。

35. B【解析】非典型性肺炎是由 SARS 病毒引起的，包括青霉素在内的抗生素只对细菌有作用，对病毒无效。

36. D【解析】热触酶试验对区别结核分枝杆菌与非结核分枝杆菌有重要意义。

37. D【解析】肉毒中毒症状和其他细菌性食物中毒有明显不同，主要表现为神经症状。

38. C【解析】大多数细菌有着完整的代谢途径，他们可以自身利用外界有机物和营养养活自己。而立克次体就不是，立克次体也有着完整的细胞，但是它缺乏很多酶系，不能利用葡萄糖直接为自体功能。只能利用谷氨酸和谷氨酰胺代谢为自身供能。所以这类生物只能营寄生生存，不能用普通的添加营养的培养基来培养。

39. C【解析】葡萄球菌 A 蛋白是存在于葡萄球菌细胞壁的一种表面蛋白。

40. D【解析】卡介苗（BCG）是目前世界上许多国家（包括我国）批准应用于预防人体感染结核分枝杆菌（MTB）发病的唯一的结核疫苗。

41. C【解析】包涵体系指在易感细胞内含繁殖的始体和子代原体的空泡。由于发育时期不同，包涵体的形态和大小都有差别。成熟的包涵体含大量的原体。

42. B【解析】金黄葡萄球菌是人类化脓感染中最常见的病原菌，可引起局部化脓感染，也可引起肺炎、伪膜性肠炎、心包炎等，甚至引起败血症、脓毒症等全身感染。

43. D【解析】体内药敏疗效与体外药敏试验确实有差异，主要是因为体内和体外环境不同，病原菌不确定等。

44. C【解析】抗原制备：取标准菌株 4~7 天的培养物，每视野可见 50~60 条或钩端螺旋体，约为 2×10^8 螺旋体/毫升。

45. E【解析】结核是由结核分枝杆菌引起的慢性感染性疾病，其致病性与体内大量繁殖引起的炎症有关，结核分枝杆菌代谢产生的毒性和菌体成分，会导致人体发生免疫损伤，其主要致病物质包括荚膜、蜡质，以及菌体蛋白质，荚膜有助于结核分枝杆菌在宿主细胞上的黏附和入侵，防止宿主有害物质进入结核分枝杆菌，抑制吞噬体与其融合，从而使细菌在机体内存活；脂质能够抑制吞噬细胞内吞噬体和脂质融合，使结核分枝杆菌在吞噬细胞内长期存活；结核分枝杆菌蛋白质具有抗原性，与脂质成分结合后，能使机体产生超敏反应，引起组织坏死和全身中毒症状，形成结核结节。

46. B【解析】麻风分枝杆菌为典型的胞内寄生菌。

47. D【解析】肉毒毒素为神经外毒素，是已知最剧烈的毒物，毒性比氰化钾强一万倍。

48. B【解析】与细菌 L 型比较，支原体在遗传上与细菌无关，且无论在什么条件下也不能变成细菌。

49. E【解析】幽门螺杆菌通过分泌过氧化物歧化酶和过氧化酶保护自身不受中性粒细胞的杀伤。通过分泌尿素酶水解尿素产生氨，在菌体周围形成“氨云”保护层，抵抗胃酸的杀灭作用。通过黏附上皮，分泌各种酶侵袭胃上皮黏膜引起炎症、溃疡疾病。

50. D【解析】螺旋体是一类细长、柔软、弯曲螺旋状、运动活泼的原核细胞形微生物，可以通过暗视野观察其形态，除钩体外，人工培养较为困难，失去细胞壁很难存活。

51. D【解析】革兰染色反应是细菌分类和鉴定的重要性状。

52. E【解析】PPD 试验阴性反应见于以下情况：①未感染过结核。②结核迟发性变态反应前期（初次感染后 4~8 周内）。③假阴性反应，由于机体免疫功能低下或受抑制所致，如部分危重结核病；急性传染病，如麻疹、水痘、风疹、百日咳等；体质极度衰弱者，如重度营养不良、重度脱水、重度水肿等，应用糖皮质激素或其他免疫抑制药治疗时；原发或继发免疫缺陷病。④技术误差或结核菌素失效。

53. D【解析】白喉是由白喉棒状杆菌引起的，导致咽部和扁桃体部位及其周围组织表面形成一层白色伪膜，因此称为白喉，以发热、憋气、声音嘶哑、犬吠状咳嗽主要特征。以 2~5 岁小儿患病为多，患病后均由持久免疫力，是因为人类对其有耐受性。

54. D【解析】革兰阴性细菌的等电点为 pH 4~5。

55. A【解析】豚鼠结膜试验阳性与白喉棒状杆菌性状无关。

56. B【解析】Runyon 根据菌落色素与生长速度可以将非结核分枝杆菌分为 4 群。

57. E【解析】衣氏放线菌为厌氧菌或微需氧菌，在微需氧环境中可生长，但在厌氧环境中生长更好，CO_2可促进其生长。

58. A【解析】在不动杆菌属中，鲍曼不动杆菌的分离最高。

59. E【解析】革兰染色用于细菌等染色。其原理就是利用细菌细胞壁的肽聚糖的组成结构，和交联程度的不同来区分阳性菌和阴性菌的。其染色剂为结晶紫和碘液。他们都属于酸性染液。而结核分枝杆菌属于碱性，不能用酸性试剂染色。

60. D【解析】细胞膜中胆固醇含量较多，约占 36%，对保持细胞膜的完整性具有一定作用。

61. B【解析】常用于葡萄球菌肠毒素敏感试验的动物是幼猫。

62. A【解析】铜绿假单胞菌引起的局部感染常见于烧伤或创伤后，亦可引起中耳炎、角膜炎、尿道炎和下呼吸道感染，甚至引起心内膜炎、肺炎，严重者可引起败血症，死亡率甚高。

63. D【解析】在有正常菌群分布的部位所采取的标本中含有数量较多正常菌群，若要分离培养病原菌应用选择鉴别培养基。选择鉴别培养基中除含有营养物质外还有抑制剂及起鉴别作用的指示剂，可抑制标本中正常菌群的生长，并能有效地鉴别正常菌群和致病菌的生长特性。

64. C【解析】氧化酶试验注意事项：①试验时应避免接触含铁物质，以免出现假阳性。②10g/L盐酸四甲基对苯二胺或10g/L盐酸四甲基对苯二胺水溶液为无色溶液，在空气中易被氧化而失效，故应经常更换新试剂，并盛于棕色瓶中，若试剂已变成深蓝色，应弃去不用。不合宜人群：没有。检查前禁忌：注意正常的生活饮食习惯，注意个人卫生。检查时要求：积极配合医生。

65. D【解析】铜绿假单胞菌氧化酶试验阳性，大肠埃希菌氧化酶试验阴性。

66. E【解析】革兰阳性球菌中，葡萄球菌和微球菌均产生过氧化氢酶（触酶），而链球菌属为阴性，故此试验常用于革兰阳性球菌的初步分群。

67. B【解析】病毒属于非细胞结构的微生物。无细胞膜等细胞结构。只有蛋白质外壳和里面的遗传物质。

68. A【解析】不动杆菌属的鉴定要点：①不动杆菌为革兰阴性菌，在非选择性琼脂上培养多为球杆状；常成双排列，可单个存在，易被误认为革兰阴性球菌；有时不易脱色，在临床标本中易误认为革兰阳性球菌。②不动杆菌属的特征是：生化反应不活跃，不发酵糖类、氧化酶阴性、硝酸盐还原常为阴性、无动力，可与其他非发酵菌相鉴别。③在临床实际工作中，假单胞菌属细菌的鉴定常采用商品化的细菌编码及试剂盒或全自动/半自动的细菌鉴定系统。

69. B【解析】假单胞菌属是专性需氧菌，无芽孢，无荚膜的革兰阴性杆菌；多有极端鞭毛或丛鞭毛，营养要求不高，能在普通琼脂上生长；许多菌株能产生水溶性色素和多种胞外酶。

70. C【解析】肺炎克雷伯菌在血平板上菌落颇大，呈灰白色，黏液状，菌落相互融合。

71. C【解析】D群链球菌（非肠球菌、牛链球菌等），主要鉴定要点为胆汁七叶苷阳性，6.5%氯化钠阴性。

72. D【解析】革兰阳性菌和革兰阴性菌的细胞壁均具有肽聚糖。

73. B【解析】鼠伤寒沙门氏菌在SS琼脂上是有很明显的黑色中心的。

74. A【解析】志贺菌是人类细菌性痢疾的病原体，通称痢疾杆菌。致病物质包括侵袭力和内毒素，有些菌株还可产生外毒素（志贺毒素）。

75. E【解析】外毒素化学成分是蛋白质；多由G^+菌产生，不耐热；毒性作用强，对组织有选择性；受甲醛处理形成类毒素；毒性部分是A亚单位。

76. D【解析】假单胞菌属是一类无芽孢、有荚膜、散在排列的革兰阴性杆菌，菌体直或微弯、有单鞭毛或丛鞭毛，运动活泼；专性需氧，生长温度范围广，最适生长温度35℃，少数细菌可在4℃或42℃生长，营养要求不高，普通培养基上均可生长；氧化利用葡萄糖，氧化酶、触酶试验阳性，麦康凯上可生长。除曼多辛假单胞菌、产碱假单胞菌和假产碱假单胞菌外，假单胞菌属的细菌在生长过程中可产生各种水溶性色素，主要为黄绿色的绿脓素、青脓素等。假单胞菌为非发酵菌。

77. A【解析】临床上常将来源不同的相同细菌称为菌株。

78. A【解析】在肠杆菌科的细菌鉴定中，选择性培养基的选择主要取决于标本类型。

79. B【解析】铜绿假单胞菌为专性需氧菌，最普通的土豆琼脂培养基就可以生长。温度范围25~42℃，最适生长温度为25~30℃，该菌在4℃不生长而在42℃可以生长的特点可用以鉴别。

80. D【解析】鲍曼不动杆菌为非发酵革兰阴性杆菌，广泛存在于自然界，属于机会致病菌。该菌是医院感染的重要病原菌，主要引起呼吸道感染。

81. C【解析】不动杆菌属的特征：生化反应不活跃，不发酵糖类，氧化酶阴性，硝酸盐还原常为阴性，无动力，可与其他非发酵菌相鉴别。

82. D【解析】革兰阴性菌与革兰阳性菌相比较，其细胞壁有种特殊成分称外膜。

83. D【解析】宋内志贺菌可迟缓发酵乳糖。

84. B【解析】杆菌肽试验主要用于A群链球菌与非A群链球菌的鉴别。

85. B【解析】肠道非致病菌（大肠埃希菌）可分解乳糖产酸，在指示剂的作用下可在SS琼脂培养基上形成红色菌落；而肠道致病菌不分解乳糖，在SS琼脂培养基上形成无色或淡黄色（因分解蛋白质产生碱性物质）菌落。

86. C【解析】嗜热脂肪杆菌芽孢是用于检查高压蒸汽灭菌消毒效果的指标菌。

87. D【解析】不动杆菌属为一群不发酵糖类、氧化酶阴性、硝酸盐还原阴性、不能运动的革兰阴性杆菌。

88. A【解析】常利用迁徙生长现象进行变形杆菌属的初筛。

89. B【解析】发酵是大多数细菌共有的基本代谢途径，专性厌氧菌产能的唯一途径。

90. C【解析】金黄色葡萄球菌与表皮葡萄球菌所共有的特点是有核糖核酸酶。

91. B【解析】志贺菌属A群Ⅰ型及部分2型菌株还可产生外毒素，称志贺毒素。由A和B亚单位组成，A亚单位是毒素的活性部分。

92. A【解析】淋病奈瑟菌初次分离时，须置5%~10% CO_2条件下才能生长发育。

93. E【解析】军团菌的分离培养基是半胱氨酸-铁培养基。

94. E【解析】利用气相色谱仪来分析厌氧菌的终末代谢产物，已成为鉴定厌氧菌及其分类的比较可靠的方法。

95. E【解析】霍乱弧菌可产生致泻性极强的霍乱肠毒素，使患者出现上吐下泻，泻出物呈米泔水样。是目前已知的最强致泻毒素。

96. B【解析】小肠结肠炎耶尔森菌为革兰阴性球杆菌，偶有两极浓染，无芽孢，无荚膜，35℃时无动力，22~25℃有动力。本菌兼性厌氧，耐低温，在普通营养琼脂上生长良好。某些菌株在血琼脂平板上可出现溶血环，在肠道培养基（如MAC）和NyE（新耶尔森菌选择琼脂）上形成乳糖不发酵、无色、半透明、扁平较小的菌落。生化反应不稳定，绝大多数菌株不发酵乳糖和鼠李糖，能分解葡萄糖和蔗糖产酸不产，硫化氢阴性，脲酶阳性，VP试验22~25℃阳性，35~37℃阴性，鸟氨酸脱羧酶阳性。

97. B【解析】衣原体是一类能通过细菌滤器，严格细胞内寄生，并有独特发育周期的原核细胞型微生物。

98. A【解析】吉姆萨染色用于回归热患者血液涂片检查。

99. D【解析】霍乱弧菌采集的标本应及时接种于适宜培养基。不能及时接种者，可用碱性蛋白胨水或卡-布运送培养基等尽快送检。

100. D【解析】鼠疫耶尔森菌在肉汤培养基中沉淀生长和形成菌膜，液体一般不浑浊，稍加摇动，菌膜下沉呈钟乳石状，此特征有一定鉴别意义。

101. B【解析】荧光假单胞菌，营专性好氧生活，可在pH 5.7和7% NaCl的环境中生长，最适生长温度约25~30℃。大多数菌株在4℃或4℃以下生长，在41℃不生长。为环境污染菌。对人类是少见机会病原菌，可从伤口、痰、胸腔积液、尿和血液中分离出，亦可从血库血中分离。可在冰箱储存的血液及血液制品中繁殖，而且自溶后释放内毒素。

102. C【解析】不动杆菌属生物学特征为“三阴”，即氧化酶阴性，硝酸盐还原试验阴性和动力阴性。

103. B【解析】恶臭假单胞菌为鱼的一种致病菌，常从腐败的鱼中检出，可作为人类咽部的正常菌群，是人类少见的条件致病菌，革兰阴性杆菌，有些菌株为卵圆形，单端丛毛菌，运动活泼。专性需氧，最适生长温度25~30℃，42℃不生长，4℃生长不定，菌落与铜绿假单胞菌相似，但只产生荧光素（青脓素），不产生绿脓素，借此可与铜绿假单胞菌相区别，其陈旧培养物有腥臭味。

104. B【解析】钩端螺旋体病毒不是细胞，所以没有细胞壁。

二、A2型题

1. B【解析】尿频、尿急、尿痛，尿道上有脓性分泌物，分泌物革兰染色白细胞内外均查到革兰阴性双球菌，患者最可能的诊断为淋病性尿道炎。

2. C【解析】根据相关症状可初步诊断为急性菌痢中毒型。

3. B【解析】依据患者症状考虑为脑膜炎。脑膜炎球菌是流行性脑脊髓膜炎（流脑）的病原体。该菌专性需氧，营养要求较高，常用经80℃以上加温的血琼脂平板进行培养。血液加热后变色似巧克力，故称巧克力培养基。

4. D【解析】革兰阴性双球菌出现考虑为淋球菌，所以经验治疗抗生素为大观霉素。

5. A【解析】H、O凝集价升高可诊断为伤寒。

6. C【解析】金黄色葡萄球菌无芽孢、鞭毛，大多数无荚膜，革兰染色阳性。是一种不利于人体的细菌。

7. A【解析】不动杆菌菌体为球杆状，并成对排列，可单个存在，无芽孢、无鞭毛、专性需氧菌其生物学特征为“三阴”，即氧化酶阴性，硝酸盐还原试验阴性和动力阴性。

8. A【解析】患者曾用抗生素，且出现了伪膜型肠炎的症状，故基本确定为抗生素导致的肠道菌群失调，因此应停用克林霉素，并用甲硝唑抑制肠道的厌氧菌。

9. D【解析】对所有淋病孕妇所生的新生儿应用1% 硝酸银滴眼液，预防淋菌性眼炎。

10. D【解析】TB-PPD 试验时通常用0. 1ml TB—PPD 稀释液（5IU）在左前臂屈侧作皮内注射，注射后48~72 小时测皮肤硬结的直径（mm），如小于5mm 为阴性，5~9mm 为弱阳性，10~19mm 为阳性，20mm 以上或局部有水疱、坏死、淋巴管炎均为强阳性。因此本题患者有结核病可能，应进一步寻找病变部位。

11. A【解析】肠炭疽可能是食用了病死的绵羊，而绵羊肉中芽孢未被杀死所导致。

12. C【解析】由于伤寒沙门菌缺乏甲酸鲜氧酶，故产酸不产气，而副伤寒发酵葡萄糖产酸产气。变形杆菌尿素酶试验阴性，可排除。

13. A【解析】埃希菌属的生化反应：吲哚、甲基红、V-P、枸橼酸盐试验（IMViC 试验）为＋＋－－（肠杆菌属多为－－＋＋）。克氏双糖铁琼脂（KIA）上斜面和底层均产酸产气，H_2S 阴性。

14. A【解析】急性菌痢主要表现为病急、发热、腹痛、腹泻及黏液便等症状。普通型：起病急，有中等度毒血症表现，见畏寒、发热，体温可高达39℃。发热的同时或数小时后，出现腹痛、腹泻等消化道症状，腹痛多为阵发性，位于脐周或左下腹部；腹泻每日10~20次或更多，大便初为水样，或黄色糊状，后粪质逐渐减少，待肠内容物排空后，转为黏液脓血便，每次量少，并伴有明显的里急后重，左下腹部有压痛，肠鸣音亢进。严重者发生脱水和代谢性酸中毒。病程1~2 周。

15. C【解析】链球菌产生的多种致热性外毒素（A-C）具有发热作用和细胞毒性，可导致发热，并使皮肤充血、水肿、上皮细胞增生、白细胞浸润，以毛囊周围最为明显，形成典型的猩红热皮疹。

16. A【解析】典型的金黄色葡萄球菌为球形，血平板菌落周围形成透明的溶血环。且培养滤液给幼猫腹腔注射4 小时后出现呕吐，符合金黄色葡萄球菌引起的食物中毒的症状。

17. C【解析】肺炎克雷伯菌为革兰阴性杆菌，菌落大，呈黏液状，相互融合，以接种环挑之易拉成丝。生化反应：氧化酶试验为阴性，O/F 试验为发酵型，苯丙氨酸脱氨酶试验阴性，动力阴性。

18. C【解析】根据临床症状及实验室检查可考虑为副伤寒乙。

19. D【解析】脑膜炎球菌致病因素有荚膜和内毒素，内毒素作用于小血管或毛细血管，引起坏死、出血，使患者皮肤出现出血性皮疹或瘀斑；作用于肾上腺，引起肾上腺出血。

20. C【解析】进餐后数小时出现恶心、呕吐症状。取剩余食物作细菌培养，培养物呈金黄色、可产生血浆凝固酶、可分解甘露醇，可能是金黄色葡萄球菌引起的食物中毒，其致病物质有 SPA。

21. C【解析】肺炎克雷伯菌为呈卵圆形杆状，大小（0.5~0.8）μm×12μm，单独、成双或短链状排列。有较厚的荚膜，多数有菌毛，无芽孢，无鞭毛。其营养要求不高，在血琼脂平板上菌落颇大，呈灰白色，黏液状，菌落相互融合，有助鉴别。

三、A3/A4 型题

1. A【解析】金黄色葡萄球菌感染以发热，咳嗽，咳脓血痰，胸痛为主要症状。

2. D【解析】肺炎链球菌感染可咳铁锈色痰。

3. D【解析】进食被肉毒毒素污染的食物后 1~7 天出现头晕、无力、视物模糊、眼睑下垂、复视，随后咀嚼无力、张口困难、言语不清、声音嘶哑、吞咽困难、头颈无力、垂头等。严重的导致呼吸困难。多因呼吸停止而死亡。

4. D【解析】肉毒中毒最有意义的试验是证实细菌是否产生毒素。

5. E【解析】肉毒中毒的治疗原则是尽早诊断，迅速注射 A、B、E 三型多价抗毒素，同时进行对症治疗。中毒型别不清时，应用多价（包括 A、B、E 型）肉毒抗毒素血清进行治疗，若中毒型别已确定，只注射同型肉毒抗毒素即可。

6. D【解析】结核分枝杆菌营养要求较高，必须在含有血清、卵黄、甘油、马铃薯以及无机盐类的特殊培养基（如罗氏改良培养基）上才能生长。

7. D【解析】肾结核主要是由结核分枝杆菌感染引起，其原发病灶主要为肺部的结核病灶，其次为骨、关节、胃肠道等处的结核病灶。结核分枝杆菌通过血行、尿路、淋巴道等途径播散到肾脏，引起肾脏的结核病变。

8. E【解析】我国目前广泛应用的抗结核药物有异烟肼（H）、利福平（R）、吡嗪酰胺（Z）、乙胺丁醇（E）和链霉素（S）。

9. C【解析】分枝杆菌一般用萋-尼（Ziehl-Neelsen）抗酸染色法，以 5% 苯酚复红加温染色后可以染上，但用 3% 盐酸乙醇不易脱色。若再加用亚甲蓝复染，则分枝杆菌呈红色，而其他细菌和背景中的物质为蓝色。

10. D【解析】艰难梭菌（CD）又称难辨梭状芽孢杆菌，是一种专性厌氧菌，约（1.3~1.6）μm×（3.6~6.4）μm，为革兰阳性粗大杆菌，有鞭毛，位于菌体近端至颈端有卵圆形芽孢，无荚膜。

11. D【解析】难辨梭菌感染患者的粪便特征是水样，有斑片状假膜。

12. A【解析】难辨梭菌菌株会产生毒素 A/毒素 B/二元毒素 CDT。最常见的是毒素 A/毒素 B。一开始研究认为毒素 A 是肠毒素，毒素 B 是细胞毒素（现在也有发现 B 有肠毒性，且B有一个有效的自加工过程，毒力是A的1000倍），大多数艰难梭菌种属都产生这两种毒素，在初期外毒素A首先与黏膜细胞绑定，造成初级的破坏，然后外毒素B进入组织细胞而发挥更大的破坏，导致结肠炎，伪膜形成和水性腹泻。

13. A【解析】一期梅毒的标志性特征是硬下疳，好发部位为阴茎、龟头、冠状沟、包皮、尿道口、大小阴唇、阴蒂、宫颈、肛门、肛管等，也可见于唇、舌、乳房等处。

14. A【解析】梅毒直接显微镜检查：在皮损处，用玻片刮取组织渗出液或淋巴结穿刺液，见有活动的梅毒螺旋体。所以一期梅毒做直接显微镜检查最适宜的标本是下疳分泌物。

15. D【解析】梅毒螺旋体的运动方式：移行、屈伸、滚动等方式运动。

16. E【解析】性病研究实验室试验（VDRL），用心磷脂、卵磷脂及胆固醇为抗原，可作定量及定性试验，试剂及对照血清已标准化，费用低。此法常用，操作简单，需用显微镜读取结果，缺点是一期梅毒敏感性不高。

17. A【解析】幽门螺杆菌快速尿素酶试验是通过测得尿素酶检查幽门螺杆菌感染的方法。其原理是幽门螺杆菌可产生活性很强的尿素酶，分解尿素产生NH_3和CO_2，通过试剂检验NH_3可确定是否有幽门螺杆菌感染。

18. B【解析】幽门螺杆菌感染主要是由于幽门螺杆菌通过口-口、胃-口、粪-口等途径在人与人之间传播，经口进入胃内后，可附着于胃窦部黏液层，定居于黏液层与胃窦黏膜上皮细胞表面，所以要确诊病原菌，微生物检查所用标本应该是胃黏膜。

19. E【解析】幽门螺杆菌是一种单极、多鞭毛、末端钝圆、螺旋形弯曲的细菌。长2.5~4.0μm，宽0.5~1.0μm。革兰染色阴性。有动力。在胃黏膜上皮细胞表面常呈典型的螺旋状或弧形。

20. D【解析】幽门螺杆菌是微需氧菌，环境氧要求5%~8%，在大气或绝对厌氧环境下不能生长。

21. C【解析】初次分离幽门螺杆菌，需培养的时间是3~4天。

22. C【解析】幽门螺杆菌对生长条件要求十分苛刻，微需氧，需在营养丰富的培养基上生长，最适生长温度37℃，pH 5.5~8.5的范围均能生长。

23. B【解析】幽门螺杆菌是非自身免疫性慢性胃炎的病原菌。

24. D【解析】幽门螺杆菌对外环境的抵抗力不强，对干燥及热均敏感，各种常用的消毒剂均能将其杀死。在4℃水中可存活1年，在室温空气中只能存活数小时。

25. C【解析】产单核李斯特菌为革兰阳性小杆菌。

26. B【解析】产单核李斯特菌与葡萄球菌、链球菌、肺炎链球菌等及大肠埃希菌具有共同抗原。根据菌体及鞭毛抗原的不同可将其分为4个血清型。

27. C【解析】目前在治疗产单核李斯特菌感染的抗菌药物选择上，氨苄西林或氨苄西林是最佳首选药物，对于青霉素过敏的患者首选复方新诺明，这些都是临床中的常见药。

28. A【解析】金黄色葡萄球菌（MRSA）感染可引起多种疾病，比如局部化脓性感染，肺炎、伪膜性肠炎、心包炎等，甚至败血症、脓毒症等全身感染。

29. D【解析】治疗葡萄球菌引起的败血症首选药物是万古霉素。

30. B【解析】根据临床症状及检查结果可诊断为急性肾盂肾炎。

31. A【解析】临床分离的葡萄球菌，有 95% 以上产生青霉素酶，对不耐酶青霉素耐药，但对耐酶青霉素、β-内酰胺酶抑制药复合药、头孢类和碳青霉烯类抗生素仍敏感。

32. E【解析】衣原体感染诊断方法，肺炎衣原体感染常用 PCR 检查肺炎衣原体特异性核酸和 ELISA 检测抗体。

33. D【解析】多西环素是抗生素类药，四环素类药物，可以治疗衣原体支原体感染。

34. B【解析】产碱杆菌属于革兰阴性非发酵菌。

35. A【解析】产碱杆菌属在含有蛋白胨的肉汤中产氨，可使 pH 上升至 8. 6。

36. C【解析】产碱杆菌是机会致病菌。

37. D【解析】不解糖紫单胞菌和脆弱类拟杆菌为革兰阴性无芽孢厌氧杆菌，其中脆弱类拟杆菌常寄生于人的口腔、肠道和女性生殖道，是一种机会致病菌，主要引起内源性感染，如女性生殖系统感染，占临床厌氧菌分离株的 25%，居首位。不解糖紫单胞菌主要分布于人类口腔、泌尿生殖道和肠道，在正常人体的检出率低，主要引起人类牙周炎、牙髓炎，也可引起阑尾炎和细菌性阴道炎。铜绿假单胞菌和大肠埃希菌为兼性厌氧菌。痤疮丙酸杆菌为革兰阳性无芽孢厌氧杆菌。

38. A【解析】脆弱类拟杆菌为革兰阴性，着色不均，中间不着色或染色较浅，似为空泡。培养物涂片染色呈明显多形性。培养基中加人氯化血红素、维生素 K 和 20% 胆汁（或 2g/L 胆盐）可促进本菌生长。在胆汁七叶苷培养基中生长旺盛，菌落较大，能分解胆汁七叶苷，使培养基呈黑色。本菌发酵葡萄糖、麦芽糖和蔗糖。

39. A【解析】肺炎链球菌肺炎最初数日多咳嗽不重，无痰，后可有痰呈铁锈色。

40. A【解析】肺炎链球菌肺炎痰培养及血培养可以确定病原体。

41. C【解析】金黄色葡萄球菌常引起切口、创伤等局部化脓性感染，也可引起肺炎、伪膜性肠炎、心包炎等，甚至败血症等全身感染。金黄色葡萄球菌也可引发食物中毒。

42. A【解析】血浆凝固酶试验是金黄色葡萄球菌的最后判断标准。

43. A【解析】肾盂肾炎为细菌直接引起的感染性肾脏病变，致病菌以肠道细菌最多，大肠埃希菌（又叫大肠埃希菌）约占 60%~80%，其次依次是副大肠埃希菌、变形杆菌、葡萄球菌、粪链球菌、产碱杆菌、铜绿假单胞菌等，偶见厌氧菌、真菌、病毒和原虫感染。

44. E【解析】菌落计数 105CFU/ml 只是诊断尿路感染的一般标准。

45. D【解析】吐泻物呈“米泔水”样为霍乱弧菌感染典型的特征。

46. B【解析】霍乱弧菌经口进入人体胃部，当胃酸缺乏或被稀释或入侵菌量较多时，弧菌即进入小肠，依其黏附因子（adherence factor）紧贴于小肠上皮细胞表面，在小肠的碱性环境中大量繁殖，并产生大量的肠毒素，细菌崩解还可释出内毒素。霍乱肠毒素为分子量84kd的蛋白质，由亚单位A和B组成，不耐酸，不耐热。肠毒素借助于亚单位B与细胞膜表面的单涎酸神经节苷脂（GM1，ganglioside）结合，使活性亚单位A进入细胞膜，A单位中具二磷酸腺苷（ADP）—核糖基转移酶活性，刺激ADP—核糖，使其转移到具有控制腺苷环化酶（AC）活性的三磷酸鸟呤核苷（GTP）结合蛋白中，使GTP酶活性受到抑制，GTP不能水解成GDP，使AC活性相对增强，促使细胞内三磷酸腺苷转变为环磷酸腺苷（cAMP）。cAMP浓度的急剧升高，抑制肠黏膜细胞对钠的正常吸收，并刺激隐窝细胞分泌氯化物和水，导致肠腔水分与电解质大量聚集，因而出现剧烈的水样腹泻和呕吐。

47. A【解析】一期梅毒是梅毒的初期阶段，潜伏期是2~4周，主要表现为硬下疳，无痛无痒，表面可有溃疡和糜烂，不经治疗数周后可自然消失，不留痕迹或仅留轻度萎缩性疤，渗出物中有大量的梅毒螺旋体。常发生在生殖器部位，可有局部淋巴结肿大，单侧或双侧。梅毒血清试验提示硬下疳早期。

48. B【解析】暗视野显微镜检查是一种检查梅毒螺旋体的方法。暗视野，顾名思义即是显微镜下没有明亮的光线，它便于检查苍白的螺旋体。这是一种病原体检查，对早期梅毒的诊断有十分重要的意义。

49. E【解析】密螺旋体抗原试验包括：①荧光密螺旋体抗体吸附试验（FTA-ABS）；②抗梅毒螺旋体抗体的微量血凝试验（MHA-TP）；③ELISA；④免疫印迹试验。

50. A【解析】恙虫病诊断依据：①起病前3周内有野外接触鼠类活动或恙虫滋生环境史。②临床表现：突起畏寒，持续高热，伴结膜充血、皮疹、淋巴结肿大尤其是局部淋巴结明显肿大压痛、肝脾肿大。体表皮肤有焦痂或溃疡是最有诊断价值的特异性体征。③实验室检查：血象白细胞正常或减少，分类左移，血小板可有减少。外斐反应血清效价$OX_k \geq 1:160$阳性有重要参考价值。补体结合试验阳性、间接免疫荧光试验双份血清效价4倍以上增长或单份血清效价达1∶800，或于小白鼠腹腔内接种分离到恙虫病立克次体者均可确诊。

51. D【解析】恙虫病立克次体通过恙螨幼虫叮咬传播给人类。

52. C【解析】结合三大症状（发热、酸痛和全身乏力）和三大体征（眼红、腿痛和全身淋巴结肿大），再结合从血液、脑脊液检查，即可确诊。

53. C【解析】钩体病的潜伏期为2~14天（平均10天）。

四、B型题

1. A【解析】脆弱类杆菌选择鉴别培养基用七叶苷胆汁平板。

2. B【解析】卡那-万古霉素冻溶血琼脂平板（KVLB）：可抑制大多数兼性厌氧菌，使产黑色素普雷沃菌早期形成黑色素。

3. D【解析】产气荚膜梭菌鉴别培养基为卵黄平板。

4. C【解析】CCFA 培养基是艰难梭菌专用的选择性培养基。

5. C【解析】气单胞菌属发酵葡萄糖产酸，氧化酶和触酶试验阳性，在65g/L NaCl 中不生长。

6. B【解析】可用于鉴别古典生物型和 E1Tor 生物型的试验是多黏菌素敏感试验。古典生物型阳性，E1Tor 生物型的试验阴性。

7. E【解析】黏丝试验：霍乱弧菌与 0.5% 去氧胆酸盐溶液混匀，1min 内菌体溶解，悬液由浑浊变为清晰，并变黏稠，用接种环挑取时有黏丝形成。

8. D【解析】邻单胞菌属氧化酶皆阳性，而志贺菌均为阴性。

9. C【解析】氯化钠蛋白胨水（60g/L）用于副溶血性弧菌增菌培养。

10. B【解析】志贺菌属增菌培养时选用 GN 肉汤。

11. D【解析】沙门菌属的血液标本增菌选用胆汁葡萄糖肉汤。

12. A【解析】霍乱弧菌生长的最适酸碱环境为 pH 8.2~9.0，用碱性蛋白胨水培养霍乱弧菌利于其生长，同时可以杀灭一些不耐碱的其他细菌。

13. A【解析】破伤风梭菌：革兰阳性杆菌，有周鞭毛，芽孢圆形，直径大于菌体，位于菌体顶端，使细菌呈鼓槌状。

14. C【解析】肉毒梭菌为革兰阳性短粗杆菌，芽孢呈椭圆形，粗于菌体，位于次极端，使细菌呈汤匙状或网球拍状。

15. B【解析】产气荚膜梭菌为革兰阳性粗大杆菌，其耐热株可能形成卵形芽孢，位于菌体中央或近末端，其宽度一般不大于菌体。

16. A【解析】肺炎支原体在厌氧环境下生长缓慢。该菌能发酵葡萄糖，在含葡萄糖的培养基中可生长而产酸。

17. A【解析】生殖支原体能发酵葡萄糖，不能分解精氨酸及尿素，生长非常缓慢。

18. C【解析】解脲脲原体，亦称溶脲脲原体，是六种脲原体属中的一种，与人类泌尿生殖道感染有密切关系。能利用自身的尿素酶，分解尿素后以提供代谢的能源。

19. B【解析】人型支原体在生长过程中分解培养基中的精氨酸产生氨，使培养基 pH 升高。

20. E【解析】造成铜绿假单胞菌耐药的原因：①细菌编码喹诺酮类（氧氟沙星属于第三代喹诺酮类抗菌药物）作用靶位的 DNA 螺旋酶和拓扑异构酶Ⅳ的基因发生突变，改变了酶的结构，使药物不能酶-DNA 复合物稳定结合。②铜绿假单胞菌的主动排外系统。

21. A【解析】细菌产生β内酰胺酶，使青霉素类水解灭活。

22. C【解析】肺炎链球菌对红霉素产生耐药，其主要机制为核糖体靶位改变。

23. B【解析】肠球菌对庆大霉素产生耐药，其主要机制为氨基糖苷类钝化酶产生。

24. A【解析】葡萄球菌对青霉素耐药的耐药机制是产生β-内酰胺酶，水解青霉素类。

25. B【解析】肺炎链球菌的青霉素结合蛋白发生改变霉素结合蛋白（PBP）发生改变，使其与青霉素的亲和力减低。

五、X 型题

1. BE【解析】神经毒素包括破伤风痉挛毒素、肉毒毒素等。

2. ABCE【解析】通过性接触传播的病原体较多，常见的有梅毒螺旋体、淋球菌、支原体、衣原体、人免疫缺陷病毒（HIV）、阴道滴虫、人乳头瘤病毒等。解脲脲原体是人类生殖道所分离出来的支原体的一种。白假丝酵母菌（candida Albicans）又称白念珠菌，广泛存在于自然界，也存在于正常人口腔，上呼吸道，肠道及阴道，一般在正常机体中数量少，不引起疾病。为条件致病性真菌，也可通过性接触传播。

3. ACE【解析】此菌属包括脑膜炎奈瑟菌（N. meningitidis）、淋病奈瑟菌（N. gonorrhoeae）、干燥奈瑟菌（N. sicca）、微黄奈瑟菌（N. subflava）、浅黄奈瑟菌（N. flavescens）、黏液奈瑟菌（N. mucosa）等。其中脑膜炎奈瑟菌及淋病奈瑟菌是引起人类疾病的病原菌。其他奈瑟菌多为人体呼吸道中寄生的正常菌群。

4. ABCD【解析】钩端螺旋体是一种人畜共患传染病，鼠类和猪为主要储存宿主。动物感染钩端螺旋体后不发病，可在肾脏中长期存在，持续随尿不断排出，污染水源和土壤。人类与污染的水或土壤接触而受感染。夏秋季气温适宜钩端螺旋体繁殖，在收割谷物时（尤其是洪灾季节）接触疫水，感染后发病，因此有地区性和季节性。钩端螺旋体能穿透完整的黏膜或经皮肤破损处进入人体。钩端螺旋体感染随菌型、毒力和机体的免疫功能不同而出现不同症状，病程长短及发展变化很大。感染后出现的抗体对异型钩端螺旋体无作用，故在常年流行地区，对易感人群宜接种包含当地流行株在内的多价钩端螺旋体疫苗。抗体对侵入肾脏的钩端螺旋体作用较小，因此，钩端螺旋体能在肾小管等组织中继续繁殖和经尿排菌。

5. ADE【解析】结核菌素试验阳性说明人体已感染结核分枝杆菌或接种过卡介苗。同时也说明机体细胞免疫功能正常。

6. ABE【解析】淋病奈瑟球菌所致疾病，人类是淋病奈瑟菌唯一宿主，成人淋病主要经性接触传播。百日咳鲍特菌为革兰染色阴性的短小杆菌，是人类百日咳的病原体。传染源是患者，主要通过飞沫传播。斑疹伤寒（typhus）乃是由立克次体所致的急性传染病。流行性斑疹伤寒是由普氏立克次体所致，经体虱传播，以冬春季为多。地方性斑疹伤寒是由于摩氏立克次体感染所致，以鼠及鼠蚤为媒介，以夏秋季为多。

7. ACDE【解析】弯曲菌的微生物学检查包括：①直接涂片：悬滴标本检查、革兰染色检查。②分离培养。③鉴定：属的鉴定特征、种和亚种鉴定。

8. ACD【解析】幽门螺杆菌感染是慢性活动性胃炎、消化性溃疡、胃黏膜相关淋巴组织（MALT）淋巴瘤和胃癌的主要致病因素。

9. ACDE【解析】副溶血性弧菌感染后恢复较快，病后免疫力不强，可重复感染。

10. AD【解析】弯曲菌：为革兰阴性、细长、螺旋形或海鸥展翅状、S形的弯曲杆菌。陈旧培养物可呈球形或长丝状。大小为（0.5~8.0）μm×（0.2~0.5）μm。一端或两端具有单鞭毛，运动活泼，有时呈螺旋状运动。一端单鞭毛多见于胎儿亚种，两端单鞭毛多见于空肠弯曲菌，无芽孢、无荚膜，一端或两端着生单根无鞘鞭毛，长度为菌体的2~3倍。

11. ABCE【解析】霍乱弧菌包括古典生物型（Classical biotype）和埃尔托生物型（EL-Tor bio-type）两个生物型。霍乱弧菌古典生物型与E1Tor生物型主要依靠第Ⅳ组霍乱噬菌体裂解试验鉴别，必要时辅以多黏菌素B敏感试验和鸡红细胞凝集试验，V-P试验和1%绵羊红细胞溶血试验。其培养特性为营养要求不高，在pH 8.8~9.0的碱性蛋白胨水或平板中生长良好。传播途径主要是通过污染的水源或未煮熟的食物如海产品、蔬菜经口摄入。在庆大霉素琼脂平板上，生长快，8~10小时能生长出小菌落，可供鉴定用。

12. ABCDE【解析】钩体病的临床分型：流感伤寒型、肺出血型、黄疸出血型、肾衰竭型、脑膜脑炎型。

13. AE【解析】葡萄球菌对常用抗生素易产生耐药，易引起医院内交叉感染。

14. ABCE【解析】大肠埃希菌对酸不敏感。

15. AD【解析】人类在自然情况下是霍乱弧菌的唯一易感者，主要通过污染的水源或饮食物经口传染。在一定条件下，霍乱弧菌进入小肠后，依靠鞭毛的运动，穿过黏膜表面的黏液层，可能借菌毛作用黏附于肠壁上皮细胞上，在肠黏膜表面迅速繁殖，经过短暂的潜伏期后便急骤发病。霍乱弧菌产生肠毒素，是一种剧烈的致泄毒素。该毒素作用于肠壁促使肠黏膜细胞极度分泌从而使水和盐过量排出，导致严重脱水虚脱；进而引起代谢性酸中毒和急性肾衰竭。

16. ACD【解析】肺炎链球菌：在血琼脂平板上可形成灰色扁平、中心凹陷，直径为0.5~1.0mm的菌落，周围有草绿色溶血圈。胆汁溶解试验阳性、Optochin敏感试验阳性，多数菌株分解菊糖。甲型溶血性链球菌：菌落呈灰色针尖状，菌落周围有2~4mm透明溶血环；触酶试验阴性，分解葡萄糖产酸不产气。对Optochin耐药，不被胆汁溶解，不分解菊糖

17. AC【解析】铜绿假单胞菌为专性需氧菌，生长温度范围25~42℃，最适生长温度为25~30℃，特别是该菌在4℃不生长而在42℃可以生长的特点可用以鉴别。在普通培养基上可以生存并能产生水溶性的色素，如绿脓素（pyocynin）与带荧光的水溶性荧光素（pyover-din）等。在血平板上会有透明溶血环。恶臭假单胞菌只产生荧光素不产生绿脓素，42℃不生长可与铜绿假单胞菌区别；不液化明胶、不产生卵磷脂酶、陈旧培养物上有腥臭味，有别于荧光假单胞菌。

18. ABCD【解析】衣原体感染的传播途径：①性接触感染传播：这是衣原体感染的最主要传播途径，而且随着性生活频度和性伴侣的增多，泌尿生殖道衣原体感染率也随之增加，因此一定要避免不洁性生活。②间接接触传播：这是衣原体感染的一个重要传播途径，

当接触了衣原体感染患者用过的毛巾、衣物、浴器、便具等也会感染，因此日常生活中一定要注意生活卫生。③母婴垂直感染：母婴沙眼衣原体感染可以通过产道接触感染、宫内感染及产褥感染，其中产道接触感染比较多见。

19. AB【解析】立克次体的共同特点：①多数引起自然疫源性疾病；②以节肢动物作为传播媒介或储存宿主；③大小介于细菌和病毒之间；④有细胞壁，但形态多样；⑤多数专性细胞内寄生，以二分裂方式繁殖；⑥对多数抗生素敏感。

20. ABCD【解析】细菌的带电现象与细菌的染色反应、凝集反应、抑菌和杀菌作用有密切关系。

21. ABCD【解析】除粪便、血液等极少数标本外，绝大多数标本在分离培养之前都要进行革兰染色、镜检。

22. ACDE【解析】罗氏培养基能提供大多数分枝杆菌良好的生长环境。

内含蛋黄、甘油、马铃薯、无机盐和孔雀绿等。孔雀绿可抑制杂菌生长，便于分离和长期培养；蛋黄含脂质生长因子，能刺激生长。

23. BCE【解析】与所致疾病在体内能形成荚膜，有抗吞噬作用，是肺炎链球菌的主要侵袭力。该菌是人体正常菌群，当机体免疫力下降时才致病。主要引起大叶性肺炎。

24. BCDE【解析】培养基的质量控制包括外观、无菌试验、培养基的量、pH、性能试验，外观要求标注清楚，澄清，无浑浊，固体培养基应不干裂，无菌落生长，一般平板培养基2~8℃可贮存1~2周。用塑料袋密封冷藏可使用1个月。对于分装后进行灭菌的培养基应随机抽取5%~10%量进行无菌试验。斜面培养基的长度不超过试管的2/3。MH平板的厚度应为4mm，其他平板厚度一般为3mm。配制好的培养基其pH应与规定的pH相差±0.2之内。每一批新配制的、新购入的培养基均应用已知性质的标准菌株进行预测。对于分离培养基每周测试一次，鉴别培养基则需每批及每月测试一次。

25. ABCE【解析】温度敏感突变株可人工诱导产生。

26. BE【解析】肥达氏反应（Widal试验）是用已知伤寒菌的H（鞭毛）和O（菌体）以及甲型（A）与乙型（B）副伤寒沙门氏菌的标准液与患者血清做凝集试验，用于伤寒副伤寒的辅助诊断或用于流行病学调查的免疫凝集实验。外斐反应也称变形杆菌OX_k凝集反应。变形杆菌属的X_{19}、X_2、X_k菌株的菌体O抗原与斑疹伤寒立克次体和恙虫病东方体有共同抗原，故可用这些菌株的O抗原（OX_{19}，OX_2，OX_k）代替立克次体抗原与患者血清进行交叉凝集反应，检测患者血清中相应抗体。此称外斐反应，辅助诊断立克次体病。

27. DE【解析】衣原体以二分裂方式繁殖，病毒以复制方式繁殖。衣原体被归为广义的细菌范畴，即原核型生物，而病毒则列为非细胞型生物。衣原体对抗生素敏感，病毒则不敏感。衣原体为革兰阴性病原体，是一类能通过细菌滤器，在细胞内寄生，有独特发育周期的原核细胞性微生物。它没有合成高能化合物ATP、GTP的能力，必须由宿主细胞提供。病毒由蛋白质和核酸组成，没有细胞结构，只能在宿主细胞中增殖。

28. BD【解析】对支原体敏感的抗生素有多西环素、阿奇霉素、链霉素等。

29. BCE【解析】血液、体液、分泌物、粪便等宿主来源并包含病毒的物质称病料，病毒分离时，传代细胞系、原代细胞是常用的分离方法，动物接种、鸡胚接种必要时也可用于病毒分离。

30. ABCD【解析】金黄色葡萄球菌是人类化脓感染中最常见的病原菌，可引起局部化脓感染，也可引起肺炎、伪膜性肠炎、心包炎等，甚至败血症、脓毒症等全身感染。

31. AB【解析】支原体的营养要求比一般细菌高，需要3~4小时才能繁殖一代。除无胆甾原体外，由于支原体的细胞膜含胆固醇，所以培养基中必须加入10%~20%人或动物血清，血清主要用于提供胆固醇和其他长链脂肪酸，以供细胞膜合成需要，且具稳定细胞膜作用。

六、案例分析题

1. CDE【解析】应根据菌群的构成和比例综合分析，检出细菌未必是病原菌。

2. ABD【解析】革兰染色的步骤：①初染：将涂片标本夹持于左手，滴加结晶紫溶液盖满涂抹面，染色1~3分钟，用流水缓缓冲洗直至无颜色流下为止。②媒染：加卢戈氏碘液4~5滴作用30秒到1分钟，再按上法冲洗，并将片上积水轻轻洒净。③脱色：在95%酒精缸中脱色约3~5秒，拿出玻片使酒精由玻片流下，如此反复2~3次，直至流下酒精略呈淡紫色为止，现按上法以流水冲洗，并将玻片轻轻洒净。④复染：用稀释石炭酸-复红复染半分钟后按上法冲洗。

3. ACE【解析】细菌细胞壁缺陷型，因其最早在Lister研究所发现，故取其第一个字母"L"命名，亦称细菌的L型。细菌L型即能有效生长和增殖的细胞壁缺陷型细菌，呈明显的多形性，大小不一，形态各异，有圆形、卵圆形、膨大的杆状或长丝状。生长缓慢，营养要求高，对渗透压敏感，普通培养基上不能生长，培养时必须用高渗的含血清的培养基。细菌L型在高渗低琼脂培养基中可形成三种类型的菌落：油煎蛋样菌落、颗粒型菌落、丝状菌落。

4. ABCD【解析】细菌L型即细菌细胞壁缺陷型，由于缺失细胞壁，其形态呈多形性，革兰染色阴性，因其最早在Lister研究所发现，故取其第一个字母"L"命名，亦称细菌的L型。细菌L型即能有效生长和增殖的细胞壁缺陷型细菌，呈明显的多形性，大小不一，形态各异，有圆形、卵圆形、膨大的杆状或长丝状。生长缓慢，营养要求高，对渗透压敏感，普通培养基上不能生长，培养时必须用高渗的含血清的培养基。分离培养要用高渗的琼脂培养基。去除抑制物后可恢复原有的形态。

5. ABCDE【解析】免疫检测技术微生物学中常用的免疫检测技术包括凝集反应、沉淀反应、补体结合试验、免疫荧光技术、酶免疫测定及皮肤反应等。

6. ABCDE【解析】非特异性免疫：①屏障结构：a. 皮肤与黏膜的屏障作用，其一健康完整的皮肤黏膜有阻挡和排除病原微生物的作用；其二皮肤和黏膜可分泌多种杀菌物质可杀伤病原体；其三寄居在皮肤黏膜的正常菌群有拮抗作用，构成微生物屏障。b. 血-脑脊液屏障：是由软脑膜、脉络膜、脑毛细血管和星状胶质细胞等组成。主要通过脑毛细血管内皮细胞层的紧密连接和吞饮作用阻挡病原体及其毒性产物从血流进入脑组织和脑脊液，从而保护中枢神经系统。c. 胎盘屏障：是由母体子宫内膜的基蜕膜和胎儿绒毛膜共同组成，此屏障可防止母体内的病原微生物进入胎儿体内，保护胎儿免受感染。②吞噬作用：病原体突破屏障结构进入体内后，首先遇到吞噬细胞的吞噬作用。吞噬细胞分为两大类，一类是小吞噬细胞，主要是血液中的中性粒细胞；另一类是大吞噬细胞即血液中的单核细胞和组织器官中的巨噬细胞。吞噬细胞的作用是非特异性的吞噬、杀伤和消化侵入的病原体。③自然杀伤细胞的杀伤作用（NK）：自然杀伤细胞是抗感染免疫中较早出现的一种非特异性免疫细胞，可以直接杀伤病毒感染的靶细胞和肿瘤细胞，在早期抗感染免疫和免疫监视中起重要作用。④体液因素：机体正常组织和体液中存在多种抗菌物质，与其他杀菌因素发挥作用。主要包括补体、溶菌酶和防御素。补体是存在于正常机体中的一组球蛋白，被激活后发挥趋化、调理、溶菌及溶细胞作用，是一种重要的天然免疫机制；溶菌酶为一种碱性蛋白，使菌体裂解；防御素为一类精氨酸的小分子多肽，主要作用于胞外菌，其杀伤机制主要破坏细菌的细胞膜，使细菌溶解死亡。

7. ABCD【解析】原核生物（prokaryotes）是原核细胞组成的生物，没有成形细胞核或线粒体的一类单细胞，包括蓝细菌、细菌、放线菌、螺旋体、支原体等。

第四十三章 临床真菌学检验

一 A1 型题

1. 新型隐球菌与白色假丝酵母菌最重要的鉴别点是
   A. 芽管形成试验
   B. 尿素酶试验阳性
   C. 对鼠有致病性
   D. 形成酵母样菌落
   E. 22℃及37℃均能生长
2. 不属于曲霉菌属分生孢子头结构的是
   A. 顶囊
   B. 足细胞
   C. 分生孢子梗茎
   D. 分生孢子梗
   E. 分生孢子链
3. 以下能较敏感、特异地检测卡氏肺孢菌的方法是
   A. 抗体检测
   B. 革兰染色
   C. 直接镜检
   D. 核酸检测
   E. 抗原检测
4. 真菌毒素可致
   A. 抗酸反应
   B. 真菌感染的典型病变
   C. 某些癌
   D. 病原诊断的重要依据
   E. 感染临床诊断的重要依据
5. 显微镜检查培养物，可见絮状表皮癣菌的是
   A. 细长薄壁大分生孢子
   B. 卵圆形棒状薄壁大分生孢子
   C. 厚壁梭形大分生孢子
   D. 薄壁梭形大分生孢子
   E. 巨大棒状厚壁大分生孢子
6. 在显微镜下观察真菌，常用以处理标本的物质是
   A. 甘油
   B. 明矾
   C. 氯化银
   D. 氢氧化钾
   E. 抗生素
7. 培养真菌通常使用的培养基为
   A. MAC 培养基
   B. 半固体培养基

C. 沙氏培养基
D. 液体培养基
E. 改良罗氏培养基

8. 关于孢子丝菌，叙述错误的是
A. 申克孢子丝菌是二相性真菌
B. 感染的主要病原菌是申克孢子丝菌
C. 组织相可见卵圆形小体位于中性粒细胞内
D. 在胱氨酸葡萄糖血琼脂培养基上生长较快
E. 在 SDA 培养基上形成咖啡色的酵母型菌落

9. 不属于白假丝酵母菌特性的是
A. 是婴幼儿鹅口疮的病原体
B. 在沙氏培养基上形成酵母样菌落
C. 在营养丰富培养基上长出菌丝
D. 属于单细胞条件致病性真菌
E. 在玉米粉培养基上可长出厚膜孢子

10. 铁锈色小孢子菌药物敏感试验方法是
A. 琼脂斜面法
B. 液体稀释法
C. 纸片琼脂扩散法
D. E 试验
E. 以上都不是

二 B 型题

（1~2 题共用备选答案）
A. 白色假丝酵母菌
B. 荚膜组织胞浆菌
C. 毛癣菌
D. 新型隐球菌
E. 小孢子菌

1. 在玉米培养基上能生成有特征性的厚膜孢子的真菌是
2. 采取血清学检查方法诊断的真菌感染是

三 X 型题

1. 关于新型隐球菌的特性，正确的是
A. 尿素酶试验阴性
B. 可侵犯中枢神经系统
C. 主要经呼吸道进入机体
D. 荚膜是主要的致病因素
E. 可引起免疫力低下者的内源性感染

2. 下列哪些不属于原核细胞型微生物
A. 真菌
B. 立克次体
C. 支原体
D. 细菌

E. 病毒

3. 与白假丝酵母菌相区别的新型隐球菌的特征是

A. 可形成厚垣孢子　　B. 无假菌丝

C. 分解尿素　　D. 有荚膜

E. 芽生孢子卵圆形

参考答案与解析

一、A1 型题

1. B【解析】尿素酶试验：新型隐球菌产生尿素酶，在尿素培养基（含尿素及酚红指示剂）中分解尿素形成氨和 CO_2，以致培养基的 pH 升高，使酚红由黄变为粉红色为阳性，而白色假丝酵母菌为阴性。

2. B【解析】分生孢子头：分生孢子头的形状、颜色和大小。分生孢子头由顶囊、瓶梗、梗基和分生孢子链组成，为曲霉的特征性结构。

3. E【解析】卡氏肺孢菌抗原检测：用单克隆抗体检测患者血清中卡氏肺孢菌抗原，有较好的敏感性和特异性。

4. C【解析】真菌毒素对人体可造成致癌，致畸、致突变等健康危害，该毒素的解毒与去毒一直是研究的热点。

5. B【解析】絮状表皮癣菌：菌丝较细，有隔，大分生孢子呈棒状，游离端圆形，常 3~5个成群排列，呈香蕉束状。不产小分生孢子。

6. D【解析】真菌直接检测法常用10%~20% 的氢氧化钾，并加热使标本组织溶解透明，用低倍镜和高倍镜检测。

7. C【解析】沙氏培养基为真菌的非选择性培养基，适合所有真菌的一般培养。其他为特殊要求培养基。玉米粉培养基易于真菌生成厚膜孢子；马铃薯葡萄糖琼脂用于分离皮肤癣真菌；尿素琼脂用于检测真菌脲酶；心脑浸出液葡萄糖琼脂一般用于营养要求较高的二相性真菌的培养。

8. E【解析】孢子丝菌培养：从病损处抽吸的物质、组织活检标本、痰或体液接种到萨布罗葡萄糖琼脂上，并在室温下培养，孢子丝菌通常在一到数周内出现生长。镜检可见 2μm 直径的细长分隔、分支的菌丝，分生孢子柄从菌丝两侧分出，与菌丝成直角。

9. C【解析】白假丝酵母菌（candida albicans）又称白念珠菌，广泛存在于自然界，也存在于正常人口腔，上呼吸道，肠道及阴道，一般在正常机体中数量少，不引起疾病。为条件致病性真菌。白假丝酵母菌在血琼脂或沙保氏琼脂上，37℃或室温孵育 2~3 日后，生成灰白乳酪样菌落，涂片镜检，可看到表层为卵圆形芽生细胞，底层有较多假菌丝。若接种于

4% 玉蜀黍琼脂上，室温孵育 3～5 日可见假菌丝，芽生孢子，厚膜孢子。在玉米粉培养基中，白假丝酵母菌经 25℃、24～48 小时后，可在菌丝顶端、侧缘或中间形成厚膜孢子。白假丝酵母菌可侵犯人体许多部位，可引起黏膜念珠菌病，以鹅口疮、口角炎、阴道炎最多见，在黏膜表面盖有凝乳大小不等的白色薄膜，剥除后，留下潮红基底，并产生裂隙及浅表溃疡。

10. A【解析】生长较慢的真菌如铁锈色小孢子菌，皮炎芽生菌或孢子丝菌的药物敏感试验采用琼脂斜面法。

二、B 型题

1. A【解析】参见 A1 型题第 9 题解析。

2. B【解析】荚膜组织胞浆菌病的诊断主要靠从痰液、周围血液、骨髓及淋巴结穿刺、活检等标本中找到细胞内酵母型组织胞浆菌，再结合临床症状和培养结果。组织胞浆菌素皮肤试验有助于诊断。鉴别本病各期均宜注意与结核相鉴别。主要是靠培养及适当的血清学检查。

三、X 型题

1. BCDE【解析】新型隐球菌大多由呼吸道转入，在肺部引起轻度炎症，或隐性传染。亦可由破损皮肤及肠道传入。当机体免疫功能下降时可向全身播散，主要侵犯中枢神经系统，发生真菌性脑膜炎、脑炎、脑肉芽肿等，此外可侵入骨骼、肌肉、淋巴结、皮肤黏膜引起慢性炎症和脓肿。新生隐球菌的荚膜多糖是重要的致病物质，有抑制吞噬、诱使动物免疫无反应性、降低机体抵抗力的作用。

2. AE【解析】原核细胞型微生物包括细菌、支原体、立克次体、衣原体、螺旋体和放线菌等。

3. BCD【解析】新型隐球菌本菌在组织液或培养物中呈较大球形，直径可达 5～20μm，菌体周围有肥厚的荚膜，折光性强，一般染料不易着色难以发现，称隐球菌，用墨汁阴性显影法镜检，可见到透明荚膜包裹着菌细胞，菌细胞常有出芽，但不生成假菌丝。在沙保氏琼脂及血琼脂培养基上，病原性隐球菌在 25℃及 37℃可生长，而非病原性隐球菌在 37℃不能繁殖。培养数日后生成酵母型菌落，初呈白色，1 周后转淡黄或棕黄、湿润黏稠，状似胶汁。本菌能分解尿素，以此与酵母菌和念珠菌鉴别。

第四十四章　临床病毒学检验

一 A1 型题

1. 病毒感染导致细胞转化的机制是
   A. 细胞染色体受损　　B. 病毒蛋白对细胞的毒性
   C. 细胞溶酶体受损　　D. 病毒的出芽释放损伤细胞膜
   E. 病毒早期蛋白质抑制细胞的合成代谢
2. 用小鼠研究乙型脑炎病毒的致病性，常用接种途径是
   A. 肌肉　　B. 脑内
   C. 静脉　　D. 鼻内
   E. 腹腔
3. 能说明病毒在细胞中生长的最直接指标是
   A. pH 改变　　B. 蚀斑
   C. 细胞病变　　D. 干扰现象
   E. 红细胞吸附
4. 以神经毒素致病的细菌是
   A. 霍乱弧菌　　B. 伤寒沙门菌
   C. 脑膜炎奈瑟菌　　D. 肉毒梭菌
   E. 乙型溶血性链球菌
5. PAGE 可检测下列哪种病毒的核酸
   A. 埃可病毒　　B. 柯萨奇病毒
   C. 肠道腺病毒　　D. 杯状病毒
   E. 轮状病毒
6. 人类免疫缺陷病毒感染细胞会出现
   A. 细胞膜改变　　B. 细胞肿大
   C. 形成包涵体　　D. 整合作用
   E. 以上都有可能
7. 关于乙型肝炎病毒的性状，哪项是错的
   A. 病毒核心为双股 DNA　　B. 复制时表面蛋白过剩

C. 病毒有两层衣壳

D. HBeAg 存在于 HBsAg 阴性血清中

E. 血清中检测不到核心抗原

8. 病毒复制的隐蔽期通常处于哪个阶段

A. 脱壳

B. 穿入

C. 吸附

D. 生物合成

E. 装配与释放

9. 关于 HBeAg，错误的是

A. 是 HBV 复制活跃的标志

B. 是一种可溶性抗原

C. 绝大多数见于 HBsAg 阳性血清中

D. 可刺激机体产生抗-HBe

E. 存在于 3 种颗粒中

10. HIV 的蛋白中特异性最高的是

A. p7

B. gp120

C. gp41

D. p17

E. p24

11. 感染诊断的金标准是 PCR 技术的病原体是

A. 杜克雷嗜血杆菌

B. 沙眼衣原体

C. 沙眼衣原体（L 血清型）

D. 单纯疱疹病毒

E. 人乳头瘤病毒

12. 急性病毒感染的炎症部位的主要浸润细胞是

A. NK 细胞

B. 嗜酸性粒细胞

C. 中性粒细胞

D. 单个核细胞

E. 嗜碱性粒细胞

13. 关于戊型肝炎病毒（HEV）的致病性，下述描述错误的是

A. HEV 不引起母婴传播

B. 是 RNA 病毒

C. 其传播途径是粪-口途径

D. 不发展成慢性肝炎

E. 其传染源是潜伏末期和急性早期 HEV 患者及亚临床感染者

14. 下列关于病毒持续性感染的举例中，不正确的是

A. 慢性感染——朊粒

B. 急性感染——甲型肝炎病毒

C. 潜伏感染——EB 病毒

D. 急性病毒感染的迟发并发症——麻疹病毒

E. 慢发病毒感染——人类免疫缺陷病毒

15. 用ELISA法检测乙型肝炎抗原、抗体系统结果：HBsAg（-）、抗-HBs（-）、HBeAg（-）、抗-HBe（+）及抗-HBc（+），提示

A. 既往乙肝感染或“核心窗口期”
B. 既往乙肝感染
C. 慢性乙肝，或无症状携带者
D. 急性乙肝感染趋向恢复
E. 急性或慢性乙肝，或无症状携带者

16. 不属于病毒分离培养的传代细胞系是

A. FL
B. Vero
C. Hep-2
D. HeLa
E. WI-38

17. 缺陷病毒本质上是指

A. 基因组缺陷
B. 复制周期不全
C. 衣壳缺陷
D. 包膜刺突缺陷
E. 病毒酶缺陷

18. 下列哪项抗病毒免疫方式属于获得性非特异性免疫

A. 生理年龄状态
B. 皮肤黏膜的屏障作用
C. 单核吞噬细胞系统
D. 补体及病毒抑制物
E. 干扰素的抗病毒作用

19. 感染性病毒的单位常用

A. CPU
B. PFU
C. ID50
D. CPE
E. TCID50

20. 病毒大小的表示单位是

A. nm
B. μm
C. m
D. cm
E. mm

21. 可在光镜下直接观察到的病毒是

A. HSV
B. HGV
C. 类病毒
D. 乳头瘤病毒
E. 痘病毒

22. 传播莱姆病的媒介是

A. 软蜱
B. 硬蜱
C. 鼠虱
D. 鼠蚤
E. 体虱

23. 分离柯萨奇病毒和ECHO病毒最好接种的动物是

A. 乳鼠
B. 豚鼠
C. 家兔
D. 小鼠
E. 猴

24. 细胞融合有利于病毒的

A. 穿入
B. 复制
C. 扩散
D. 脱壳
E. 释放

25. 能耐受乙醚等脂溶剂的病毒是

A. 麻疹病毒
B. 风疹病毒
C. 流感、副流感病毒
D. 呼吸道合胞病毒
E. 脊髓灰质炎病毒

26. 被灭活的病毒不能保留的特性是

A. 抗原性
B. 细胞融合
C. 感染性
D. 血凝性
E. 红细胞吸附性

27. 甲型肝炎病毒的主要传播途径为

A. 注射
B. 粪-口
C. 输血
D. 昆虫媒介
E. 母婴垂直

28. 有包膜病毒的释放方式为

A. 细胞穿孔
B. 细胞融合
C. 裂解细胞
D. 出芽
E. 胞吐作用

29. 下列哪种病毒感染可致中枢神经系统感染

A. HAV
B. HSV
C. HCV
D. EBV
E. HBV

30. 人类嗜T细胞病毒Ⅰ型、Ⅱ型侵犯人类哪种细胞

A. $CD4^-$T细胞
B. $CD4^+$T细胞
C. $CD8^-$T细胞
D. NK细胞
E. $CD8^-$T细胞

31. 在上皮细胞胞核中形成嗜酸性包涵体呈“猫头鹰眼”样的病毒是

A. 人类巨细胞病毒
B. 狂犬病毒

C. 麻疹病毒
D. 单纯疱疹病毒
E. 人类免疫缺陷病毒

32. 下列属于黄病毒科的病毒是
A. HCV
B. HAV
C. HEV
D. HDV
E. HBV

33. 下列哪种病毒不属于肝炎病毒
A. HCV
B. HDV
C. HEV
D. HAV
E. CMV

34. 因长期大量使用抗生素引起的腹泻或鹅口疮多属于
A. 隐性感染
B. 内源性感染
C. 交叉感染
D. 外源性感染
E. 医源性感染

35. 关于 HIV 对理化因素的抵抗力，下列哪项是正确的
A. 56℃30 分钟被灭活
B. 22℃30 分钟被灭活
C. 各种抗生素可灭活病毒
D. 紫外线对 HIV 有杀灭作用
E. 各种化学消毒剂对 HIV 均无灭活作用

36. 乙型肝炎病毒属于
A. 黄病毒科
B. 小 RNA 病毒科
C. 嗜肝 DNA 病毒科
D. 野田村病毒科
E. 沙粒病毒科

37. 下列病原体中，可引起慢发病毒感染的是
A. HIV
B. EB 病毒
C. 朊粒
D. 巨细胞病毒
E. 丙型肝炎病毒

38. 与流感病毒吸附有关的成分是
A. 血凝素
B. 衣壳蛋白
C. 脂质双层
D. M 蛋白
E. NA

39. 轮状病毒的核酸类型为
A. 双股 DNA
B. 单股负链 RNA
C. 双股 RNA，分节段
D. 单股 DNA
E. 单股正链 RNA

40. 下列组织中，易检出狂犬病毒的胞质内嗜酸性包涵体的是
A. 骨髓　　B. 血液
C. 淋巴结　　D. 大脑海马回
E. 外周神经组织
41. HBsAg (-)，抗-HBs (+)，抗-HBc (-)，HBeAg (-)，抗-HBe (-)，表明
A. 慢性活动性肝炎　　B. 急性肝炎初期
C. 乙肝恢复并产生免疫力　　D. 既往乙肝病毒感染
E. 慢性乙肝合并丁肝
42. 核酸类型为负单链 RNA 的病毒是
A. HAV　　B. HBV
C. HCV　　D. HDV
E. HGV
43. 乙型肝炎病毒感染的主要标志是
A. 抗-HBe　　B. HBcAg
C. HBsAg　　D. HBeAg
E. 抗-HBc
44. 下列可经性行为传播的病毒是
A. 风疹病毒　　B. 人乳头瘤病毒
C. 人星状病毒　　D. 汉坦病毒
E. 甲型肝炎病毒
45. 关于钩体，叙述错误的是
A. 鼠类和猪是主要传染源
B. 血中钩体消失后，肾内可存留较长时间
C. 病后可获得对同型钩体较牢固的免疫力
D. 钩体有较强侵袭力，可通过正常或破损的皮肤黏膜侵入
E. 发病 1 周内可取尿液作为实验室检测的标本
46. 人被犬咬伤后，为排除狂犬病，应将犬捕捉、隔离观察
A. 3~5 天　　B. 4~6 天
C. 5~7 天　　D. 7~10 天
E. 2 周天以上
47. 关于 HBV 的叙述，正确的是
A. 核酸为双链线状 DNA
B. 主要传播方式为粪-口途径
C. HBeAg 是体内 HBV 复制的指标之一

D. HBsAg是体内HBV复制的指标之一

E. 其DNA多聚酶无逆转录酶功能

48. 抗原性漂移指流感病毒的

A. 亚型抗原的大变异
B. 型特异性抗原的大变异
C. 型特异性抗原的小变异
D. 亚型抗原的小变异
E. 与其他病毒的基因重组

49. 与流感病毒成熟释放有关的成分是

A. NA
B. HA
C. LPS
D. 脂质双层
E. M蛋白

50. 下列病毒体结构属于复合对称型的是

A. 疱疹病毒
B. 噬菌体
C. 出血热病毒
D. HIV
E. 弹状病毒

51. 病毒感染细胞的关键物质是

A. 刺突
B. 包膜
C. 衣壳
D. 核酸
E. 核衣壳

52. 下列HIV蛋白中能介导病毒包膜与宿主细胞膜融合作用的是

A. p14
B. gp41
C. p24
D. p7
E. gp120

53. 疯牛病的病原体是

A. 类病毒
B. 缺损病毒
C. 前病毒
D. 卫星病毒
E. 朊粒

54. 在电镜下能见到实心与空心颗粒的病毒为

A. 甲型肝炎病毒
B. 丁型肝炎病毒
C. 丙型肝炎病毒
D. 乙型肝炎病毒
E. 甲型肝炎病毒和乙型肝炎病毒

55. 致畸胎的病毒主要是

A. 冠状病毒
B. 脊髓灰质炎病毒
C. 流感病毒
D. 风疹病毒
E. 登革病毒

56. 乙型肝炎病毒学检验最常用的方法是

A. 测定血清中蛋白酶活性　　B. 测定血清中 HBV 的 DNA 含量

C. 免疫电镜 HBV 的病毒颗粒　　D. 测定血清中 HBV 抗原抗体

E. 测定血清中 HBV 的 DNA 多聚酶活性

57. 下列病毒中抵抗力最强的是

A. 脊髓灰质炎病毒　　B. 乙型肝炎病毒

C. 流感病毒　　D. 单纯疱疹病毒

E. 人类免疫缺陷病毒

58. 关于肝炎病毒，错误的是

A. 引起病毒性肝炎的一组病毒

B. 各种病毒性肝炎临床特征相似

C. 通过粪-口途径传播的是甲型和戊型肝炎病毒

D. 凡可引起肝炎的病毒，均称为肝炎病毒

E. 主要有 5 种，即甲型、乙型、丙型、丁型和戊型肝炎病毒

59. 轮状病毒的特点是

A. 属于小 RNA 病毒科　　B. 有 100 余种血清型

C. 具有双层衣壳　　D. 核酸类型为单股正链 RNA

E. 除引起腹泻外还可引起呼吸道感染

60. 在感染早期不能采用 EM 直接检查标本中病毒颗粒的病毒是

A. 疱疹病毒　　B. 轮状病毒

C. 甲型肝炎病毒　　D. 乙型肝炎病毒

E. 丙型肝炎病毒

61. 下列病毒感染人体一般不引起病毒血症的是

A. ECHO 病毒　　B. 流感病毒

C. 脊髓灰质炎病毒　　D. 腮腺炎病毒

E. 流行性乙型脑炎病毒

62. HDV 的增殖必须有下列哪种病毒存在

A. HAV　　B. HBV

C. HIV　　D. HCV

E. HEV

63. 包涵体在以下哪种病毒感染中有诊断价值

A. EB 病毒　　B. 麻疹病毒

C. 脊髓灰质炎病毒　　D. 流感病毒

E. 单纯疱疹病毒

64. Dane 颗粒是

A. 乙型肝炎病毒的外衣壳
B. 乙型肝炎病毒的核心
C. 乙型肝炎病毒的内衣壳
D. 完整的 HBV 颗粒
E. 不完整的 HBV 颗粒

65. 在以下病毒感染中，机体血清中虽有特异性抗体，但仍可发病的是

A. 柯萨奇病毒感染
B. 单纯疱疹病毒感染
C. 甲型肝炎病毒感染
D. 流感病毒感染
E. 脊髓灰质炎病毒感染

66. 黄病毒的共同特征中，错误的是

A. 衣壳呈 20 面体立体对称
B. 病毒对酸、温度不敏感
C. 核酸多为单股正链 RNA
D. 有包膜，其表面有 HA
E. 所致疾病有明显的季节性和地域性

67. 引起婴幼儿腹泻最常见的病毒是

A. A 组轮状病毒
B. 肠道病毒 68 型
C. C 组轮状病毒
D. B 组轮状病毒
E. 以上都不是

68. 流感病毒分型的主要根据是

A. RNA
B. MP + NP
C. HA + MP
D. NA + HP
E. HA + NA

69. 下列对于狂犬病的叙述中，错误的是

A. 病死率几乎达 100%
B. 内氏小体有诊断意义
C. 及时接种减毒活疫苗可预防发病
D. 患病动物为传染源
E. 狂犬病病毒是有包膜的 RNA 病毒

70. 疑为流行性出血热病毒感染的血液标本应接种的实验动物是

A. 豚鼠
B. 黑线姬鼠
C. 乳鼠
D. 家兔
E. 大白鼠

71. 关于 HIV 的致病机制，下列哪项是不对的

A. 破坏 CD8 细胞，导致细胞免疫功能下降
B. 侵犯 CD4 细胞，并在其中增殖导致细胞破坏
C. 包膜糖蛋白与 CD4 细胞表面 CD4 分子结合
D. 感染后，由于 TH 减少导致 CD4/CD8 比例倒置
E. gp120 与机体 MHC-Ⅱ分子有共同抗原，导致自身免疫损伤

72. 为自然疫源性传染病的是

A. 雅司病　　B. 梅毒

C. 樊尚咽峡炎　　D. 回归热

E. 非典型肺炎

二 A2 型题

1. 患者食欲缺乏、乏力。血清学检查：抗-HAVIgG（+），HBsAg（+）和抗-HBcIgM（+）。可诊断为

A. 乙型肝炎合并甲型肝炎　　B. 急性乙型肝炎

C. 急性甲型肝炎　　D. 慢性乙型肝炎急性发作

E. 急性甲型肝炎合并急性乙型肝炎

2. 用 ELISA 法检测乙型肝炎抗原、抗体系统结果：HBsAg（-）、抗-HBs（+）、HBeAg（-）、抗-HBe（-）及抗-HBc（-），提示

A. 既往感染恢复期，无免疫力

B. 既往感染或“核心窗口期”

C. 急性乙肝感染趋向恢复

D. 既往感染或接种过疫苗，有免疫力

E. 既往感染或接种过疫苗，无免疫力

3. 患儿，男，8 岁。发热、烦躁 3 天，对风、声音和光刺激敏感，不能进食、饮水。T 39℃，P 110 次/分，神志清楚，呈极度恐怖状，声嘶，流涎，饮水甚至听到水声即引起咽肌强烈痉挛。2 个月前右手曾被狗咬伤。最可能的临床诊断是

A. 白喉　　B. 破伤风

C. 狂犬病　　D. 散发性脑炎

E. 脊髓灰质炎

4. 患者 HBsAg（+）、抗-HBs（-）、HBeAg（+）、抗-HBe（-）、抗-HBcIgM（+），正确的是

A. 患急性乙型肝炎　　B. 乙肝恢复期

C. 患慢性迁延性肝炎　　D. 患慢性乙型肝炎

E. 患慢性活动性肝炎

三 A3/A4 型题

（1~3 题共用题干）

患者近来感觉乏力、胸闷、胸痛。1 周前患过感冒。检查发现心动过速、心律失常。初

步诊断为心肌炎。

1. 已知引起心肌炎最常见的病原体是
   A. 腺病毒
   B. EB 病毒
   C. 呼吸道合胞病毒
   D. 流感病毒
   E. 柯萨奇病毒
2. 该病原体属于
   A. 正黏病毒科
   B. 副黏病毒科
   C. 虫媒病毒
   D. 肠道病毒
   E. 逆转录病毒科
3. 下列关于该病原体生物学特性的描述，错误的是
   A. 无包膜
   B. 核衣壳呈 20 面体，立体对称
   C. 基因组为单股 RNA
   D. 经呼吸道传播
   E. 一般不引起胃肠道疾病

（4～5 题共用题干）

患儿，起病 2 天，高热不退，呕吐抽搐。查体：T 40.5℃，R 36 次/分，P 144 次/分，神昏吐涎，双眼凝视，心脏查体（-），两肺可闻及痰鸣音，腹平软。神经系统检查：克氏征（+），巴宾斯基征（+）。脑脊液常规：清亮，Pandy 试验（+），糖 7.0mmol/L，细胞数 $78\times10^6/L$，中性粒细胞 0.25，淋巴细胞 0.75。血常规：Hb 130g/L，WBC $9.5\times10^9/L$，中性粒细胞 0.78，淋巴细胞 0.22。

4. 患儿最可能诊断为
   A. 化脓性脑膜炎
   B. 流行性乙型脑炎
   C. 流行性脑脊髓炎
   D. 结核性脑膜炎
   E. 隐球菌性脑膜炎
5. 如以上诊断成立，下列有关叙述不正确的是
   A. 主要通过蚊虫叮咬传播
   B. 动物和人均作为其传染源
   C. 10 岁以下儿童占发病总数的 80% 以上
   D. 该病治愈后不留后遗症
   E. 患者及隐性感染者作为传染源的意义不大

（6～7 题共用题干）

患者，女性，16 岁。发热、食欲缺乏 1 周，神志欠清 1 天。查体：皮肤、巩膜黄染，躁动不安，手有扑翼样震颤，肝右肋下未扪及。实验室检查：ALT 1600U/L，总胆红素

110μmol/L，抗 HBsAb 阳性，抗 HBcAb 阳性，抗 HAV IgM 阳性，抗 HEV IgG 阴性。既往体健，无输血史。

6. 最可能的临床诊断是

A. 急性黄疸型肝炎　　B. 急性重症黄疸型肝炎
C. 亚急性重症肝炎　　D. 淤胆型肝炎
E. 慢性重症型肝炎

7. 最可能的病原学诊断是

A. 甲型病毒性肝炎　　B. 乙型病毒性肝炎
C. 丙型病毒性肝炎　　D. 丁型病毒性肝炎
E. 戊型病毒性肝炎

（8~9 题共用题干）

患儿，6 岁。低热、头痛、咳嗽 1 天。今天出现头面部斑疹，后变为丘疹、水疱。查体可见面部较多斑疹、丘疹、水疱，胸、腹、背部也可见散在斑丘疹。

8. 患儿最可能感染的是

A. 麻疹病毒　　B. 水痘-带状疱疹病毒
C. 单纯疱疹病毒　　D. 风疹病毒
E. 乳头状瘤病毒

9. 首选（　　）治疗

A. 伐昔洛韦　　B. 阿昔洛韦
C. α 干扰素　　D. 泛昔洛韦
E. 利巴韦林

（10~11 题共用题干）

患儿，男，12 岁。急起畏寒、高热，头痛、肌肉酸痛，并有鼻塞、流涕、咳嗽、咽干、咽痛。查体：T 40℃，急性病容，鼻、咽部及结膜轻度充血，肺部可闻及干啰音。血常规显示白细胞计数减少，淋巴细胞相对增加。

10. 该患者最可能感染的是

A. 鼻病毒　　B. 冠状病毒
C. 流感病毒　　D. 副流感病毒
E. 呼吸道合胞病毒

11. 有关病原体的生物学特征，错误的是

A. 具有较强传染性
B. 其 RNA 为单股负链

C. 耐热、耐酸，对化学药品不敏感

D. 患者感染该病毒后，可获得同型免疫力

E. 传染源主要是急性期患者和隐性感染者

（12~13题共用题干）

患儿，1岁。鼻塞、流涕3天入院，突然喘憋加重，口唇发绀，鼻翼扇动。查体：T 39.5℃，R 42次/分，三凹征阳性，两肺闻及广泛哮鸣音，右肺底闻及少许小水泡音。血常规：WBC 4.0×10/L，N 0.4，L 0.6。胸片可见少许点片状影及肺气肿。

12. 患者最可能的临床诊断是

A. 腺病毒肺炎
B. 呼吸道合胞病毒肺炎
C. 肺炎链球菌肺炎
D. 支原体肺炎
E. 哮喘性支气管炎

13. 下列有关病原体的叙述，错误的是

A. 属于副黏病毒科
B. 属DNA病毒
C. 2岁以下儿童最易感染
D. 主要经呼吸道飞沫传播
E. 患者及带毒者为传染源

四 B型题

（1~3题共用备选答案）

A. 脊髓灰质炎病毒
B. 柯萨奇病毒
C. 艾柯病毒
D. SARS冠状病毒
E. 麻疹病毒

1. 直径27~30nm，内核直径为16nm的是
2. 颗粒呈不规则形，直径60~220nm，有包膜，核衣壳呈螺旋对称的是
3. 呈球形、丝状等多种形态，直径为140~180nm，长者可达270nm，螺旋对称的病毒是

五 X型题

1. 易形成慢性感染或病原携带状态的肝炎病毒是

A. HIV
B. HCV
C. HAV
D. HEV
E. HBV

2. 卡介苗的接种对象主要是

A. 新生儿
B. 严重结核病患者

C. 结核流行区内的所有儿童和成年人　D. 结核菌素试验阳性者
E. 结核菌素试验阴性者

3. 结核病的基因诊断技术包括
A. PCR　B. 高效液相色谱
C. DNA 探针　D. BACTEC460
E. 16SrRNA 基因序列测定

4. HIV 的结构基因包括
A. gag 基因　B. pol 基因
C. env 基因　D. nef 基因
E. tat 基因

5. 结核菌素试验阴性表示
A. 未感染过结核分枝杆菌　B. 正患严重结核病
C. 机体细胞免疫功能低下　D. 感染初期
E. 对结核分枝杆菌无免疫力

6. 禽流感病毒的生物学特点包括
A. 核酸为 DNA　B. 具有 NA、HA
C. 属于乙型流感病毒　D. 可以感染人类
E. 目前以 $H5N^1$ 型较常见

7. 可引起输血后肝炎的病毒主要是
A. HCV　B. HAV
C. HBV　D. HEV
E. TTV

8. NK 细胞杀伤病毒感染细胞的特征是
A. 无须抗体的协助　B. 直接杀伤
C. 有特异性　D. 需补体的协助
E. 干扰素促进杀伤

9. 确证 HIV 感染常用的实验方法有
A. 免疫荧光法　B. Western-blot 试验
C. RIP 法　D. RIA 法
E. ELISA 试验

10. 可进行直接显微镜检查的梅毒患者标本是
A. 下疳分泌物　B. 病损组织
C. 淋巴结穿刺液　D. 皮疹渗出液
E. 血清、血浆

11. HAV 的特点包括
A. 为环状 DNA 病毒
B. 易发展成慢性感染
C. 与肝硬化和肝癌密切相关
D. 病后形成牢固免疫力
E. 目前能用细胞体外培养
12. 流感病毒具有
A. 单股正链分节段 RNA
B. 双层包膜
C. M 蛋白
D. 螺旋对称的核蛋白
E. 血凝素和神经氨酸酶
13. WHO 公布的流感病毒命名原则中包括
A. 病毒型别
B. 分离地点
C. 分离时间
D. 宿主种名
E. HA 与 NA 亚型号
14. 下列哪些疾病属于持续性感染
A. AIDS
B. 小儿麻痹症
C. 甲型肝炎
D. Kuru 病
E. 慢性乙型肝炎
15. 检测 IgM 抗体可用于下列哪些经胎盘传播病毒的原发性感染的诊断
A. 巨细胞病毒
B. 风疹病毒
C. 型肝炎病毒
D. 甲型肝炎病毒
E. 人类免疫缺陷病毒
16. 与原发性肝癌相关联的病毒是
A. HIV
B. HAV
C. HBV
D. HCV
E. HSV-2

参考答案与解析

一、A1 型题

1. A【解析】有些病毒的核酸可整合到宿主的染色体上，导致宿主细胞遗传特性发生改变，即细胞转化。

2. B【解析】乙型脑炎病毒常用接种途径是脑内。

3. C【解析】病毒感染后在细胞上的表现随病毒不同而有差异，有的病毒能使细胞完全被破坏，有的变化不太明显，由病毒引起的细胞病变称细胞病变效应。

4. D【解析】肉毒杆菌是一种致命病菌，在繁殖过程中分泌毒素，是毒性最强的蛋白质之一。人们食入和吸收这种毒素后，神经系统将遭到破坏，出现头晕、呼吸困难和肌肉乏力等症状。

5. E【解析】PAGE 是检测轮状病毒的经典方法，具有高特异性。

6. D【解析】人类免疫缺陷病毒（HIV）感染人体后会入侵人体免疫细胞，将其遗传物质 RNA 转移至宿主细胞中。随后，病毒 RNA 会反转录成双链 DNA，并整合至宿主基因组中。

7. D【解析】HbeAg 则仅存在于沾染的肝细胞核内。

8. D【解析】病毒在活细胞内以复制方式进行增殖，增殖过程可分为吸附、穿入、脱壳、生物合成、装配与释放等连续的五个阶段。在生物合成阶段查不到完整的病毒颗粒，称隐蔽期。

9. E【解析】HBeAg 是以隐蔽形式存在 HBV 核心中的一种可溶性蛋白，其编码基因相互重叠，是 HBcAg 的亚成分。

10. E【解析】HIV 中特异性最高的蛋白是 p24。

11. E【解析】PCR 技术具有特异性强、灵敏度高、操作简便、省时，对待检原始材料质量要求低等特点。该项技术已在医学领域以及在皮肤病检查中广泛应用。目前认为 PCR 技术是检测 HPV-DNA 及分型的最好方法，是当今用于尖锐湿疣以及 HPV 感染诊断最常用的。

12. D【解析】急性病毒感染的炎症部位主要浸润细胞是中性粒细胞。

13. A【解析】戊型肝炎病毒（HEV）所致戊型肝炎，其致病特性主要有经消化道传播，仅引起急性病毒性肝炎且多于发病后 6 周康复，不引起慢性肝炎。戊型肝炎病毒的传染源主要是潜伏期末期和急性期早期的戊型肝炎患者，因此期间患者从大便排出病毒量最多。主要是经粪-口传播，发病 2 周后病毒停止从大便排出，儿童感染戊型肝炎多为亚临床型，成人感染后以临床型多见。病死率高是戊型肝炎的另一个重要临床特征。

14. C【解析】EB 病毒属于慢性感染。

15. A【解析】乙肝核心抗体是乙肝病毒核心抗原（HBcAg）的对应抗体，它不是保护性抗体，其存在反而是受到乙肝病毒侵害的指标之一。急性乙肝感染的窗口期指乙肝表面抗原已被人体自身的抵抗力清除，或在血液中消失（HBsAg-），由于乙肝核心抗体出现比乙肝表面抗体早，所以仅能检测到乙肝核心抗体。因此，本题最佳答案是 A。

16. E【解析】常用的传代细胞有 Hela、Hep-2、Detroit-6、A549、KB、FL、BHK_{21}、Vero。

17. A【解析】缺陷病毒本质上是指基因组缺损。

18. D【解析】抗病毒免疫分子分天然非特异性免疫和获得性特异性免疫，天然非特异性免疫包括皮肤黏膜、血液等屏障作用，干扰素作用，巨噬细胞的杀毒作用等。获得性特异性免疫有体液免疫（中和抗体、抗体介导促进作用、补体结合抗体）和细胞免疫（细胞免疫对病毒的感染有重要的保护作用）。

19. B【解析】感染性病毒的单位一般表示为 PFU/ml。

20. A【解析】病毒大小的测量单位是纳米。

21. E【解析】痘病毒和天花病毒是最大的病毒，大小为250~300nm，可用光学显微镜直接观察。

22. B【解析】莱姆病传播媒介为节肢动物-硬蜱，欧洲疫源地主要为蓖籽硬蜱，北美东部疫源地主要为肩突硬蜱，北美西部疫源地主要为太平洋硬蜱东亚疫源地在中国东北林区全沟硬蜱为优势蜱种（占80%），带螺旋体率高达20%~50%，因而成为北方林区主要传播媒介长江中下游林区疫源地二棘血蜱为优势蜱种（占85%），带螺旋体率为16%~40%，提示为该地区的重要生物媒介。中国南方疫源地的粒形硬蜱、寄麝硬蜱均分离到莱姆病螺旋体，也是莱姆病传播媒介。

23. A【解析】分离柯萨奇病毒和 ECHO 病毒最好接种的动物是乳鼠。

24. C【解析】细胞融合是在自发或人工诱导下，两个不同基因型的细胞或原生质体融合形成一个杂种细胞。基本过程包括细胞融合形成异核体、异核体通过细胞有丝分裂进行核融合、最终形成单核的杂种细胞，其有利于病毒的扩散。

25. E【解析】脂溶剂包膜病毒的包膜包含脂质成分，易被乙醚、氯仿、去氧胆酸盐等脂溶剂所溶解，乙醚在脂溶剂中对病毒包膜具有最大的破坏作用，本题中脊髓灰质炎病毒无包膜所以选 E。

26. C【解析】病毒失去感染性，称为灭活。

27. B【解析】甲型肝炎主要通过粪-口途径传播。甲型肝炎是由甲型肝炎病毒引起的，以肝脏炎症病变为主的传染病。

28. D【解析】有包膜病毒以出芽的方式释放，从而获得细胞膜成分构成包膜。

29. B【解析】病毒所致的中枢神经系统感染包括单纯疱疹病毒（HSV）脑炎、肠道病毒感染、先天性巨细胞病毒（CMV）感染、人类免疫缺陷病毒（HⅣ）脑病，以及其他许多类型。

30. B【解析】人类嗜 T 细胞病毒有Ⅰ型（HTLV-Ⅰ）和Ⅱ型（HTLV-Ⅱ），仅侵犯 $CD4^+$T 淋巴细胞并立其中生长使受染细胞发生转化，最后引起疾病。

31. A【解析】在上皮细胞胞核中形成“猫头鹰眼”样包涵体的病毒是人类巨细胞病毒。

32. A【解析】HCV 属于黄病毒科肝炎病毒属，其基因组为单股正链 RNA，由约 9.6×10^3 核苷酸组成。

33. E【解析】CMV 是巨细胞病毒，属于疱疹病毒科。

34. B【解析】长期大量的抗生素杀灭了体内的细菌，包括有益菌。引起真菌繁殖，导致真菌性腹泻。很明显真菌不是外源性的，更不是环境引起的，也不是同时感染几种病菌的交叉感染。

35. A【解析】HIV 对理化因素的抵抗力较弱，56℃30 分钟可被灭活。但在室温（20~22℃）病毒活性可保持 7 天。0.1% 漂白粉、70% 乙醇、0.3% H_2O_2或 0.5% 来苏等对病毒均有灭活作用。

36. C【解析】乙型肝炎病毒是引起乙型肝炎（简称乙肝）的病原体，属嗜肝 DNA 病毒科，该科病毒包含正嗜肝 DNA 病毒属和禽嗜肝 DNA 病毒属两个属，引起人体感染的是正嗜肝 DNA 病毒属。

37. A【解析】慢发病毒感染是病毒在显性或隐性感染后，病毒有很长的潜伏期，可达数月，数年甚至数十年，在症状出现后呈进行加重，最终导致死亡，如 HIV 引起的艾滋病，狂犬病毒引起的亚急性硬化性全脑炎等。

38. B【解析】病毒吸附于敏感细胞需要病毒表面特异性的吸附蛋白与细胞表面受体相互作用。病毒吸附蛋白一般由衣壳蛋白或包膜上的糖蛋白突起充当。

39. C【解析】轮状病毒是一种双链 RNA 病毒，该病毒是引起婴幼儿腹泻的主要病原体之一。

40. D【解析】狂犬病毒在易感动物或人的中枢神经细胞中增殖时，在胞质内形成嗜酸性包涵体，称内氏小体，在诊断上有价值。

41. C【解析】抗 HBs 为保护性抗体，它的出现表明病毒基本清除；HbsAg 疫苗注射后抗 HBs 出现是免疫成功的标志。

42. D【解析】丁型肝炎病毒（HDV）是一种缺陷性共价闭环单股负链 RNA 病毒，长约 1700 个核苷酸。

43. C【解析】乙型肝炎病毒表面抗原（HBsAg）是指乙型肝炎病毒外壳部分所含的小球形颗粒与管型颗粒。

44. B【解析】人乳头瘤病毒通常就是通过密切的生活接触发生感染和传染的。是可以互相传染的。风疹病毒通过空气的传播；星状病毒的主要传播方式是粪口传播，接触传播为辅助传播方式；汉坦病毒的传染源主要是啮齿类动物；甲型肝炎病毒主要通过粪-口途径传播。

45. E【解析】常于发病初期和恢复期采取双份血液，测定血清抗体滴度的消长；或采集单份血样测定 IgM 抗体，有助于早期诊断。尿液发病第 2 周起患者尿中逐渐出现钩体，第 3 周达高峰。

46. D【解析】被犬咬伤后，为排除狂犬病，应将犬捕捉、隔离观察 7~10 天。

47. C【解析】HBV 的核酸类型为不完全双链环状 DNA；主要传播途径是输血传播；

HBeAg可由感染的肝细胞内游离至血清中。因HBeAg的消长与病毒体及DNA聚合酶的消长基本一致，故HBeAg可作为体内有HBV复制及血清具有强传染性的一个标志；编码DNA多聚酶具有逆转录酶功能。

48. D【解析】抗原漂移：指由基因组发生突变导致抗原的小幅度变异，不产生新的亚型，属于量变，没有质的变化。多引起流感的中小型流行。

49. A【解析】流感病毒包膜表面蘑菇状抗原，具有酶活性，有利于成熟病毒的释放与扩散。NA具有抗原性，抗-NA可抑制流感病毒从细胞内出芽释放，但无中和病毒的作用。

50. B【解析】复合对称型病毒体结构有大肠埃希菌、噬菌体。

51. B【解析】一些病毒具有包裹在蛋白质衣壳外的一层包膜称病毒包膜，这层包膜主要来源于宿主细胞膜（磷脂层和膜蛋白），但也包含有一些病毒自身的糖蛋白。

52. B【解析】HIV的gp41为跨膜糖蛋白，介导病毒包膜与宿主细胞膜的融合。

53. E【解析】疯牛病实际上是一种朊病毒感染。这种病原体的英文名字为prion，又称为朊毒体。

54. A【解析】病毒甲型肝炎病毒是一种RNA病毒，属微小核糖核酸病毒科。病毒呈球形，直径约为27纳米，无囊膜，电镜下可见实心和空心两种颗粒，实心颗粒为完整的HAV，有传染性。

55. D【解析】风疹病毒的发病率比较高，也是一种比较常见的病毒性感染，孕妇平时如果不注意身体保健，一旦感染到了风疹病毒对女性的身心健康和胎儿的健康成长都会产生很大的影响。

56. D【解析】乙型肝炎是由乙型肝炎病毒（HBV）所引起，表面抗原（HBsAg）、表面抗体（抗HBs）、e抗原（HBeAg）、e抗体（抗HBe）和核心抗体（抗HBc）称为乙肝五项，是常用的HBV感染的检测指标，可反映被检者体内HBV水平及机体的反应情况。

57. B【解析】脊髓灰质炎病毒对一切已知抗生素和化学治疗药物不敏感；乙型肝炎病毒的抵抗力，HBV抵抗力较强，对热、低温、干燥、紫外线及一般浓度的消毒剂均能耐受，100℃10分钟、65℃10小时或高压蒸汽消毒可灭活；流感病毒对于干燥、紫外线照射、甲醛等消毒剂都是比较敏感的，对于高温的抵抗力弱，加热到56℃几分钟就会丧失活性，一百摄氏度一分钟即可被灭活；单纯疱疹病毒对外界抵抗力不强，56℃加热30分钟，紫外线照射5分钟，乙醚等脂溶剂均可使之灭活；但可在-70℃环境长期保存其生物学活性。

58. D【解析】肝炎病毒，是指引起病毒性肝炎的病原体。除了甲型和戊型病毒为通过肠道感染外，其他类型病毒均通过密切接触、血液和注射方式传播。

59. C【解析】轮状病毒呈球形，直径70~75nm，核心为双股RNA，由11个基因片段组成，外有双层衣壳，呈车轮辐条状，故称为轮状病毒。轮状病毒总共有七种，分别以英文字母编号为A、B、C、D、E、F与G等。轮状病毒，是一种双链核糖核酸病毒，属于呼肠孤病毒科。

60. E【解析】丙型病毒性肝炎的检测目前临床上有三种检测方法，分别是丙型肝炎病毒抗体检测、丙型肝炎病毒检查、肝功能检测。

61. A【解析】当病毒进入人体后，首先进入血液，引起病毒血症，随后可侵入全身器官或中枢神经系统；亦可由病毒直接侵犯中枢神经系统。发生病毒脑炎时，常引起神经细胞的炎症、水肿、坏死等改变，出现一系列临床表现。当炎症波及脑膜时，则称为病毒性脑膜脑炎。

62. B【解析】HDV 不能独立复制，需要 HBV 辅助才能增殖。

63. B【解析】病毒在增殖的过程中，常使寄主细胞内形成一种蛋白质性质的病变结构，在光学显微镜下可见。多为圆形、卵圆形或不定形。一般是由完整的病毒颗粒或尚未装配的病毒亚基聚集而成；少数则是宿主细胞对病毒感染的反应产物，不含病毒粒子。有的位于细胞质中（如天花病毒包涵体），有的位于细胞核中（如疱疹病毒），或细胞质、细胞核中都有（如麻疹病毒）。有的还具有特殊名称，如天花病毒包涵体称顾氏小体，狂犬病毒包涵体称内氏小体。昆虫病毒可根据包涵体的形状、位置而分为细胞质型多角体病毒、核型多角及颗粒体病毒等。

64. D【解析】乙型肝炎病毒大球形颗粒又称 Dane 颗粒，是具有感染性的完整的 HBV 颗粒。

65. D【解析】流感病毒可诱发机体产生特异性细胞免疫和体液免疫，特异性抗体中反抗 HA 抗体为中和抗体，中和抗体在预防感染和阻止疾病发生中有重要作用，细胞免疫也发挥重要作用，如 $CD4^+$ 和 $CD8^+$ T 细胞可产生广泛的亚型间交叉免疫，决定病毒的清除和疾病的恢复，血清抗 HA 中和抗体可持续几十年，对同型病毒有牢固免疫力，对型内变异株的交叉免疫可持续 4~7 年，但亚型间无交叉免疫。

66. B【解析】大多数黄病毒共同特性：①病毒呈球形，衣壳呈 20 面体立体对称，外有类脂包膜，其表面有 HA。②核酸大多为 + ssRNA，病毒均在细胞内增殖。③病毒对酸、温度敏感，在室温即可部分失活。易被乙醚、氯仿、去氧胆酸钠灭活。④大多数虫媒病毒引起自然疫源性疾病，其中许多疾病是人畜共患的。⑤节肢动物既是储存宿主又是传播媒。由于节肢动物受地理与气候的影响，故虫媒病毒所致疾病有明显的季节性和地域性。

67. A【解析】A 组轮状病毒是引起婴幼儿非细菌性腹泻的重要病原体，是导致婴幼儿发病甚至死亡的重要原因。

68. B【解析】根据病毒上 NP 和 MP 抗原性的不同，可将流感病毒分为甲、乙、丙三型。也称为 A 型、B 型、C 型。

69. D【解析】狂犬病是狂犬病毒所致的急性传染病，人畜共患，多见于犬、狼、猫等肉食动物，人多因被病兽咬伤而感染。临床表现为特有的恐水、怕风、咽肌痉挛、进行性瘫疾等。因恐水症状比较突出，故本病又名恐水症。动物通过互相间的撕咬而传播病毒。我国的狂犬病主要由犬传播。

70. B【解析】流行性出血热由汉坦病毒引起。汉坦病毒易感动物有多种，如黑线姬鼠、长瓜沙鼠、大鼠、乳小鼠和金地鼠。

71. A【解析】HIV 主要侵犯人体免疫系统，包括 $CD4^+$ 淋巴细胞、巨噬细胞和树突状细胞，主要表现为 $CD4^+$ T 淋巴细胞数量不断减少、导致免疫功能缺陷。引起各种机会性感染和肿瘤的发生。

72. D【解析】动物界是人畜共患病病原的巨大储存库，也是疾病的主要传染源。以动物作为传染源的疾病称为动物源性传染病。如鼠疫、森林脑炎、肾综合征出血热，蜱传回归热、乙型脑炎、狂犬病、野兔热、炭疽、布病、钩端螺旋体病、莱姆病、恙虫病等，对公共卫生的危害最大。

二、A2 型题

1. D【解析】抗-HAVIgG（+）表示患者既往感染过 HAV 或接种过 HAV 疫苗，不能诊断为 HAV 感染；HBsAg（+）和抗-HBcIgM（+）表明患者处于慢性乙肝急性期

2. B【解析】乙肝核心抗体是乙肝病毒核心抗原（HBcAg）的对应抗体，它不是保护性抗体，其存在反而是受到乙肝病毒侵害的指标之一。急性乙肝感染的窗口期，指乙肝表面抗原已被人体自身的抵抗力清除，或在血液中消失（HBsAg-），由于乙肝核心抗体出现比乙肝表面抗体早，所以仅能检测到乙肝核心抗体。

3. C【解析】狂犬病是由狂犬病毒引起的侵犯中枢神经系统为主的一种急性传染病。本病的诊断依据主要是：有被狂犬或者病兽咬伤或者抓伤史，临床上出现典型的恐水、恐风、怕光、咽肌痉挛、咬伤处有蚂蚁走异样感觉。病犬是本病的主要传染源，病毒主要通过咬伤进行传播。异样感觉；确定诊断需要实验室检查病毒抗原，病毒核酸，或者解剖脑组织中找到内氏小体。

4. A【解析】HBV 抗原抗体检测结果的分析中 HBsAg（+）、HBeAg（+）、抗-HBe（-）、抗-HBc IgM（+）IgG（-）、抗-HBs（-）为急性乙型肝炎。

三、A3/A4 型题

1. E【解析】已知目前能引起心肌炎的病毒有 30 余种。最常见的病毒有柯萨奇病毒。

2. D【解析】柯萨奇病毒是一种肠病毒，分为 A 和 B 两类，是一类常见的经呼吸道和消化道感染人体的病毒，感染后人会出现发热、打喷嚏、咳嗽等感冒症状。

3. D【解析】柯萨奇病毒为单股正链小 RNA 病毒，基因长度 7.4kb，其中碱基（G + C）含量约为 47%。为二十面体，立体对称，呈球形状，裸露的核衣壳，直径约 23~30nm，无包膜，无突起，病毒有核酸和蛋白质组成。柯萨奇病毒是一种肠病毒，分为 A 和 B 两类，是一类常见的经呼吸道和消化道感染人体的病毒，感染后人会出现发热、打喷嚏、咳嗽等感

冒症状。柯萨奇病毒通过粪口传播。

4. B【解析】流行性乙型脑炎是由乙型脑炎病毒引起的主要侵犯中枢神经系统的急性传染病。主要表现为颈强直，克尼格征和布鲁辛斯基征阳性等。脑脊液压力增高，外观清亮，白细胞技术增高，多在（50~500）$\times 10^6$/L，早期以多核细胞增高为主，后单核细胞增高为主，蛋白轻度增高，糖与氧化物正常。

5. D【解析】乙脑流行于东南亚及太平洋地区一些国家，80%~90%病例集中于7、8、9月份。老少均可发病，10岁以下儿童占发病总数的80%以上。人畜共患病，人、猪、牛、马、鸡、鸭、鸟等均可感染。其中猪（尤其是仔猪）是乙脑主要的传染源。乙脑通过蚊虫叮咬传播，主要为三带喙库蚊。三带喙库蚊兼吸人血和动物血，常常在黄昏后和黎明前活动。人被感染后仅发生短期病毒血症且血中病毒数量较少，故患者及隐性感染者作为传染源的意义不大。流行性乙型脑炎有后遗症的。

6. B【解析】肝炎病毒是造成急性黄疸型肝炎的常见病因，我们熟悉的甲、乙、丙、丁、戊型肝炎病毒均可引起以胆红素代谢和排泄障碍为主要表现的肝脏损伤，出现尿黄，巩膜和皮肤黄染的急性发作的症状。

7. A【解析】抗HAV IgM阳性，最可能的病原学诊断是甲型病毒性肝炎。

8. B【解析】水痘-带状疱疹病毒：潜伏期12~21天，平均14天，在儿童初次感染时能引起水痘，恢复后病毒潜伏在体内，而潜伏体内的病毒受到某些刺激后（如：劳累，炎热，寒冷，X射线照射等）复发引起带状疱疹，多见于成年人和老年人，故称为水痘一带状疱疹病毒。

9. B【解析】目前阿昔洛韦是首选的抗水痘-带状疱疹病毒药物。

10. C【解析】流行性感冒的临床症状以单纯型、胃肠型、肺炎型和中毒型表现为主，单纯型起病急，以全身中毒症状为主，可伴有上呼吸道卡他症状，胃肠型以腹痛、腹泻、呕吐症状为主，肺炎型可出现咳痰、呼吸困难等症状，中毒型可有全身毒血症、神经系统受损、心血管系统受损等表现。因此感染的是流感病毒。

11. C【解析】流感病毒：①生物学特征：不耐热、酸，56℃数分钟即失去致病力，干燥、紫外线、乙醚、甲醛、漂白粉等均可使流感病毒失活，对化学药品敏感，具有较强传染性。②流行特点：其RNA为单股负链。传染源主要是急性期患者和隐性感染者。患者感染该病毒后，可获得同型免疫力；甲型流感病毒极易发生变异，常引起世界性爆发大流行。

12. B【解析】根据临床表现和X线检查作出初步诊断为呼吸道合胞病毒肺炎。

13. B【解析】呼吸道合胞病毒是一种RNA病毒，属副黏液病毒科。该病经空气飞沫和密切接触传播。传染源为患者及带毒者。多见于新生儿和6个月以内的婴儿。潜伏期3~7日。婴幼儿症状较重，可有高热、鼻炎、咽炎及喉炎，以后表现为细支气管炎及肺炎。少数病儿可并发中耳炎、胸膜炎及心肌炎等。

四、B型题

1. A【解析】脊髓灰质炎病毒属于肠道病毒，病毒颗粒呈直径20~30nm的对称二十面体。无包膜。根据抗原不同可分为Ⅰ、Ⅱ、Ⅲ 3个血清型。病毒内核含单股RNA。

2. D【解析】SARS病毒的形态：病毒颗粒呈不规则形，直径60~220nm；有包膜，包膜突起形如花冠。

3. E【解析】麻疹病毒的形态与结构大致与流感病毒相似，为球形、丝状等多种形态，直径为140~180nm，长者可达270nm；其结构由内向外分为核衣壳和外面的脂蛋白囊膜两部分，其核衣壳内的核酸为单股负链RNA，不分节段，不易发生重组；其衣壳呈管状螺旋对称结构，囊膜结构与流感病毒相似，囊膜上也有两种糖蛋白刺突：一种称为H蛋白，能凝集猴、狒狒等动物的红细胞；另一种称为F蛋白，具有溶解红细胞及引起细胞融合的活性，可引起多核巨细胞病变。

五、X型题

1. BC【解析】病毒性肝炎（viral hepatitis）是由多种不同肝炎病毒引起的一组以肝脏损害为主的传染病，包括甲型肝炎（hepatitis A）、乙型肝炎（hepatitis B）、丙型肝炎（hepatitis C）、丁型肝炎（hepatitis D）及戊型肝炎（hepatitis E）。临床表现主要是食欲缺乏、疲乏无力，肝脏肿大及肝功能损害，部分病例出现发热及黄疸；但多数为无症状感染者。乙型，尤以丙型肝炎易发展为慢性，少数患者可发展为肝硬化，极少数病例可呈重型肝炎的临床过程。慢性乙肝炎病毒（HBV）感染及慢性丙型肝炎病毒（HVC）感染均与原发性肝细胞癌发生有密切关系。

2. AE【解析】卡介苗的主要接种对象：①新生儿和婴幼儿。由于该年龄小儿对结核菌的抵抗力特别低，一旦受感染易发展为急性严重结核病，如结核性脑膜炎、粟粒性结核病等，因此要尽早接种。②以前未接种过卡介苗且结核菌素试验阴性的儿童及中、小学生。

3. ACE【解析】结核病基因诊断技术主要包括聚合酶联反应（PCR）、核酸探针（nuclear probe）杂交、DNA序列测定（DNA sequencing）、基因芯片（gene chip）、基因分型（gene type）等。

4. ABC【解析】HIV基因组结构基因有3个：①gag基因（群抗原基因）、编码核心蛋白p24。②pol基因（多聚酶基因）、编码核心多聚酶。③env基因（外膜蛋白基因）、编码外膜蛋白gp120和gp41. 结构基因主要编码核心蛋白、多聚酶和外膜蛋白。

5. ABCDE【解析】结素试验阴性反应除提示没有结核菌感染外，还见于以下情况：①变态反应前期：结核菌感染后需4~8周有变态反应充分建立；在这变态反应前期，结核菌素试验可为阴性。②免疫系统受干扰：在应用糖皮质激素等免疫抑制剂者，或营养不良及麻疹、百日咳等患者，结核菌素反应也可暂时消失。③免疫功能低下：严重结核病和各种危重患者对结核菌素无反应，或仅为弱阳性，待病情好转，又会转为阳性反应。其他如淋巴细胞免疫系统缺陷（如淋巴瘤、白血病、结节病、艾滋病等）患者和老年人的结核菌素反应也常为阴性。④结核菌素试剂失效或试验方法错误，结核菌素试验也可为阴性。

6. BDE【解析】禽流感病毒（AIV）属甲型流感病毒。流感病毒属于 RNA 病毒的正黏病毒科，分甲、乙、丙 3 个型。其中甲型流感病毒多发于禽类，一些亚型也可感染猪、马、海豹和鲸等各种哺乳动物及人类；乙型和丙型流感病毒则分别见于海豹和猪的感染。甲型流感病毒呈多形性，其中球形直径 80~120nm，有囊膜。基因组为分节段单股负链 RNA。依据其外膜血凝素（H）/和神经氨酸酶（N）蛋白抗原性的不同，目前可分为 15 个 H 亚型（H1~H15）和 9 个 N 亚型（N1~N9）。感染人的禽流感病毒亚型主要为 H5N1、H9N2、H7N7，其中感染 H5N1 的患者病情重，病死率高。

7. ACE【解析】因输注含肝炎病毒的血液或血液制品而发生的肝脏损害称为输血后肝炎（PTH）。乙型、丙型、丁型及庚型肝炎病毒及 TTV 等主要经血液传播的病毒均可引起。

8. AB【解析】NK 细胞是天然免疫系统中一类十分重要的淋巴细胞，由于其杀伤作用是自发的，无须有抗体存在或预先加以致敏，因此将其命名为自然杀伤细胞。它通过其细胞毒活性和产生淋巴因子，在机体抗感染、抗肿瘤、免疫调节和造血调控等方面发挥重要的免疫功能。

9. BC【解析】HIV 抗体检测：①酶联免疫吸附法（ELISA）；②明胶颗粒凝集试验（PA）；③免疫荧光检测法（IFA）；④免疫印迹检测法（Western Blot，简称 WB 法）；⑤放射免疫沉淀法（RIP）。其中前三项常用于筛选试验，后二者用于确证试验。HIV 感染后数周或数日内常不能检出抗体，95% 的受染者在 5 个月内可测出抗体。但也有感染后 3~4 年仍不能检出抗体者，此时有必要检测 HIV 病毒。

10. ABCD【解析】可进行直接显微镜检查的梅毒患者标本：下疳分泌物、皮疹渗出液、淋巴结穿刺液、组织块（制成组织悬液）标本。

11. DE【解析】甲型肝炎病毒为小 RNA 病毒科嗜肝病毒属。人类感染 HAV 后，大多表现为亚临床或隐性感染，仅少数人表现为急性甲型肝炎。一般可完全恢复，不转为慢性肝炎，亦无慢性携带者。患过甲肝或隐性感染者，可获得持久的免疫力。目前能用细胞体外培养。

12. BCDE【解析】流感病毒结构：①单股负链 RNA（7~8 段）。②核蛋白：螺旋对称。③M 蛋白：基质蛋白。④包膜刺突：血凝素（HA）+神经氨酸酶（NA）。

13. ABCDE【解析】WHO 公布的流感病毒命名原则中包括病毒型、宿主、地理来源、毒株号、分离年代、病毒亚型 HA 与 NA。

14. ADE【解析】持续性感染：①潜伏性感染。当病毒与人体免疫力处于相对平衡状态时，病毒可长期潜伏在人体组织内，不引起症状。一旦人体免疫力降低，病毒可重新繁殖而引起症状。例如单纯疱疹病毒、EB 病毒和水痘－带状疱疹病毒引起的潜伏性感染。②慢性感染。病毒长期存在人体组织器官中，造成慢性持续性病变，如乙型肝炎病毒引起的慢性乙型肝炎。③慢病毒感染。潜伏期长，可达数年，病变逐渐发展，最后导致死亡。

15. ABCE【解析】垂直传播是指病原体通过胎盘，由母体传给胎儿或于分娩时经产道由母体传给胎儿的传播方式，如巨细胞病毒、风疹病毒、乙型肝炎病毒、单纯疱疹病毒、人类免疫缺陷病病毒均可通过垂直传播感染胎儿。

16. CD【解析】原发性肝癌 98% 发热患者都合并有乙肝，乙肝容易转化为肝硬化再转化为肝癌。丁型肝炎是一种缺陷病毒，因此必须在同时感染 HBV（共同感染）的条件下，HDV 才能复制增殖而丁型肝炎病毒和乙型肝炎病毒共同感染或重叠感染常常导致原有肝炎症状加重使病性恶化。

第四十五章　体液标本

一、A1 型题

1. 脓汁和痰标本中的非抗酸性革兰阳性颗粒（Much 颗粒）是
   A. 麻风分枝杆菌 L 型　　B. 麻风分枝杆菌的异染颗粒
   C. 结核分枝杆菌 L 型　　D. 结核分枝杆菌的异染颗粒
   E. 鸟-胞内复合分枝杆菌（MAC）L 型
2. 观察白喉棒状杆菌异染颗粒，宜选用的最佳培养基是
   A. 血清肉汤　　B. 巧克力培养基
   C. 吕氏血清斜面　　D. 血液琼脂
   E. 亚碲酸盐血琼脂
3. 可用荚膜肿胀试验鉴定的菌株是
   A. 甲型链球菌　　B. B 群链球菌
   C. D 群链球菌　　D. 粪肠球菌
   E. 肺炎链球菌
4. 伤口内发现“硫黄颗粒”，提示为哪种菌感染
   A. 黄曲霉菌　　B. 新型隐球菌
   C. 衣氏放线菌　　D. 金黄色葡萄球菌
   E. 白假丝酵母菌
5. 关于肠道致病菌的主要属性错误的是
   A. 革兰阴性杆菌
   B. 兼性厌氧
   C. 在 SS 琼脂平板上形成红色不透明菌落
   D. 可用免疫血清鉴定
   E. 能分解多种糖类和氨基酸
6. 下列关于沙门菌分离时选取标本的叙述中不正确的是
   A. 第 1~3 周取骨髓液　　B. 败血症取血液
   C. 第 2 周取粪便和尿液　　D. 肠炎型取粪便、呕吐物和食物
   E. 第 3 周取静脉血

7. 与白喉杆菌产毒基因有关的是

A. 染色体　　B. 质粒
C. β棒状杆菌噬菌体　　D. 核糖
E. λ-噬菌体

8. 伤寒发病第1周时阳性检出率最高的是

A. 尿液培养　　B. 血液培养
C. 粪便培养　　D. 肥达反应
E. 呕吐物培养

9. 检查梅毒螺旋体最好用什么标本

A. 精液　　B. 淋巴液
C. 下疳渗出液　　D. 尿液
E. 梅毒疹渗出液

10. 血液增菌培养结果呈均匀浑浊生长并有胶冻状凝块者，可能为

A. 伤寒沙门菌　　B. 金黄色葡萄球菌
C. 粪产碱杆菌　　D. 肺炎链球菌
E. 铜绿假单胞菌

11. 采集脑脊液标本不能分离的病毒是

A. 肠道病毒　　B. 肝炎病毒
C. 柯萨奇病毒　　D. ECHO病毒
E. 腮腺炎病毒

12. 在白喉流行期间作流行病学调查，取石某鼻咽部分泌物，分离培养到细菌后，鉴定其是否是产毒菌株的最好方法是

A. Albert染色　　B. CAMP试验
C. 药敏试验　　D. Elek平板毒力试验
E. 亚碲酸钾血平板黑色菌落

13. 血琼脂平板上大而扁平、湿润、有生姜味及透明溶血环的蓝绿色菌落，很可能是

A. 铜绿假单胞菌　　B. 无乳链球菌
C. 黏金色黄杆菌　　D. 溶血不动杆菌
E. 金黄色葡萄球菌

14. 用于培养肠道致病菌的强选择性培养基是

A. 中国蓝平板　　B. SS平板
C. 巧克力平板　　D. 乳糖发酵管
E. 双糖铁培养基

15. 正常人体阴道菌群的主要优势菌是
A. 链球菌　B. 类杆菌
C. 奈瑟菌　D. 乳酸杆菌
E. 葡萄球菌

16. 糖尿病患者尿路感染最常见的细菌是
A. 黏质沙雷菌　B. 铜绿假单胞菌
C. 阴沟肠杆菌　D. 普通变形杆菌
E. 肺炎克雷伯菌

17. 血标本增菌培养使用的培养基常为
A. NA　B. GN 肉汤
C. BA　D. 葡萄糖肉汤
E. 半固体

18. 采集流感患者的咽漱液后，分离病毒最合适的接种法是
A. 人胚羊膜细胞　B. 小鼠腹腔
C. 鸡胚羊膜腔　D. 鸡胚卵黄囊
E. 鸡胚尿囊腔

19. 女性阴道感染标本进行分离鉴定时，常采用的接种方法为
A. 平板连续画线法　B. 平板分区画线法
C. 平板分注法　D. 倾注平板法
E. 平板涂布法

20. 肺炎患者痰标本为砖红色胶胨样，可能感染的细菌是
A. 肺炎链球菌　B. 表皮葡萄球菌
C. 草链球菌　D. 肺炎克雷伯菌
E. 铜绿假单胞菌

21. 尿细菌培养定量计数有临床意义的是
A. $\leqslant 10^4$/ml　B. $\geqslant 10^4$/ml
C. $10^4 \sim 10^5$/ml　D. $\geqslant 10^5$/ml
E. $\leqslant 10^5$/ml

二 A2 型题

1. 2 岁幼儿在幼儿园进食后，腹痛、血便和肾衰竭。同时进食儿童也有数人出现相同的症状，被诊断为出血性结肠炎。细菌培养只有大肠埃希菌生长，可能的病原菌是
A. 肠毒素性大肠埃希菌　B. 肠出血性大肠埃希菌

C. 肠凝聚性大肠埃希菌　　D. 肠侵袭性大肠埃希菌

E. 肠致病性大肠埃希菌

2. 1名小学生突然高热、头痛、喷射状呕吐、皮肤出血点、颈部出现强直、脑脊液出现浑浊、脑脊液涂片镜检可见革兰阴性双球菌，将脑脊液接种到血液（巧克力）琼脂平皿上，在5%~10% CO_2的气体环境培育后，可见不溶血，不产色素，似露滴状的菌落。根据以上结果，可初步诊断为

A. 肠球菌性脑膜炎　　B. 脑膜炎奈瑟菌性脑膜炎

C. 葡萄球菌性脑膜炎　　D. 淋病奈瑟菌性脑膜炎

E. 肺炎链球菌性脑膜炎

3. 患者发热1周，乏力、腹胀、腹泻、脾肿大。外周血白细胞偏低，发病后曾服用退热药及磺胺药，但发热未退，临床怀疑为伤寒病。为进一步确诊，首选应做的检查是

A. 尿培养　　B. 抗"O"试验

C. 骨髓培养或血培养　　D. 粪便培养

E. 肥达反应

4. 黏液脓血便的患者，经多次培养没有检出志贺菌，则应怀疑下列哪种细菌感染

A. ETEC　　B. EHEC

C. EIEC　　D. EPEC

E. EaggEC

5. 患者，女性，38岁。咳嗽、低热3个月，咯血1天。怀疑肺结核，对其进行病原学诊断，其中痰标本涂片后应选用的方法是

A. 抗酸染色　　B. 奈瑟染色

C. 墨汁染色　　D. 鞭毛染色

E. 革兰染色

6. 患者，男性，35岁。喝牛奶后出现食物中毒症状，取剩余牛奶经4℃冷增菌后分离培养，该菌为革兰阳性菌，37℃无动力、CAMP试验（+），触酶（+），耐盐耐碱，据此判断最可能是何种细菌

A. B群链球菌　　B. 蜡样芽孢杆菌

C. 金黄色葡萄球菌　　D. 鼠伤寒沙门菌

E. 产单核细胞李斯特菌

7. 患者，女性，37岁。低热盗汗、乏力、食欲缺乏伴咳嗽1个月，怀疑肺结核，为尽早明确诊断，应首选的检查是

A. 结核菌素试验　　B. 取痰标本做动物接种

C. 取痰标本做抗酸染色　　D. 取痰标本做分离培养

E. 取痰标本做革兰染色

8. 患者，男性，56 岁。自述排尿困难、尿急、尿痛、尿频，有婚外性行为。尿道分泌物呈黄色脓性，量多，将其涂片镜检可见脓细胞内有革兰阴性双球菌。引起疾病的细菌是

A. 肺炎链球菌
B. 淋病奈瑟菌
C. 葡萄球菌
D. 链球菌
E. 脑膜炎奈瑟菌

9. 患者，男性，20 岁。低热、全身疼痛不适 1 周。疑为伤寒或副伤寒沙门菌感染，此时分离伤寒或副伤寒沙门菌检出率最好的标本是

A. 粪便
B. 咽拭子
C. 尿液
D. 静脉血
E. 腹腔液

10. 患儿，男，6 岁。咽喉疼痛伴咳嗽 1 周，查体见咽部充血，扁桃体肿大，上覆灰白色膜，棉拭擦之不去。拟诊扁桃体白喉。最佳的微生物检查方法是

A. 咽拭子
B. 扁桃体假膜边缘拭子亚碲酸钾血平板培养
C. 扁桃体拭子
D. 咽拭子血平板培养
E. 扁桃体拭子吕氏血清斜面培养

11. 患者，女性，33 岁，某金属加工厂工人。右前臂外侧工作时划破，后见有 3cm×2cm 区域皮肤溃烂变黑并有渗出，拟诊皮肤炭疽。应正确采集的标本为

A. 尿
B. 病灶深部组织
C. 血液
D. 粪便
E. 脑脊液

12. 伤寒患者进行粪便培养致病菌的最佳时间是

A. 潜伏期末
B. 发病 1~4 天
C. 发病 4 周后
D. 发病 2~3 周
E. 发病 5~10 天

13. 患者，女性，48 岁，内蒙古牧民。4 年前病死 3 牛，剥皮后悬吊于房梁风干，今见有人收购牛皮，遂将风干的牛皮取下拍打灰尘后卖给商贩，2 天后剧烈咳嗽，痰中带血丝，经医院初步诊断为吸入型（肺）炭疽。最不适于的病原学检查方法是

A. olt 荚膜染色
B. 暗视野显微镜观察细菌
C. 痰涂片革兰染色
D. 痰培养
E. 荚膜肿胀试验

14. 某脓标本，涂片革兰染色镜检：革兰阳性球菌，直径 1μm 左右，呈单个、成对或短链排列。血琼脂平板分离培养：菌落表面光滑湿润，圆形，边缘整齐，黄色，凸起，直径

1~1.5mm，菌落周围有完全透明的溶血环。菌落涂片革兰染色镜检：革兰阳性球菌，呈单个、双、短链和葡萄串状排列，以葡萄串状排列为主。生化试验：触酶阳性，血浆凝固酶（试管法）阳性，发酵葡萄糖产酸，发酵甘露醇产酸，对新生霉素敏感。应报告

A. 金黄色葡萄球菌生长
B. 表皮葡萄球菌生长
C. 家畜葡萄球菌生长
D. 中间型葡萄球菌生长
E. 腐生葡萄球菌生长

15. 某村，春节后有3名散居儿童在1周内先后突然出现发热、头痛、喷射状呕吐、全身满布皮肤出血点、颈项强直明显。脑脊液浑浊。为了确定此村出现了流脑暴发，卫生防疫站采取了患者的血液培养脑膜炎奈瑟菌。不符合此标本采集时运送的原则是

A. 标本要立即送检并保温、保湿
B. 注意无菌操作采集标本
C. 标本送检中要保持低温和干燥的条件
D. 应在使用抗菌药物之前采集血液
E. 采集的血液标本无菌操作接种到增菌肉汤中

16. 患者，男性，38岁。胸痛、咳嗽并伴低热及盗汗3个月，拟诊肺结核，最可靠的微生物学检查方法的金标准

A. 取痰标本做分离培养
B. 取痰标本做抗酸染色
C. 结核菌素试验
D. 取痰标本做革兰染色
E. 取痰标本做金胺O染色

17. 患者，男性，26岁。反复发作咳嗽、咳痰，咯血、低热，经抗感染治疗3个月仍无改善。实验室检查找到抗酸杆菌。患者首先考虑的诊断是

A. 细菌性肺炎
B. 支气管炎
C. 肺结核
D. 病毒性肺炎
E. 变态反应

三 A3/A4型题

（1~4题共用题干）

患者，男性，36岁。初秋在外乘凉睡觉时，右眼角似被小昆虫舐吸，半月后眼部有异物感、痒感、畏光、流泪、分泌物增多、下眼睑肿大外翻、有痛感等而就诊。

1. 患者应首先考虑诊断为

A. 感染性眼炎
B. 河盲病
C. 结膜吸吮线虫病
D. 眼囊虫病
E. 眼裂头蚴病

2. 确诊的首选检查是
A. CT 检查眼部
B. 超声检查眼部
C. 用裂隙灯检查眼部
D. X 线检查眼部
E. 取出虫体镜检
3. 预防措施中哪项是不正确的
A. 改善居住环境
B. 注意个人饮食卫生
C. 控制家犬感染
D. 加强猫的管理
E. 注意个人眼部卫生
4. 治疗本病的有效方法是
A. 口服甲硝唑杀死虫体
B. 口服阿苯达唑驱虫
C. 口服吡喹酮杀死虫体
D. 用红霉素滴眼，杀死虫体
E. 用可卡因滴眼，虫体爬出

(5~7 题共用题干)
患者进食后发生恶心、呕吐、腹泻。
5. 不应考虑的细菌是
A. 大肠埃希菌
B. 伤寒沙门菌
C. 福氏志贺菌
D. 金黄色葡萄球菌
E. 幽门螺杆菌
6. 关于该菌生化反应，叙述错误的是
A. 在 3%、7% 氯化钠中生长良好
B. 神奈川现象阳性
C. 无氯化钠的培养基中生长良好
D. 在 10% 氯化钠中不生长
E. 碱性蛋白胨水可做该菌增菌培养
7. 如果在患者粪便标本中分离到淋菌，革兰染色阴性；生化反应结果：氧化酶（+），蔗糖（-），动力（+），吲哚（+），脲酶（-）。则该菌可能是
A. 霍乱弧菌
B. 福氏志贺菌
C. 大肠埃希菌 O157:H7
D. 副溶血弧菌
E. 蜡样芽孢杆菌

(8~10 题共用题干)
某食堂发生以呕吐为主要症状的食物中毒，在餐具和厨房炊具中没有培养出肠道致病菌，但在炊事人员的手上查出了化脓性感染灶。
8. 致病菌可能是
A. 空肠弯曲菌
B. 肠炎沙门菌

C. 金黄色葡萄球菌　　D. 产气荚膜梭菌
E. 鼠伤寒沙门菌

9. 如上所述，可选用治疗的药物是
A. 头孢克洛　　B. 青霉素
C. 亚胺培南　　D. 苯唑西林
E. 哌拉西林/舒巴坦

10. 若该菌做纸片扩散法药敏试验，在苯唑西林纸片周围的抑菌圈内有可辨的针尖样菌落，结果应报告为
A. 耐药　　B. 敏感
C. 中度敏感　　D. 中介
E. 需重新分离、鉴定和药敏试验

（11～13题共用题干）

患者，男性。数天前去游泳后出现尿急、尿频、尿痛等症状，疑为细菌性尿道炎，采集清洁中段尿进行细菌检查。

11. 尿细菌定量培养，常用方法为
A. 平板分区画线法　　B. 平板涂布法
C. 倾注平板法　　D. 穿刺培养法
E. 平板连续画线法

12. 常规培养条件为
A. 需氧培养　　B. 二氧化碳培养
C. 微需氧培养　　D. 厌氧培养
E. 含高浓度氢气的空气

13. 结果诊断错误的是
A. 细菌数 $\geqslant 10^5$/ml 为阳性　　B. 细菌数 $10^4 \sim 10^5$/ml 可疑阳性
C. 细菌数 $< 10^4$/ml 可能是污染　　D. 可疑阳性结果应复查
E. 阳性结果的分离菌则认为是病原菌

（14～17题共用题干）

患者，女性，32岁。外阴瘙痒、白带增多、恶臭1周就诊。无不洁性交史。妇科检查：白带多，余未见异常。白带常规：鳞状上皮细胞间可见大量短小的杆菌和线索细胞。

14. 患者可能是哪种微生物感染
A. 淋病奈瑟菌　　B. 杜诺凡菌

C. 阴道加德纳菌
D. 乳酸杆菌
E. 杜克雷嗜血菌

15. 患者白带性状是
A. 泡沫状白带
B. 血性白带
C. 豆腐渣样白带
D. 黄色脓性白带
E. 奶油状白带

16. 白带常规：镜下见少量阴道杆菌和上皮细胞，白细胞 15~30 个/HP，其清洁度分级是
A. Ⅰ度
B. Ⅱ度
C. Ⅲ度
D. Ⅳ度
E. Ⅴ度

17. 下列不是诊断加德纳菌性阴道炎的指标的是
A. 检出线索细胞
B. 细菌革兰染色阳性
C. 分泌物 pH >4.5
D. 胺试验阳性
E. 阴道分泌物稀薄均匀

四 B 型题

（1~3 题共用备选答案）
A. 30%
B. 40%~50%
C. 60%~70%
D. 80%~90%
E. 90%~98%

1. BACTEC 可在 48 小时检出（　　）阳性
2. BACTEC 可在 12 小时检出（　　）阳性
3. BACTEC 可在 24 小时检出（　　）阳性

（4~8 题共用备选答案）
A. 细菌性肺炎
B. 支原体肺炎
C. 真菌性肺炎
D. 病毒性肺炎
E. 衣原体性肺炎

4. 肺炎衣原体可致
5. SARS 冠状病毒可致
6. 肺炎链球菌可致
7. 曲霉菌可致
8. 肺炎支原体可致

（9~13 题共用备选答案）

A. 血标本增菌培养呈现浑浊并有凝块
B. 血标本增菌培养呈现均匀浑浊，发酵葡萄糖产气
C. 血标本增菌培养呈现微浑浊，有绿色变化
D. 血标本增菌培养表面有菌膜，膜下见绿色浑浊
E. 血标本增菌培养血细胞层上面有颗粒生长，自上而下的溶血

9. 多为溶血性链球菌的是
10. 多为革兰阴性杆菌的是
11. 多为铜绿假单胞菌的是
12. 多为金黄色葡萄球菌的是
13. 多为肺炎链球菌的是

（14~15 题共用备选答案）

A. 1~2ml
B. 3~4ml
C. 5~6ml
D. 7~8ml
E. 10ml

14. 婴幼儿血培养取血量最少为
15. 成人血培养取血量最少为

五 X 型题

1. 属于肠道正常菌群的细菌是
A. 双歧杆菌
B. 葡萄球菌
C. 铜绿假单胞菌
D. 结核分枝杆菌
E. 破伤风梭菌
2. 痰标本 Ziehl-Neelsen 抗酸染色的步骤是
A. 吕氏亚甲蓝复染1分钟
B. 5% 石炭酸复红加温染色5分钟
C. 碘液媒染1分钟
D. 3% 盐酸乙醇脱色1分钟
E. 痰液直接涂片或集菌后涂片、干燥固定
3. 细菌培养标本的采集应遵守
A. 无菌操作
B. 无菌容器盛放
C. 急性期采集
D. 不得接触消毒剂
E. 在抗生素使用前采集
4. 以下关于流感病毒生物学特点的叙述中正确的是
A. 有包膜，单股负链 RNA，不分节段

B. M蛋白决定病毒的亚型

C. 正黏病毒

D. 包膜刺突含有血凝素和融合蛋白

E. 抗原漂移和转换引起流感流行

5. 厌氧标本采集和运送时，应该注意

A. 绝对不能被正常菌群污染

B. 任何伤口标本都可以用拭子在伤口表面采集

C. 对于下呼吸道分泌物，用自然咳出的痰标本做厌氧培养

D. 尽量避免接触空气

E. 尿道感染时，用自然排出的尿标本做厌氧培养

6. 临床上常取粪便标本作为检测材料的是

A. 埃可病毒　　B. 麻疹病毒

C. 脊髓灰质炎病毒　　D. EBV

E. 甲型肝炎病毒

7. 检查皮肤癣菌的主要方法是

A. 玻片小培养　　B. 生化反应

C. 标本直接检查　　D. 血清学试验

E. 分子生物学检查

六 案例分析题

（1~8 题共用题干）

患儿，男，12 岁。腹痛。粪便检查结果：稀便，隐血试验阳性，ERY（++），WBC（+），镜下可见虫卵。

1. 粪便中大吞噬细胞的形态特点是

A. 胞体大，直径大于 50μm　　B. 有核仁

C. 常吞噬颗粒、异物　　D. 可有退化变性现象

E. 呈圆形、卵圆形形或不规则形

2. 成人正常大便正常菌群中，主要分布的细菌为

A. 大肠埃希菌　　B. 厌氧菌

C. 产气荚膜梭菌　　D. 肠球菌

E. 变形杆菌

3. 大便检查肠道寄生虫及虫卵的方法有

A. 自然沉淀法　　B. 直接盐水法

C. 饱和盐水漂浮法
D. 隐血试验
E. 苏丹染色

4. 免疫胶体金隐血试验中的后带现象是
A. 阴性标本会出现假阳性结果
B. 出现阳性反应的时间延长
C. 阳性反应线出现的位置靠后
D. 对柏油便而言，呈假阴性反应
E. 与粪便中血红蛋白含量过多，抗原量过多有关

5. 阿米巴痢疾的粪便检查可见
A. 外观呈酱红色
B. 可找到阿米巴原虫
C. 粪便中红细胞多于白细胞
D. 脂肪球增多
E. 可见巨噬细胞

6. 关于消化道出血粪便检查的叙述，正确的是
A. 鲜红色便可为小肠下段出血
B. 消化道出血粪便外观就可以查出
C. 溃疡性结肠炎常为黏液性血便
D. 过敏性结肠炎常为黏液性脓血便
E. 粪便呈暗红色便或柏油样便其上消化道出血量 > 100ml

7. 粪便中常见的未经充分消化的食物残渣有
A. 脂肪
B. 淀粉颗粒
C. 植物纤维
D. 红细胞
E. 夏克雷登结晶

8. 哪些是便隐血试验的注意事项
A. 禁服铁剂
B. 素食3天
C. 禁服维生素E
D. 大量饮水
E. 容器避免消毒剂残留

（9~14题共用题干）

患儿，男，12岁。腹痛。大便检查结果：黏液便，隐血试验阳性，ERY（+），WBC（+），镜下可虫卵。

9. 关于寄生虫粪便检查的叙述，错误的是
A. 留取12小时粪便是最佳蛲虫卵检查方法
B. 检查寄生虫虫体及虫卵计数需要留取12小时粪便

C. 连续送检 3 天

D. 毛蚴孵化粪便送检量应大于 30g

E. 检查阿米巴滋养体应保温，立即送检

10. 便隐血试验的化学方法

A. 班氏法　　B. 联苯胺法

C. 双缩脲法　　D. 氨基比林法

E. 愈创木酯法

11. 中度敏感的便隐血试验的化学方法有

A. 联苯胺法　　B. 邻甲苯胺法

C. 愈创木酯法　　D. 无色孔雀绿法

E. 氨基比林法

12. 用苏丹Ⅲ染色可将粪便中的脂肪区分为

A. 饱和脂肪酸　　B. 不饱和脂肪酸

C. 游离脂肪酸　　D. 中性脂肪酸

E. 结合脂肪酸

13. 粪便中可见较多嗜酸性粒细胞，常见的疾病是

A. 钩虫病　　B. 直肠癌

C. 肠易激综合征　　D. 溃疡性结肠炎

E. 阿米巴痢疾

14. 人体肠道内寄生，常见鞭毛虫有

A. 阴道毛滴虫　　B. 脆弱双核阿米巴原虫

C. 结肠小袋纤毛虫　　D. 人肠毛滴虫

E. 蓝氏贾第鞭毛虫

（17~19 题共用题干）

患者男性，30 岁。近半年来常感腹痛，排粪次数增多，呈果酱样糊状外观，经抗生素治疗未见好转。血常规：WBC $16.4\times10^9/L$，中性分叶核粒细胞 0.75。尿常规正常。便常规：脓性黏液粪便带血，腥臭味；镜检 WBC（++），RBC（++++）并成堆，吞噬细胞多量和夏科-莱登结晶少许。

15. 可能出现果酱样粪便的情况有

A. 霍乱　　B. 肠套叠

C. 阿米巴痢疾　　D. 胃溃疡

E. 食用大量巧克力　　F. 进食大量番茄

16. 初步诊断为阿米巴痢疾，欲检查阿米巴滋养体，对标本采集的特殊要求有

A. 保温送检　　B. 立即送检
C. 采集粪便脓血部位标本　　D. 标本量应 >30g
E. 最好于晚间采集标本　　F. 静置后送检

参考答案与解析

一、A1 型题

1. C【解析】临床结核性冷脓疡和痰标本中甚至还可见有非抗酸性革兰阳性颗粒，过去称为 Much 颗粒。该颗粒在体内或细胞培养中能返回为抗酸性杆菌，故亦为 L 型。

2. C【解析】观察白喉棒状杆菌在吕氏血清斜面和亚碲酸钾血平板上的菌落特点。

3. E【解析】肺炎链球菌具有荚膜，荚膜肿胀试验可作为肺炎链球菌的快速诊断试验，用于痰液、脓汁或脑脊液中肺炎链球菌的鉴定。

4. C【解析】在患者病灶和脓汁中可找到肉眼可见的黄色小颗粒，称为“硫黄颗粒”，是放线菌在病灶组织中形成的菌落。

5. C【解析】SS 是肠道致病菌的强选择培养基，在此培养基上大肠埃希菌发酵乳糖形成浅红色菌落，肠道致病菌不发酵乳糖，在 SS 培养基上形成无色透明菌落。

6. E【解析】沙门菌分离标本时，根据伤寒病的病程采取不同标本，通常第 1~2 周取血液，第 2~3 周取粪便或尿液。

7. C【解析】白喉棒状杆菌的致病性与其产生的外毒素有关，但并非所有的菌株都能产生该毒素，只有携带 β-棒状杆菌噬菌体的白喉棒状杆菌才能产生白喉毒素，β-棒状杆菌噬菌体具有编码该毒素的产毒基因，当噬菌体侵入白喉棒状杆菌时，在溶原阶段产毒基因可整合到白喉棒状杆菌染色体上，能使白喉棒状杆菌产生白喉毒素。

8. B【解析】细菌学检查：①血培养发病第 1 周采血阳性率可达 80% 以上，以后阳性率下降。对已用氯霉素的患者，可取血凝块做培养，以除去血清中所含的氯霉素及其他杀菌因子。②骨髓培养全病程均可获较高的阳性率，第 1 周可高达 90%，且较少受抗菌药物的影响。③粪培养：在第 3~5 周时阳性率较高，但在判断结果时，要注意排除慢性胆道带菌者。

9. C【解析】检查梅毒螺旋体的最适标本是下疳渗出液，梅毒螺旋体侵入皮肤黏膜约 3 周后，在侵入局部出现无痛性硬结及溃疡，称硬性下疳。其溃疡渗出物含有大量梅毒螺旋体。

10. B【解析】金黄葡萄球菌在血液标本增菌培养结果呈均匀浑浊生长，并有胶冻状凝块。

11. B【解析】脑脊液标本常用于柯萨奇病毒、ECHO 病毒、肠道病毒、腮腺炎病毒的分离。

12. D【解析】只有感染有 β-棒状杆菌噬菌体的白喉棒状杆菌，通过溶源性转换才能获得产生白喉毒素的能力，因此，分离到白喉棒状杆菌后一定要鉴定细菌的毒力，方法包括体内法和体外法，其中体外法 Elek 平板毒力试验是利用白喉毒素的抗体进行检测的，是最安全、有效、特异、简便的方法。

13. A【解析】选项中能够生成绿色色素的只有绿脓假单胞菌，菌落有生姜味也较为独特，此外，该菌能产生乙型溶血。因此，本题最佳答案是 A。

14. B【解析】SS 培养基除含有必要的营养外，还含有选择性抑制剂和缓冲剂，如柠檬酸钠、胆盐、硫代硫酸钠及煌绿，可协同抑制肠道非病原性细菌及部分大肠埃希菌的生长。对肠道致病菌志贺菌属及沙门菌属相对抑制性较弱。

15. D【解析】正常阴道中乳酸杆菌占优势，在维持阴道正常菌群中起关键作用。

16. D【解析】糖尿病患者尿路感染最常见的细菌是革兰阴性杆菌，约占 90%；大肠埃希菌最常见，约占全部尿路感染 85%；其次为变形杆菌、克雷伯菌、柠檬酸杆菌属等。

17. D【解析】培养一般细菌用普通肉汤或酚红葡萄糖肉汤，培养对营养要求较高的细菌用肝浸液或胰胨肉汤等。

18. C【解析】流行性感冒采取急性期鼻咽腔洗液，咽部含漱液或取咽拭子置保存液中送检，最好立即接种于鸡胚羊膜腔或尿囊，或接种于敏感的人胚肾等细胞培养中，分离流感病毒。

19. B【解析】阴道分泌物杂菌较多，对于混有多种细菌的临床标本或其他培养物，经过划线接种到固体培养基表面，因划线的分散作用，使许多原先混杂的细菌细胞在固体培养基表面散开，一般经过 18~24 小时培养后，可得到单个菌落，供细菌计数和纯培养用，称为分离培养。

20. D【解析】铜绿假单胞菌是一种常见的条件致病菌，由于在生长代谢过程中产生水溶性绿色色素，伤口感染后可形成绿色脓液，又被称为绿脓杆菌。感染患者咳痰颜色特征为翠绿色。肺炎克雷伯菌存在于人体肠道、呼吸道，可引起支气管炎、肺炎，泌尿系和创伤感染，患者咳痰为砖红色胶冻样痰。

21. D【解析】临床常用清洁中段尿做细菌培养、菌落计数，尿细菌定量培养菌落计数 $\geq 10^5$/ml 为有意义。

二、A2 型题

1. B【解析】肠侵袭型大肠埃希菌是引起较大儿童和成人腹泻的病原菌。不产生肠毒素，主要靠侵袭力侵入结肠黏膜上皮细胞，生长繁殖产生内毒素使细胞破坏，形成炎症和溃疡，大便为黏液血性。临床表现类似细菌性痢疾，易被误认为痢疾志贺菌所致。

2. B【解析】脑膜炎奈瑟菌简称脑膜炎球菌，是引起流行性脑脊髓膜炎（简称流脑）的病原体。常用血液琼脂、巧克力琼脂、EPV琼脂等培养基。初次分离时，需置5%~10% CO_2 条件下才能生长发育。经24~48小时培养后，可见表面光滑、凸起、半透明、高亮度、直径0.5~1.0mm的圆形菌落，无色素易乳化。

3. C【解析】肠热症（伤寒症）第1、2周取外周血，第2、3周取粪便、尿液，全程可取骨髓分离培养细菌。

4. C【解析】致腹泻的大肠埃希菌分为五类：①肠产毒性大肠埃希菌（ETEC）：引起霍乱样肠毒素腹泻（水泻）。②肠致病性大肠埃希菌（EPEC）：主要引起婴儿腹泻。③肠侵袭性大肠埃希菌（EIEC）：可侵入结肠黏膜上皮，引起志贺样腹泻（黏液脓血便）。④肠出血性大肠埃希菌（EHEC）：可引起出血性大肠炎和溶血性尿毒综合征（HUS）。⑤肠黏附性大肠埃希菌（EAggEC）：也是新近报道的一种能引起腹泻的大肠埃希菌。

5. A【解析】结核分枝杆菌：革兰染色阳性，但不易着色，一般有萋-尼抗酸染色法，因菌体含有大量脂类而影响染料的穿入，故而以5%石炭酸复红加温染色后可以染上，但用3%盐酸酒精不易脱色，再用亚甲蓝复染后仍呈红色，属于抗酸杆菌的一种。

6. E【解析】产单核细胞李斯特菌为革兰阳性短小菌，有鞭毛，在1~20℃有动力，37℃动力缓慢，不产生芽孢，最适宜温度为30~37℃，但4℃仍能生长，故称冷增菌，触酶阳性，本菌对热敏感，50℃10分钟可死亡，耐碱不耐酸。

7. C【解析】参见A2型题第5题解析。

8. B【解析】淋病主要由性接触而传播。淋病奈瑟菌（淋球菌）是淋病的病原菌，侵入泌尿生殖系统繁殖，男性发生尿道炎，可有排尿困难、尿急、尿痛、尿频症状。取尿道脓性分泌物涂片，革兰染色镜检，如在脓细胞内发现革兰阴性双球菌，结合临床症状可初步诊断。

9. D【解析】疑为伤寒沙门菌感染于第1周采取血液，第2、3周取粪便，第3周取尿液细菌的培养阳性率较高。

10. B【解析】白喉棒状杆菌培养分离需要：吕氏血清斜面；亚碲酸钾血琼脂平板；血细胞琼脂平板。

11. B【解析】炭疽芽孢杆菌不同病型采取不同标本，皮肤炭疽可取水疱、脓疱内容物。

12. D【解析】肠热症（伤寒症）第1、2周取外周血，第2、3周取粪便、尿液，全程可取骨髓分离培养细菌。

13. B【解析】炭疽杆菌为致病杆菌中最大的革兰阳性杆菌，(1~3) μm×(5~10) μm，两端平截，呈竹带状。

14. A【解析】金黄色葡萄球菌球形或略呈椭圆形，直径0.5~1.5μm，无鞭毛，无芽孢，呈单个成双或葡萄串状的革兰阳性球菌，能分解多种糖类，蛋白质和氨基酸触酶阳性。凝固酶阳性。

15. C【解析】血液培养标本要立即送检并保温、保湿。

16. A【解析】结核分枝杆菌的分离培养对于结核病的诊断，疗效观察及抗结核药物的研究均具有重要意义。

17. C【解析】参见 A2 型题第 5 题解析。

三、A3/A4 型题

1. C【解析】结膜吸吮线虫主要寄生在犬、猫等动物眼结膜囊和泪管内，偶尔可寄生人眼。结膜吸吮线虫病，由于虫体在眼内活动，体表锐利角皮的摩擦，头端口囊的吸附作用，排泄物的化学刺激，使患者咽部出现异物感、痒感、怕光流泪、眼痛、眼分泌物增多等症状。

2. E【解析】结膜吸吮线虫病诊断是从眼内取出线虫体，经显微镜检测确诊。

3. B【解析】结膜吸吮线虫病的预防措施：是搞好环境卫生，注意个人卫生，保持眼部清洁，加强猫、狗管理，控制感染，特别是幼儿，以及防蚊、灭蝇等措施。

4. E【解析】结膜吸吮线虫病的治疗用 10% 丁卡因，4% 可卡因或 2% 普鲁卡因滴眼。

5. E【解析】感染了幽门螺杆菌的 6 个症状：消化不良、口腔异味、容易饥饿、流口水、过度消瘦、出现上腹部疼痛和腹胀。

6. C【解析】该菌在 3%~7% 氯化钠中生长良好，10% 氯化钠中不生长。

7. D【解析】大肠埃希菌 O157：H7 是革兰阴性短杆菌，有周鞭毛，可发酵葡萄糖、乳糖、麦芽糖、甘露醇、产酸产气，不发酵蔗糖、氧化酶（+），不产吲哚（+）。

8. C【解析】引起炊事人员手上的化脓性感染的致病菌是金黄色葡萄球菌，该菌可产生肠毒素，该毒素可引起食物中毒。

9. D【解析】金黄色葡萄球菌感染首选用药苯唑西林。

10. A【解析】抑菌圈以边缘以肉眼见不到细菌明显生长为限，抑菌圈内若有菌落表示待测不能被常规剂量所能达到的组织或血液中抗菌药物浓度所抑制为耐药。

11. C【解析】倾注平板法用于兼性厌氧菌或稀释定量培养和饮水，饮料、牛乳和尿液等标本的活菌计数。

12. A【解析】常规培养是指需氧菌或兼性厌氧菌在有氧条件下的培养，将已接种好的平板、斜面、液体培养基等在空气中置于 37℃ 孵育箱内孵育 18~24 小时，无特殊要求的细菌均可生长。

13. E【解析】尿培养通过多次反复检验辨别是污染菌还是病原菌，如均查出同一细菌时，一般可以认为是病原菌。

14. C【解析】阴道加德纳菌为革兰染色阴性或染色不定的小杆菌。细菌性阴道炎的临床诊断依据：①线索细胞：为阴道鳞状上皮细胞黏附大量加德纳菌及其他短小杆菌后形成。②pH >4.5。③胺试验：阳性。④阴道分泌物稀薄均匀。凡有线索细胞再加上上述任意其他二条诊断即成立。

15. E【解析】奶油状白带常见于阴道加德纳菌感染。

16. C【解析】见表45－1。

表45－1 阴道清洁度判断标准

清洁度	杆菌	上皮细胞	白（脓）细胞（个/HP）	球菌	临床意义
Ⅰ	++++	++++	0~5	–	正常
Ⅱ	++	++	5~15	–	正常
Ⅲ	–	–	15~30	++	炎症
Ⅳ	–	–	>30	++++	严重阴道炎

17. B【解析】参见A3/A4型题第15题解析。

四、B型题

1. D【解析】BACTEC 24小时内阳性检出率为56.3%，48小时内阳性检出率为85.3%。

2. A【解析】BACTEC 12小时内阳性检出率小于24小时内阳性检出率，排除法，本题选A，30%。

3. C【解析】参见B型题第1题解析。

4. E【解析】衣原体肺炎是由衣原体引起的肺炎。

5. D【解析】SARS病毒是冠状病毒的一种，是单链的RNA病毒，也是目前所知最大的RNA病毒。SARS病毒抵抗力和稳定性要强于其他普通的冠状病毒。

6. A【解析】肺炎链球菌指的是革兰染色阳性球菌，也是提高细菌性肺炎的罪魁祸首，如机体的免疫功能处在正常的状态，则肺炎链球菌就会寄居在口腔等多个部位，一旦机体免疫功能受到损害，可导致有毒力的肺炎链球菌侵入到人体，从而给细菌性肺炎创造了便利的发病条件。

7. C【解析】肺曲霉菌也是肺炎的一种，它是真菌性感染，不同于常见的细菌，病毒，支原体感染。

8. B【解析】肺炎支原体是人类支原体肺炎的病原体。支原体肺炎的病理改变以间质性肺炎为主，有时并发支气管肺炎，称为原发性非典型性肺炎。

9. E【解析】血标本增菌培养血细胞层上面有颗粒生长，自上而下的溶血多为溶血性链球菌。

10. B【解析】血标本增菌培养呈现均匀浑浊，发酵葡萄糖产气多为革兰阴性杆菌。

11. D【解析】血标本增菌培养表面有菌膜，膜下见绿色浑浊可能为铜绿假单胞菌。

12. A【解析】金黄葡萄球菌在血液标本增菌培养结果呈均匀浑浊生长并有胶冻状凝块。

13. C【解析】血标本增菌培养呈现微浑浊，有绿色变化多为肺炎链球菌。

14. A【解析】对于成人，每瓶血培养需要5~10ml血液；对于儿童，每瓶需要2~4ml血液；对于婴幼儿，采血量1~2ml血液。

15. C【解析】参见上一题解析。

五、X型题

1. ABCE【解析】结核分枝杆菌，俗称结核杆菌，是引起结核病的病原菌。可侵犯全身各器官，但以肺结核为最多见。结核病为重要的传染病。

2. ABDE【解析】痰标本Ziehl-Neelsen抗酸染色的步骤：①接种环挑取待检样本，涂布于载玻片上，涂片加热固定。②滴加Ziehl－Neelsen复红染色液，用火焰微热至出现蒸汽，一般该染色过程至少5min（必要时应补加染液、以防止染液蒸发）。③蒸馏水冲洗。④用Ziehl－Neelsen脱色液脱色至无红色为止，一般1min即可。⑤蒸馏水冲洗。⑥用亚甲蓝染色液染色1min。⑦蒸馏水冲洗。⑧轻轻吸干水分，自然干燥。⑨油镜镜检。

3. ABCDE【解析】本题选项均正确。

4. CE【解析】正黏病毒科包括甲、乙、丙型流感病毒属，根据RNA、NP和M蛋白抗原性的不同分成这三型。流感病毒为有包膜的单股负链RNA病毒，病毒体的结构由内向外依次为核衣壳、包膜及刺突，甲、乙型包膜上有离子通道蛋白和两种刺突（血凝素、神经氨酸酶）。

5. AD【解析】厌氧菌培养标本采集后应尽快送检、避免标本干燥，尽量避免接触空气。

6. ACE【解析】埃柯病毒、脊髓灰质炎病毒、甲型肝炎病毒、戊型肝炎病毒都是经粪-口传播。

7. ABC【解析】皮肤癣菌检验方法：直接检查法、培养检查法、生化反应等鉴定试验。

六、案例分析题

1. CDE【解析】大吞噬细胞包括单核细胞和巨噬细胞，单核细胞占细胞总数3~8%，是血液中最大的细胞，直径为14~20μm左右，圆形或卵圆形，可有退化变化现象，细胞内有许多细小的嗜天青颗粒。

2. ABD【解析】成人粪便中主要的菌群是大肠埃希菌、肠球菌和厌氧菌，约占80%。

3. ABC【解析】粪便中寄生虫检查主要有直接检查法、饱和盐水漂浮法、自然沉淀检查法、尼龙筛查淘洗检查法等。

4. DE【解析】抗原抗体反应比例不合适的后带现象，是抗原过多造成便隐血试验出现假阴性，应充分稀释便样后再测试。

5. ABC【解析】肠阿米巴病患者粪便检查中通常可见大量聚团状红细胞、少量白细胞、夏科-莱登结晶和阿米巴滋养体。会有大便带血黏稠或者是呈暗红色、紫红色的现象产生。

6. AC【解析】正常成人粪便为成形的、黄褐色软便，婴儿粪便多为黄色、金黄色稠状便。鲜血便，提示下消化道出血，常见于肛裂、痔疮、小肠下段出血等；黏液性脓血便常见于细胞性痢疾、阿米巴痢疾、溃疡性结肠炎；柏油样便为上消化道出血，超过 50ml 时，粪便呈黑色或褐色，质软有光泽，柏油样。胃肠道少量出血时，粪便用肉眼及显微镜均不能证明的出血称为隐血。

7. ABC【解析】正常粪便中的食物残渣均系已充分消化后的无定形细小颗粒，可偶见淀粉颗粒和脂肪小滴等未经充分消化的食物残渣，常见于有淀粉、脂肪、肌纤维、胶原纤维和弹性纤维、植物细胞及植物纤维。

8. ABCE【解析】粪便检查盛标本的容器应清洁、干燥、有盖、无吸水和渗漏，细菌学检查，粪便标本应采集于灭菌、有盖的容器内，隐血试验时，应嘱咐患者素食 3 天后留取标本，禁服维生素及铁剂等要品。

9. AB【解析】寄生虫粪便直接涂片法用以检查蠕虫卵，原虫的包囊、滋养体和卵囊，方法简便，连续作 3 次涂片可提高检出率。

10. BDE【解析】隐血试验的化学方法是邻联甲苯胺法、氨基比林法、无色孔雀绿法和愈创木酯法。其中愈创木酯法灵敏度低，假阴性较高。邻联甲苯胺法灵敏度高，易出现假阳性。氨基比林法：灵敏度中，较适宜。无色孔雀绿法：灵敏度适中，较适宜。

11. ADE【解析】参见上一题解析。

12. CDE【解析】苏丹Ⅲ是对大便中的脂肪染色的，具体有脂肪粪便中的脂肪有中性脂肪、游离脂肪酸和结合脂肪酸三种形式。

13. ACE【解析】在肠道寄生虫感染（尤其钩虫病和阿米巴痢疾时）和过敏性肠炎，可见较多嗜酸性粒细胞。

14. DE【解析】阴道毛滴虫引起的一种最常见的性传播疾病。脆弱双核阿米巴脆弱双核阿米巴为寄生盲肠、结肠的阿米巴型鞭毛虫。结肠小袋纤毛虫是人体最大的寄生原虫。寄生于人的大肠中，可侵犯宿主的肠壁组织引起结肠小袋纤毛虫痢疾。寄生于人体的肠道鞭毛虫主要有蓝氏贾第鞭毛虫，可引起蓝氏贾第鞭毛虫病，其次为梅氏唇鞭毛虫，可能引起轻度腹泻。人肠毛滴虫病是由寄生于人体肠道的鞭毛虫而引起的一种原虫病。

15. BCE【解析】肠套叠发病突然，主要表现为腹痛、呕吐、便血、腹部“结肠样包块”粪便为暗红色果酱样便，亦可新鲜血或血水无臭味，果酱样便也可见于阿米巴痢疾和食用大量巧克力。

16. ABC【解析】粪便标本采集应尽可能摄取含有黏液、脓血等异常成分的粪便，外观无明显异常时，应于粪便内外多点取样。检查阿米巴滋养体时，应于排便后立即检验，冬季还需对标本进行保温处理。

第四十六章　临床微生物学实验室管理、生物安全及质量保证

一 A1 型题

下列细菌实验室的一般注意事项，错误的是

A. 操作中不应谈话

B. 穿着专用白大衣、帽

C. 养成在室内手不触及口、面、发的习惯

D. 除接电话等紧急情况外，离室前必须用消毒液洗手

E. 室内不准跑动，以免引起风动

二 B 型题

（1~3 题共用备选答案）

A. 随机抽样不超过 5%

B. 随机抽样 5%~10%

C. 全部培养基

D. 取部分培养基加不超过 10 倍 TSB

E. 取部分培养基加 10~20 倍 TSB

1. 对选择性培养基，应
2. 分装灭菌的培养基无菌试验的量是
3. 以无菌手续分装培养基无菌试验的量是

（4~6 题共用备选答案）

A. 大肠埃希菌

B. 金黄色葡萄球菌

C. 铜绿假单胞菌

D. 肺炎链球菌

E. 肠球菌

4. 氧化酶试验的阴性对照质控菌是
5. 用于甲基红试验的阳性对照质控菌是
6. 触酶试验的阳性对照质控菌是

（7~11 题共用备选答案）

A. 表皮葡萄球菌　　B. 乙型溶血性链球菌
C. 腐生葡萄球菌　　D. 大肠埃希菌
E. 肺炎链球菌

7. 靛基质试剂监控阳性对照菌是
8. 凝固酶测定时阴性对照是
9. 3% 过氧化氢试剂监控中阴性对照菌是
10. 5μg/片新生霉素纸片监控阴性对照菌是
11. 氧化酶试剂监控阴性对照菌是

（12~16 题共用备选答案）

A. 金黄色葡萄球菌　　B. 大肠埃希菌
C. 结核分枝杆菌　　D. 肺炎克雷伯菌
E. 普通变形杆菌

12. 萋-尼抗酸染色液监控阳性的对照菌是
13. 革兰染色液监控阳性的对照菌是
14. 革兰染色液监控阴性的对照菌是
15. 密尔荚膜染色液监控阳性的对照菌是
16. 鞭毛染色液监控阳性的对照菌是

（17~19 题共用备选答案）

A. 4℃，7 天　　B. 4℃，14 天
C. -20℃，14 天　　D. 4℃，3 个月
E. 长期保存

17. 青霉素抗菌溶液保存条件及时间是
18. 氯霉素保存条件及时间是
19. 氨基糖苷类抗菌溶液保存条件及时间是

三 X 型题

1. 无菌操作是指
A. 无细菌的操作
B. 无活菌的操作
C. 无病原菌的操作
D. 防止环境细菌污染标本及实验材料的操作

E. 防止病原菌进入人体及污染环境的操作

2. 在标本的采集与送检中应遵守的原则是

A. 采取局部病变标本时应先严格消毒

B. 严格无菌操作，避免杂菌污染

C. 标本容器上贴好标签

D. 标本采集后应立即送检

E. 尽可能采集病变明显处的标本

3. 室内质量控制的内容包括

A. 实验室手册　　B. 试剂的质量控制

C. 培养基的质量控制　　D. 常用仪器设备的检测

E. 全体技术人员的水平

参考答案与解析

一、A1 型题

D【解析】工作人员进入实验室不得携带书籍和资料，实验室其他特件在保证不污染、安全的前提下方可带出。

二、B 型题

1. E【解析】对于分装后进行灭菌的培养基，一般随机抽取 5%~10%，置 35℃孵育 24 小时。对无菌手续分装的培养基，则应对全部培养基 35℃孵育 24 小时。对选择性培养基，应取部分培养基加入 10~20 倍无抑制性肉汤培养基如 TSB，稀释抑制物质，置 35℃孵育 24 小时。

2. B【解析】参见本题型第 1 题解析。

3. C【解析】参见本题型第 1 题解析。

4. A【解析】氧化酶是细胞色素呼吸酶系统的最终呼吸酶。分别以铜绿假单胞菌和大肠埃希菌作为阳性和阴性对照。

5. A【解析】甲基红试验主要用于鉴别大肠埃希菌和产气肠杆菌。前者为阳性，后者为阴性。

6. B【解析】葡萄球菌属触酶阳性，链球菌属触酶阴性。

7. D【解析】细菌分解蛋白胨中的色氨酸，生成吲哚（靛基质），吲哚与检测试剂中的对二甲氨基苯甲醛作用，生成玫瑰吲哚而呈红色，为靛基质反应阳性。

8. A【解析】凝固酶试验是鉴定葡萄球菌致病性的重要试验。

9. B【解析】3% 过氧化氢试剂阳性对照菌金黄色葡萄球菌，阴性对照菌是 A 群化脓链球菌。

10. C【解析】金黄色葡萄球菌，表皮葡萄球菌对新生霉素纸片（5 克/片）敏感；而腐生葡萄球菌，微球菌则对之耐药。

11. D【解析】细菌氧化酶试验分别以铜绿假单胞菌和大肠埃希菌作为阳性和阴性对照。

12. C【解析】见表 46－1。

表 46－1　各种染色液的监控菌株

染色液	阳性对照菌	阴性对照菌
革兰染色液	金黄色葡萄球菌	大肠埃希菌
萋–尼抗酸染色液	结核分枝杆菌	
异染颗粒染色液	白喉棒状杆菌	
荚膜染色液	肺炎克雷伯菌	
鞭毛染色液	普通变形杆菌	福氏志贺菌

13. A【解析】参见本题型第 12 题解析。

14. B【解析】参见本题型第 12 题解析。

15. D【解析】参见本题型第 12 题解析。

16. E【解析】参见本题型第 12 题解析。

17. A【解析】见表 46－2。

表 46－2　抗菌药物溶液的保存条件及时间

抗菌药物	保存条件及时间	
	4℃	–20℃
青霉素类（包括所有青霉素、半合成青霉素、头孢菌素）四环境素类	7 天	3 个月
氨基糖苷类（阿米卡星、庆大霉素、链霉素、妥布霉素）新生霉素、杆菌肽、万古霉素、克林霉素、红霉素、多黏菌素 B	14 天	3 个月
氯霉素、磺胺类、甲氧苄胺嘧啶	长期保存	

18. E【解析】参见本题型第 17 题解析。

19. B【解析】参见本题型第 17 题解析。

三、X 型题

1. DE【解析】无菌操作，是指在无菌室或超净台中进行以防止微生物进入人体或污染供试菌的操作技术。无菌操作是各种生物实验和生产实践中一项重要的基本操作。无菌操作的要求是：操作前将操作空间中的细菌和病毒等微生物杀灭；操作过程中保证操作空间与外界隔离，避免微生物的侵入。

2. BCDE【解析】在标本的采集与送检中应遵守的原则：①采集标本时应无菌操作。②选择感染部位或病变明显的部位采集标本，避免杂菌污染。③根据病原体在疾病不同时期的分布和排出时间选择在最佳时间采集标本。④对于怀疑细菌感染的标本，尽量在使用抗生素前采集标本。⑤检查病原体的特异性抗体 IgG 时，应采集急性期和恢复期双份血清。检测血清特异性抗体的标本应保存在-20℃。⑥标本采集后及时送检。

3. ABCDE【解析】室内质量控制的内容包括：①人员与组织管理；②操作手册；③培养基的质量控制；④试剂、抗血清和染色液的质量控制；⑤抗生素与抗生素纸片；⑥仪器；⑦标本检验过程的质量控制；⑧室内全面质量控制；⑨标准菌株的来源和保存。